# Kapitelübersicht

1 Einführung in die Pflege von Menschen mit chirurgischen Erkrankungen .... 1

2 Wunden und chirurgische Infektionen .................................................. 31

3 Chirurgische Ambulanz und chirurgische Notfälle ................................... 67

4 Pflege vor, während und nach Operationen ........................................... 91

5 Pflege von Menschen mit Erkrankungen des Magen-Darm-Trakts und des Peritoneums .................................................................................. 149

6 Pflege von Menschen mit Erkrankungen der Leber, der Gallenblase und -wege des Pankreas und der Milz ......................................................... 211

7 Pflege von Menschen mit traumatologischen Erkrankungen ................... 241

8 Pflege von Menschen mit orthopädischen Erkrankungen ........................ 295

9 Pflege von Menschen mit Erkrankungen der Gefäße .............................. 343

10 Pflege von Menschen mit Erkrankungen der Atemwege und der Lunge .... 375

11 Pflege von Menschen mit endokrinologischen Erkrankungen .................. 415

12 Pflege von Menschen mit urologischen Erkrankungen ............................ 433

13 Pflege von Menschen mit Erkrankungen des Herzens und der herznahen Gefäße ............................................................................ 473

14 Laborwerte ........................................................................................ 503

Register ............................................................................................. 515

# Abkürzungsverzeichnis

| | | | |
|---|---|---|---|
| ↑ | Werte ansteigend bzw. oberhalb der Norm | µl | Mikroliter ($10^{-6}$ l) |
| ↓ | Werte abfallend bzw. unterhalb der Norm | mg | Milligramm |
| ➢ | vergleiche mit, siehe, Querverweis | ml | Milliliter |
| < | kleiner | ms | Millisekunde(n) |
| > | größer | N., Nn. | Nerv, Nerven (lat. Nervus, Nervi) |
| ® | registrierter Name, Handelsname | ng | Nanogramm ($10^{-9}$ g) |
| A. Aa. | Arterie, Arterien (lat. Arteria, Arteriae) | nl | Nanoliter ($10^{-9}$ l) |
| Abb. | Abbildung | $Na^+$ | Natrium-Kation |
| Abk. | Abkürzung | NW | Nebenwirkung(en) |
| Amp. | Ampulle | OP | Operation |
| Ätiol. | Ätiologie | p. a. | posterior-anterior (meist Bezeichnung des Strahlengangs einer Röntgenaufnahme) |
| AZ | Allgemeinzustand | | |
| BB | Blutbild | Pat. | Patient, Patientin |
| BGA | Blutgasanalyse | pAVK | periphere arterielle Verschlusskrankheit |
| BSG | Blutsenkungsgeschwindigkeit | pDMS | periphere Durchblutung, Sensibilität und Motorik |
| BZ | Blutzucker (korrekt: Blutglukosekonzentration) | | |
| bzw. | beziehungsweise | pg | Pikogramm ($10^{-12}$ g) |
| ca. | circa (ungefähr) | pl | Pikoliter ($10^{-12}$ l) |
| $Ca^{2+}$ | Kalzium-Kation | p. o. | per os (Aufnahme über den Mund) |
| Ch | Charrière (1 Ch = ⅓ mm Durchmesser) | postop. | postoperativ (nach der Operation) |
| $Cl^-$ | Chlorid-Anion | präop. | präoperativ (vor der Operation) |
| CT | Computertomogramm | Rö | Röntgen |
| d | Tag | RR | Blutdruck |
| d. h. | das heißt | s | Sekunde |
| EKG | Elektrokardiogramm | s. c. | subcutan (unter die Haut) |
| evtl. | eventuell | Std. | Stunde |
| fl | Femtoliter ($10^{-15}$ Liter) | Supp. | Suppositorium (Zäpfchen) |
| ggf. | gegebenenfalls | Tab. | Tabelle |
| h | Stunde | Tabl. | Tablette(n) |
| Hb | Hämoglobin | Tr. | Tropfen |
| IE | Internationale Einheit | U | Unit (engl. Einheit) |
| i. m. | intramuskulär | u. a. | unter anderem |
| i. v. | intravenös | usw. | und so weiter |
| $K^+$ | Kalium-Kation | u. U. | unter Umständen |
| kg | Kilogramm | v. a. | vor allem |
| kJ | Kilojoule | V. a. | Verdacht auf |
| KG | Körpergewicht | V., Vv. | Vene, Venen (lat. Vena, Venae) |
| l | Liter | Vit. | Vitamin(e) |
| lat. | lateinisch | z. A. | zum Ausschluss |
| M. | Morbus | z. B. | zum Beispiel |
| M., Mm. | Muskel, Muskeln (lat. Musculus, Musculi) | ZNS | Zentrales Nervensystem (Gehirn und Rückenmark) |
| max. | maximal | | |
| mind. | mindestens | ZVD | Zentraler Venendruck |
| Min., min | Minute | ZVK | zentralvenöser Katheter |
| MRT | Magnetresonanztomogramm | zzt. | zurzeit |
| µg | Mikrogramm ($10^{-6}$ g) | | |

M. von zur Mühlen, C. Keller (Hrsg.)
**Pflege konkret**
**Chirurgie Orthopädie Urologie**

## Zur Pflege konkret-Reihe gehören folgende Bände

**Pflege konkret Gynäkologie Geburtshilfe**
4. Auflage 2010
Hrsg. von Kay Görke und Christa Junginger
ISBN 978-3-437-25593-9

**Pflege konkret Innere Medizin**
6. Auflage 2013
Hrsg. von Nicole Menche und Ina Brandt
ISBN 978-3-437-26963-9

**Pflege konkret Neurologie Psychiatrie**
4. Auflage 2010
Hrsg. von Stephan Grunst und Ulrich Sure
ISBN 978-3-437-25554-0

Mehr Informationen finden Sie unter www.elsevier.de

# Pflege konkret Chirurgie Orthopädie Urologie

## Lehrbuch für Pflegeberufe

4. Auflage

**Herausgegeben von:**
Meike von zur Mühlen, Hamburg und Christine Keller, Glonn

**Mit Textbeiträgen von:** Gotthilf Fischle, Tübingen (Kap. 4); Alexandra Pust, Hamburg (Kap. 2, 3, 12)

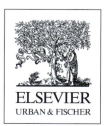

URBAN & FISCHER  München

Zuschriften an:
Elsevier GmbH, Urban & Fischer Verlag, Hackerbrücke 6, 80335 München
E-Mail: pflege@elsevier.de

**Wichtiger Hinweis für den Benutzer**
Die Erkenntnisse in Pflege und Medizin unterliegen laufendem Wandel durch Forschung und klinische Erfahrungen. Herausgeber und Autoren dieses Werkes haben große Sorgfalt darauf verwendet, dass die in diesem Werk gemachten therapeutischen Angaben (insbesondere hinsichtlich Indikation, Dosierung und unerwünschter Wirkungen) dem derzeitigen Wissensstand entsprechen. Das entbindet den Nutzer dieses Werkes aber nicht von der Verpflichtung, anhand weiterer schriftlicher Informationsquellen zu überprüfen, ob die dort gemachten Angaben von denen in diesem Werk abweichen und seine Verordnung in eigener Verantwortung zu treffen.
**Für die Vollständigkeit und Auswahl der aufgeführten Medikamente übernimmt der Verlag keine Gewähr.**
Geschützte Warennamen (Warenzeichen) werden in der Regel besonders kenntlich gemacht (®). Aus dem Fehlen eines solchen Hinweises kann jedoch nicht automatisch geschlossen werden, dass es sich um einen freien Warennamen handelt.

**Bibliografische Information der Deutschen Nationalbibliothek**
Die Deutsche Nationalbibliothek verzeichnet diese Publikation in der Deutschen Nationalbibliografie; detaillierte bibliografische Daten sind im Internet über http://www.d-nb.de/ abrufbar.

**Alle Rechte vorbehalten**
4. Auflage 2013
© Elsevier GmbH, München
Der Urban & Fischer Verlag ist ein Imprint der Elsevier GmbH.

13  14  15  16  17       5  4  3  2  1

Für Copyright in Bezug auf das verwendete Bildmaterial siehe Abbildungsnachweis

Das Werk einschließlich aller seiner Teile ist urheberrechtlich geschützt. Jede Verwertung außerhalb der engen Grenzen des Urheberrechtsgesetzes ist ohne Zustimmung des Verlages unzulässig und strafbar. Das gilt insbesondere für Vervielfältigungen, Übersetzungen, Mikroverfilmungen und die Einspeicherung und Verarbeitung in elektronischen Systemen.

Um den Textfluss nicht zu stören, wurde bei Patienten und Berufsbezeichnungen die grammatikalisch maskuline Form gewählt. Selbstverständlich sind in diesen Fällen immer Frauen und Männer gemeint.

Planung: Hilke Nüssler, München
Projektmanagement: Dagmar Wiederhold, München
Lektorat und Redaktion: Bernd Hein, München
Herstellung: Gabriele Lange, München
Satz: abavo GmbH, Buchloe/Deutschland; TnQ, Chennai/Indien
Druck und Bindung: Printer Trento srl., Trento/Italien
Umschlaggestaltung: SpieszDesign, Neu-Ulm
Titelfotografie: © getty Images/Photodisc/Jason Reed/Ryan McVay/Fotolia/Verlag

ISBN Print    978-3-437-25764-3
ISBN e-Book  978-3-437-16874-1

Aktuelle Informationen finden Sie im Internet unter www.elsevier.de und www.elsevier.com

# Vorwort zur 4. Auflage

Mit der neuen Auflage hat das seit Jahren bewährte Lehrbuch *Pflege konkret Chirurgie Orthopädie Urologie* erneut eine Überarbeitung erfahren, die sich am pflegerischen und medizinischen Erkenntnisgewinn orientiert. Den Autoren und Herausgeberinnen ging es vor allem darum, die theoretische Basis aus Anatomie, Physiologie und Krankheitslehre eng mit der pflegerischen Praxis zu verbinden, um – auch im Sinne des lernfeldbezogenen Lernens – ein Verständnis für Ursachen, Wirkungen und Ziele der erforderlichen Maßnahmen zu vermitteln.

Die dahinter stehende didaktische Haltung geht demzufolge über die Darstellung kausaler Zusammenhänge nach dem Prinzip „wenn – dann" hinaus. Sie zielt vielmehr darauf, die Leser in den Stand zu versetzen, dass sie aufgrund ihrer fachlichen Einschätzung individueller Situationen selbstständig über die zu treffenden Entscheidungen befinden können. Es geht also darum, von dem hier präsentierten allgemeingültigen Wissen zu abstrahieren und es unter Berücksichtigung aller relevanten Umstände auf den Einzelfall anzuwenden.

Der Königsweg zu diesem Ziel ist die Vermittlung eines ganzheitlich ausgerichteten Pflegeverständnisses. Das bezieht sich einerseits auf den Verlauf eines Krankheitsgeschehens und die in den jeweiligen Stadien anzuwendenden Interventionen. Sie beginnen – unter Berücksichtigung des beruflichen Anspruchs von **Gesundheits-** und **Krankenpflegekräften** – bereits bei der Verhütung von Krankheiten und sind demzufolge in den Dimensionen *präventiv, kurativ, rehabilitativ* und *palliativ* dargestellt. Andrerseits bezieht Ganzheitlichkeit sich auch auf die Struktur des Pflegeprozesses mit den Stufen *Beobachten, Beurteilen und Intervenieren,* die zusammen mit der allfälligen *Evaluation* die Grundlage für die Qualitätssicherung bilden.

Weil Lernen auch über Visualisierung läuft, sind zahlreiche neue Zeichnungen und Fotografien in die 4. Auflage des Lehrbuches aufgenommen worden. Sie helfen, anatomische Zusammenhänge zu verstehen und Krankheitsbilder zu erkennen. Sehr häufig geben sie konkrete Handlungsanleitungen für komplexe pflegerische Maßnahmen.

Zusätzlich ist *Pflege konkret Chirurgie Orthopädie Urologie* mit dem *PflegeHeute.de-Portal* verlinkt. Dort finden sich als *Plus im Web* zusätzliche Texte zu verschiedenen Themen, die mit den im Buch besprochenen Disziplinen im Zusammenhang stehen. Die im Portal enthaltenen Abbildungen und Animationen lassen sich ideal für die Vertiefung des Fachwissens einsetzen und erfahren eine regelmäßige Aktualisierung.

Die Herausgeberinnen und der Verlag danken insbesondere den Leserinnen und Lesern, die sich zur vergangenen Auflage zu Wort gemeldet haben – mit kritischen Anmerkungen und mit Lob. Diese Reaktionen haben bei vielen Entscheidungen in der Überarbeitungsphase eine wesentliche Rolle gespielt. Alle, die an der Entstehung des Werkes beteiligt waren, wünschen sich auch künftig einen solchen intensiven Austausch, denn nur auf diese Weise lässt sich das Lehrbuch bedürfnisgerecht fortentwickeln.

München-Daglfing, Februar 2013
Bernd Hein
für die Herausgeberinnen und das Verlagsteam

# Vorwort zur 1. Auflage

**Ein neues Lehrbuch der Chirurgie, Orthopädie und Urologie für Pflegende**

Während für andere medizinische Fachgebiete zahlreiche Lehrbücher speziell für Pflegende auf dem Markt sind, ist die Auswahl an Lehrbüchern für die Pflege in der Chirurgie und anderen operativ orientierten Fachgebieten eher spärlich. Zudem ist in den bisher erschienenen Werken, die sich fast durchgängig an Lehrbüchern für Medizinstudenten orientieren, Pflegewissen lediglich an die dominierenden medizinischen Inhalte angehängt.

**Unser Maßstab: Die Wünsche der Pflegenden**

Ein Lehrbuch, das umfassend über den Fachbereich informiert, dabei neue therapeutische Methoden anschaulich erklärt und vor allem die Pflege in diesem Fachbereich ausführlich beschreibt, das war der Wunsch der Pflegenden, den wir mit diesem Buch erfüllen möchten.

Zahlreiche Pflegende aus den verschiedenen operativen Fachbereichen sowie viele Fachärztinnen und -ärzte und Mitarbeiter des Verlages haben daran gearbeitet, dieses umfassende Lehrbuch zu erstellen und damit nicht nur den Wünschen der Pflegenden Rechnung zu tragen, sondern das Buch auch so zu gestalten, dass das Lesen und Lernen Spaß macht.

**Beliebt und Bewährt: Die Buchreihe Pflege konkret**

In langjähriger Zusammenarbeit von Pflegenden, Lehrerinnen und Lehrern für Pflegeberufe sowie Ärztinnen und Ärzten ist die Lehrbuch-Reihenkonzeption *Pflege konkret* herangewachsen. *Pflege konkret Chirurgie Orthopädie Urologie* ist nach *Pflege konkret Innere Medizin* und *Pflege konkret Gynäkologie Geburtshilfe* der dritte Band dieser Reihe.

Kennzeichnend für die *Pflege konkret* Reihe sind:

- **Konsequente Ausrichtung** der Stoffauswahl auf die Bedürfnisse der Pflegenden: Häufige Krankheiten und Operationen sind sehr ausführlich, seltene Krankheiten und Operationen nur knapp behandelt
- Durchgehende **Verzahnung von Pflege und Medizin**: Pflege- und Medizintexte sind, wo immer möglich, unmittelbar miteinander verzahnt. Dies macht die Zusammenhänge zwischen ärztlichem und pflegerischem Planen und Handeln deutlich
- **Standardisierte Gliederung** aller Kapitel des Werkes, um das rasche Nachschlagen wie auch das effiziente Lesen und Lernen zu erleichtern
- **Durchgängiges Farbleitsystem:** Pflegetexte, Medizintexte und Texte zu anatomischen und (patho-)physiologischen Grundlagen sind durch verschiedene Farben gekennzeichnet und dadurch leicht voneinander zu unterscheiden
- Ausführliche **Darstellung von diagnostischen und therapeutischen Prinzipien,** denen in bisherigen Lehrbüchern für die Pflege kaum Raum gegeben wurde. Im Arbeitsalltag auf chirurgischen, orthopädischen und urologischen Stationen entfällt jedoch ein ganz erheblicher Teil der Arbeitszeit der Pflegenden auf die Unterstützung bei diagnostischen und therapeutischen Maßnahmen, insbesondere auf die Vorbereitung der Patienten zur Operation und auf die postoperative Versorgung, die ganz wesentlich vom durchgeführten Eingriff abhängt
- Durchgängige **didaktische Hilfsmittel:** Nicht nur das Farbleitsystem des Werkes, sondern auch verschiedene Kästen mit Definitionen, Informationsschwerpunkten, Warnhinweisen und Notfällen, erleichtern die Orientierung im Buch. Daher ist es möglich, sich sekundenschnell zurechtzufinden, und das Werk eignet sich auch ausgezeichnet zum Nachschlagen
- **Wiederholungsfragen** am Schluss jedes Kapitels, die dem Leser das aktive Lernen und Wiederholen der zentralen Informationen eines jeden Kapitels ermöglichen.

**Unser Wunsch: Ihre Kritik**

Selbstverständlich kann dieses neue Lehrbuch für die Pflege in der Chirurgie, Orthopädie und Urologie nicht auf allen rund 700 Seiten gleich gut sein. Deshalb bitten wir, die Autorinnen und Autoren, die Herausgeberin und Herausgeber sowie der Verlag, Sie um Ihre Kritik: Nur so kann das Buch in der nächsten Auflage noch besser werden.

Autorinnen und Autoren, Herausgeberin und Herausgeber

# Die Herausgeberinnen

Dr. med. **Meike von zur Mühlen** beendete 2004 ihr Medizinstudium an der Universität in Hamburg. Danach arbeitete sie bis 2010 als Ärztin in Weiterbildung zur Fachärztin für Orthopädie und Unfallchirurgie im Albertinen-Krankenhaus Hamburg und ist seit 2011 in der Praxis von Dr. Dirk Rose (Hamburg) angestellt. Nach diversen Praktika in verschiedenen Redaktionen und PR-Abteilungen ist Frau Dr. von zur Mühlen seit 2005 als freie Medizinjournalistin tätig.

**Christine Keller** beendete 1988 ihre Ausbildung zur Gesundheits- und Krankenpflegerin und ist seit 1991 Lehrerin für Pflegeberufe. Seit 2010 arbeitet sie freiberuflich als Dozentin für Kurse zur Außerklinischen Intensivpflege, sowie in Kursen zum Atemtherapeuten und zum Wachkomatherapeuten. Als Qualitätsmanagementbeauftragte und Wundexpertin berät sie zudem Pflegedienste. Seit 2010 absolviert Frau Keller ein Studium der Bildungswissenschaften an der Fernuniversität in Hagen. Sie ist seit Jahren als Autorin und Redakteurin tätig.

# Wichtige Fachbegriffe in Medizin und Pflege

**absorbieren:** aufnehmen
**afferent:** zum Zentrum hinführend
**Aminosäure:** Grundmolekül der Eiweiße
**Anastomose:** operativ hergestellte Verbindung
**Anatomie:** (griech. zerschneiden), Lehre vom Bau der Körperteile
**Antigen:** alle Moleküle, die vom Immunsystem über dessen Rezeptoren erkannt werden
**Antikörper:** vom Abwehrsystem als Antwort auf ein Antigen produzierter, strukturell passender Abwehrstoff (Eiweißkörper), Immunglobulin
**Aorta:** Hauptschlagader
**Arteriosklerose:** „Gefäßverkalkung"
**aspirieren:** ansaugen
**Ätiologie:** Ursache(n) einer Erkrankung
**Auskultation:** Abhören
**autonom:** selbstständig
**Bakteriämie:** vorübergehendes Vorhandensein von Bakterien im Blutstrom ohne Allgemeinsymptome
**benigne:** gutartig
**bilateral:** beidseitig
**Chromosom:** Träger von Erbinformation
**dexter, dextra:** rechts
**Distorsion:** Verstauchung durch Umknicken oder Verdrehung
**DNA:** (engl. Abk. für Desoxyribonukleinsäure, kurz DNS) Erbsubstanz
**dys…:** Wortteil für krankhafte Störung eines Zustands oder einer Funktion
**efferent:** vom Zentrum wegführend
**Elektrolyt:** (gelöstes) Körpermineral, z. B. Natrium oder Kalium
**endogen:** im Körper selbst entstehend
**Endokarditis:** Entzündung der Herzinnenhaut
**exogen:** von außen
**extra:** außerhalb von
**fixieren:** befestigen
**gastrointestinal:** den Magen-Darm-Trakt betreffend
**Gen:** Erbanlage
**genital:** zu den Geschlechtsorganen gehörend
**hormonal:** das innersekretorische System betreffend
**hyper…:** das normale Maß übersteigend
**Hyperplasie:** reversible Gewebszunahme
**hypo…:** das normale Maß unterschreitend
**Hypophyse:** Hirnanhangdrüse
**Hypothalamus:** wichtiger Abschnitt des Zwischenhirns
**iatrogen:** durch ärztliche Maßnahme verursacht
**Immunität:** erworbene Abwehrkraft gegen Krankheitserreger
**Indikation:** „Heilanzeige", Kriterium, bei dessen Vorliegen ein bestimmtes Verfahren zu wählen ist
**injizieren:** einspritzen
**Insuffizienz:** unzureichende Funktionstüchtigkeit
**Interkostalraum:** Zwischenrippenraum
**intrazellulär:** innerhalb der Zellen
**Ischämiezeit:** Zeitdauer der Mangeldurchblutung, die das Gewebe ohne bleibende Schäden überstehen kann
**ischämisch:** nicht (ausreichend) durchblutet
**Joule:** Einheit für Energie – sowohl bei der Berechnung von Nahrungsmitteln (4,1 Joule = 1 kcal [Kilo-Kalorie]) als auch in der Elektrizitätslehre
**Kapillare:** kleinstes Blutgefäß
**kardiovaskulär:** das Herz-Kreislauf-System betreffend
**Karzinom:** bösartiger epithelialer Tumor
**kaudal:** Richtung Fuß
**Koma:** tiefe Bewusstlosigkeit
**Kompensation:** Ausgleich
**komprimieren:** zusammenpressen

**kranial:** Richtung Kopf
**lateral:** seitwärts, von der Medianebene entfernt
**Lumen:** das Innere von Hohlorganen in der Anatomie
**maligne:** bösartig
**Mandrin:** Hilfsmittel beim Einführen von Kathetern und Sonden, das sich im Hohlraum des einzuführenden Instruments befindet und nach gewünschter Positionierung entfernt wird
**Manifestation:** Offenbarwerden, zu Tage treten
**medial:** in der Mitte gelegen, mittelwärts
**Membran:** dünne Scheidewand
**Metabolit:** Stoffwechselprodukt
**Morbus:** Krankheit
**Motilität:** Beweglichkeit
**motorisch:** die Bewegung betreffend
**nerval:** durch das Nervensystem vermittelt
**occult:** versteckt
**oral:** den Mund betreffend, durch den Mund
**orthograd:** in physiologischer Richtung
**pan…:** vollständig
**Parasympathikus:** „entspannungs-" und regenerationsorientierter Teil des vegetativen Nervensystems
**Parenchym:** Organfunktionsgewebe
**parenteral:** unter Umgehung des Magen-Darm-Traktes
**Parese:** Lähmung
**Pathologie:** Lehre von den erkrankten Geweben
**peri…:** um … herum
**Periost:** Knochenhaut
**Perkussion:** Klopfen mit der Fingerspitze auf die dem Körper aufliegenden Finger der anderen Hand
**Physiologie:** Lehre von den normalen Körpervorgängen, Grundlagenfach der Medizin
**post…:** nach, hinter
**prä…:** vor
**primär:** erstrangig, auch: ursprünglich, ohne andere Ursachen
**Prognose:** zu erwartender Krankheitsverlauf
**Protein:** Eiweiß
**pulmonal:** die Lunge betreffend
**Punktion:** Einstechen
**reflektorisch:** auf dem Reflexwege
**rektal:** den Mastdarm betreffend
**Remission:** Rückgang der Krankheitszeichen
**retro…:** zurück-, dahinterliegend
**Rezeptor:** „Empfänger" für bestimmte Reize oder Stoffe
**Rezidiv:** Rückfall
**Sekretion:** Ausscheidung
**sekundär:** nachfolgend, als Folge einer Erkrankung
**sensibel:** die Sinne betreffend, empfindungsfähig
**sensorisch:** die Sinne betreffend, empfindungsfähig
**sinister, sinistra:** links
**spinal:** das Rückenmark betreffend
**superfizial:** oberflächlich, zur Körperoberfläche hin
**superior:** oberer
**Sympathikus:** „leistungsorientierter" Teil des vegetativen Nervensystems
**Symptom:** Krankheitszeichen
**Syndrom:** Symptomenkomplex, Gruppe von Krankheitszeichen
**Synovektomie:** Entfernung der Synovialis (Gelenkschleimhaut)
**…tomie:** Schnitt
**Trauma:** Verletzung, Wunde
**Tumor:** Geschwulst
**Ulkus:** Geschwür
**vegetativ:** das autonome (vegetative) Nervensystem betreffend
**ventral:** bauchwärts, vorn
**zerebral:** das Gehirn betreffend

# Abbildungsnachweis

Der Verweis auf die jeweilige Abbildungsquelle befindet sich bei allen Abbildungen im Werk am Ende des Legendentextes in eckigen Klammern. Alle nicht besonders gekennzeichneten Grafiken und Abbildungen © Elsevier GmbH, München.

| | |
|---|---|
| B159 | U. Renz: Fünferband – Kleine operative Fächer, 2. A., 1995, Jungjohann-Verlag |
| E114 | DIOmed Redaktion in Thieme Compliance GmbH, Erlangen |
| E273 | Mir M. A. Atlas of Clinical Diagnosis, 2. A., Philadelphia: Elsevier Saunders, 2003 |
| E283 | Mettler, F. A.: Essentials of Radiology, 2nd ed., Philadelphia, Elsevier Saunders 2005 |
| E284 | McRae/Kinninmonth: Orthopaedics and trauma. 1st edition 1997, ChurchillLivingstone |
| E287 | Raby, N. et al.: Accident and Emergency Radiology A survival Guide 2nd ed., 2006 |
| E293 | Mir: M. A. L. Atlas of Clinical Diagnosis, Saunders |
| E316 | C. Forbes, W. Jackson: Colour Atlas of Clinical Diagnosis, 3rd edition, Elsevier Mosby, 2003 |
| E363 | Rumack, Wilson, Charboneau, Johnson: Diagnostic Ultrasound, 3 e Elsevier Mosby 2004 |
| E397 | Ferri: Ferri's Color Atlas and Text of Clinical Medicine, 2009, Elsevier Saunders |
| E419 | Patton: Anatomy & physiology, Mosby, 2010 |
| E429 | Aehlert B. Paramedic practice today – above and beyond, 1st ed., St. Louis: Elsevier, Mosby 2010. |
| E437 | Salvo: Mosby's Pathology for massage Therapists, 2nd edition, 2009, Elsevier Mosby |
| E439 | Townsend et al.: Textbook of Surgery, 18th edition, Saunders, 2008 |
| E463 | Canale/Beaty: Campbell's Operative Orthopaedics, 11th edition, 2008, Elsevier Mosby |
| E467 | Dennis M. Marchiori: Clinical Imaging. With Skeletal, Chest and Abdomen Pattern Differentials. 2. Aufl. 2005. Mosby |
| E470 | Browner et al.: Skeletal Trauma. Saunders. 4. Aufl. 2008 |
| E508 | Swartz: Textbook of Physical Diagnosis – History and Examination, 5th edition, Saunders, 2006 |
| E511 | Wein, Kavoussi, Novick et al.: Campbell-Walsh Urology, 9th edition, Saunders, 2006 |
| E535 | Slipman, C. W. et al.: Interventional Spine, 1st ed. 2007, Elsevier Saunders |
| E538 | Skarin: Atlas of Diagnostic Oncolocy, 4th edition, 2010, Mosby |
| E638 | Hallett, Mills, Earnshaw, Reekers, Rooke: comprehensive vascular and endovascular surgery, 2nd ed., 2009, Mosby |
| E763 | Shiland B. J. Mastering Healthcare Terminology, 1st ed., St. Louis: Elsevier Mosby, 2003 |
| E804 | Pharmacologie et thérapeutiques, 2011, Elsevier Masson |
| E814 | Mulligan: Physical Therapy in Sport 2011, Elsevier |
| E815 | Jerosch/Schunk/Khoja: Journal of Ankle Surgery, 2006, Elsevier |
| E816 | Schachner/Hansen: Pediatric Dermatology, 2011, Elsevier Mosby |
| E817 | Quereshi/Shende/Luketich: Surgical Oncology Clinics of North America, July 2009 |
| E818 | Vauthey/Rousseau: Clinics in liver disease, 2001, Saunders, |
| E819 | Burt/Portman/Ferrell: MacSween's Pathology of the liver, 2012, Churchill Livingstone |
| E820 | Shah/Kim/Kim: Heart Failure Clinics, 2009, Elsevier |
| E839 | Pickhardt/Arluk: Atlas der gastrointestinalen Bildgebung. Gegenüberstellung Radiologie – Endoskopie, 14.65, B |
| E840 | Goldman et al.: Sclerotherapy 4th edition, 2007, Elsevier Mosby |
| E842 | Shankman/Manske: Fundamental Orthopedic Management for the Physical Therapist Assistant, 2011, Mosby |
| E843 | Baker/Nikolić/O'Connor: Practical Cardiology, 2nd edition, 2008, Elsevier Australia |
| E851 | Morison et al.: Leg ulcers 2007, Elsevier Mosby |
| E856 | Loewe: Magnetic Resonance Imaging Clinics of North America. Peripheral MR angiography. 2004, Elsevier |
| E857 | Lang/Goldstein/Kronzon/Khandheria: Dynamic Echocardiography, 2011, Elsevier Saunders |
| E859 | Hedequist: Operative Techniques in Orthopaedics, 2005, Elsevier |
| E860 | Waldman: Pain management 2nd edition, Saunders 2011 |
| E861 | Evans: Pocket Podiatry: Paediatrics, 2010, Churchill Lingstone |
| E862 | Tucker: Fertility and Sterility, 2000, Elsevier |
| E896 | Thobaben/Hogan: Fundamentals of Nursing – Caring and Clinical Judgment, 2007 |
| E959 | Cunnings, N. et al.: Perspectives in Athletics Training, 2008, Elsevier Mosby |
| E969 | Lee, M. J. et al.: Imaging of Arthritis and Metabolic Bone Disease, 2009, Elsevier Mosby |
| E970 | Sanders, R.: Core Knowledge in Orthopaedics-Trauma, 2007, Elsevier Mosby |
| F204 | M. Russ et al.: Postoperative, traumatologische Wundheilungsstörungen – Möglichkeiten der Therapie mit der Vakuumversiegelungstechnik, in: Praxis Journal. Aktive Wundversorgung, Verlag für Medizinische Publikationen, Stade, 1998 |
| F415 | Bingöl-Kologlu: Journal of pediatric surgery, November 2007 |
| F419 | Cunningham, Napolitano: The American Journal of Surgery, July 2004 |
| F420 | Thomas/Gera/Arbuckle/Cohen: Journal of Pediatric Urology, 2005, Elsevier |
| F426 | Vogt et al.: Handchirurgie. Mikrochirurgie. Plastische Chirurgie. 2012, Thieme Verlag |
| F427 | T. Hotfiel et al.: Zeitschrift für Orthopädie und Unfallchirurgie. Die Bedeutung der Kniestreckfähigkeit für die plantare Druckverteilung. 2012, Thieme Verlag |
| F428 | Kurien: International Journal of Pediatric Otorhinolaryngology, 2011, Elsevier Ireland |
| F429 | Metcalfe/Baker: Surgery (Oxford), 2007, Elsevier |
| F431 | Stannard/Singanamala/Volgas: Injury, 2010, Elsevier |
| F432 | Johnson: Surgery (Oxford), 2008 |
| F450 | Journal: Slaughter et al.: Journal of Heart and Lung ransplantation, April 2010, vol. 19 issue 4 |
| F451 | Röthel, H., Verbandstoffsysteme für die feuchte Wundbehandlung, HARTMANN WundForum, 2/1996, S. 29, PAUL HARTMANN AG, Heidenheim |

## Abbildungsnachweis

| | | | |
|---|---|---|---|
| F452–1 | Lang, Friedhelm, Arten der Infektionen, Kompendium Wunde und Wundbehandlung, PAUL HARTMANN AG, Heidenheim, 1. Aufl. S. 53, 1998 | R234 | H.-P. Bruch, O. Trentz: Berchtold Chirurgie, 6. Aufl., Elsevier GmbH, Urban & Fischer Verlag, München 2008 |
| F452–2 | Lang, Friedhelm, Arten der Infektionen, Kompendium Wunde und Wundbehandlung, PAUL HARTMANN AG, Heidenheim, 1. Aufl. S. 52, 1998 | R234–001 | L. Mirow in H.-P. Bruch, O. Trentz: Berchtold Chirurgie, 6. Aufl., Elsevier GmbH, Urban & Fischer Verlag, München 2008 |
| F453 | Brychta, P.: Die Verbrennungswunde – Pathophysiologie und Therapieprinzipien, HARTMANN WundForum, 3/1995, S. 20, PAUL HARTMANN AG, Heidenheim | R234–002 | A. Thiede in H.-P. Bruch, O. Trentz: Berchtold Chirurgie, 6. Aufl., Elsevier GmbH, Urban & Fischer Verlag, München 2008 |
| J660 | MEV Verlag GmbH, Augsburg | R234–003 | R. Broll in H.-P. Bruch, O. Trentz: Berchtold Chirurgie, 6. Aufl., Elsevier GmbH, Urban & Fischer Verlag, München 2008 |
| J747 | D. Fichtner/T. Engbert, GraphikBureau, Kroonsgard | | |
| K115 | A. Walle, Hamburg | R234–004 | D. Drücke in H.-P. Bruch, O. Trentz: Berchtold Chirurgie, 6. Aufl., Elsevier GmbH, Urban & Fischer Verlag, München 2008 |
| K183 | E. Weimer, Würselen | | |
| L106 | H. Rintelen, Velbert | | |
| L115 | R. Dunkel, Berlin | R234–005 | G. A. Wanner in H.-P. Bruch, O. Trentz: Berchtold Chirurgie, 6. Aufl., Elsevier GmbH, Urban & Fischer Verlag, München 2008 |
| L138 | M. Kosthorst, Borken | | |
| L157 | S. Adler, Lübeck | | |
| L190 | G. Raichle, Ulm | R234–007 | C. Nies in H.-P. Bruch, O. Trentz: Berchtold Chirurgie, 6. Aufl., Elsevier GmbH, Urban & Fischer Verlag, München 2008 |
| L215 | S. Weinert-Spieß, Neu-Ulm | | |
| L234 | H. Holtermann, Dannenberg | | |
| L239 | Otto Nehren | R234–014 | Markus P. M., Essen in H.-P. Bruch, O. Trentz: Berchtold Chirurgie, 6. Aufl., Elsevier GmbH, Urban & Fischer Verlag, München 2008 |
| M114 | M. Braun, Cuxhaven | | |
| M120 | M. Stock, Hirschberg | | |
| M123 | Th. Dirschka, Ennepetal | R234–015 | Trentz O, Zürichin H.-P. Bruch, O. Trentz: Berchtold Chirurgie, 6. Aufl., Elsevier GmbH, Urban & Fischer Verlag, München 2008 |
| M137 | S. Nöldeke, Garmisch-Partenkirchen | | |
| M158 | K.-L. Krämer, Heidelberg | | |
| M160 | A. Wilke, Marburg | R271–1 | Prof. Dr. med. Justus G. Müller, Würzburg in: Roessner: Allgemeine Pathologie und Grundlagen der speziellen Pathologie, 11. A. 2008, Urban & Fischer |
| M161 | M. Zimmer, Bammental | | |
| M162 | B. Urbanyi, Weinstadt-Großheppach | | |
| M163 | A. Heidenreich, Aachen | R273 | Pickhardt, P. J.; Arluk, G. M.: Atlas of Gastrointestinal Imaging. Radiologic-Endoscopic Correlation, 1st ed. 2007, Elsevier Saunders |
| M179 | T. Voltz, Detmold | | |
| M180 | V. Hach-Wunderle, Bad Nauheim | | |
| M181 | S. Krautzig, Hameln | S008–3 | G. Kauffmann, E. Moser, R. Sauer: Radiologie, 3. Aufl., Elsevier GmbH, Urban & Fischer Verlag, München 2006 |
| M207 | M. Koop, Idstein-Niederrod | | |
| M212 | I. Joppich, Gräfelfing | | |
| M289 | G. Motzkus, Neckargemünd | T125 | U. Stierle, Lübeck |
| M291 | K. Protz, Hamburg | T127 | P. Scriba, München |
| M294 | B. Hein, München | T134 | Fritz Müller, Adelebsen |
| M332 | A. Ficklscherer, München | T135 | G. Köster, Lorsch |
| M443 | Prof. Dr. med. O. Jansen, Kiel | T152 | S. Piatek, Magdeburg |
| M466 | R. Sander, München | T159 | Dr. Matthias Russ, Melbourne, Australien |
| M502 | G. W. Wanner, Zürich | T165 | H. Höffken, Marburg-Bauerbach |
| M504 | P. Hallscheidt, Heidelberg | T170 | E. Walthers, Marburg-Bauerbach |
| M513 | J. Schölmerich, Frankfurt | T173 | Dr. med. Ulrich Vogel, Tübingen |
| M537 | G. Gruber, Taucha | T195 | R. Bühler, Giengen/Brenz |
| M500 | Prof. Dr. med. G. W. Kauffmann, Heidelberg | T197 | Dr. Burkhardt Danz, Bundeswehrkrankenhaus Ulm |
| M561 | M. von zur Mühlen, Hamburg | T229 | Susann Schiroslawski, DRK Kliniken, Berlin |
| O136 | H. Eisele, Aalen | T458 | P. Komminoth, Zürich |
| O157 | J. Bahlmann, Hannover | T467 | Prof. Dr. med, Dr. med. dent. Michael Ehrenfeld, München |
| O416 | W. Knopf, Dielheim | | |
| O530 | C. Klein, München | T519 | G. M. Richter, Stuttgart |
| O602 | Klaus Matzen, Augsburg | T540 | Klinikum Kassel |
| O616 | Dr. A. Jäger, Tauberbischofsheim | U108 | Ormed Medizintechnik GmbH, Freiburg |
| O623 | Albert Ackermann, Köln | U127 | Institut für Pharmakologie und Präklinische Arzneimittelsicherheit (IPAS), Takeda |
| O624 | W. Weder, Zürich | | |
| O626 | Dr. Lorenz Eberle, Geisenfeld | U131 | TechniMed AG, Basel |
| O644 | G. Gräfe, Leipzig | U136 | Hoffmann-La Roche AG, Basel, Schweiz |
| R110–19 | Prof. Dr. Wolfgang Rüther, Hamburg | U142 | Abbott Deutschland, GmbH & Co. KG, Wiesbaden |
| R154 | E. Földi, Hinterzarten | U157 | NOBA Verbandmittel Danz GmbH & Co. KG, Wetter |
| R222 | Hazim J. Safi, Houston, Texas | U210 | G. Motzkus, Heidelberg |
| R224 | Protz: Wundversorgung, 4. Aufl., Elsevier GmbH, Urban & Fischer Verlag, München 2007 | U223 | B. Braun AG, Melsungen |
| | | U231 | Janssen-Cilag GmbH, Neuss |
| R232 | Mayatepek: Pädiatrie, 1. Aufl., Elsevier GmbH, Urban & Fischer Verlag, München 2007 | U244 | Covidien Deutschland GmbH, Neustadt/Donau |
| | | V072 | 3M Deutschland GmbH, Neuss |
| | | V084 | Heinen + Löwenstein, GmbH, Bad Ems |

# Abbildungsnachweis

| | | | |
|---|---|---|---|
| V114 | Stihler Electronic GmbH, Stuttgart | V221 | Karl Storz GmbH & Co., Tuttlingen |
| V115 | Sporlastic GmbH, Nürtingen | V309 | Pressalit, Quickborn |
| V121 | Fa. Meyra, Wilhelm Meyer GmbH & Co. KG, Kalktal-Kalldorf | V323 | Haemonetics GmbH Deutschland |
| V122 | Gebrüder Martin GmbH & Co. KG, Tuttlingen | V330 | Smith & Nephew GmbH, Schenefeld |
| V130 | Coloplast GmbH, Hamburg | V458 | Etac GmbH, Marl |
| V132 | Aesculap AG & CO. KG, Tuttlingen | V459 | Dr. Paul Koch, Frickenhausen |
| V133 | Baxter Deutschland, Unterschleißheim | V494 | NestléHealthScience, Vevey, Switzerland |
| V135 | Johnson & Johnson MEDICAL GmbH, Ethicon Products, Norderstedt | V521 | Medicap Homecare GmbH, Ulrichstein |
| V137 | Siemens AG, Erlangen | V522 | medifa-hesse GmbH & Co. KG, Finnentrop |
| V141 | Maquet GmbH & Co. KG | V524 | Biomet Austria GmbH, Thalgau |
| V143 | Thomashilfen GmbH, Bremervörde | V527 | OPED GmbH, Valley/Oberlaindern |
| V152 | Pajunk GmbH Medizintechnologie, Geisingen | V528 | A. P. P. Handels GmbH & Co. KG für Arzt-, Pflege- und Patientenbedarf – Sportmed24, Hamburg |
| V153 | Sarstedt AG & Co., Nümbrecht | W233 | Bundeszentrale für Gesundheitliche Aufklärung, Köln |
| V155 | BSN Medical GmbH & Co. KG Hamburg | W286 | Bundesarbeitsgemeinschaft SELBSTHILFE von Menschen mit Behinderung und chronischer Erkrankung und ihren Angehörigen |
| V157 | Lohmann & Rauscher GmbH & Co KG | | |
| V164 | Otto Bock Orthopädische Industrie, Duderstadt | W287 | Stiftung Deutsche Schlaganfall-Hilfe, Gütersloh |
| V218 | Olympus Optical Co. (Europa) GmbH, Hamburg | X217–1 | BVMed-Bilderpool |
| V219 | Boston Scientific Medizintechnik GmbH, Hilden | X312 | Smith et al.: European Association of Urology: European Urology Journal, 2007, Elsevier |
| V220 | PAUL HARTMANN AG, Heidenheim | | |

# Inhaltsverzeichnis

| | | |
|---|---|---|
| **1** | **Einführung in die Pflege von Menschen mit chirurgischen Erkrankungen** | 1 |
| 1.1 | Der chirurgisch erkrankte Mensch | 1 |
| 1.1.1 | Schmerzen | 1 |
| 1.1.2 | Narkose | 1 |
| 1.1.3 | Unklarer präoperativer Befund | 2 |
| 1.1.4 | Notfallmäßige Aufnahme ins Krankenhaus | 2 |
| 1.1.5 | Bleibende körperliche Veränderungen | 2 |
| 1.2 | Besonderheiten der Pflege | 3 |
| 1.2.1 | Pflegekompetenz in der Chirurgie | 3 |
| 1.2.2 | Pflegeziele in der Chirurgie | 3 |
| 1.2.3 | Aufgaben der Pflegenden | 5 |
| 1.2.4 | Beobachten, Beurteilen und Intervenieren | 5 |
| 1.2.5 | Pflegerische Überleitung | 6 |
| 1.3 | Der Diagnoseprozess in der Chirurgie | 7 |
| 1.3.1 | Rolle der Pflegenden im Diagnoseprozess | 7 |
| 1.3.2 | Ärztliche Anamnese | 8 |
| 1.3.3 | Körperliche Untersuchung | 8 |
| 1.3.4 | Labordiagnostik | 9 |
| 1.3.5 | Abstriche, Punktionen und Biopsien | 11 |
| 1.3.6 | Bildgebende Diagnostik | 12 |
| 1.4 | Therapien in der Chirurgie | 19 |
| 1.4.1 | Allgemeine Voraussetzungen | 19 |
| 1.4.2 | Offene Operationen | 22 |
| 1.4.3 | Minimal-invasive Chirurgie | 22 |
| 1.4.4 | Chirurgische Navigation und Robotik | 23 |
| 1.4.5 | Interventionelle radiologische Therapie | 23 |
| 1.4.6 | Organtransplantationen | 24 |
| 1.4.7 | Verfahren in der Onkologie | 28 |
| 1.4.8 | Ambulantes Operieren | 30 |
| | Literatur und Kontaktadressen | 30 |
| **2** | **Wunden und chirurgische Infektionen** | 31 |
| 2.1 | Definition und Einteilung von Wunden | 31 |
| 2.2 | Wundheilung und Wundheilungsstörungen | 33 |
| 2.2.1 | Formen der Wundheilung | 33 |
| 2.2.2 | Physiologie der Wundheilung | 33 |
| 2.2.3 | Wundheilungsstörungen | 34 |
| 2.3 | Chirurgische Wundversorgung im Krankenhaus | 36 |
| 2.4 | Grundlagen der Infektionslehre | 38 |
| 2.4.1 | Keimgehalt von Wunden | 38 |
| 2.4.2 | Infektionsquellen und Übertragungswege | 39 |
| 2.5 | Diagnose von Infektionen | 39 |
| 2.5.1 | Anamnese und körperliche Untersuchung | 39 |
| 2.5.2 | Materialgewinnung und Beurteilung | 40 |
| 2.5.3 | Blutuntersuchungen | 40 |
| 2.6 | Infektionsverhütende Maßnahmen in der Chirurgie | 41 |
| 2.6.1 | Asepsis und Antisepsis | 41 |
| 2.6.2 | Nosokomiale Infektionen | 41 |
| 2.6.3 | Infektionsverhütung in der Chirurgie | 41 |
| 2.6.4 | Multiresistente Erreger | 43 |
| 2.7 | Chirurgische Infektionen | 44 |
| 2.7.1 | Überblick | 44 |
| 2.7.2 | Behandlung bakterieller Infektionen | 44 |
| 2.7.3 | Furunkel und Karbunkel | 45 |
| 2.7.4 | Abszess | 45 |
| 2.7.5 | Panaritium | 46 |
| 2.7.6 | (Akute) Lymphangitis und Lymphadenitis | 47 |
| 2.7.7 | Empyem | 47 |
| 2.7.8 | Erysipel | 47 |
| 2.7.9 | Phlegmone | 48 |
| 2.7.10 | Nekrotisierende Fasziitis | 48 |
| 2.7.11 | Pflege bei lokalen chirurgischen Infektionen | 49 |
| 2.7.12 | Tetanus | 49 |
| 2.7.13 | Gasbrand | 51 |
| 2.7.14 | Milzbrand | 52 |
| 2.8 | Virus- und Pilzinfektionen | 52 |
| 2.8.1 | Tollwut | 52 |
| 2.8.2 | Pilzinfektionen | 53 |
| 2.9 | Chronische Wunden | 54 |
| 2.9.1 | Dekubitus | 54 |
| 2.9.2 | Ulcus cruris venosum | 55 |
| 2.9.3 | Ulcus cruris arteriosum | 55 |
| 2.9.4 | Diabetisches Fußsyndrom | 56 |
| 2.9.5 | Prinzipien der Wundbehandlung bei chronischen Wunden | 57 |
| 2.9.6 | Anforderung an moderne Wundbehandlungen/Wundauflagen | 58 |
| 2.9.7 | Wundbehandlungsmittel und Wundauflagen | 58 |
| 2.9.8 | Phasengerechte Wundbehandlung | 58 |
| | Literatur und Kontaktadressen | 66 |
| **3** | **Chirurgische Ambulanz und chirurgische Notfälle** | 67 |
| 3.1 | Aufbau und Organisation einer chirurgischen Ambulanz | 67 |
| 3.1.1 | Räumliche Ausstattung | 67 |
| 3.1.2 | Patientengruppen und D-Arztverfahren | 67 |
| 3.1.3 | Übernahme, Verlegung und Entlassung des Patienten | 68 |
| 3.2 | Arbeitstechniken in der chirurgischen Ambulanz | 68 |
| 3.2.1 | Gips- und Kunststoffverbände | 68 |
| 3.2.2 | Schienenverbände | 75 |
| 3.2.3 | Spezielle Verbände | 76 |
| 3.2.4 | Operative Eingriffe in der Ambulanz | 77 |

| | | |
|---|---|---|
| 3.3 | Chirurgische Notfälle | 77 |
| 3.3.1 | Schock | 78 |
| 3.3.2 | Akutes Abdomen | 80 |
| 3.3.3 | Akute gastrointestinale Blutung | 81 |
| 3.3.4 | Verätzungen | 82 |
| 3.3.5 | Verbrennungen | 82 |
| 3.3.6 | Stromunfall | 85 |
| 3.3.7 | Kälteschäden | 86 |
| 3.4 | Problemsituationen in der chirurgischen Ambulanz | 87 |
| 3.4.1 | Kinder | 87 |
| 3.4.2 | Alkoholisierte Patienten | 88 |
| 3.4.3 | Aggressive Patienten | 88 |
| 3.4.4 | Drogenabhängige Patienten | 88 |
| | Literatur und Kontaktadressen | 89 |
| **4** | **Pflege vor, während und nach Operationen** | **91** |
| 4.1 | Präoperative Pflege | 91 |
| 4.1.1 | Stationäre Aufnahme | 91 |
| 4.1.2 | Psychische Betreuung | 92 |
| 4.1.3 | Einüben postoperativer Fertigkeiten | 92 |
| 4.1.4 | Körperreinigung und Haarentfernung | 93 |
| 4.1.5 | Nahrungsabbau und Nahrungskarenz | 94 |
| 4.1.6 | Darmvorbereitung | 95 |
| 4.1.7 | Perioperative Thrombembolieprophylaxe | 95 |
| 4.1.8 | Perioperative Antibiotikaprophylaxe | 97 |
| 4.1.9 | Unmittelbar präoperative Maßnahmen und Transport in den Operationstrakt | 97 |
| 4.2 | Intraoperative Pflege | 98 |
| 4.2.1 | Aufbau einer Operationsabteilung | 98 |
| 4.2.2 | Das Operationsteam | 99 |
| 4.2.3 | Verhalten im Operationstrakt | 101 |
| 4.3 | Grundlagen der Anästhesiologie | 105 |
| 4.3.1 | Anästhesiepflege | 105 |
| 4.3.2 | Anästhesiologische Visite | 106 |
| 4.3.3 | Anästhesieverfahren | 107 |
| 4.3.4 | Anästhesie-Einleitung | 110 |
| 4.4 | Ablauf einer Operation | 111 |
| 4.4.1 | Aufnahme des Patienten im Operationstrakt | 111 |
| 4.4.2 | Lagerung des Patienten | 111 |
| 4.4.3 | Hautdesinfektion und steriles Abdecken | 114 |
| 4.4.4 | Durchführung der Operation | 115 |
| 4.4.5 | Minimal-invasive Eingriffe | 115 |
| 4.4.6 | Wunddrainagen | 116 |
| 4.4.7 | Wundverschluss und Verbandsanlage | 117 |
| 4.5 | Postoperative Pflege | 121 |
| 4.5.1 | Grundlagen der Intensivmedizin und Intensivpflege | 121 |
| 4.5.2 | Therapie und Pflege im Aufwachraum | 122 |
| 4.5.3 | Übernahme des Patienten aus dem Aufwachraum | 123 |
| 4.5.4 | Aufnahme in das Patientenzimmer | 124 |
| 4.5.5 | Postoperative Überwachung des Patienten auf der Station | 124 |
| 4.5.6 | Postoperative Beschwerden und Komplikationen | 126 |
| 4.5.7 | Postoperative Mobilisation | 126 |
| 4.5.8 | Postoperativer Kostaufbau | 126 |
| 4.5.9 | Postoperative Schmerztherapie | 132 |
| 4.5.10 | Transfusionen | 136 |
| 4.5.11 | Verfahren zur Vermeidung von Fremdblut | 139 |
| 4.5.12 | Infusionstherapie und parenterale Ernährung | 139 |
| 4.5.13 | Enterale Ernährung | 142 |
| 4.5.14 | Pflegerische Maßnahmen bei liegenden Drainagen | 144 |
| 4.5.15 | Verbandswechsel bei Operationswunden | 145 |
| 4.5.16 | Entfernung von Nahtmaterial | 147 |
| | Literatur und Kontaktadressen | 148 |
| **5** | **Pflege von Menschen mit Erkrankungen des Magen-Darm-Trakts und des Peritoneums** | **149** |
| 5.1 | Pflege in der Viszeralchirurgie: Magen-Darm-Trakt und Peritoneum | 150 |
| 5.1.1 | Betroffene Menschen | 150 |
| 5.1.2 | Prävention | 150 |
| 5.1.3 | Rehabilitation | 150 |
| 5.1.4 | Patientenberatung | 150 |
| 5.1.5 | Beobachten, Beurteilen und Intervenieren | 151 |
| 5.2 | Hauptbeschwerden und Leitsymptome bei Erkrankungen des Magen-Darm-Trakts und des Peritoneums | 153 |
| 5.2.1 | Übelkeit und Erbrechen | 153 |
| 5.2.2 | Dysphagie | 153 |
| 5.2.3 | Blähungen und Meteorismus | 153 |
| 5.2.4 | Akute Bauchschmerzen | 154 |
| 5.2.5 | Hämatemesis und Teerstuhl | 154 |
| 5.2.6 | Diarrhö | 154 |
| 5.2.7 | Obstipation | 155 |
| 5.3 | Der Weg zur Diagnose bei Erkrankungen des Magen-Darm-Trakts und des Peritoneums | 155 |
| 5.3.1 | Anamnese und körperliche Untersuchung | 155 |
| 5.3.2 | Stuhluntersuchungen | 155 |
| 5.3.3 | Bildgebende Verfahren | 156 |
| 5.3.4 | Endoskopie | 158 |
| 5.3.5 | Funktionsdiagnostik | 158 |
| 5.4 | Pflegerische Schwerpunkte bei Erkrankungen des Magen-Darm-Trakts | 158 |
| 5.4.1 | Perioperative Pflege | 158 |
| 5.4.2 | Pflege bei Magen- und Duodenalsonden | 161 |
| 5.4.3 | Pflege bei Dünndarmsonden | 162 |
| 5.4.4 | Stomatherapie und Stomapflege | 162 |
| 5.5 | Ösophaguserkrankungen | 172 |
| 5.5.1 | Angeborene Fehlbildungen des Ösophagus | 172 |
| 5.5.2 | Refluxösophagitis | 173 |

| | | | | | | |
|---|---|---|---|---|---|---|
| 5.5.3 | Hiatushernie | 173 | 6.3 | Der Weg zur Diagnose bei Erkrankungen der Leber, der Gallenblase und -wege, des Pankreas und der Milz | 215 |
| 5.5.4 | Ösophagusdivertikel | 175 | | | |
| 5.5.5 | Ösophagusmotilitätsstörungen | 176 | | | |
| 5.5.6 | Ösophaguskarzinom | 176 | 6.3.1 | Laboruntersuchungen | 215 |
| 5.5.7 | Fremdkörper im Ösophagus | 179 | 6.3.2 | Bildgebende Verfahren | 215 |
| 5.6 | **Erkrankungen des Magens** | 180 | 6.3.3 | Leberpunktion und Leberbiopsie | 216 |
| 5.6.1 | Ulcus ventriculi und duodeni, Ulkuskrankheit | 180 | 6.3.4 | Laparoskopie | 217 |
| 5.6.2 | Magenkarzinom | 183 | 6.4 | **Erkrankungen der Leber** | 217 |
| 5.6.3 | Frühpostoperative Komplikationen nach Magenoperationen | 185 | 6.4.1 | Perioperative Pflege | 217 |
| | | | 6.4.2 | Leberabszess | 218 |
| 5.6.4 | Spätpostoperative Komplikationen nach Magenoperationen | 186 | 6.4.3 | Leberzysten | 218 |
| | | | 6.4.4 | Gutartige Tumoren der Leber | 219 |
| 5.7 | **Erkrankungen des Dünn- und Dickdarms** | 187 | 6.4.5 | Bösartige Tumoren der Leber | 219 |
| 5.7.1 | Ileus | 187 | 6.4.6 | Portale Hypertension | 220 |
| 5.7.2 | Akute Appendizitis | 189 | 6.4.7 | Leberverletzungen | 224 |
| 5.7.3 | Chronisch-entzündliche Darmerkrankungen | 190 | 6.4.8 | Lebertransplantation | 225 |
| 5.7.4 | Dickdarmdivertikulose und Dickdarmdivertikulitis | 194 | 6.5 | **Erkrankungen von Gallenblase und -wegen** | 226 |
| | | | 6.5.1 | Perioperative Pflege | 226 |
| 5.7.5 | Dickdarmpolypen | 195 | 6.5.2 | Cholelithiasis | 227 |
| 5.7.6 | Kolon- und Rektumkarzinom | 196 | 6.5.3 | Cholezystitis | 229 |
| 5.8 | **Erkrankungen der Analregion** | 199 | 6.5.4 | Cholangitis | 230 |
| 5.8.1 | Hämorrhoiden | 199 | 6.5.5 | Gallenblasen- und Gallengangskarzinom | 230 |
| 5.8.2 | Anal- und Rektumprolaps | 200 | 6.5.6 | Operationen an Gallenblase und -wegen | 231 |
| 5.8.3 | Analabszesse und Analfisteln | 200 | 6.6 | **Erkrankungen des Pankreas** | 232 |
| 5.8.4 | Analkarzinom | 201 | 6.6.1 | Perioperative Pflege | 232 |
| 5.8.5 | Weitere Erkrankungen der Analregion | 201 | 6.6.2 | Akute Pankreatitis | 233 |
| 5.9 | **Erkrankungen des Peritoneums** | 202 | 6.6.3 | Chronische Pankreatitis | 234 |
| 5.9.1 | Peritonitis | 202 | 6.6.4 | Pankreaszysten und -pseudozysten | 235 |
| 5.9.2 | Peritonealkarzinose | 204 | 6.6.5 | Pankreaskarzinom | 236 |
| 5.10 | **Hernien** | 204 | 6.6.6 | Operationen am Pankreas | 237 |
| 5.10.1 | Leistenhernien | 207 | 6.6.7 | Pankreastransplantation | 238 |
| 5.10.2 | Schenkelhernien | 207 | 6.7 | **Erkrankungen der Milz** | 238 |
| 5.10.3 | Nabelhernien | 208 | 6.7.1 | Perioperative Pflege | 238 |
| 5.10.4 | Narbenhernien | 208 | 6.7.2 | Splenomegalie und Hypersplenismus | 239 |
| 5.10.5 | Epigastrische Hernie | 208 | 6.7.3 | Milzverletzungen | 239 |
| | Literatur und Kontaktadressen | 209 | | Literatur und Kontaktadressen | 240 |
| **6** | **Pflege von Menschen mit Erkrankungen der Leber, der Gallenblase und -wege, des Pankreas und der Milz** | 211 | **7** | **Pflege von Menschen mit traumatologischen Erkrankungen** | 241 |
| | | | 7.1 | **Pflege in der Traumatologie** | 242 |
| 6.1 | **Pflege in der Viszeralchirurgie: Leber, Gallenblase und -wege, Pankreas, Milz** | 211 | 7.1.1 | Betroffene Menschen | 242 |
| | | | 7.1.2 | Prävention | 242 |
| 6.1.1 | Betroffene Menschen | 211 | 7.1.3 | Rehabilitation | 242 |
| 6.1.2 | Prävention | 212 | 7.1.4 | Patientenberatung | 242 |
| 6.1.3 | Rehabilitation | 212 | 7.1.5 | Beobachten, Beurteilen und Intervenieren | 243 |
| 6.1.4 | Patientenberatung | 212 | 7.2 | **Hauptbeschwerden und Leitsymptome bei traumatologischen Erkrankungen** | 243 |
| 6.1.5 | Beobachten, Beurteilen und Intervenieren | 213 | | | |
| 6.2 | **Hauptbeschwerden und Leitsymptome bei Erkrankungen der Leber, der Gallenblase und -wege, des Pankreas und der Milz** | 213 | 7.2.1 | Schmerzen | 243 |
| | | | 7.2.2 | Schwellungen | 243 |
| | | | 7.2.3 | Blutungen | 243 |
| 6.2.1 | Ikterus | 213 | 7.2.4 | Neurologische Ausfälle | 244 |
| 6.2.2 | Aszites | 214 | 7.2.5 | Periphere Durchblutungsstörungen | 244 |
| | | | 7.3 | **Der Weg zur Diagnose in der Traumatologie** | 244 |

| | | | | | | |
|---|---|---|---|---|---|---|
| 7.3.1 | Anamnese und körperliche Untersuchung | 244 | | 8.2.1 | Schmerzen, Schwellung und Bewegungseinschränkung | 299 |
| 7.3.2 | Bildgebende Diagnostik | 245 | | 8.2.2 | Haltungsfehler | 299 |
| 7.3.3 | Gelenkpunktion | 245 | | 8.2.3 | Hinken | 300 |
| 7.3.4 | Arthroskopie | 246 | | 8.2.4 | Beinlängendifferenz | 300 |
| 7.4 | **Luxation** | 247 | | 8.3 | **Der Weg zur Diagnose in der Orthopädie** | 301 |
| 7.5 | **Frakturen** | 247 | | 8.3.1 | Anamnese und körperliche Untersuchung | 301 |
| 7.5.1 | Einteilung | 248 | | 8.3.2 | Bildgebende Diagnostik | 301 |
| 7.5.2 | Diagnostik | 249 | | 8.4 | **Behandlungen bei orthopädischen Erkrankungen** | 303 |
| 7.5.3 | Behandlungsprinzipien | 250 | | 8.4.1 | Konservative Therapieverfahren | 303 |
| 7.5.4 | Extensionen | 252 | | 8.4.2 | Operative Therapieverfahren | 303 |
| 7.5.5 | Schienen | 253 | | 8.4.3 | Orthopädietechnik | 305 |
| 7.5.6 | Osteosyntheseverfahren | 255 | | 8.5 | **Angeborene Knochenerkrankungen** | 306 |
| 7.5.7 | Frakturheilung | 259 | | 8.5.1 | Dysmelien | 306 |
| 7.5.8 | Störungen und Komplikationen der Frakturheilung | 260 | | 8.5.2 | Osteogenesis imperfecta | 307 |
| 7.6 | **Amputation** | 261 | | 8.6 | **Systemische Knochen- und Gelenkerkrankungen** | 307 |
| 7.7 | **Verletzungen von Schädel und Gehirn** | 265 | | 8.6.1 | Osteoporose | 307 |
| 7.7.1 | Schädelfrakturen | 265 | | 8.6.2 | Morbus Paget | 309 |
| 7.7.2 | Schädel-Hirn-Trauma | 266 | | 8.6.3 | Osteomalazie | 309 |
| 7.8 | **Verletzungen von Wirbelsäule und Rückenmark** | 271 | | 8.7 | **Knochentumoren** | 309 |
| 7.8.1 | Wirbelsäulenverletzungen | 271 | | 8.7.1 | Primäre Knochentumoren | 309 |
| 7.8.2 | Verletzungen des Rückenmarks und Querschnittssyndrom | 273 | | 8.7.2 | Ausgewählte gutartige Knochentumoren | 310 |
| | | | | 8.7.3 | Ausgewählte bösartige Knochentumoren | 310 |
| 7.9 | **Thoraxtrauma** | 278 | | 8.7.4 | Knochenmetastasen | 310 |
| 7.10 | **Bauchtrauma** | 280 | | 8.8 | **Arthrosen** | 311 |
| 7.11 | **Verletzungen der Extremitäten** | 280 | | 8.9 | **Rheumatoide Arthritis** | 313 |
| 7.11.1 | Muskelzerrung, Muskelfaserriss, Muskelriss | 280 | | 8.10 | **Morbus Bechterew** | 314 |
| 7.11.2 | Verletzungen des Schultergürtels | 281 | | 8.11 | **Knochen-, Gelenk- und Weichteilinfektionen** | 314 |
| 7.11.3 | Verletzungen des Oberarms | 282 | | 8.11.1 | Unspezifische Osteomyelitis | 314 |
| 7.11.4 | Verletzungen des Ellbogengelenks und des Unterarms | 283 | | 8.11.2 | Infizierter Gelenkersatz | 316 |
| 7.11.5 | Verletzungen der Hand | 284 | | 8.11.3 | Eitrige Arthritis | 316 |
| 7.11.6 | Verletzungen des Beckens | 286 | | 8.11.4 | Spondylitis und Spondylodiszitis | 317 |
| 7.11.7 | Verletzungen des Hüftgelenks und des Oberschenkels | 287 | | 8.12 | **Erkrankungen von Kopf, Wirbelsäule und Rumpf** | 317 |
| 7.11.8 | Verletzungen des Knies und des Unterschenkels | 289 | | 8.12.1 | Morbus Scheuermann | 317 |
| | | | | 8.12.2 | Skoliose | 318 |
| 7.11.9 | Verletzungen des Sprunggelenks und des Fußes | 291 | | 8.12.3 | Spondylolyse und Spondylolisthesis | 321 |
| | Literatur und Kontaktadressen | 292 | | 8.12.4 | Nervenwurzelsyndrome: Bandscheibenvorfall | 321 |
| **8** | **Pflege von Menschen mit orthopädischen Erkrankungen** | **295** | | 8.13 | **Erkrankungen der oberen Extremität** | 324 |
| | | | | 8.13.1 | Supraspinatussehnensyndrom | 324 |
| 8.1 | **Pflege in der Orthopädie** | 296 | | 8.13.2 | Tendinitis calcarea, Bursitis subacromialis | 324 |
| 8.1.1 | Betroffene Menschen | 296 | | 8.13.3 | Schultersteife | 325 |
| 8.1.2 | Prävention | 297 | | 8.13.4 | Omarthrose | 325 |
| 8.1.3 | Rehabilitation | 297 | | 8.13.5 | Tennis- und Golferellenbogen | 326 |
| 8.1.4 | Patientenberatung | 297 | | 8.13.6 | Karpaltunnelsyndrom | 326 |
| 8.1.5 | Beobachten, Beurteilen und Intervenieren | 297 | | 8.13.7 | Morbus Dupuytren | 326 |
| 8.1.6 | Perioperative Pflege in der Orthopädie | 298 | | 8.13.8 | Sonstige Erkrankungen der oberen Extremität | 327 |
| 8.2 | **Hauptbeschwerden und Leitsymptome bei orthopädischen Erkrankungen** | 299 | | 8.14 | **Erkrankungen des Beckens und der unteren Extremität** | 327 |

| | | |
|---|---|---|
| 8.14.1 | Angeborene Hüftdysplasie | 327 |
| 8.14.2 | Coxa vara und Coxa valga | 329 |
| 8.14.3 | Epiphyseolysis capitis femoris | 329 |
| 8.14.4 | Morbus Perthes | 329 |
| 8.14.5 | Idiopathische Hüftkopfnekrose des Erwachsenen | 329 |
| 8.14.6 | Coxitis fugax | 330 |
| 8.14.7 | Koxarthrose | 330 |
| 8.14.8 | Genu varum und Genu valgum | 333 |
| 8.14.9 | Gonarthrose | 333 |
| 8.14.10 | Meniskuserkrankungen | 334 |
| 8.14.11 | Femoropatellares Schmerzsyndrom | 335 |
| 8.14.12 | Osteochondrosis dissecans | 336 |
| 8.14.13 | Morbus Osgood-Schlatter | 336 |
| 8.14.14 | Fersensporn | 337 |
| 8.14.15 | Angeborener Klumpfuß | 337 |
| 8.14.16 | Hallux valgus | 337 |
| 8.14.17 | Hammer- und Krallenzehen | 339 |
| 8.14.18 | Weitere Fußdeformitäten | 339 |
| | Literatur und Kontaktadressen | 341 |
| **9** | **Pflege von Menschen mit Erkrankungen der Gefäße** | **343** |
| 9.1 | Pflege in der Gefäßchirurgie | 343 |
| 9.1.1 | Betroffene Menschen | 343 |
| 9.1.2 | Prävention | 344 |
| 9.1.3 | Rehabilitation | 344 |
| 9.1.4 | Patientenberatung | 344 |
| 9.1.5 | Beobachten, Beurteilen und Intervenieren | 344 |
| 9.2 | Hauptbeschwerden und Leitbefunde bei Erkrankungen der Gefäße | 346 |
| 9.2.1 | Schmerzen | 346 |
| 9.2.2 | Schwellung und Ödem | 346 |
| 9.2.3 | Ulcus cruris venosum | 347 |
| 9.2.4 | Ulcus cruris arteriosum | 347 |
| 9.3 | Der Weg zur Diagnose in der Gefäßchirurgie | 348 |
| 9.3.1 | Anamnese und körperliche Untersuchung | 348 |
| 9.3.2 | Funktions- und Belastungstests | 348 |
| 9.3.3 | Doppler- und Duplexsonografie | 349 |
| 9.3.4 | Angiografie | 349 |
| 9.3.5 | Digitale Subtraktionsangiografie | 350 |
| 9.3.6 | Phlebografie | 350 |
| 9.3.7 | Computertomografie und Kernspintomografie | 351 |
| 9.4 | Erkrankungen der Arterien | 351 |
| 9.4.1 | Perioperative Pflege | 351 |
| 9.4.2 | Gefäßtraining bei arteriellen Erkrankungen | 353 |
| 9.4.3 | Arteriosklerose/Arterielle Verschlusskrankheit | 354 |
| 9.4.4 | Periphere arterielle Verschlusskrankheit | 354 |
| 9.4.5 | Akuter Verschluss einer Extremitätenarterie | 358 |
| 9.4.6 | Durchblutungsstörungen der Eingeweidearterie | 359 |
| 9.4.7 | Nierenarterienstenose | 360 |
| 9.4.8 | Aneurysmen | 360 |
| 9.4.9 | Durchblutungsstörungen der hirnversorgenden Arterien | 362 |
| 9.4.10 | Raynaud-Syndrom | 363 |
| 9.4.11 | Lungenembolie | 363 |
| 9.5 | Erkrankungen der Venen | 364 |
| 9.5.1 | Perioperative Pflege | 364 |
| 9.5.2 | Gefäßtraining bei venösen Erkrankungen | 366 |
| 9.5.3 | Chronisch venöse Insuffizienz | 366 |
| 9.5.4 | Tiefe Venenthrombose | 369 |
| 9.6 | Arteriovenöse Fisteln und Dialyse-Shunts | 371 |
| 9.7 | Gefäßverletzungen | 372 |
| 9.7.1 | Arterienverletzungen | 372 |
| 9.7.2 | Venenverletzungen | 373 |
| | Literatur und Kontaktadressen | 374 |
| **10** | **Pflege von Menschen mit Erkrankungen der Atemwege und der Lunge** | **375** |
| 10.1 | Pflege in der Thoraxchirurgie | 376 |
| 10.1.1 | Betroffene Menschen | 376 |
| 10.1.2 | Prävention | 376 |
| 10.1.3 | Rehabilitation | 376 |
| 10.1.4 | Patientenberatung | 376 |
| 10.1.5 | Beobachten, Beurteilen und Intervenieren | 377 |
| 10.2 | Hauptbeschwerden und Leitsymptome bei Erkrankungen der Atemwege und der Lunge | 377 |
| 10.2.1 | Dyspnoe | 377 |
| 10.2.2 | Zyanose | 377 |
| 10.2.3 | Sputum | 379 |
| 10.2.4 | Atemgeräusche | 380 |
| 10.2.5 | Husten | 380 |
| 10.2.6 | Hautemphysem | 381 |
| 10.3 | Der Weg zur Diagnose in der Thoraxchirurgie | 382 |
| 10.3.1 | Anamnese und körperliche Untersuchung | 382 |
| 10.3.2 | Bildgebende Diagnostik | 382 |
| 10.3.3 | Lungenfunktionsdiagnostik | 383 |
| 10.3.4 | Blutgasanalyse | 384 |
| 10.3.5 | Endoskopische Untersuchungen | 385 |
| 10.3.6 | Pleurapunktion | 385 |
| 10.3.7 | Diagnostische Thorakotomie | 386 |
| 10.4 | Pflege bei Erkrankungen der Atemwege und der Lunge | 386 |
| 10.4.1 | Pflege bei Sauerstofftherapie | 386 |
| 10.4.2 | Pflege bei Pleuradrainage | 388 |
| 10.4.3 | Perioperative Pflege in der Thoraxchirurgie | 393 |
| 10.5 | Operationen an der Lunge | 395 |
| 10.5.1 | Thorakotomie | 395 |
| 10.5.2 | Lungenresektion | 396 |
| 10.5.3 | Lungentransplantation | 396 |
| 10.6 | Erkrankungen der Brustwand | 397 |

| | | |
|---|---|---|
| 10.6.1 | Fehlbildungen der Brustwand | 397 |
| 10.6.2 | Entzündliche Erkrankungen der Brustwand | 397 |
| 10.6.3 | Brustwandtumoren | 398 |
| **10.7** | **Erkrankungen der Pleura** | **398** |
| 10.7.1 | Pleuritis | 398 |
| 10.7.2 | Pleuraerguss | 399 |
| 10.7.3 | Pleuraempyem | 400 |
| 10.7.4 | Pleuratumoren | 402 |
| 10.7.5 | Pneumothorax | 402 |
| **10.8** | **Infektiöse Erkrankungen der Lunge** | **404** |
| 10.8.1 | Lungenabszess | 404 |
| 10.8.2 | Aspergillom | 404 |
| 10.8.3 | Lungentuberkulose | 405 |
| **10.9** | **Lungenemphysem** | **406** |
| **10.10** | **Bronchiektasen** | **407** |
| **10.11** | **Bronchial- und Lungentumoren** | **407** |
| 10.11.1 | Gutartige Bronchial- und Lungentumoren | 407 |
| 10.11.2 | Primäre Lungenmalignome: Bronchialkarzinome | 408 |
| 10.11.3 | Sekundäre Lungenmalignome | 410 |
| **10.12** | **Erkrankungen des Mediastinums** | **410** |
| 10.12.1 | Mediastinitis | 410 |
| 10.12.2 | Mediastinaltumoren | 411 |
| **10.13** | **Erkrankungen der Trachea** | **412** |
| 10.13.1 | Trachealstenose und Tracheomalazie | 412 |
| 10.13.2 | Trachealperforation | 413 |
| 10.13.3 | Tracheobronchiale Fisteln | 413 |
| | Literatur und Kontaktadressen | 414 |
| **11** | **Pflege von Menschen mit endokrinologischen Erkrankungen** | **415** |
| **11.1** | **Hauptbeschwerden und Leitsymptome bei Erkrankungen der Hormondrüsen** | **415** |
| **11.2** | **Der Weg zur Diagnose in der endokrinen Chirurgie** | **416** |
| 11.2.1 | Anamnese und körperliche Untersuchung | 416 |
| 11.2.2 | Blutuntersuchungen bei endokrinologischen Erkrankungen | 416 |
| **11.3** | **Schilddrüsenerkrankungen** | **416** |
| 11.3.1 | Perioperative Pflege bei Schilddrüsenoperationen | 416 |
| 11.3.2 | Schilddrüsendiagnostik | 417 |
| 11.3.3 | Operationen an der Schilddrüse | 418 |
| 11.3.4 | Struma | 418 |
| 11.3.5 | Euthyreote Struma | 419 |
| 11.3.6 | Hyperthyreose | 420 |
| 11.3.7 | Entzündliche Schilddrüsenerkrankungen | 421 |
| 11.3.8 | Schilddrüsenkarzinom | 422 |
| **11.4** | **Erkrankungen der Nebenschilddrüsen** | **422** |
| 11.4.1 | Hyperparathyreoidismus | 422 |
| 11.4.2 | Hypoparathyreoidismus | 423 |
| **11.5** | **Erkrankungen der Nebennieren** | **424** |
| 11.5.1 | Überfunktion der Nebennierenrinde | 424 |
| 11.5.2 | Nebennierenrindeninsuffizienz | 427 |
| 11.5.3 | Überfunktion des Nebennierenmarks: Phäochromozytom | 428 |
| **11.6** | **Neuroendokrine Tumoren** | **429** |
| 11.6.1 | Überblick | 429 |
| 11.6.2 | Insulinom | 429 |
| 11.6.3 | Karzinoid | 429 |
| 11.6.4 | Multiple endokrine Neoplasien | 429 |
| **11.7** | **Adipositas** | **429** |
| | Literatur und Kontaktadressen | 431 |
| **12** | **Pflege von Menschen mit urologischen Erkrankungen** | **433** |
| **12.1** | **Pflege in der Urologie** | **434** |
| 12.1.1 | Betroffene Menschen | 434 |
| 12.1.2 | Prävention | 434 |
| 12.1.3 | Rehabilitation | 434 |
| 12.1.4 | Patientenberatung | 434 |
| 12.1.5 | Beobachten, Beurteilen und Intervenieren | 435 |
| **12.2** | **Hauptbeschwerden und Leitsymptome bei urologischen Erkrankungen** | **435** |
| 12.2.1 | Veränderungen der Miktion | 435 |
| 12.2.2 | Veränderungen der Urinmenge | 436 |
| 12.2.3 | Urinbeimengungen | 437 |
| 12.2.4 | Schmerzen | 437 |
| **12.3** | **Der Weg zur Diagnose in der Urologie** | **438** |
| 12.3.1 | Anamnese und körperliche Untersuchung | 438 |
| 12.3.2 | Uringewinnung zur Diagnostik | 438 |
| 12.3.3 | Urinuntersuchungen | 439 |
| 12.3.4 | Blutuntersuchungen | 440 |
| 12.3.5 | Sonografie | 441 |
| 12.3.6 | Röntgendiagnostik | 441 |
| 12.3.7 | Nuklearmedizinische Untersuchungen | 442 |
| 12.3.8 | Urodynamik | 443 |
| 12.3.9 | Endoskopische Untersuchungen | 443 |
| 12.3.10 | Biopsien | 444 |
| **12.4** | **Pflege bei Erkrankungen der Nieren und der ableitenden Harnwege** | **444** |
| 12.4.1 | Pflege bei suprapubischer Blasenpunktion und -drainage | 444 |
| 12.4.2 | Pflege bei Nephrostomie | 445 |
| 12.4.3 | Pflege bei Ureterkatheter | 446 |
| 12.4.4 | Pflege bei Urostoma | 447 |
| 12.4.5 | Perioperative Pflege in der Urologie | 448 |
| **12.5** | **Erkrankungen der Nieren und Harnleiter** | **449** |
| 12.5.1 | Fehlbildungen von Nieren und Harnleitern | 449 |
| 12.5.2 | Entzündliche Erkrankungen der Niere | 451 |
| 12.5.3 | Urolithiasis | 452 |
| 12.5.4 | Nierentransplantation | 454 |
| 12.5.5 | Nierentumoren | 455 |
| 12.5.6 | Verletzungen der Niere | 457 |
| **12.6** | **Erkrankungen von Harnblase und Harnröhre** | **457** |

| | | | | | | |
|---|---|---|---|---|---|---|
| 12.6.1 | Angeborene Harnröhrenstenosen | 457 | | 13.3.3 | Belastungs-EKG | 479 |
| 12.6.2 | Harnwegsinfektionen | 457 | | 13.3.4 | Langzeit-EKG | 480 |
| 12.6.3 | Harnblasenkarzinom | 458 | | 13.3.5 | Konventionelle radiologische Untersuchungen | 480 |
| 12.7 | **Erkrankungen der Prostata** | 460 | | 13.3.6 | Echokardiografie | 480 |
| 12.7.1 | Prostatitis | 460 | | 13.3.7 | Herzkatheterdiagnostik | 482 |
| 12.7.2 | Prostatahyperplasie | 461 | | 13.3.8 | Laboruntersuchungen | 483 |
| 12.7.3 | Prostatakarzinom | 463 | | 13.3.9 | Nuklearmedizinische Untersuchungen | 483 |
| 12.8 | **Erkrankungen von Hoden und Nebenhoden** | 464 | | 13.4 | **Perioperative Pflege bei herzchirurgischen Operationen** | 483 |
| 12.8.1 | Lageanomalien des Hodens | 464 | | 13.5 | **Operationen in der Herzchirurgie** | 485 |
| 12.8.2 | Hoden- und Nebenhodenentzündung | 465 | | 13.5.1 | Operationen am schlagenden und am stillgestellten Herzen | 485 |
| 12.8.3 | Hodentorsion | 466 | | | | |
| 12.8.4 | Varikozele und Hydrozele | 467 | | 13.5.2 | Minimal-invasive Herzchirurgie | 488 |
| 12.8.5 | Maligne Hodentumoren | 467 | | 13.5.3 | Herztransplantation | 488 |
| 12.9 | **Erkrankungen des Penis** | 468 | | 13.6 | **Durchblutungsstörungen des Herzens** | 489 |
| 12.9.1 | Fehlbildungen des Penis | 468 | | 13.6.1 | Koronare Herzkrankheit | 489 |
| 12.9.2 | Phimose und Paraphimose | 469 | | 13.6.2 | Herzinfarkt | 491 |
| 12.9.3 | Balanitis | 470 | | 13.7 | **Herzklappenfehler** | 493 |
| 12.9.4 | Peniskarzinom | 470 | | 13.8 | **Angeborene Herzfehler** | 494 |
| 12.9.5 | Verletzungen des Penis | 471 | | 13.8.1 | Übersicht | 494 |
| | Literatur und Kontaktadressen | 471 | | 13.8.2 | Vorhofseptumdefekt | 496 |
| | | | | 13.8.3 | Ventrikelseptumdefekt | 496 |
| **13** | **Pflege von Menschen mit Erkrankungen des Herzens und der herznahen Gefäße** | 473 | | 13.9 | **Kardiomyopathien** | 497 |
| | | | | 13.10 | **Herztumoren** | 497 |
| 13.1 | **Pflege in der Herzchirurgie** | 473 | | 13.10.1 | Benigne Herztumoren | 497 |
| 13.1.1 | Betroffene Menschen | 474 | | 13.10.2 | Maligne Herztumoren | 497 |
| 13.1.2 | Prävention | 474 | | 13.11 | **Erkrankungen des Perikards** | 498 |
| 13.1.3 | Rehabilitation | 474 | | 13.11.1 | Perikarderguss und Perikardtamponade | 498 |
| 13.1.4 | Patientenberatung | 475 | | 13.11.2 | Chronische konstriktive Perikarditis | 498 |
| 13.1.5 | Beobachten, Beurteilen und Intervenieren | 475 | | 13.11.3 | Perikardzysten | 498 |
| 13.2 | **Hauptbeschwerden und Leitbefunde in der Herzchirurgie** | 476 | | 13.12 | **Thorakales Aortenaneurysma** | 498 |
| | | | | | Literatur und Kontaktadressen | 500 |
| 13.2.1 | Herzschmerzen | 476 | | | | |
| 13.2.2 | Herzklopfen, Herzrasen, Herzstolpern | 477 | | **14** | **Laborwerte** | 503 |
| 13.2.3 | Synkopen | 477 | | | | |
| 13.3 | **Der Weg zur Diagnose in der Herzchirurgie** | 478 | | | **Register** | 513 |
| 13.3.1 | Anamnese und körperliche Untersuchung | 478 | | | | |
| 13.3.2 | Elektrokardiogramm | 478 | | | | |

# KAPITEL 1

# Einführung in die Pflege von Menschen mit chirurgischen Erkrankungen

| | | |
|---|---|---|
| 1.1 | Der chirurgisch erkrankte Mensch | 1 |
| 1.1.1 | Schmerzen | 1 |
| 1.1.2 | Narkose | 1 |
| 1.1.3 | Unklarer präoperativer Befund | 2 |
| 1.1.4 | Notfallmäßige Aufnahme ins Krankenhaus | 2 |
| 1.1.5 | Bleibende körperliche Veränderungen | 2 |
| 1.2 | Besonderheiten der Pflege | 3 |
| 1.2.1 | Pflegekompetenz in der Chirurgie | 3 |
| 1.2.2 | Pflegeziele in der Chirurgie | 3 |
| 1.2.3 | Aufgaben der Pflegenden | 5 |
| 1.2.4 | Beobachten, Beurteilen und Intervenieren | 5 |
| 1.2.5 | Pflegerische Überleitung | 6 |
| 1.3 | Der Diagnoseprozess in der Chirurgie | 7 |
| 1.3.1 | Rolle der Pflegenden im Diagnoseprozess | 7 |
| 1.3.2 | Ärztliche Anamnese | 8 |
| 1.3.3 | Körperliche Untersuchung | 8 |
| 1.3.4 | Labordiagnostik | 9 |
| 1.3.5 | Abstriche, Punktionen und Biopsien | 11 |
| 1.3.6 | Bildgebende Diagnostik | 12 |
| 1.4 | Therapien in der Chirurgie | 19 |
| 1.4.1 | Allgemeine Voraussetzungen | 19 |
| 1.4.2 | Offene Operationen | 22 |
| 1.4.3 | Minimal-invasive Chirurgie | 22 |
| 1.4.4 | Chirurgische Navigation und Robotik | 23 |
| 1.4.5 | Interventionelle radiologische Therapie | 23 |
| 1.4.6 | Organtransplantationen | 24 |
| 1.4.7 | Verfahren in der Onkologie | 28 |
| 1.4.8 | Ambulantes Operieren | 30 |
| | Literatur und Kontaktadressen | 30 |

*Akut- und Notfallversorgung* ➤ 3.3

**Chirurgie:** Medizinisches Fachgebiet, das sich mit Diagnose, Therapie und Rehabilitation chirurgischer Erkrankungen, Verletzungen und Fehlbildungen befasst. Vorwiegend operative Disziplin, verwendet aber auch konservative Verfahren.

Die **Chirurgie** ist ein umfangreiches medizinisches Fachgebiet mit den Schwerpunkten Unfallchirurgie (➤ Kap. 7), Thoraxchirurgie (➤ Kap. 10), Gefäßchirurgie (➤ Kap. 9) und Viszeralchirurgie (➤ Kap. 5, ➤ Kap. 6). Eigenständige, ebenfalls operativ orientierte Fachgebiete, die sich mit der (Allgemein-)Chirurgie teilweise überschneiden, sind die Herzchirurgie (➤ Kap. 13), die Kinderchirurgie, die Mund-Kiefer-Gesichts-Chirurgie, die Neurochirurgie, die Orthopädie (➤ Kap. 8), die plastische Chirurgie und die Urologie (➤ Kap. 12).

## 1.1 Der chirurgisch erkrankte Mensch

### 1.1.1 Schmerzen

Bei einer bevorstehenden Operation denken die meisten Menschen sofort an **Schmerzen.** Häufig besteht die Angst, nicht ausreichend Schmerzmittel zu erhalten. Pflegende erleben aber auch immer wieder Patienten, die eine adäquate Schmerzbehandlung ablehnen, weil sie niemandem zur Last fallen wollen oder eine Abhängigkeit befürchten. Pflegende klären die Patienten umfassend über die Möglichkeiten der modernen Schmerztherapie auf. Da es sich in der Chirurgie meist um akute Schmerzen handelt, informieren sie die Betroffenen, dass diese Schmerzen innerhalb von Tagen oder Wochen nachlassen und bis dahin eine großzügige Gabe von Schmerzmitteln möglich und sinnvoll ist. Unerwünschte Wirkungen der Medikamente können während dieses kurzen Zeitraums vernachlässigt werden.

Die Pflegenden nehmen die Ängste der von Schmerz betroffenen Patienten ernst. Sie wissen, dass Schmerzen immer subjektiv empfunden werden und handeln nach dem Leitsatz: „Schmerz ist das, was der Betroffene über die Schmerzen mitteilt. Sie sind vorhanden, wenn der Patient mit Schmerzen sagt, dass er Schmerzen hat." [1]

Die Pflegenden geben dem Patienten von Anfang an das Gefühl, dass er sich bei Schmerzen immer melden kann und setzen sich beim Arzt für eine adäquate Schmerztherapie ein.

### 1.1.2 Narkose

Obwohl die Entwicklung der Anästhesie (➤ 4.3) die Chirurgie mit all den großen Operationen überhaupt erst möglich ge-

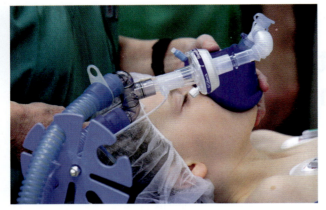

**Abb. 1.1** Maskenbeatmung während der Einleitung einer Allgemeinanästhesie. [J787]

macht hat, beunruhigt viele Menschen der Gedanke, eine **Narkose** zu erleben. Manche haben vor der Vollnarkose sogar mehr Angst als vor der eigentlichen Operation (➤ Abb. 1.1).

Die Ängste der Patienten dürfen nicht bagatellisiert werden, denn jede Operation und Narkose geht tatsächlich mit Risiken einher. Die Vorbehalte können mit Sachinformationen auf ein vernünftiges Maß reduziert werden. Die Pflegenden informieren den Anästhesisten über besonders ängstliche Patienten und setzen sich für eine geeignete Prämedikation (➤ 4.3.2) ein.

### 1.1.3 Unklarer präoperativer Befund

**Unklare präoperative Befunde** sind für Patienten äußerst schwer auszuhalten. Trotz moderner Untersuchungsverfahren kann präoperativ nicht immer eine eindeutige Diagnose gestellt werden. Dann zeigt sich der eindeutige Befund z. B. erst intraoperativ unter direkter Sicht oder nach der Abklärung der Dignität eines Tumors mittels Schnellschnitt (➤ 1.3.4). Bei anderen Erkrankungen kann der Operateur nicht voraussagen, ob das Operationsergebnis positiv sein wird.

Pflegende begleiten die Patienten durch die präoperative Phase und machen ihnen Mut. Sie bleiben dabei jedoch stets realistisch und halten sich mit Aussagen über den Ausgang einer Behandlung zurück. Pflegende zeigen den Patienten auch die Chancen auf, wenn das Operationsergebnis nicht positiv ausfällt. Sie nehmen Stimmungsschwankungen nicht persönlich und verhalten sich ruhig und empathisch.

### 1.1.4 Notfallmäßige Aufnahme ins Krankenhaus

Menschen in der Chirurgie kommen häufig **notfallmäßig** ins Krankenhaus, z. B. nach einem Arbeits- oder Autounfall oder weil der niedergelassene Arzt eine Diagnose gestellt hat, deren Behandlung keinen Aufschub duldet. Diese Patienten hatten keine Möglichkeit, sich auf die Krankenhaus- und Krankheitssituation einzustellen, sie bringen weder Wechselkleidung noch andere Utensilien mit. Viele Patienten schämen sich, weil sie nicht die Gelegenheit hatten, sich zu waschen.

Häufig wissen auch die Angehörigen über den Krankenhausaufenthalt nicht Bescheid. Der Betroffene selbst steht meist unter Schock und ist nicht in der Lage, einen klaren Gedanken zu fassen.

Die Pflegenden lassen den Patienten möglichst nicht allein, sie beruhigen ihn und gehen auf seine Ängste ein. Selbst wenn schnelle medizinische Hilfe notwendig ist, lassen sie ihn als Mensch nicht außer Acht und informieren ihn über das weitere Vorgehen. Sie achten darauf, dass Betroffene mit Schmerzen schnellstmöglich ein Schmerzmittel erhalten.

> Bei notfallmäßigen Aufnahmen informieren die Pflegenden baldmöglichst die Angehörigen des Patienten. Die Pflegenden stellen Pflegeutensilien zur Verfügung, so lange die Patienten keine eigenen zur Verfügung haben.

### 1.1.5 Bleibende körperliche Veränderungen

Viele Operationen bringen **bleibende körperliche Veränderungen** mit sich. Da eine chirurgische Therapie meist operativ erfolgt, entstehen Narben (➤ Abb. 1.2). An normalerweise unbekleideten Körperstellen, z. B. Gesicht und Händen, können sie den Betroffenen stark belasten. Sehr große Narben wirken gar entstellend. Narben über Gelenken können die Gelenkfunktion einschränken.

Nach schweren Unfällen, Stürzen oder Sportverletzungen bleiben manchmal dauerhafte körperliche Beeinträchtigungen zurück. Besonders schwerwiegend ist der Verlust eines Körperteils, z. B. der Verlust einer Hand oder eines Beines (➤ 7.6). Auch die auf den ersten Blick weniger sichtbaren Veränderungen belasten oft das gesamte Leben eines Betroffenen, z. B. eine Darmresektion mit Enterostomaanlage (➤ 5.4.4).

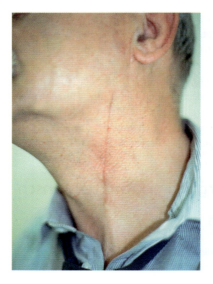

**Abb. 1.2** Manche Operationsnarben lassen sich nicht durch Kleidung verdecken und sind deshalb auch in der Öffentlichkeit sichtbar (hier die Narbe nach einer Operation an der A. carotis). [R234–002]

Daraus ergeben sich folgende Aufgaben für die Pflegenden:
- Unterstützende Gespräche anbieten
- Auf Wunsch Angehörige einbeziehen
- Kontakt zu Selbsthilfegruppen herstellen
- Kontakte zu Seelsorgern, Psychologen oder Psychiatern herstellen
- Rehabilitative Maßnahmen einleiten
- Kontakt zum Sozialdienst aufbauen.

## 1.2 Besonderheiten der Pflege

### 1.2.1 Pflegekompetenz in der Chirurgie

> **Kompetenz** (lat. *Befähigung, Vermögen etwas zu tun, Zuständigkeit, Befugnis*): Ein kompetenter Mensch ist für einen bestimmten Handlungsbereich zuständig *und* besitzt spezielle Fähigkeiten, um die damit verbundenen Aufgaben zu bewältigen.
> **Berufliche Handlungskompetenz:** Fähigkeit, die berufliche Umwelt zu begreifen und ziel- und selbstbewusst, reflektiert und verantwortlich zu handeln; umfasst Fach- und Methodenkompetenz, Sozialkompetenz und personale Kompetenz (➤ Tab. 1.1).

### 1.2.2 Pflegeziele in der Chirurgie

**Pflegeziele** werden unterschieden in:
- Gesundheitsfördernde Ziele
- Präventive (*vorbeugende*) Ziele
- Kurative (*heilende*) Ziele
- Kompensatorische Ziele
- Rehabilitative (*wiederherstellende*) Ziele
- Palliative (*erleichternde*) Ziele. [4]

#### Gesundheitsfördernde Pflege

**Gesundheitsfördernde Pflege** umfasst alle Maßnahmen, die die Gesundheit erhalten und fördern. Sie beginnt beim gesunden Menschen und seinen Ressourcen.
Beispiele für gesundheitsfördernde Pflege sind:
- Pflegende beraten oder geben Kurse, z. B. zu ausgewogener Ernährung
- Pflegende leiten zu rückengerechtem Verhalten und Bewegen an
- Pflegende beraten zu den Gefahren von Stress und informieren über Maßnahmen der Stressbewältigung.

#### Präventive Pflege

> **Prävention** (lat. *praevenire = zuvorkommen, verhüten*): Vorbeugende Maßnahmen, um Krankmachendes zu (ver-)meiden und auf diese Weise (Rest-)Gesundheit zu erhalten.

**Präventive Pflege** oder prophylaktische Pflege umfasst alle Maßnahmen, die dazu dienen, Erkrankungen und Unfälle zu vermeiden sowie Krankheitsfolgen zu mindern und Gesundheit zu fördern.

Tab. 1.1 Kriterien der beruflichen Handlungskompetenz in der chirurgischen Pflege.

| Kompetenzbereiche | Beispiele für Kompetenzen | Kompetenzen in der chirurgischen Pflege (Beispiele) |
|---|---|---|
| **Fach- und Methodenkompetenz** | • Fachwissen<br>• Fachliche Fähigkeiten und Fertigkeiten<br>• Organisatorische Fähigkeiten<br>• EDV-Kenntnisse<br>• Kreativität und Innovationsfähigkeit | • Spezielle Mobilisation nach Hüft-TEP<br>• Organisation von Untersuchungen, Transporte zum Operationstrakt und zurück, postoperative Überwachung, Aufnahmen und Entlassung<br>• Wissen zu Gefahren von Gipsverbänden und entsprechende Vorbeugung |
| **Sozialkompetenz** | • Teamfähigkeit<br>• Einfühlungsvermögen<br>• Kommunikationsfähigkeit<br>• Kooperationsbereitschaft<br>• Konfliktlösungsbereitschaft<br>• Inter- und intrakulturelle Kompetenz<br>• Kritikkompetenz<br>• Menschenkenntnis, Empathie<br>• Nonverbale Sensibilität | • Konstruktive Zusammenarbeit im multiprofessionellen Team<br>• Ängste der Patienten vor der Operation ernst nehmen<br>• Patienten beraten und anleiten zur postoperativen Mobilisation |
| **Persönliche Kompetenz** | • Bereitschaft zur Selbstentwicklung<br>• Selbstreflektionsfähigkeit<br>• Lernbereitschaft<br>• Leistungsbereitschaft<br>• Belastbarkeit<br>• Flexibilität<br>• Kritikfähigkeit, Souveränität, Ausgeglichenheit | • Chirurgisches Wissen und Fertigkeiten durch Fortbildungen vergrößern<br>• Postoperative Komplikationen erkennen und sicher managen<br>• Trotz chirurgischer Standards individuelle Besonderheiten bei Patienten erkennen und berücksichtigen |

Beispiele für präventive Pflegemaßnahmen in der Chirurgie sind:
- Anleitung zum Gehen mit Unterarmgehstützen, um Stürze zu vermeiden
- Beratung über die Notwendigkeit einer Kompressionstherapie nach Varizen-Operation, um ein Rezidiv zu vermeiden
- Durchführung von Atem vertiefenden und Sekret lösenden Maßnahmen zur Pneumonieprophylaxe nach Operationen an Brust und Bauch
- Anleitung zu Enterostomapflege, um Hautschäden in der Umgebung des Stomas zu vermeiden.

## Kurative Pflege

> **Kurative Pflege:** Beschreibt alle Maßnahmen, die dazu dienen, Erkrankungen zu heilen.

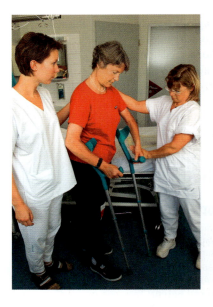

Abb. 1.3 Die Anleitung der Patienten zur korrekten Verwendung von Gehhilfen gehört zu den pflegerischen Aufgaben in der Rehabilitationsphase. [K115]

**Kurative Pflege** nimmt in der Chirurgie sicher den größten Teil der Pflegearbeit ein.
Beispiele für kurative Pflegemaßnahmen:
- Gabe von Medikamenten nach Arztanordnung und Beobachtung der Wirkungen
- Durchführung von Wundbehandlungen (➤ 2.9.5)
- Spezielle Lagerung und Mobilisation
- Durchführung von Infusionstherapien und enteralen Ernährungstherapien
- Erstellen einer Flüssigkeitsbilanz
- Beratung von Menschen nach chirurgischen Eingriffen, die eine körperliche Einschränkung zur Folge haben
- Maßnahmen der prä- und postoperativen Pflege (➤ Kap. 4).

## Kompensatorische Pflege

> **Kompensatorische Pflege:** Beschreibt alle Maßnahmen, die dazu dienen, einen Ausgleich für bestehende Einschränkungen im körperlich-organischen Bereich zu schaffen.

**Kompensatorische Pflege** kann vorübergehend oder dauerhaft notwendig sein. Auch für diesen Bereich krankenpflegerischer Arbeit gilt „So wenig wie möglich, so viel wie nötig." Pflegende setzen die Ressourcen der Patienten bestmöglich ein. Beispiele für kompensatorische Pflegemaßnahmen sind:
- (Teilweise) Übernahme der Körperpflege in den ersten postoperativen Tagen
- Hilfe beim Aufstehen und Gehen nach Operationen (➤ Abb. 1.3)
- Endotracheales Absaugen bei einem Patienten, der nicht abhusten kann
- Lagerung mithilfe von Lagerungsmitteln
- Einsetzen von Prothesen und Orthesen.

## Rehabilitative Pflege

> **Rehabilitative Pflege:** Beschreibt alle Maßnahmen, die dazu dienen, Folgen einer körperlichen, geistigen oder seelischen Behinderung abzuwenden, zu beseitigen, zu verbessern oder ihre Verschlimmerung zu verhüten.

**Rehabilitative Pflege** dient dazu, Pflegebedürftigkeit zu vermeiden und die Teilnahme am gesellschaftlichen Leben zu gewährleisten. Pflege in der Chirurgie hat einen großen rehabilitativen Anteil, denn es geht darum, die Patienten postoperativ so schnell wie möglich in eine weitgehende Unabhängigkeit zu bringen. Spezielle und länger dauernde Rehabilitationsmaßnahmen finden in Reha-Kliniken oder Reha-Abteilungen statt.
Beispiele für rehabilitative Pflegemaßnahmen sind:
- Gehtraining, z. B. nach Amputationen
- Anleitung eines Patienten in der Selbstversorgung seines Enterostomas
- Kontinenztraining nach Prostataoperationen (➤ 12.7)
- Psychologische Begleitung.

## Palliative Pflege

> **Palliative Pflege:** Pflegerische Begleitung von unheilbar erkrankten Menschen bis zu ihrem Tod, unter besonderer Betonung psychischer, sozialer und spiritueller Aspekte. (In Anlehnung an die WHO-Definition „palliative care", 1990)

Ziel der **Palliativpflege** ist, die bestmögliche *Lebensqualität* für den Patienten und seine Angehörigen zu erreichen. Sie orientiert sich zu allererst an den Wünschen und Bedürfnissen des Patienten. In der palliativen Pflege setzen die Patienten die Prioritäten. Die Pflegenden respektieren, wenn die Patienten Pflegemaßnahmen ablehnen oder anders als nach Lehrmeinung

durchgeführt haben möchten. Das erfordert erhebliche Flexibilität sowie fachliche, psychologische und soziale Kompetenz. Beispiele für palliative Pflegemaßnahmen sind:
- Behandlung von exulzerierenden Wunden
- Schwäche und Müdigkeit bei Sterbenden erkennen und Pflegemaßnahmen entsprechend planen
- Konsequente Gabe von Schmerzmitteln, ggf. beim Arzt für eine Anpassung der Schmerztherapie einsetzen. [4]

### 1.2.3 Aufgaben der Pflegenden

Die **pflegerischen Handlungsfelder** werden durch die komplexen Aufgaben und Probleme in der Chirurgie bestimmt. Sie sind mehrdimensional und vielschichtig, da in ihnen stets berufliche, gesellschaftliche und individuelle Probleme miteinander verknüpft sind.

Die Handlungsfelder lassen sich nach Ansicht der deutschen Pflegewissenschaftlerin Monika Krohwinkel in verschiedene Kategorien einteilen: in physisch-funktionale und willentlich emotionale Maßnahmen. [5]

#### Physisch-funktionale Maßnahmen

Bei **physisch-funktionalen Maßnahmen** steht das unterstützende Pflegehandeln im Vordergrund.
- **Beaufsichtigung.** Die Maßnahmen werden vom Patienten selbstständig durchgeführt, er wird jedoch von der Pflegekraft dabei beobachtet. Diese kann jederzeit eingreifen, um z. B. einen Schaden abzuwenden. (Beispiel: Erstes Gehen mit Unterarmgehstützen)
- **Teilweise Übernahme.** Die Maßnahmen werden teilweise von der Pflegekraft übernommen, wenn die körperlichen und geistigen Fähigkeiten für eine Selbstständigkeit nicht ausreichen. (Beispiel: Essen in mundgerechte Stücke schneiden, Patient isst dann selbstständig, ➤ Abb. 1.4)
- **Vollständige Übernahme.** Die Maßnahmen werden vollständig von der Pflegekraft übernommen, der Pflegebedürftige hat keine Selbstpflegefähigkeiten. (Beispiel: Verabreichung von Sondenkost über eine PEG bei einem Menschen mit vollständiger Schluckstörung).

#### Willentlich-emotionale Maßnahmen

Bei **willentlich-emotionalen Maßnahmen** steht nach Krohwinkel das „lehrende Pflegehandeln" im Vordergrund. [5]
- **Information** verkleinert oder beseitigt beim Patienten oder Angehörigen Unwissenheit. (Beispiel: Information an einen Patienten mit venösem Ulkus, dass die Kompressionsstrümpfe notwendiger Therapiebestandteil sind (➤ 9.5.1))
- **Beratung** ist komplexer als die reine Information. Da sie den Patienten zur Selbstpflege befähigen soll, benötigt er umfangreicheres Wissen (Beispiel: Beratung eines Patienten mit peripherer arterieller Verschlusskrankheit, warum eine tägliche Inspektion der Füße notwendig ist, wie er dabei vorgehen soll und was bei Verletzungen zu tun ist (➤ 9.4.4))
- **Motivation** soll beim Pflegebedürftigen eigenes Handeln in Gang setzen, das in der Regel eine Verbesserung der entsprechenden Situation erwarten lässt. (Beispiel: Motivation eines Patienten, die selbstständige Versorgung seines Enterostomas zu erlernen, um von anderen unabhängig zu werden (➤ 5.4.4))
- **Anleitung.** Schrittweises Einüben von Techniken. Anleitung berücksichtigt theoretisches Wissen und praktische Fertigkeiten. (Beispiel: Anleitung eines Pflegebedürftigen mit Kolostoma: Information zu Versorgungssystemen und schrittweises Einüben eines Beutelwechsels (➤ 5.4.4))
- **Schulung.** Wie Anleitung. In der Regel wird der Begriff Schulung verwendet, wenn mehrere Personen zu einem Thema beraten und angeleitet werden (Beispiele: Diabetikerschulung, Asthmaschulung, Enterostomaschulung).

### 1.2.4 Beobachten, Beurteilen und Intervenieren

Pflegediagnosen bauen auf Wahrnehmungen und Beobachtungen auf. Die Durchführung und Auswertung des Pflegeprozesses erfolgt auf der Grundlage der Fachkompetenz und der Fähigkeit, das eigene Handeln zu reflektieren. Dieser Prozess wird durch die Schritte **Beobachten**, **Beurteilen** und **Intervenieren** verdeutlicht. Sie gelten für alle Handlungsfelder pflegerischer Arbeit und finden in folgenden Lebensbereichen und -funktionen statt:
- Atmung
- Herz-Kreislauf-Funktion
- Körpertemperatur
- Haut
- Ernährung
- Ausscheidung
- Bewegung
- Kommunikation
- Schlaf
- Bewusstsein
- Schmerz.

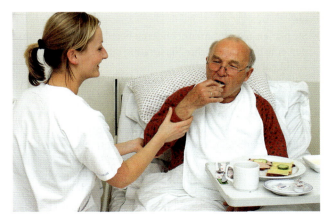

**Abb. 1.4** Pflegende gestalten die Assistenz bei der Nahrungs- oder Flüssigkeitsaufnahme aktivierend. [K115]

## Beobachten

> **Beobachten:** Aufmerksames, methodisches und zielgerichtetes Wahrnehmen, um Informationen zu gewinnen und Entscheidungen zu treffen.

Am Beginn jedes Pflege- und Beziehungsprozesses steht das **Beobachten**. Die Patientenbeobachtung erfolgt mit den Sinnesorganen und einfachen Hilfsmitteln, z. B. Fieberthermometer, Blutdruckmessgerät.
Ziele der Patientenbeobachtung sind:
- Die individuelle Lebens- und Krankheitssituation ist erkannt
- Der individuelle Beratungs- und Pflegebedarf bzw. die Selbstpflegefähigkeiten sind ermittelt
- Drohende Gefahren sind erkannt und verhütet
- Der Krankheits- und Genesungsverlauf bzw. der Therapieerfolg sind überwacht, Veränderungen sind wahrgenommen
- Wünsche und Bedürfnisse des Patienten sind erkannt.

> Die Pflegenden dokumentieren Beobachtungen zeitnah und geben sie ggf. sofort an den behandelnden Arzt weiter. Sie drücken sich schriftlich und mündlich leicht verständlich und präzise aus. Die jeweilige Situation beschreiben sie objektiv und sachlich. Sie machen exakte Angaben, z. B. zu Größen, Mengen und Zeit.

## Beurteilen

> **Beurteilen:** Deuten der wahrgenommenen und beobachteten Informationen, wobei die Resultate in einen Zusammenhang gestellt werden.

Bei der Patientenbeobachtung werden die gemachten Beobachtungen und gewonnenen Daten ausgewertet und in einen Zusammenhang gebracht. Auf dieser Grundlage erfolgt eine **Beurteilung**. Sie ist die Grundlage für die Planung, Durchführung und Evaluation von Pflegemaßnahmen.
Um eine Beurteilung vornehmen zu können, benötigen Pflegende Fachwissen über physiologische und pathologische Vorgänge und Werte, ihre Ursachen und Auswirkungen.

## Intervenieren

> **Intervention** (lat. *intervenire = dazwischentreten, sich einschalten*): Eingreifen in eine Situation bzw. einen Konflikt mit dem Ziel, diesen zu lösen. In der Pflege bezeichnet **intervenieren** das Ergreifen von Pflegemaßnahmen, die ein aktuelles gesundheitliches Problem beseitigen, lindern oder ihm vorbeugen.

Pflegende passen die pflegerischen **Interventionen** an die jeweilige Situation eines Menschen an. Die Pflegenden berück-

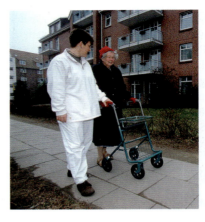

**Abb. 1.5** Nach der Entlassung aus dem schützenden Rahmen des Krankenhauses ist die pflegerische Unterstützung der selbstständigen Mobilität besonders wichtig. [K115]

sichtigen Einflussfaktoren, z. B. Alter, Familie, soziale Schicht, Religion und Kultur. Sie legen die Pflegeziele gemeinsam mit dem Patienten und ggf. seinen Angehörigen fest. Sie berücksichtigen seine Wünsche und respektieren sein Recht auf Selbstbestimmung. In regelmäßigen Abständen evaluieren sie die Pflegeziele und -maßnahmen und passen sie bei Bedarf an. [3]

### 1.2.5 Pflegerische Überleitung

Die **pflegerische Überleitung** eines Patienten während der Entlassung nach Hause oder in andere pflegerische oder medizinische Einrichtungen gehört in den Kompetenzbereich der Pflegenden. Viele chirurgische Patienten benötigen auch nach der Entlassung Unterstützung. Oft sind Rehabilitationsmaßnahmen notwendig, manchmal auch lebenslange Pflege und Versorgung durch Angehörige oder ambulante bzw. stationäre Pflegeeinrichtungen. Im Expertenstandard „Entlassungsmanagement in der Pflege" sind die notwendigen Voraussetzungen für einen Entlassungsprozess definiert, der die kontinuierliche und bedarfsgerechte Versorgung des Patienten gewährleistet. Die entscheidende und koordinierende Rolle liegt bei den Pflegenden:
- Die Pflegenden schätzen systematisch den zu erwartenden poststationären Unterstützungs- und Versorgungsbedarf ein
- Sie planen gemeinsam mit anderen beteiligten Berufsgruppen eine bedarfsgerechte Versorgung im Anschluss an den Krankenhausaufenthalt
- Sie beraten und schulen den Patienten und seine Angehörigen zu notwendigen Pflegeerfordernissen (➤ Abb. 1.5)
- Sie stimmen den Entlassungstermin mit der weiterversorgenden Einrichtung bzw. weiterversorgenden Berufsgruppen sowie dem Patienten und seinen Angehörigen ab
- Sie überprüfen, ob alles Notwendige für die Entlassung vorbereitet ist
- Sie überprüfen nach der Entlassung, ob der Patient die notwendige Unterstützung und Versorgung erhält.

## 1.3 Der Diagnoseprozess in der Chirurgie

> **Diagnose** (griech. *Entscheidung, Erkenntnis*): Erkennen und Benennen der Erkrankung innerhalb eines Systems von Krankheitsnamen (*Nosologie*).
> **Diagnostik:** Alle auf die Erkennung eines Krankheitsbildes gerichteten Maßnahmen.
> **Differentialdiagnostik:** Diagnostik zur Unterscheidung von Erkrankungen mit ähnlicher Symptomatik.
> **Differentialdiagnose:** Jede Krankheit, die mittels Differentialdiagnostik ausgeschlossen werden muss. Oft auch synonym zu Differentialdiagnostik verwandt.

### 1.3.1 Rolle der Pflegenden im Diagnoseprozess

Pflegerische Diagnostik

*Pflegerische Überleitung* ➤ 1.2.5

Die Pflegenden führen so früh wie möglich ein pflegerisches Anamnesegespräch und beziehen dabei ggf. auch die Angehörigen ein. Durch gezielte Fragen erstellen sie ein möglichst umfangreiches, vielschichtiges, aussagekräftiges und individuelles Bild des Patienten. Pflegende ermitteln nicht nur den (aktuellen) Gesundheitszustand, sondern sammeln auch Informationen über soziale, psychische, emotionale und kulturelle Aspekte.

Darüber hinaus dient das pflegerische Anamnesegespräch dem gegenseitigen Kennen lernen und soll eine angenehme und vertrauensvolle Beziehung zwischen Patient und Pflegenden herstellen. Möglicherweise erhalten die Pflegenden durch die ausführliche Befragung Informationen, die den Arzt bei der Diagnosestellung unterstützen.

Die Erfassung der familiären und häuslichen Umstände ist v. a. dann notwendig, wenn pflegerische Maßnahmen und Unterstützung nach der Entlassung aus dem Krankenhaus notwendig werden.

Pflegerische Aufgaben in der ärztlichen Diagnostik

Von der ärztlichen Diagnose hängen die therapeutischen Maßnahmen und viele Pflegetätigkeiten ab. Für erste, dringend erforderliche Behandlungs- und Pflegemaßnahmen stellt der Arzt eine Verdachtsdiagnose, die dann während des weiteren Diagnoseprozesses bestätigt oder verworfen wird (➤ Abb. 1.6).

Für einen zügigen Diagnoseprozess arbeiten Ärzte und Pflegekräfte parallel und unter einem regen Informationsaustausch. Folgende Maßnahmen sind von Pflegenden zu koordinieren und durchzuführen:

- Pflegende achten darauf, dass Arzt und Patient bei der Anamnese und der körperlichen Untersuchung nach Möglichkeit ungestört sind und die Intimsphäre gewahrt bleibt, sie bitten Besucher und nach Möglichkeit auch Mitpatienten, das Gesprächszimmer zu verlassen oder stellen einen Sichtschutz auf
- Pflegende achten darauf, dass der Arzt den Patienten frühzeitig ausführlich und verständlich über Untersuchung und Vorgehen informiert
- Pflegende richten die Labordiagnostik her und füllen die entsprechenden Laborscheine aus. Ist der Patient bei der Gewinnung der Proben beteiligt, z. B. bei Urin- und Stuhluntersuchungen, informieren und leiten sie ihn an. Bei Bedarf lassen sie den Patienten nüchtern bis nach der Blutabnahme. Sie sorgen für einen schnellen Transport der Proben ins Labor
- Pflegende melden angeordnete Untersuchungen an und vereinbaren die Termine sinnvoll und zeitsparend. Folgen mehrere Untersuchungen eng aufeinander, koordinieren sie

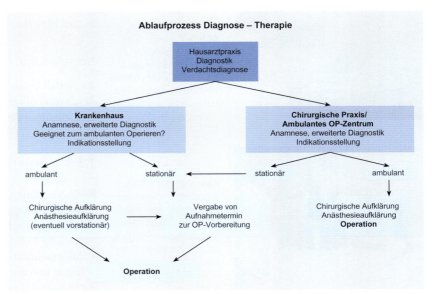

**Abb. 1.6** Der Diagnoseprozess in der Chirurgie beginnt mit der Basisdiagnostik, in der Regel durch den Hausarzt. Bei bedrohlichen Gesundheitsstörungen oder Erkrankungen, die einen operativen Eingriff erfordern, überweist der Hausarzt den Patienten entweder an einen niedergelassenen Chirurgen oder ins Krankenhaus. Dort wird die aus der Basisdiagnostik resultierende Verdachtsdiagnose durch weitere, ggf. auch invasive Untersuchungen bestätigt oder korrigiert. Parallel dazu läuft der pflegerische Diagnoseprozess. Bei diesem Prozess kann eine Checkliste hilfreich und zeitsparend sein. Nach Abschluss der Diagnostik legt der Arzt unter Einbeziehung der Befunde fest, ob der notwendige Eingriff ambulant, teilstationär oder stationär durchzuführen ist.

diese, um lange Wartezeiten oder Nüchternzeiten zu vermeiden. Sie achten darauf, dass Diabetiker einen frühen Untersuchungstermin erhalten
- Pflegende respektieren die Ängste des Patienten, bagatellisieren oder beschönigen sie nicht
- Pflegende führen die Vorbereitungen durch, z. B. Patienten nüchtern lassen, Abführmaßnahmen, Verabreichung einer Sedierung
- Pflegende stellen alle benötigten Patientenunterlagen (Akte, Laborergebnisse und Röntgenbilder) zusammen und organisieren ggf. Vorbefunde (alte Röntgenbilder, alte Arztbriefe aus anderen Kliniken) zum Vergleich
- Pflegende begleiten immobile oder schwerkranke Patienten zu den Untersuchungen (ggf. in Begleitung eines Arztes).

### 1.3.2 Ärztliche Anamnese

**Anamnese** (*Erinnerung*): Im Gespräch erfragte Krankengeschichte des Patienten.

Die **Aufnahmeanamnese** im Krankenhaus erhebt der Chirurg (wenn möglich) im persönlichen Gespräch mit dem Patienten als **Eigenanamnese,** d. h. der Patient selbst schildert seine Beschwerden und antwortet auf die Fragen des Untersuchers (➤ Abb. 1.7).

Im Idealfall sind Untersucher und Patient während der Anamneseerhebung ungestört. Angehörige sind nur mit Einverständnis des Patienten zugelassen.

Bei der **Fremdanamnese** geben Dritte (z. B. Eltern, Arbeitskollegen, Augenzeugen) Auskünfte über den Patienten und den Krankheitsverlauf bzw. das Unfallgeschehen (➤ Abb. 1.8).

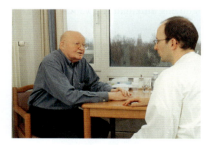

**Abb. 1.7** In der Eigenanamnese berichtet der Patient über seine aktuellen Beschwerden, seine Vorerkrankungen sowie seine soziale und familiäre Situation. [K115]

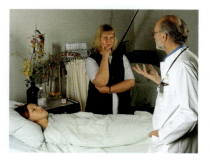

**Abb. 1.8** Eine Fremdanamnese erhebt der Arzt, wenn eine Eigenanamnese nicht oder nicht ausreichend möglich ist, z. B. bei Kindern, bewusstseinsgetrübten oder bewusstlosen Patienten. [K183]

### Aktuelle Beschwerden

Der Chirurg stellt gezielt Fragen nach den **aktuellen Beschwerden,** die zur Vorstellung im Krankenhaus geführt haben, insbesondere nach:
- **Lokalisation, Art** und **Stärke** von Beschwerden und Schmerzen
- **Zeitliche Entwicklung.** Sind die Beschwerden plötzlich oder langsam entstanden, ständig vorhanden oder zwischendurch immer wieder verschwunden? Treten sie in zeitlichem Zusammenhang mit bestimmten Aktivitäten (z. B. Nahrungsaufnahme) auf oder unabhängig davon? Sind Beschwerden durch einen Unfall entstanden?
- **Auslösende, verstärkende** oder **lindernde Faktoren**
- **Begleiterscheinungen** und weitere Beschwerden
- **Bisherige Behandlungsmaßnahmen.**

Anschließend fragt der Untersucher nach den wichtigsten **Körperfunktionen** des Patienten, z. B. Appetit, Durst, Stuhlgang, Miktion (*Wasserlassen*), Schwitzen. Bösartige Erkrankungen führen z. B. oft zu einer Gewichtsabnahme. Patienten mit chronischen Entzündungen klagen häufig über hartnäckigen Nachtschweiß.

Zusätzlich erkundigt der Arzt sich nach der aktuellen Medikation des Patienten und nach (früheren oder aktuellen) Allergien.

### Vorerkrankungen

Es folgt die Erfragung der **Vorerkrankungen** des Patienten. Dabei fragt der Untersucher nach früheren ernsthaften Erkrankungen und Operationen.

### Sozial- und Familienanamnese

In der **Sozialanamnese** erkundigt sich der Untersucher nach Beruf, Wohnverhältnissen, Familienstand und Bezugspersonen. Die Sozialanamnese ist insbesondere bei (evtl.) berufsbedingten Erkrankungen wichtig sowie bei pflegebedürftigen Patienten zur Abschätzung der Versorgungslage.

### Notfallanamnese

Im Notfall beschränkt sich der Untersucher auf die aktuellen Beschwerden, ggf. die derzeitige Medikation und die früheren Erkrankungen des Patienten.

### 1.3.3 Körperliche Untersuchung

Nach der Anamnese folgt die **körperliche Untersuchung** des Patienten. Diese umfasst:
- Erhebung von **Lokalbefunden,** z. B. bei äußeren Verletzungen oder Knochenbrüchen (*Frakturen,* ➤ 7.5)
- **Allgemeinuntersuchung,** die insbesondere die Vitalfunktionen und den allgemeinen Gesundheitszustand des Patienten erfasst

- Evtl. **fachärztliche (Konsiliar-)Untersuchungen,** z. B. der Augen, der Haut oder des Nervensystems.

Jede Untersuchung enthält folgende Grundelemente:
- **Inspektion** (*Untersuchung durch Betrachten*). Bereits die Inspektion des Patienten kann wertvolle Hinweise auf die Erkrankung geben. Beispielsweise fallen bei rheumatischen Erkrankungen oder Frakturen typische Fehlstellungen auf (➤ 7.5.2).
- **Palpation** (*Tastuntersuchung*). Beispiele für die Palpation sind:
  - Prüfung der Hauttemperatur bei Verdacht auf eine Entzündung
  - Beurteilung einer Schwellung (hart, weich oder fluktuierend)
  - Abtastung des Abdomens, z. B. auf Resistenzen, Abwehrspannung oder Bruchpforten (➤ 5.4.1)
  - Rektale Untersuchung (➤ 12.3.1)
- **Perkussion** (*Klopfuntersuchung*). Bei der Perkussion beklopft der Untersucher die Körperoberfläche des Patienten, um aus den Unterschieden des Schalls Rückschlüsse auf den Zustand der darunter liegenden Organen zu ziehen. Die Perkussion wird insbesondere zur Untersuchung des Thorax und des Abdomens eingesetzt. Der Perkussionsschall reicht jedoch nur ca. 5 cm in die Tiefe. Daher können tief liegende Prozesse nicht erfasst werden. Bei adipösen (*fettleibigen*) Patienten ist die Beurteilbarkeit stark eingeschränkt.
- **Auskultation** (*Untersuchung durch Abhören*). Bei der Auskultation hört der Untersucher die im Körper entstehenden Schallphänomene von beweglichen Organen (z. B. Herz, Lunge oder Darm) oder Flüssigkeiten (z. B. Blut) mit einem Stethoskop ab. So sind z. B. die Darmgeräusche bei einem mechanischen Ileus (➤ 5.7.1) spritzend und metallisch klingend, während sie beim paralytischen Ileus (➤ 5.7.1) gar nicht hörbar sind. Über Verengungen in großen Gefäßen zeigen sich oft typische *Stenosegeräusche,* die durch die veränderte Strömung des Blutes entstehen.

## Routineuntersuchung

Grundsätzlich führt der Arzt zur groben Orientierung folgende (Organ-)Untersuchungen durch:
- Inspektion von Mundhöhle und Rachen, Palpation der Schilddrüse
- Auskultation von Herz- und Lunge
- Palpation der Pulse an beiden Armen (Radialispuls) und Beinen (Femoralis- und Fußpuls)
- Palpation des Abdomens auf Druckschmerz oder Resistenzen (➤ Abb. 1.9)
- Rektale Untersuchung (Patienten > 40. Jahre) (➤ 12.3.1)
- Inspektion des Bewegungsapparates
- Orientierende neurologische Untersuchung durch Beobachten von Sprache, Bewegungen und Koordination des Patienten während der gesamten Untersuchung; Prüfung der wichtigsten Reflexe und Pupillenkontrolle.

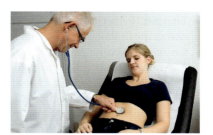

**Abb. 1.9** Der Arzt untersucht das Abdomen einer Patientin. [J787]

### 1.3.4 Labordiagnostik

*Laborparameter* ➤ Kap. 14

> **Labordiagnostik:** Untersuchungen von Körperflüssigkeiten oder -geweben im Labor auf ihre Zusammensetzung. Häufig lassen sich aus den Untersuchungsergebnissen Krankheiten bestimmen oder Therapien ableiten. Insgesamt gibt es über 6.000 Untersuchungsverfahren in der Labormedizin (➤ Kap. 14).

### Untersuchungsmedium Blut

Am häufigsten wird das **Blut** des Patienten untersucht, da zahlreiche Erkrankungen die Zusammensetzung des Blutes verändern. Zudem ist sowohl die *venöse* als auch die *kapilläre* Blutentnahme für die Mehrzahl der Patienten schmerz- und risikoarm. Selten wird eine *arterielle* Blutabnahme durchgeführt, z. B. zur Überprüfung des Säure-Basen-Haushalts.

#### Einflussfaktoren bei Blutuntersuchungen

Bei der Auswertung von Blutwerten müssen z. B. Alter, Geschlecht, bestehende Erkrankungen, Nahrungsaufnahme und Arzneimittel berücksichtigt werden. Auch die korrekte Abnahmetechnik ist eine Voraussetzung, um verwertbare Ergebnisse zu erzielen. Um eine möglichst große Vergleichbarkeit von Blutuntersuchungen zu erreichen, gilt deshalb für die geplante venöse Blutentnahme:
- Morgens zwischen 7 und 9 Uhr
- Am nüchternen Patienten (auch vor der Arzneimitteleinnahme)
- 3 Std. vorher keine körperliche Anstrengung.

#### Klinisch-chemische Untersuchungen

*Enzymveränderungen bei Herzerkrankungen* ➤ 13.3.8
*Enzymveränderungen bei Lebererkrankungen* ➤ 6.3.1
*Enzymveränderungen bei Pankreaserkrankungen* ➤ 6.3.1

Häufige **klinisch-chemische Untersuchungen** in der Chirurgie sind:
- **Elektrolyte** (*Mineralstoffe*). Natrium, Kalium, Kalzium, Chlorid, Magnesium und Phosphat, die in erster Linie Störungen des Wasser- und Elektrolythaushalts sowie Nierenerkrankungen aufdecken und obligater Bestandteil der präoperativen Untersuchungen sind

- **Enzyme.** Hierbei handelt es sich um Körpereiweiße, die chemische Reaktionen beschleunigen und so den geordneten Zellstoffwechsel gewährleisten. In der Chirurgie dienen Enzymuntersuchungen vor allem dem präoperativen Screening auf häufige Organschädigungen und dem Ausschluss oder der Diagnose von Komplikationen nach therapeutischen Maßnahmen, z. B. Amylasebestimmung nach ERCP
- **Blutgerinnung.** Besonders in der Chirurgie von Bedeutung, um Blutungskomplikationen vorbeugen zu können. Die wichtigsten Parameter zur Überprüfung der Blutgerinnung sind:
  - **Quick-Wert** (*Thromboplastinzeit, Prothrombinzeit*), der ein Maß ist für das **exogene** (*extrinsic*) **System** der Gerinnung. Da der Quick-Wert stark laborabhängig ist und die Werte verschiedener Labors somit schlecht vergleichbar sind, wird zunehmend die **International normalized ratio** (*INR*) bestimmt, bei der diese Unterschiede durch einen Korrekturfaktor ausgeglichen werden
  - **PTT** (*partielle Thromboplastinzeit*) als Maß für das **endogene** (*intrinsic*) **System** der Gerinnung
  - **Thrombozytenzahl.** Thrombozyten leiten die Blutgerinnung im endogenen System ein. Im Gegensatz zu den vorher genannten Werten wird die Thrombozytenzahl nicht aus dem Blutprobenröhrchen für die Gerinnung, sondern im Rahmen der Blutbilderstellung bestimmt.

**Hämatologische Untersuchungen**
Die wichtigsten **hämatologischen Untersuchungen** sind die **Blutsenkung** (*Blutkörperchensenkungsgeschwindigkeit, BSG, BKS*) sowie das **Blutbild** (*BB*), d. h. die Auszählung und Differenzierung der zellulären Blutbestandteile.
- **Blutsenkung.** Sie gibt an, wie schnell die Erythrozyten in durch Citratzusatz ungerinnbar gemachtem Blut sedimentieren. Eine beschleunigte BSG tritt z. B. bei Infektionen, Autoimmunerkrankungen oder Tumoren auf
- **Blutbilduntersuchungen.** Sie gehören in der Chirurgie zu den häufigsten Blutuntersuchungen. Vor einer Operation dienen sie der Risikoabschätzung (➤ 1.4.1), nach der Operation der Kontrolle des postoperativen Verlaufs (Nachblutung oder Entzündung?). Meist wird ein **kleines Blutbild** angefordert, das aus einem **roten Blutbild** (*Hämatokrit, Hämoglobingehalt, Erythrozytenzahl*) sowie der Gesamtzahl der **Leukozyten** besteht. Werden zusätzlich zum kleinen Blutbild die Thrombozytenzahl bestimmt (➤ Kap. 14) und die Untergruppen der Leukozyten (*Lymphozyten, Granulozyten* und *Monozyten*) im **Differentialblutbild** unterschieden, spricht man von einem **großen Blutbild**. In vielen Kliniken ist auch die Anfertigung eines kleinen Blutbildes mit zusätzlicher Bestimmung nur der Thrombozytenzahl gebräuchlich.

**Serologisch-immunologische Untersuchungen**
*Blutersatzprodukte* ➤ 4.5.10
**Serologisch-immunologische Untersuchungen** nutzen Antigen-Antikörper-Reaktionen zum Nachweis eines Krankheitsgeschehens oder zur Blutgruppenbestimmung.

In der Chirurgie kommt insbesondere der Blutgruppenbestimmung große Bedeutung zu. Mit Ausnahme von kleinen Eingriffen bei ansonsten gesunden Patienten wird vor jeder Operation die Blutgruppe des Patienten bestimmt, damit im Fall einer (Nach-)Blutung rasch Blut gekreuzt und verabreicht werden kann (➤ 4.5.10).

## Untersuchungsmedium Urin

**Urinuntersuchungen** erlauben insbesondere bei Erkrankungen des Urogenitaltrakts sowie des Hormonhaushalts Rückschlüsse auf die Krankheitsursache.

Urinstatus und Urinsediment werden aus spontan gelassenem Urin bestimmt. Der Urinstatus kann einfach, auch auf der Station, mittels Teststreifen untersucht werden. Im Urinsediment können unter dem Mikroskop z. B. physiologische und pathologische Zellen des Urogenitaltrakts nachgewiesen werden. Soll eine mikrobiologische Harnuntersuchung durchgeführt werden, ist Mittelstrahl- oder Katheterurin notwendig. Das Sammeln der gesamten Urinmenge über 24 Std. ist z. B. zur Bestimmung der glomerulären Filtrationsrate (*Kreatinin-Clearance*) und Hormonendprodukten notwendig.

## Untersuchungsmedium Stuhl

**Stuhl** wird insbesondere in der Viszeralchirurgie (➤ 5.4.2) häufig untersucht. Im Vordergrund steht dabei die *Untersuchung auf Blut im Stuhl*. Diese Untersuchung ist mit einem einfachen Schnelltest (z. B. Hämoccult®, ➤ 5.4.2) möglich. Die mikrobiologische sowie die klinisch-chemische Stuhldiagnostik erfordern den Versand von 2–5 ml Stuhl in einem Plastikröhrchen. Hierbei können sowohl bakteriell bedingte Durchfälle (z. B. durch Salmonellen, pseudomembranöse Kolitis) und Wurmerkrankungen als auch Magen-Darm-Erkrankungen mit Malabsorption erkannt werden.

## Untersuchungsmedium Körperflüssigkeiten

*Wundabstrich* ➤ 2.5.2, ➤ Abb. 2.12

**Pathologische Körperflüssigkeiten** sind z. B. Wundsekrete, Eiter, Gelenk- oder Pleuraergüsse und Aszites (➤ 6.2.2). Die Untersuchung dieser Flüssigkeiten erlaubt Rückschlüsse auf die Ursache der Erkrankung und kann diagnostisch entscheidend sein, z. B. wenn im Sekret Tumorzellen oder andere, normalerweise nicht vorkommende Substanzen gefunden werden. Die Punktion eines eitrigen Ergusses und die anschließende mikrobiologische Untersuchung des Punktats ermöglichen meist einen präzisen Erregernachweis (➤ 1.3.5).

> Körperflüssigkeiten sind potenziell infektiös. Deshalb erfolgt ihr Transport grundsätzlich in fest verschlossenen Behältern. Wenn die Körperflüssigkeit mikrobiologisch untersucht werden soll, muss der Transportbehälter steril sein.

## Untersuchungsmethoden in der Pathologie

### Makroskopische und mikroskopische Pathologie

Beim **makroskopischen Verfahren** betrachtet der Pathologe das Präparat mit dem bloßen Auge, während er beim **mikroskopischen Verfahren** ein Mikroskop zur optischen Vergrößerung verwendet (➤ Abb. 1.10). Mikroskopische Verfahren haben vor allem bei der **Tumordiagnostik eine große Bedeutung.** Untersucht ein Pathologe während einer Operation entnommenes Tumorgewebe, so ist von einem „Schnellschnitt" die Rede. Dabei wird der Tumor auf Kriterien der Gut- oder Bösartigkeit überprüft und anschließend über den weiteren Operationsverlauf entschieden. Nach der Operation wird das Tumorgewebe nochmals sorgfältig im mikrobiologischen Labor aufgearbeitet und bewertet.

### Histochemie

In der **Histochemie** werden bestimmte, chemisch definierte Zellbestandteile (z. B. Kohlenhydrate) durch enzymatische oder chemische Reaktionen identifiziert, verändert und durch eine anschließende Farbstoffreaktion nachgewiesen.

### Zytodiagnostik

Nicht nur Gewebe (also Zellverbände), sondern auch aus dem Zellverband herausgelöste Zellen können pathologisch untersucht werden. Diese Zellen werden z. B. gewonnen durch:
- **Punktion** (➤ 1.3.5); z. B. Feinnadelbiopsie der Schilddrüse bei unklaren „Knoten" (➤ 11.3.2)
- **Abstriche** von Schleimhautoberflächen (z. B. gynäkologische Früherkennungsuntersuchung)
- Gewinnung von **Körpersekreten** (z. B. Urin, Sputum) oder Körperhöhlenflüssigkeiten (z. B. Liquor), die abgeschilferte Zellen von angrenzenden Oberflächen enthalten, z. B. Urinzytologie bei Blasentumoren
- **Abrasionszytologie,** d. h. „Abbürsten" oberflächlicher Zellen, z. B. Bronchialepithel bei Verdacht auf ein Bronchialkarzinom.

Wie Gewebe, so lassen sich auch einzelne Zellen sowohl konventionell mikroskopisch als auch histochemisch untersuchen.

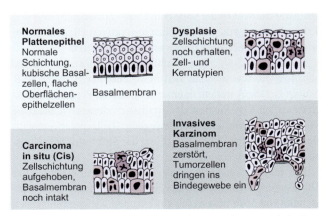

**Abb. 1.10** Mikroskopische Kriterien für die Gut- oder Bösartigkeit eines Gewebes. [L215]

### Immunhistologie

Durch **immunhistologische Techniken** ist es möglich, mit Hilfe von markierten Antikörpern bestimmte körpereigene Antigene (z. B. Proteine, Polysaccharide) hochspezifisch nachzuweisen. Man kann sich Antikörper wie eine Art Fahne vorstellen, die gesuchte Antigene markieren. Besonderen Nutzen bringt diese Methode in der Metastasenpathologie, wobei die „befahnten Antigene" ein bestimmtes Expressionsmuster zeigen und entscheidende Hinweise auf die Primärlokalisation des Tumors liefern können.

## Tumormarker

> **Tumormarker:** Substanzen in Geweben (zelluläre Tumormarker), Blut oder anderen Körperflüssigkeiten (humorale Tumormarker), die normalerweise nicht oder nur in geringen Mengen vorhanden sind und bei einer Reihe von Tumorerkrankungen entweder durch die Tumorzellen selbst oder andere, vom Tumor beeinflusste Körperzellen gebildet werden.

Die erhöhte Konzentration eines **Tumormarkers** kann auf einen Tumor oder ein Tumorrezidiv hinweisen. Leider sind bis heute nur für einige Tumoren Tumormarker bekannt. Nicht alle Tumoren einer Tumorlokalisation (z. B. verschiedene Kolonkarzinome) bilden diese Marker. Die meisten Tumormarker sind zudem nicht tumorspezifisch, sondern werden von unterschiedlichen Tumoren produziert (➤ Abb. 1.11).

> Tumormarker sind – von Ausnahmen abgesehen – als Screening-Methode nicht geeignet. Zum Zeitpunkt der Diagnose erhöhte Tumormarker sind aber bedeutsam bei der weiteren Verlaufskontrolle der Erkrankung, insbesondere wenn ihre Bestimmung in einer Blutprobe möglich ist.

### 1.3.5 Abstriche, Punktionen und Biopsien

*Gelenkpunktion* ➤ 7.3.3
*Wundabstrich* ➤ 2.5.2

> **Abstrich:** Entnahme von Untersuchungsmaterial aus Wunden oder von der Haut- bzw. Schleimhautoberfläche. In der Chirurgie hat der Wundabstrich (➤ 2.5.2) eine große Bedeutung.
> **Punktion:** Entnahme von physiologischen bzw. pathologischen Körperflüssigkeiten oder Geweben mit einer Hohlnadel aus Körperhöhlen, z. B. Gelenk-, Pleura- oder Schilddrüsenpunktion. Die gewonnene Probe heißt „Punktat".
> **Biopsie:** Entnahme einer Gewebeprobe, um den feingeweblichen Aufbau (*Pathohistologie*) zu untersuchen. Meist werden Spezialkanülen verwendet (Nadel-, Feinnadel-, Stanz-, Vakuumbiopsie).

Viele **Punktionen** dienen gleichzeitig therapeutischen Zwecken, z. B. der Entlastung eines Pleuraergusses (➤ 10.7.2)

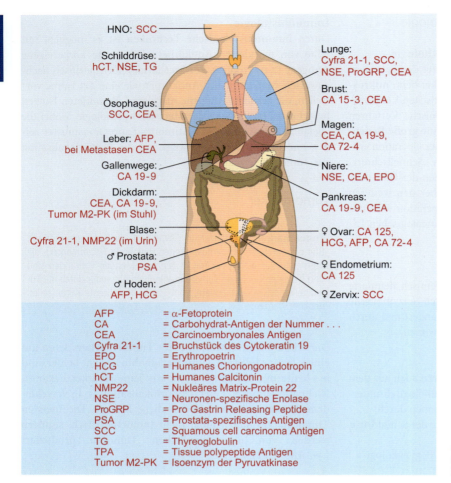

**Abb. 1.11** Die wichtigsten Tumormarker verschiedener Organtumoren im Überblick. [L138, L190]

oder Aszites (➤ 6.2.2), der Spülung von Körperhöhlen oder dem Einbringen von Arzneimitteln.

**Komplikationen**
Bei jeder Punktion oder Biopsie können Komplikationen auftreten, z.B. Blutungen, Perforationen, Nervenverletzungen oder Infektionen. Da Punktionen in der Tiefe (Nieren- oder Leberpunktionen) häufiger zu Organverletzungen mit Komplikationen führen, werden diese Eingriffe meist unter endoskopischer, röntgenologischer oder sonografischer Sicht durchgeführt.

## 1.3.6 Bildgebende Diagnostik

Sonografie

*Doppler- und Duplex-Sonografie* ➤ 9.3.3

**Sonografie** (*Ultraschalldiagnostik*): Diagnostisches Verfahren mit Anwendung von *Ultraschallwellen*, d.h. mechanischen Schwingungen mit einer Frequenz oberhalb der menschlichen Hörgrenze von ca. 20 kHz (1 kHz = 1 Kilohertz = 1.000 Schwingungen pro Sekunde).

Die **Sonografie** ist ein wichtiges und häufig eingesetztes bildgebendes Verfahren in der Chirurgie. Da es sich um ein nicht-invasives, schmerzloses Verfahren ohne unerwünschte Wirkungen handelt, das leicht anzuwenden ist und rasch Informationen liefert, ist die Sonografie auch bei chirurgischen Notfällen, z.B. bei akutem Abdomen (➤ 3.3.2) oder stumpfem Bauchtrauma (➤ 7.10), eine der wichtigsten diagnostischen Maßnahmen. Es wird allerdings im Notfallbereich oft durch die CT ersetzt, da deren Aussagekraft höher ist. Außerdem wird die Sonografie zur Verlaufskontrolle von Erkrankungen, zur prä- und intraoperativen Diagnostik sowie zur postoperativen Überwachung eingesetzt.

Die *Doppler-Sonografie* beruht auf dem Effekt, dass Ultraschallwellen, die auf eine sich bewegende Grenzfläche (z.B. Blut in Gefäßen) treffen, in einer veränderten Frequenz reflektiert werden. Das Ausmaß der Frequenzänderung ist abhängig von der Geschwindigkeit der Bewegung. Die Doppler-Sonografie wird daher zur Sichtbarmachung der Strömungsverhältnisse in Blutgefäßen eingesetzt.

Die *Duplex-Sonografie* stellt eine Weiterentwicklung des Dopplerverfahrens dar und ist ebenfalls eine Methode zur Darstellung von Strömungsgeschwindigkeiten. Sie kombiniert den zweidimensionalen Ultraschall mit der Doppler-Sonografie.

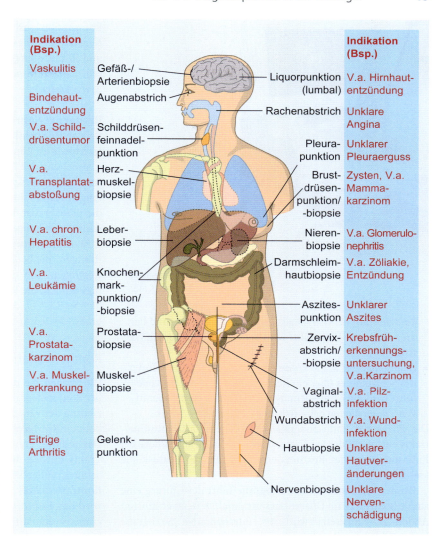

**Abb. 1.12** Die wichtigsten Abstriche, Punktionen und Biopsien in der Chirurgie. Weitere Punktionen und Biopsien sind im Rahmen endoskopischer Untersuchungen möglich, z. B. Gewebeproben aus der Lunge oder dem Magen-Darm-Trakt. [L138]

Bei der farbkodierten Duplex-Sonografie erscheinen die bewegten Elemente farbig.

## Pflege

- Bei der Abdomen-Sonografie (➤ Abb. 1.13) erschweren manchmal Darmgasüberlagerungen die Beurteilbarkeit der Bauchorgane. Je nach Untersuchungszeitpunkt bekommt der Patient am Vortag oder am Untersuchungstag entblähende Arzneimittel (z. B. Sab simplex®). Zur Untersuchung bleibt er nüchtern. Dies hat den Vorteil, dass bei nüchternen Patienten die Gallenblase gefüllt und dadurch besser beurteilbar ist (Flüssigkeit als „Schallfenster")
- Vor einer abdominellen Sonografie der Beckenregion (insbesondere der Harnblase und der weiblichen Geschlechtsorgane) sollen Patienten viel trinken und den Toilettengang aufschieben, damit die Harnblase gefüllt und besser beurteilbar ist
- Ultraschalluntersuchungen *vor* Röntgenkontrastdarstellungen einplanen, da das Kontrastmittel Barium, das insbesondere zur Darstellung des Magen-Darm-Trakts verwendet wird, die sonografische Darstellung behindert.

## Spezielle Anwendungsbereiche

*Transösophageale Echokardiografie (TEE)* ➤ 13.3.6

Die **interventionelle Sonografie** findet während eines *diagnostischen* Eingriffs statt (z. B. Leberpunktion) und dient hauptsächlich der Materialgewinnung zur zytologischen, histologischen oder mikrobiologischen Untersuchung (➤ 1.3.5).

*Therapeutisch* wird die Sonografie z. B. zur gezielten Navigation zur Reduktion von Lebermetastasen durch Radiofrequenzhyperthermie und zur Punktion und Entlastung von Pleuraergüssen und Aszites eingesetzt.

Die erforderlichen Pflegemaßnahmen hängen von der Art des Eingriffs ab (hausinterne Richtlinien und Arztanordnung beachten).

Die **Endosonografie** ist eine Kombination von *Sonografie* und *Endoskopie*. Dabei führt der Arzt den an einem Endoskop befestigten Schallkopf in Körperöffnungen des Patienten ein. Wichtige Anwendungsbereiche in der Chirurgie sind:

- *Endosonografie des oberen Gastrointestinaltrakts,* hauptsächlich eingesetzt zum präoperativen Tumorstaging (*Bestimmung von Tiefenausdehnung und regionärem Lymph-*

# 1 Einführung in die Pflege von Menschen mit chirurgischen Erkrankungen

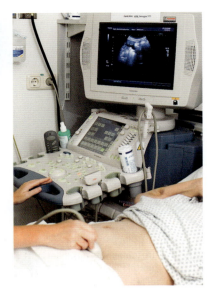

Abb. 1.13 Sonografie des Abdomens. [K115]

knotenbefall) bei Ösophagus-, Magen-, Duodenal- und Pankreastumoren. Eingeführt wird der Schallkopf über ein Gastroskop
- *Endosonografie des Rektums* (➤ Abb. 1.14) mit Einführen des Schallkopfes über ein Rektoskop (➤ 5.3.4). Durchgeführt wird die Untersuchung vorwiegend zum präoperativen *Tumorstaging* beim Rektumkarzinom (➤ 5.7.6).

Die Pflege bei Endosonografie des oberen Gastrointestinaltrakts entspricht der bei Gastroskopie (➤ 5.3.4), die Pflege bei Endosonografie des Rektums entspricht der bei Rektoskopie (➤ 5.3.4).

Bei der **intraoperativen Sonografie** führt der Chirurg eine sterile Sonografie im Operationssitus durch, z. B. im eröffneten Abdomen. Eingesetzt wird die intraoperative Sonografie hauptsächlich in der Abdominalchirurgie und in der endokrinen Chirurgie, z. B. um die Operabilität eines Pankreastumors und das Ausmaß der erforderlichen Resektion zu klären.

## Konventionelle Röntgendiagnostik

*Interventionelle Radiologie* ➤ 1.4.5
*Strahlentherapie* ➤ 1.4.7

> **Röntgenstrahlen:** Hochenergetische, elektromagnetische Strahlen. Sie durchdringen die verschiedenen Körpergewebe in unterschiedlichem Maße.

Als Strahlenquelle für die **Röntgendiagnostik** dient eine Röntgenröhre, die Röntgenstrahlen durch den Patienten auf einen Röntgenfilm sendet. Die Röntgenstrahlen werden vom Gewebe unterschiedlich stark abgeschwächt (*absorbiert*). Die Strahlen, die den Körper durchdringen haben (also nicht absorbiert wurden), gelangen zum **Röntgenfilm** und schwärzen ihn. Röntgendichte Gewebe, z. B. Knochen, haben einen hohen Absorptionsanteil, d. h. sie lassen nur wenig Strahlung durch. Der Röntgenfilm wird also nur gering geschwärzt und erscheint im Negativ hell. Diese analog aufzeichnenden Röntgenverfahren und Röntgenfilme werden zunehmend durch digitale Verfahren und elektronische Speichermedien ersetzt (*digitale Röntgenverfahren*).

### Röntgenverfahren ohne Kontrastmittel

Bei den **Röntgenleeraufnahmen** resultieren die Helligkeitsunterschiede im Röntgenbild allein aus der unterschiedlichen Abschwächung der Röntgenstrahlen durch die Gewebe. Typische Anwendungsbeispiele in der Chirurgie sind Knochendarstellungen zum Frakturnachweis oder -ausschluss (➤ 7.5.2) und die präoperative Röntgenleeraufnahme des Thorax zum Ausschluss von Lungenerkrankungen.

**Durchleuchtungen** (*DL*) erlauben durch „kontinuierliches Röntgen" die Beobachtung funktioneller Abläufe, z. B. die Bewegungen von Magen und Darm nach einem Bariumbreischluck, die Positionierung einer Herzschrittmachersonde (➤ 13.7.1), das Vorschieben eines Katheters zur Angiografie (➤ 9.3.4) oder das Einrichten einer Fraktur (➤ 7.5.3).

### Röntgenverfahren mit Kontrastmittel

Oft reichen die natürlichen Dichteunterschiede der Gewebe bei Röntgenleeraufnahmen nicht zur zuverlässigen Differenzierung der verschiedenen Organe und Strukturen aus. Dann können **Röntgenverfahren mit Kontrastmittel** eine bessere Darstellung erzielen. Zur Diagnostik des Magen-Darm-Trakts werden die Kontrastmittel oral (z. B. Gastrografin®-Schluck), über Dünndarmsonden (Sellink) oder rektal (z. B. Kontrasteinlauf) verabreicht. Bei der CT und der Urografie wird das Kontrastmittel intravenös verabreicht. Zur Angiografie ist eine arterielle Applikation erforderlich. Meist wird hierzu ein Katheter an der Leiste in die A. femoralis eingeführt (➤ Tab. 1.2).
- **Positive Röntgenkontrastmittel**, z. B. Jod oder Barium, absorbieren die Röntgenstrahlen besonders stark und erscheinen daher im Röntgenbild hell. Sie werden insbesondere zur Darstellung des Magen-Darm- und Urogenitaltrakts (*Magen-Darm-Passage* und *Kolonkontrasteinlauf*, ➤ 5.4.3, *Urografie*, ➤ 12.3.8) sowie der Gefäße (*Angiografie*, ➤ 9.3.4) verwendet

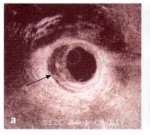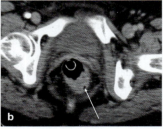

Abb. 1.14 Mithilfe der Endosonografie des Rektums lassen sich Tumoren erkennen; hier an der Verdickung und aufgehobenen Schichtung der Rektumwand (Pfeile). **a)** Sonografie des Rektums; **b)** CT des Beckens. [R234–001]

- **Negative Röntgenkontrastmittel,** z. B. Luft oder $CO_2$, haben eine sehr niedrige Dichte und erscheinen im Röntgenbild dunkel
- Manchmal werden positive und negative Röntgenkontrastmittel kombiniert als Doppelkontrastmethode (➤ Abb. 1.15) eingesetzt. Dabei wird zuerst das positive dann das negative Kontrastmittel appliziert.

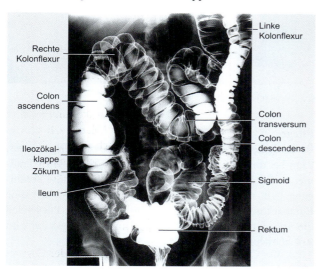

**Abb. 1.15** Kolon-Doppelkontrastaufnahme. Der Patient hat nacheinander ein positives (im Röntgenbild helles, z. B. Barium) und ein negatives (im Röntgenbild dunkles, z. B. Luft) Kontrastmittel erhalten. Dadurch hat sich eine dünne Schicht des positiven Kontrastmittels auf die Schleimhaut gelegt. So stellen sich auch kleine pathologische Veränderungen gut dar, die bei einer Prallfüllung mit positivem Kontrastmittel oft übersehen werden. Diese Aufnahme zeigt einen Normalbefund. [E283]

### Kontrastmittelallergie und andere Risiken

> **VORSICHT**
> Bei jeder Gabe von **Röntgenkontrastmitteln** droht eine möglicherweise lebensbedrohliche Kontrastmittelallergie.

Um im Notfall rasch handeln zu können, müssen während jeder Kontrastmitteluntersuchung Notfallgeräte bereitstehen. Eine **Kontrastmittelallergie** zeigt sich meist als *Sofortreaktion* bis hin zum *anaphylaktischen Schock* (➤ 3.3.1). Insgesamt sind Kontrastmittelallergien mit einer Häufigkeit von unter 0,01 % selten. Ein erhöhtes Risiko haben Patienten mit vorangegangenen Kontrastmittelzwischenfällen, Allergiker und Patienten mit Asthma bronchiale oder chronisch obstruktiver Lungenerkrankung. Bei diesen Patienten stellt der Arzt die Indikation für eine Kontrastmitteluntersuchung besonders eng.

**Weitere Kontrastmittelrisiken** sind:
- Eine *thyreotoxische Krise* (➤ 11.3.5) nach Gabe jodhaltiger Kontrastmittel bei bestehender (nicht bekannter) Schilddrüsenüberfunktion
- Ein *akutes und chronisches Nierenversagen* (➤ 12.5.4) insbesondere bei Patienten mit eingeschränkter Nierenfunktion.

Um Kontrastmittelkomplikationen zu vermeiden, erfolgt vor einer geplanten Kontrastmitteluntersuchung eine sorgfältige Anamneseerhebung sowie die Bestimmung des Schilddrüsenhormonspiegels und des Kreatininwerts im Blut.

**Tab. 1.2** Besondere Pflegemaßnahmen bei den wichtigsten Röntgenuntersuchungen mit Kontrastmitteln.

| Untersuchung | Indikation (Beispiele) | Besonderheiten in der Pflege |
|---|---|---|
| **Arteriografie/Angiografie** (➤ 9.3.4), **Koronarangiografie** (➤ 13.3.7) | • Arterielle Durchblutungsstörungen | • Vor der Untersuchung Gerinnungsstatus, TSH und Kreatininwert im Blut bestimmen, Punktionsstelle rasieren<br>• Pflege bei Angiografie (➤ 9.3.4) |
| **Kolonkontrastaufnahme** (➤ 5.4.3) | • Tumoren<br>• Divertikel, Polypen | • Vor der Untersuchung orale Abführmittel verabreichen und Reinigungseinlauf nach hausinternem Standard durchführen<br>• Patienten nach der Untersuchung auf Veränderungen des Abdomens und Stuhl auf Blutbeimengungen beobachten |
| **Ösophagografie, Magen-Darm-Passage** (➤ 5.4.3) | • Funktionsstörung<br>• Tumoren | • Nach der Untersuchung bei Patienten mit Obstipationsneigung abführende Maßnahmen durchführen, da der Bariumbrei obstipierend wirkt |
| **Phlebografie** (➤ 9.3.6) | • Thrombose | • Angiografie (➤ 9.3.4) |
| **Urografie, retrograd oder intravenös** (➤ 12.3.6) | • Nierensteine<br>• Harnleiterstenosen<br>• Tumoren | • Vor der Untersuchung Kreatininwert im Blut bestimmen (➤ 12.3.4), abführende Maßnahmen durchführen<br>• Nach der Untersuchung Patienten zum Trinken und zu häufigem Toilettengang anhalten |
| Grundsätzlich gilt: Patienten zur Untersuchung nüchtern lassen, Arzneimittel gemäß Routine nach Arztrücksprache geben und hausinterne Standards beachten. | | |

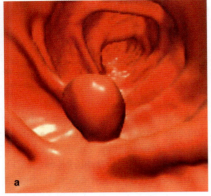 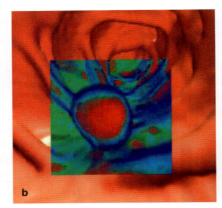 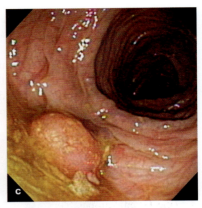

**Abb. 1.16** Gegenüberstellung CT-Kolonografie **(a und b)** und herkömmliche Koloskopie **(c)** mit Darstellung eines Polypen. [R273]

Außerdem klärt der Arzt den Patienten über mögliche Komplikationen auf und holt sein schriftliches Einverständnis ein.

**Pflege**
- Patienten nüchtern lassen
- Röntgendichte Gegenstände (Uhren, Schmuck) und ggf. störende Verbände, Pflaster und Schienen entfernen.

Zusätzlich bei Kontrastmitteluntersuchungen:
- Venösen Zugang legen
- Patienten in den ersten 15 Min. nach der Untersuchung auf die Symptome einer Kontrastmittelunverträglichkeit beobachten
- Nach der Untersuchung auf ausreichendes Trinken achten, da dies die Gefahr einer Nierenschädigung verringert (Arztrücksprache bei Patienten mit Herzinsuffizienz).

> **VORSICHT**
> Zeichen einer leichten Kontrastmittelunverträglichkeit sind Hitzegefühl, Juckreiz, Niesen, Hautausschlag, Übelkeit und Brechreiz. In ausgeprägteren Fällen treten Unruhe, Schwindel, Fieber und spastischer Husten hinzu. In schweren Fällen leidet der Patient unter Dyspnoe (*Luftnot*) durch Verengung der Atemwege und Kehlkopfschwellung. Nach Blutdruckabfall und Bewusstseinsverlust kann der Patient im Kreislaufversagen sterben.

## Computertomografie

> **Computertomografie** (*CT*): Schichtaufnahmeverfahren (*Tomografie*), bei dem für den Bildaufbau ein Computer eingesetzt wird. Oft aussagekräftiger durch zusätzliche Gabe eines Kontrastmittels (*CT mit KM*).

Hauptanwendungsgebiete der **Computertomografie** in der Chirurgie sind die diagnostische Abklärung von Tumoren sowie die Operations- und Bestrahlungsplanung (➤ 1.4.7). Seltener dient die CT der Beurteilung komplexer Frakturen oder Gelenkschäden (➤ Abb. 1.17).

**Pflege**
Da der Patient während der Untersuchung ruhig liegen muss, kann bei unruhigen Patienten (z. B. nach Schädel-Hirn-Trauma, ➤ 7.7.2) sowie bei Kindern eine medikamentöse Beruhigung, z. B. mit Oxazepam (etwa in Adumbran®), oder eine Kurznarkose notwendig sein. Dann beachten die Pflegenden die Anordnungen zu Prämedikation und Nahrungskarenz im Anästhesieprotokoll (➤ 4.3).

**Virtuelle Koloskopie**
Die **virtuelle Koloskopie,** auch CT-Kolonografie genannt, ist ein Verfahren, um das Innere des Darmes zu betrachten und auf Veränderungen zu untersuchen (➤ Abb. 1.16). Hierbei muss nicht wie bei der klassischen Darmspiegelung ein Endoskop in den Darm eingeführt werden. Die Koloskopie wird sozusagen am Computer-Monitor simuliert. Ein spezielles Computerprogramm wandelt die digitalen Schnittbilder der Spiral-CT oder der MRT in eine dreidimensionale Ansicht des Darms um. Dieses Verfahren ist somit deutlich weniger invasiv als eine Koloskopie.

Wie vor einer konventionellen Darmspiegelung, ist es auch bei der virtuellen Koloskopie sehr wichtig, den Darm mit Abführmitteln komplett zu reinigen, um die Sicht auf die Darmwand nicht zu versperren.

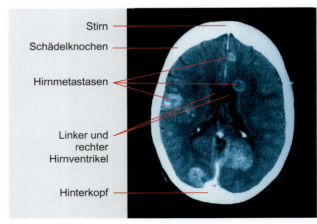

**Abb. 1.17** Kraniale Computertomografie (*CCT*) mit Kontrastmittel. Mehrere Metastasen eines malignen Tumors sind über das Hirngewebe verteilt. [T170]

## Kernspintomografie

**Kernspintomografie** (*Kernspin, Magnetresonanztomografie, MRT*): Bildgebendes Verfahren, das im Gegensatz zur CT ohne Röntgenstrahlung auskommt. Diese Technik erlaubt die Darstellung von inneren Organen und Geweben mit Hilfe von Magnetfeldern und Radiowellen.

Der große Vorteil einer **Kernspintomografie** ist, dass sie sehr genaue und differenzierte Darstellungen vieler Körpergewebe liefert, vor allem nicht-knöcherner Strukturen, z. B. Weichteile, Organe, Gelenkknorpel, Meniskus und Gehirn (➤ Abb. 1.18). Schon geringfügige Veränderungen im Körper, etwa kleine Entzündungsherde, können auf diese Weise entdeckt werden. Strukturen, die einen geringen Wassergehalt haben, z. B. Knochen, oder luftreiche Gewebe wie die Lunge, lassen sich dagegen mit der MRT nicht gut darstellen.

Da es durch die MRT zur Metallüberhitzung und Funktionsstörung elektrischer Implantate im Körper kommt, kann die Untersuchung bei Patienten mit z. B. Herzschrittmacher nicht durchgeführt werden. Für andere ferromagnetische Implantate oder Gefäßclips (gilt nicht für Titan) muss dies im Einzelfall abgeklärt werden.

**Pflege**
- Pflegende fragen sicherheitshalber nach Schrittmacher- oder anderen Metallimplantaten
- Pflegende achten darauf, dass der Patient vor der Untersuchung die Blase entleert, da die Untersuchung bis zu 1 Std. dauern kann
- Sie fordern ihn auf, alle Metallteile abzulegen und elektronische Geräte, Uhren und Chipkarten auf Station oder in der Umkleidekabine zu lassen. Das Magnetfeld würde sie unbrauchbar machen
- Unruhige Patienten, Kinder und solche mit Platzangst, erhalten ggf. nach Arztanordnung ein Beruhigungsmittel oder eine Kurznarkose
- Das Gerät erzeugt während der Untersuchung laute Klopfgeräusche. Die Pflegenden informieren den Patienten darüber und sorgen für einen Gehörschutz mit Schallschutz-Kopfhörer oder Oropax®.

## Nuklearmedizinische Untersuchungsverfahren

**Nuklearmedizin:** Medizinisches Fachgebiet, das sich mit dem Einsatz von Radionukliden zur Diagnostik und Therapie befasst.
**Szintigrafie:** Bildliche Darstellung der Verteilung von (kurzlebigen) Radionukliden im Körper zur Lokalisations- und Funktionsdiagnostik.

**Radionuklide** (*Radioisotope*) sind radioaktive Isotope eines chemischen Elements, die instabil sind und sich nach statistischen Gesetzmäßigkeiten wieder in stabile (nicht radioaktive) Isotope umwandeln. Bei dieser Umwandlung senden sie Strah-

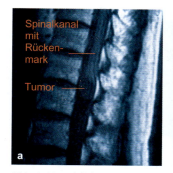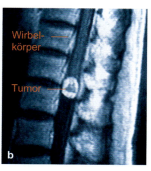

**Abb. 1.18** Seitliche MRT-Bilder der Wirbelsäule a) ohne, b) mit Kontrastmittel. Auf beiden Bildern ist ein rundlicher Tumor im Spinalkanal sichtbar, dessen Konturen in der Kontrastmittelaufnahme sehr viel deutlicher zu sehen sind. [T170]

len aus, die mit einer speziellen Kamera aufgefangen und sichtbar gemacht werden können. Das entstehende Bild wird Szintigramm genannt. Die radioaktive Substanz wird intravenös injiziert, geschluckt oder inhaliert.

Die häufigsten szintigrafischen Verfahren in der Chirurgie sind die Schilddrüsenszintigrafie (➤ 11.3.2) zur Diagnostik unklarer „Knoten" in der Schilddrüse, die Knochenszintigrafie (➤ 8.3.2) zur Diagnose von Knochentumoren, -entzündungen und -frakturen sowie die Lungenszintigrafie (➤ 10.3.2) bei Verdacht auf eine Lungenembolie. Ein vorwiegend in der Urologie eingesetztes Verfahren ist die Nierenszintigrafie (➤ Abb. 1.19, ➤ 12.3.7).

**Pflege**
- Die Pflegenden bitten den Patienten, metallhaltige Gegenstände wie Schmuck oder Prothesen abzulegen, da Metalle die Strahlung absorbieren
- Sie lassen bei Bedarf einen venösen Zugang legen
- Sie beraten den Patienten, Mitpatienten und ggf. Besucher, dass die radioaktive Strahlung zu gering ist, um schädlich zu sein
- Um die Ausscheidung der Radiopharmaka über die Nieren zu beschleunigen, soll der Patient bereits *vor* der Untersuchung und auch danach noch für mindestens einen Tag vermehrt trinken und die Blase oft entleeren (Arztrücksprache bei Patienten mit Herzinsuffizienz).

## Endoskopische Untersuchungen

*Minimal-invasive Chirurgie* ➤ 1.4.3

**Endoskopie** (*Innenspiegelung*): Direkte Betrachtung von Hohlräumen im Körper mittels eines Endoskops (*röhrenförmiges, mit Lichtquelle und optischem System versehenes Instrument*, ➤ Abb. 1.20).

Wesentlicher Vorteil im Vergleich zu den korrespondierenden Röntgenverfahren ist, dass während einer **Endoskopie** eine Gewebeprobe entnommen werden kann, deren Beurteilung durch den Pathologen in der überwiegenden Zahl der Fälle die Differenzierung zwischen gut- und bösartigen Prozessen er-

# 1 Einführung in die Pflege von Menschen mit chirurgischen Erkrankungen

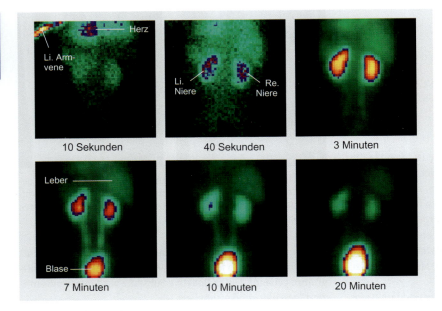

Abb. 1.19 Nierensequenzszintigrafie bei normaler Nierenfunktion. Bei der Sequenzszintigrafie wird in einer bestimmten Zeitabfolge nach Gabe des Radionuklids eine Serie von Szintigrammen angefertigt. Die Zeitangaben entsprechen der nach der Injektion des Isotops vergangenen Zeit. Nach 40 Sek. kann die Nierendurchblutung beurteilt werden (*Perfusionsphase*), nach 3 Min. die Verteilung im Nierengewebe (*Parenchymphase*) und danach die Ausscheidungsfunktion der Nieren (*Ausscheidungsphase*). [T165]

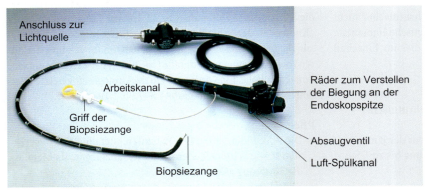

Abb. 1.20 Flexibles Endoskop. Hier ist eine Biopsiezange in den Arbeitskanal eingeführt, deren Branchen sich über den Griff öffnen und schließen lassen. [V218]

laubt. Außerdem kann die Untersuchung bei entsprechendem Befund zu einer therapeutischen Endoskopie erweitert werden, bei der ein Chirurg z. B. kleine Kolonpolypen (➤ 5.7.5) entfernt oder eine Papillotomie (*Papillenschlitzung*, ➤ 6.3.2) durchführt. Kombinationen der Endoskopie mit Röntgenuntersuchungen oder Sonografie sind möglich, z. B. ERCP, Endosonografie des Rektums.

Abhängig vom Zugangsweg können unterschiedliche Organe untersucht werden:
- **Transoral:** Speiseröhre (Ösophagoskopie ➤ Abb. 1.21), Magen (Gastroskopie), Zwölffingerdarm (Duodenoskopie ➤ 5.4.4), Atemwege (Bronchoskopie ➤ 10.3.5).
- **Transanal:** Enddarm- und Mastdarm (Rektos-, Proktoskopie), Sigma (Sigmoidoskopie), Dickdarm (Koloskopie)
- **Transvaginal:** Scheide und Zervix (Kolposkopie)
- **Transurethral:** Harnröhre (Urethroskopie), Harnblase (Zystoskopie), Harnleiter (Ureteroskopie), Nierenbecken (Pyeloskopie/Nephroskopie ➤ 12.3.9)
- **Transkutan:** Pleura (Thorakoskopie ➤ 10.3.5), Mediastinum (Mediastinoskopie ➤ 10.3.5), Bauchhöhle (Laparoskopie ➤ 6.3.4), Gelenk (Arthoskopie ➤ 7.3.4), Bandscheibe (Diskoskopie)
- **Intraoperativ:** Gallengang (Choledochuskopie, ➤ 6.5.6), Darm (Enteroskopie), Arterie (Arterioskopie), Vene (Venoskopie).

### Komplikationen

Hauptkomplikationen von Endoskopien sind *Blutungen* (insbesondere nach Entnahme von Gewebeproben), *Infektionen* oder *Perforationen*. Grundsätzlich ist die Gefahr von Komplikationen bei diagnostischen Endoskopien geringer als bei therapeutischen Endoskopien. Der Arzt klärt den Patienten über die Untersuchung auf und holt seine schriftliche Einverständniserklärung ein.

### Pflege vor der Untersuchung

- Aufklärungsbogen und Einverständniserklärung bereitlegen
- Vor der Untersuchung Gerinnungsstatus überprüfen (Quick, PTZ, PTT, Thrombozytenzahl), auf Arztanordnung zusätzlich Blutgruppe bestimmen und Erythrozytenkonzentrate kreuzen lassen (da praktisch bei jeder Endoskopie eine Gewebeprobe entnommen wird, besteht fast immer die Gefahr einer Blutung)
- Venösen Zugang legen (lassen)

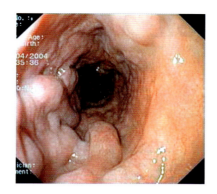

Abb. 1.21 Endoskopischer Befund bei ausgeprägten Ösophagusvarizen. [R232]

- Prämedikation nach Anordnung verabreichen (insbesondere bei Endoskopien in Allgemeinnarkose, z. B. diagnostische Laparoskopie)
- Patienten zur Untersuchung nüchtern lassen. Kurz vor der Untersuchung Patienten bitten, Blase (ggf. auch Darm) zu entleeren sowie herausnehmbare Zahnprothesen zu entfernen
- Weitere Vorbereitungen je nach Art der Untersuchung und Arztanordnung durchführen, z. B. Abführmaßnahmen vor endoskopischen Darmuntersuchungen und Hautrasur vor perkutanen Endoskopien (z. B. Laparoskopie, Mediastinoskopie, Arthroskopie).

**Pflege nach der Untersuchung**
- Patienten in der Endoskopieabteilung oder im Aufwachraum abholen, Übergabe von den Pflegenden entgegennehmen, z. B. zum Verlauf der Untersuchung, den therapeutischen Maßnahmen, den verabreichten Medikamenten. Patienten nach seinem Befinden fragen
- Bettruhe nach Arztanordnung einhalten lassen
- Vitalzeichen und Allgemeinbefinden (Schmerzen, Übelkeit) überwachen. Nach Endoskopien des Magen-Darm-Trakts besonders auf Veränderungen des Abdomens, z. B. zunehmende Spannung der Bauchdecke oder anale Blutungen achten
- Ggf. Punktionsstelle (Verband) auf Nachblutungen oder Entzündungszeichen kontrollieren
- Nach Narkose (z. B. bei Laparoskopie oder Thorakoskopie) oder Lokalanästhesie des Rachenraums darauf achten, dass der Patient für mehrere Stunden nichts isst und trinkt (Dauer nach Arztanordnung)
- Vor dem ersten Aufstehen nochmals Vitalwerte kontrollieren und Patienten ggf. beim Aufstehen unterstützen.

## 1.4 Therapien in der Chirurgie

In chirurgischen Abteilungen werden vorwiegend operative Therapien durchgeführt. Hierbei handelt es sich um invasive (*die Körperhülle durchdringende*) instrumentelle Verfahren. Konservative Verfahren im Sinne von pharmakologischen oder physikalischen Therapien werden meist begleitend eingesetzt. Von kleinsten chirurgischen Eingriffen abgesehen, arbeiten chirurgisch tätige Ärzte eng mit anderen Berufsgruppen, insbesondere Pflegenden und Physiotherapeuten, zusammen. Um dem Patienten ein größtmögliches Gefühl der Sicherheit und Geborgenheit zu geben und seine Genesung so früh wie möglich zu erreichen, stimmen Ärzte, Pflegende und alle an der Therapie Beteiligten ihre Tätigkeiten am Patienten aufeinander ab und tauschen ihre Beobachtungen aus.

### 1.4.1 Allgemeine Voraussetzungen

Rechtliche Grundlagen einer Therapie

Ausgehend vom Prinzip der *Selbstbestimmung* des Menschen trifft der Patient selbst und nicht der Arzt die Entscheidung für oder gegen eine Therapie. Aufgabe des Arztes ist es, den Patienten zu beraten und ihm alle notwendigen Informationen zur Verfügung zu stellen, damit er selbstbestimmt in die Therapie einwilligen oder sie ablehnen kann.

Nur in Ausnahmefällen darf der Arzt den Patienten ohne dessen Einwilligung behandeln. Dies gilt für folgende Patientengruppen:
- **Bewusstlose** in Notfallsituationen, etwa Unfallverletzte, die dringend operiert werden müssen. Dann wird dem Bewusstlosen als „mutmaßlicher Wille" der Wunsch zu überleben unterstellt (*Geschäftsführung ohne Auftrag*, § 680 Bürgerliches Gesetzbuch/BGB). Dies gilt auch für stark alkoholisierte Patienten und für Patienten nach Suizidversuchen
- **Kinder.** Generell muss bei Kindern die Einwilligung der Sorgeberechtigten, meist der Eltern, eingeholt werden. Älteren Kindern ist jedoch ein angemessenes Mitspracherecht einzuräumen. Verweigern die Sorgeberechtigten die Zustimmung zur Behandlung und kann eine Entscheidung des Vormundschaftsgerichts aufgrund der Dringlichkeit der Situation nicht abgewartet werden, darf der Arzt die Behandlung vornehmen
- **Patienten,** die nach dem **Betreuungsgesetz** einen gesetzlich bestimmten Betreuer für den Bereich der Gesundheitsfürsorge haben. Hier muss der Betreuer einer diagnostischen oder therapeutischen Maßnahme zustimmen. Bei Eingriffen mit hoher Komplikationsgefahr muss zudem das Betreuungsgericht zustimmen, außer, wenn der Eingriff keinen Aufschub duldet [7]
- **Psychisch Kranke,** die sich selbst oder andere gefährden, etwa indem sie drohen, sich oder andere zu verletzen oder zu töten.

Eine besondere Situation stellt die **Patientenverfügung** dar. Sie ist eine schriftliche Vorausverfügung eines Menschen, für den Fall, dass er seinen Willen nicht mehr äußern kann, z. B. nach einem schweren Unfall. Im Dritten Gesetz zur Änderung des Betreuungsrechts von 2009 wurde festgelegt, dass dem Willen des Patienten Geltung und Ausdruck verschafft werden muss. [7] Die Patientenverfügung ist im Bürgerlichen Gesetzbuch (BGB) insb. in § 1901a geregelt.

Die Grundsätze der Bundesärztekammer sagen zur Rechtsverbindlichkeit der Patientenverfügung Folgendes:

„Der in einer Patientenverfügung geäußerte Wille des Patienten ist grundsätzlich verbindlich, deshalb dürfen sich Ärzte nicht über die in einer Patientenverfügung enthaltenen Willensäußerungen hinwegsetzen.". Bestehen allerdings Zweifel in der Auslegung der Patientenverfügung, so gilt immer die Entscheidung für die Lebenserhaltung. [8]

> Eine Operation stellt nach § 223 StGB den Tatbestand einer vorsätzlichen Körperverletzung und Schädigung der Gesundheit dar. Sie ist nur dann rechtmäßig, wenn:
> - Eine **Indikation** vorliegt
> - Eine angemessene **Aufklärung** des Patienten insbesondere bezüglich der Risiken des Eingriffs stattgefunden hat
> - Der Patient seine **Einwilligung** gegeben hat (Ausnahmen ➤ 1.4.1).

### Einwilligung in Operation und Anästhesie

Zur **präoperativen Aufklärung** wird der Patient in einem persönlichen Beratungsgespräch sowohl vom Operateur als auch vom Anästhesisten über die vorgesehene Operation bzw. Narkose und die damit verbunden Risiken und Komplikationen aufgeklärt. Zusätzlich sollten mögliche therapeutische Alternativen und deren Prognosen besprochen werden. Nach diesen Informationen kann sich der Patient selbstbestimmt für oder gegen den Eingriff entscheiden. Dabei achten die Ärzte auf eine dem Bildungsstand und dem Informationsbedürfnis angepasste Aufklärung. Die Aufklärung des Patienten ist grundsätzlich Aufgabe des Arztes und nicht an Pflegepersonal delegierbar.

Aus rechtlichen Gründen dokumentiert der Arzt die Inhalte des Aufklärungsgesprächs schriftlich, da er im Streitfall beweispflichtig ist. Die meisten Kliniken verwenden zur Dokumentation der Patientenaufklärung standardisierte Aufklärungsbögen (➤ Abb. 1.22). Der Vorteil dieser Aufklärungsbögen liegt darin, dass der Patient ihn sich in Ruhe vor dem Aufklärungsgespräch durchlesen und dann überlegen kann, was er den Arzt zusätzlich fragen möchte. Vor geplanten Eingriffen muss die Aufklärung aus rechtlichen Gründen *spätestens* 24 Std. vor der Operation erfolgen, damit dem Patienten eine angemessene Bedenkzeit bleibt.

Entscheidet sich der Patient nach den Aufklärungsgesprächen für die Operation und für ein bestimmtes Operations- bzw. Anästhesieverfahren, unterschreibt er die entsprechenden Aufklärungsbögen bzw. die jeweilige **Einverständniserklärung.** Damit ist seine Einwilligung rechtswirksam.

> Aufklärungsbögen ersetzen niemals das persönliche Gespräch.

Ein einsichtsfähiger Patient kann seine Einwilligung jederzeit ohne Angabe von Gründen widerrufen.

### Vorbereitung operativer Eingriffe

Jeder operative Eingriff muss medizinisch indiziert sein; dies bedeutet, dass der Chirurg vor jeder Operation aufgrund der Erkrankung, ihres Verlaufs, der zur Verfügung stehenden konservativen Behandlungsmöglichkeiten und eventueller Begleiterkrankungen des Patienten entscheidet, ob eine Operation angezeigt ist – und wenn ja, welche.

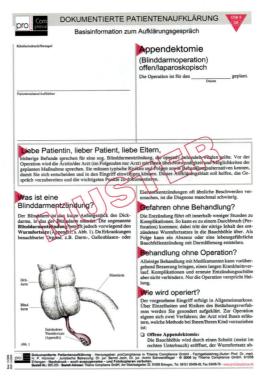

**Abb. 1.22** Dokumentierte Patientenaufklärung aus dem proCompliance-Aufklärungssystem, in diesem Fall für eine Appendektomie. [E114]

Die Dauer zwischen Indikationsstellung und Operation (*präoperative Phase*) hängt in erster Linie von der Dringlichkeit der Operation ab, dann aber auch von der freien Bettenkapazität einer Klinik und der privaten Situation des Patienten.
- Bei **Notfalloperationen** wird der Patient umgehend ins Krankenhaus aufgenommen und ohne weitere Vorbereitung operiert (z. B. rupturiertes Bauchaortenaneurysma)
- Vor **dringlichen Eingriffen** erfolgt ebenfalls eine unverzügliche Aufnahme, der Patient wird innerhalb weniger Stunden operiert (z. B. Schenkelhalsfraktur)
- Bei **bedingt dringlichen, geplanten Eingriffen** verbringt der Patient die präoperative Phase je nach Situation in der Klinik oder zu Hause (z. B. reponible Leistenhernie)
- Bei **geplanten Eingriffen** können zwischen Indikationsstellung und Operation Wochen bis Monate liegen (z. B. Coxarthrose).

> Ziel aller Maßnahmen in der präoperativen Phase ist es, den Patienten optimal auf die Operation vorzubereiten, um das Operationsrisiko so gering wie möglich zu halten. Insbesondere bei dringlichen Eingriffen entsteht dabei oft eine Konfliktsituation: Einerseits soll die Operation möglichst bald erfolgen, andererseits soll die Vorbereitungszeit ausreichend lang sein. Der Chirurg muss daher im Einzelfall entscheiden, ob ein verzögerter Operationsbeginn oder eine geringere Vorbereitungszeit gefährlicher für den Patienten ist.

## Beurteilung des Operationsrisikos

*Diagnostik in der Chirurgie* > 1.3

> **Operationsrisiko:** Gefährdung des Patienten durch den operativen Eingriff. Abhängig von Art und Ausmaß der Operation sowie vom Gesundheitszustand des Patienten.

Um das individuelle **Operationsrisiko** eines Patienten einschätzen zu können, informiert sich der Chirurg zunächst über dessen aktuellen Gesundheitszustand.

### Faktoren, die das Operationsrisiko erhöhen

#### Internistische Begleiterkrankungen

Zahlreiche **internistische Begleiterkrankungen** erhöhen das Risiko perioperativer Komplikationen. Zahlenmäßig spielen in den Industrienationen folgende Erkrankungen die Hauptrolle:
- **Hypertonie.** Bei bestehender Hypertonie können während chirurgischer Manipulationen extrem hohe Blutdruckwerte erreicht werden, die mit der Gefahr eines Schlaganfalls (*Apoplex*) oder einer akuten Linksherzinsuffizienz einhergehen
- **Diabetes mellitus.** Durch die präoperative Nahrungskarenz (> 4.1.5) und den veränderten Insulinbedarf während der Operation vergrößert sich das Risiko einer perioperativen Hyper- oder Hypoglykämie. Die Gefahr ist umso höher, je labiler der Blutzucker präoperativ ist. Postoperativ ist das Risiko von Wundheilungsstörungen und Infektionen erhöht. Da der Diabetes nicht selten (unerkannt) über längere Zeit bestanden hat, kann zudem das perioperative Risiko durch Gefäßschäden erhöht sein
- **Chronisch obstruktive Lungenerkrankungen** (*COPD*) erschweren z. B. die Beatmung während der Narkose und verursachen häufig postoperative pulmonale Komplikationen, etwa eine Pneumonie infolge vermehrter Bronchialsekretion bei gleichzeitig unzureichendem Abhusten des Sekrets.

Eine präoperative optimale medikamentöse Einstellung des Patienten verbessert seine Ausgangssituation und senkt das Operations- und Anästhesierisiko.

#### Schwangerschaft

Eine **Schwangerschaft** erhöht das Operations- und Anästhesierisiko umso mehr, je weiter sie fortgeschritten ist. So ist z. B. die Aspirationsgefahr aufgrund der verlangsamten Magen-Darm-Passage und des erhöhten intraabdominellen Drucks erhöht. Das Thromboserisiko ist wegen der hormonellen Veränderungen größer als bei Nichtschwangeren und steigt weiter an, je stärker der vergrößerte Uterus die V. cava inferior (*untere Hohlvene*) komprimiert.

Zusätzlich kommt es insbesondere in der Spätschwangerschaft zu Lageveränderungen der Bauchorgane. Daher ist ein abdomineller Eingriff ab dem 7. Monat meist mit erheblichen Schwierigkeiten verbunden.

Der Arzt erkundigt sich bei Frauen im gebärfähigen Alter grundsätzlich nach einer bestehenden Schwangerschaft. Kann die Frau eine Schwangerschaft nicht sicher ausschließen, wird mit ihrem Einverständnis ein Schwangerschaftstest durchgeführt.

> Wenn möglich, verschiebt der Arzt bei einer bestehenden Schwangerschaft die Operation auf einen Zeitpunkt nach der Geburt, um die werdende Mutter und ihr Kind keinem Risiko auszusetzen.

#### Medikamente

Bei Einnahme bestimmter **Medikamente** ist das Operations- und Anästhesierisiko erhöht. Dies betrifft vor allem:
- **Antikoagulanzien.** Diese schränken die Gerinnungsfähigkeit des Blutes ein, sodass der Patient bei einer Operation sehr viel Blut verlieren würde. Aus diesem Grund werden Antikoagulanzien präoperativ umgesetzt und die Operation erst dann durchgeführt, wenn sich die Gerinnungswerte in bestimmten Grenzbereichen befinden. Bei Cumarinen, z. B. Marcumar®, dauert dies in der Regel mehrere Tage, eine Heparinwirkung klingt schneller ab. Kann diese Zeitspanne nicht abgewartet werden, erhält der Patient präoperativ Medikamente zur Aufhebung der gerinnungshemmenden Wirkung der Antikoagulanzien:
  - Bei Cumarinen, z. B. Marcumar®, erhält der Patient Vitamin K, z. B. in Konakion®. Die Wirkung setzt jedoch erst nach 6–12 Std. ein. Muss die Cumarinwirkung sofort aufgehoben werden, erhält der Patient PPSB, z. B. Beriplex® HS.
  - Die Wirkung von Heparin kann mit Protamin, z. B. Protamin Roche®, kurzfristig aufgehoben werden
- **Thrombozytenaggregationshemmer,** etwa ASS (z. B. in Aspirin®). Ihre Einnahme erhöht das Blutungsrisiko, indem es die für die Blutgerinnung notwendige Zusammenballung der Thrombozyten hemmt. Deshalb werden sie eine Woche vor der Operation abgesetzt
- **Verzögerungsinsuline** (*Depotinsuline*). Da diese bis zu 18 Std. wirken, können sie eine perioperative Hypoglykämie auslösen. Um dies zu verhindern, stellt der Arzt den Patienten präoperativ auf Altinsulin um, das wesentlich kürzer wirkt und daher besser steuerbar ist
- Auch einige orale **Antidiabetika** (z. B. Euglucon®) können lange wirken. Deshalb setzt der Arzt auch diese Medikamente präoperativ ab und verabreicht dem Patienten perioperativ im Bedarfsfall Insulin
- Metforminhaltige Antidiabetika (z. B. Glucophage S®) können im Zusammenhang mit Allgemeinanästhesie oder Röntgenkontrastmitteluntersuchung zu einer Laktatazidose führen und sollen daher drei bis fünf Tage vor einer Operation abgesetzt werden
- **Glukokortikoide** unterdrücken körpereigene Abwehrmechanismen und erhöhen damit die Gefahr postoperativer Infektionen. Auch die Wundheilung ist verzögert. Ob es sinnvoll und möglich ist, Glukokortikoide präoperativ abzusetzen, entscheidet der Arzt im Einzelfall.

## Übergewicht

Starkes **Übergewicht** (≥ 20 % des Normalgewichts) erhöht das Anästhesie- und Operationsrisiko insbesondere bei thorax- und abdominalchirurgischen Eingriffen:
- Häufig ist die Intubation erschwert
- Die Magensaftsekretion ist oft erhöht, damit steigt die Aspirationsgefahr
- Viele postoperative Komplikationen treten gehäuft auf, z. B. Pneumonien, Nahtinsuffizienzen (➤ 2.2.3), Wundinfektionen (➤ 2.2.3) oder Thrombosen (➤ 9.5.4)
- Länger bestehendes Übergewicht führt zu einer Reihe von Sekundärerkrankungen, die ebenfalls das Operations- und Anästhesierisiko erhöhen (z. B. Leberverfettung)
- Die Belastung implantierter Gelenkendoprothesen ist höher als bei normalgewichtigen Patienten.

Ist das Operations- und Anästhesierisiko eines Patienten durch starkes Übergewicht unverhältnismäßig hoch, verschiebt der Chirurg den Termin eines geplanten Eingriffs und verordnet dem Patienten eine Gewichtsreduktion. Diese kann der Patient in der Regel zu Hause anstreben.

## Lebensalter

Auch das **Lebensalter** des Patienten beeinflusst sein Operations- und Anästhesierisiko.
- Je jünger **Kinder** sind, desto unreifer ist ihr Organismus und desto größer ist ihr Operations- und Anästhesierisiko. Ist ein Verschieben der Operation auf einen späteren Zeitpunkt nicht möglich, werden insbesondere Früh- und Neugeborene in kinderchirurgischen Zentren operiert, die auf diese jungen Patienten spezialisiert sind
- **Alte Menschen** leiden häufig unter Funktionseinschränkungen eines oder mehrerer wichtiger Organe, etwa Lunge, Herz oder Nieren, und haben damit ein erhöhtes Operations- und Anästhesierisiko. Darüber hinaus sind ältere Patienten postoperativ oft vorübergehend desorientiert. Die Ursache hierfür ist nicht eindeutig geklärt. Angenommen wird, dass das Gehirn eines älteren Menschen empfindlicher auf einen intraoperativen Blutdruckabfall reagiert als das jüngerer Menschen.

## Hautverhältnisse im Operationsgebiet

Infektiöse **Hauterkrankungen im Operationsgebiet** können die Wundheilung stören und eine Wundinfektion hervorrufen, aus der sich schlimmstenfalls eine Sepsis entwickeln kann. Auch massive, allergisch bedingte Hauterkrankungen steigern das Operationsrisiko, da sie im Verlauf häufig von Bakterien besiedelt werden.

Liegt eine infektiöse oder allergische Hauterkrankung im Operationsgebiet vor, verschiebt der Chirurg den Operationstermin nach Möglichkeit so lange, bis die Hauterkrankung behandelt und abgeheilt ist.

### 1.4.2 Offene Operationen

*Operationsablauf* ➤ 4.4

Bei **offenen Operationen** eröffnet der Chirurg den Körper des Patienten über einen Hautschnitt weit, um an das erkrankte Organ zu gelangen. Noch handelt es sich bei den meisten Operationen um offene Operationen, ihr Anteil sinkt jedoch stetig zugunsten der minimal-invasiven Verfahren (➤ 1.4.3).

Vorteile einer offenen Operation sind der meist gute Überblick über die erkrankten Organe und die Möglichkeit, den Eingriff bei Bedarf zu erweitern, z. B. bei Komplikationen, unerwartet großer Ausdehnung der Erkrankung oder neuen, überraschenden Befunden, die in keinem Zusammenhang mit der Operationsindikation stehen.

Nachteilig ist die insgesamt höhere Belastung des Patienten. So hat der Patient nach einer offenen Operation meist stärkere Schmerzen wegen der größeren Wundflächen, außerdem ist meist eine längere Bettruhe mit den damit verbundenen Risiken notwendig, und es entstehen größere Narben als nach minimal-invasiven Eingriffen.

### 1.4.3 Minimal-invasive Chirurgie

*Durchführung eines minimal-invasiven Eingriffs* ➤ Abb. 1.23

Im Rahmen einer operativen Behandlung wird versucht, bei optimalen Sicht- und Instrumentiermöglichkeiten ein möglichst kleines Trauma mit kleinen Schnitten zu setzen. Postoperativ sind geringe Beschwerden und eine rasche Genesung erwünscht. Der technische Fortschritt der vergangenen Jahrzehnte mit Verkleinerung der Optiken, Einsatz der Videobildtechnik und Entwicklung eines speziellen Instrumentariums ermöglichte die Einführung der operativen Endoskopie. Hierbei wird über einen kleinen Hautschnitt zunächst ein Sichtinstrument mit integrierter Kamera (*Endoskop*) eingeführt und eine Körperhöhle mittels Luft bzw. Flüssigkeit gedehnt. Unter Sicht können über weitere Hautschnitte kleine Spezialinstrumente (z. B. miniaturisierte Klemmen, Scheren, Nadelhalter, Elektrokauter) eingebracht werden.

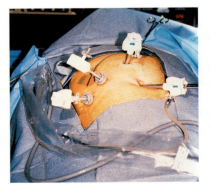

**Abb. 1.23** Setting einer minimal-invasiven Cholezystektomie. Dabei ist eine breite Eröffnung des Abdomens nicht notwendig. Durch Arbeitstrokare, die in die Bauchhöhle eingebracht sind, führen die Chirurgen die Instrumente ein und können per Sichtkontrolle über den Videoschirm operieren. [E763]

Anfangs wurden die Begriffe **laparoskopische Chirurgie** und **minimal invasive Chirurgie** synonym verwendet. Nachdem die Vorteile der Operationstechniken mit kleinen Zugängen bezüglich der Erholung der Patienten immer auffälliger wurden, begann auch auf weiteren Gebieten die Entwicklung der minimal-invasiven Chirurgie. Hierbei wurden die Zugangstechniken minimalisiert. Somit gehören nicht mehr nur endoskopische Eingriffe (z. B. arthroskopische, thorakoskopische und laparoskopische Operationen) zur minimal-invasiven Chirurgie, sondern auch Operationen mit kleinen Zugängen (z. B. Hüftgelenksersatz, Schilddrüsenchirurgie, Zugänge der Schönheitschirurgie, ➤ Abb. 1.24).

Die wichtigsten **Vorteile** der minimal invasiven Chirurgie sind:
- Reduktion der postoperativen Schmerzen
- Reduktion der postoperativen Morbidität (z. B. Pneumonie, Darmparalyse)
- Reduktion der postoperativen Verwachsungen
- Schnellere Rekonvaleszenz
- Geringeres Infektionsrisiko der Hautwunde
- Verkürzung der postoperativen Darmatonie und frühere Belastbarkeit des Gastrointestinaltrakts durch oral verabreichte Nahrung
- Besseres kosmetisches Ergebnis
- Kürzere stationäre Verweildauer.

Die wichtigsten **Nachteile** der minimal invasiven Chirurgie sind:
- Tastsinn des Chirurgen und Inspektion des Operationsfeldes sind vermindert
- Blutstillung und Nahttechniken sind schwieriger auszuführen
- Monitore zeigen lediglich ein zweidimensionales Bild
- Größere Resektate (z. B. Darmabschnitt) lassen sich ohne Hilfsschnitt nicht bergen
- Höhere Kosten und größerer technischer Aufwand.

### 1.4.4 Chirurgische Navigation und Robotik

Die Arbeit eines Chirurgen kann in bestimmten Fällen unter Zuhilfenahme von technischen Mitteln wie Bildgebung und Navigation verbessert werden. Diese basieren auf medizinischen Bilddaten und ermöglichen eine präzisere und punktgenaue Arbeit.

Bei der **Navigation** wird die Position der eingesetzten chirurgischen Instrumente im Verhältnis zum Patienten und zu dem zu operierenden Organ durch Ultraschall-, MRT- bzw. CT-Daten berechnet.

In der **Robotik** wird ein computergesteuerter Apparat zunächst mit Patientendaten programmiert und hilft intraoperativ während bestimmter präziser Operationstechniken (z. B. Sägen am Knochen).

Beide Verfahren dienen der Unterstützung des Chirurgen und sind nicht als Ersatz der ärztlichen Tätigkeit anzusehen.

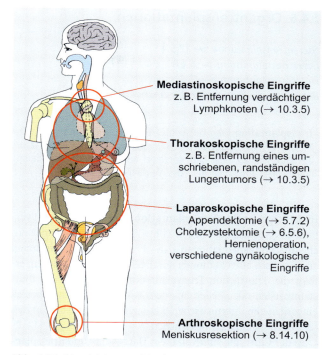

**Abb. 1.24** Die wichtigsten minimal-invasiven endoskopischen Eingriffe. Noch nicht zu den Routineverfahren gehören z. B. endoskopische Operationen an Gehirn, Herz oder Darm. [L215]

### 1.4.5 Interventionelle radiologische Therapie

**Interventionelle radiologische Therapie:** Mit Hilfe von bildgesteuerten, computerbasierten Verfahren können Erkrankungen diagnostiziert und behandelt werden. Es werden hierfür Instrumente, z. B. Nadeln, Kanülen und Endoskope unter Sicht präzise und punktgenau in den fraglichen Körperregionen platziert. Hierdurch ist eine Verletzung der umgebenden Gewebe (Nerven, Gefäße oder Organe) reduziert.

Die **interventionelle radiologische Therapie** kommt in folgenden Behandlungsfeldern zur Anwendung:
- Akute und chronische Schmerzen des Bewegungsapparates
- Bandscheibenvorfälle und Spinalkanalstenosen
- Gefäßverschlüsse (v. a. der Bein- oder Herzarterien) mit Eröffnung des Lumens
- Punktionen von Gelenken, Organen oder Tumoren
- Lokale Tumortherapie
- Intraarterielle Tumortherapie.

Die modernen bildgebenden Verfahren, z. B. CT oder MRT, ermöglichen eine dreidimensionale Darstellung von Körperstrukturen. Bei einem Herzinfarkt kann auf diese Weise der Arterienverschluss unter radiologischer Kontrolle gezielt aufgesucht und mit Hilfe eines Ballonkatheters beseitigt werden. Auch eine Stentimplantation ist möglich. Im Rahmen einer Schmerztherapie des Bewegungsapparats (z. B. chronischer Wirbelsäulenschmerz) lässt sich mithilfe der Bildsteuerung eine analgetische Injektion exakt platzieren.

## 1.4.6 Organtransplantationen

*Nierentransplantation* ➤ 12.5.4
*Lebertransplantation* ➤ 6.4.8
*Herztransplantation* ➤ 13.5.3
*Replantation abgetrennter Gliedmaßen* ➤ 7.6

> **Transplantation** (*Verpflanzung*): Übertragung von Organen (z. B. Niere, Leber, Herz), Geweben (z. B. Haut, Hornhaut) oder Zellen (z. B. aus Knochenmark oder Blut) entweder auf ein anderes Individuum oder eine andere Körperstelle des gleichen Individuums.

In der Regel ist eine **Transplantation** mit einer Operation verbunden. Ausnahmen stellen (Blut-)Transfusionen und Knochenmarktransplantationen dar. Während Bluttransfusionen auf praktisch allen Stationen durchgeführt werden können, erfolgt die Transfusion/Transplantation von peripheren Blutstammzellen oder Zellen aus dem Knochenmark auf speziell eingerichteten internistischen Stationen und ist deshalb in diesem Buch nicht näher besprochen.

In der Chirurgie sind vor allem Haut- und Organtransplantationen von Bedeutung. Dabei arbeiten die Chirurgen eng mit Ärzten anderer Fachgebiete zusammen. Bei einer Nierentransplantation stellt z. B. der Nephrologe die Indikation zur Transplantation und übernimmt die Nachsorge, u. a. die Steuerung der immunsuppressiven Therapie, während der Chirurg die eigentliche Transplantation durchführt.

Einige Transplantationen, etwa die Hornhaut- oder Nierentransplantation (➤ Abb. 1.27), sind seit langem fester Bestandteil der therapeutischen Möglichkeiten, andere dagegen befinden sich noch auf Forschungsebene, z. B. die Pankreastransplantation oder die en-bloc-Transplantation von Herz und Lunge.

### Einteilung der Transplantationen

Hauptkriterium für die **Einteilung der Transplantationen** ist die *genetische Verwandtschaft* zwischen Spender und Empfänger:

- Bei der **autogenen** (*autologen*) **Transplantation** überträgt der Arzt Gewebe von einer Körperstelle auf eine andere Körperstelle des gleichen Individuums. Bekannteste Beispiele sind Hauttransplantationen und Spongiosaplastiken. Bei diesen Transplantationen gibt es keine Abstoßungsreaktion, da nur körpereigenes Gewebe übertragen wird
- Von einer **syngenen** (*isogenen, isologen*) **Transplantation** spricht man bei einer Transplantation zwischen eineiigen Zwillingen, also genetisch identischen Individuen. Auch hier findet keine Abstoßungsreaktion statt
- Die **allogene** (*homogene, homologe*) **Transplantation** ist die häufigste Transplantation (➤ Abb. 1.25). Spender und Empfänger sind zwei genetisch verschiedene Personen, gehören aber der gleichen Spezies (hier Mensch) an. Sie sind meist nicht miteinander verwandt. Überwiegend werden Organe Verstorbener übertragen, nur selten sind Lebendspenden möglich bzw. ethisch zu verantworten (➤ 1.4.6). Nach einer allogenen Transplantation ist fast immer eine dauerhafte immunsuppressive Therapie notwendig, um Abstoßungsreaktionen zu verhindern (➤ 1.4.6)
- Selten ist die **xenogene** (*heterogene, heterologe*) **Transplantation**, bei der Tierorgane übertragen werden. Da neben ethischen Bedenken und enormen Abstoßungsproblemen insbesondere das Risiko der Übertragung bisher auf das Tierreich beschränkter Infektionen auf den Menschen besteht, transplantiert der Arzt nur dann Tierorgane, wenn die Zeit bis zur Transplantation eines menschlichen Organs überbrückt werden muss und die Organfunktion nicht mit anderen (technischen) Mitteln aufrechterhalten werden kann.

> Je enger die genetische Verwandtschaft zwischen Spender und Empfänger ist, desto größer ist die immunologische Übereinstimmung (*Histokompatibilität*) und die Wahrscheinlichkeit, dass das Transplantat im Empfängerorganismus funktionieren und keine Abstoßungsreaktion einsetzen wird.

### Komplikationen einer Transplantation

#### Immunologische Komplikationen

Die Prognose einer Transplantation wird entscheidend von den **Immunreaktionen** bestimmt, d. h. den körpereigenen Abwehrreaktionen auf das fremde Gewebe. In der Regel bekämpft der Organismus des Empfängers das Spendergewebe. Dieser Typ der Abstoßung heißt **Host-versus-graft-Reaktion** (*HVGR*, engl. Host, *Wirt*, versus, *gegen*, graft, *Pfropf*, hier Transplantat). Eine Ausnahme ist die Knochenmarktrans-

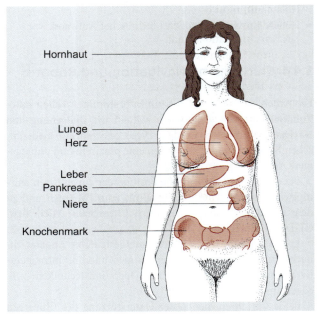

**Abb. 1.25** Allogene Transplantationen (➤ 1.4.6), die derzeit medizinisch möglich sind (Hauttransplantationen ➤ 1.4.6). [L190]

plantation, bei der sich immunkompetente Zellen des Spenders gegen den Empfänger richten (*Graft-versus-host-Reaktion, GVHR*). Die Transplantation von Geweben mit wenig Blut- und Lymphgefäßen, etwa Hornhaut, verursacht die wenigsten Probleme.

**Immunsuppression**
Um Abstoßungsreaktionen zu verhindern, ist bei allen allogenen Transplantationen eine medikamentöse **Immunsuppression** erforderlich, die die Immunabwehr des Patienten unterdrückt. Die medikamentöse Immunsuppression beginnt bereits vor der Transplantation und wird postoperativ schrittweise bis auf eine möglichst niedrig dosierte Dauertherapie reduziert.

Eingesetzt werden insbesondere Glukokortikoide (z. B. Decortin®), Azathioprin (z. B. Imurek®) und Ciclosporin (z. B. Sandimmun®). Neuere Präparate sind Tacrolimus (Prograf®), Mycophenolatmofetil (Cellcept®) sowie poly- und monoklonale Antikörper (bei letzteren ist eine intravenöse Gabe erforderlich); sie sind (noch) speziellen Indikationen vorbehalten.

**Akute Abstoßungsreaktionen** können oft durch eine (zeitweilige) Dosiserhöhung der Immunsuppressiva beherrscht werden. Dagegen schreiten **chronische Abstoßungsreaktionen** meist fort und führen – wenn auch oft erst nach Jahren – zu einem Funktionsverlust des transplantierten Organs.

> Nach aktuellem medizinischem Kenntnisstand ist eine immunsuppressive Dauermedikation nach einer Transplantation unerlässlich, um einer Abstoßung vorzubeugen. Jeder transplantierte Patient muss daher wissen, dass das Weglassen seiner nach einiger Zeit oft „verhassten Tabletten" das Fremdorgan – und damit (meist) sein Leben – akut gefährdet.

**Weitere Komplikationen von Transplantationen**
Der transplantierte Patient ist nicht nur durch unmittelbare Operationskomplikationen und Abstoßungsreaktionen gefährdet. Vielmehr können bei jeder Transplantation auch Krankheitserreger (z. B. Zytomegalie-, HI-, Hepatitis-Viren) und Tumorzellen übertragen werden. Außerdem steigt durch die Immunsuppression nach der Transplantation die Infektgefährdung. Langfristig ist ferner das Malignomrisiko (Risiko, einen bösartigen Tumor zu entwickeln) erhöht, da die Immunsuppression auch die Abwehr körpereigener Tumorzellen beeinträchtigt. Hinzu kommen die unerwünschten Wirkungen der jeweiligen Medikamente, z. B. Nierenschäden unter Ciclosporinbehandlung.

Ethische Konflikte bei Transplantationen

> Mit den ersten Transplantationen begann die kontroverse Diskussion über die ethischen Probleme, die mit der Transplantationsmedizin einhergehen. So sehen manche Kritiker in einem hirntoten Patienten zwar einen (unwiederbringlich) Sterbenden, nicht aber einen Toten, dem man Organe entnehmen dürfte.
> Viele Menschen haben Angst, dass ihnen nach einer Schädel-Hirn-Verletzung nicht optimal geholfen würde, weil der Arzt eher an einer Organentnahme interessiert sein könnte.

**Leichenspende und Hirntod**
Weltweit am häufigsten ist die **Leichenspende,** d. h. die Transplantation von Organen hirntoter Patienten.

Nach aktuellem Kenntnisstand ist ein Mensch tot, wenn die Hirnfunktionen *unwiderruflich* ausgefallen sind, auch wenn die Kreislauffunktion künstlich aufrechterhalten wird. Eine Wiederherstellung der Hirnfunktion ist nicht möglich. Die Feststellung dieses **Hirntods** ist unabdingbare Voraussetzung für eine Organentnahme zur Transplantation. Hierfür sind genaue Kriterien festgelegt. So müssen zwei untersuchende Ärzte, die nichts mit der Transplantation zu tun haben und die beide über mehrjährige Erfahrung in der Intensivbehandlung Schädel-Hirn-Kranker verfügen, unabhängig voneinander den Hirntod feststellen und dokumentieren. Darüber hinaus sind Wartezeiten und ggf. technische Untersuchungen erforderlich.

Für eine Organentnahme muss neben der Feststellung des Hirntods die schriftliche Einwilligung des Verstorbenen (am einfachsten in Form eines Organspendeausweises, ➤ Abb. 1.26) oder eines nahen Angehörigen vorliegen. Diese *erweiterte Zustimmungslösung* ist in Deutschland durch ein **Organspendegesetz** (gültig seit dem 1.12.1997) bundesweit festgeschrieben worden.

Es stehen allerdings zu wenige Spenderorgane zur Verfügung, sodass viele auf ein Organ wartende Patienten vorher sterben. Am 1. März 2012 haben sich die Fraktionen des Deut-

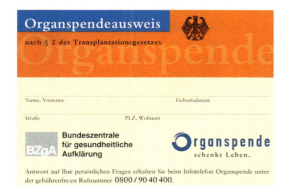

**Abb. 1.26** Vorder- und Rückseite des Organspendeausweises. [W233]

schen Bundestags auf die Einführung der Entscheidungslösung geeinigt. Das Ziel ist, dass sich möglichst viele Menschen mit dem Thema Organ- und Gewebespende auseinandersetzen und ihre Entscheidung in einem Organspendeausweis festhalten. Dazu sollen alle Bürger mindestens einmal im Leben auf dieses Thema aufmerksam gemacht werden. Alle Versicherten, die das 16. Lebensjahr vollendet haben, werden im ersten Jahr nach Inkrafttreten des Gesetzes und danach regelmäßig durch die gesetzlichen und privaten Krankenkassen aufgefordert, sich zur Organspende zu erklären. Sie erhalten gleichzeitig einen Organspendeausweis, um diese Entscheidung festzuhalten. Auch Pass- und Bürgerämter sollen Organspendeausweise ausgeben. In einem zweiten Schritt soll die Einstellung zur Organspende auch auf der elektronischen Gesundheitskarte vermerkt werden können.

An der Freiwilligkeit der Organspendeerklärung wird sich nichts ändern. [9]

Um sicherzustellen, dass Spender bzw. Empfänger *überregional* gesucht und zusammengebracht werden und um eine gerechte Zuteilung zu ermöglichen, wurden internationale Koordinationszentren errichtet (z. B. *Eurotransplant* in Leiden/Niederlande).

### Lebendspende

Organe von Hirntoten sind knapp. Bei einigen Transplantationen ist die **Lebendspende** eine Alternative. Dabei werden die Zellen, das Gewebe oder das Organ einem lebenden Menschen entnommen. Abgesehen von der Blutspende ist eine solche Spende stets mit einem, wenn auch geringen Risiko verbunden, sodass sich letztlich die Interessen zweier Menschen gegenüberstehen: das Interesse des Spenders auf körperliche Unversehrtheit und das Interesse des Empfängers auf Lebensverlängerung oder -verbesserung. Dies ist ein medizinethischer Konflikt, der für jeden Einzelfall gelöst werden muss.

Um einem Missbrauch, insbesondere der kommerziellen Organspende, vorzubeugen, werden in den deutschsprachigen Ländern Organspenden Lebender nur unter bestimmten Voraussetzungen akzeptiert. Beispielsweise darf die Spende nicht zum Tod des Spenders führen, Organspender und -empfänger müssen sich persönlich sehr nahe stehen (z. B. Ehegatten), und es darf kein psychischer oder finanzieller Druck ausgeübt werden.

Aus ethischer Sicht sind alle Formen des Organhandels abzulehnen. In Deutschland ist bereits der Versuch des Organhandels strafbar.

### Konflikte des Organempfängers

Auch für die Empfänger ist eine Transplantation nicht unproblematisch. So fragen sich z. B. manche der potenziellen Organempfänger, ob das fremde Organ sie verändern wird, andere haben ein schlechtes Gewissen und schämen sich, dass sie geradezu auf den Tod eines anderen Menschen hoffen, da ihre Überlebenschance darin besteht, rasch ein geeignetes Organ zu erhalten. Fast alle Patienten ertragen das lange Hoffen und Bangen nur schwer, insbesondere dann, wenn kein technischer Organersatz möglich ist und die Kräfte immer mehr schwinden.

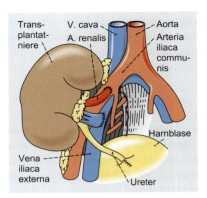

**Abb. 1.27** Nierentransplantation. Anastomosen eines Spenderorgans. [L106]

### Hauttransplantation

**Hauttransplantation** (*Hautverpflanzung*): Ersatz zerstörter Haut, meist durch autologe (*körpereigene*) Haut, selten durch Leichenhaut oder aufbereitete Tierhaut.

Eine **Hauttransplantation** dient der Deckung eines größeren, auf die Haut beschränkten Defekts, der z. B. durch Verbrennung, mechanische Verletzung, Druckulzeration oder Hautentfernung, etwa wegen eines Hauttumors, entstanden ist. Zur Hauttransplantation verwendet der Chirurg meist autologe Hauttransplantate, die vollständig von der Empfängerstelle abgelöst werden.

Nachteilig bei allen aktuellen Verfahren ist, dass an der Entnahmestelle zwangsläufig eine neue Wunde mit all ihren Konsequenzen (u. a. Schmerzen, Narben) entsteht und z. B. bei ausgedehnten Verbrennungen nicht immer ausreichend Haut entnommen werden kann. Deshalb wird an einem „künstlichen" Hautersatz unter Zuhilfenahme von Zellkulturen (Fibroblasten, Keratinozyten) und synthetischen Materialien intensiv gearbeitet.

Bei den Hauttransplantaten werden unterschieden:
- **Vollhauttransplantate** aus Epidermis (*Oberhaut*) und Korium (*Lederhaut*), die 0,8–1,1 mm dick sind
- **Spalthauttransplantate** aus 0,25–0,75 mm dicken oberflächlichen Hautschichten (➤ Abb. 1.28). Eine Sonderform der Spalthauttransplantate sind **Netz-** oder **Maschentransplantate** (*Meshgraft*, ➤ Tab. 1.3), bei denen die Spalthaut mit einer Messerwalze gitterförmig geschlitzt wird. Das so entstehende Gitter lässt sich bis auf die dreifache Größe dehnen und ist daher besonders geeignet zur Deckung großflächiger Defekte.

➤ Tab. 1.3 zeigt die Vor- und Nachteile der verschiedenen Hauttransplantate.

Dünne Hauttransplantate haben mehr Kapillarenden als dicke. Deshalb gilt: Je dünner das Transplantat, desto besser heilt es ein.

### Hautexpansion

**Hautexpansion:** Dehnung von Haut zur Deckung eines Defekts.

Tab. 1.3 Vor- und Nachteile verschiedener Hauttransplantate.

| | Vollhauttransplantat | Spalthauttransplantat | Maschentransplantat *(Meshgraft)* |
|---|---|---|---|
| **Indikationen** | • Kleinere Hautdefekte im Gesicht oder an mechanisch stark beanspruchten Arealen, z. B. über Gelenken | • Größere Hautdefekte | • Großflächige Hautdefekte, insbesondere nach Verbrennungen |
| **Vorteile** | • Widerstandsfähiges, mechanisch gut belastbares Transplantat<br>• Kaum Schrumpfen des Transplantats, das auch seine ursprüngliche Farbe behält | • Technisch einfachere und großflächigere Transplantatentnahme<br>• Spontanes Heilen der Entnahmestelle, die nach sechs bis acht Wochen erneut zur Entnahme geeignet ist<br>• Einheilen auch in weniger gut durchblutetem oder infiziertem Transplantatbett | |
| **Nachteile** | • Muss exakt in den Defekt passen<br>• Einheilen nur in gut durchblutetem, infektfreiem Transplantatbett<br>• Entnahme nur begrenzt möglich<br>• Entnahmestelle muss zugenäht oder mit Spalthaut gedeckt werden | • Starkes Schrumpfen des Transplantats (bis zu 30 %)<br>• Mechanische Belastbarkeit geringer als bei Vollhaut<br>• Farbveränderungen (insbesondere Hyperpigmentierung) möglich | • Alle Nachteile des Spalthauttransplantates<br>• Kosmetisch ungünstig, Wabenmuster bleibt auch nach Einheilen sichtbar (daher nicht geeignet für Gesicht, Hals oder Hände) |

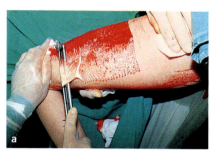 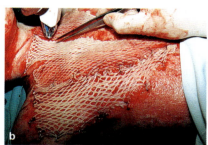

Abb. 1.28 Abtragung eines Spalthauttransplantates (a). Dieses wird anschließend mit einer Messerwalze gitterförmig geschlitzt und dann als Meshgraft-Transplantat zur Deckung eines Hautdefektes verwendet (b). [F453]

Um dem Patienten eine Hautentnahme zu ersparen, versuchen die Ärzte z. B. vor Entfernung eines großen Muttermals, eines Hämangioms oder einer Verbrennungsnarbe die an den Defekt grenzende Haut so weit zu dehnen, dass sie den Defekt decken kann. Dazu wird in einem ersten Schritt in unmittelbarer Nähe des späteren Defekts ein **Hautexpander** (Silikonmembranballon mit Port, ➤ Abb. 1.29) subkutan implantiert. In den Folgewochen wird dieser in regelmäßigen Abständen mit steriler physiologischer Kochsalzlösung geweitet, wodurch sich die darüber liegende Haut zunehmend dehnt.

Nach ausreichender Dehnung der gesunden Haut werden der erkrankte Hautbezirk und der Expander entfernt und die gedehnte Haut zur Defektdeckung verwandt.

Hautexpander kommen auch zur Mammarekonstruktion nach Mastektomie wegen Brustkrebs zum Einsatz.

## Haut(lappen)plastik

**Haut(lappen)plastik:** Deckung eines Hautdefekts oder Narbenkorrektur durch Verschieben eines **Hautlappens,** der aus Haut (Epidermis, Korium) und dem darunter liegenden subkutanen Gewebe besteht.

Nicht jeder Hautdefekt kann durch eine Hauttransplantation gedeckt werden. So ist bei tiefen Defekten eine „Auffüllung" erforderlich, die eine Hauttransplantation nicht zu leisten vermag. Dann kann der Chirurg eine **Haut(lappen)plastik** durchführen. Indiziert sind Hautplastiken insbesondere bei Narbenkorrekturen, z. B. nach Verbrennungen, und zur Deckung eines Haut- und Weichteildefektes, z. B. eines Dekubitus.

Ein **Hautlappen** besteht aus Haut und dem dazugehörigen Subkutangewebe. Enthält der Lappen zusätzlich tiefer liegendes Gewebe, etwa Muskeln oder Knochen, können z. B. noch tiefere Defekte gedeckt oder ausgefallene Muskelfunktionen zumindest teilweise ersetzt werden.

### Klassische Lappenplastiken

Differenziert werden **Nahlappen** und **Fernlappen**:
- Beim **Nahlappen** mobilisiert der Chirurg die Haut durch spezielle Schnittführung so, dass ein naheliegender Hautdefekt, z. B. ein Dekubitus, durch Verschieben gedeckt und der neu entstandene Defekt direkt verschlossen werden kann. Diese Plastiken werden daher auch als *Verschiebe-*

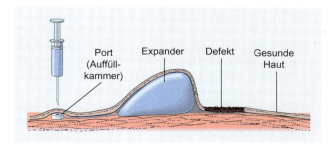

Abb. 1.29 Hautexpander. [L190]

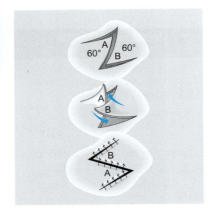

**Abb. 1.30** Z-Plastik. Durch den Längengewinn ist es möglich, eine Narbe zu korrigieren. [L106]

plastiken bezeichnet. Die gebräuchlichen Verschiebeplastiken sind nach ihrer Schnittführung oder der zur Deckung erforderlichen Bewegung benannt, z. B. **Z-, W-** oder **Rotationsplastik** (➤ Abb. 1.30). Die am häufigsten verwendete Verschiebeplastik ist die **Z-Plastik,** die hauptsächlich dem Längengewinn bei Narbenkorrekturen dient. Durch mehrere Z-Plastiken sind auch langstreckige Narbenstränge korrigierbar

- Beim **Fernlappen** liegen Spender- und Empfängerregion weit voneinander entfernt. Unterschieden werden direkte und indirekte Plastiken:
  – Beim **direkten Fernlappen** kann der Chirurg Spender- und Empfängerregion nahe zueinander bringen, z. B. die Hand (Empfängerregion) zur Abdominalhaut (Spenderregion). Den mobilisierten Hautlappen des Abdomens näht er auf den Defekt der Hand. In der Folgezeit wird der Hautlappen noch über die Abdominalhaut mit Blut versorgt, während er langsam in die Hand einwächst. Nach der Einheilung durchtrennt der Chirurg den Lappenstiel, dann erfolgt die Durchblutung nur noch über die neuen Kapillaren
  – Beim **indirekten Fernlappen** mobilisiert der Chirurg einen Hautlappen und bringt ihn über Zwischenstationen, über die dann jeweils die Durchblutung erfolgt, an die Empfängerstelle. Indirekte Fernlappen sind erforderlich, wenn Spender- und Empfängerregion nicht zueinander gebracht werden können, z. B. wenn Weichteildefekte im Gesicht mit Bauchhaut gedeckt werden sollen.

**Pflege**

Wurde die Hautplastik an einer Extremität durchgeführt, ordnet der Arzt meist eine völlige Ruhigstellung der betroffenen Extremität für mindestens zwei bis drei Wochen und eine Hochlagerung zur Thrombose- und Ödemprophylaxe an. Nach Operationen im Gesicht ist zur Ruhigstellung evtl. ein Sprech- und Kauverbot notwendig (pürierte Kost). Nach Fernlappenplastiken wird die korrekte Fixierung der Spender- an der Empfängerregion ebenfalls täglich kontrolliert und bei Fehllage oder Abschnürung korrigiert. Erst nach Durchtrennung des Lappenstiels dürfen Physiotherapeuten (zunächst vorsichtig) mit Bewegungsübungen beginnen.

Nach Dekubitusdeckungen am Steiß erfolgt anfangs eine völlige Entlastung in Bauchlage. Die Mobilisation geschieht langsam nach einem festgelegten Schema, um die Nähte zu schonen.

**Freie Lappenplastiken**

Unter bestimmten Voraussetzungen kann ein Hautlappen in einer mikrochirurgischen Operation komplett von der Spenderregion abgetrennt und in der Empfängerregion neu eingepflanzt werden.

### 1.4.7 Verfahren in der Onkologie

**Onkologie** (griech. *Schwellung, Geschwulst*): Wissenschaft, die sich mit Tumoren befasst. Die chirurgische Onkologie setzt sich sowohl mit Entwicklung und Wachstum als auch mit der Prävention, Diagnostik, Therapie und Nachsorge von Tumorerkrankungen auseinander.

Der Begriff „Tumor" bezeichnet jede Art von Schwellung oder Geschwulst eines Gewebes und ist nicht gleichzusetzen mit einem bösartigen Tumor. Somit wird eine Schwellung im Rahmen einer entzündlichen Gewebereaktion (z. B. Bauchwandabszess) ebenso als Tumor bezeichnet wie ein tastbarer Knoten an der Schilddrüse (z. B. Struma) oder eben auch eine tastbare Vergrößerung der Leber (z. B. Leberzirrhose).

#### Einteilung von Tumoren

Tumoren werden nach ihren Eigenschaften in benigne (*gutartige*) und maligne (*bösartige*) Tumoren eingeteilt. **Benigne Tumoren** verdrängen durch ihr Wachstum das umliegende Gewebe ohne es zu durchwachsen und ohne Absiedlungen in andere Organe (*Metastasen*) zu bilden. In der Terminologie tragen sie die Endung „-om", z. B. Fibrom, Adenom oder Lipom.

**Maligne Tumoren** wachsen zerstörend in das umgebende Gewebe und verbreiten sich im Körper über die Blut- bzw. Lymphbahnen, wodurch Metastasen entstehen. Die Bezeichnung endet meist auf „-karzinom" oder „-sarkom", z. B. Kolonkarzinom, Liposarkom oder Chondrosarkom. **Semimaligne Tumoren** zerstören das umliegende Gewebe ohne jedoch Metastasen zu bilden.

Die Entstehung bösartiger Tumoren ist multifaktoriell und kann somit meist nicht auf eine Ursache zurückgeführt werden. Grundlage sind jedoch Veränderungen des genetischen Materials (DNS), die zu einer Veränderung des Wachstums der entartenden Zellen führen. Durch diese veränderte Erbinformation entstehen unkontrollierte Zellwucherungen, wodurch die Gewebegeschwulste entstehen. Folgende Faktoren führen zu DNS-Schäden:

- Chemische Substanzen (z. B. Benzol, Tabak, Asbest, Teer)
- Physikalische Noxen (z. B. ionisierende Strahlen wie Röntgenstrahlen, UV-Strahlen)
- Viren (z. B. Epstein-Barr-, Hepatitis-B-Virus)

- Präkanzerosen (d. h. Veränderungen, die mit einer erhöhten Karzinominzidenz einhergehen wie Darmpolypen oder Colitis ulcerosa)
- Familiäre Disposition (sehr wenige erbliche Syndrome, die gehäuft zur Malignombildung führen).

### Therapie maligner Tumoren

Die wichtigsten Behandlungsmethoden in der Onkologie bestehen aus der chirurgischen Tumorentfernung, der Strahlentherapie und der Chemotherapie. Ziel ist primär eine **kurative Therapie**, d. h. die vollständige Entfernung oder Zerstörung des gesamten Tumorgewebes. Ist dies nicht möglich, wird eine **palliative Therapie** angestrebt. Hierbei wird das Tumorgewebe verkleinert mit dem Ziel, die tumorbedingten Beschwerden zu reduzieren und die Lebenszeit zu verlängern. Für häufige Tumore haben sich inzwischen Therapieschemata etabliert, die unter Rücksicht auf den Allgemeinzustand und die Begleiterkrankungen bestimmte Behandlungsmethoden und -kombinationen empfehlen.

### Chirurgische Therapie

Grundvoraussetzung der chirurgischen Therapie ist eine ausgiebige Diagnostik mit genauer Bestimmung der Tumorausdehnung und der Histologie (d. h. der Untersuchung der Gewebeproben im Mikroskop). Die Ausdehnung kann mittels verschiedener bildgebender Verfahren (➤ 1.3.6) ermittelt werden. Für die histologische Klassifizierung muss zuvor eine Gewebeprobe aus dem Tumor entnommen werden (➤ 1.3.5). Je nach Ausdehnung und Tumorart wird die Resektionsgrenze mit einem bestimmten Sicherheitsabstand für die operative Entfernung festgelegt. Hierbei werden anatomische Grenzen und das Blut- und Lymphabflusssystem berücksichtigt. Das primäre Ziel der chirurgischen Therapie ist die komplette Entfernung des bösartigen Gewebes.

### Strahlentherapie

> **Strahlentherapie** (*Bestrahlungstherapie*): Im **klinisch-medizinischen Sprachgebrauch** Nutzung *ionisierender Strahlung* zu therapeutischen Zwecken. **Im weiteren Sinne** Nutzung *elektromagnetischer Wellen* zu Behandlungszwecken. Hierzu gehören neben der radiologischen Strahlentherapie die Mikrowellen- und Infrarotbestrahlungen, die Lichttherapie sowie die Hyperthermie.

In der Chirurgie wird die **Strahlentherapie** hauptsächlich als neoadjuvante (vor der chirurgischen Therapie, um den Tumor zu verkleinern) oder adjuvante (*unterstützende*) Therapie bösartiger Tumoren eingesetzt, d. h. der Tumor wird vor bzw. nach der Operation bestrahlt. Die präoperative Bestrahlung dient vor allem der Verkleinerung der Tumormasse, die postoperative der Vorbeugung eines Lokalrezidivs (*Wiederauftreten des Tumors an derselben Stelle*). Bei manchen Tumoren wird die adjuvante Strahlentherapie mit einer Chemotherapie kombiniert (*adjuvante Radio-Chemo-Therapie*).

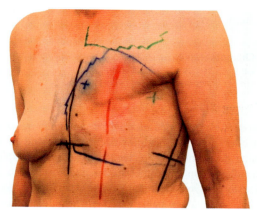

**Abb. 1.31** Vor der ersten Bestrahlung markiert der Radiologe das Strahlenfeld auf der Haut des Patienten. [K115]

Zum Einsatz kommen energiereiche Formen der elektromagnetischen Strahlung und Teilchenstrahlung. Die meisten Formen sind örtlich begrenzt, d. h. die therapeutische Wirkung tritt lediglich in dem durchstrahlten Körperbereich auf. Sie sind in der Lage, auch tiefer im Körper gelegene Tumoren zu zerstören ohne oberflächlichere Organe stärker zu schädigen. Die Wirkung liegt in der Schädigung der Erbsubstanz (*DNS*) im Zellkern durch die Strahlungsenergie. Dies kann zur Teilungsunfähigkeit der Zellen führen mit der Folge des Zellunterganges.

Leider treten auch unerwünschte Wirkungen und Komplikationen im gesunden Gewebe auf, das im Strahlenfeld liegt (➤ Abb. 1.31). Sie zeigen sich an der Haut mit Rötung und Dermatitis. Im Magen-Darm-Trakt treten Stuhlunregelmäßigkeiten mit Übelkeit und Erbrechen, Blut und Schleim im Stuhl und entzündliche Komplikationen wie Enteritiden und Fisteln auf. Im Bereich des Thorax kommt es zu Pneumonien und Lungenfibrosen. Die unerwünschten Wirkungen lassen sich durch eine computerunterstützte Therapieplanung reduzieren.

Bei den gutartigen Erkrankungen können zahlreiche chronisch-entzündliche und degenerative Erkrankungen mit der „Reizstrahlung" behandelt werden, wobei diese Strahlen weit unterhalb der gewebeabtötenden Dosis bleiben und somit als nebenwirkungsfrei gelten. Diese niedrig dosierte Strahlung reduziert die Entzündungsreaktion auf Zellebene; eine Hemmung der Schmerzrezeptoren wird ebenfalls vermutet. Zu den therapierbaren Erkrankungen zählen u. a. Fersensporn, Tennisellenbogen, Arthrosen und Schulterschmerzen.

> Maligne Tumoren sprechen unterschiedlich gut auf Strahlentherapie an. Man spricht von der **Strahlensensibilität** eines Tumors:
> - Sehr strahlensensibel sind Leukämien, Chorionkarzinome und maligne Lymphome
> - Mäßig strahlensensibel sind Plattenepithel- und Adenokarzinome, d. h. fast alle Malignome des Magen-Darm-Trakts und der Lunge
> - Wenig strahlensensibel sind Chondro- und Osteosarkome (➤ 8.7.3).

## Chemotherapie

> **Chemotherapie:** Behandlung mit natürlich vorkommenden oder künstlich hergestellten Substanzen, die Tumorzellen und Infektionserreger (Bakterien, Viren oder Pilze) wirksam bekämpfen.

In der Chirurgie wird auch die Chemotherapie als neoadjuvante oder adjuvante Therapie eingesetzt. Ziele sind die Verkleinerung des Tumors vor einer chirurgischen Therapie, die Behandlung von Mikrometastasen und Metastasen sowie die Zerstörung von Resttumorgewebe nach einer Operation. Sie kann auch unter palliativen Gesichtspunkten durchgeführt werden, um z. B. die Tumormasse zu verkleinern und damit die Symptome zu lindern. Nach wie vor sind jedoch die Operation und Strahlentherapie rein zahlenmäßig die häufigeren Behandlungsformen von malignen Tumoren.

Die Behandlung mittels Chemotherapie wird auch als zytostatische Therapie (Zytostase: *Zellstillstand*) bezeichnet, da bösartige Zellen von Tumoren bzw. infektionserregende Mikroorganismen zerstört und nach Möglichkeit vollständig ausgerottet werden. Eine hohe Zellteilungsrate unterscheidet Tumoren von Normalgewebe und stellt den Ansatzpunkt für eine Chemotherapie dar. Die zytostatischen Substanzen hemmen den Zellstoffwechsel und die Zellteilung. Daher sind sie bei Zellen mit raschem Stoffwechsel besonders wirkungsvoll.

Im Gegensatz zur Strahlentherapie wirkt die Chemotherapie im ganzen Körper, denn das Medikament wird über die Blutbahn im Organismus verteilt. Auf gesunde Zellen mit ähnlich guter Teilungsfähigkeit wird eine ähnliche Wirkung wie auf Tumorzellen ausgeübt. Typische unerwünschte Wirkungen sind Übelkeit und Erbrechen, Haarausfall und vorübergehende Schädigung der Blutzellbildung.

Eine weitere Möglichkeit der adjuvanten oder palliativen Tumorbehandlung ist die Hormontherapie. Beispiele sind der östrogenrezeptor-positive Tumor der weiblichen Brust, der mit Antiöstrogenen behandelt wird oder das Prostatakarzinom, das mit Antiandrogenen oder Östrogenen behandelt werden kann.

Die Behandlung mit Zytokinen (spezielle Eiweiße, die Zellvermehrung und -wachstum regulieren), monoklonalen Antikörpern und Immuntoxinen, die z. T. gentechnisch hergestellt oder verändert werden, stellen weitere Möglichkeiten der Tumorbehandlung dar. In diesem Chirurgiebuch kann aber nicht differenzierter darauf eingegangen werden.

### 1.4.8 Ambulantes Operieren

Unter einer **ambulanten Operation** versteht man ausgewählte chirurgische Eingriffe, die im Krankenhaus oder in der Praxis eines niedergelassenen Chirurgen ohne anschließende Übernachtung erfolgen. Es handelt sich hierbei um kleine bis mittelgroße Operationen bei Patienten, die wenig vorerkrankt und nach der Entlassung in die häusliche Umgebung entsprechend versorgt sind. In der Nachsorge spielt die Kooperation von Krankenhaus und niedergelassenen Leistungserbringern (weiterbehandelnder Arzt und Physiotherapeut) eine wesentliche Rolle.

Ambulante Operationen haben aber auch einen wirtschaftlichen Aspekt. Die gesetzlichen Rahmenbedingungen im Gesundheitswesen haben unter dem Einfluss zunehmender Mittelverknappung der **gesetzlichen Krankenversicherung** (*GKV*) dazu geführt, dass mehrere chirurgische Behandlungen und Disziplinen aus der stationären Versorgung in den ambulanten Sektor verlagert worden sind. Dazu zählen u. a.:

- Arthroskopie
- Hand- und Fußchirurgie
- Portimplantationen
- Venen-Chirurgie
- Leistenchirurgie
- Metallentfernung
- Urologische Eingriffe.

## Literatur und Kontaktadressen

**LITERATURNACHWEIS**

1. McCaffery, Margo; Beebe, Alexandra; Latham, Jane: Schmerz. Ein Handbuch für die Pflegepraxis. Ullstein Mosby Verlag, Berlin, Wiesbaden, 1997.
2. Panke-Kochinke, Birgit: Die Geschichte der Pflege (1679–2000). Mabuse Verlag, Frankfurt am Main, 2003.
3. Menche, Nicole (Hrsg.): Pflege heute. Elsevier Verlag, München, 2010.
4. Bausewein, Claudia; Roller, Susanne; Voltz, Raymond: Leitfaden Palliativmedizin – Palliative Care. Elsevier Verlag, München, 2007.
5. Altenpflege konkret – Pflegetheorie und -praxis. Elsevier Verlag, München, 2013.
6. Koch-Straube, Ursula: Beratung in der Pflege. Hans Huber Verlag, Bern, 2001.
7. Bundesministerium der Justiz/Bundesanzeiger Drucksache 593/09: Drittes Gesetz zur Änderung des Betreuungsrechts. 1. September 2009.
8. Deutsches Ärzteblatt 107, Heft 18 (7.5.2010), S. A877–A882: Empfehlungen der Bundesärztekammer und der Zentralen Ethikkommission bei der Bundesärztekammer zum Umgang mit Vorsorgevollmacht und Patientenverfügung in der ärztlichen Praxis.
9. Bundeszentrale für gesundheitliche Aufklärung: Transplantationsgesetz – Aktuelles: www.organspende-info.de

**KONTAKTADRESSEN**

- Deutsche Schmerzliga e. V.: www.schmerzliga.de
- Deutsches Netzwerk für Qualitätssicherung in der Pflege (*DNQP*): www.dnqp.de
- Deutsche Gesellschaft für Fachkrankenpflege und Funktionsdienste e. V.: www.dgf-online.de
- Bundeszentrale für gesundheitliche Aufklärung (*BZgA*): www.bzga.de
- Bundesärztekammer: www.bundesaerztekammer.de

# KAPITEL 2

# Wunden und chirurgische Infektionen

| | | |
|---|---|---|
| 2.1 | Definition und Einteilung von Wunden | 31 |
| 2.2 | **Wundheilung und Wundheilungsstörungen** | 33 |
| 2.2.1 | Formen der Wundheilung | 33 |
| 2.2.2 | Physiologie der Wundheilung | 33 |
| 2.2.3 | Wundheilungsstörungen | 34 |
| 2.3 | **Chirurgische Wundversorgung im Krankenhaus** | 36 |
| 2.4 | **Grundlagen der Infektionslehre** | 38 |
| 2.4.1 | Keimgehalt von Wunden | 38 |
| 2.4.2 | Infektionsquellen und Übertragungswege | 39 |
| 2.5 | **Diagnose von Infektionen** | 39 |
| 2.5.1 | Anamnese und körperliche Untersuchung | 39 |
| 2.5.2 | Materialgewinnung und Beurteilung | 40 |
| 2.5.3 | Blutuntersuchungen | 40 |
| 2.6 | **Infektionsverhütende Maßnahmen in der Chirurgie** | 41 |
| 2.6.1 | Asepsis und Antisepsis | 41 |
| 2.6.2 | Nosokomiale Infektionen | 41 |
| 2.6.3 | Infektionsverhütung in der Chirurgie | 41 |
| 2.6.4 | Multiresistente Erreger | 43 |
| 2.7 | **Chirurgische Infektionen** | 44 |
| 2.7.1 | Überblick | 44 |
| 2.7.2 | Behandlung bakterieller Infektionen | 44 |
| 2.7.3 | Furunkel und Karbunkel | 45 |
| 2.7.4 | Abszess | 45 |
| 2.7.5 | Panaritium | 46 |
| 2.7.6 | (Akute) Lymphangitis und Lymphadenitis | 47 |
| 2.7.7 | Empyem | 47 |
| 2.7.8 | Erysipel | 47 |
| 2.7.9 | Phlegmone | 48 |
| 2.7.10 | Nekrotisierende Fasziitis | 48 |
| 2.7.11 | Pflege bei lokalen chirurgischen Infektionen | 49 |
| 2.7.12 | Tetanus | 49 |
| 2.7.13 | Gasbrand | 51 |
| 2.7.14 | Milzbrand | 52 |
| 2.8 | **Virus- und Pilzinfektionen** | 52 |
| 2.8.1 | Tollwut | 52 |
| 2.8.2 | Pilzinfektionen | 53 |
| 2.9 | **Chronische Wunden** | 54 |
| 2.9.1 | Dekubitus | 54 |
| 2.9.2 | Ulcus cruris venosum | 55 |
| 2.9.3 | Ulcus cruris arteriosum | 55 |
| 2.9.4 | Diabetisches Fußsyndrom | 56 |
| 2.9.5 | Prinzipien der Wundbehandlung bei chronischen Wunden | 57 |
| 2.9.6 | Anforderung an moderne Wundbehandlungen/Wundauflagen | 58 |
| 2.9.7 | Wundbehandlungsmittel und Wundauflagen | 58 |
| 2.9.8 | Phasengerechte Wundbehandlung | 58 |
| | Literatur und Kontaktadressen | 66 |

## 2.1 Definition und Einteilung von Wunden

> **Wunde** (*Vulnus*, offene Weichteilverletzung): Trennung bzw. Zerstörung eines Gewebezusammenhangs an der äußeren oder inneren Körperoberfläche durch Gewalteinwirkung von außen. Hierbei kann es zu einem mehr oder minder ausgeprägten Gewebeverlust mit entsprechender Funktionseinschränkung kommen (➤ Tab. 2.1).

Entstehung von Wunden

### Mechanische Wunden

**Mechanische Wunden** sind bedingt durch Gewalteinwirkungen wie Druck, Schlag oder Zug. Einen Überblick über die verschiedenen mechanischen Wunden gibt ➤ Tab. 2.1.

**Tab. 2.1** Mechanische Wunden und ihre Nomenklatur. Die Wundarten können auch kombiniert auftreten, etwa als Riss-Quetschwunde, z. B. bei Verletzungen mit einer Kreissäge. [L190]

| Bezeichnung | Aussehen der Wunde | Kurzcharakterisierung |
|---|---|---|
| Platzwunde | | Durch starken Druck oder Schlag bedingtes Aufplatzen der Haut. Meist oberflächliche Wunde mit ausgerissenen Wundrändern und Prellung benachbarter Gewebe. |
| Schnittwunde (1) | | Durch scharfe Instrumente entstandene, unterschiedlich tiefe Wunde mit glatten Rändern. |
| Quetschwunde (2) | | Wundentstehung ähnlich wie bei der Platzwunde, jedoch oft Zerstörung tieferer Gewebeschichten mit Bildung tiefer Wundtaschen. |
| Risswunde (3) | | Durch scharfe/spitze Instrumente (z. B. Nägel) bedingte Wunde mit unregelmäßigen, zerfetzten Wundrändern (Haut ist zerrissen und nicht zerschnitten). |
| Stichwunde (4) | | Durch spitze Instrumente verursachte Wunde mit oft nur kleiner äußerer Verletzung aber tiefem Stichkanal. Sonderform **Insektenstichwunde**: Wunde mit kleinem Stichkanal (ggf. steckt der Stachel noch in der Wunde) sowie entzündlicher Umgebungsreaktion. |
| Ablederungswunde (Decollement) (5) | | Durch Scherkräfte hervorgerufene, meist großflächige Wunde mit Ablösung oberflächlicher von tiefen Hautschichten bzw. der Haut von tiefer liegenden Weichteilen. Sonderform **Skalpierungsverletzung**: Ablederung der Kopfhaut vom Periost der Schädelkalotte. |
| Schürfwunde (6) | | Oberflächliche Wunde mit Zerstörung nur der oberen Hautschichten (*Epidermis*) bis zur Lederhaut (*Korium*). Durch Eröffnung der Blutgefäße in der Lederhaut punktförmige Blutungen. |
| Kratzwunde (7) | | In der Regel durch Tierkrallen verursachte, oberflächliche Risswunde. |
| Schusswunde (8) | | Durch einen Schuss entstandene Wunde mit oft erheblicher Gewebezerstörung. Differenzierung zwischen **Streifschuss** (Körper wird von der Kugel tangential gestreift, es entsteht eine rinnenförmige Wunde), **Steckschuss** (Eindringen der Kugel in den Körper und Verbleiben der Kugel im Gewebe) und **Durchschuss** (Kugel durchdringt den Körper, Austrittsöffnung meist erheblich größer als Eintrittsöffnung). |
| Pfählungsverletzung (9) | | Durch Einstoßen pfahlartiger Gegenstände verursachte Wunde. Oft sehr tief und mit erheblicher Gewebezerstörung einhergehend. |
| Bisswunde (10) | | Durch einen Tier- oder Menschenbiss bedingte Wunde mit unregelmäßigen, zerfetzten Wundrändern und unterschiedlich starker Gewebequetschung um und unter dem Biss. |

## Thermische Wunden

*Verbrennungen und Verbrühung* ➤ 3.3.5
*Erfrierungen* ➤ 3.3.7
*Stromunfall* ➤ 3.3.6

**Thermische Wunden** entstehen durch Einwirkung extremer Temperaturen. Unterschieden werden **Verbrennungen** (bedingt vor allem durch offene Flammen oder heiße Gegenstände), **Verbrühungen** (verursacht durch heiße Flüssigkeiten oder Dämpfe), **Erfrierungen** (durch Kälte verursachte umschriebene Gewebeschäden) und Stromunfälle (durch elektrischen Strom, der durch den Körper fließt).

## Chemische Wunden

Bei **chemischen Wunden** ist der Gewebeschaden durch Chemikalien bedingt, allen voran Säuren und Laugen, die zu **Verätzungen** führen (➤ 3.3.4).

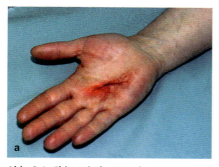 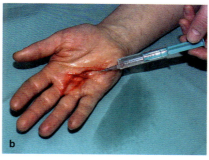 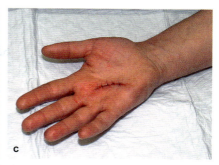

**Abb. 2.1 Chirurgische Wundversorgung mit Primärnaht** [T159]. Dieser Patient hat sich eine oberflächliche Schnittverletzung der Handinnenfläche zugezogen **(a)**. Nachdem der Chirurg Durchblutung, Motorik und Sensibilität der Hand (*DMS-Kontrolle*, ➤ 7.5.2) überprüft und Begleitverletzungen ausgeschlossen hat, setzt er die Lokalanästhesie **(b)**. Sobald diese wirkt, spült er die Wunde unter sterilen Kautelen gründlich aus und verschließt sie anschließend mittels Primärnaht **(c)**.

### Strahlenbedingte Wunden

**Strahlenbedingte Wunden** (*aktinische Wunden*) sind Folgen ionisierender Strahlung (z. B. im Rahmen eines Unfalls in Bestrahlungseinrichtungen) oder radioaktiver Substanzen (etwa bei einem nuklearen Unfall). Auch zu starke Einwirkung von UV-Strahlen kann eine aktinische Wunde verursachen. [1]

## 2.2 Wundheilung und Wundheilungsstörungen

> **Wundheilung:** Physiologische Vorgänge zum Verschluss einer Wunde und zur Regeneration des zerstörten umgebenden Gewebes.

### 2.2.1 Formen der Wundheilung

#### Primäre Wundheilung

> **Primäre Wundheilung** (*Sanatio per primam [intentionem]*, kurz *p. p.*): Rasche Wundheilung unter geringer Narbenbildung und weitgehender Wiederherstellung der normalen Strukturen. Voraussetzung sind aneinander liegende Wundränder.

Die **primäre Wundheilung** (➤ Abb. 2.2) ist der Normalfall bei gut durchbluteten, keimfreien oder keimarmen Wunden mit glatten, sauberen Wundrändern, die nahezu lückenlos aneinander liegen (z. B. die meisten Operationswunden oder sofort chirurgisch versorgte, saubere Schnittwunden ➤ 2, ➤ 3, ➤ Abb. 2.3).

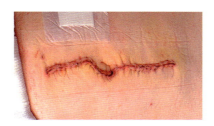

**Abb. 2.2** Primäre Wundheilung periumbilical. [K183]

#### Sekundäre Wundheilung

> **Sekundäre Wundheilung** (*Sanatio per secundam [intentionem]*, kurz *p. s.*): Verzögerte Wundheilung unter ausgedehnter Narbenbildung bei auseinander klaffenden Wundrändern oder bakteriell kontaminierten Wunden.

Wunden mit klaffenden Wundrändern, großem Gewebeverlust oder mit hohem Risiko einer bakteriellen Besiedelung – dazu gehören auch primär „saubere" Wunden, die nicht innerhalb der ersten 6–8 Std. chirurgisch versorgt worden sind – werden wegen der Gefahr einer Infektion in der Tiefe der Wunde nicht primär verschlossen, sondern bleiben offen. Bei diesen Wunden kommt es zur **sekundären Wundheilung**, bei der die Heilung vom tiefsten Punkt der Wunde aus einsetzt (➤ Abb. 2.4).

Die Phasen der sekundären Wundheilung entsprechen denen der primären Wundheilung. Die Entzündungsreaktion ist jedoch stärker, es bildet sich mehr Granulationsgewebe und es kann mehrere Wochen dauern, bis der Defekt von unten vollständig granuliert und epithelisiert ist. Die entstehende Narbe ist meist breit.

### 2.2.2 Physiologie der Wundheilung

Die primäre Wundheilung dauert ungefähr drei Wochen. Ihr Verlauf gliedert sich in drei Phasen, die ineinander übergehen. Die sekundäre Wundheilung verläuft in den gleichen Phasen, die aber wesentlich länger dauern. Große Wunden können auch alle drei Phasen gleichzeitig aufweisen.

#### Exsudationsphase (Reinigungsphase, 1.–4. Tag)

**Blutstillung.** Durch die Verletzung werden vasoaktive Substanzen frei, die eine Verengung der Gefäße (*Vasokonstriktion*) bedingen. Damit versucht der Körper, den Blutverlust so gering wie möglich zu halten. Gleichzeitig ballen sich die Thrombozyten zusammen (*Thrombozytenaggregation*). Der Thrombozytenpfropf bringt die Blutung provisorisch zum Stehen (*Blutstillung, Hämostase*).

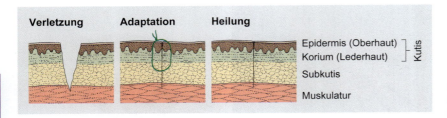

**Abb. 2.3** Primäre Wundheilung nach zügig versorgter Schnittwunde. Es kommt nur zu einer geringen Narbenbildung. [L190]

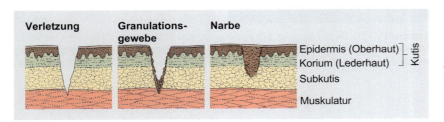

**Abb. 2.4** Bei der sekundären Wundheilung geschieht der Wundverschluss durch die Bildung von Granulationsgewebe, das den Defekt nach und nach auffüllt. Die Wundheilung dauert deutlich länger, die entstehende Narbe ist breiter. [L190]

**Blutgerinnung.** Durch die Gewebe- und Gefäßverletzung werden die beiden Gerinnungssysteme (*endogen, exogen*) aktiviert, an deren Ende die Bildung von Fibrin steht. Das Fibrin verstärkt und stabilisiert den Thrombozytenpfropf. Beide Vorgänge führen innerhalb von ca. 10 Min. dazu, dass die Wunde nicht mehr blutet und vor weiterer Keimbesiedelung geschützt ist.

**Entzündungsreaktion.** Durch die Ausschüttung von Entzündungsmediatoren (z. B. Prostaglandine, Histamin) kommt es zur Erweiterung der umliegenden Blutgefäße (*Vasodilatation*) und zur Erhöhung der Gefäßpermeabilität. Dadurch wird die Einwanderung von Leukozyten, v. a. Granulozyten und Makrophagen, gefördert. Diese sind für die Infektabwehr und die Reinigung der Wunde durch Phagozytose verantwortlich. Äußerlich sichtbar werden diese Vorgänge durch Rötung und Wärmebildung. Der vermehrte Austritt von Flüssigkeit ins Interstitium zeigt sich als Schwellung (*Wundödem*), die zu Schmerzen und Schonhaltung (*Functio laesa*) führen kann. Die Wunde gibt viel Exsudat ab.

Am Ende der Reinigungsphase ist die Wunde sauber und die Entzündungszeichen sind rückläufig.

### Proliferationsphase (Granulationsphase, 5.–10. Tag)

- **Gefäßneubildung.** Ausgelöst durch Wachstumsfaktoren beginnt ab dem 4. Tag die Neubildung von Kapillaren. Sie geht von den intakten Blutgefäßen am Wundrand aus. Nach und nach durchsprossen sie die gesamte Wunde
- **Bildung von Granulationsgewebe.** Zur gleichen Zeit bilden die Fibroblasten die Bindegewebsgrundsubstanz und kollagene Fasern. Beides füllt nach und nach die Wunde vom Grund her auf. Spezielle Fibroblasten, die Myofibroblasten, sind in der Lage, durch Zusammenziehen die Wundfläche zu verkleinern.
- **Fibrinolyse.** Gleichzeitig sorgen spezielle Substanzen (Plasmin, Antithrombin 3) im Blut dafür, dass der Fibrinpfropf nach und nach aufgelöst wird.

Die Wunde ist gut durchblutet, die Wundfläche verkleinert sich zunehmend.

> **VORSICHT**
> Das rote Granulationsgewebe darf nicht mit einer Infektion verwechselt werden.

### Reparationsphase (Epithelisierungsphase, 11.–21. Tag)

Im weiteren Verlauf wird das neu gebildete Bindegewebe immer wasserärmer, zellärmer und faserreicher. Ab dem 12. Tag ist eine Narbe entstanden, die so belastbar und reißfest ist, dass Fäden oder Klammern entfernt werden können. Bis eine Narbe aber ihre maximale Belastbarkeit erreicht hat, vergehen mindestens drei Monate.

**Epithelisierung.** Der endgültige Verschluss der Wunde durch Epidermis bildet den Abschluss der Wundheilung. Bei sekundär heilenden Wunden muss zum Teil viel Epithelgewebe gebildet werden. Die Epithelisierung geht vom Wundrand aus. Durch Mitose entstehen neue Epithelzellen, die sich nach und nach über die Wunde schieben. Voraussetzung dafür ist ein idealfeuchtes Granulationsgewebe und ein intakter Wundrand. [3]

## 2.2.3 Wundheilungsstörungen

Der menschliche Organismus ist grundsätzlich in der Lage, Wunden aus eigener Kraft zu heilen. Diese Fähigkeit unterliegt jedoch großen individuellen Schwankungen, denn es gibt viele innere und äußere Störfaktoren.

### Allgemeine Störfaktoren

Die allgemeinen (*systemischen*) Störfaktoren ergeben sich aus der individuellen Gesamtverfassung des Menschen. Ihre Relevanz für die Wundheilung ist sehr unterschiedlich und manche Störfaktoren können sogar selbst Auslöser für Wunden sein, z. B. Diabetes mellitus.

- **Alter des Wundpatienten.** Mit zunehmendem Alter vollziehen Stoffwechsel- und Zellaktivitäten sich langsamer. Das bedeutet, Wunden heilen im Alter langsamer und das qualitative Ergebnis der Wundheilung kann schlechter sein. Außerdem findet man im höheren Alter häufiger Multimorbidität, eine reduzierte Immunsituation, Mangelernährung, Flüssigkeitsdefizite und Stoffwechselerkrankungen
- **Ernährungsstatus.** Sowohl bei adipösen Menschen als auch bei fehlernährten und ausgezehrten Menschen, z. B. Kachexie durch Tumorerkrankung, heilen Wunden deutlich langsamer und es kommt häufiger zu Wundinfektionen und Dehiszenzen (*Auseinanderweichen der Wundränder*). V. a. Eiweiß-, Vitamin C- und -A-Mangel verzögern die Wundheilung (➤ 2.2)
- **Immunstatus.** In der Reinigungsphase spielen immunologische Prozesse eine wichtige Rolle. Entsprechend führt eine Immunschwäche, z. B. durch Alter, Mangelernährung, chronische Erkrankungen, Tumorerkrankung und -behandlung, Glukokortikoidtherapie, fast immer zu einer Wundheilungsstörung
- **Grunderkrankungen.** Krankheiten mit hemmendem Einfluss auf die Wundheilung sind v. a. solche, die das Immunsystem des Wundpatienten beeinträchtigen, z. B. Tumoren, Autoimmunerkrankungen, Infektionen. Mit einer verzögerten bzw. gestörten Wundheilung muss aber auch bei Bindegewebserkrankungen (z. B. aus dem rheumatischen Formenkreis), Stoffwechselerkrankungen (z. B. Diabetes mellitus) und Gefäßerkrankungen (z. B. peripherer arterieller Verschlusskrankheit, chronisch venöser Insuffizienz) gerechnet werden
- **Lokale oder systemische Durchblutungsstörungen.** Blut- und Flüssigkeitsverluste, Schock und niedriger Blutdruck führen zu Störungen der Makro- und Mikrozirkulation. Wird eine Wunde nicht ausreichend mit Sauerstoff, Nährstoffen und Immunzellen versorgt und der Abtransport von Stoffwechselendprodukten behindert, dann hat das negative Auswirkungen auf die Wundheilung. Eine pAVK, chronisch venöse Insuffizienz und Druck im Wundgebiet, z. B. durch einen zu engen Verband, führen zu einer lokalen Durchblutungsstörung
- **Medikamente.** Neben anderen Arzneimitteln hemmen Immunsuppressiva, Zytostatika, Antiphlogistika, Glukokortikoide und Antikoagulanzien sowohl Blutgerinnung, als auch Entzündungsprozesse und Granulation. Sie führen zu einer Behinderung der Wundheilung sowie zu einer herabgesetzten Reißfestigkeit des Narbengewebes
- **Psychosoziale Situation und Compliance.** Chronische Wunden erfordern, dass der Wundpatient aktiv an der Wundbehandlung mitarbeitet, z. B. indem er regelmäßig Kompressionsstrümpfe oder Spezialschuhe trägt, die Wunde durch Ruhigstellung entlastet oder seine Ernährung den Erfordernissen anpasst. Je besser er und seine Angehörigen beraten und geschult sind, um so eher werden sie aktiv sein können. Besonders problematisch sind Wundpatienten, die sich nicht an die ärztlichen und pflegerischen Anordnungen halten können (z. B. demenzkranke Menschen) oder wollen.

Lokale Störfaktoren

- **Keimbesiedelung der Wunde, Fremdkörper.** Jeder Nachweis von pathogenen Keimen muss als Störfaktor der Wundheilung angesehen werden, auch wenn (noch) keine Entzündungszeichen vorliegen. Wenn eine vermeintlich saubere Wunde trotz optimaler Behandlung nicht heilt, ist häufig der **Biofilm** verantwortlich. Viele Bakterien haben die Fähigkeit, spezielle Proteine („*bakterieller Schleim*") zu bilden, mit denen sie sich umhüllen. Darunter sind die Bakterien „maskiert" und werden von der körpereigenen Abwehr nicht erkannt. Die Gefahr ist groß, dass sich die Bakterien dann unbemerkt vermehren. Aus einer Kolonisation wird so schnell eine Infektion (➤ Abb. 2.5, ➤ Abb. 2.6).
- **Nekrosen, Wundtaschen, Hämatome, Serome**
  - Unter **Nekrosen** können sich sehr gut Bakterien einnisten und vermehren v. a. auch Anaerobier. Sie werden durch Desinfektionsmaßnahmen kaum erreicht. Dasselbe gilt für Wundtaschen und Fisteln
  - **Hämatome** entstehen durch Blutungen in der Wunde. Die Wundregion schwillt an und spannt, der Betroffene klagt über Schmerzen. Die Sauerstoffversorgung und der Abtransport von Stoffwechselprodukten sind behindert. Hämatome können sich leicht entzünden und auch eine Wunddehiszenz verursachen. Kleine Hämatome werden gekühlt, große müssen unter Umständen operativ ausgeräumt werden
  - **Serome** sind Ansammlungen von serösem Exsudat in Wundhöhlen. Sie entstehen z. B. durch Fremdkörper, Spannungszustände oder unterschwellige Nekrosen, aber auch durch Lymphabflussbehinderung oder Eiweißmangelzustände. Serome stellen ein günstiges Milieu zur Keimvermehrung dar, wenn das Sekret nicht abfließen kann, z. B. aus Wundtaschen

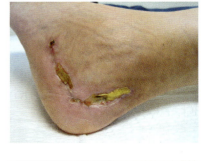

**Abb. 2.5** Die Infektion einer zunächst primär verschlossenen Wunde führt zu einer sekundären Wundheilung. [E470]

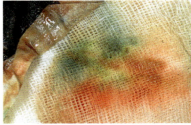

**Abb. 2.6** Typisch für die Pseudomonas-Infektion ist der blau-grüne, süßlich riechende Eiter. [F452–2]

- **Spannung zwischen den Wundrändern/kontusionierte Wundränder.** Eingerissene und zerfetzte Wundränder sind meist nicht ausreichend durchblutet. Solche Gewebebezirke stellen immer einen Nährboden für Bakterien dar
- **Unzureichende Ruhigstellung der Wunde.** Jede Wunde braucht Ruhe, auch wenn sie primär heilt. Fehlende Ruhigstellung oder zu frühe Belastung führen dazu, dass Druck und Spannung auf die Wunde kommt. Die Gefahr einer Wunddehiszenz droht (➤ Abb. 2.7). Die empfindlichen Kapillaren reißen und die Wundheilung wird behindert
- **Auskühlung der Wunde.** Auskühlung führt zu einer Verlangsamung des Stoffwechsels und der Aktivität aller Zellen. Ein moderner Verband muss eine möglichst hohe und gleichmäßige Temperatur in der Wunde gewährleisten. Eine Studie hat bewiesen, dass eine Wunde nach einem Verbandswechsel im Durchschnitt 40 Min. braucht, um zu ihrer ursprünglichen Temperatur zurückzukehren. Es dauert dann weitere 3 Std., bis sich in der Wunde histologisch wieder Mitose- und Phagozytoseabläufe beobachten lassen. Auch aus diesem Grund sollen Verbandswechsel möglichst selten durchgeführt werden
- **Unangemessene Wundbehandlung, fehlende ursächliche Behandlung, ungenügende Hygiene und traumatische Verbandswechsel.** Diese Faktoren behindern die Wundheilung. Im schlimmsten Fall verschlechtert sich unter ihrem Einfluss die Wundsituation. Problematisch sind auch traumatisierende Verbandswechsel, z. B. wenn die Wundauflage mit der Wunde verklebt ist oder grobe mechanische Manipulationen bei der Reinigung stattfinden. Mit Beginn der Granulation unterlassen Pflegende alles, was die empfindlichen Granulationszellen und Kapillaren verletzt oder zerstört. [3]

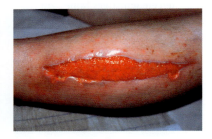

**Abb. 2.7** Dehiszenz einer Operationswunde am Unterschenkel. Die Wunde heilt sekundär. [R234–002]

## 2.3 Chirurgische Wundversorgung im Krankenhaus

### Anamnese und Untersuchung

Im Krankenhaus erhebt der Chirurg zunächst eine Kurzanamnese und erfragt den Unfallhergang, um den Verschmutzungsgrad der Wunde, die Verletzungstiefe und mögliche Begleitverletzungen abschätzen zu können. Bei der Versorgung von Wunden muss immer an den Tetanusschutz gedacht werden. Reicht dieser nicht mehr aus, ordnet der Arzt eine aktive oder eine aktive und passive Impfung an. Des Weiteren fragen Pflegende nach bestehenden Allergien bzw. Unverträglichkeiten, wobei Medikamentenallergien bzw. -unverträglichkeiten zunächst die wichtigsten sind und über die folgende Medikamentengabe entscheiden können (z. B. Antibiotika-, Novalgin®-, Tramal®-, Lokalanästhetikaunverträglichkeit).

Bei Verdacht auf eine Begleitverletzung sollten Pflegende den Patienten komplett entkleiden. Nur durch eine Inspektion des gesamten Körpers lassen sich alle Verletzungen erfassen und die tatsächliche Gefährdung des Patienten beurteilen. Die Prüfung der Motorik und Sensibilität distal der Verletzung ist wichtig, um Gefäß-, Nerven- oder Sehnenverletzungen auszuschließen. Ein bereits angelegter Verband darf nur mit Handschuhen entfernt werden. Sollte eine Untersuchung länger dauern, z. B. wenn der Verdacht auf schwerwiegende Begleitverletzungen besteht, ist eine offene Wunde mit einem sterilen Verband zu versorgen.

### Vorbereitung der chirurgischen Wundversorgung

Die Pflegenden richten, abhängig von der vorgefundenen Wundsituation, die Materialien für die Wundversorgung.
- Für die Lokalanästhesie: Lokalanästhetikum, Spritze, Kanülen (zum Aufziehen und zur Verabreichung), sterile Tupfer/Kompressen
- Schleimhautdesinfektionsmittel zum Aufsprühen oder Abwischen
- Händedesinfektionsmittel
- Plastikschürze, ggf. sterilen Kittel, Mundschutz, Kopfhaube
- Sterile Handschuhe
- Abwurf
- Wasserdichte Unterlage
- Sterile Abdecktücher mit und ohne Schlitz, ggf. Tuchklemmen
- Sterile Instrumente: z. B. anatomische und chirurgische Pinzetten, Klemmen, Scheren, Skalpelle, scharfe Löffel, Nadelhalter
- Sterile Kompressen und Tupfer in ausreichender Menge
- Für die Spülung: sterile Spritzen, Knopfkanülen, Ringer-Lösung
- Zur Wundbehandlung nach Arztanordnung: z. B. Silikon-Kurzdrainage oder Penrose-Laschendrainage, Betaisodona®-Salbe, silberhaltige Wundauflage, Kalziumalginat
- Für den Wundverschluss: Klammergerät, Nahtmaterial, Klammerpflaster (z. B. Steristrip®), Gewebekleber (z. B. Histoacryl®)
- Für die Wundabdeckung: z. B. Wundschnellverband, Mullkompressen, Saugkompressen, Netzpflaster, Schlauchverband oder elastische Binden, Hydrokolloidverband, Polyurethan-Folie.

### Instrumente zur chirurgischen Wundversorgung

➤ Tab. 2.2 gibt einen Überblick über die wichtigsten Instrumente zur chirurgischen Wundversorgung und ihre Funktionen.

Um das rasche Zusammenstellen der Instrumente zur Wundversorgung zu vereinfachen, verwenden viele Klinikambulanzen Wundversorgungssets (*Wundsiebe*), in denen die Instrumente für Standard-Wundversorgungen steril eingepackt

## 2.3 Chirurgische Wundversorgung im Krankenhaus

**Tab. 2.2** Instrumente zur chirurgischen Wundversorgung und ihr jeweiliger Verwendungszweck. [V122]

| Instrument | Verwendungszweck |
|---|---|
| Anatomische Pinzette | Präparieren von Weichteilen, Anreichen von Material, z. B. Kompressen |
| Chirurgische Pinzette | Halten der Wundränder, z. B. während der Hautnaht |
| Cooperschere | Schneiden von Hilfsmitteln, z. B. Fäden |
| Kornzange | Fassen grober Gegenstände, z. B. Kompressen oder Drainagen |
| Nadelhalter | Halten und Führen der Nadel |
| Péanklemme, Kocherklemme | Fassen von Gewebeteilen oder Fremdkörpern |
| Scharfer Löffel | Abtragen von Nekrosen |
| Skalpellgriff und -klingen | Klinge Nr. 11 für Stichinzisionen. Klinge Nr. 12 zur Wundrandexzision |

sind. Meist gibt es Sets für die *kleine* und *große Wundversorgung* sowie spezielle Sets, z. B. für die Sehnennaht.

### Vorbereitung des Patienten

Der Arzt informiert den Patienten über die bevorstehende Maßnahme und fragt ihn nach Allergien, insbesondere gegen Pflaster oder Jod (ist in vielen Desinfektionsmitteln oder Salbenkompressen enthalten). Die Pflegenden entfernen Kleidungs- und Schmuckstücke aus der Umgebung der Wunde und sorgen für eine sichere Aufbewahrung der Gegenstände. Danach führen Arzt und Pflegende eine hygienische Händedesinfektion (➤ 4.2.3) durch, ziehen Schutzhandschuhe an und lagern die verletzte Körperregion auf eine wasserdichte Unterlage. Einen evtl. vorhandenen Erstverband nehmen sie erst unmittelbar vor der Wundversorgung ab, um die Wunde nicht unnötig lange den Keimen der Raumluft auszusetzen.

### Durchführung der chirurgischen Wundversorgung

Zunächst wird die Wunde sorgfältig inspiziert und desinfiziert, um über das weitere therapeutische Vorgehen entscheiden zu können. Die Parameter Größe, Verschmutzungsgrad und Beschaffenheit (z. B. glatte oder kontusionierte Wundränder) bestimmen die weitere Versorgung der Wunde (➤ Abb. 2.8, ➤ Abb. 2.9). Kleine, glatt begrenzte Wunden ohne Spannung können mit einem topischen Hautkleber (z. B. Dermabond®) geklebt oder mit einem Klammerpflaster (z. B. Steristrip®) versorgt werden. Besonders Kinder profitieren von dieser schmerzfreien Wundbehandlung.

Bei größeren Wunden mit klaffenden Wundrändern erfolgt zunächst die örtliche Betäubung mittels Lokalanästhesie.

Sind die Wundränder glatt, kann die Wunde anschließend unter sterilen Bedingungen verschlossen werden (➤ Abb. 2.1, ➤ Abb. 2.2, ➤ Abb. 2.3).

Bei größeren bzw. verschmutzten Wunden ist eine ausgiebige Wundsäuberung erforderlich. Sie erfolgt mittels einer Knopfkanüle und einem Desinfektionsmittel. Zudem sollte die Wunde bei kontusionierten (*gequetschten*) Wundrändern ausgeschnitten werden, um abgestorbenes Gewebe zu entfernen und glatte, saubere Wundränder zu erhalten (*Wundexzision nach Friedrich*, ➤ Abb. 2.8). Nach Abschluss der Naht wird gegebenenfalls ein Antiseptikum (Betaisodona®) auf die Wunde appliziert, bevor der sterile Verband angelegt wird.

> **VORSICHT**
> Bei Platzwunden im Bereich der Augenbrauen nicht rasieren, da Augenbrauen sehr schlecht nachwachsen.

### Nachsorge

*Umgang mit Drainagen* ➤ 4.5.14
*Durchführung des aseptischen und septischen Verbandswechsels* ➤ 2.6.3

Nach komplikationsloser primärer Wundnaht reichen Wundkontrollen am 2. und 7. postoperativen Tag aus. Der Patient soll die verletzte Region schonen und sich bei lokalen Beschwerden (z. B. Anschwellen der Wundumgebung, Schmerzen, Pochen oder Rötung) in der Ambulanz bzw. beim (niedergelassenen) Chirurgen melden.

Wann der Arzt die Fäden entfernt, hängt von der betroffenen Körperregion ab:
- Gesicht und Hals: 5. postoperativer Tag
- Thorax und Abdomen: zwischen dem 8. und 10. postoperativen Tag
- Extremitäten: zwischen dem 10. und 14. postoperativen Tag
- Bei Kindern grundsätzlich etwas früher
- Bei Älteren und bei hoher Wundspannung eher später.

# 2 Wunden und chirurgische Infektionen

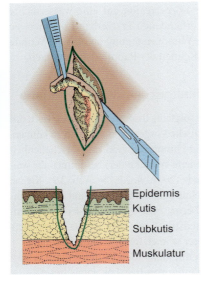

**Abb. 2.8** Bei der Friedrich-Wundexzision schneidet der Arzt die gequetschten Wundränder ca. 1–2 mm im nicht verletzten, gut durchbluteten Gewebe aus. Danach kann die Wunde fast immer primär verschlossen werden. Tiefe Wunden müssen manchmal bis zur Muskulatur ausgeschnitten werden. [L190]

Bei offen versorgten Wunden ist alle ein bis zwei Tage ein Verbandswechsel erforderlich. Davon ausgenommen sind Wunden, die mit industriell gefertigten Wundauflagen, z. B. Hydrokolloidverbänden (➤ Abb. 2.35), versorgt worden sind. Letztere werden erst dann gewechselt, wenn sich unter dem Verband Blasen gebildet haben. Bei Verwendung solcher Wundauflagen beachten Pflegende die Anwendungshinweise der Packungsbeilage, um Fehler und unbefriedigende Ergebnisse zu vermeiden.

## 2.4 Grundlagen der Infektionslehre

**Infektion:** Übertragung, Haften bleiben, Eindringen *und* Vermehrung von Mikroorganismen im menschlichen Körper.
**Infektionskrankheit** (*Infekt*): Systemische oder lokale Krankheitssymptome, die durch die Auseinandersetzung des Körpers mit Mikroorganismen verursacht werden.
**Pathogenität:** Fähigkeit von Mikroorganismen, im Körper eine Erkrankung hervorzurufen.
**Resistenz** (*Widerstandskraft*): In der Mikrobiologie absoluter oder relativer Schutz eines Organismus vor der krankmachenden Wirkung von Mikroorganismen oder Giften. Bezogen auf Mikroorganismen auch Unempfindlichkeit gegen die antimikrobielle Kraft von Antibiotika oder Chemotherapeutika.
**Chirurgische Infektion:** Infektionskrankheit, die einer operativen Therapie bedarf oder Folge einer chirurgischen Maßnahme ist.

### 2.4.1 Keimgehalt von Wunden

Bei chirurgischen Infektionen und Wundinfektionen sind Bakterien die bedeutendsten Krankheitserreger. Selten sind chirurgische Infektionen durch Viren, Pilze, Protozoen, Würmer oder Insekten verursacht.

### Aseptische Wunden

Wunden, die als keimfrei gelten, da sie durch aseptische Eingriffe entstanden sind. Diese Wunden weisen keine Entzündungszeichen auf. Die meisten Operationswunden sind (zumindest unmittelbar nach der Entstehung) **aseptische Wunden,** ebenso die Einstichstellen von peripheren und zentralen Venenverweilkanülen.

### Bedingt aseptische Wunden

Wunden, die aseptisch entstanden sind, aber durch ihre Lokalisation einer höheren Infektionsgefahr unterliegen. Diese Wunden weisen keine Entzündungszeichen auf. Beispiele für **bedingt aseptische Wunden** sind Operationen an Magen, Darm sowie im Mund.

### Kontaminierte Wunden

Wunden, bei denen von einer Keimbesiedelung ausgegangen werden muss. Sie weisen keine Entzündungszeichen auf. Typische Beispiele für **kontaminierte Wunden** sind alle unfallbedingten Haut- und Weichteilverletzungen, offen behandelte Verletzungswunden, Enterostoma, Tracheostoma, sekundär heilende Wunden wie Dekubiti oder Verbrennungen.

### Infizierte (septische) Wunden

Wunden, deren Keimbesiedelung so hoch ist (bzw. die mit derart pathogenen Keimen besiedelt sind), dass sie sich entzündet haben. Sie weisen die **klassischen lokalen Entzündungszeichen** auf:
- Rötung (*Rubor*)
- Schwellung (*Tumor*)
- Überwärmung (*Calor*)
- Schmerzen (*Dolor*)
- Funktionseinschränkung (*Functio laesa*).

Zusätzliche Symptome sind Eiter, auffälliger Geruch, viel Wundexsudat, Beläge und abgestorbenes Gewebe, geschwollene regionäre Lymphknoten, erhöhte Körpertemperatur, erhöhte Entzündungsparameter im Blut.

Beispiele für infizierte Wunden sind eröffnete Abszesshöhlen, Bisswunden und entzündete Operationswunden.

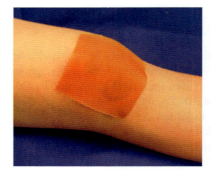

**Abb. 2.9** Der Inadine®-Salbengazeverband eignet sich für die Versorgung oberflächlicher kontaminierter und infektionsgefährdeter Wunden. Die Gaze enthält das Antiseptikum PVP-Jod und wirkt gegen Bakterien, Viren, Pilze und Sporen. [O416]

## 2.4.2 Infektionsquellen und Übertragungswege

Die Entstehung einer chirurgischen Infektion oder einer Wundinfektion ist von vier Faktoren abhängig, die auch als **Infektionskette** bezeichnet werden.

### Infektionsquellen

**Infektionsquellen** sind Orte, an denen Mikroorganismen leben und von denen aus sie sich verbreiten. Man unterscheidet:
- Exogene Infektionsquellen, z. B. Menschen, Tiere, Nahrungsmittel, Wasser, Luft, Boden, Kleidung, Gegenstände
- Endogene Infektionsquellen, bei denen körpereigene Mikroorganismen eine Infektion hervorrufen können, wenn
  - Sich eine Art stark vermehrt und dadurch pathogen wird
  - Mikroorganismen von einer Körperregion in eine für sie untypische Region gelangen und dort eine Infektion auslösen.

> In der Klinik spielt die Haut als Infektionsquelle eine besondere Rolle. 20 % aller Erwachsenen (also auch der im Krankenhaus Tätigen) haben ständig Staphylokokken auf ihrer Haut, die sie z. B. durch Berühren einer Wunde an Patienten weitergeben können.

### Übertragungswege

Der **Übertragungsweg** beschreibt den Weg eines Erregers von der Infektionsquelle zum Empfänger.
- Direkte Übertragung durch:
  - Schmierinfektion/Kontaktinfektion, z. B. Hände geben
  - Tröpfchen- oder Staubinfektion, z. B. Anniesen, Anhusten
  - Orale Infektion, z. B. durch Nahrungsmittel, Wasser, Küsse
  - Hämatogene/parenterale Infektion, z. B. über eine Transfusion oder Infusion
  - Sexuelle Infektion durch Körperflüssigkeiten
  - Perkutane Infektion durch Injektion oder Insektenstich
  - Diaplazentar über die Plazenta auf das Ungeborene
  - Iatrogene (durch den Arzt oder Pflegende hervorgerufene) Infektion, z. B. bei Operationen, Untersuchungen, Pflegehandlungen
- Indirekte Übertragung, d. h. Übertragung von Mikroorganismen über ein Zwischenmedium, z. B. Hände der Pflegenden oder der Ärzte, gebrauchte Handtücher, Gegenstände.

### Eintrittspforten

Um eine Infektion auszulösen, müssen Mikroorganismen nicht nur zum Menschen gelangen, sondern über **Eintrittspforten** auch in den Körper eindringen. Physiologische Eintrittspforten sind z. B. Nase, Mund, Harnröhre. Künstlich geschaffene Eintrittspforten sind Injektionsstellen, Ein- bzw. Austrittsstellen von Kathetern, Sonden und Drainagen sowie Operationswunden. Pathologische Eintrittsstellen sind Verletzungen der Haut oder Schleimhaut.

### Empfänger

Nicht jeder Eintritt von Mikroorganismen macht einen Menschen krank. Die Reaktion des Körpers hängt von der Menge und Pathogenität der Erreger, der Abwehrlage des Menschen, seinem Impfschutz und der natürlich erworbenen Immunität ab. Als besonders infektionsgefährdet gelten folgende Patientengruppen:
- Patienten mit chronischen Erkrankungen und Störungen des Immunsystems bzw. bei Einnahme immunsupprimierender Medikamente
- Tumorpatienten
- Alte und multimorbide Patienten
- Patienten nach operativen Eingriffen
- Intensivpatienten
- Patienten mit Verletzungen, Wunden, Sonden, Drainagen und Kathetern. [5]

Zunächst entsteht eine **lokale Infektion** am Ort des Erregereintritts mit den klassischen Entzündungszeichen (*infizierte Wunden* ➤ 2.4.1). Gelangen die Erreger oder deren Toxine über Kapillaren in den Blutkreislauf, kann eine **systemische Infektion** entstehen. Hierdurch kommt es zu einer lebensbedrohlichen Reaktion des Körpers mit Versagen eines oder mehrerer Organsysteme (z. B. Herz/Kreislauf, Niere, Leber, Lunge). Zu den Symptomen dieser als Sepsis bezeichneten schweren Erkrankung gehören ein schweres Krankheitsgefühl, hohes bis sehr hohes Fieber, Schüttelfrost, Tachykardie und massiv erhöhte laborchemische Entzündungszeichen.

Unbehandelt führt die systemische Infektion über den septischen Schock zum Tod durch Kreislaufversagen.

## 2.5 Diagnose von Infektionen

### 2.5.1 Anamnese und körperliche Untersuchung

Eine sorgfältige **Anamnese** mit genauer Beschreibung der aktuellen Beschwerden ist unverzichtbar bei Verdacht auf eine Infektion. In der Anamnese fragt der Chirurg nach:
- Wunden (auch verheilten), die als Eintrittspforte für Erreger gedient haben können
- Tierkontakten, Bissen oder Insektenstichen, da viele Erkrankungen durch Tiere übertragen werden
- Beruflichen Risiken, z. B. haben Menschen in tierverarbeitenden Berufen ein deutlich erhöhtes Milzbrandrisiko (➤ 2.7.14)
- Auslandsreisen
- Hautveränderungen, z. B. Schwellungen oder Hautausschlägen
- Infektionen in der Umgebung des Patienten
- Momentanem Impfschutz.

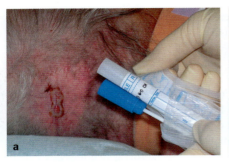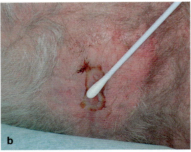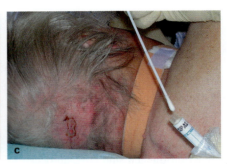

Abb. 2.10 **Wundabstrich.** [M161] **a)** Sterile Verpackung des Watteträgers öffnen und diesen herausnehmen. **b)** Ohne vorherige Wunddesinfektion Sekret mit dem Watteträger aus der Wundmitte entnehmen. **c)** Watteträger in das Nährmedium eintauchen. Röhrchen verschließen, mit Patientendaten, Entnahmedatum und -zeitpunkt versehen ins Labor geben.

Bei der **körperlichen Untersuchung** achtet der Arzt besonders auf:
- Haut und Schleimhäute (z. B. Entzündliche Hautinfiltrate, kleine Wunden, Furunkel)
- Lymphknoten und Lymphbahnen (z. B. Schwellungen, Schmerzen)
- Weichteil- und Gelenkschwellungen.

Bei **systemischen Infektionen** sind Leber und Milz oft vergrößert. Insbesondere in der Frühphase zeigt sich oft noch kein charakteristisches klinisches Bild, das eine eindeutige Diagnose ermöglichen würde. Dann sind labordiagnostische Untersuchungen erforderlich, um den Erreger zu identifizieren.

### 2.5.2 Materialgewinnung und Beurteilung

Besteht der Verdacht einer Wundinfektion, ist es notwendig, so schnell wie möglich den Krankheitserreger nachzuweisen, um dann gezielt medikamentös behandeln zu können.

Erreger in einer Wunde können durch einen **Wundabstrich** und anschließender mikrobiologischer Diagnostik nachgewiesen werden (> Abb. 2.10). Bei einer offenen, infizierten Wunde entnimmt man einen Wundabstrich ohne vorherige Desinfektion. Wird eine Infektion in der Tiefe vermutet, ist vorher die Haut zu desinfizieren. Danach erfolgt eine Punktion unter sterilen Bedingungen. Das Punktat wird in das Abstrichröhrchen gegeben und wie ein Abstrich weiter verwendet.

Besteht bei einer systemischen Infektion der Verdacht einer Sepsis, kann versucht werden, die Erreger im Blut mittels **Blutkultur** nachzuweisen. Die beste Chance besteht im Stadium des Fieberanstiegs. Die Blutentnahme ist Aufgabe des Arztes. Hierzu bereiten die Pflegenden vor:
- Material zur venösen Blutentnahme
- Zwei Blutkulturflaschen mit Nährlösung (aerob und anaerob)
- Sterile 20-ml-Spritze und sterile Kanüle (oder spezielles Überleitungssystem).

Die abgenommene Blutkultur wird schnellstmöglich ins mikrobiologische Labor geschickt.

Dort erfolgen die mikroskopische Untersuchung sowie die Anlegung von Blutkulturen und die Erstellung eines Antibiogramms (> Abb. 2.11). Das Antibiogramm ist das Ergebnis der Resistenzbestimmung (*Sensibilitätsprüfung*). Hierbei wird getestet, wie stark der Zusatz eines Antibiotikums das Keimwachstum hemmt.

> Eine einzige Antibiotikadosis kann ausreichen, einen Keim so zu schädigen, dass er in der Kultur nicht mehr wächst und damit auch nicht mehr identifizierbar ist. Trotzdem kann er schwere Krankheitssymptome hervorrufen. Deswegen sollten Blutkultur und Wundabstrich **vor** Beginn einer Antibiotikatherapie abgenommen werden.

### 2.5.3 Blutuntersuchungen

Die folgenden **Blutuntersuchungen** dienen zwar nicht dem Erregernachweis, können jedoch wichtige Hinweise auf das Vorliegen und den Verlauf einer Infektion liefern.

#### BSG und CRP

Die Beschleunigung der **BSG** (*Blutkörperchensenkungsgeschwindigkeit*, auch *BKS*) und ein Anstieg des **CRP** (*C-reaktives Protein*) sind sehr empfindliche, aber wenig spezifische Indikatoren für Entzündungen und andere Gewebeschädigungen. Das CRP spricht im Gegensatz zur „langsamen" BSG, die oft eine Woche „nachhinkt", besonders schnell an. Der CRP-Spiegel im Blut kann innerhalb von Stunden ansteigen. Wichtig ist jedoch die Verlaufsbeurteilung. Dies macht das CRP zu einem wertvollen Parameter der Frühdiagnose.

Ursachen für eine BSG-Beschleunigung oder eine CRP-Erhöhung können aber auch Anämien, bösartige Tumoren, Nierenerkrankungen oder Systemerkrankungen (z. B. des rheumatischen Formenkreises) sein.

Es gibt weitere Entzündungsparameter im Blut, die in speziellen Fällen von Bedeutung sind. So wird in der Intensivmedizin die Konzentration von Interleukin 6 bzw. Prokalzitonin zur Beurteilung septischer Verläufe bestimmt.

#### Blutbildveränderungen

Viele Infektionen gehen mit Veränderungen des (Differential-)Blutbildes einher:

- Bei *bakteriellen Infektionen* steigt die Leukozytenzahl deutlich an (*Leukozytose*)
- Viele *Viruserkrankungen* zeigen im Akutstadium eher eine Verminderung der Leukozyten (*Leukopenie*) bei gleichzeitiger relativer Lymphozytose
- Ein Anstieg der eosinophilen Granulozyten (*Eosinophilie*) kommt oft bei *parasitären Erkrankungen*, z. B. Wurmbefall, vor.

Serologische Blutuntersuchungen

Die Auseinandersetzung des Körpers mit Infektionserregern führt zur Bildung von spezifischen Antikörpern, den Frühantikörpern (IgM) sowie den Spät- bzw. Schutzantikörpern (IgG).

Für den Nachweis einer akuten Infektion sind spezifische IgM sowie die Serokonversion, das heißt das erstmalige Auftreten von Antikörpern bei vorherigem Nichtvorhandensein oder ein Anstieg der Antikörperzahl (*Antikörpertiter*) beweisend.

## 2.6 Infektionsverhütende Maßnahmen in der Chirurgie

### 2.6.1 Asepsis und Antisepsis

> **Asepsis:** *Keimfreiheit* von Gegenständen (z. B. Instrumente, Verbandsmaterial) oder Händen zur Vermeidung einer Infektion. Erforderlich vor allem dann, wenn Hände oder Gegenstände mit Wunden in Berührung kommen.
> **Antisepsis:** *Keimreduktion* durch Bekämpfung bereits bekannter oder zu erwartender Infektionserreger, z. B. durch Desinfektion des Operationsgebietes. Die vorhandenen Krankheitskeime werden somit infektionsunfähig gemacht.

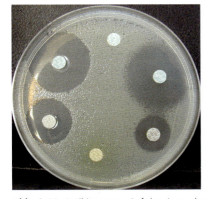

**Abb. 2.11** Antibiogramm. Auf den Agar, der mit einem Bakterienstamm beimpft ist, werden Blättchen gelegt, die mit verschiedenen Antibiotika getränkt sind. Die Bakterien wachsen auf dem Agar (weißliche Färbung). Im Bereich der Antibiotikablättchen wird ihr Wachstum unterschiedlich stark gehemmt (durchsichtige Ringe). Das Testblättchen mit dem größten Hemmhof zeigt **in vitro** (*im Reagenzglas*) die größte Wirksamkeit, d. h. dieses Antibiotikum verspricht, als Medikament dem Patienten verabreicht, **in vivo** (*im Organismus*) die Bakterien bekämpfen zu können. (F. Goirand/M. Bardou, Pharmacologie et thérapeutique, 2011, Seite 63–82. Copyright © Elsevier Masson SAS. Alle Rechte vorbehalten.) [E804]

Die Begriffe **Asepsis** und **Sepsis** (im Sinne von Keimbesiedelung) werden in der Chirurgie auch zur Einteilung operativer Eingriffe verwendet:
- Zur **aseptischen Chirurgie** zählen alle Eingriffe in nicht infiziertes Gewebe, die ein hohes Maß an Asepsis voraussetzen. Hierzu gehören in erster Linie Operationen am Skelett, z. B. Gelenkersatz, Arthroskopien oder Osteosynthesen, aber auch Operationen am Herzen, der Schilddrüse und am nicht eröffneten Darm
- Bei **bedingt aseptischen Eingriffen** handelt es sich um Operationen in Geweben, die zwar nicht keimfrei, jedoch keimarm sind. Dazu zählen Operationen mit Eröffnung des oberen Gastrointestinal- oder Urogenitaltrakts
- Zu den **kontaminierten Eingriffen** gehört z. B. die Eröffnung des Dickdarms
- Zur **septischen Chirurgie** gehören alle Eingriffe in infiziertes Gewebe, z. B. Abszesseröffnung, Amputation bei Gangrän oder Laparotomie bei Perforation im Gastrointestinaltrakt.

Bei der Stations- oder Zimmerbelegung achten Pflegende und Ärzte darauf, dass Patienten vor und nach aseptischen Operationen nicht mit Patienten nach septischen Operationen bzw. mit infizierten Wunden zusammen in einem Zimmer untergebracht sind.

### 2.6.2 Nosokomiale Infektionen

> **Nosokomiale Infektion:** Infektion, die der Patient im Krankenhaus erwirbt, d. h. zum Zeitpunkt der Aufnahme noch nicht hatte. Symptome können auch erst nach der Entlassung aus dem Krankenhaus auftreten.

**Nosokomiale Infektionen** stellen eine ernste Gefahr für die Patienten dar, da sie im Extremfall tödlich enden können. Sie sind immer mit körperlichen Beschwerden, zusätzlicher Medikamentengabe und Einschränkung der Lebensqualität verbunden und führen häufig zu einer Verlängerung des Krankenhausaufenthalts. Patienten in der Chirurgie sind gefährdet aufgrund von:
- Gewebeverletzung bei Operationen
- Großen Wunden
- Implantation von z. B. Herzklappen, Endoprothesen, Schrauben
- Lang andauernde und komplizierte Operationen
- Infusionen, Transfusionen
- Sonden, Drainagen und Kathetern.

### 2.6.3 Infektionsverhütung in der Chirurgie

Die Maßnahmen der Hygiene und Infektionsverhütung stellen in der Chirurgie eine zentrale Aufgabe von Ärzten und Pflegenden dar. Sie reichen von der persönlichen Hygiene bis zu hygienegerechtem Verhalten bei Verbandswechseln und im Umgang mit infizierten Wunden.

## Persönliche Hygiene

**Persönliche Hygiene** stellt eine berufliche Pflicht gegenüber den Patienten und Kollegen dar, trägt aber auch maßgeblich zur Vermeidung von nosokomialen Infektionen bei. Auf Schmuck an Händen und Unterarmen ist während der Arbeitszeiten zu verzichten. [11]

## Berufskleidung/Dienstkleidung

**Berufskleidung/Dienstkleidung** ist die Kleidung, die das Krankenhauspersonal zu Beginn der Arbeit anzieht. Sie wird täglich gewechselt, bei sichtbarer Verschmutzung sofort.

> **VORSICHT**
> Weder Mitarbeiter mit Dienstkleidung noch Besucher mit Straßenkleidung dürfen sich auf das Patientenbett setzen.

## Schutzkleidung

Schutzkleidung übt zwei Funktionen aus:
- Sie schützt das Personal und die Berufskleidung vor den Keimen des Patienten, vor Verschmutzung oder schädigenden Substanzen
- Sie schützt den Patienten vor Keimen von außen, z. B. bei Operationen, Verbandswechseln.

Der Krankenhausträger ist gesetzlich verpflichtet, Schutzkleidung vollständig und in ausreichender Menge zur Verfügung zu stellen. Für die Verwendung von Schutzkleidung bestehen in den meisten Krankenhäusern Hygienestandards. [6]

## Händehygiene

Nosokomiale Infektionen werden bis zu 80 % über die Hände von Krankenhauspersonal übertragen, deshalb sollten Händekontakte im Krankenhaus auf ein vertretbares Minimum reduziert werden. Ziel ist, dieses wichtige Übertragungsmedium durch eine korrekte und konsequente Händehygiene auszuschalten. [1]

> **Vorgehen bei sichtbarer punktueller Kontamination**
> - Papierhandtuch, Zellstoff o. ä. mit Desinfektionsmittel tränken und sichtbare Verschmutzung abwischen
> - Hygienische Händedesinfektion durchführen
> - Hände waschen
> - Nochmalige hygienische Händedesinfektion durchführen.
>
> Durch dieses Vorgehen wird verhindert, dass erregerhaltiges Material in der Umgebung des Waschbeckens verspritzt.
> Stark verschmutzte Hände werden zunächst vorsichtig abgespült und dann gewaschen. Im Anschluss wird eine hygienische Händedesinfektion durchgeführt. [12]

## Desinfektion

> **Desinfektion:** Gezielte Keimreduktion, um Gegenstände, Materialien, Haut und Schleimhaut in einen Zustand zu bringen, in dem von ihnen keine Infektionsgefahr mehr ausgeht.

Fachkenntnisse im Umgang mit Haut- und Schleimhautdesinfektionsmitteln, mit benutzten Instrumenten und mit Sterilgut können entscheidend helfen, nosokomiale Infektionen bei chirurgischen Patienten zu verhindern.

### Haut- und Schleimhautdesinfektionsmittel
- Das Desinfektionsmittel ist für Haut oder Schleimhaut bestimmt
- Pflegende halten die Einwirkzeit und die Art der Anwendung nach Herstellerangaben ein
- Präparate sind üblicherweise unverdünnt anzuwenden. Eine Verdünnung ist nur nach Herstellerangaben erlaubt.

### Instrumentendesinfektion

In der Chirurgie werden Instrumente benutzt, die häufig in Kontakt mit Blut und anderen Körpersekreten kommen. Sie sind deshalb so aufzubereiten oder zu entsorgen, dass keine Kontamination stattfinden kann.
- Desinfektionsmittel ist zur Anwendung bei Instrumenten geeignet
- Benutzte, wieder verwendbare Instrumente sofort in einen entsprechenden Behälter entsorgen, dann Desinfektion, Reinigung mit klarem Wasser und Bürste, Abtrocknen, Funktionskontrolle, in die Sterilisation geben
- Branchen von Scheren und Klemmen zur Desinfektion öffnen, Instrumente vollständig in die Desinfektionslösung einlegen
- Einwirkzeit nach Herstellerangabe und Konzentration einhalten
- Einmalinstrumente verwerfen. Kanülen, Skalpelle, Lanzetten sowie andere spitze und scharfe Gegenstände in einen durchstichsicheren und bruchsicheren Behälter entsorgen
- Standzeit der Lösung beachten. Werden viele organische Substanzen eingebracht, ist die Lösung ggf. früher zu wechseln, da diese Verunreinigungen die Wirkung reduzieren können (*Eiweißfehler*).

## Sterilisation

> **Sterilisation:** Abtöten oder Inaktivieren von Mikroorganismen. Ziel ist die völlige Keimfreiheit eines Gegenstandes. Man spricht dann von einem sterilen oder aseptischen Gegenstand.

In Krankenhäusern stehen entweder sterile Einmalmaterialien zur Verfügung oder Instrumente und Materialien, die nach der Benutzung zu sterilisieren sind. In den meisten Häusern geschieht das in der Zentralsterilisation, selten übernehmen Pflegefachkräfte diese Aufgabe auf der Station. Sterile Materialien

## 2.6 Infektionsverhütende Maßnahmen in der Chirurgie

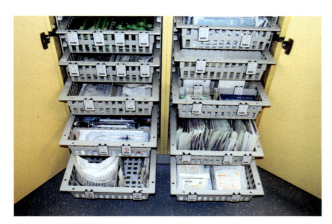

Abb. 2.12 Blick in ein geordnetes Sterillager. [M561]

sind entweder einzeln verpackt oder in Sets zusammengefasst. Für die Infektionsprophylaxe ist der sachgerechte **Umgang mit Sterilgut** eine wichtige Maßnahme (➤ Abb. 2.12):

- Frisch angeliefertes Sterilgut immer nach hinten (oder unten) in die Schränke räumen
- Sterilgut kontrollieren auf
  - Sterilisationsdatum
  - Haltbarkeitsdatum
  - intakte und trockene Verpackung
- Regelmäßige Kontrolle des Lagers auf bald ablaufende Produkte, diese ggf. ins Zentrallager zurückgeben
- Sterilgut geschützt lagern
  - In geschlossenen Schränken oder Schubladen
  - In Lagerverpackungen, d. h. Deckel der Kartons nicht entfernen
- Hygienische Händedesinfektion vor dem Öffnen von Sterilgut
- Öffnen der Verpackung nach der Peeling-Methode. Wegen der Kontaminationsgefahr darf der sterile Artikel keinesfalls durch die Verpackung gestoßen werden.

### Hygiene bei Verbandswechseln

- Folgende Reihenfolge ist bei den Verbandswechseln einzuhalten: aseptische Wunden – bedingt aseptische Wunden – kontaminierte Wunden – septische Wunden
- Patienten mit septischen Wunden dürfen nicht neben Patienten mit aseptischen Wunden liegen
- Es sollen zwei Verbandswagen zur Verfügung stehen, einer für aseptische Wunden und einer für septische Wunden. Alternativ richten Pflegende die Verbandsmaterialien auf einem Tablett
- Benutzte/kontaminierte Materialien und Instrumente niemals auf dem Verbandswagen ablegen
- Nie mit kontaminierten Händen/Handschuhen in den Verbandswagen greifen
- Schutzkleidung entsprechend der Wundsituation anziehen
- Den alten Verband erst unmittelbar vor dem Verbandswechsel entfernen
- Pflegende versichern sich vor Beginn, dass sie die Verbandtechnik sicher beherrschen
- Große Verbände immer zu zweit durchführen, um die Asepsis einhalten zu können
- Wunde sowie sterile Kompressen/Tupfer/Verbandsmaterialien nicht mit bloßen Händen anfassen, sondern nur mit sterilen Instrumenten oder sterilen Handschuhen
- Während des Verbandswechsels möglichst wenig sprechen, um eine Tröpfcheninfektion zu vermeiden. Bei Erkältung und sehr abwehrgeschwächten Patienten Mundschutz tragen. [7]

### 2.6.4 Multiresistente Erreger

*Antibiogramm eines multiresistenten Erregers* ➤ Abb. 2.11

Besonders problematisch sind im klinischen Alltag **multiresistente Erreger,** vor allem der **Methicillin-resistente Staphylococcus aureus** (*MRSA*) und der **Oxacillin-resistente Staphylococcus aureus** (*ORSA*), da sie sich nur äußerst schwer behandeln lassen.

Etwa 20 % der Bevölkerung sind ständig und ca. 60 % sind intermittierend mit S. aureus kolonisiert, ohne unbedingt krank zu sein. S. aureus besitzt eine hohe Widerstandsfähigkeit gegen Trockenheit und Wärme. Er kann auf Haut, Schleimhäuten und unbelebten Oberflächen monatelang überleben. Staphylokokken sind besonders häufig für nosokomiale Infektionen verantwortlich, z. B. Wundinfektion, Pneumonie und Sepsis. Gefährdet sind alle auch sonst infektionsgefährdeten Patienten (➤ 2.4.2).

Die Hände des medizinischen Personals stellen eine Infektionsquelle bzw. ein Übertragungsmedium dar. Die Händehygiene, besonders die hygienische Händedesinfektion, ist deshalb die entscheidende Maßnahme bei der Prophylaxe und Behandlung von MRSA-Infektionen. Außerdem:

- Frühzeitige Erkennung und Identifizierung von MRSA-Stämmen
- Konsequente (Kohorten-)Isolierung MRSA-kolonisierter/-infizierter Patienten
- Umfassende Information und Schulung des Personals
- Strikte Einhaltung allgemeiner Hygienemaßnahmen
- Eliminierung der nasalen MRSA-Besiedelung
- Minimierung von invasiv-diagnostischen und operativen Eingriffen sowie von Verlegungen und Transporten auf das unbedingt notwendige Maß. [8]

Hygienefachkraft und ärztlicher Hygienebeauftragter entwickeln nach Vorgabe der *Kommission für Krankenhaushygiene und Infektionsprävention am Robert-Koch Institut* Hygienestandards für den Umgang mit MRSA-Patienten. Sie sind dafür verantwortlich, die Standards auf dem aktuellen Stand der Erkenntnisse zu halten. Das gesamte Personal im Krankenhaus hat sich explizit nach diesen Hygienestandards zu richten, bei Unklarheiten wird die Hygienefachkraft hinzu gezogen. Der Patient und seine Angehörigen sind ebenfalls über die besonderen hygienische Notwendigkeiten, z. B. Isolierung, zu informieren.

## 2.7 Chirurgische Infektionen

### 2.7.1 Überblick

> **Eiter** (*Pus*): Bei bakteriellen Entzündungen abgesonderte Flüssigkeit, die eingeschmolzenes Gewebe *und* neutrophile Granulozyten enthält. Bei Staphylokokkeninfektionen entsteht typischerweise viel rahmig-gelblicher Eiter, bei Streptokokkeninfektionen weniger und eher dünnflüssiger Eiter.

**Bakterien** sind die häufigsten Erreger chirurgischer Infektionen. Sie können sowohl lokale als auch generalisierte Infektionen hervorrufen, wobei in der Chirurgie die lokalen Infektionen überwiegen. Auch wenn die meisten lokalen Infektionen ambulant behandelt werden können, kann es doch bei jeder lokalen Infektion zur Einschwemmung der Erreger in die Blutbahn und damit zur Sepsis kommen.

Sehr häufig führen bakterielle Infektionen zur Entstehung von **Eiter**.

#### Staphylokokken und Streptokokken

Bei den lokalen chirurgischen Infektionen sind Staphylokokken und Streptokokken die häufigsten Infektionserreger.

**Staphylokokken**
**Staphylokokken** sind grampositive Kokken, die sich zu typischen Haufen zusammenlagern. Während der fakultativ pathogene *Staphylococcus epidermidis* zur physiologischen Bakterienbesiedelung des Menschen gehört, ist der pathogene *Staphylococcus aureus* nur bei einer Minderheit der Bevölkerung auf der Hautoberfläche zu finden.

Staphylokokken können zahlreiche Infektionen verursachen. Wichtige chirurgische Lokalinfektionen durch Staphylokokken sind Wundinfektionen (➤ 2.4.1), Lymphangitis und Lymphadenitis (➤ 2.7.6), Furunkel und Karbunkel (➤ 2.7.3), Schweißdrüsenabszess (➤ 2.7.4) und Panaritium (*eitrige Entzündung am Finger*, ➤ 2.7.5)

Auch als Erreger generalisierter Infektionen sind Staphylokokken von Bedeutung, z. B. als Erreger der Osteomyelitis (➤ 8.11.1) und der Brustdrüsenentzündung der stillenden Mutter (*Mastitis puerperalis*).

Staphylokokkeninfektionen neigen zur eitrigen Einschmelzung und Abszessbildung.

> Staphylokokken gehören wegen ihrer ausgeprägten Fähigkeit zur Resistenzentwicklung gegen Antibiotika und ihrer Widerstandsfähigkeit gegen Umwelteinflüsse zu den Problemkeimen im Krankenhaus (*multiresistente Keime*, ➤ 2.6.4).

**Streptokokken**
**Streptokokken** sind ebenfalls grampositive Kokken, lagern sich aber zu unterschiedlich langen Ketten zusammen. Im Vergleich zu Staphylokokken neigen sie weniger zur Abkapselung oder Abszessbildung als vielmehr zur *flächenhaften* Ausbreitung.

Darüber hinaus können Streptokokken nicht nur eine bakterielle Entzündungsreaktion verursachen, sondern über Antigen-Antikörper-Reaktionen auch eine *Streptokokken-Zweiterkrankung* hervorrufen. Wichtige, schwer wiegende Streptokokken-Zweiterkrankungen sind z. B. das akute rheumatische Fieber mit Schädigung der Herzklappen und des Myokards oder eine akute Glomerulonephritis. Sie treten typischerweise eine bis vier Wochen nach dem Abklingen der eigentlichen Erkrankung auf.

Streptokokken sind typische Erreger von Wundinfektionen (➤ 2.4.1), Lymphangitis und Lymphadenitis (➤ 2.7.6), Erysipel (➤ 2.7.8), Phlegmone (➤ 2.7.9) und der nekrotisierenden Fasziitis (➤ 2.7.10).

### 2.7.2 Behandlung bakterieller Infektionen

Die **Behandlung bakterieller Infektionen** in der Chirurgie besteht, wenn immer möglich, in der chirurgischen Sanierung des Infektionsherdes. Insbesondere bei (oberflächlichen) lokalen Infektionen, die komplett chirurgisch saniert werden können, ist eine systemische Gabe von **Antibiotika** oft nicht notwendig. Fortgeschrittene oder nicht komplett sanierbare lokale Infektionen sowie generalisierte bakterielle Infektionen erfordern eine (zusätzliche) Therapie mit Antibiotika.

Bei Infektionen mit toxinproduzierenden Bakterien kann die frühzeitige Gabe eines **Antitoxins** (*Gegengifts*) entscheidend helfen.

Symptomatische Maßnahmen, z. B. die medikamentöse Bekämpfung von Fieber oder Schmerzen, werden je nach Art und Schwere der Erkrankung getroffen.

#### Antibiotika

> **Antibiotika:** Gegen Bakterien wirksame Arzneimittel, die das Wachstum von Bakterien hemmen (*Bakteriostase*) oder die Keime abtöten (*Bakterizidie*).

Der Arzt beginnt mit einer gezielten **Antibiotikatherapie,** nachdem der Infektionserreger nachgewiesen und eine Resistenzbestimmung (*Antibiogramm,* ➤ 2.5.2) durchgeführt worden ist. Da dies einige Tage dauern kann und in seltenen Fällen kein Erreger nachweisbar ist, beginnt der Arzt bei Risikopatienten oder schweren Infektionen mit einer **kalkulierten Antibiotikatherapie,** d. h. mit der Gabe eines Antibiotikums gegen den vermuteten Erreger. Nach Vorliegen des Antibiogramms stellt er die Therapie dann evtl. entsprechend der nachgewiesenen Keime um. Eine **prophylaktische Antibiotikagabe** ist in der Chirurgie insbesondere zur Vorbeugung postoperativer Infektionen bei Endoprothetik, minimal invasiven Eingriffen und Netzimplantationen in der Hernienchirurgie notwendig.

## 2.7 Chirurgische Infektionen

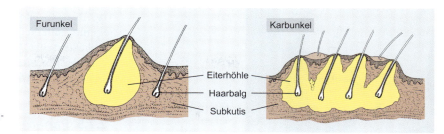

Abb. 2.13 Schematische Darstellung eines Furunkels und eines Karbunkels. [L190]

Die Einteilung der Antibiotika ist nicht einheitlich und die Zahl der Präparate mittlerweile fast unüberschaubar.

### 2.7.3 Furunkel und Karbunkel

> **Furunkel:** Eitrige Infektion eines Haarbalgs mit Abszessbildung (➤ Abb. 2.14).
> **Furunkulose:** Rezidivierendes oder kontinuierliches Auftreten mehrerer Furunkel an verschiedenen Körperteilen über Jahre hinweg.
> **Karbunkel:** Flächenhafte, eitrige Infektion durch mehrere verschmelzende (*konfluierende*) Furunkel (➤ Abb. 2.13, ➤ Abb. 2.15).

#### Krankheitsentstehung
Häufigster Erreger des **Furunkels** ist Staphylococcus aureus, nicht selten liegt auch eine Mischinfektion vor. Begünstigt wird die Entstehung von Furunkeln und **Karbunkeln** durch eine Abwehrschwäche, etwa bei Diabetes mellitus oder HIV-Infektion.

#### Symptome, Befund und Diagnostik
Der Furunkel zeigt sich als schmerzhafter, geröteter Knoten mit Eiterpfropf (➤ Abb. 2.14). Meist ist die Umgebung des Herdes gerötet und geschwollen. Die sehr schmerzhaften Karbunkel kommen vor allem am Nacken vor.

Die Diagnose wird klinisch gestellt. Bei einer Furunkulose sind weitergehende Untersuchungen (z. B. Blut- und Urinzuckerbestimmungen) zur Diagnostik begünstigender Erkrankungen erforderlich.

#### Behandlung
Furunkel im Anfangsstadium (*unreife Furunkel*) werden primär konservativ behandelt mit Retterspitz-Lösung® oder Alkoholumschlägen. Einen reifen Furunkel oder Karbunkel (erkennbar am sichtbaren Eiterpfropf, ➤ Abb. 2.14) eröffnet der Arzt und entfernt den Eiter z. B. mit einem scharfen Löffel. Der Arzt oder die Pflegenden wechseln den Mullstreifen und den Verband täglich. Beginnt die Wunde zu granulieren, entfällt der Mullstreifen, nässt sie nicht mehr, kann auch der Verband weggelassen werden.

Wegen der drohenden Komplikationen sind bei Furunkeln oder Karbunkeln im Gesicht zusätzlich eine systemische Antibiotikagabe, Bettruhe sowie ein Kau- und Sprechverbot notwendig, um eine Ausweitung der Infektion durch die Bewegungen der Gesichtsmuskulatur zu verhindern. Entsprechend erhält der Patient nur flüssige oder breiige Kost.

> An Lippe, Nase und Wange sind Furunkel besonders gefürchtet, da der venöse Abfluss aus diesem Gesichtsbereich über die V. angularis zum Sinus cavernosus im Hirnschädel erfolgt und eine Keimverschleppung zu einer Sinusthrombose, einer Meningitis (*Hirnhautentzündung*) oder Enzephalitis (*Gehirnentzündung*) führen kann.

### 2.7.4 Abszess

> **Abszess:** Eiteransammlung in einem durch Einschmelzung abgestorbenen Gewebes entstandenen Hohlraum. In späteren Stadien oft von einer bindegewebigen **Abszessmembran** umgeben.

#### Krankheitsentstehung
Die häufigsten Abszesserreger sind Staphylokokken. Seltener sind E. coli- oder Mischinfektionen.

#### Symptome, Befund und Diagnostik
Lokal macht sich ein **Abszess** durch die klassischen Entzündungszeichen bemerkbar (➤ 2.7.4). Die genauen Symptome hängen von der Abszesslokalisation ab:

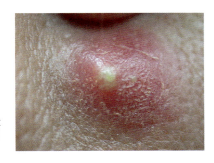

Abb. 2.14 Furunkel mit zentralem Eiterpfropf. [R271–1]

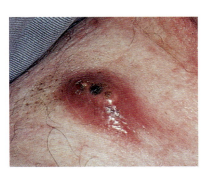

Abb. 2.15 Karbunkel am Übergang vom Nacken zur Schulter. Zwei konfluierende Furunkel sind deutlich zu erkennen. [R234–003]

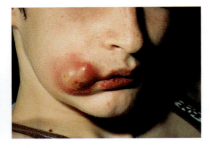

Abb. 2.16 Abszess am rechten Mundwinkel. [R234–003]

- An der Körperoberfläche befindliche Abszesse, z. B. abszedierende Wundinfektionen (➤ 2.7.4) nach einer Verletzung, sind gut sichtbar (➤ Abb. 2.16). Die Umgebung des Abszesses ist gerötet, geschwollen und überwärmt. Typischerweise klagt der Patient über einen mit der Pulswelle synchron auftretenden, pochenden Schmerz. Bei der Palpation stellt der Arzt ein *Fluktuieren,* eine tastbare, wellenförmige Flüssigkeitsbewegung, fest
- In der Tiefe liegende Abszesse, etwa ein Spritzenabszess, ein periproktitischer Abszess (➤ 5.8.3) oder Abszesse im Bauchraum (z. B. subphrenische, subhepatische oder Douglasabszesse), sind für das bloße Auge oft unsichtbar. Hier können Schmerzen über lange Zeit das einzige Symptom sein. Streng genommen handelt es sich bei den genannten Eiteransammlungen im Bauchraum nicht um Abszesse, sondern um *Empyeme* (➤ 2.7.7), da sie in einem anatomisch vorgebildeten Raum entstehen. Die Bezeichnung „Abszess" hat sich jedoch im klinischen Sprachgebrauch durchgesetzt.

Bei größeren Abszessen kommen Allgemeinsymptome hinzu, insbesondere Fieber und Abgeschlagenheit. Bei der Blutuntersuchung finden sich eine BSG-Erhöhung und eine Leukozytose.

An weitergehenden Untersuchungen sind insbesondere die Sonografie und die Punktion zu nennen. Bei gehäuftem Auftreten sind zum Ausschluss begünstigender Erkrankungen die gleichen Untersuchungen wie bei der Furunkulose (➤ 2.7.3) erforderlich.

**Behandlung**

Die Therapie eines Abszesses besteht in der möglichst frühzeitigen Entfernung des Eiters mittels eines chirurgischen Eingriffs. Bei kleinen, oberflächlich gelegenen Abszessen genügt oft eine Stichinzision zur Entleerung der Abszesshöhle. Größere Abszesse öffnet der Chirurg mit einem kreuzförmigen Schnitt, entfernt den Eiter, spült die Abszesshöhle und legt anschließend eine Drainage ein.

Ist der Abszess an einer Extremität lokalisiert, wird diese anschließend mit einem Schienenverband (➤ 7.5.5) ruhig gestellt.

### 2.7.5 Panaritium

**Panaritium:** Eitrige Infektion an Fingern oder Zehen, meist auf dem Boden einer Bagatellverletzung. Je nach Lokalisation Unterscheidung in verschiedene Formen (➤ Abb. 2.17).

#### Krankheitsentstehung

Erreger des **Panaritiums** sind meist Staphylokokken, die über eine evtl. unbemerkte Bagatellverletzung (oft bei der Maniküre) in den Körper eingedrungen sind.

#### Symptome, Befund und Diagnostik

Das betroffene Hautareal ist gerötet und geschwollen, der Patient klagt insbesondere bei Berührung über starke, meist pochende Schmerzen, die aber auch in Ruhe auftreten können. Vor allem bei Beteiligung tiefer Strukturen hält der Patient den Finger in Schonhaltung gebeugt.

#### Einteilung

- **Panaritium cutaneum.** *Innerhalb* der Haut gelegene, eitrige Infektion
- **Panaritium subcutaneum.** *Unter* der Haut im Subkutangewebe lokalisierte eitrige Infektion. Ist ein Panaritium cutaneum über einen kleinen, tiefer führenden Kanal mit einem Panaritium subcutaneum verbunden, wird dies als **Kragenknopfpanaritium** bezeichnet. Bei einer Infektion des Nagelwalls spricht man auch von einem **Panaritium parunguale** (*Paronychie*), bei einer Infektion des Nagelbettes von einem **Panaritium subunguale**
- **Panaritium ossale** (*Knochenpanaritium*). Tiefe Infektion mit Knochenbeteiligung

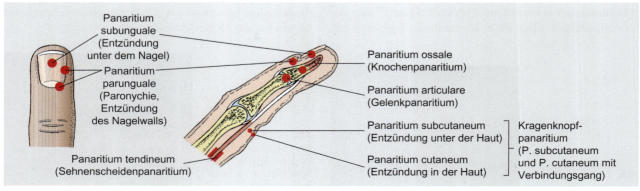

Abb. 2.17 Lokalisationen und Formen von Panaritien. [L190]

- **Panaritium articulare** (*Gelenkpanaritium*). Tiefe Infektion mit Gelenkbeteiligung
- **Panaritium tendineum** (*Sehnenscheidenpanaritium*). Eitrige Infektion, die auf die Sehnenscheiden übergegriffen hat. Es drohen eine **tiefe Hohlhandphlegmone** und eine **V-Phlegmone** (Phlegmone der Sehnenscheiden des ersten und fünften Fingers, die bei vielen Menschen über einen Sehnensack V-förmig miteinander verbunden sind).

> **VORSICHT**
> Breitet sich die Infektion zur Hand aus, drohen bleibende, schwere Funktionsstörungen der Hand, im Extremfall der Verlust des Fingers.

Zum Ausschluss einer knöchernen Beteiligung werden Röntgenaufnahmen des Fingers angefertigt.

### Behandlung

Damit sich die Infektion nicht ausbreitet, wird ein Panaritium so früh wie möglich operativ ausgeräumt, manchmal ist auch eine Teilentfernung des Nagels erforderlich. Anschließend stellt der Arzt den betroffenen Finger mittels Unterarmschiene so lange ruhig, bis die Entzündungszeichen abgeklungen sind. Dies ist in der Regel nach drei bis fünf Tagen der Fall.

Der Arzt kontrolliert die Wunde täglich. Hat sich noch einmal Eiter gebildet, spült er die Wunde erneut aus oder ordnet Bäder der entsprechenden Extremität in verdünnter Betaisodona®-Lösung an (Dauer: 5–10 Min.).

## 2.7.6 (Akute) Lymphangitis und Lymphadenitis

> **(Akute) Lymphangitis:** Entzündung der Lymphgefäße, ausgehend von einer ausgeprägten lokalen Infektion.
> **(Akute) Lymphadenitis:** Entzündung der Lymphknoten, meist während oder nach einer Lymphangitis.

### Krankheitsentstehung

Die Erreger einer **Lymphangitis** oder **-adenitis** sind meist Strepto- oder Staphylokokken, die über eine kleine Verletzung an den Extremitäten in den Körper eingedrungen sind und sich dann lymphogen (*über die Lymphgefäße*) ausbreiten.

### Symptome, Befund und Diagnostik

Eine Lymphangitis zeigt sich durch einen scharf begrenzten, roten Streifen, der sich meist von der Verletzung aus entlang der Lymphbahnen zum Körperstamm hin ausbreitet, warm anfühlt und druckschmerzhaft ist (➤ Abb. 2.18). Bei der Lymphadenitis sind vergrößerte, druckschmerzhafte Lymphknoten tastbar. Die Haut über dem betroffenen Lymphknoten kann gerötet und überwärmt sein. In schweren Fällen bilden sich Abszesse. Zusätzlich bestehen oft Fieber und eine Beeinträchtigung des Allgemeinbefindens.

Die Diagnose kann der Chirurg meist anhand des klinischen Bildes stellen.

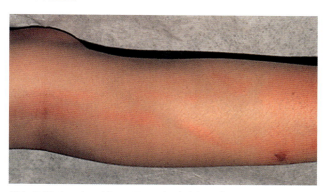

**Abb. 2.18** Lymphangitis am Unterschenkel. [E419]

### Behandlung

Die wichtigste therapeutische Maßnahme ist die Sanierung des Infektionsherdes, z. B. durch Abszessspaltung oder Inzision eines Panaritiums. Danach wird die betroffene Extremität ruhig gestellt und mit kühlenden Umschlägen, z. B. getränkt mit Retterspitz-Lösung®, behandelt. Bei eingeschmolzenen Lymphknoten ist eine Exstirpation angezeigt.

## 2.7.7 Empyem

*Gelenkempyem* ➤ 8.11.3
*Pleuraempyem* ➤ 10.7.3
*Gallenblasenempyem* ➤ 6.5.2

> **Empyem:** Eiteransammlung in einem vorgebildeten Hohlraum, z. B. einer Gelenkhöhle, dem Pleuraspalt oder der Gallenblase.

Bei den meisten **Empyemen** handelt es sich um schwere Krankheitsbilder. Da Symptome, Diagnostik und Therapie stark abhängig sind von der Lokalisation des Empyems, werden sie in den einzelnen Organkapiteln behandelt.

## 2.7.8 Erysipel

> **Erysipel** (*Wundrose*): Flächenhafte, nicht-eitrige Entzündung der Haut und Unterhaut, am häufigsten durch hämolysierende Streptokokken bedingt.

### Krankheitsentstehung

Meist dringen die Erreger über kleine (Schürf-)Wunden im Gesicht oder an den Extremitäten bzw. über kleinste Wunden etwa in den Zehenzwischenräumen bei bestehender Fußpilzin-

# 2 Wunden und chirurgische Infektionen

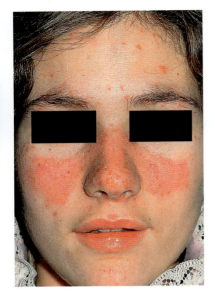

Abb. 2.19 Patientin mit Gesichtserysipel. Die Haut von Wangen, Nase und Augenlidern ist flammend rot und geschwollen. [E316]

fektion in die Haut ein und breiten sich über die Lymphwege rasch in der Haut aus.

## Symptome und Befund

Nach einer Inkubationszeit von ein bis drei Tagen bekommt der Patient hohes Fieber. Der betroffene Hautbezirk – meist das Gesicht oder ein Unterschenkel – ist flammend rot, überwärmt, geschwollen und sehr schmerzhaft (➤ Abb. 2.20). Typischerweise ist die Rötung scharf begrenzt und im Gesicht oft schmetterlingsförmig (➤ Abb. 2.19). Unbehandelt breitet sich die Entzündung rasch aus. Begleitende Allgemeinsymptome sind hohes Fieber, Schüttelfrost und schweres Krankheitsgefühl.

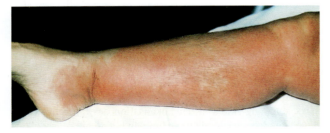

Abb. 2.20 Erysipel am rechten Unterschenkel mit deutlicher Schwellung und Rötung. [R154]

## Behandlung

Die medikamentöse Therapie besteht in der systemischen Penicillingabe, z. B. Penicillin G dreimal täglich i. v. über 10–14 Tage.

Lokal werden die Eintrittspforten der Erreger mit kühlenden und – mit Ausnahme des Gesichts – auch desinfizierenden Umschlägen mehrmals am Tag behandelt.

## 2.7.9 Phlegmone

**Phlegmone:** Flächenhafte, oft eitrige Entzündung von Kutis und Subkutis *ohne* Abkapselung des Entzündungsherdes. Ausgelöst meist durch Streptokokken, deren Enzyme (z. B. Streptokinase und Hyaluronidase) eine Abgrenzung der Infektion verhindern.

Typisch für die **Phlegmone** ist eine flächenhafte, im Gegensatz zum Erysipel *unscharf* begrenzte Rötung (➤ Abb. 2.21). Der betroffene Körperabschnitt ist geschwollen, schmerzhaft und überwärmt. Meist hat der Patient hohes Fieber und fühlt sich sehr krank.

Die Diagnose ist meist anhand der klinischen Symptome möglich.

Bei milder Ausprägung genügen Ruhigstellung und Hochlagerung der betroffenen Extremität sowie kühlende und desinfizierende Umschläge. Bei ausgeprägtem Befund oder Sehnenbeteiligung sind eine Inzision und breite Eröffnung aller betroffenen Gewebeareale mit Spülung und Drainage des Wundbettes sowie eine systemische Antibiotikatherapie erforderlich.

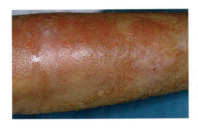

Abb. 2.21 Phlegmone mit typischer, unscharf begrenzter Rötung. [M123]

## 2.7.10 Nekrotisierende Fasziitis

**Nekrotisierende Fasziitis:** Schwerste Weichteilinfektion, die bis zur Faszie reicht und zu rasch fortschreitenden Nekrosen der Faszie und der umliegenden Gewebe führt. Hervorgerufen meist durch Streptokokken oder aerob-anaerobe Mischinfektionen. Letalität 30–60 %. In den vergangenen Jahren häufiger auftretend, insgesamt aber selten.

### Krankheitsentstehung

Eintrittspforte für die Erreger der **nekrotisierenden Fasziitis** sind beispielsweise (kleinere) Verletzungen, Insektenstiche, Operationswunden, Dekubitalulzera oder eine diabetische Gangrän, am häufigsten im Bereich der Extremitäten.

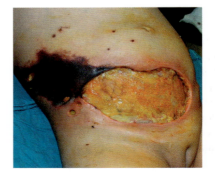

Abb. 2.22 Nekrotisierende Fasziitis. [F415]

Warum sich in der Folge ein so schweres Krankheitsbild entwickelt, ist noch nicht genau geklärt. Man nimmt an, dass nicht nur die Entzündung selbst, sondern insbesondere auch der Verschluss kleinerer Gefäße durch Thromben die Schwere der Erkrankung bedingt. Die Muskulatur ist nicht primär betroffen, kann aber in späteren Stadien durch die Ischämie nekrotisieren (➤ Abb. 2.22).

Symptome, Befund und Diagnostik

Leitsymptom in frühen Stadien ist der sehr starke, lokale Schmerz, der im weiteren Verlauf durch Nervennekrosen nachlassen kann. An der Haut ist zunächst eine nicht scharf begrenzte, bläulich-rote Verfärbung zu beobachten, außerdem ein über die Verfärbung hinausgehendes Ödem. Es folgen Hautnekrosen, teils mit tastbarer Gasansammlung im Gewebe. Schnell entwickelt sich ein schweres toxisches Krankheitsbild mit Fieber, zentralnervösen Störungen, wie Bewusstseinstrübungen bis hin zum (septischen) Schock und Multiorganversagen (➤ 3.3.1).

Die Diagnose muss rasch gestellt werden, da die Letalität bei späterem Therapiebeginn steil ansteigt. Daher ist in erster Linie die Klinik maßgeblich. Hilfreich ist die Sonografie, da die nekrotische Faszie oft dargestellt werden kann und die Ergebnisse binnen weniger Minuten vorliegen. Das Blutbild zeigt eine ausgeprägte Leukozytose.

Die Ergebnisse von Blutkultur, Abstrichen oder der mikrobiologischen Untersuchung von Hautblasenpunktat sind zwar für die spätere antibiotische Behandlung wichtig, kommen aber für die Entscheidung zur Operation zu spät. Eine Gramfärbung, z. B. eines Hautblasenpunktats, sollte aber versucht werden. Im Zweifelsfall wird eine Probeinzision bis auf die Faszie durchgeführt.

Behandlung

Maßgeblich für die Prognose des Patienten ist eine frühzeitige und radikale Operation.

Bis zum Eintreffen von Erregernachweis und Antibiogramm erhält der Patient meist hochdosiert Penicillin G und Gentamycin oder Clindamycin (*kalkulierte Antibiotikagabe*, ➤ 2.7.2), danach stellt der Chirurg die Antibiotikatherapie ggf. entsprechend des Antibiogramms um.

### 2.7.11 Pflege bei lokalen chirurgischen Infektionen

- Kühlende (z. B. alkoholische Lösung, Cold-Packs) oder desinfizierende Umschläge (z. B. mit Polyvidon-Jod) anlegen und regelmäßig wechseln
- Nach Abszesseröffnung mindestens einmal täglich Verband wechseln, bei starker Sekretion häufiger
- Desinfizierende Spülungen durchführen
- Betroffene Extremität ruhigstellen, Patienten über die Notwendigkeit der Maßnahmen informieren und auf die Einhaltung der Maßnahme achten. Ggf. Schienenanlage.
- Bei Infektionen im Gesicht Gefahr eines ZNS-Befalls berücksichtigen; dem Patienten flüssige Kost bestellen, ihn anweisen, wenig zu sprechen
- Überwachung und Versorgung von Gummilaschen und Drainagen (Wunddrainagen, ➤ 4.5.14), die in Abszesshöhlen und Wunden eingelegt sind
- Beobachtung der Wunde und ihrer Umgebung, um eine Verschlechterung bzw. Ausbreitung der Infektion zu erkennen
- Mindestens einmal tägliche Kontrolle von Vitalzeichen und Temperatur, um eine Ausbreitung der Infektion frühzeitig zu erkennen
- Beachtung der Regeln der Hygiene (➤ 2.6.3), um eine Keimverschleppung zu vermeiden
- Verabreichung und Überwachung der angeordneten Antibiose.

### 2.7.12 Tetanus

> **Tetanus** (*Wundstarrkrampf*): Schwere, oft tödlich verlaufende Erkrankung mit Muskelkrämpfen, bedingt durch das Toxin des Erregers *Clostridium tetani*, einem grampositiven, anaeroben Sporenbildner. In über 50 % der Infektionen Erregereintritt über Bagatellverletzungen.

Der **Tetanus** ist im Erkrankungs- und Todesfall meldepflichtig.

Krankheitsentstehung

Clostridium tetani ist praktisch überall in der Umwelt vorhanden (insbesondere in Erde, Staub, modrigem Holz) und lebt auch im Darm von Mensch und Tier. Die Übertragung erfolgt ausschließlich über Hautverletzungen, daher auch die Bezeichnung *Wund*starrkrampf. Besonders infektionsgefährdet sind tiefe oder zerklüftete Wunden mit mangelhafter Sauerstoffversorgung – hier können sich die anaeroben Bakterien rasch vermehren und Toxine produzieren, die das Nervensystem angreifen (➤ Abb. 2.23).

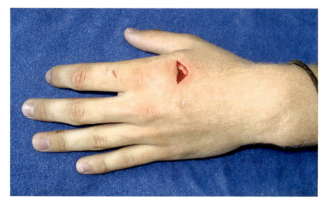

**Abb. 2.23** Tiefe Wunden sind mit einem erhöhten Tetanus-Risiko verbunden. [O616]

## Symptome, Befund und Diagnostik

Die Erkrankung beginnt wenige Tage bis zwei Wochen nach der Verletzung mit Kopfschmerzen und Müdigkeit. Es folgt eine Erhöhung der Muskelspannung, die zuerst zu einer Kieferklemme und in der Folge von oben nach unten zu einer krampfartigen Starre praktisch aller Muskeln führt. Dabei sind die Patienten bei vollem Bewusstsein und haben stärkste Muskelschmerzen. Sie können nichts essen, da es bereits beim geringsten Versuch zu Schlingkrämpfen kommt. Krämpfe der Atemmuskulatur führen zu lebensbedrohlichen Atemnotanfällen. Jeder Reiz kann schwere tonisch-klonische Krämpfe auslösen, d. h. Krämpfe mit zunächst starren Muskeln (tonische Krämpfe), die in Muskelzuckungen (klonische Krämpfe) übergehen. Die Krämpfe können so stark sein, dass es zu Frakturen, z. B. von Wirbelkörpern, kommt. Die Wunde, durch welche die Erreger in den Körper eingedrungen sind, ist meist unauffällig.

Für das Vollbild der Erkrankung sind drei Symptome typisch:
- **Trismus** (*Kieferklemme*)
- **Risus sardonicus** (*verzerrtes Grinsen durch Krämpfe der Gesichtsmuskulatur*)
- **Opisthotonus** (*Überstrecken von Kopf und Rumpf*).

Der Chirurg stellt die Verdachtsdiagnose anhand der Verletzungsanamnese und der klinischen Symptomatik. Ein Erregernachweis im Wundabstrich oder der Toxinnachweis im Tierversuch sichern die Diagnose.

## Behandlung

Die Therapie der Tetanusinfektion hängt vom Stadium und vom Schweregrad der Erkrankung ab. Obligat sind das Ausschneiden der teils sehr kleinen Wunde zur Elimination (*Entfernung*) der toxinbildenden Erreger und die möglichst frühzeitige Gabe von Tetanus-Antitoxin. Dabei vermag das Antitoxin aber nur den Teil des Toxins zu neutralisieren, der noch nicht an das Nervensystem gebunden ist. Aus diesem Grund kommt die Antitoxin-Gabe beim manifesten Tetanus meist zu spät. Dann ist die intensivmedizinische Behandlung symptomatisch. Sie umfasst Sedativa (*Beruhigungsmittel*), Muskelrelaxanzien zur Krampflösung, Intubation und Beatmung.

## Pflege

> Sofern der Patient nicht aus therapeutischen Gründen sediert und relaxiert wurde, ist er bei vollem Bewusstsein und registriert seinen Zustand sowie alle Äußerungen und Pflegehandlungen, ohne jedoch angemessen darauf reagieren zu können. Die Pflegenden berücksichtigen dies und informieren den Patienten über alle Pflegemaßnahmen, die an ihm vorgenommen werden.

Die Pflege des Patienten mit dem Vollbild eines Tetanus ist nur auf einer Intensivstation möglich, da der Patient kontinuierlich überwacht und ggf. beatmet werden muss:

- Der Patient wird in einem Einzelzimmer untergebracht. Die Pflegenden achten darauf, unnötige Reize zu vermeiden, z. B. das Zuschlagen einer Tür oder ein Anstoßen am Patientenbett, da diese sofort Muskelkrämpfe beim Patienten auslösen können. Aus dem gleichen Grund planen sie Pflegemaßnahmen so, dass sie mit dem Wirkmaximum der Sedativa zusammenfallen
- Da der Patient durch die Muskelkrämpfe einen hohen Kalorienbedarf hat, gleichzeitig jedoch nicht schlucken kann, wird er über eine Sonde oder parenteral hochkalorisch ernährt
- Zur Überwachung der Ausscheidung legen die Pflegenden einen Blasendauerkatheter, bei längerer Verweildauer legt der Arzt einen suprapubischen Katheter. Außerdem achten die Pflegenden auf die regelmäßige Darmentleerung
- Neben den Prophylaxen und der Körperpflege ist insbesondere bei parenteraler Ernährung eine sorgfältige Mundpflege wichtig, um einer Parotitis oder einer Pilzinfektion vorzubeugen.

> **Hygienemaßnahmen bei einer Infektion mit Sporen bildenden Bakterien**
> - Nach jedem Patientenkontakt auf penibles Händewaschen zusätzlich zur Händedesinfektion achten („Abschwemmen" der Sporen), da die Händedesinfektion gegenüber Sporen (> 2.7.12) nicht ausreichend wirksam ist
> - Beim möglichen Kontakt mit erregerhaltigem Material (z. B. Wundsekret) Schutzkittel und Handschuhe tragen.

### Patientenbeobachtung
- Vitalzeichen, insbesondere Atmung, Temperatur
- Ausscheidungen, Flüssigkeitsbilanz, ZVD
- Krämpfe (Veränderung/Ausdehnung), Gesichtsausdruck, Körperhaltung
- Verletzungen.

## Patienteninformation

Todesfälle sind heutzutage selten, da die meisten Betroffenen zumindest in der Kindheit einige Male geimpft wurden und somit eine *Teilimmunität* besteht. Der Verlauf ist dann milder. Trotzdem sollte der Impfschutz alle zehn Jahre aufgefrischt werden, da eine Expositionsprophylaxe, d. h. das Meiden der Erreger, nicht möglich ist.

## Tetanusprophylaxe im Verletzungsfall

### Reduzierung der Keime
Bereits die **chirurgische Wundversorgung** (> 2.3) ist ein Teil der Tetanusprophylaxe. Sie reduziert den Keimgehalt der Wunde und verschlechtert die Wachstumsbedingungen für die Keime.

### Vervollständigung des Impfschutzes
Besteht kein ausreichender Impfschutz, wird der Patient zum Schutz vor Tetanus geimpft.

Als Faustregel kann gelten, dass der Impfschutz immer dann unvollständig ist, wenn der Verletzte:
- Keinen Impfschutz nachweisen kann (Impfausweis)
- Weniger als drei Impfungen erhalten hat
- Die letzte Impfung mehr als zehn Jahre zurückliegt.

Über die Art der Impfung entscheidet der Arzt abhängig von Zustand und Art der Wunde sowie den bisher erhaltenen Impfungen. Möglich sind die:
- **Aktive Impfung** mit Tetanus-Toxoid, z. B. Tetanol®
- **Simultanprophylaxe**, d. h. Kombination aus *aktiver* und *passiver Impfung* (mit Tetanus-Immunglobulinen = Tetanus-Antitoxin, z. B. Tetagam®).

> **Tetanus-Simultanimpfung**
> Werden die Impfstoffe zur aktiven und passiven Immunisierung (z. B. Tetanol® und Tetagam®) gemischt, machen sie sich gegenseitig unwirksam. Deshalb die beiden Medikamente getrennt voneinander aufziehen und an unterschiedlichen Körperstellen injizieren.

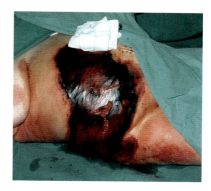

**Abb. 2.24** Gasbrand mit ausgedehnten Weichteilnekrosen. Typisch für die Gasbrandinfektion ist ein beim Betasten spürbares Knistern. [F452–1]

Die Impfung wird in einem Impfausweis dokumentiert, der dem Patienten mitgegeben wird. Sind weitere Impfungen zur Vervollständigung des Impfschutzes erforderlich, vermerken die Pflegenden die nächsten Impftermine im Impfausweis und weisen den Patienten darauf hin. [9]

## 2.7.13 Gasbrand

> **Gasbrand** (*Gasödem*): Wundinfektion mit grampositiven, anaeroben Clostridien, v. a. *Clostridium perfringens*, deren Toxine rasch fortschreitende Gewebenekrosen mit Ödemen und Gasbildung verursachen. Letalität 30–50 %.

Der **Gasbrand** ist bei Erkrankung und im Todesfall meldepflichtig.

### Krankheitsentstehung

**Clostridien** sind anaerobe (ohne Sauerstoff lebende), grampositive, Sporen bildende Stäbchenbakterien.

Ähnlich wie der Erreger des Tetanus lebt auch das Clostridium perfringens, der Haupterreger des Gasbrandes, vorwiegend in Erde und Staub, kommt aber auch im Darm von Menschen und Tieren vor. Entsprechend sind alle mit Erde, Staub oder Fäkalien verunreinigten Wunden gasbrandgefährdet.

Da Clostridien Anaerobier sind, führt eine Kontamination der Wunde nur dann zur Erkrankung, wenn die Erreger in der Wunde Areale mit mangelhafter Sauerstoffversorgung vorfinden. Dies ist z. B. der Fall bei ausgedehnten Weichteilquetschungen, tiefen Wundtaschen oder Nekrosen. Häufigster Infektionsort sind Wunden am Oberschenkel oder am Gesäß.

### Symptome, Befund und Diagnostik

Nach einer Inkubationszeit von meist ein bis zwei Tagen kommt es zu akut einsetzenden, starken Wundschmerzen. Die Wunde und die Wundumgebung schwellen an, die Haut verfärbt sich grau-schwarz. Aus der Wunde entleert sich süßlich-faulig riechendes, blutig-seröses Sekret (➤ Abb. 2.24). Bei der Palpation der Wundumgebung ist meist ein typisches Knistern durch zerplatzende Gasbläschen zu spüren. Die Infektion schreitet in der Regel rasch fort und verursacht ein schweres septisches Krankheitsbild mit zunehmender Verschlechterung des Allgemeinzustands, wobei das Bewusstsein des Patienten charakterischerweise erhalten bleibt.

Die Diagnose wird in erster Linie klinisch gestellt. Das Röntgenbild zeigt eine charakteristische *Muskelfiederung*. Diese entsteht durch Gase, welche die Muskelfasern auseinander drängen.

Unbehandelt führt der Gasbrand meist innerhalb kurzer Zeit zum Tod.

### Behandlung

Die wichtigste therapeutische Maßnahme ist die frühzeitige und großzügige operative Wundrevision (*Wiedereröffnung der Wunde*). Bei massiver Infektion einer Extremität ist manchmal auch eine Amputation notwendig, um eine weitere Ausbreitung der Infektion zu verhindern.

Postoperativ wird der Patient mit **hyperbarer Oxygenation** (*Sauerstoff-Überdrucktherapie*) behandelt. Diese schafft durch sehr hohen Sauerstoffdruck aerobe Wundverhältnisse, in denen der Erreger nicht überlebt. Für diese Therapie muss der Patient in spezialisierte Zentren verlegt werden. In einer Kammer atmet er dann für ca. 90–120 Min. reinen, unter Überdruck stehenden Sauerstoff. Zusätzlich erhält der Patient hochdosiert Antibiotika, z. B. Penicillin G oder Cephalosporine.

### Pflege

*Hygienemaßnahmen bei einer Infektion mit Sporen bildenden Bakterien* ➤ 2.7.12

Im akuten Stadium muss der Patient aufgrund der Schwere seiner Erkrankung auf der Intensivstation versorgt werden.

## 2.7.14 Milzbrand

> **Milzbrand** (*Anthrax*): Sehr seltene, vom Tier auf den Menschen übertragene Infektionskrankheit. Am häufigsten als **Hautmilzbrand** auftretend.

Der **Milzbrand** ist bereits bei Verdacht meldepflichtig.

### Krankheitsentstehung

Der Erreger des Milzbrands ist das in infizierten Tieren lebende, grampositive und Sporen bildende Stäbchenbakterium **Bacillus anthracis**. Infizierte Tiere scheiden die Sporen mit dem Kot aus. Der Mensch kann sich infizieren durch:

- Direkten Hautkontakt mit infizierten Tieren oder kontaminierten tierischen Produkten (z. B. Fellen). Die Sporen dringen über kleine Hautdefekte ein und führen hier zum **Hautmilzbrand**
- Inhalation bazillenhaltigen Staubes (selten). Die Sporen werden z. B. beim Scheren infizierter Schafe eingeatmet und führen dann zum **Lungenmilzbrand**, der fast immer tödlich endet
- Orale Aufnahme der Sporen, z. B. durch Verzehr des Fleisches infizierter Tiere (sehr selten). In diesem Fall dringen die Sporen über den Darm ein und verursachen den **Darmmilzbrand.**

Infektionsgefährdet sind insbesondere Personen in tierverarbeitenden Berufen, z. B. Metzger, Landwirte oder Kürschner.

### Symptome, Befund und Diagnostik

Beim **Hautmilzbrand** bildet sich nach einer Inkubationszeit von ein bis drei Tagen an der Infektionsstelle eine kleine, gerötete, stark juckende Blase. Daraus entwickelt sich die typische **Hautmilzbrandpustel** (*Pustula maligna*) mit zentraler, blau-schwarzer Nekrose und rotem, blasenbesetztem Rand (➤ Abb. 2.25).

Charakteristisch ist, dass die Pustel anfangs nur sehr wenig schmerzt. Begleitend tritt eine Lymphangitis und -adenitis auf (➤ 2.7.6).

In gutartigen Fällen heilt die Pustel unter Schorfbildung spontan ab. Die Infektion kann sich aber auch weiter ausbreiten und zur in ca. 80 % der Fälle tödlichen **Milzbrandsepsis** mit typischen Veränderungen der Milz führen (daher auch *Milzbrand*).

Die Diagnose wird klinisch und durch mikrobiologische Untersuchung des Bläscheninhalts gestellt.

### Behandlung

Die Therapie besteht in der hochdosierten Gabe von Penicillin und der Ruhigstellung des befallenen Körperabschnitts. Im Gegensatz zu anderen Infektionen wird die Wunde *nicht* chirurgisch eröffnet, da jede Manipulation die Gefahr des Befalls parenchymatöser Organe vergrößert.

## 2.8 Virus- und Pilzinfektionen

### 2.8.1 Tollwut

> **Tollwut** (*Rabies, Hundswut, Lyssa, Hydrophobie*): Seltene, akute Infektionskrankheit, die vor allem das ZNS befällt und fast immer tödlich endet. Verursacht durch das *Tollwut-Virus*.

Die **Tollwut** ist bereits im Verdachtsfall meldepflichtig, ebenso das Berühren eines tollwutverdächtigen Tieres.

### Krankheitsentstehung

Tollwütige Tiere scheiden das **Tollwut-Virus** (*Rabies-Virus, Lyssa-Virus*) mit dem Speichel aus. Der Mensch infiziert sich überwiegend durch Kontakt verletzter Haut mit dem Tierspeichel, meist durch den Biss eines erkrankten Tieres. Die Viren wandern von der Wunde aus entlang der Nervenbahnen zum Gehirn, wo sie zur Entzündung der grauen Substanz führen.

Gefährdete Personen sind z. B. Jäger, Landwirte und Tierärzte.

### Symptome, Befund und Diagnostik

2–20 Wochen, selten bis zu einem Jahr nach der Infektion treten die ersten Symptome auf. Der Zeitpunkt ist abhängig von der Menge der eingedrungenen Viren und der Lokalisation der Bissstelle. Bei nahe am Gehirn gelegenen Verletzungen, z. B. Bisswunden im Gesicht, ist sie relativ kurz, bei peripher gelegenen Verletzungen, etwa am Bein, verhältnismäßig lang.

Die Erkrankung beginnt mit Juckreiz, Brennen und starken Schmerzen in der (evtl. längst abgeheilten) Wunde, Kopfschmerzen, Nervosität und Depressionen. Es folgen eine abnorme Reizbarkeit und eine hochgradige Geräusch- und Lichtempfindlichkeit. Etwa fünf bis acht Tage nach Ausbruch der ersten Symptome wird der Kranke motorisch sehr unruhig. Er bekommt Krämpfe v. a. der Rachen-, Atem- und Kehlkopfmuskulatur. Schmerzhafte Schluckkrämpfe können bereits beim bloßen Gedanken an Wasser auftreten (daher auch *Hydrophobie*). Da der Patient nicht trinken kann, kommt es zunehmend zur Exsikkose. Außerdem führt eine verstärkte Speichelsekretion zusammen mit der Unfähigkeit, den Speichel zu schlucken, zu Speichelfluss aus dem Mund. Der Patient schreit und tobt

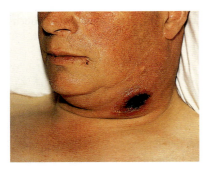

**Abb. 2.25** Typisches Aussehen des Hautmilzbrands. [E316]

bei den geringsten Umweltreizen („Tollwut"). Überlebt der Kranke dieses **Exzitationsstadium** (*Erregungsstadium*), so stirbt er im darauf folgenden **Paralysestadium** (*Lähmungsstadium*) an Atemlähmung.

Während der Inkubationszeit kann die Infektion nicht festgestellt werden. Während der Erkrankung lässt sich das Virus am einfachsten in einem Abdruckpräparat der Cornea (*Hornhaut des Auges*) nachweisen.

### Behandlung

Eine spezifische Behandlung der ausgebrochenen Tollwut ist nicht möglich. Die symptomatische Behandlung umfasst eine medikamentöse Sedierung des Patienten, parenterale Ernährung und künstliche Beatmung. Heilung lässt sich so jedoch nicht erzielen. Aus diesem Grund ist die Tollwutprophylaxe bei allen Bissverletzungen von entscheidender Bedeutung.

### Pflege

Patienten mit manifester Tollwut werden auf Intensivpflegestationen betreut. Die Pflegenden schützen den Patienten vor allen unnötigen Reizen und achten auf Ruhe und gedämpftes Licht im Patientenzimmer.

> **VORSICHT**
> Der Speichel des Kranken ist infektiös. Zum Selbstschutz tragen alle Personen, die Kontakt zum Patienten haben, Schutzbrille, Mund-Nasen-Schutz, Schutzkittel und Handschuhe. Eine strikte Isolierung des Kranken ist notwendig.

### Tollwutprophylaxe

> **VORSICHT**
> Bei jeder Bissverletzung muss an die Gefahr einer Tollwut-Übertragung gedacht werden.

Kommt ein Patient mit einem Tierbiss in die Klinik, klärt der Arzt zunächst ab, ob mit dem Biss Tollwut-Viren übertragen worden sein könnten. Bei Bissen durch Haustiere, die gegen Tollwut geimpft sind, besteht keine Gefahr für den Patienten. Nach Bissen durch Wildtiere oder durch nicht geimpfte Haustiere muss jedoch eine **Tollwutprophylaxe** erfolgen, die auf zwei Säulen ruht:

- Chirurgische Behandlung der Verletzung mit großzügiger Exzision (*Eröffnung*) und Spülung der Wunde und anschließender offener Wundbehandlung (➤ 2.9.5)
- Unverzügliche **postexpositionelle Impfung.** Dabei wird – abhängig vom Risiko einer Infektion (➤ Tab. 2.3) – *aktiv* mit Tollwut-Toxoid (Rabivac®) oder *simultan* (aktiv und passiv) mit Rabivac® und Tollwut-Immunglobulin (Berirab®) geimpft. Ist eine passive Impfung erforderlich, instilliert der Arzt einen Teil des Tollwut-Immunglobulins in und um die Wunde und injiziert den Rest i. m. Das genaue Impfschema kann z. B. dem Beipackzettel entnommen werden.

Außerdem ist es wichtig zu wissen, ob das Tier, das den Patienten gebissen hat, an Tollwut erkrankt war. Haustiere werden zehn Tage lang beobachtet. Leben sie nach dieser Zeit noch, haben sie keine Tollwut. Sterben sie innerhalb dieses Zeitraums, wird das Gehirn histologisch untersucht. Wildtiere sollten möglichst gefangen und beobachtet oder getötet werden.

Die heutigen Impfstoffe sind so gut verträglich, dass besonders gefährdeten Personen, z. B. Jägern, Tierärzten oder Arbeitern in Tierverwertungsbetrieben, eine **prä-expositionelle** (*prophylaktische*) **Impfung** mit Tollwut-Toxoid, z. B. Rabivac®, angeraten wird. [9]

## 2.8.2 Pilzinfektionen

*Aspergillom* ➤ 10.8.2

**Pilzinfektionen** (➤ 2.8.2) spielen in der Chirurgie eine untergeordnete Rolle. Hauptsächlich treten sie als Komplikation nach operativen Eingriffen oder bei abwehrgeschwächten Patienten auf. Dabei handelt es sich überwiegend um lokale Pilzinfektionen, z. B. einen Mund- oder Speiseröhrensoor, eine Candidose der Atemwege oder der ableitenden Harnwege. Dringen

**Tab. 2.3** Immunprophylaxe nach Kontakt mit dem Tollwut-Virus nach den Empfehlungen der Ständigen Impfkommission am Robert Koch-Institut (STIKO) vom Februar 2011.

| Grad der Exposition | Exposition durch ein tollwutverdächtiges oder tollwütiges Wild- oder Haustier oder eine Fledermaus | Exposition durch einen Tollwut-Impfstoffköder | Immunprophylaxe (Fachinformation beachten) |
|---|---|---|---|
| I | Berühren/Füttern von Tieren, Belecken der intakten Haut | Berühren von Impfstoffködern bei intakter Haut | Keine Impfung |
| II | Nicht blutende, oberflächliche Kratzer oder Hautabschürfungen, Lecken oder Knabbern an der nicht intakten Haut | Kontakt mit der Impfflüssigkeit eines beschädigten Impfstoffköders mit nicht intakter Haut | Tollwutschutzimpfung |
| III | Bissverletzungen oder Kratzwunden, Kontakt von Schleimhäuten oder Wunden mit Speichel (z. B. durch Lecken), V. a. Biss, Kratzer oder Kontakt der Schleimhäute mit einer Fledermaus | Kontamination von Schleimhäuten und frischen Hautverletzungen mit der Impfflüssigkeit eines beschädigten Impfstoffköders | Tollwutschutzimpfung und einmalig simultan mit der ersten Impfung passive Immunisierung mit Tollwut-Immunglobulin (20 IE/kg KG) |

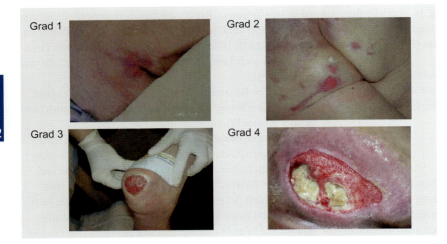

**Abb. 2.26** Dekubitus Grad 1 bis 4. [V330]

die Pilze jedoch durch die Schleimhaut in die Blutbahn ein, kann eine lebensbedrohliche Pilzsepsis die Folge sein.

Bei lokalen Pilzinfektionen bringen lokale Antimykotika in der Regel den gewünschten Erfolg. Bei einer Pilzsepsis erfolgt die Antimykotikatherapie systemisch.

Pflege

Bei gefährdeten Patienten, z. B. solchen, die längere Zeit nicht essen und trinken dürfen, achten die Pflegenden auf eine regelmäßige Mundpflege zur Soorprophylaxe.

Bei bereits eingetretener lokaler Pilzinfektion eines Körperteils gilt:
- Die befallene Körperregion bei der Körperpflege immer zuletzt waschen oder Waschschüssel, Waschwasser, Waschlappen und Handtuch anschließend wechseln
- Auch nach Verschwinden der Symptome die antimykotische Behandlung über den angeordneten Zeitraum fortführen, um Rezidive zu vermeiden.

## 2.9 Chronische Wunden

Eine Wunde wird als chronisch bezeichnet, wenn sie innerhalb von vier bis zwölf Wochen – abhängig von der Wundart und den begleitenden Faktoren – unter Behandlung keine Heilungstendenz zeigt.

Typische chronische Wunden sind: Dekubitus (> Abb. 2.26), Ulcus cruris venosum und arteriosum (> 9.2.3, > 9.2.4) und diabetisches Fußsyndrom.

In der Bundesrepublik leiden schätzungsweise drei bis vier Millionen Menschen an **chronischen Wunden.** Diese verursachen neben körperlichen Beeinträchtigungen (z. B. Schmerzen, Bewegungseinschränkung) auch Einschränkungen der Selbstständigkeit und des sozialen Lebens. Außerdem haben die Wunden nach der Abheilung eine hohe Rezidivgefahr. Das sind Gründe, die das **Deutsche Netzwerk für Qualitätsentwicklung in der Pflege** (*DNQP*) veranlassten,

den 6. Expertenstandard in der Pflege diesem Thema zu widmen.

Aufgabe der Therapie und Pflege ist neben der fach- und sachgerechten Wundbehandlung auch die Erhaltung und Förderung der Selbstpflegefähigkeiten des Betroffenen und seiner Angehörigen sowie die Förderung des Wohlbefindens (> 2.9.5). [4]

### 2.9.1 Dekubitus

Ein **Dekubitus** entsteht, wenn Druck über längere Zeit auf ein Gewebeareal wirkt. Die Kapillaren, aber auch größere Arterien und Venen, werden komprimiert. Die Versorgung der Zellen mit Sauerstoff und der Abtransport von Schlackenstoffen sind nicht mehr möglich. Abhängig von der individuellen Gewebetoleranz geht das nicht mehr ausreichend versorgte Gewebe zugrunde, ein Dekubitus ist entstanden. Es gibt weitere Faktoren, die die Entstehung eines Dekubitus begünstigen:
- Scherkräfte
- Falten im Laken
- Feuchte Haut
- Über- oder Untergewicht
- Mangel- und Fehlernährung
- Dehydratation
- Niedriger Blutdruck
- Fehlendes Schmerzempfinden
- Unangemessene Hautreinigung und -pflege.

Pflege

- Phasengerechte Wundbehandlung (> 2.9.8)
- Konsequente Druckentlastung durch Mobilisation und Bewegungsförderung, regelmäßige Umlagerung, Mikrolagerung, Weichlagerung oder Hohllagerung
- Verbesserung der Gewebetoleranz gegenüber Druck und Sauerstoffmangel durch Trockenhalten der Haut und eine an den Hauttyp angepasst Hautreinigung und -pflege, ei-

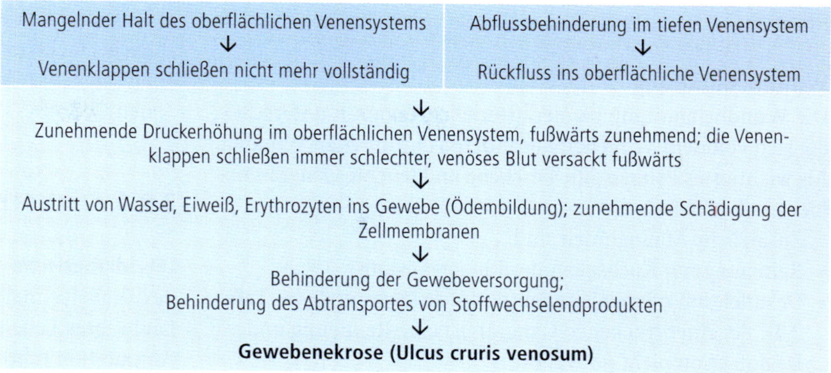

## 2.9 Chronische Wunden

```
Mangelnder Halt des oberflächlichen Venensystems        Abflussbehinderung im tiefen Venensystem
                        ↓                                                   ↓
    Venenklappen schließen nicht mehr vollständig        Rückfluss ins oberflächliche Venensystem
                                              ↓
    Zunehmende Druckerhöhung im oberflächlichen Venensystem, fußwärts zunehmend; die Venen-
             klappen schließen immer schlechter, venöses Blut versackt fußwärts
                                              ↓
    Austritt von Wasser, Eiweiß, Erythrozyten ins Gewebe (Ödembildung); zunehmende Schädigung der
                                          Zellmembranen
                                              ↓
                        Behinderung der Gewebeversorgung;
                 Behinderung des Abtransportes von Stoffwechselendprodukten
                                              ↓
                        Gewebenekrose (Ulcus cruris venosum)
```

**Abb. 2.27** Schematische Darstellung der Entstehung eines Ulcus cruris venosum.

weiß- und vitaminreiche Ernährung, ausreichende Flüssigkeitszufuhr
- Reduktion von Scherkräften durch geeignete Lagerungs-, Bewegungs- und Transfertechniken, z. B. Kinästhetik, Verhinderung des Herunterrutschens im Bett durch eine Rutschbremse
- Entfernung von Falten, Krümeln aus dem Laken, ggf. Polsterung von Sonden, Drainagen und Kathetern.

### 2.9.2 Ulcus cruris venosum

*Behandlung der Varikosis* ➤ 9.5.3

60 % der Bevölkerung leiden unter Varizen, krankhaft erweiterten Venen des *oberflächlichen Venensystems*. Man spricht auch von einer *Stammvarikosis*. Die **Varikosis** oder chronisch venöse Insuffizienz (CVI) ist eine fortschreitende Erkrankung, an deren Ende das **Ulcus cruris venosum** steht (➤ Abb. 2.27).

#### Pflege

- Phasengerechte Wundbehandlung (➤ 2.9.8, ➤ Abb. 2.28)
- Patienten zu individuellen Risikofaktoren beraten und diese so gut wie möglich ausschalten
- Pflegerische Maßnahmen bei invasiver oder chirurgischer Varizentherapie
- Unterstützende konservative Maßnahmen:
  - Phlebologischer Kompressionsverband oder medizinische Kompressionsstrümpfe
  - Beine hoch lagern
  - Lymphdrainage
  - Balneotherapie
  - Venengymnastik und Gefäßsport
  - Unterstützende medikamentöse Behandlung.

### 2.9.3 Ulcus cruris arteriosum

*Behandlung der peripheren arteriellen Verschlusskrankheit* ➤ 9.4.4
*Stadieneinteilung der peripheren arteriellen Verschlusskrankheit* ➤ 9.4.4

Das **Ulcus cruris arteriosum** ist die Folge einer **peripheren arteriellen Verschlusskrankheit** (pAVK). Diese entsteht durch einen chronisch arteriosklerotischen Prozess, der nach und nach die Arterien in den Beinen verengt. Häufig sind auch andere Arterien im Körper betroffen, z. B. die Herzkranzgefäße, Nieren- oder Gehirnarterien.

Das Risiko, eine arterielle Verschlusskrankheit zu erwerben, steigt mit der Zahl der Risikofaktoren: Rauchen, Diabetes mellitus, Erhöhung der Blutfette, Hypertonie, Übergewicht, Bewegungsmangel, Erhöhung der Harnsäure, Stress.

Im Stadium 4 einer pAVK bestehen ein oder mehrere durch Ischämie abgestorbene Gewebebezirke (*Nekrose, Gangrän*). Typische Lokalisationen sind die Zehen und Fersen (➤ Abb. 2.29).

Als Komplikationen drohen eine feuchte Gangrän mit Sepsisgefahr durch Fäulnisbakterien und Anaerobier sowie die Amputation nekrotischer Bezirke.

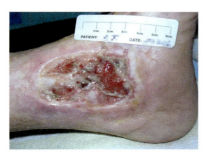

**Abb. 2.28** Ulcus cruris venosum in der Reinigungsphase. [V330]

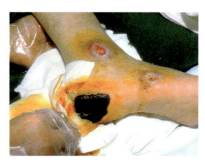

**Abb. 2.29** Ulcus cruris arteriosum. [T195]

## Pflege

**Wundbehandlung**

Die Wundbehandlung bei der arteriellen Gangrän unterscheidet sich von dem Vorgehen bei anderen chronischen Wunden. Als wichtigstes Prinzip gilt: Trockene und feuchte Gangrän immer trocken halten.

Zusätzliche Maßnahmen sind:
- Reinigung mit Kochsalz- oder Ringer-Lösung
- Desinfektion mit Schleimhautdesinfektionsmittel (➤ Tab. 2.4). Bei einer trockenen Gangrän ist eine Reinigung und Desinfektion nicht notwendig
- Gewissenhaftes Trocknen, v. a. zwischen den Zehen
- Sterile Kompressen zwischen die Zehen legen und mit einer Mullbinde locker fixieren; Watteverband zur Polsterung von Zehen und Fersen und zur Erhaltung der Restwärme.

Ungeeignet bzw. falsch sind diese Maßnahmen:
- Fußbäder, um die Nekrosen aufzuweichen
- Enzymatische Salben
- Hydroaktive Verbände.

Eine Wundheilung kann erst stattfinden, wenn die demarkierte Gangrän chirurgisch entfernt wurde. Die entstandene Wunde wird dann phasengerecht (➤ 2.9.8) behandelt.

**Unterstützende pflegerische Maßnahmen**
- Beine tief lagern
- Gefäßabknickung in der Leiste vermeiden, d. h. der Patient soll wenig sitzen, Kopfteil max. 60° erhöhen
- Beine weich bzw. hohl lagern
- Bettdecke über das Fußteil hängen, Bettbogen benutzen oder zwei Kissen seitlich neben die Beine legen, die verhindern, dass die Bettdecke Druck auf die Zehen ausübt
- Einengende Schuhe und Hosen vermeiden
- Stadium 1 und 2: Bewegungsübungen und Gehtraining
- Sorgfältige Hautreinigung und -pflege, gewissenhaft die Füße trocknen, tägliche Inspektion
- Verletzungen jeglicher Art vermeiden und äußerste Vorsicht bei der Fußnagelpflege; besser: professionelle Fußpflege beauftragen
- Füße und Beine ständig warm halten mit Wollsocken, Wolldecke, lockerem Watteverband oder Fell
- Flüssigkeitszufuhr steigern (Vorsicht bei Kontraindikationen).

### 2.9.4 Diabetisches Fußsyndrom

Das **diabetische Fußsyndrom** ist eine gefürchtete Spätfolge des Diabetes mellitus. Etwa 15 % aller Diabetiker erleiden im Laufe ihres Lebens eine Fußläsion, die im Extremfall zu einer Amputation führt.

Grundbedingungen für die Entstehung sind:
- (Poly-)**Neuropathie** (➤ Abb. 2.31)
- **Periphere arterielle Durchblutungsstörung,** die die großen Beinarterien (*Makroangiopathie*) und die kleinen Arterien (*Mikroangiopathie*) im Fuß betreffen kann (➤ Abb. 2.30).

Die **diabetische Neuropathie** entsteht durch eine zunehmende „Verzuckerung" der Nervenzellen und Nervenbahnen. Sie betrifft gleichermaßen die autonomen, sensorischen und motorischen Fasern der Nervenbahnen und führt zu den typischen Veränderungen an den Füßen eines Diabetikers:
- Warme, trockene und rissige Haut; Neigung zu Fußpilz
- Neuropathisches Ödem
- Missempfindungen wie Brennen, Kribbeln, Ameisenlaufen bis hin zu einer fehlenden Wahrnehmung
- Atrophische Fußmuskulatur, Veränderung der gesamten Fußstatik und -motorik bis hin zu deformierten Füßen
- Vermehrte Hornhautbildung (*Hyperkeratosen*) an Stellen, auf die ein erhöhter Druck einwirkt. Unter dieser Hornhaut entwickeln sich schnell Läsionen, die oft lange Zeit unbemerkt bleiben. Sie gehen mit dem Risiko von Infektionen der Sehnen, Knochen und Muskeln einher.

Die **Angiopathie** (*arterielle Durchblutungsstörung*) begünstigt die Entstehung eines diabetischen Fußsyndroms und beeinträchtigt die Heilung bestehender Ulzerationen. Bei Diabetikern finden sich die arteriellen Gefäßverengungen häufig im Bereich der Unterschenkel. Die klassische Claudicatio intermittens bei peripherer arterieller Verschlusskrankheit („Schau-

**Tab. 2.4** Wundantiseptika zur kurzzeitigen und längerfristigen Anwendung.

| Kurzzeitige Anwendung | Längerfristige Anwendung |
|---|---|
| • **Polyvidon-Jod** (verschiedene Produkte im Handel, z. B. Braunovidon®-Lösung oder -Salbe):<br>– Zuverlässig mikrobiozid bei grampositiven und -negativen Bakterien, fungizid, sporizid und viruzid<br>– Erprobte und gut verträgliche Substanz, deren Wirkung schnell einsetzt (nach ca. 30 Sek.). Sie hält so lange an, wie die Anwesenheit von Jod durch Braunfärbung angezeigt wird<br>– Wirkstoff der Wahl für die kurzzeitige Anwendung bei Wundinfektionen bzw. verschmutzten traumatisierten Akutwunden<br>– Anwendungsbeschränkungen gibt es bei Patienten mit hyperthyreoten Schilddrüsenerkrankungen, Jod-Überempfindlichkeit, in der Schwangerschaft und Stillzeit sowie großflächiger Anwendung bei Kindern unter sechs Monaten<br>• **Octenidinhydrochlorid** (z. B. Octenisept®):<br>– Mikrobiozid bei grampositiven und -negativen Bakterien, fungizid sowie eingeschränkt viruzid<br>– Akzeptable Verträglichkeit<br>– Wirkungseintritt erfolgt nach ca. 1 Min | • **Polyhexanid** (z. B. Lavasept®, Prontosan®, Suprasorb®X PHMB):<br>– Mikrobiozid bei grampositiven und -negativen Bakterien sowie fungizid<br>– Hemmt die Wundheilung nicht, sondern fördert sie sogar. Kann auch unter semiokklusiven Verbandssystemen eingesetzt werden<br>– Mittel der Wahl bei allen schlecht heilenden chronischen und empfindlichen Wunden<br>– Wirkungseintritt ist vergleichsweise langsam, nach 5–20 Min. (Herstellerangaben beachten) |

*fensterkrankheit", Schmerzen bei längerer Gehstrecke*) kann aufgrund der Neuropathie fehlen.

Mikroangiopathien sind Mikrozirkulationsstörungen im Bereich der kleinen Arterien. Durch sie verändern sich z. B. die Fließeigenschaft des Blutes und die Stoffwechselvorgänge im Interstitium. Die Nährstoffversorgung der Zellen und der Abtransport von Stoffwechselprodukten sind behindert. [10]

Behandlung

- Stoffwechseloptimierung
- Behandlung internistischer Grunderkrankungen
- Therapie von Gefäßerkrankungen
- Konsequente Druckentlastung im Bereich der Fußläsion
- Podologische Behandlung z. B. von Hyperkeratosen
- Ggf. chirurgische Maßnahmen im Rahmen der Wundbehandlung, z. B. Nekrosenabtragung, Amputation von Zehen.

Pflege

- Phasengerechte Wundbehandlung (➤ 2.9.8)
- Konsequente Druckentlastung der Läsion durch Spezialgips, Entlastungsschuh, Unterarmgehstützen, Rollstuhl
- Sorgfältige Hautreinigung und -pflege, gewissenhaftes Trocknen der Füße, tägliche Inspektion auf Verletzungen, Hornhaut, eingewachsene Nägel, Fußpilz
- Äußerste Vorsicht bei der Fußnagelpflege, besser: professionelle Fußpflege empfehlen
- Beratung zu geeigneten Strümpfen und Schuhen: dürfen keine Nähte haben, atmungsaktives Material bevorzugen, auf breites Fußbett und angemessene Größe achten, ausschließlich flache Absätze tragen

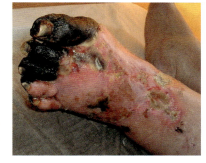

**Abb. 2.30** Periphere arterielle Verschlusskrankheit 4. Grades: Feuchte Gangrän 1.–3. Zeh, ausgeprägte Infektion in gesamten Fuß. [R224]

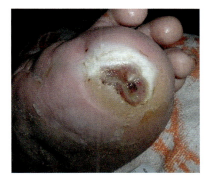

**Abb. 2.31** Neuropathisches Ulkus (*Mal perforans*) mit Hyperkeratosen. [R224]

- Beratung zur täglichen Inspektion der Füße, ggf. mit Hilfe eines Spiegels.

### 2.9.5 Prinzipien der Wundbehandlung bei chronischen Wunden

Die **moderne Wundbehandlung** beruht auf wissenschaftlichen Untersuchungen von Georg Winter, der 1962 feststellte, dass eine Wunde schneller und qualitativ besser in einem feuchten Milieu heilt, als wenn sie trocken behandelt wird. Seitdem ist die Entwicklung von Wundauflagen, die ein *idealfeuchtes Wundklima* schaffen, rasant voran geschritten.

Zur modernen Wundbehandlung gehört neben dem Aufbringen von Wundauflagen:
- Wunddiagnostik
- Phasengerechte Wundbehandlung
- Ausschaltung oder Reduzierung von Ursachen, Risiko- und Störfaktoren
- Verbesserung des Allgemein- und Ernährungszustands
- Schmerzbehandlung
- Psychosoziale Betreuung
- Verbesserung der Lebensqualität
- Verbesserung der Selbstpflegefähigkeiten
- Schulung des Patienten und ggf. seiner Angehörigen.

Angesichts der vielfältigen Aufgaben hat sich inzwischen der Begriff **Wundmanagement** etabliert. Der Expertenstandard „Pflege von Menschen mit chronischen Wunden" fordert wegen der Komplexität des Themas und des notwendigen Fachwissens, dass jede Einrichtung des Gesundheitswesens einen internen oder externen Wundexperten beschäftigen sollte, der die Pflegefachkräfte bei der Behandlung chronischer Wunden unterstützt. Wundexperten haben eine entsprechende Weiterbildung abgeschlossen.

### Wundassessment

Das **wundspezifische Assessment** ist das Herzstück des Wundmanagements.

Der Expertenstandard „Chronische Wunden in der Pflege" legt als **erstes Ergebnis** (*E 1*) fest, die Dokumentation solle differenzierte Aussagen zu folgenden Punkten enthalten:
- Mobilitäts- und andere Einschränkungen, Schmerz, Wundgeruch, Exsudat, Ernährungsstatus, psychische Verfassung
- Wissen der Patienten und seiner Angehörigen über Ursachen und Heilung der Wunde sowie die Selbstmanagementkompetenzen
- Spezifische medizinische Wunddiagnose, Rezidivzahl, Wunddauer, -lokalisation, -größe, -rand, -umgebung, -grund und Entzündungszeichen.

Demnach besteht ein einrichtungsinternes Wundassessment aus zwei Teilen:
- **Wunddokumentation**
- Einschätzung der wund- und therapiebedingten Einschränkungen sowie der Selbstmanagementkompetenzen des Patienten und seiner Angehörigen. [4]

**Wunddokumentation**

Sie sollte folgende Kriterien umfassen:
- **Medizinische Wunddiagnose.** Dazu gehören Grunderkrankung, Wundart und Schweregradeinteilung der Wunde, bisherige diagnostische und therapeutische Maßnahmen
- **Wundlokalisation.** Grafisch dargestellt und verbal beschrieben
- **Wunddauer.** Seit wann besteht die Wunde?
- **Rezidive.** Zahl der Rezidive und rezidivfreie Zeit
- **Wundgröße.** Länge und Breite in cm, Tiefe in cm, Taschen, Fisteln, Unterminierung
- **Wundgrund/häufigste Gewebeart**
- **Exsudat/Transsudat.** Menge und Aussehen
- **Wundgeruch.** Ja/Nein?
- **Wundrand**
- **Wundumgebung**
- **Infektionszeichen.**

**Einschätzung der Einschränkungen und der Selbstmanagementkompetenzen**

Sie sollte folgende Kriterien umfassen:
- **Patienten- und Angehörigenwissen** zur Ursache der Wunde, zur Heilung, zu Symptomen, zu therapeutischen Maßnahmen
- **Wund- und therapiebedingte Einschränkungen,** z. B. Bewegungseinschränkung, Schmerzen, Abhängigkeit von professioneller Hilfe, Wundgeruch und Exsudat, Isolation, Frustration, Hoffnungslosigkeit
- **Vorhandene wundbezogene Hilfsmittel,** z. B. Weichlagerungsmatratze, Kompressionsstrümpfe, Orthesen
- **Selbstmanagementkompetenzen des Patienten und seiner Angehörigen,** z. B. Umgang mit Einschränkungen, Umgang mit Verbänden, Erhalt von Alltagsaktivitäten, Durchführung von unterstützenden Maßnahmen. [4]

## 2.9.6 Anforderung an moderne Wundbehandlungen/Wundauflagen

Moderne **Wundauflagen** müssen höhere Anforderungen erfüllen, als nur den Schutz nach außen und die Sekretaufnahme zu sichern sowie ein Träger für Arzneimittel zu sein. Wundauflagen sind nicht nur ein Hilfsmittel, sondern selbst ein Therapeutikum. Sie gewährleisten:
- Schutz vor Fremdkörpern, Schmutz, Druck und Reibung
- Schutz vor Infektionen, d. h. sie sind undurchlässig für Mikroorganismen nach innen und außen
- Schutz vor Austrocknung und Auskühlung
- Aufrechterhaltung des Gasaustausches
- Unterstützung der autolytischen Wundreinigung
- Sichere Aufnahme von Blut, Wundsekret, Gewebetrümmern, Mikroorganismen
- Gute Verträglichkeit, geringes allergenes Potenzial, kein Anhaften am Wundgrund
- Unterstützung der Wundruhe durch seltene Verbandswechsel, v. a. in der Granulations- und Epithelisierungsphase
- Leichte Handhabung für den Anwender und hohen Tragekomfort für den Patienten
- Kosteneffektivität, auch durch möglichst geringen Bedarf an Sekundärverbandsstoffen
- Verfügbarkeit in unterschiedlichen Größen.

Moderne Wundbehandlungsmittel und Wundauflagen haben in den vergangenen Jahren viele Methoden und Mittel verdrängt, die diese Aufgaben nicht erfüllen können. Leider verfügen noch nicht alle Ärzte über das notwendige Wissen auf dem Gebiet der modernen Wundbehandlung. Pflegende müssen immer wieder Überzeugungsarbeit leisten und nachweisen, dass die zunächst teuer wirkenden Wundauflagen schnell zu einer Kostenersparnis führen, weil eine Wunde unter optimalen Bedingungen schneller heilt und Verbände oft über mehrere Tage belassen werden können. Auch der Komfort für die Patienten, z. B. durch eine geringere Zahl schmerzhafter Verbandswechsel, ist nicht zu unterschätzen.

## 2.9.7 Wundbehandlungsmittel und Wundauflagen

Die Zahl der Wundbehandlungsmittel hat in den vergangenen Jahren erheblich zugenommen. Am besten bewahren Pflegende den Überblick, wenn sie sich nicht an den Handelsnamen der Hersteller orientieren, sondern die Produktgruppen mit Eigenschaften, Einsatzgebieten und Anwendung betrachten (➤ Tab. 2.5).

Neben den in der Tabelle dargestellten Wundbehandlungsmitteln sind weitere Produkte auf dem Markt, die keiner der Gruppen zugeordnet werden können und die bei ganz speziellen Wundsituationen zum Einsatz kommen.

## 2.9.8 Phasengerechte Wundbehandlung

Die Auswahl der richtigen Wundauflage geschieht anhand der vorliegenden Wundheilungsphase. Jede **Wundheilungsphase** hat typische Kennzeichen (➤ Tab. 2.6). Große Wunden können auch zwei oder sogar alle drei Wundheilungsphasen gleichzeitig aufweisen. Bei der Auswahl der Wundauflage berücksichtigen Pflegende die hauptsächlichen Bedürfnisse der Wunde. Viele der verfügbaren Produkte können außerdem in verschiedenen Heilungsphasen eingesetzt werden.

## 2.9 Chronische Wunden

**Tab. 2.5** Art und Wirkung gebräuchlicher Wundauflagen. [17]

| Beschreibung | Indikationen | Anwendung | Vorteile | Nachteile |
|---|---|---|---|---|
| **Konventionelle Wundauflagen** | | | | |
| **Mullkompressen, Vliesstoff-Kompressen, kombinierte Saugkompressen** | | | | |
| • Aus Baumwolle oder Viskose (ein- oder mehrlagig)<br>• Aus Vliesstoff mit Zellstoff- oder Wattekern | • Primärversorgung von Akutwunden<br>• Standardabdeckung bei primärem Wundverschluss<br>• Zur Reinigung der Wunde<br>• Bei stark sezernierenden Wunden in der Reinigungsphase<br>• Als Sekundärverband | • Locker auflegen und mit Mullbinde, Pflaster, Schlauchmull oder Fixierfolie befestigen<br>• Bei Durchnässung wechseln, ggf. mehrmals täglich | • Gute Ableitung von Sekreten, Saugkraft abhängig von der Materialstärke<br>• Weich, gute Polsterung, drapierfähig<br>• Niedriger Preis | • Mazeration der Wundumgebung möglich<br>• Häufige Verbandswechsel notwendig<br>• Keine Keimbarriere<br>• Austrocknung der Wunde möglich<br>• Verkleben teilweise mit der Wunde, Kapillaren sprossen schnell in die Gitterstruktur von Mullkompressen ein<br>• Sekundärverband notwendig |
| **(Imprägnierte) Wundgazen** | | | | |
| • Grobmaschige Wundgazen, die mit Fettsalben oder Ö/W-Emulsion imprägniert sind. Die Größe des Gitters erlaubt ein Abfließen des Wundsekrets<br>• Einige Gitter aus Polyamid oder Silikon sind nicht imprägniert<br>• Wundgazen mit Wirkstoffen | • Oberflächliche, mäßig bis stark sezernierende Wunden, um ein Verkleben der Wunde mit dem Verbandsmaterial zu verhindern<br>• Verbrennungswunden<br>• Meshgraft-Plastiken und Entnahmestellen<br>• Gazen mit antiseptischen Substanzen zur Infektionsprophylaxe | • Imprägnierte Wundgazen liegend und nicht über 25 °C lagern<br>• Nur einfach auflegen, um den Sekretabfluss zu gewährleisten<br>• Mit Sekundärverband abdecken<br>• Bei Bedarf wechseln, mindestens einmal täglich | • Kein Verkleben mit der Wunde<br>• Preiswerte Alternative zu hydroaktiven Verbänden bei oberflächlichen Wunden | • Sekundärverband mit Fixierung notwendig<br>• Kann bei wenig Exsudat ankleben und lässt sich dann nicht mit NaCl 0,9 % ablösen |
| **Hydroaktive Wundauflagen** | | | | |
| **Alginate** (> Abb. 2.32) | | | | |
| • Aus Seealgen gewonnen und zu vliesartigen Kompressen oder Fasersträngen verarbeitet<br>• Meist Kalziumalginate; bei der Aufnahme von Wundexsudat werden Ca-Ionen frei, die leicht blutstillend wirken. Es entsteht ein Gel, das wie feuchte Watte aussieht und Bakterien, Zelltrümmer und Exsudat sicher aufnimmt und einschließt | • Mäßig bis stark sezernierende, infizierte oder nicht infizierte Wunden<br>• Tiefe Wunden, Wundtaschen, Fisteln<br>• Blutende Wunden | • Alginat möglichst passend auf oder in die Wunde bringen, soll nicht über den Wundrand hinausragen<br>• Alternativ locker tamponieren<br>• Ggf. Alginat mit NaCl 0,9 % oder Ringer-Lösung anfeuchten<br>• Sekundärverband wählen, z. B. Saugkompressen, oder PU-Schaumverband<br>• Verbandswechsel sobald Aufnahmekapazität erreicht ist, spätestens nach sieben Tagen | • Alginate können etwa das 20-fache ihres Eigengewichts an Flüssigkeit aufnehmen<br>• Gelbildung sorgt für ein feuchtes Mikroklima in der Wunde<br>• Die Fasern eignen sich gut zum Tamponieren von tiefen, zerklüfteten und unterminierten Wunden<br>• Für infizierte Wunden geeignet | • Bei zu wenig Sekret besteht die Gefahr der Austrocknung<br>• Wundränder können mazerieren, da Alginate das aufgenommene Sekret (v. a. unter Druck) abgeben<br>• Sekundärabdeckung notwendig<br>• Gel färbt sich gelblich, bräunlich oder grünlich, was gewöhnungsbedürftig ist |
| **Hydrofaser-Verbände** | | | | |
| • Natriumcarboxymethylzellulose wird zu weichen Vlieskompressen oder Fasersträngen verarbeitet<br>• Bei Flüssigkeitsaufnahme entsteht ein transparentes Gel | • Wie Alginate, bei infizierten Wunden aber nur unter engmaschiger Beobachtung | • Wie Alginate, bei infizierten Wunden aber nur unter engmaschiger Beobachtung | • Wundsekret wird nur in vertikaler Richtung aufgenommen, deshalb wenig Mazerationsgefahr für die Wundumgebung | • Bei zu wenig Sekret besteht die Gefahr der Austrocknung<br>• Sekundärverband notwendig |

**Tab. 2.5** Art und Wirkung gebräuchlicher Wundauflagen. [17] *(Forts.)*

| Beschreibung | Indikationen | Anwendung | Vorteile | Nachteile |
|---|---|---|---|---|
| **Hydroaktive Wundauflagen** *(Forts.)* | | | | |
| **Hydrokolloide** (> Abb. 2.34) | | | | |
| • Bestehen aus einer semiokklusiven Polyurethan-Folie oder -schaumstoff, in die stark quellende Stoffe, z. B. Carboxymethylzellulose, Pektin, eingebracht sind<br>• Unter Sekretaufnahme entsteht ein gelbliches Gel, das nicht mit Eiter verwechselt werden darf. Dieses Gel hält die Wunde feucht<br>• Als Kompressen in unterschiedlichen Stärken und Sonderformen, z. B. für die Ferse, erhältlich<br>• Einige Produkte haben einen abgeflachten Rand oder einen Fixierrand aus Klebevlies zur besseren Haftung | • Leicht bis mäßig stark sezernierende Wunden<br>• In allen Wundheilungsphasen geeignet (Vorsicht bei infizierten Wunden) | • Kompresse auf die trockene, fettfreie Haut ca. drei cm überlappend auflegen und durch sanftes Andrücken fixieren<br>• Ggf. zusätzliche Fixierung, z. B. an der Ferse<br>• Verbandswechsel wenn Gelblase den Rand erreicht, spätestens nach sieben Tagen | • Sie geben Feuchtigkeit ab und unterstützen die Ablösung von Belägen<br>• Selbstklebend, d. h. in der Regel ist kein Sekundärverband notwendig<br>• Duschen möglich | • Lösen sich bei feuchter Haut/Wunde leicht ab und haften oft sehr fest auf trockener Haut<br>• Dicke Kompressen rollen sich leicht auf<br>• Geruchsbildung möglich<br>• Gel verbleibt manchmal in der Wunde<br>• Semiokklusive Wundabdeckung, deshalb nicht für infizierte Wunden geeignet<br>• Dürfen nicht auf freiliegenden Sehnen, Muskeln, Knochen angewendet werden<br>• Durch optimales Wundmilieu besteht die Gefahr einer Hypergranulation |
| **Hydrogele** (> Abb. 2.33) | | | | |
| • Haben einen Wasseranteil von 60–90 % und verschiedene Zusatzstoffe<br>• Sind als Kompressen oder Gel in der Tube erhältlich, was die Anwendung in tiefen Wunden möglich macht | • Zum Aufweichen von dünnen Nekrosen und Belägen, Krusten<br>• Zur Rehydrierung bei schwach bis mäßig sezernierende Wunden<br>• Oberflächliche Wunden | • Kompresse 2 cm überlappend auf die Wunde auflegen, Gel ca. 5 mm dick auf die Wunde auftragen<br>• Sekundärverband wählen, z. B. PU-Schaumverband<br>• Verbandswechsel wenn Aufnahmekapazität erreicht ist, spätestens nach sieben Tagen. Gel nach zwei bis drei Tagen wechseln. Täglicher VW beim Auflösen von Nekrosen und Belägen | • Halten die Wunde feucht<br>• Unterstützen die Ablösung von Belägen<br>• Schmerzfreie Verbandswechsel<br>• Transparenz ermöglicht Wundbeurteilung durch den Verband | • Eingeschränkte/keine Saugkapazität<br>• Gefahr der Wundrandmazeration<br>• Nicht für infizierte Wunden geeignet<br>• Sekundärverband notwendig |
| **Kollagene Wundauflagen** | | | | |
| • Mittels Gefriertrocknung von Schweine- oder Rinderkollagen hergestellte poröse, schwammartige Wundauflagen<br>• Sollen die Synthese von körpereigenem Kollagen stimulieren und die Wundheilung fördern<br>• Das entstandene Narbengewebe weist eine höhere Belastbarkeit auf und zeigt bessere kosmetische Ergebnisse | • Chronische Wunden mit einer schlechten Heilungstendenz<br>• Leicht blutende Wunden | • Auf die entsprechende Größe zuschneiden oder zusammenfalten und leicht andrücken, damit Kontakt zum Wundgrund entsteht<br>• Sekundärverband abhängig von der Exsudatmenge<br>• Reste der Kollagen-Wundauflage werden beim Verbandswechsel nicht entfernt, sondern bleiben bis zur vollständigen Resorption in der Wunde | • Hohe Aufnahmekapazität von Wundexsudat und Zelltrümmern<br>• Bindet überschüssige Proteasen und entzündungsfördernde Radikale und Zytokine<br>• Wird innerhalb von drei Tagen von der Wunde resorbiert<br>• Hat eine blutstillende Wirkung | • Benötigt einen Sekundärverband<br>• Muss bei schwach sezernierenden Wunden mit NaCl 0,9 % angefeuchtet werden<br>• Teuer |

**Tab. 2.5** Art und Wirkung gebräuchlicher Wundauflagen. [17] *(Forts.)*

| Beschreibung | Indikationen | Anwendung | Vorteile | Nachteile |
|---|---|---|---|---|
| **Hydroaktive Wundauflagen** *(Forts.)* | | | | |
| **Polyurethanschäume/Hydropolymere** | | | | |
| • Können viel Wundexsudat aufnehmen, ohne sich selbst zu verändern, sie quellen allerdings etwas auf<br>• Wundseitig sind die PU-Schäume sehr feinporig und verkleben nicht mit der Wunde<br>• Es sind Produkte mit und ohne Kleberand auf dem Markt. Einige Hersteller haben Cavity-Formen für tiefe Wunden entwickelt<br>• Es gibt Produkte, in die Supraabsorber eingearbeitet sind, um noch mehr Sekret aufnehmen zu können | • Mäßig bis stark sezernierende Wunden in allen Wundheilungsphasen | • Kompressen ca. drei cm überlappend auflegen oder locker in die Wunde tamponieren<br>• Cavity-Formen dürfen die Wunde nur zu ⅔ ausfüllen, da sie sich ausdehnen<br>• Kompressen dürfen zugeschnitten werden, Cavity-Formen nicht<br>• Verbandswechsel wenn Aufnahmekapazität erreicht ist, spätestens nach sieben Tagen | • Können das 20–30-fache ihres Eigengewichts an Wundexsudat aufnehmen<br>• Schaffen ein optimales Klima in der Wunde durch Thermoisolation, Feuchthalten, Gas- und Wasserdampfaustausch<br>• Lassen sich rückstandsfrei entfernen<br>• Gute polsternde Eigenschaft<br>• Auch unter Kompressionsverband geeignet | • Bei gesättigter Aufnahme können die Wundränder mazerieren<br>• Geben selbst keine Feuchtigkeit an die Wunde ab, deshalb ist ausreichend Wundexsudat notwendig<br>• Zähes Exsudat wird schlecht aufgesaugt<br>• Setzen u. U. starken Granulationsreiz mit der Gefahr der Hypergranulation<br>• Ggf. Sekundärverband notwendig |
| **Semipermeable Wundfolien** | | | | |
| • Dünne transparente Membranen aus Polyurethan. Semipermeabel bedeutet, dass Bakterien und Feuchtigkeit nicht ein- oder austreten können, aber Sauerstoff- und Wasserdampfaustausch stattfindet. Dadurch wird ein Austrocknen der Wunde verhindert<br>• Wundseitig befindet sich ein hypoallergener Acrylatkleber, der seine Klebefähigkeit über der feuchten Wunde verliert<br>• Als sterile Einzelfolien oder auf Rollen im Handel | • Oberflächliche Wunden mit wenig/keiner Sekretion<br>• Als Sekundärverband z. B. von Alginaten, Hydrogelen<br>• Zum Wundrandschutz<br>• Abdeckung im Rahmen einer Vakuumversiegelung<br>• Fixierung von i. v.-Kathetern | • Haut muss trocken und fettfrei sein, um eine gute Haftung zu gewährleisten<br>• Ggf. Haare entfernen<br>• Folie ca. 2 cm überlappend aufbringen, Applikationshinweise der Hersteller beachten<br>• Folie nicht unter Zug aufbringen, sonst können Spannungsverletzungen der Haut entstehen<br>• Folien können maximal sieben Tage verbleiben<br>• Zum Entfernen: Vorsichtig eine Ecke anheben und Folie parallel zur Haut dehnen. Dadurch verliert der Acrylatkleber seine Haftung und die Folie lässt sich nach und nach entfernen | • Aufrechterhaltung eines ideal-feuchten Wundmilieus<br>• Wundbeurteilung durch die Folie möglich<br>• Selbstklebend<br>• Duschen möglich | • Keine Saugfähigkeit<br>• Folien haften teilweise stark auf trockener Haut<br>• Folien haften schlecht auf feuchter Haut |
| **Antibakterielle und geruchsbindende Wundauflagen** | | | | |
| **Aktivkohlekompressen** | | | | |
| • Je nach Hersteller wird die Aktivkohle mit mehr oder weniger saugfähigem Material kombiniert<br>• Es sind auch Silber-Aktivkohlekompressen im Handel | • Infizierte und übel riechende Wunden, z. B. auch exulzerierende Tumoren | • Flach auf die Wunde auflegen oder locker in tiefe Wunden einlegen<br>• Bei Bedarf zusätzliche Saugkompressen oder hydroaktive Wundauflagen auflegen und fixieren<br>• Verbandswechsel bei Bedarf, in der Regel einmal täglich; Aktivkohlekompresse darf aber max. drei Tage verbleiben | • Preisgünstig<br>• Bindet Gerüche und Eiweißmoleküle | • Dürfen nicht zugeschnitten werden<br>• Meist Sekundärabdeckung notwendig<br>• Gehören nicht zu den hydroaktiven Wundverbänden |

**Tab. 2.5** Art und Wirkung gebräuchlicher Wundauflagen. [17] *(Forts.)*

| Beschreibung | Indikationen | Anwendung | Vorteile | Nachteile |
|---|---|---|---|---|
| **Antibakterielle und geruchsbindende Wundauflagen** *(Forts.)* | | | | |
| **Silberhaltige Wundauflagen** | | | | |
| • Silber hat eine breite bakterizide Wirkung gegen aerobe und anaerobe Bakterien, Pseudomonaden und auch gegen resistente Staphylokokken und Enterokokken<br>• Elementares oder nanokristallines Silber bildet Komplexe mit den Bakterien, die dann zum Zelltod führen<br>• Silberkonzentration unterscheidet sich bei den Produkten<br>• Es sind auch Silber-Aktivkohlekompressen im Handel | • Infizierte oder infektionsgefährdete sekundär heilende Wunden<br>• Kontraindikation: Allergie gegen Silber | • Wundauflage ggf. nach Herstellerangabe mit NaCl 0,9 % oder Ringer-Lösung anfeuchten und auflegen<br>• Sekundärverband auswählen<br>• Verbandswechsel abhängig von der Exsudation<br>• Maximale Liegedauer bei den Produkten unterschiedlich (abhängig von der Silber-Konzentration), Herstellerangaben beachten | • Breites Wirkspektrum; in vitro wurde die Wirksamkeit gegen 150 Keime nachgewiesen<br>• Keine Resistenzen<br>• Gute Verträglichkeit<br>• Lange Wirkdauer | • Sekundärverband notwendig<br>• Bei schwach sezernierenden Wunden kann die Wundauflage mit der Wunde verkleben |
| **Vakuumversiegelung** (> Abb. 2.35) | | | | |
| • Durch das Vakuum werden Sekret, Keime und Wundödem effektiv beseitigt<br>• Das Vakuum stimuliert auch die Gewebeneubildung | • Chronische Wunden<br>• Infizierte und stark sezernierende Wunden | • Ein offenporiger Schaumstoff oder eine spezielle Gaze wird auf die Wundgröße zugeschnitten und in die Wunde eingelegt. Diese sorgen dafür, dass sich das Vakuum gleichmäßig über das Wundgebiet verteilt<br>• Ein Drainageschlauch wird in die Wunde/den Schaumstoff eingebracht<br>• Das Wundgebiet wird dann mit einer okklusiven Folie abgedeckt<br>• Der Drainageschlauch wird an eine Vakuumpumpe oder Redon-Flasche angeschlossen | • Auch bei großflächigen Wunden einsetzbar<br>• Rasche und effektive Wundreinigung, Beseitigung von Bakterien und Wundödem<br>• Beschleunigte Ausbildung eines gut durchbluteten Granulationsrasens | • Apparativ aufwändig<br>• Technisch anspruchsvoll, spezielle Erfahrung notwendig<br>• Vakuum muss kontinuierlich überwacht werden, deshalb ambulant eher schwierig |

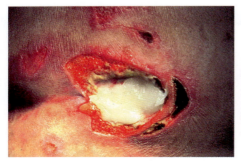
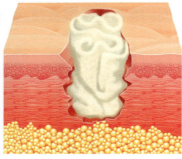

**Abb. 2.32** Sorbalgon® Kalziumalginat-Tamponade: Das vliesartige Kalziumalginat wird locker in die Wunde eingelegt. Unter Aufnahme von Sekret entsteht dann ein Gel, das wie feuchte Watte aussieht. [V220]

## 2.9 Chronische Wunden

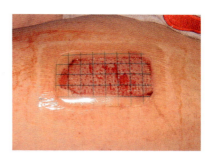

**Abb. 2.33** Die Transparenz von Hydrogel-Kompressen ermöglicht eine kontinuierliche Beobachtung ohne Manipulation an der Wunde. [V220]

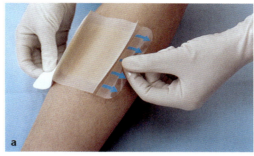
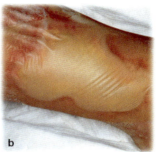

**Abb. 2.34** Auflegen eines Hydrokolloidverbandes **(a)**. Blasenbildung; der Verband muss demnächst gewechselt werden **(b)**. [V220]

**Tab. 2.6** Kennzeichen der Wundheilungsphasen, Ziele der Versorgung sowie geeignete Behandlungsmethoden.

| Reinigungsphase | |
|---|---|
| Kennzeichen | • Nekrosen<br>• Beläge: rahmig, gelblich, schmierig<br>• Entzündungszeichen: Rötung, Schwellung, Überwärmung, Schmerzen, Funktionseinschränkung<br>• Starke Exsudation<br>• Geruch: auffällig, süßlich, faulig, fäkulent<br>• Systemische Entzündungszeichen: Fieber, Tachykardie, geschwollene Lymphknoten, allgemeines Krankheitsgefühl; Leukozyten, CRP und BSG erhöht |
| Ziele | • Infektionsfreie, nekrosefreie und belagfreie Wunde<br>• Exsudat ist sicher im Verband aufgenommen<br>• Wundgeruch ist reduziert |
| Maßnahmen bei Nekrosen | • Chirurgisches Débridement: schnellste und effektivste Form der Nekrosenentfernung, v. a. bei großen und dicken Nekrosen<br>• Physikalisches (*autolytisches*) Débridement: Aufweichen von Nekrosen mit:<br>  – Kompressen, die mit Kochsalz- oder Ringer-Lösung getränkt sind<br>  – Hydrogelen<br>  – Prontosan®-Lösung und Wundgel: enthält neben Polyhexanid (Antiseptikum) auch Betain, ein Tensid. Damit lassen sich Zelltrümmer, Fibrinbeläge, Biofilm und Wundexsudat leicht aufweichen und entfernen<br>• Enzymatisches Débridement: nur bei dünnen Nekrosen bis 1 mm geeignet, Wunde muss feucht sein, damit die Enzyme wirken können |
| Maßnahmen bei Belägen | • Enzymatisches Débridement<br>• Physikalisches (*autolytisches*) Débridement: Aufweichen von Nekrosen mit:<br>  – Kompressen, die mit Kochsalz- oder Ringer-Lösung getränkt sind<br>  – Hydrogelen<br>  – Hydrokolloiden<br>  – TenderWet®<br>• Mechanisches Débridement: Entfernung von Belägen mittels Spülung und Tupfern und Kompressen<br>• Biochirurgische Débridement (*Madentherapie*)<br>• Kalziumalginate |
| Maßnahmen bei Infektionen | • Antiseptika als Spülung, getränkte Kompressen, Salben, imprägnierte Gazen<br>• Silberhaltige Wundauflagen und Salben<br>• Systemische Antibiotikagabe nach Wundabstrich und Antibiogramm<br>• Kalziumalginate/Hydrofaserverbände<br>• TenderWet®<br>• Hydrokolloide (nur unter besonderer Überwachung)<br>• Vakuumversiegelung |

**Tab. 2.6** Kennzeichen der Wundheilungsphasen, Ziele der Versorgung sowie geeignete Behandlungsmethoden. *(Forts.)*

| Reinigungsphase | |
|---|---|
| Maßnahmen bei starker Exsudation | • Saugkompressen, Mullkompressen (ggf. Verbandswechsel mehrmals täglich notwendig)<br>• Kalziumalginate/Hydrofaserverbände<br>• Polyurethanschaumverbände/Hydropolymere<br>• Hydrokolloide, ggf. in Verbindung mit Kalziumalginat |
| Maßnahmen bei starkem Geruch | • Kompressen mit Aktivkohle, ggf. in der Kombination mit Silber<br>• Kalziumalginate |
| Maßnahmen bei mazerierten Wundrändern | • 3M™ Cavilon™ Langzeit-Hautschutzcreme bietet einen lang anhaltenden Schutz vor Feuchtigkeit jeder Art. Sie ist wasserfest (bis zu drei Waschungen), aber gleichzeitig atmungsaktiv. Sie muss meist nur alle zwei Tage dünn aufgetragen werden. Die Schutzcreme wird auf der intakten Haut angewendet<br>• 3M™ Cavilon™ Reizfreier Hautschutz. Die schnell trocknende Flüssigkeit bildet einen lang anhaltenden (bis zu 72 Std.) transparenten und atmungsaktiven Schutzfilm gegen Flüssigkeiten jeglicher Art. Er darf auch auf die geschädigte und wunde Haut aufgebracht werden<br>• Pasten, z. B. Zinkpaste, Penatencreme sollten, wenn überhaupt, nur kurzfristig angewendet werden. Die Paste verstopft die Hautporen und behindert die Hautatmung, Verbände haften schlecht. Wundexsudat und Paste bilden ein infektionsförderndes Gemisch |
| Maßnahmen bei trockener Wundumgebung | • An die Hautsituation angepasste Hautpflege; W/Ö-Emulsion oder Präparat mit Urea (Harnstoff) |
| Maßnahmen bei gereizter Wundumgebung | • Wundauflagen ohne Kleber (non-adhäsiv) verwenden<br>• An Allergie gegen die Wundauflage denken, Produkt oder Produktgruppe wechseln |
| **Granulationsphase** | |
| Kennzeichen | • Keine Entzündungszeichen, keine Nekrosen und Beläge<br>• Exsudation und Wundgeruch unauffällig bzw. stark rückläufig<br>• Tiefrotes/frischrotes Granulationsgewebe<br>• Ggf. sind Teile der Wunde noch in der Reinigungsphase |
| Ziele | • Jede Störung/Traumatisierung der Wunde ist vermieden<br>• Wundmilieu ist idealfeucht und warm<br>• Wunde ist vor Sekundärinfektionen geschützt<br>• Granulation schreitet fort, Wunde wird kleiner |
| Geeignete Wundauflagen | • Hydrokolloide<br>• Kalziumalginate, wenn noch genügend Sekretion<br>• PU-Schaumverbände |
| Maßnahmen bei stagnierender Granulation | Wunde ist gelblich-rot, die Wundheilung schreitet nicht weiter fort<br>• Nach Störfaktoren der Wundheilung suchen, z. B. mangelnde Ruhigstellung, fehlende Druckentlastung<br>• TenderWet®<br>• Großporige Schaumstoffe<br>• Kollagen-Wundauflagen<br>• Vakuumversiegelung<br>• Proteasen modulierende Matrix (z. B. Promogran®/Promogran Prisma®) |
| **Epithelisierungsphase** | |
| Kennzeichen | • Wundheilung bis auf Höhe der Epidermis<br>• Epithelzellen schieben sich vom Rand nach und nach über die Wunde<br>• Ggf. sind Teile der Wunde noch in der Granulationsphase<br>• Wenig bis keine Wundsekretion |
| Ziele | • Jede Störung/Traumatisierung der Wunde ist vermieden<br>• Wundmilieu ist idealfeucht und warm<br>• Wunde ist vor Sekundärinfektionen geschützt<br>• Epithelisierung schreitet fort<br>• Vollständiger Wundverschluss |
| Geeignete Wundauflagen | • Hydrogele<br>• Hydrokolloide<br>• PU-Schaumverbände<br>• Wundauflagen mit Silikonbeschichtung<br>• Semipermeable Wundfolien<br>• Wirkstofffrei imprägnierte Gazen |

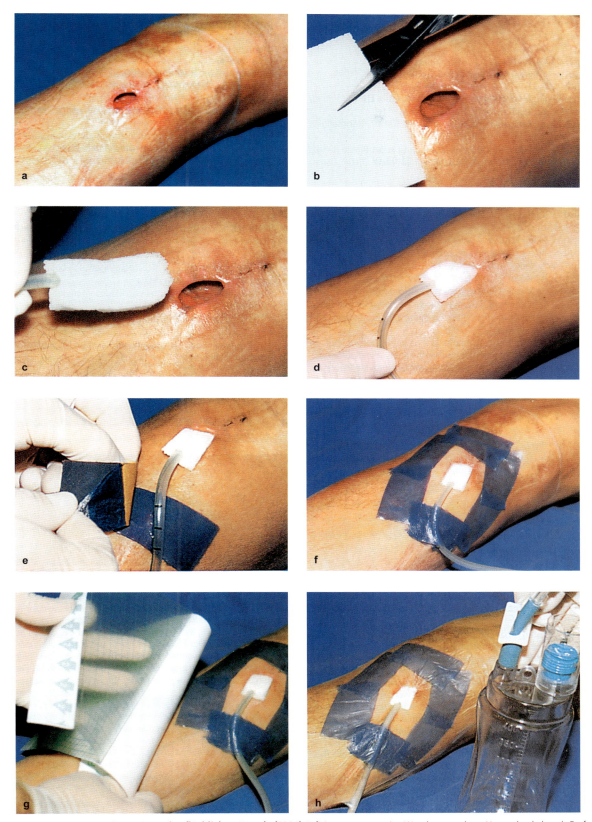

**Abb. 2.35 Vakuumversiegelung einer oberflächlichen Wunde** [F204]. Infizierte postoperative Wunde am rechten Unterschenkel nach Entfernung einer Schraube **(a)**. Nachdem der PU-Schwamm auf die Größe der Wunde zugeschnitten worden ist **(b und c)**, wird er entweder locker auf die Wunde aufgelegt, sodass er die Wundränder leicht überlappt, oder bei etwas tieferen Wunden in die Wunde eingelegt **(d bis f)**. Zum Schluss wird das gesamte Wundgebiet mit einer transparenten PU-Folie hermetisch abgeklebt **(g)** und die Redon-Drainage mit der Vakuumquelle verbunden **(h)**.

## Literatur und Kontaktadressen

**LITERATURNACHWEIS**

1. Menche, Nicole (Hrsg.): Pflege heute. 5. Aufl., Elsevier Verlag, München, 2011.
2. Protz, Kerstin: Moderne Wundversorgung. 6. Aufl., Elsevier Verlag, München, 2011.
3. Kompendium Wunde und Wundbehandlung. 3. Aufl., Hartmann medical edition, Heidenheim, 2008.
4. Deutsches Netzwerk für Qualitätsentwicklung in der Pflege (Hrsg.): Expertenstandard Chronische Wunden in der Pflege, DNQP, Osnabrück, 2008.
5. Möllenhoff, Hannelore (Hrsg.): Hygiene für Pflegeberufe. 5. Aufl., Elsevier Verlag, München, 2013.
6. Deutsche Gesetzliche Unfallversicherung (Hrsg.): BGR 189 (Benutzung von Schutzkleidung), 2007.
7. Düllingen, Monika; Kirov, Alexander; Unverricht, Hartmut: Hygiene und medizinische Mikrobiologie. Lehrbuch für Pflegeberufe. 6. Aufl., Schattauer Verlag, Stuttgart, 2013.
8. Robert Koch-Institut (Hrsg.): Empfehlungen zur Prävention und Kontrolle von Methicillin-resistenten Staphylococcus-aureus-Stämmen (MRSA) in Krankenhäusern und anderen medizinischen Einrichtungen. (samt fortlaufender Kommentierung). Bundesgesundheitsblatt (u. a.), Berlin, 1999–2008.
9. Robert Koch-Institut (Hrsg.): Empfehlungen der Ständigen Impfkommission (STIKO) am Robert Koch-Institut. In: Epidemiologisches Bulletin Nr. 30, Berlin, Juli 2008. (fortlaufende Ergänzungen unter www.rki.de)
10. Menche, Nicole; Brandt, Ina (Hrsg.): Pflege konkret – Innere Medizin. 5. Aufl., Elsevier Verlag, München, 2009.
11. 11.Bundesanstalt für Arbeitsschutz und Arbeitsmedizin: TRBA 250 Biologische Arbeitsstoffe in Gesundheitswesen und der Wohlfahrtspflege – 4.1.2.6, Dortmund, 2008.
12. Kommission für Krankenhaushygiene und Infektionsprävention am Robert-Koch-Institut: Händehygiene, Berlin, 2000.

**KONTAKTADRESSEN**

- Initiative Chronische Wunden (*ICW*) e. V.: www.icwunden.de
- Deutsche Gesellschaft für Wundheilung und Wundbehandlung e. V. (*DGfW*): www.dgfw.de
- Arbeitsgemeinschaft „Fuß" der Deutschen Diabetischen Gesellschaft: www.ag-fuss-ddg.de
- Deutsche Venenliga e. V.: www.venenliga.de
- Deutsche Gesellschaft für Phlebologie: www.phlebology.de
- Robert Koch Institut: www.rki.de
- Bundesinstitut für Arzneimittel und Medizinprodukte (*BFArM*): www.bfarm.de
- Deutsches Netzwerk für Qualitätsentwicklung in der Pflege (*DNQP*): www.dnqp.de
- Berufsgenossenschaft für Gesundheitsdienst und Wohlfahrtspflege: www.bgw-online.de

# KAPITEL 3

# Chirurgische Ambulanz und chirurgische Notfälle

| | | | | | | |
|---|---|---|---|---|---|---|
| 3.1 | **Aufbau und Organisation einer chirurgischen Ambulanz** | 67 | 3.3.3 | Akute gastrointestinale Blutung | 81 |
| | | | 3.3.4 | Verätzungen | 82 |
| 3.1.1 | Räumliche Ausstattung | 67 | 3.3.5 | Verbrennungen | 82 |
| 3.1.2 | Patientengruppen und D-Arztverfahren | 67 | 3.3.6 | Stromunfall | 85 |
| 3.1.3 | Übernahme, Verlegung und Entlassung des Patienten | 68 | 3.3.7 | Kälteschäden | 86 |
| 3.2 | **Arbeitstechniken in der chirurgischen Ambulanz** | 68 | 3.4 | **Problemsituationen in der chirurgischen Ambulanz** | 87 |
| | | | 3.4.1 | Kinder | 87 |
| 3.2.1 | Gips- und Kunststoffverbände | 68 | 3.4.2 | Alkoholisierte Patienten | 88 |
| 3.2.2 | Schienenverbände | 75 | 3.4.3 | Aggressive Patienten | 88 |
| 3.2.3 | Spezielle Verbände | 76 | 3.4.4 | Drogenabhängige Patienten | 88 |
| 3.2.4 | Operative Eingriffe in der Ambulanz | 77 | | Literatur und Kontaktadressen | 89 |
| 3.3 | **Chirurgische Notfälle** | 77 | | | |
| 3.3.1 | Schock | 78 | | | |
| 3.3.2 | Akutes Abdomen | 80 | | | |

## 3.1 Aufbau und Organisation einer chirurgischen Ambulanz

### 3.1.1 Räumliche Ausstattung

Unter Berücksichtigung aller Aufgaben gehören zur räumlichen Ausstattung einer chirurgischen Ambulanz:
- Ein Bereich für die **Patientenanmeldung** und eine **Wartezone**
- Mehrere **Untersuchungsräume**
- Ein **Reanimationsraum** (*Schockraum*) zur Versorgung vital gefährdeter Patienten. In diesem Raum stehen ein Beatmungsgerät, ein Überwachungsmonitor, ein Defibrillator sowie Materialien zur Reanimation und Notfallmedikamente bereit
- Ein **septischer Eingriffsraum** mit dazugehörigem Geräteraum und einer Schleuse für die Versorgung potenziell infektiöser Patienten, z. B. mit eitrigen Wunden oder Abszessen
- Ein **aseptischer Eingriffsraum** mit dazugehörigem Geräteraum und einer Schleuse für aseptische Eingriffe, z. B. primäre Wundversorgungen
- Ein **Gipsraum** zum Anlegen von Gips- und Kunststoffverbänden
- Ausreichend **Materialver- und -entsorgungsräume** sowie genügend **Abstellfläche** für Betten und Transportliegen.

Alle Räume sind mit Sauerstoff-, Druckluft- und Vakuumanschlüssen ausgestattet.

### 3.1.2 Patientengruppen und D-Arztverfahren

**Patientengruppen**
- Ambulante oder stationäre Patienten, die z. B. zu Kontrolluntersuchungen, Gips- oder Verbandswechseln kommen
- Unfallverletzte, Patienten, die wegen einer schweren Erkrankung notfallmäßig aufgenommen worden sind, vital gefährdete Patienten (➤ Abb. 3.1).

**Private Unfälle und Arbeitsunfälle**
Bei Unfallverletzten unterscheidet man zwischen privaten Unfällen und Arbeitsunfällen.

Ein **Arbeitsunfall** liegt vor, wenn eine *versicherte Person* (z. B. alle Arbeitnehmer, bestimmte Gruppen von Selbstständigen, Kindergartenkinder, Schulkinder, Studenten, Teilnehmer von Rehabilitationsmaßnahmen) während einer *versicherten Tätigkeit* (z. B. betriebliche Arbeit, Schulbesuch, Weg von und zur Arbeitsstelle, Schule, Kindergarten) einen *Unfall mit Körperschaden* erleidet.

Dagegen spricht man von **privaten Unfällen,** wenn sich der Unfall in der Freizeit ereignet.

# 3 Chirurgische Ambulanz und chirurgische Notfälle

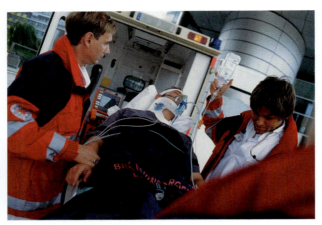

**Abb. 3.1** Ein Patient mit Verdacht auf Verletzung der Halswirbelsäule wird vom Rettungsteam in die Notaufnahme gebracht. [J660]

### D-Arztverfahren

Die Unterscheidung zwischen privatem Unfall und Arbeitsunfall hat versicherungsrechtliche Bedeutung. Bei Arbeitsunfällen besteht Versicherungsschutz durch die Berufsgenossenschaft (*BG*). Nach einem Arbeitsunfall muss der Patient so früh wie möglich einen **Durchgangsarzt** (*D-Arzt*) aufsuchen, d. h. einen von der Berufsgenossenschaft zugelassenen Facharzt für Chirurgie mit Schwerpunkt Unfallchirurgie oder einen Facharzt für Orthopädie und Unfallchirurgie mit Zusatzbezeichnung „Spezielle Unfallchirurgie". Dieser entscheidet, ob eine allgemeine Heilbehandlung durch den Hausarzt oder eine spezielle Heilbehandlung durch einen D-Arzt erforderlich ist und erstellt einen **Durchgangsarztbericht** (*D-Bericht*).

## 3.1.3 Übernahme, Verlegung und Entlassung des Patienten

### Übernahme des Patienten
Nach der Anmeldung übernehmen die Pflegenden in der Ambulanz die Organisation der Erstversorgung und informieren den diensthabenden Chirurgen.

### Entlassung oder Verlegung des Patienten
- Ambulant versorgte Patienten erhalten einen Arztbrief für den weiterbehandelnden Arzt, der detaillierte Informationen über die durchgeführte Behandlung und Empfehlungen zur Weiterbehandlung enthält
- Stationär aufgenommene Patienten werden von den Pflegenden auf Station angemeldet und an deren Pflegeteam übergeben
- Patienten, die in eine andere Klinik zu verlegen sind, werden vom Arzt dort angemeldet und ein Transport wird organisiert. Ist der Patient allein in die Klinik gekommen, informiert der Arzt die Angehörigen über die Verlegung des Patienten.

## 3.2 Arbeitstechniken in der chirurgischen Ambulanz

Die chirurgische Wundversorgung (➤ 2.3) nimmt großen Raum im Behandlungsspektrum einer chirurgischen Ambulanz ein.

Des Weiteren stellen sich viele Patienten mit einer **Fraktur** vor. Hier ist zwischen der operativen und der konservativen Therapie zu unterscheiden.

Die Entscheidung über die Therapieform bei einer Fraktur hängt im Wesentlichen von folgenden Faktoren ab:
- **Art des Bruches.** Offene oder geschlossene Fraktur (➤ 7.5.1)
- **Zeitpunkt der Verletzung.** Die Primärversorgung sollte innerhalb von 6–8 Std. erfolgen, sonst ist die Schwellung zu stark und die Gefahr einer Infektion deutlich erhöht
- **Allgemeinzustand des Patienten.** Bettlägeriger Patient oder Sportler?
- **Patientenalter.** Bei Kindern werden die meisten Frakturen konservativ behandelt.

### 3.2.1 Gips- und Kunststoffverbände

> **Gipsverband:** Fester Stützverband, hergestellt aus dem Pulver des Gipsminerals und Wasser.
> **Kunststoffverband** (*Cast*): Fester Stützverband, hergestellt aus Glasfaser- oder Polyestergewebe, beides getränkt mit Polyurethanharz. Härtet in Verbindung mit Wasser aus.

### Materialien

Klassisches Material für den Gipsverband ist das Pulver des gebrannten und gemahlenen **Gipsminerals** ($CaSO_4 \times \frac{1}{2} H_2O$). Dieses **Plaster** nimmt das beim Brennen abgegebene Wasser leicht wieder auf und wird zu einem formbaren Brei, der schnell erstarrt.

Für Gipsverbände wird Plaster mit Bindemitteln auf Mullbinden aufgebracht und in Form von **Longuetten** (10–20 cm breit, 20–25 m lang, Breitlonguetten für Großgipse bis 100 cm breit) und **Binden** (6–20 cm breit, 2–4 m lang) abgepackt.

**Synthetische Stützverbände aus Kunststoff** (*Cast*) bestehen aus Polyurethanharz, das auf unterschiedlichen Trägermaterialien angeboten wird, etwa auf Baumwolle, auf Fiberglas oder auf Polyester. Dabei ist das Trägermaterial ausschlaggebend für die Elastizität der Kunststoffbinde. Auch für Kunststoffverbände werden Longuetten oder Binden angeboten.

### Indikationen

**Gips-** und **Kunststoffverbände** (*Hartverbände*) dienen hauptsächlich der Ruhigstellung von Körperteilen (meist der Extremitäten) nach Frakturreposition (➤ 7.5.3), nach Operationen oder bei Entzündungen. *Redressierende Gipse*, z. B. Klumpfußgips (➤ 8.14.15) oder Gipskorsett, sollen vorhandene Defor-

Tab. 3.1 Vergleich von Gips und Kunststoff als Material zur Anlage fester Stützverbände.

| | Gips | Kunststoff (Cast) |
|---|---|---|
| Modellierzeit | 5–7 Min. | 3–5 Min. |
| Modellierbarkeit | Sehr gut | Schlecht |
| Nachträgliche Bearbeitbarkeit | Gut | Schlecht |
| Belastbarkeit nach | 24–36 (max. 48) Std. | 30–45 Min. |
| Gewicht | Hoch | Niedrig |
| Röntgendurchlässigkeit | Schlecht (schattengebend) | Gut |
| Eignung Rundverband | Sehr gut, aber hohes Gewicht | Gut, aber teuer |
| Eignung Schienenverband | Sehr gut | Gut |
| Verhalten gegenüber Wasser | Nimmt Wasser auf, wird weich und spröde | Wasserfest |

mitäten schrittweise korrigieren. *Quengelgipse* (➤ 8.4.1) dehnen Kontrakturen.

Der klassische Gips eignet sich für *alle* ruhigstellenden Verbände und ist unter anderem aus Kostengründen nach wie vor am gebräuchlichsten. Kunststoffverbände sind wegen ihres geringen Gewichts besonders geeignet für Kinder, alte oder gehbehinderte Patienten sowie für Großgipse, z. B. Becken-Bein-Gips. Ein weiterer Vorteil ist die bessere Strahlentransparenz während der Röntgenaufnahme. Da Kunststoffverbände im Vergleich zu Gipsverbänden relativ teuer und schlecht nachzubearbeiten sind, werden sie meist nur angelegt, wenn eine mehrwöchige Ruhigstellung erforderlich ist und keine nachträglichen Korrekturen am Verband zu erwarten sind (➤ Tab. 3.1).

### Formen von Gips- und Kunststoffverbänden

Zu unterscheiden sind folgende Formen von Gips- bzw. Kunststoffverbänden:

- **Gespaltener Gips.** Zirkulär angelegter Gips, aus dem ein mehrere Zentimeter breiter Streifen durchgehend entfernt wird. Danach wird der Gips mit elastischen Binden überwickelt. Diese Form des Gipses kann als Erstmaßnahme bei frischen Frakturen erfolgen, da der angelegte Gipsspalt einer Schwellung genügend Platz lässt (➤ Abb. 3.4)
- **L-Schiene.** L-förmige, dorsale Unterstützung des Körperteils mit einer Gipslonguette. Bei frischen Unterschenkelfrakturen reicht sie meist bis zum Kniegelenk, bei frischen Oberschenkelfrakturen reicht die Schiene vom Fuß bis unter die Gesäßfalte. Eine Belastung ist mit diesem Gips nicht möglich (➤ Abb. 3.6)
- **U-Schiene.** Analog der L-Schiene in U-Form angebrachter Verband. Meistens werden die beiden Formen kombiniert, um eine höhere Stabilität zu erlangen. Eine Belastung ist mit diesem Gips nicht möglich
- **Geschlossener, zirkulärer Gips.** Der Gipsverband umschließt die gesamte Extremität (➤ Abb. 3.2). Diese Form wird meist als Folgegips im Verlauf der Frakturheilung angelegt, wenn die Weichteilschwellung abgeklungen ist und keine Gefahr der Zirkulationsstörung mehr besteht. Des Weiteren sind „Gehgipse" zirkuläre Gipse; sie haben eine montierte Gehfläche (➤ Abb. 3.5). Die aus der Gehfläche resultierende „Beinverkürzung" der Gegenseite kann temporär ausgeglichen werden, z. B. durch Einlagen oder eine Sohlenerhöhung. Zum Schutz des Verbands und zur Geherleichterung werden heute überwiegend Gips- oder Kunststoffüberschuhe (z. B. SlimLine®) eingesetzt
- **Gipstutor.** Zirkulärer Gips, der vom Fuß bis zur Leiste reicht, bei freier Beweglichkeit des Sprunggelenks. Ein Tutor kommt zur Ruhigstellung des Kniegelenks zum Einsatz, allerdings nur bei alten Verletzungen; eine axiale Belastung ist mit dem Tutor möglich (➤ Abb. 3.3)
- **Tutorschiene.** Dorsale Schiene mit angewickelten Binden. Sie wird bei frischen Knieverletzungen angelegt, wenn mit einer deutlichen Weichteilschwellung oder einem Kniegelenkserguss zu rechnen ist. Bei abwickelten Binden ist eine Inspektion des Lokalbefundes gut möglich. Auch bei der Tutorschiene ist eine Belastung möglich.

### Anlegen von Gips- oder Kunststoffverbänden

Das **Anlegen eines Gips- oder Kunststoffverbands** ist Aufgabe des Arztes, der die Tätigkeit jedoch an entsprechend aus-

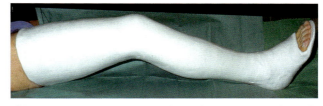

Abb. 3.2 Geschlossener Oberschenkel-Gips, hier ein Liegegips ohne Gehfläche. [T134]

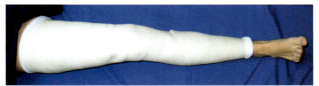

Abb. 3.3 Gipstutor. [O416]

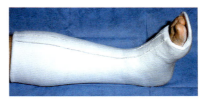

Abb. 3.4 Um ein Fensterödem zu verhindern, wird bei diesem Unterschenkelliegegips ein Gipsstreifen und die dazugehörige Polsterung entfernt. Anschließend wird der ausgesägte Gipsstreifens wieder eingelegt. [T134]

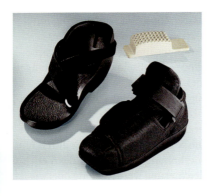

Abb. 3.5 Verschiedene Gehflächen für einen Gehgips. [V157]

gebildete Pflegende delegieren kann. Legen Pflegende den Gipsverband an, muss der Arzt den Gips anschließend kontrollieren bzw. bei speziellen Indikationen, etwa Frakturen mit Dislokationstendenz (➤ 7.5.8), während des Anlegens anwesend sein.

**Pflegemaßnahmen vor Anlage eines Hartverbands**
- Hautverhältnisse der später vom Hartverband bedeckten Körperregion überprüfen. Bei Hautausschlägen, Wunden oder Infektionen Arzt informieren, denn in diesen Fällen kann der Gips eventuell nicht anlegt werden
- Nagellack an der einzugipsenden Extremität entfernen, da er die Beurteilung der Durchblutung erschweren oder unmöglich machen kann
- Patienten bitten, Ringe und Schmuck an der betroffenen Körperregion abzulegen, um Einschnürungen durch eine Weichteilschwellung zu vermeiden
- Pflaster an der betroffenen Körperregion entfernen, da eine neu auftretende Pflasterallergie unter dem Gipsverband nicht zu sehen wäre. Notwendige Wundverbände mit Polstermaterial fixieren
- Bei Bedarf die Haut reinigen und sorgfältig trocknen. Um dem Patienten zusätzliche Schmerzen zu ersparen, zu zweit arbeiten. Ein Pflegender hält die verletzte Extremität, der andere führt die Pflege durch
- Haut **nicht** rasieren, da die nachwachsenden Haare zu quälendem Juckreiz führen würden.

**Lagerung und Gelenkstellung**
Da jede Ruhigstellung eines Gelenks unweigerlich zur Kapsel- und Muskelschrumpfung und somit zu einem Verlust der Gelenkfunktion führt, ist es wichtig, die Gelenke immer in *Funktionsstellung* (➤ Tab. 3.2) einzugipsen. Dies minimiert den Funktionsverlust des Gelenks und beschleunigt die Rehabilita-

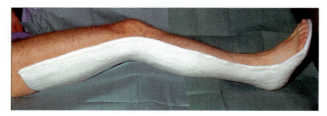

Abb. 3.6 Oberschenkelgipsschiene. [T134]

Tab. 3.2 Funktionsstellung einzelner Gelenke für die Anlage eines Gipses. Diese Stellung ist einzuhalten, sofern der Arzt keine andere Stellung anordnet.

| Gelenk | Funktionsstellung |
|---|---|
| **Schultergelenk** | • 60–70° Abduktion, 30° Flexion, 0° Rotation |
| **Ellenbogengelenk** | • 90° Flexion |
| **Radioulnargelenk** | • 10° Pronation |
| **Handgelenk** | • 20° Dorsalextension |
| **Fingergelenke** | Alle Fingerkuppen weisen zum Os naviculare (*Kahnbein*) |
| **Fingergrundgelenke** <br> **Fingermittelgelenke** <br> **Fingerendgelenke** | • 70–90° Flexion <br> • 20–40° Flexion <br> • 20–40° Flexion |
| **Daumengelenke** <br> **Daumenwurzelgelenk** <br><br> **Daumengrundgelenk** <br> **Daumenendgelenk** | • Mittlere Oppositionsstellung („Flaschengriff") <br> • Leichte Beugung |
| **Hüftgelenk** | • 10–15° Flexion, 0° Abduktion |
| **Kniegelenk** | • 15 oder 25° Flexion je nach Art des Gipses |
| **Oberes Sprunggelenk** | • 90° Flexion („Trittstellung") |
| **Fußgelenke** | • Neutralstellung aller Gelenke (wie beim Auftreten) |

tion nach der Gipsabnahme. Ausnahmen ordnet der Arzt ausdrücklich an.

**Durchführung**
Ein Gips- oder Kunststoffverband besteht aus folgenden Schichten (von innen nach außen, ➤ Abb. 3.8):
- **Wundauflage.** Ist eine Wundauflage notwendig, wird sie ausschließlich mit Schlauchmull und Polsterwatte fixiert. Pflaster sind wegen einer möglichen Allergie, zirkulär gewickelte Binden sind wegen der Gefahr von Durchblutungsstörungen ungeeignet
- **Hautschutz** aus Mullkompressen oder -binden, an den Extremitäten vorzugsweise aus Schlauchmull. Er muss etwas länger sein als der fertige Gipsverband, da er später an den Enden umgeschlagen wird. Die Pflegenden achten darauf, dass sich unter dem Gips keine Falten bilden und niemals Haut auf Haut liegt. Erhält eine Frau z. B. ein Gipskorsett, legen Pflegende Mullkompressen unter die Brüste
- **Polsterung** von Knochenvorsprüngen (➤ Abb. 3.7), oberflächlich verlaufenden Nerven und Gefäßen mit Verbandwatte oder Filzpolstern, um Druckschäden und Scheuerstellen vorzubeugen
- **Krepp-Papier,** das in einer Schicht straff um die Polsterung gelegt wird. Es fixiert diese und verhindert eine Verhärtung der Watte durch den darüber liegenden Gips. Bei Kunststoffverbänden kann es entfallen
- **Gips** oder **Kunststoff.** Für die Herstellung von Gips- oder Kunststoffschienen werden nur Longuetten benötigt. Zirku-

## 3.2 Arbeitstechniken in der chirurgischen Ambulanz

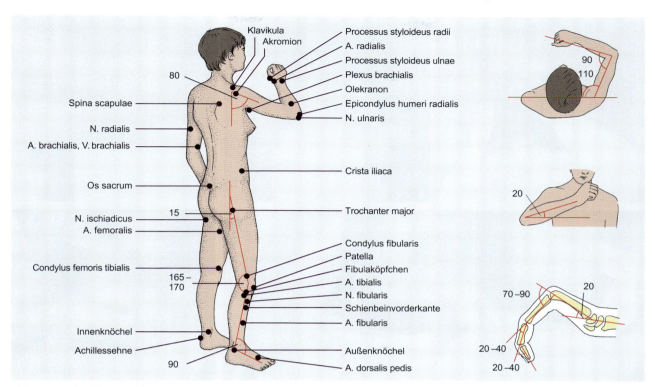

**Abb. 3.7** Druckgefährdete Stellen des Körpers und Funktionsstellung wichtiger Gelenke, die beim Eingipsen zu beachten sind. [L157]

läre Gipsverbände werden aus Gipsbinden und Gipslonguetten hergestellt, zirkuläre Kunststoffverbände nur aus Kunststoffbinden (➤ Abb. 3.9, ➤ Abb. 3.11).

- **Verpackungen von Gips- oder Kunststoffbinden erst unmittelbar vor dem Gebrauch öffnen**, da die Binden sonst Luftfeuchtigkeit aufnehmen würden und nicht mehr zu einem stabilen Verband zu verarbeiten wären (Luftfeuchtigkeit aktiviert die Aushärtung)
- **Vor dem Arbeiten mit Kunststoff Einmalhandschuhe anziehen**, da der Kunststoff stark klebt und schlecht von der Haut zu entfernen ist.

Nach dem Anlegen des Hartverbands dauert es ca. 5–10 Min., bis das Material *abgebunden* hat, d. h. steif und fast unverformbar geworden ist. Bei Kunststoffverbänden ist die Zeitspanne etwas kürzer. In dieser Zeit muss die eingegipste Extremität ruhig gehalten werden. Bei Frakturen wird nach dem Anlegen des Gipses die Frakturstellung (*Stellung der Bruchenden* ➤ 7.5.3) röntgenologisch kontrolliert.

### Gipsbearbeitung nach Aushärtung

- **Gips spalten.** Wurde der Hartverband unmittelbar nach einer Verletzung bzw. Operation oder bei einer Entzündung angelegt, muss er nach dem Aushärten gespalten werden (➤ Abb. 3.4). Ansonsten würde er durch die folgende Weichteilschwellung „zu eng" werden und möglicherweise zu irreversiblen Schäden führen (*Kompartmentsyndrom*, ➤ 7.5.8)
- **Gips fenstern.** Eine *Fensterung* des Hartverbands, d. h. das Aussägen eines Gipsfensters, ist bei Wunden zur Wundkontrolle oder Drainagenentfernung erforderlich (➤ Abb. 3.10). Um nach dem Anlegen des Gipses zu wis-

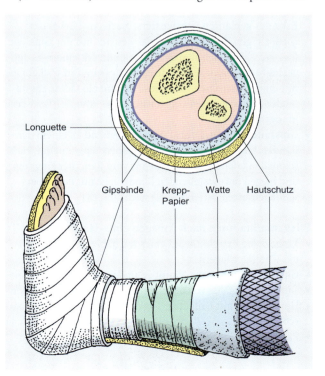

**Abb. 3.8** Aufbau eines Gipsverbands. [L190]

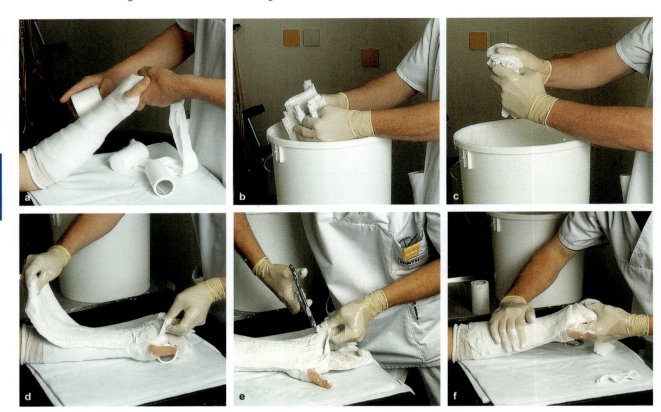

**Abb. 3.9 Anlegen einer dorsalen Unterarmgipsschiene.** [K183]
Unterarm polstern **(a)**. Die abgemessene Longuette ziehharmonikaartig zusammenfalten und ins Wasser tauchen **(b)**, abtropfen lassen, glatt streichen **(c)** und auflegen **(d)**. Überstehende Longuette mit der Schere zurecht schneiden **(e)** und Gipsschiene anmodellieren **(f)**.

sen, wo das Gipsfenster ausgesägt werden soll, werden Markierungshilfen eingegipst, z. B. Papprollchen an jeder Ecke des geplanten Gipsfensters. Nach Aushärten des Gipses sägen die Pflegenden das Fenster mit der Gipssäge (➤ 3.2.1) aus, nehmen es heraus und verkleinern es ggf. geringfügig. Dann setzen sie es wieder ein und wickeln es mit einer elastischen Binde lose an, um ein Ödem im Bereich des ausgesägten Gipsfensters (➤ Abb. 3.10) zu verhindern
- **Gipsrand dehnen.** Drückt der Hartverband an einem der Ränder, biegen Pflegende oder Arzt den Gipsrand auf. Dazu schneiden oder sägen sie den Gips vom Rand her längs ein und biegen die entstehenden Randstücke mit der Rabenschnabelzange (➤ Abb. 3.12) nach außen.

**Pflegemaßnahmen nach Anlegen eines Hartverbands**
- Eingegipste Extremität auf einer saugfähigen, wasserdichten Unterlage lagern
- Gips unbedeckt lassen, damit er an der Luft trocknen kann
- Gipsreste sorgfältig von der Haut und aus dem Bett entfernen
- Hartverband mit Unfalltag, Tag der Anlage, Befristung, beschriften
- Patienten ggf. zum Röntgen begleiten.

**Beobachtungen und Kontrollen**
- Erste Kontrolle und Frage nach Beschwerden noch vor der Verlegung bzw. Entlassung des Patienten
- Röntgenkontrolle nach der Anlage des Hartverbands bzw. nach 24 Std., um die korrekte Stellung der Fakturenden zu kontrollieren. Regelmäßige Röntgenkontrollen in Verlauf geben Hinweise auf die Knochenbruchheilung
- Die Pflegenden bzw. der Patient oder seine Angehörigen kontrollieren 3-mal täglich die **Durchblutung, Motorik** und **Sensibilität** (*DMS-Kontrolle*) . Sie gehen dabei wie folgt vor:
  - **Befragen.** Patienten nach Schmerzen, Engegefühl, Gefühlsstörungen fragen
  - **Betrachten.** Auf Hautfarbe, Schwellung von Fingern oder Zehen achten. Gipsränder kontrollieren, ob sie glatt, ohne scharfe Kanten und nicht einschnürend sind

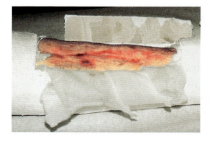

**Abb. 3.10** Dieser Gips wurde *gefenstert,* um die Wunde behandeln und überwachen zu können. Nach der Wundbehandlung wird der Deckel wieder eingesetzt und lose angewickelt (vermeidet Fensterödem). [T195]

## 3.2 Arbeitstechniken in der chirurgischen Ambulanz

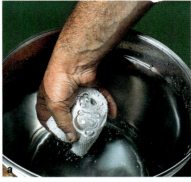
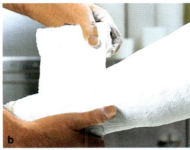
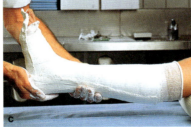
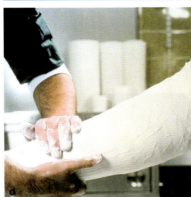

**Abb. 3.11 Anlegen eines geschlossenen Gipsverbands.** [V157] **a)** Bindenende etwas abwickeln und Gipsbinde ins Wasser tauchen, bis keine Luftblasen mehr aufsteigen (ca. 2–3 Sek.). Dann die Binde leicht ausdrücken. **b)** Erste Lage ohne Zug flach anwickeln und anschließend mit der flachen Hand anmodellieren. **c)** Longuette anbringen, hier in Form einer L-Schiene. **d)** Zweite Gipsbinde zur Fixation der Longuetten anwickeln und gut anmodellieren. Anschließend den Schlauchmull und die Polsterwatte an den Gipsenden umschlagen und in den Gips einarbeiten.

– **Betasten.** Hauttemperatur, ggf. Fußpulse tasten, Zehen und Finger bewegen lassen, Gelenke ober- und unterhalb des Hartverbands bewegen lassen, auch gegen Widerstand (> Tab. 3.3).

**VORSICHT**
Bei Auftreten von peripheren Durchblutungs-, Motorik- oder Sensibilitätsstörungen (> Tab. 3.3) ist *sofort* ein Arzt zu informieren, um irreversible Schäden zu verhindern. Im Zweifelsfall gilt: „Der Patient mit Schmerzen hat immer Recht!" Schmerzmittel sollten nur nach ärztlicher Rücksprache verabreicht werden.

### Patientenberatung

Der Patient und ggf. seine Angehörigen benötigen Informationen und Anleitung, damit der Gips während der Behandlungsdauer hält und Komplikationen vermieden werden:

- Beim Gips entsteht zunächst ein Wärmegefühl (bis zu 6 Std.), danach kommt es durch Wasserverdunstung zu einem Kältegefühl
- Das Trocknen des Gipses darf nicht durch Wärmequellen wie Fön oder Rotlicht unterstützt werden, da der Gips dadurch spröde würde
- Der Hartverband darf erst nach vollständiger Aushärtung belastet werden
- Bei Juckreiz unter dem Hartverband: nicht mit spitzen Gegenständen kratzen, da dies zu Hautverletzungen und Infektionen führen kann
- Bei größeren Beschädigungen am Hartverband soll ein Arzt aufgesucht werden
- Gipsverbände müssen bestmöglich vor Feuchtigkeit geschützt werden
- Die betroffene Extremität soll zur Abschwellung und Vorbeugung von Hämatomen und Ödemen so oft wie möglich hoch gelagert werden
- Der Patient muss wissen, welche Alarmzeichen das sofortige Aufsuchen des Krankenhauses oder eines Arztes notwendig machen (> Tab. 3.3)
- Bei Hartverbänden an der unteren Extremität muss der Patient wissen, ob er das betroffene Bein nicht, teilweise oder vollständig belasten darf
- Durch frühzeitige Mobilisation und Bewegungsübungen können Kontrakturen und Muskelatrophie vermieden werden. Die Pflegenden leiten den Patienten dazu an
- Bei Hartverbänden an der unteren Extremität besteht eine erhöhte Thrombosegefahr. Die Pflegenden geben Hinweise

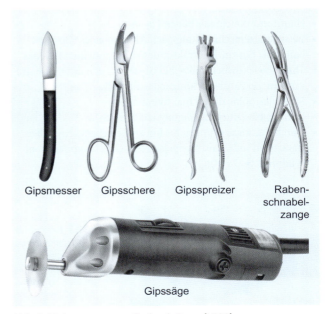

**Abb. 3.12** Instrumente zur Gipsbearbeitung. [V132]

**Tab. 3.3** Alarmzeichen bei der Gipsbehandlung, die das sofortige Aufsuchen eines Arztes notwendig machen.

|  | Durchblutung | Motorik | Sensibilität |
|---|---|---|---|
| **Alarmierende Symptome** | • Hautfarbe: blasse oder blau-rote Verfärbung<br>• Hauttemperatur: Kälte- oder Wärmegefühl<br>• Schwellung im oder unterhalb des Hartverbands, die durch Hochlagerung nicht zurückgehen<br>• Pulse: abgeschwächt bis nicht tastbar | • Beweglichkeit: Steifigkeit von Fingern oder Zehen<br>• Lähmung | • Kribbeln, „Ameisenlaufen"<br>• Gefühllosigkeit<br>• Zunehmende oder neu aufgetretene Schmerzen im Hartverband<br>• Oberschenkel- oder Leistenschmerz<br>• Thoraxschmerz, Atemnot, atemabhängige Schmerzen |

zu prophylaktischen Maßnahmen und leiten den Patienten oder seine Angehörige zur s.c.-Injektion von Heparin an. [1]

**Rehabilitation**

Die Mobilisation beginnt, abhängig von der jeweiligen Situation, sofort oder so bald wie möglich. Der Patient wird aufgefordert und angeleitet, mehrmals am Tag Bewegungsübungen der Nachbargelenke durchzuführen. Das beugt Schonhaltungen, Bewegungseinschränkungen und Muskelatrophie vor. Er wird außerdem angeleitet, die Muskeln im Hartverband anzuspannen (*isometrische Übungen*). An den unteren Extremitäten ist dies eine wichtige Maßnahme zur Thromboseprophylaxe.

Bei Hartverbänden an den unteren Extremitäten benötigt der Patient ggf. Unterarmgehstützen. Die Pflegenden bzw. die Physiotherapeuten stellen die Gehhilfen auf die richtige Höhe ein und leiten den Patienten im Umgang damit an (*Gehtraining*). V. a. ältere Menschen oder Patienten, die vorher schon bewegungseingeschränkt waren, sollten zunächst nicht unbegleitet aufstehen.

Nach Entfernung des Gipsverbands ist meist eine physiotherapeutische Behandlung notwendig. Dadurch können bestehende Bewegungseinschränkungen behoben und eine verletzungsbedingte Schonhaltung vermieden werden.

### Komplikationen der Gipsbehandlung

- Haut- und Weichteilschäden (➤ Abb. 3.13)
- Bewegungseinschränkung nach Abnahme des Gipsverbands bis hin zur Kontraktur des ruhig gestellten Gelenks
- Thrombose (insbesondere bei Gipsen an den unteren Extremitäten), evtl. mit nachfolgender Embolie
- Muskelatrophie durch Inaktivität
- Irreversible Druckschädigung von Nerven
- Durchblutungsstörungen bis hin zu Gewebenekrosen bei „zu engem" oder falsch gepolstertem Gips (Kompartmentsyndrom, ➤ 7.5.8).

Es gilt als Kunstfehler, einen ruhigstellenden Verband an den unteren Extremitäten anzulegen, ohne eine Thromboseprophylaxe durchzuführen. Die meisten Kliniken verlangen von dem Patienten, einen Fragebogen zu seinem individuellen Thromboserisiko auszufüllen, in dem z.B. nach Varizen oder bereits durchgemachten Thrombosen gefragt wird. Nach den Auskünften entscheidet der Arzt über die Art der notwendigen Thromboseprophylaxe. Ist der Patient mit einem Hartverband am Bein wenig mobil oder gar immobil, bekommt er für das nicht eingegipste Bein einen medizinischen Thromboseprophylaxestrumpf.

### Abnehmen von Gips- oder Kunststoffverbänden

Das Entfernen eines Hartverbands ist eine ärztliche Aufgabe, die an entsprechend geschultes Personal delegiert werden kann.

Für die Abnahme benötigt man Gipsschere, Gipssäge (➤ Abb. 3.14), Gipsspreizer, Rabenschnabelzange sowie unterschiedlich starke Verbandsscheren (➤ Abb. 3.12).

Der Patient sollte darüber informiert werden, dass die Gipssäge Lärm entwickelt, aber völlig ungefährlich ist und nicht zu Verletzungen führt (➤ Abb. 3.14).

Nach der Gipsabnahme, die auf einer flachen Unterlage erfolgen sollte, wird mit der Schere das restliche Material entfernt (Polsterwatte, Krepp-Papier und Mullschlauch).

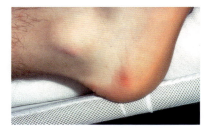

**Abb. 3.13** Beginnender Fersen-Dekubitus bei unzureichend gepolsterter Gipsschiene. Die Rötung ist deutlich erkennbar, der Patient klagt über Druckstellen und Schmerzen. [T195]

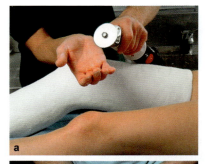

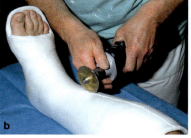

**Abb. 3.14** Entfernen eines geschlossenen Gipsverbands. **a)** Die Gipssäge verursacht ein lautes, unangenehmes Geräusch, das vor allem Kindern Angst macht. Hier demonstriert ein Pflegender die Ungefährlichkeit der Gipssäge, indem er die Säge mit dem Handballen berührt. [V157] **b)** Die Gipssäge schneidet den Gips mit Schwingungen, die nur wenige Millimeter umfassen. Durch diese Technik lassen sich größere Hautverletzungen verhindern. Bei unsachgemäßer Anwendung der Säge sind jedoch Hautschürfungen möglich. [T134]

## Besonderheiten bei Kindern

Viele Kinder fürchten sich vor der Gipssäge. Deshalb entfernen Pflegende und Arzt dünne Redressionsgipse bei Kindern möglichst mit der Schere. Ist der Einsatz der Gipssäge notwendig, kann in seltenen Fällen eine Sedierung des Kindes vor der Gipsabnahme sinnvoll sein.

### 3.2.2 Schienenverbände

Schienenverbände dienen der Ruhigstellung bei Sehnenverletzungen, ausgedehnten Weichteilschäden, Entzündungen oder chronischen Schmerzzuständen.

#### Schienen für die obere Extremität
- **Ein oder Zweifingerschienen.** Biegsame Aluminiumschienen, die hauptsächlich der Ruhigstellung von Fingern dienen. Die Schiene ist mit einem Schaumstoffpolster versehen, sodass keine zusätzliche Polsterung nötig ist. Die Schiene wird mittels einer elastischen Binde befestigt (➤ Abb. 3.15)
- **Stack-Schiene.** Kunststoffschiene, die in unterschiedlichen Größen erhältlich ist. Sie dient zur Ruhigstellung bei Sehnenverletzung des Fingers oder Frakturen des Fingerendglieds. Die Schiene kann mit Pflaster oder Mullschlauch fixiert werden. Wichtig ist die tägliche Abnahme der Schiene, da sich unter dem Kunststoff Feuchtigkeit bildet, die die Haut aufweichen kann (➤ Abb. 3.17)
- **Cramer-Schiene** (*Cramer-Splint*). Biegbare Metallleiter, die von einem Polster umhüllt ist. Eingesetzt wird die Cramer-Schiene hauptsächlich zur Ruhigstellung des Armes oder der Hand bei Weichteilverletzungen oder Infektionen bei gleichzeitiger Anwendung von feuchten Umschlägen (z. B. mit Retterspitz®) sowie zur provisorischen Ruhigstellung einer Fraktur bis zur endgültigen Stabilisierung mittels Gips oder Operation (➤ Abb. 3.16).

#### Schienen für die untere Extremität
- **Kniegelenksschienen** (bestehen aus Kunststoff mit Metallverstrebungen):
  - **Mecronschiene.** Anwendbar sowohl postoperativ als auch nach einer frischen Verletzung. Sie hält das Kniegelenk in einer festen Position (gerade oder 20° gebeugt)
  - **Donjoy®-Schiene.** (➤ Abb. 3.18) Dient zur Nachbehandlung von operativ versorgten Kreuzbandverletzungen und limitiert Bewegungen des Kniegelenks
- **Sprunggelenksschiene** (Aircast®, Tricodur Talobrace®). Diese aus weichem Kunststoff bestehende Schiene wird bei Verletzungen am Sprunggelenk eingesetzt und dient der Stabilisierung des Gelenks (➤ Abb. 3.19).

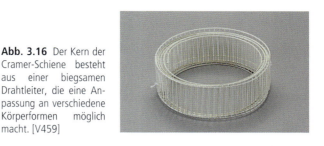

**Abb. 3.16** Der Kern der Cramer-Schiene besteht aus einer biegsamen Drahtleiter, die eine Anpassung an verschiedene Körperformen möglich macht. [V459]

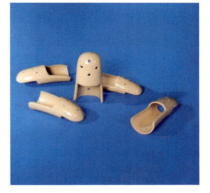

**Abb. 3.17** Stack-Schiene zur Ruhigstellung des Fingerendgelenks. [V528]

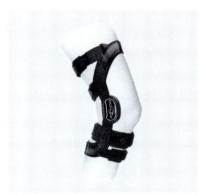

**Abb. 3.18** Donjoy®-Schiene. [U108]

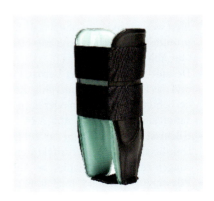

**Abb. 3.19** Sprunggelenksschiene. [E814]

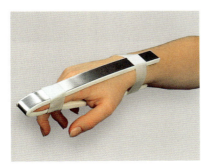

**Abb. 3.15** Aluminiumschienen, wie sie z. B. zur Ruhigstellung von Fingern verwendet werden. [V121]

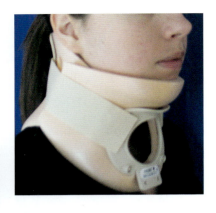

**Abb. 3.20** Philadelphia-Kragen. [M161]

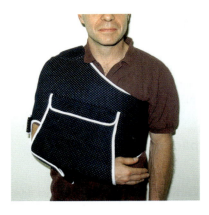

**Abb. 3.21** Desault Weste. [M161]

### Halsorthesen

Zur Ruhigstellung der Halswirbelsäule gibt es weiche und starre Orthesen.

Die Indikation für eine weiche Orthese, z. B. **Schanz-Krawatte,** ist gelegentlich bei einem Schleudertrauma (*HSW-Distorsion*) gegeben. Sie sollte aber nur bei starken Schmerzen für ein paar Tage angelegt werden. Eine starre, aus Kunststoff bestehende Halsorthese ist der **Philadelphia-Kragen** (➤ Abb. 3.20). Damit werden Patienten versorgt, bei denen am Unfallort eine HWS-Verletzung zu vermuten ist. Weitere Indikationen sind ein zervikales Wurzelreizsyndrom oder eine postoperative Ruhigstellung.

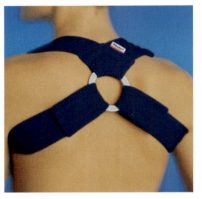

**Abb. 3.22** Tricodur®-Clavicula-Bandage, ein industriell gefertigter Rucksackverband. [V155]

### 3.2.3 Spezielle Verbände

Sämtliche Verbände können selbst gefertigt werden. In der Praxis hat sich jedoch meist der jeweils industriell angefertigte Verband bewährt.

- **Rucksackverband.** Die Indikation ist die Reposition sowie Ruhigstellung einer Klavikulafraktur. Durch steten Zug können die übereinander stehenden Frakturenden reponiert werden. Wichtig ist die tägliche Kontrolle mit Überprüfung von Durchblutung, Motorik und Sensibilität (➤ Abb. 3.21)
- **Desault-Verband.** Dieser Verband stellt den Schultergürtel und das Ellenbogengelenk ruhig. Er kommt insbesondere bei Schulterblattbrüchen oder nach einer Schultergelenksluxation zum Einsatz (➤ Abb. 3.22)
- **Gilchrist-Verband.** Dient zur Ruhigstellung bei Schultergelenksluxationen, Humerusfrakturen oder sonstigen Verletzungen des Schultergelenks (➤ Abb. 3.23)
- **Pflasterzügelverband.** Indikation ist eine Fraktur der Zehen (außer der Großzehe) sowie schwere Kontusionen oder Luxationen. Dafür werden zunächst die Zehenzwischenräume gepolstert. Danach wird eine Schleife um die betroffenen Zehen gebildet. Die Schleifenbildung wird 2–3-mal wiederholt, dabei überlappen sich die Schleifen dachziegelartig (➤ Abb. 3.24).

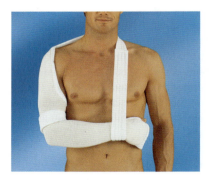

**Abb. 3.23** Industriell gefertigter Gilchrist-Verband. [V155]

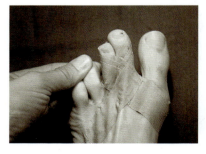

**Abb. 3.24** Pflasterzügelverband zur Fixierung von verletzten Zehen. [M179]

> **Information, Beratung und Anleitung**
> - Erklärung und Demonstration, wie die Bandage korrekt angelegt wird
> - Kontrolle, ob die Bandage nach Anlage zu fest angezogen ist: Handgelenkspuls muss beidseits tastbar sein, sonst Bandage vorsichtig lockern

- Erläuterung der möglichen Probleme, z. B. Schwellung der Arme, Kribbeln der Hände, Venenstauungen, livide Verfärbungen der Arme, Sensibilitätsstörungen (evtl. Schmuck abnehmen)
- Beobachtung der kritischen Hautstellen, die durch die Bandage geschädigt werden können, z. B. die Achsel oder der Bereich zwischen den Schulterblättern.

**Funktioneller Tapeverband**

Ein **funktioneller Tapeverband** soll die verletzte Extremität nicht vollständig immobilisieren, sondern stützen, entlasten und vor Extrembewegungen schützen. Hauptindikationen sind Muskelzerrungen, Sehnenscheidenentzündungen, Schwäche des Kapsel-Band-Apparates, chronische Überlastungsreize und Nachbehandlung nach Gipsabnahme.

Vor Anlegen des Verbands wird die Haut gereinigt und getrocknet, nicht aber unbedingt rasiert. Ein Tapeverband wird meist aus Pflasterstreifen hergestellt. Die Elemente in der Reihenfolge des Anlegens (➤ Abb. 3.25):
- **Polster**, z. B. ein zurechtgeschnittenes Schaumstoffpolster
- **Hautschutz**, z. B. Gasofix®-Binde
- **Ankerstreifen** zur Anheftung der Zügel
- **Zügel.** Sie sind die tragenden Elemente des Verbands und bestimmen seine Funktion (z. B. Entlastung, Bewegungseinschränkung)
- **Verschalungsstreifen.** Sie schließen den Verband und schaffen einen festen Verbund. Bei Schwellungstendenz legen Pflegende semizirkuläre Verbände an
- **Sicherungsstreifen** zum zusätzlichen Schutz an besonders beanspruchten Stellen.

Tapeverbände dürfen nicht mit Wasser in Kontakt kommen, da sie beim anschließenden Trocknen schrumpfen und dann einschnüren können. Ist der Verband doch einmal nass geworden, wird die Feuchtigkeit mit einem saugfähigen Stoff aufgenommen (nicht föhnen – sonst klebt der Verband nicht mehr).

> **VORSICHT**
> Patient zur DMS-Kontrolle anleiten (➤ 3.2.1) und auf Alarmzeichen hinweisen (➤ Tab. 3.3). Der Verband wird bei Auftreten eines dieser Symptome sofort entfernt.

## 3.2.4 Operative Eingriffe in der Ambulanz

*Chirurgische Wundversorgung* ➤ 2.3

Bei operativen Eingriffen in der Ambulanz handelt es sich vor allem um kleine, kurz dauernde, oberflächliche chirurgische Eingriffe, für die eine lokale Infiltrationsanästhesie (➤ 4.3.3) ausreicht. Wie bei anderen operativen Eingriffen ist der Arzt verpflichtet, den Patienten über die bevorstehende Behandlung aufzuklären und sein Einverständnis einzuholen (➤ 1.4.1) sowie die Operation sorgfältig vorzubereiten.

Häufige Eingriffe in der chirurgischen Ambulanz sind:
- Inzision von Abszessen und Hämatomen (➤ 2.7.4)
- Exzision (➤ 2.3)
- Exstirpation
- Fremdkörperentfernung
- Entfernung von Osteosynthesematerialien (➤ 7.5.6)
- Wundnaht (z. B. Platzwunde, Riss-Quetschwunde).

## 3.3 Chirurgische Notfälle

> **Notfall:** Akut lebensbedrohlicher Zustand, bei dem die Vitalfunktionen des Patienten gestört sind oder eine solche Störung unmittelbar droht.

Chirurgische Notfälle können verschiedene Ursachen haben. In der Folge sind die wichtigsten beschrieben.

Außerdem können sich während der chirurgischen Behandlung Begleiterkrankungen des Patienten, z. B. Stoffwechsel-, Herz- oder Lungenerkrankungen, so verschlechtern, dass der Patient in einen lebensbedrohlichen Zustand gerät.

> Es ist wichtig, möglichst viele Informationen über den Patienten (z. B. Vorerkrankungen, Medikamente) und den Unfallhergang (u. a. Uhrzeit) herauszufinden. V. a. bei nicht ansprechbaren Patienten versuchen Pflegende, wichtige Telefonnummern (z. B. Angehörige, Pflegeeinrichtungen) in Erfahrung zu bringen.

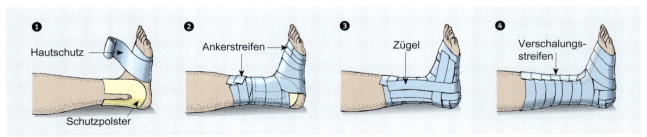

**Abb. 3.25** Anlage eines Tapeverbands, hier am Sprunggelenk. [L190]

## 3.3.1 Schock

**Schock:** Akutes, lebensbedrohliches Missverhältnis zwischen Sauerstoffbedarf der Organe und Sauerstoffangebot durch verminderte Organdurchblutung und nachfolgende Schädigung der Zellen und Organfunktionen.

Vier Schockformen werden unterschieden:
- Volumenmangelschock
- Kardiogener Schock
- Septischer Schock
- Anaphylaktischer Schock.

Da diese Schockformen unterschiedlich behandelt werden, ist es wichtig, möglichst rasch die Ursache und damit die Schockform zu diagnostizieren.

Der **Schockindex** (*SI*) gilt als Maß für die Schwere eines Schocks (Schocktiefe).
**Berechnung des Schockindex:**
Schockindex = Pulsfrequenz : RR systolisch
**Bewertung des Schockindex:**
- Schockindex beim Gesunden ~ 0,5
- Schockindex ≥ 1 = beginnender Schock
- Schockindex ≥ 1,5 = manifester Schock.

### Volumenmangelschock (Hypovolämischer Schock)

**Krankheitsentstehung**
Verlust von:
- Blut (z. B. nach Unfall, gastrointestinaler Blutung)
- Plasma (z. B. nach Verbrennung, bei Peritonitis)
- Wasser und Elektrolyten (z. B. bei starken Durchfällen, Erbrechen).

**Symptome und Befund**
- Blutdruckabfall und Tachykardie
- Zentralisation, d. h. Umverteilung des Blutvolumens zugunsten von Herz, Lunge, Gehirn
- Marmorierte oder blasse Haut
- Kaltschweißigkeit
- Erniedrigter Hautturgor; Hautfalte bleibt stehen
- Kollabierte Halsvenen
- Niedriger zentraler Venendruck (*ZVD*)
- Oligurie und starker Durst.

**Diagnostik**
- Anamnese: Starke Blutung? Diabetiker? Erbrechen? Durchfall? Verbrennung?
- Blutdruck und Puls
- Labor: Blutbild, Gerinnung
- Sonografie
- ZVD.

**Behandlung**
- Volumenzufuhr über Infusionen, Plasmaersatzlösung oder Transfusion unter ZVD-Kontrolle
- Katecholamingabe
- Sauerstoffgabe
- Evtl. Intubation
- Behandlung der Ursachen.

### Kardiogener Schock

**Krankheitsentstehung**
Pumpversagen des Herzens, z. B. durch:
- Herzinfarkt (➤ 13.6.2)
- Perikardtamponade (➤ 13.11.1)
- Akute Herzinsuffizienz, z. B. bei Herzklappenfehler (➤ 13.8)
- Herzrhythmusstörungen (➤ 13.7)
- Lungenembolie (➤ 9.4.11).

**Symptome und Befund**
- Blutdruckabfall
- Graue bis zyanotische Haut
- Gestaute Halsvenen bei Rechtsherzinsuffizienz, ZVD ist erhöht
- Lungenödem bei Linksherzinsuffizienz: brodelnde Atmung, Tachypnoe bis Orthopnoe.

**Diagnostik**
- Anamnese: Bekannte Herzerkrankung? Thrombose?
- EKG
- Röntgen-Thorax
- ZVD
- Labor: Herzenzyme.

**Behandlung**
Ziel ist die Entlastung des Herzens vom intravasalen Volumen und die Unterstützung der Pumpleistung:
- Herzbettlagerung: Oberkörper erhöht, Beine tief lagern
- Sauerstoffgabe, evtl. Intubation
- Evtl. unblutiger Aderlass
- Gabe von Diuretika, z. B. Lasix®
- Unterstützung der Pumpleistung: Nitroglyzerin-, Dopamin- oder Dobutamingabe
- Diagnostik und Behandlung der Grunderkrankung.

### Septischer Schock

**Krankheitsentstehung**
Ein **septischer Schock** entsteht durch schwere bakterielle Infektionen (➤ 2.7.2), z. B.:
- Infektionen der ableitenden Harnwege (➤ 12.6.2)
- Pneumonien
- Gallenwegsinfektionen (➤ 6.5.4)
- Peritonitis (➤ 5.9.1)
- Verbrennungen.

Durch die Freisetzung von Bakterientoxinen kommt es zu einer Weitstellung der Gefäße und dadurch zu einem relativen Flüssigkeitsmangel.

**Symptome und Befund**
- Hohes bis sehr hohes Fieber, Schüttelfrost im Fieberanstieg
- Blutdruckabfall mit deutlich erniedrigtem diastolischen Wert
- Zu Beginn warme, trockene und gut durchblutete Haut, später kalte, zyanotische oder marmorierte Haut
- Hauteinblutungen als Zeichen von Gerinnungsstörungen
- Bewusstsein meist eingeschränkt.

**Diagnostik**
- Anamnese: Vorbestehendes Fieber? Vorbestehender Infekt? Venenkatheter?
- Labor: Blutbild, Gerinnung, C-reaktives Protein, Blutsenkung
- Blutkultur, Urinkultur, evtl. Liquor, Abstrich
- Röntgen-Thorax, Röntgen-Abdomen
- Sonografie.

**Behandlung**
- Wie beim Volumenmangelschock
- Aufsuchen und Sanierung des infektiösen Herdes
- Antibiotikatherapie.

## Anaphylaktischer Schock

**Krankheitsentstehung**
Ein **anaphylaktischer Schock** ist die schwerste Form einer allergischen Typ-I-Reaktion (*Soforttyp*). Häufige auslösende Allergene:
- Antibiotika, z. B. laufende Kurzinfusionen, andere Medikamente, z. B. Lokalanästhetika
- Röntgenkontrastmittel
- Insekten- und Schlangengifte
- Fremdeiweiße, z. B. in Blut- oder Plasmatransfusionen.

**Symptome und Befund**
Symptome entwickeln sich innerhalb von Sekunden bis Minuten:
- Unruhe
- Juckreiz
- Niesen, Quaddelbildung auf der Haut
- Schwindel
- Übelkeit und Erbrechen
- Dyspnoe, Bronchospasmus, Kehlkopfödem
- Fieber und Schüttelfrost
- Blutdruckabfall und Tachykardie bis hin zum Kreislaufstillstand.

**Diagnostik**
Anamnese: Insektenstich? Medikamenteneinnahme?

**Behandlung**
- Allergenzufuhr unterbrechen, z. B. die Injektion, Infusion oder Transfusion
- Sauerstoffzufuhr, evtl. Beatmung
- Rasche Volumenzufuhr
- Adrenalin (Suprarenin®) zur Kreislaufstabilisierung
- Glukokortikoide (z. B. Prednisolon®) und Antihistaminika (z. B. Tavegil®) zur Abschwächung der Immunreaktion
- Bei Bronchospasmus Theophyllin (z. B. Euphyllin®).

### Pflege

Oft sind es die Pflegenden, die einen Patienten im Schock vorfinden. Wichtig ist, dass sie sich schnell einen Überblick über die Situation verschaffen und eine vitale Bedrohung sicher erkennen.

**Patientenbeobachtung**
- Bewusstseinslage ermitteln: Patient laut ansprechen, gezielte Fragen stellen, anfassen und sanft rütteln, bei fehlender Reaktion kalkulierten Schmerzreiz setzen (z. B. in den Arm kneifen)
- Pupillenreaktion überprüfen: Pupillenform, Reaktion auf Lichteinfall, seitengleiche Reaktion
- Atmung überprüfen: Auf sichtbare Atembewegungen achten oder Atmung fühlen durch Auflegen der Hand auf den Thorax, Luftströmung an Mund und Nase hören oder spüren, auf Atemgeräusche achten
- Herz-Kreislauf-Funktion überprüfen: Puls peripher oder zentral tasten, Blutdruck messen
- Temperatur messen
- Hautfarbe beobachten
- Schmerzen feststellen
- Sichtbare Verletzungen erkennen, Blutverlust erkennen
- Psychische Situation feststellen: Wie erlebt der Patient die Situation? Hat er Angst, Todesangst? Ist er verwirrt?

**Pflegemaßnahmen**
Die Pflegenden vermitteln dem Patienten Sicherheit und beruhigen ihn. Nach Möglichkeit lassen sie den Patienten nicht allein. Abhängig von der Situation rufen Pflegende den behandelnden Arzt oder setzen einen Notruf ab. Hat der Patient einen Herz-Kreislaufstillstand, beginnen sie mit der Wiederbelebung nach den ERC-Leitlinien 2010 zur Reanimation.

Abhängig von der Situation bringen Pflegende den Patienten in eine unterstützende Position, z. B. Herzbettlagerung bei akuter Atemnot und kardiogenem Schock, Schocklage bei Volumenmangelschock, stabile Seitenlage bei Bewusstlosigkeit.

Sobald der Arzt anwesend ist, unterstützen Pflegende ihn bei den therapeutischen Maßnahmen, z. B. bei der Intubation, dem Legen eines venösen Zugangs oder der Sauerstoffgabe.

Bleibt der Patient auf der Station, überwachen ihn die Pflegenden engmaschig und führen die angeordnete Therapie fort. Sie beginnen mit Prophylaxen, wenn sich aus dem akuten Zustand zusätzliche Gefährdungen ergeben, z. B. Dekubitus- und Pneumonieprophylaxe.

Ist eine Verlegung auf die Intensivstation notwendig, organisieren und begleiten sie den Transport und sorgen später dafür, dass der Patient Kleidung und Pflegeutensilien erhält.

Im Anschluss dokumentieren Pflegende ausführlich die vorgefundene Situation und die Erstmaßnahmen.

> **VORSICHT**
> Mit der Reanimation darf auf keinen Fall gewartet werden, bis weitere Helfer oder Hilfsmittel (z. B. Ambu-Beutel) eintreffen. Sie muss sofort beginnen.

### 3.3.2 Akutes Abdomen

**Akutes Abdomen** (*„akuter Bauch"*): Kein eigenständiges Krankheitsbild, sondern Bezeichnung für einen Symptomkomplex mit akut einsetzenden, stärksten Bauchschmerzen und Funktionsstörungen von Bauchorganen mit unklarer Ursache.

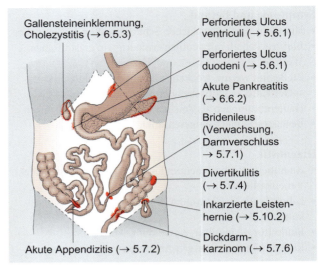

**Abb. 3.26** Häufigste Ursachen des akuten Abdomens. [L190]

#### Krankheitsentstehung
Häufige Ursachen eines akuten Abdomens sind (➤ Abb. 3.26):
- Peritonitis (*Bauchfellentzündung*, ➤ 5.9.1)
- Pleuritis (➤ 10.7.1) und Pneumonie
- Verschluss von Hohlorganen, z. B. des Darms bei mechanischem Ileus (➤ 5.7.1) oder der Gallenblase durch Gallensteine (➤ 6.5.2)
- Entzündung von Bauchorganen, z. B. akute Appendizitis (➤ 5.7.2), Divertikulitis (➤ 5.7.4) oder akute Pankreatitis (➤ 6.6.2)
- Blutungen, z. B. aus Magen- oder Darmulzera (➤ 5.6.1) oder bei Leber- oder Milzruptur (➤ 6.4.7, ➤ 6.7.3)
- Akute Durchblutungsstörungen, z. B. Mesenterialarterieninfarkt (➤ 9.4.6)
- Herzinfarkt (➤ 13.6.2) und Aortenaneurysma (➤ 9.4.8)
- Nierenerkrankungen, Nierenkolik (➤ 12.5.3) oder akuter Harnverhalt (➤ 12.2.1)
- Bandscheibenvorfall und Wirbelkörperfraktur (➤ 8.12.5)
- Stoffwechselentgleisungen, insbesondere eine diabetische Ketoazidose (*Pseudoperitonitis*)
- Hodentorsion (➤ 12.8.3)
- Gynäkologische Erkrankungen, z. B. Eileiterentzündungen oder -schwangerschaften.

#### Symptome und Befund
- Akut einsetzende, starke Bauchschmerzen
- Übelkeit und Erbrechen, Blähungen
- Fehlende oder gesteigerte Peristaltik
- Abwehrspannung („brettharter Bauch")
- Schweres Krankheitsgefühl, Unruhe
- Blutdruckabfall und Tachykardie als Zeichen eines beginnenden Schocks, Kaltschweißigkeit
- Fieber.

#### Diagnostik
- Anamnese
- Körperliche Untersuchung einschl. rektaler Untersuchung
- Palpation und Auskultation des Abdomens, Darmgeräusche?
- Frage nach Lokalisation, Charakter und Verlauf der Schmerzen
- Bei Frauen: gynäkologische Untersuchung
- Blut- und Urinuntersuchungen
- Sonografie des Abdomens
- Röntgen: Abdomenübersicht und Thorax in zwei Ebenen
- Ggf. Endoskopie, Angiografie oder CT.

#### Behandlung
- Nahrungs- und Flüssigkeitskarenz
- Bettruhe
- I. v.-Zugang und Volumengabe zur Kreislaufstabilisierung
- Magensonde bei Verdacht auf Ileus
- Sofortige Operation, z. B. bei massiver Blutung mit Schocksymptomen, Organruptur, Peritonitis.

> **VORSICHT**
> Da Analgetika (➤ Tab. 4.4) die Symptome und damit die Schwere der Erkrankung verschleiern können, sollten sie erst nach Abschluss erster diagnostischer Maßnahmen gegeben werden. Zur Schmerzbehandlung ordnet der Arzt meist Nicht-Opioid-Analgetika (➤ Tab. 4.4) oder Spasmolytika, z. B. Buscopan®, an.

#### Pflege
- Engmaschige Beobachtung des Allgemeinzustands und der Vitalzeichen des Patienten sowie deren Dokumentation
- Mehrmals tägliche Messung des zentralen Venendrucks, wenn der Patient einen ZVK hat.
- Beobachtung von Urinausscheidung, Darmperistaltik und Stuhlgang
- Beobachtung der Schmerzsituation
- Sicherstellung eines zügigen und koordinierten Ablaufs der diagnostischen Maßnahmen

- Sicherung von Nahrungskarenz und Bettruhe
- Überwachung der angeordneten Infusions- und Schmerztherapie
- Durchführung weiterer Maßnahmen nach Arztanordnung, z. B. Sauerstoffgabe, Flüssigkeitsbilanz, Legen eines Blasenverweilkatheters oder einer Magensonde
- Unterstützung des Patienten, wenn er erbrechen muss und Beobachtung des Erbrochenen, ggf. Assistenz bei Mundpflege und Kleidungswechsel
- Durchführung von Maßnahmen der präoperativen Pflege, wenn der Patient operiert werden muss
- Berücksichtigung der psychischen Situation des Patienten trotz aller medizinischen Maßnahmen. Hilfreich sind ruhiges Auftreten, Vermeidung von Hektik
- Erläuterung aller pflegerischen Maßnahmen und Sicherstellung einer angemessenen ärztlichen Aufklärung über die notwendigen Maßnahmen
- Berücksichtigung der Angst der Angehörigen und Angebot einer professionellen Begleitung während der Diagnostik und Therapie.

### 3.3.3 Akute gastrointestinale Blutung

**Gastrointestinale Blutung** (*GI-Blutung*): Blutung aus dem Magen-Darm-Trakt. Unterteilt in **obere gastrointestinale Blutung** mit Blutungsquelle im Ösophagus, Magen oder Duodenum und **untere gastrointestinale Blutung** mit Blutungsquelle in tieferen Dünndarmabschnitten oder Dickdarm.

#### Krankheitsentstehung

Ursachen für **obere** gastrointestinale Blutungen (90 %):
- Magen- oder Duodenalulkus (➤ 5.6.1)
- Erosive Gastritis
- Ösophagus- oder Magenfundusvarizen (➤ 6.4.6)
- *Mallory-Weiss-Syndrom* (tiefe Längseinrisse der Ösophagusschleimhaut nach starkem Erbrechen, insbesondere bei Alkoholkranken)
- Magenkarzinom.

Ursachen für **untere** gastrointestinale Blutungen (10 %):
- Hämorrhoiden (➤ 5.8.1)
- Darmtumoren
- Entzündliche Erkrankungen des Darmes
- Polypen oder Darmverletzungen.

Im Vergleich zu oberen gastrointestinalen Blutungen führen untere gastrointestinale Blutungen relativ selten zu lebensbedrohlichen Notfallsituationen.

#### Symptome und Befund

- **Hämatemesis** (*Bluterbrechen*). Das Erbrochene ist entweder „kaffeesatzartig" (braun-schwarz) durch Kontakt des Blutes mit der Salzsäure des Magens oder hellrot (frisches Blut) bei sehr starker Blutung oder Blutung aus dem Ösophagus (Ösophagusvarizenblutung, ➤ 6.4.6). Hämatemesis ist typisch für eine obere gastrointestinale Blutung
- **Teerstuhl** (*Meläna*). Der Stuhl des Patienten ist durch Hämoglobinabbauprodukte schwarz gefärbt, glänzt und hat eine klebrige Konsistenz. Teerstuhl tritt typischerweise einige Stunden nach einer Blutung im Magen oder den oberen Darmabschnitten auf
- **Blutstuhl**. Im Stuhl sind dunkel- oder hellrote Blutbeimischungen oder Blutauflagerungen sichtbar. Blutstuhl weist auf eine Blutung aus tieferen Darmabschnitten hin, kann aber auch bei sehr starken oberen gastrointestinalen Blutungen auftreten
- Symptome des **Volumenmangelschocks** mit Blässe, Kaltschweißigkeit, Schwindel, Tachykardie und Hypotonie.

> Nicht jeder dunkel oder schwarz gefärbte Stuhl ist durch eine Blutung bedingt. Auch orale Eisenpräparate zur Anämietherapie, Wismutpräparate zur Ulkustherapie, Kohletabletten zur Therapie einer Diarrhö sowie einige Nahrungsmittel, z. B. Spinat, Blaubeeren oder rote Bete, verfärben den Stuhl.

#### Diagnostik

- Anamnese: Vorerkrankungen, z. B. Refluxösophagitis? Leberzirrhose?
- Medikamenteneinnahme?
- Labor: Blutbild und Gerinnung
- Notfallendoskopie.

#### Behandlung

- Kreislaufstabilisierung mit Volumenersatz oder Erythrozytenkonzentraten
- Umspritzung oder Verödung blutender Gefäße im Rahmen der Notfallendoskopie
- Operation, wenn es nicht gelingt, die Blutung zu stillen.

#### Pflege

Die Pflege entspricht im Wesentlichen den Maßnahmen bei akutem Abdomen (➤ 3.3.2). Außerdem ist nötig:
- Erkennung einer gastrointestinale Blutung anhand der typischen Symptome
- Erkennung der Symptome eines Schocks: Hypotonie, Tachykardie, blasse und kaltschweißige Haut
- Patienten bei Schocksymptomatik in die Schocklage und bei Bewusstlosigkeit in die stabile Seitenlage bringen.

**VORSICHT**
Patienten mit Hämatemesis stets mit erhöhtem Oberkörper lagern, um eine Aspiration zu vermeiden.

> Patienten mit akuter gastrointestinaler Blutung können schnell in einen lebensbedrohlichen Schock geraten (➤ Abb. 3.27). Oft erleben die Patienten die Notfallsituation bei vollem Bewusstsein und haben extreme Angst. Die Pflegenden berücksichtigen die psychische Stress-Situation und versuchen, dem Patienten das Gefühl der Angst und des Alleinseins zu nehmen.

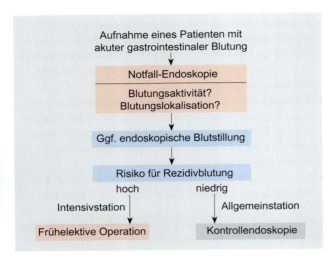

Abb. 3.27 Ablaufschema bei akuter gastrointestinaler Blutung.

## 3.3.4 Verätzungen

**Verätzungen:** Verletzungen, die durch *Laugen* oder *Säuren* hervorgerufen wurden. Betroffen sind vor allem die Haut, die Augen sowie bei peroralen Verätzungen Mund, Ösophagus (*Speiseröhre*) und Magen.

### Symptome und Befund
- **Hautverätzung.** Schmerzen, Schwellung und Rötung, unterschiedlich gefärbte Beläge oder Schorf, Nekrosen in schweren Fällen
- **Augenverätzung.** Stärkste Schmerzen, krampfartiges Zusammenkneifen der Lider
- **Perorale Verätzung.** Heftige Schmerzen in Mund, Rachen, hinter dem Brustbein, im Oberbauch, Speichelfluss; Schleimhautreizung bis hin zu Nekrosen/Perforation von Ösophagus oder Magen.

### Diagnostik
- Anamnese: Verätzung mit Säure oder Lauge? Was wurde getrunken?
- Inspektion der Haut und Schleimhaut
- Bei Verdacht auf Perforation: Gastrografin®-Darstellung.

### Behandlung
- **Hautverätzung.** Entfernung der benetzten Kleidungsstücke, dann mit viel Wasser spülen. Der Ersthelfer vermeidet jeglichen Hautkontakt mit der ätzenden Substanz
- **Augenverätzung.** Lang anhaltend mit Leitungswasser oder Mineralwasser spülen, dabei Lider mit Daumen und Zeigefinger spreizen. Im Krankenhaus wird mit physiologischer Kochsalzlösung gespült und die Augen werden mit einem Lokalanästhetikum betäubt. Nach der Spülung wird der Patient so schnell wie möglich in eine Augenklinik gebracht

Bei der Spülung neigt der Patient seinen Kopf zur betroffenen Seite, damit die ablaufende Spülflüssigkeit nicht in das andere Auge gerät und es schädigt.

- **Perorale Verätzung**
  - Säureverätzung: Milch in kleinen Schlucken trinken lassen
  - Laugenverätzung: Wasser oder leicht saure Flüssigkeit in kleinen Schlucken trinken lassen (nur kleine Mengen, um Erbrechen zu verhindern).

**VORSICHT**
Nicht – wie früher empfohlen – den Betroffenen zum Erbrechen bringen. Dies schädigt die Schleimhäute zusätzlich, insbesondere die des Ösophagus.

## 3.3.5 Verbrennungen

**Verbrennung:** Zerstörung der Haut und evtl. der Hautanhangsgebilde durch Einwirkung von Hitze, ionisierende oder UV-Strahlen.
**Verbrühung:** Gewebeschädigung durch heiße Flüssigkeiten oder Dämpfe, z. B. kochendes Wasser.
**Verbrennungskrankheit:** In Phasen ablaufende Reaktion des Gesamtorganismus auf schwere Verbrennungen (Verbrennungen 2.–3. Grades mit ≥ 20 % verbrannter Körperoberfläche) mit lebensbedrohlichen Komplikationen (z. B. Schock, Organversagen, Infektionen).

Entscheidend für den Verlauf und für die Prognose einer Verbrennung sind:
- Flächenausdehnung
- Tiefenausdehnung
- Alter des Patienten
- Lokalisation.

### Flächenausdehnung

Je größer der verbrannte Hautanteil, desto bedrohlicher ist die Verbrennung. Nimmt der Anteil der verbrannten Körperoberfläche (*VKO*) mehr als 10–15 % der Körperoberfläche ein, droht ein Volumenmangelschock, da große Flüssigkeitsmengen über die geschädigte Haut verloren gehen und es zu Flüssigkeitsverschiebungen mit Ödembildung im Interstitium kommt. Verbrennungen mit über 70–80 % verbrannter Körperoberfläche sind häufig tödlich.

Zur Abschätzung der verbrannten Körperoberfläche hat sich die **Neunerregel** bewährt (➤ Abb. 3.28):
- Beim Erwachsenen lässt sich die Körperoberfläche in elf „Neun-Prozent-Stückchen" aufteilen
- Bei Kindern, vor allem bei Säuglingen, ist der Kopf im Verhältnis zum Körper relativ groß. Daher gelten hier modifizierte Regeln (➤ Abb. 3.28).

## 3.3 Chirurgische Notfälle

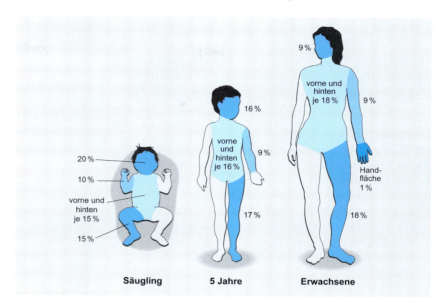

Abb. 3.28 Abschätzung der verbrannten Körperoberfläche anhand der Neunerregel beim Erwachsenen und anhand modifizierter Schemata bei Kindern und Säuglingen. [L106]

### Tiefenausdehnung

Je tiefer der Verbrennungsdefekt reicht, desto größer sind die zu erwartenden Flüssigkeitsverluste und die Gefahr einer Verbrennungskrankheit, die durch die im verbrannten Gewebe gebildeten toxischen Substanzen (*Verbrennungstoxine*) ausgelöst ist.

### Gradeinteilung

Bei Verbrennungen sind drei Schweregrade zu unterscheiden.

#### Verbrennung 1. Grades
Die Schädigung ist auf die Epidermis (*Oberhaut*) beschränkt. Es kommt zur Hyperämie (*vermehrte Durchblutung*) der betroffenen Hautareale mit Rötung und Schwellung, ähnlich einem Sonnenbrand. Später schuppt die Haut ab, es bleiben keine Narben zurück.

#### Verbrennung 2. Grades
Neben der Epidermis ist auch das Korium (*Lederhaut*) betroffen. Die Haut ist gerötet und geschwollen, zusätzlich bilden sich Brandblasen, die stark schmerzen. Abhängig davon, wie tief das Korium geschädigt ist, unterscheidet man Verbrennungen **Grad 2a** (➤ Abb. 3.29), die ohne Narbenbildung abheilen, und Verbrennungen **Grad 2b** (➤ Abb. 3.30), die mit Narbenbildung abheilen.

#### Verbrennung 3. Grades
Komplette Zerstörung (*Nekrose*) der Haut mit den Hautanhangsgebilden (z. B. Haare, Hautdrüsen und Nägel) – auch *Verkohlung* genannt. Eine Abheilung ohne Narben ist nicht möglich. Die schwere drittgradige Verbrennung kann auch Unterhaut, Knochen, Sehnen und Muskeln betreffen und wurde früher auch als Verbrennung **4. Grades** bezeichnet.

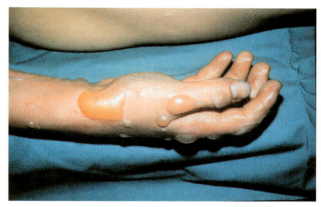

Abb. 3.29 Verbrennung Grad 2a durch Verbrühen. [R234–004]

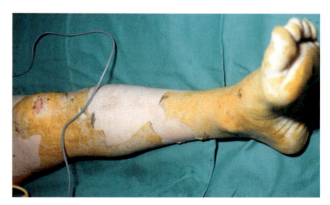

Abb. 3.30 Verbrennung Grad 2b durch Einwirkung einer offenen Flamme. [R234–004]

> Bei Verbrennungen 3. Grades werden mit den Hautanhangsgebilden auch die Schmerzrezeptoren der Haut zerstört. Deshalb ist die Stärke der Schmerzen kein zuverlässiger Parameter für die Schwere einer Verbrennung.

## Behandlung

> Die Behandlung Schwerbrandverletzter ist außerordentlich kompliziert und aufwändig. Sie wird vor allem in spezialisierten Verbrennungskliniken durchgeführt.

### Erstmaßnahmen am Unfallort

Oft sieht eine Verbrennung zunächst wenig dramatisch aus: Blasen bilden sich erst nach einer gewissen Zeit, Gewebedefekte sind anfänglich noch schwer einzuschätzen, zum Teil sind Verbrennungen auch unter Kleidern verborgen.

Für die Erstversorgung am Unfallort gilt:
- Kleiderbrände sofort löschen. Dazu die brennende Person, die aus Panik evtl. davonläuft, in jedem Fall aufhalten
- Brennende Person mit Wasser übergießen oder in Wasser eintauchen
- Steht kein Wasser zur Verfügung, die Flammen mit einem Tuch ersticken, den Brennenden in Wolldecken einhüllen oder auf dem Boden wälzen. Auch Feuerlöscher können eingesetzt werden, dabei den Löschstrahl nicht auf das Gesicht des Verletzten richten
- Verletzten möglichst vollständig entkleiden, festklebende Kleidungsstücke jedoch belassen bzw. festklebenden Teil umschneiden
- Eine kurzzeitige, lokale Therapie mit Leitungswasser (10–20 °C) oder mit nassen Tüchern ist bei Verbrennungen unter 30 % der verbrannten Körperoberfläche indiziert. Sie dient der schnellen Schmerzlinderung und der Senkung der lokalen Oberflächentemperatur unter die Grenze der Hitzeschädigung von ca. 50 °C. Bei großflächigen Verbrennungen ist sie wegen der Gefahr der Unterkühlung zu vermeiden, vielmehr steht dann der Wärmeerhalt des Patienten im Vordergrund (z. B. mit Wärmeschutzfolie)

> Die **Kaltwasserbehandlung** lindert Schmerzen und vermindert das **Nachbrennen**, bei dem Gewebe aufgrund langsamer Wärmeabgabe auch nach Beendigung der Wärmeeinwirkung geschädigt wird. Zu einer Unterkühlung durch die Kaltwasserbehandlung darf es jedoch nicht kommen.

- Brandwunden mit Verbandstuch abdecken. Steht kein Verbandstuch zur Verfügung, muss die Wunde unbedeckt bleiben. Keinesfalls Salben, Puder oder Sprays auf die verbrannte Haut geben
- Mit Schockbekämpfung und ggf. kardiopulmonaler Reanimation beginnen.

**VORSICHT**

> Insbesondere bei Explosionen oder Bränden in geschlossenen Räumen sowie bei Brandwunden im Gesicht an ein **Inhalationstrauma** denken. Dabei handelt es sich um eine Schädigung des Respirationstrakts mit Schleimhautschwellung und Lungenödem bis hin zum Lungenversagen durch Hitzeeinwirkung, Rußpartikel und Rauchgase. Ein Inhalationstrauma äußert sich z. B. durch Heiserkeit, Husten, Ruß im Sputum und Atemnot.

### Erstmaßnahmen in der chirurgischen Ambulanz

In der Klinik inspiziert der Arzt die Wunden und dokumentiert die Flächen- und Tiefenausdehnung der Verbrennung. Davon hängt es ab, ob der Patient ambulant, im Krankenhaus oder in einer Spezialklinik für Schwerbrandverletzte weiterbehandelt wird.

> Alle Verbrennungen ≥ 2. Grades mit einer Flächenausdehnung von > 10 % Körperoberfläche beim Erwachsenen bzw. > 5 % bei Kindern müssen im Krankenhaus behandelt werden.
> Die Behandlung in einem Verbrennungszentrum wird empfohlen für Erwachsene bei Verbrennungen 2. Grades > 20 % Körperoberfläche bzw. Verbrennungen 3. Grades ≥ 10 % Körperoberfläche, für Kinder, wenn der VKO größer als das Gewicht ist. Grundsätzlich sollten alle Patienten mit Verbrennungen im Gesicht, an Händen, Füßen und im Genitalbereich sowie bei einem Inhalationstrauma in einem Verbrennungszentrum behandelt werden.

Allgemeine Erstmaßnahmen in der Klinik:
- Kontrolle von Puls, Blutdruck, Temperatur und Körpergewicht
- Blutuntersuchungen. Blutbild, Elektrolyte, Nierenwerte, Gerinnung und Leberwerte sowie Blutgasanalyse geben Auskunft über Flüssigkeits- und Elektrolytverschiebungen sowie über bereits erfolgte Auswirkungen auf Organfunktionen
- Infusionstherapie zur Vermeidung eines Verbrennungsschocks. In den ersten Stunden nach dem Trauma ist der Flüssigkeitsbedarf am höchsten
- Schmerzbekämpfung
- Flüssigkeitsbilanzierung bei schweren Verbrennungen. Dazu wird ein transurethraler oder suprapubischer Blasenkatheter gelegt
- Tetanusprophylaxe (➤ 2.7.12)
- Thrombose- und Stressulkusprophylaxe. Bei schweren Verbrennungen ist die Gefahr einer Thrombose und eines **Stressulkus** (*Stressläsion*) groß. Deshalb gehören die entsprechenden Prophylaxen, z. B. Low-dose-Heparinisierung als Thromboseprophylaxe (➤ 4.1.7) und Gabe von Histamin-$H_2$-Antagonisten oder Protonenpumpeninhibitoren (z. B. Antra®) zum Schutz der Magenschleimhaut, zu den Erstmaßnahmen.

Erstversorgung der verbrannten Hautareale:
- Abduschen des Verletzten und Abwaschen der gesamten verletzten Haut mit Braunol®-Lösung
- Öffnen der Brandblasen und Abtragen nekrotischer Hautanteile. Danach Auftragen aseptischer Salben, z. B. Flammazine® oder Betaisodona®, und steriles Abdecken der Wunden.

Bei tiefen, zirkulären Verbrennungen, z. B. an Rumpf, Extremitäten, Fingern oder Hals, besteht die Gefahr, dass die entstehenden Ödeme die Blutgefäße „abdrücken" und somit die Durchblutung drosseln. Ist dies der Fall, legt der Chirurg *Entlastungsschnitte* an.

## Pflege

*Pflege bei Hauttransplantation* ➤ 1.4.6

Die Pflege des schwerbrandverletzten Patienten erfolgt auf der Intensivstation oder in einer Spezialklinik. Dort wird der Patient in Umkehrisolation gepflegt, um ihn vor Infektionen zu schützen. Zusätzlich wird bei großflächigen Verbrennungswunden die Raumtemperatur im Patientenzimmer auf ca. 30 (–36) °C erwärmt, um ein Auskühlen des Patienten zu verhindern.

Patienten mit mittelschweren Verbrennungen (Verbrennungen ≥ 2. Grades von 10–15 % Körperoberfläche an Rumpf, Armen oder Beinen) können auf einer chirurgischen Allgemeinstation gepflegt werden. Im Vordergrund stehen dabei die Wundbehandlung und – falls erforderlich – die Vorbereitung zur Hauttransplantation.

### Wundbehandlung

Die Verbrennungswunde wird zunächst konservativ behandelt mit folgenden Zielen:
- Primäre Wundheilung ( ➤ 2.2.1) bei Verbrennungen 1. und 2. Grades
- Saubere (keimfreie) Wundverhältnisse als Voraussetzung für die chirurgische Wundbehandlung (Nekrosektomie und Hauttransplantation) bei Verbrennungen 3. Grades.

Ist eine *geschlossene* Wundbehandlung möglich, z. B. bei mittelschweren, nicht zu großflächigen Verbrennungen, wird die Verbrennungswunde mit einem Wundverband gegenüber der Umwelt abgeschlossen. Dann ist eine Umkehrisolation des Patienten, wie sie bei Schwerstverbrannten notwendig ist, nicht erforderlich. Außerdem trocknet die Wunde nicht aus und bleibt geschmeidig.

Den Verband wechseln die Pflegenden mindestens alle 24 Std. Dabei achten sie auf streng aseptisches Arbeiten und gehen wie folgt vor:
- Alten Verband mit Ringer-Lösung aufweichen und vorsichtig ablösen
- Sterile Kompresse mit antiseptischer Fettsalbe, z. B. Flammazine®, bestreichen und vorsichtig auflegen
- Bei starker Wundexsudation zusätzlich steriles, saugfähiges Verbandsmaterial auflegen
- Verband fixieren, dabei möglichst wenig Pflaster verwenden, um die umliegende Haut zu schonen; besser ist die Verwendung einer elastischen Mullbinde.

Die *offene* Behandlung der Verbrennungswunden ist indiziert bei großflächigen tiefen Verbrennungen, die bevorzugt in Verbrennungszentren behandelt werden.

## 3.3.6 Stromunfall

> **Stromunfall** (*Elektrounfall*): Unfallgeschehen, bei dem elektrischer Strom durch den menschlichen Körper fließt.

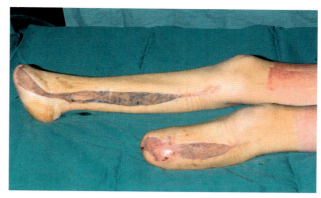

**Abb. 3.31** Folgen einer extremen Verbrennung durch Starkstromunfall. Der Strom ist am oberen Teil des Körpers ein- und an beiden Beinen ausgetreten. [R234–004]

**Stromunfälle** sind verhältnismäßig selten, aber gefährlich. Pro Jahr sind in Deutschland ungefähr hundert tödliche Stromunfälle zu verzeichnen.

### Symptome und Befund

- **Verbrennungen.** Bei Niederspannung ist an den Ein- und Austrittstellen des Stroms die Hitzeentwicklung groß, hier entstehen insbesondere bei kleinflächiger Berührung umschriebene Verbrennungen Grad 1–4, die **Strommarken** ( ➤ Abb. 3.31). Bei Unfällen mit Hochspannung zeigen sich oft schwerste und ausgedehnte Verbrennungen, die sowohl an der Körperoberfläche (der bei Annäherung an eine Hochspannungsleitung evtl. auftretende Lichtbogen wird bis zu 20.000 °C heiß) als auch im Körperinneren (z. B. Muskelzerstörung durch die beim Stromfluss entstandene Hitze) lokalisiert sein können
- **Herzrhythmusstörungen.** Sie sind die häufigste Todesursache bei Unfällen mit Niederspannung, wobei sowohl Asystolien als auch Kammerflimmern auftreten können. Herzrhythmusstörungen können sofort entstehen oder sich noch Tage nach dem Stromunfall entwickeln
- **Muskelkrämpfe.** Sie treten insbesondere bei Unfällen mit Wechselstrom während der Stromeinwirkung auf, wobei mit steigender Stromstärke immer größere und weiter entfernte Muskelgruppen erfasst werden. Die Muskelkrämpfe führen z. B. dazu, dass der Verletzte nicht in der Lage ist, die Stromquelle loszulassen, sodass sich die Zeit der Stromeinwirkung verlängert. Plötzliche Muskelverkrampfungen können so stark sein, dass es zu Muskelrissen oder Knochenbrüchen kommt
- **Neurologische Ausfälle.** Fließt Strom durch das Gehirn, kann es zu neurologischen Schädigungen, z. B. Verwirrung, zu einer gestörten Atemregulation, zu Krampfanfällen oder gar zum Koma kommen
- **Atemstillstand.** Ein Atemstillstand kann sowohl durch eine direkte Schädigung des Atemzentrums im Gehirn als auch durch Krämpfe der Atemmuskulatur bedingt sein.

## Behandlung

**Erstmaßnahmen am Unfallort**

> **VORSICHT**
> Durch Körperkontakt zum Verletzten kann der Helfer selbst in den Stromkreis geraten. Bei Stromunfällen hat deshalb die Eigensicherung höchste Priorität.

- Bei **Niederspannung** (*Haushaltsunfälle*): Netzstecker ziehen oder Sicherung ausschalten. Ist das nicht möglich, Verletzten aus der Gefahrenzone bringen, nachdem man sich wie folgt geschützt hat:
  - Hände durch Gummihandschuhe oder trockene Tücher isolieren
  - Gummistiefel anziehen oder Holzbrett als Unterlage verwenden
  - Weder metallische Gegenstände noch z. B. feuchten Boden berühren
  - Zur Bergung des Verletzten nur isolierende Gegenstände (z. B. trockener Holzbesenstiel) benutzen
- Bei **Hochspannungsunfällen** können nur Fachleute den Strom abschalten. Grundsätzlich sofort den Notarzt verständigen und dafür sorgen, dass der Strom schnellstmöglich abgeschaltet wird (z. B. Feuerwehr, E-Werk). Sicherheitsabstand einhalten (5 m bei Stromquelle ohne Bodenberührung, 10 m bei Stromquelle mit Bodenberührung). Weitere Hilfe kann erst nach Freigabe durch die technischen Fachleute erfolgen.

**Erstmaßnahmen im Krankenhaus**
- Kontinuierliche Monitorüberwachung, EKG-Kontrolle
- Weitere (Intensiv-)Behandlung, abhängig von der Schwere des Stromunfalls.

> **VORSICHT**
> Stromunfälle sind häufig mit Stürzen, z. B. von einer Leiter oder einem Gerüst, verbunden. Deshalb immer auf Symptome von Begleitverletzungen insbesondere der Wirbelsäule achten.

## Pflege

Die Pflegenden kontrollieren regelmäßig die Vitalzeichen und das Allgemeinbefinden des Patienten. Bleibt das EKG unauffällig und bestehen keine weiteren Verletzungen, kann der Patient am Folgetag direkt von der Intensivstation nach Hause entlassen werden.

## 3.3.7 Kälteschäden

> **Erfrierung:** Lokale, meist auf die Haut beschränkte Kälteschädigung ohne Absinken der Körperkerntemperatur.
> **Unterkühlung** (*Hypothermie*): Absinken der Körperkerntemperatur < 35 °C. Akute Lebensgefahr ab Körperkerntemperaturen < 30–27 °C.

## Erfrierung

**Erfrierungen** treten bevorzugt an den Akren (Zehen, Finger, Ohrläppchen, Nasenspitze) auf, selten sind ganze Extremitäten betroffen.

Ähnlich wie bei den Verbrennungen ist der Heilungsverlauf von der Tiefenausdehnung abhängig (> 3.3.5). Man unterscheidet drei Schweregrade:

- **1. Grad.** Die Haut ist zunächst durch den kältebedingten Gefäßkrampf weiß, kalt und gefühllos. Später färbt sie sich blau-rot und schmerzt stark
- **2. Grad.** Infolge der erhöhten Gefäßdurchlässigkeit entstehen massive Schwellungen und es bilden sich Blasen (*Frostbeulen*). Die Schmerzempfindlichkeit ist weiterhin vorhanden
- **3. Grad.** Die gesamte Haut und evtl. tiefere Weichteilschichten sind durch die kältebedingte Minderdurchblutung zerstört. Die Haut verfärbt sich schwarz-blau, Nekrosen entstehen.

Erfrierungen 1. und 2. Grades sind auf die **Epidermis** (*Oberhaut*) und das **Korium** (*Lederhaut*) beschränkt und heilen zumeist folgenlos ab. Bei Erfrierungen 3. Grades kommt es zur Defektheilung mit Narbenbildung.

## Behandlung

Die Helfer erwärmen den Patienten *langsam*, z. B. durch Einhüllen in Decken und Anlegen von Wärmflaschen. Liegt eine schwere Erfrierung mit Unterkühlung einer Extremität vor, wird keine direkte Wärme appliziert. Wärme würde den Sauerstoffbedarf des geschädigten Gewebes erhöhen, doch ist ja gerade der Sauerstofftransport aufgrund der kältebedingten Durchblutungsstörung eingeschränkt, sodass es zu einer Unterversorgung mit Sauerstoff käme. Deshalb wird der gesamte Körper nur langsam erwärmt.

Die Hautschäden deckt der Ersthelfer – wie bei Verbrennungen – steril ab.

> **VORSICHT**
> Bei allen Erfrierungen an eine evtl. gleichzeitig vorliegende Unterkühlung denken. Diese ist gefährlicher als eine Erfrierung und muss *vorrangig* behandelt werden.

## Unterkühlung

Die **Unterkühlung** (*Hypothermie*) betrifft größere Körperregionen oder den gesamten Organismus.

Zwar kann der Körper wirksame Maßnahmen einsetzen, um sich vor Kälte zu schützen, z. B. Muskelzittern zur Steigerung der Wärmeproduktion oder Engstellen der Hautgefäße zur Vermeidung von Wärmeverlusten (*Kreislaufzentralisation*), In > Tab. 3.4 sind die drei Stadien der Unterkühlung mit ihren typischen Symptomen zusammengefasst.

Verschiedene Faktoren begünstigen eine Unterkühlung des Körpers:

**Tab. 3.4** Stadien der Unterkühlung.

| Stadium | Körpertemperatur | Symptome |
|---|---|---|
| I | 36–34 °C | • Patient bewusstseinsklar<br>• Muskelzittern<br>• Schmerzen<br>• RR und Puls erhöht<br>• Haut blass und kalt |
| II | 34–30 °C | • Schläfrigkeit<br>• Reflexe abgeschwächt<br>• Keine Schmerzen<br>• RR und Puls erniedrigt<br>• Nach einem Tag Hautödem und -blasen |
| III | 30–27 °C | • Scheintod/Koma<br>• Puls nicht tastbar (evtl. Herz-Kreislauf-Stillstand)<br>• Minimale Atmung<br>• Keine Reflexe<br>• Pupillenerweiterung<br>• Nach einer Woche Hautnekrosen |

- Bewusstlosigkeit. Keine angemessene Wärmeproduktion möglich, z. B. durch Bewegung
- Unfälle im Wasser. Wasser leitet Kälte 20-mal besser als Luft
- Starker Wind. Gefahr rascher Wärmeverluste über die Haut
- Alkohol-, Drogen- oder Medikamentenwirkung (z. B. Hypnotika, Tranquilizer). Insbesondere Alkohol führt durch Weitstellung der Hautgefäße zu raschen Wärmeverlusten
- Hohes Lebensalter (eingeschränkte Wärmeproduktion).

**VORSICHT**

Kinder kühlen schneller aus als Erwachsene, da über ihre relativ große Körperoberfläche rasch Wärme verloren geht. Je kleiner ein Kind, desto schneller kühlt es aus.

### Behandlung

- Vitalzeichen prüfen. Da der Herzschlag extrem verlangsamt sein kann, Puls bei der ersten Vitalzeichenkontrolle über mindestens 30 Sek. messen. Bei Kreislaufstillstand sofort mit der kardiopulmonalen Reanimation beginnen. Diese hat wegen des herabgesetzten Sauerstoffbedarfs auch noch nach 30–60 Min. Herz-Kreislauf-Stillstand Aussicht auf Erfolg
- Weitere Wärmeverluste verhindern: Nasse Kleider entfernen, den Verletzten gut bedecken und windgeschützt lagern. Falls möglich, den Betroffenen in einen warmen Raum bringen.

Ist der Betroffene bei klarem Bewusstsein, aktive Erwärmungsmaßnahmen ergreifen, z. B. Verabreichung warmer Getränke oder warme Packungen im Bereich des Körperstamms (Nacken, Achselhöhle, Leisten).

**VORSICHT**

- Niemals die Extremitäten isoliert erwärmen. Dadurch strömt viel Blut in die Peripherie, und der restliche Organismus ist unterversorgt. Die Folge kann dann ein Volumenmangelschock sein
- Am schwer unterkühlten Patienten (Unterkühlung ≥ Stadium II) nur absolut notwendige Manipulationen vornehmen, da die Gefahr besteht, dass hierbei kaltes Blut aus der Peripherie in den Körperstamm strömt. Dadurch sinkt die Kerntemperatur nochmals ab (*Nachkühlung*) und kann ein Kammerflimmern auslösen (*Bergungstod*). Den schwer unterkühlten Patienten nur unter ärztlicher Aufsicht erwärmen.

## 3.4 Problemsituationen in der chirurgischen Ambulanz

### 3.4.1 Kinder

In der chirurgischen Ambulanz sind häufig **Kinder** zu versorgen (➤ Abb. 3.32): Schmerzen, die fremde Umgebung und fremden Menschen verängstigen das Kind. Aber auch die Eltern sind oft in großer Sorge. Um das Kind dennoch untersuchen und behandeln zu können, hilft folgendes Verhalten:

- Kind so lange wie möglich auf dem Arm der Mutter bzw. des Vaters lassen. Auch später Sicht- oder Körperkontakt zu den Eltern ermöglichen, z. B. durch Händehalten. Dem Kind angenehme Beruhigungsrituale anbieten, z. B. Singen
- Ruhig und freundlich mit dem Kind umgehen, Hektik vermeiden
- Dem Kind je nach Alter ein Spielzeug anbieten, etwa ein ausgemustertes Stethoskop, oder das Kind durch kleine Aufgaben ablenken, es z. B. eine Pflasterrolle festhalten lassen
- Schmerzäußerungen des Kindes ernst nehmen, das Kind trösten, Verständnis zeigen
- Dem Kind bevorstehende Maßnahmen erklären, dabei ehrlich sein. Niemals Dinge versprechen, die nicht zu halten sind, z. B. „das tut gar nicht weh". Das Kind fasst mehr Vertrauen, wenn Pflegende und Ärzte es nicht belügen

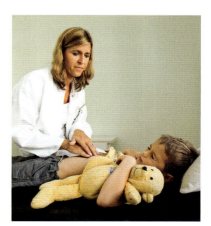

**Abb. 3.32** Kind auf einer Untersuchungsliege. [J787]

- Fürsorglich mit den anwesenden Eltern umgehen, ihnen alle Maßnahmen erklären. Dies wirkt sich auch auf das Kind positiv aus, denn: Wer sich gut mit Mama oder Papa versteht, der kann nicht der Schlimmste sein
- Lässt sich das Kind nicht genügend beruhigen, evtl. Beruhigungsmittel geben, z. B. Midazolam, Chloralhydrat
- Kind nicht an allen Extremitäten festhalten, damit es seine Wut und Aggression durch Bewegung abbauen kann und kein Gefühl von Fesselung entsteht.

### 3.4.2 Alkoholisierte Patienten

Typischerweise treten bei alkoholisierten Patienten Bewusstseinsstörungen auf, die je nach Blutalkoholkonzentration von leichten Stimmungsveränderungen bis zur Bewusstlosigkeit mit lebensbedrohlicher Atemlähmung reichen (➤ Tab. 3.5).

Meist kann der alkoholisierte Patient keine genauen Angaben zum Unfallhergang oder zur Schmerzlokalisation machen; manchmal nimmt er Verletzungen nicht wahr. Der Chirurg untersucht den Patienten besonders sorgfältig, um keine äußeren oder inneren Verletzungen zu übersehen, etwa ein Schädel-Hirn-Trauma bei stark alkoholisierten Patienten. Dieses kann in der Phase des Hirndruckanstiegs (➤ 7.7.2) den Symptomen eines schweren Alkoholrauschs sehr ähneln.

**VORSICHT**
Die Symptome möglicher Verletzungsfolgen können den Symptomen alkoholbedingter Begleiterkrankungen gleichen, was die Diagnostik nach einem Unfall deutlich erschwert. So können zerebrale Krampfanfälle nach unfallbedingter, intrakranieller Blutung auftreten, sie können aber auch Folge der Alkoholkrankheit sein.

**Tab. 3.5** Alkoholwirkungen in Abhängigkeit von der Blutalkoholkonzentration.

| Promille im Blut | Klinische Symptome* |
|---|---|
| ≥ 0,5 | Euphorie, eingeschränkte Feinmotorik, leichte Koordinationsstörungen |
| ≥ 1 | Zunehmende Enthemmung, Distanzlosigkeit, Rededrang, leichte Gleichgewichtsstörungen, verminderte Aufmerksamkeit und Urteilsfähigkeit |
| ≥ 2 | Seh- und Gangstörungen, Schwierigkeiten beim Sitzen ohne Unterstützung, verminderte Einsichtsfähigkeit, eingeschränkte Schmerzwahrnehmung, Verwirrtheit, Desorientiertheit |
| ≥ 3 | Zunehmende Bewusstseinseintrübung, Inkontinenz, Temperaturregulationsstörungen |
| ≥ 5 | Koma, Aufhebung der Schutzreflexe, zunehmende Atemdepression, Aspirations- und Erstickungsgefahr |

\* Die Zuordnung der Symptome zur Blutalkoholkonzentration kann insbesondere bei alkoholgewöhnten Patienten stark schwanken.

### 3.4.3 Aggressive Patienten

Extreme **Aggressionen eines Patienten** können im Rahmen einer Psychose oder beim Entzug, z. B. von Alkohol oder Drogen, auftreten. Um eine Eskalation zu verhindern, achten die Pflegenden auf folgendes Verhalten im Umgang mit aggressiven Patienten:
- Selbst Ruhe bewahren, sich nicht auf den aggressiven Umgangston des Patienten einlassen
- Sicher und bestimmt auftreten
- Arzt benachrichtigen, oft wirkt die ärztliche Autorität beruhigend auf den Patienten
- Auseinandersetzungen in Gegenwart anderer Patienten vermeiden, da dies die Situation eher anheizt
- Dem Patienten die notwendigen Maßnahmen erklären, nicht mit Zwangsmaßnahmen drohen.

**VORSICHT**
Im Umgang mit aggressiven Patienten auf **Selbstschutz** achten:
- Nicht allein mit dem Patienten bleiben
- Über Zentralruf Hilfe anfordern, insbesondere wenn Pflegende z. B. am Wochenende oder nachts allein in der Ambulanz arbeiten
- Dem Patienten nicht den Rücken zuwenden, Sicherheitsabstand zum Patienten einhalten, um Panikreaktionen zu vermeiden
- Niemals im Alleingang versuchen, den aggressiven Patienten körperlich zu überwältigen, sondern Pflegende und Ärzte in ausreichender Anzahl zu Hilfe bitten.

**VORSICHT**
Gelingt es nicht, einen aggressiven Patienten zu beruhigen, kann eine **Zwangsfixierung** notwendig werden. Dabei gehen Pflegende und Ärzte wie folgt vor:
- Bett oder Untersuchungsliege vorbereiten
- Den Patienten (nochmals) bitten, sich hinzulegen
- Verweigert er dies, auf ein abgesprochenes Zeichen hin Patienten an Armen und Beinen festhalten und ins Bett legen
- Den Patienten ggf. mit Gurten fixieren
- Ggf. sedierende Medikamente injizieren (nach Arztanordnung)
- Vitalzeichen kontrollieren
- Maßnahme dokumentieren.
Bei der Fixierung eines Patienten handelt es sich nach § 239 StGB um Freiheitsberaubung, die nur bei Vorliegen eines Notstandes vorübergehend eingesetzt werden darf und vom zuständigen Arzt angeordnet und überwacht werden muss.

### 3.4.4 Drogenabhängige Patienten

**Drogenabhängige Patienten** sind nicht immer gleich als solche zu erkennen. Mitarbeiter des Rettungsdienstes können wertvolle Hinweise über eine mögliche Drogenabhängigkeit geben, z. B. wenn sie am Einsatzort „Fixerbesteck" gefunden haben. Weitere Hinweise können sichtbare Einstichstellen auch an ungewöhnlichen Körperregionen, etwa am Fußrücken oder Hals, eine Pupillenverengung (*Miosis*) oder -erweiterung (*Mydriasis*) sowie ggf. starkes Händezittern, außergewöhnliches Schwitzen oder auch Schläfrigkeit bis hin zur Apathie sein. Möglicherweise weist auch ein Spritzenabszess auf eine Drogenabhängigkeit hin.

> Arzneimittelschränke stets abschließen, um den Patienten nicht der Versuchung auszusetzen, Arzneimittel zu entwenden.

Da viele Drogenabhängige unsterile Spritzen oder Kanülen verwenden, ist ihr Risiko hoch, an einer Hepatitis oder HIV-Infektion zu erkranken. Folgende Vorsichtsmaßnahmen sind zu beachten:
- Bei Kontakt mit Sekreten oder Ausscheidungen Schutzhandschuhe tragen und Hände nach dem Ablegen desinfizieren
- Zur Wundversorgung oder zu anderen invasiven Eingriffen zwei Paar Handschuhe, Schutzbrille und Schutzkittel tragen
- Verletzungen durch benutzte Instrumente, Kanülen oder Infusionsbestecke vermeiden. Kanülen sofort nach Gebrauch in geeignete Abwurfbehälter entsorgen
- Material, das mit erregerhaltigen Körpersekreten in Berührung kam, als „infektiös" kennzeichnen und gesondert entsorgen (Sondermüll)
- Laborproben entsprechend den Richtlinien der Klinik als infektiös kennzeichnen. Transportgefäße mit Warnaufklebern versehen und möglichst doppelt verpacken. Auch auf dem Begleitschein das erhöhte Risiko vermerken
- Die mit der weiteren Versorgung des Patienten beschäftigten Mitarbeiter informieren.

**VORSICHT**

Drogenabhängige Patienten können, insbesondere wenn sie z. B. wegen hohen Arbeitsanfalls längere Zeit auf die Behandlung warten müssen, in einen akuten Drogenentzug geraten. Typische Entzugssymptome sind z. B. stärkste Kopf- und Gliederschmerzen, Schweißausbrüche, Unruhe, Tremor (Zittern), Tachykardie, Hypo- oder Hypertonie. Bei Verdacht auf einen akuten Drogenentzug informieren die Pflegenden umgehend den zuständigen Chirurgen.

## Literatur und Kontaktadressen

### LITERATURNACHWEIS
1. Leitlinie „Prophylaxe der venösen Thromboembolie": www.awmf.org/uploads/tx_szleitlinien/003-001_S3_AWMF-Leitlinie_Prophylaxe_der_venoesen_Thromboembolie__VTE__Kurz_04-2009_12-2013.pdf (Letzter Zugriff am 26.11.2012).

### KONTAKTADRESSEN
- Zentrale Anlaufstelle für die Vermittlung von Krankenhausbetten für Schwerbrandverletzte (ZA-Schwerbrandverletzte): Tel. 040/4 28 51-39 98 oder -39 99:
www.hamburg.de/feuerwehr/108006/brandbettenvermittlung-feuerwehr-hamburg.html
- Deutsche Gesellschaft für Verbrennungsmedizin (DGV): www.verbrennungsmedizin.de

# KAPITEL 4

# Pflege vor, während und nach Operationen

| | | | | | |
|---|---|---|---|---|---|
| **4.1** | **Präoperative Pflege** | 91 | 4.4.5 | Minimal-invasive Eingriffe | 115 |
| 4.1.1 | Stationäre Aufnahme | 91 | 4.4.6 | Wunddrainagen | 116 |
| 4.1.2 | Psychische Betreuung | 92 | 4.4.7 | Wundverschluss und Verbandsanlage | 117 |
| 4.1.3 | Einüben postoperativer Fertigkeiten | 92 | | | |
| 4.1.4 | Körperreinigung und Haarentfernung | 93 | **4.5** | **Postoperative Pflege** | 121 |
| 4.1.5 | Nahrungsabbau und Nahrungskarenz | 94 | 4.5.1 | Grundlagen der Intensivmedizin und Intensivpflege | 121 |
| 4.1.6 | Darmvorbereitung | 95 | 4.5.2 | Therapie und Pflege im Aufwachraum | 122 |
| 4.1.7 | Perioperative Thrombembolieprophylaxe | 95 | 4.5.3 | Übernahme des Patienten aus dem Aufwachraum | 123 |
| 4.1.8 | Perioperative Antibiotikaprophylaxe | 97 | 4.5.4 | Aufnahme in das Patientenzimmer | 124 |
| 4.1.9 | Unmittelbar präoperative Maßnahmen und Transport in den Operationstrakt | 97 | 4.5.5 | Postoperative Überwachung des Patienten auf der Station | 124 |
| **4.2** | **Intraoperative Pflege** | 98 | 4.5.6 | Postoperative Beschwerden und Komplikationen | 126 |
| 4.2.1 | Aufbau einer Operationsabteilung | 98 | | | |
| 4.2.2 | Das Operationsteam | 99 | 4.5.7 | Postoperative Mobilisation | 126 |
| 4.2.3 | Verhalten im Operationstrakt | 101 | 4.5.8 | Postoperativer Kostaufbau | 126 |
| | | | 4.5.9 | Postoperative Schmerztherapie | 132 |
| **4.3** | **Grundlagen der Anästhesiologie** | 105 | 4.5.10 | Transfusionen | 136 |
| 4.3.1 | Anästhesiepflege | 105 | 4.5.11 | Verfahren zur Vermeidung von Fremdblut | 139 |
| 4.3.2 | Anästhesiologische Visite | 106 | 4.5.12 | Infusionstherapie und parenterale Ernährung | 139 |
| 4.3.3 | Anästhesieverfahren | 107 | | | |
| 4.3.4 | Anästhesie-Einleitung | 110 | 4.5.13 | Enterale Ernährung | 142 |
| **4.4** | **Ablauf einer Operation** | 111 | 4.5.14 | Pflegerische Maßnahmen bei liegenden Drainagen | 144 |
| 4.4.1 | Aufnahme des Patienten im Operationstrakt | 111 | 4.5.15 | Verbandswechsel bei Operationswunden | 145 |
| 4.4.2 | Lagerung des Patienten | 111 | 4.5.16 | Entfernung von Nahtmaterial | 147 |
| 4.4.3 | Hautdesinfektion und steriles Abdecken | 114 | | | |
| 4.4.4 | Durchführung der Operation | 115 | | Literatur und Kontaktadressen | 148 |

*Rechtliche Grundlagen einer Operation* ➤ 1.4.1

## 4.1 Präoperative Pflege

### 4.1.1 Stationäre Aufnahme

Für die meisten Patienten stellen die Krankenhausaufnahme und die bevorstehende Operation eine beängstigende Ausnahmesituation dar. Die Pflegenden achten deshalb darauf, bereits bei der Aufnahme eine vertrauensvolle Atmosphäre zu schaffen und den Patienten das Gefühl zu geben, ernst genommen und verstanden zu werden (➤ Abb. 4.1).

Bei der **Zimmerbelegung** achten die Pflegenden auf die mögliche Kontamination der Wunden. Grundsätzlich dürfen Patienten mit aseptischen Wunden (➤ 2.2.1) das Zimmer nicht mit Patienten teilen, die septische Wunden haben. Zu letzteren zählen nicht nur Patienten mit infizierten Wunden, sondern u. a. jene mit großen Bauchoperationen, in deren Verlauf ein Hohlorgan (z. B. Magen oder Darm) eröffnet wurde.

### Aufnahmegespräch

So früh wie möglich führt die betreuende Pflegekraft mit dem Patienten das **Aufnahmegespräch** (*Erstgespräch*). Dafür sucht

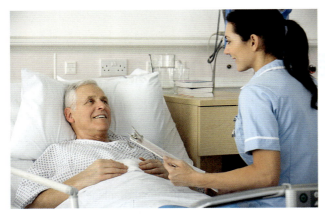

Abb. 4.1 Auch wenn der Stationsalltag oft hektisch ist, begegnen die Pflegenden dem neu aufgenommenen Patienten freundlich und aufmerksam. [J787]

sie einen ruhigen Raum aus und achtet darauf, dass das Gespräch ohne Zuhörer stattfindet.

Ist der Patient selbst nicht in der Lage, ein Gespräch zu führen, z. B. wegen einer hirnorganischen Erkrankung, befragen die Pflegenden nach Möglichkeit die Angehörigen.

In den meisten Kliniken stehen für das Aufnahmegespräch Formblätter zur Verfügung, die ein guter Leitfaden für das Gespräch sein können und den Pflegenden helfen, alle wichtigen Details zu erwähnen.

> Sowohl der Arzt wie auch die Pflegekräfte beachten, dass sie nur dann mit Angehörigen über die Krankheitssituation reden dürfen, wenn der Patient sie von der **Schweigepflicht** entbunden hat. Ausnahmen: der Patient hat einen Betreuer oder ist minderjährig. [7]

Im Rahmen des Aufnahmegespräches messen bzw. erfragen und dokumentieren die Pflegenden die Basisdaten des Patienten:
- Körpergröße und Gewicht
- Blutdruck, Puls, Körpertemperatur
- Hausarzt
- Name und Telefonnummer von Angehörigen bzw. Betreuer
- Allergien
- Vorerkrankungen
- Ablehnung von Bluttransfusionen (z. B. Mitglieder bestimmter Glaubensgemeinschaften).

### 4.1.2 Psychische Betreuung

*Der chirurgisch erkrankte Mensch* ➤ 1.1

> Gute perioperative Pflege umfasst neben der Sorge um die körperlichen Belange auch die psychische Betreuung, d. h. die Begleitung des Patienten in seiner individuellen Situation von der stationären Aufnahme bis zur Entlassung aus dem Krankenhaus.

Viele Patienten empfinden die bevorstehende Operation als psychisch belastend. Insbesondere für Patienten mit hohem Anästhesie- und Operationsrisiko stellen die Narkose und der Eingriff eine Bedrohung dar. Typische Ängste vor einer Operation bzw. Narkose sind u. a.:
- Nicht mehr aus der Narkose aufzuwachen
- Postoperativ starke Schmerzen zu haben und diese vielleicht nicht äußern zu können
- Nicht wie geplant operiert werden zu können
- Inoperabel krank zu sein
- Bleibende körperliche Veränderungen zu erleiden.

Maßnahmen der psychischen Begleitung sind:
- Umfassende Aufklärung über die Operation, Verlauf, evtl. Komplikationen, Schmerzen durch den Arzt
- Fragen und Ängste nicht abtun, sondern Verständnis zeigen, ggf. Arzt noch einmal zum Gespräch bitten
- Offen und ehrlich sein, keine Halbwahrheiten oder Beschönigungen anbringen
- Selbstbestimmungsrecht des Patienten beachten, nicht über seinen Kopf hinweg entscheiden
- Ggf. Seelsorger, Sozialdienst, Psychologen, Selbsthilfegruppe hinzuziehen
- Patienten, die nach der Operation auf der Intensivstation zu betreuen sind, vorher schon die Örtlichkeit zeigen und mit Intensivpflegekräften bekannt machen
- Unmut zulassen, wenn ein Patient vom Operationsplan abgesetzt wird und darüber enttäuscht ist; Gründe für die Planänderung nennen.

### Begleitung von Angehörigen

Auch für die Angehörigen ist eine bevorstehende Operation belastend und nicht selten benötigen auch sie die Betreuung durch die Pflegekräfte:
- Ängste, Sorgen, Überfürsorglichkeit, Fragen ernst nehmen
- Aufklärende Gespräche auf Wunsch des Patienten führen
- Angehörige zur Übernahme von Pflegetätigkeiten anleiten, v. a. wenn diese zuhause von ihnen zu leisten sind (z. B. Versorgung eines Enterostomas).

### 4.1.3 Einüben postoperativer Fertigkeiten

Da die meisten Patienten postoperativ müde, bzw. nur eingeschränkt aufnahmefähig sind und sich zudem schmerzbedingt schonen, empfiehlt es sich, u. a. folgende Fertigkeiten bereits präoperativ einzuüben:
- Atem- und Abhusttechnik, Gebrauch von Atemtrainern
- Gehen mit Gehhilfen bzw. Fahren im Rollstuhl
- Essen und Trinken in flacher Rücken- oder Bauchlage
- En-bloc-Aufstehen oder Aufstehen über die Bauchlage
- Umgang mit Sonden, Kathetern, Drainagen, Schienen zeigen und erklären
- Beatmung, Absaugung, Sauerstoffgabe, Inhalation vorstellen und erklären

- Klingel, Notruf zeigen
- Diätberatung bestellen oder Nahrungskarenz/Nahrungsaufbau erläutern.

### 4.1.4 Körperreinigung und Haarentfernung

#### Körperreinigung

Nagellack an Finger- und Fußnägeln ist am Vorabend der Operation zu entfernen, da er die zuverlässige Beurteilung von Hautfarbe und Durchblutung des Nagelbettes unmöglich macht (wichtige Parameter zur intraoperativen Einschätzung der Sauerstoffversorgung). Präoperativ sollen Patienten keinesfalls Make-up im Gesicht auftragen, da es die Beurteilung der Haut- und Lippenfarbe verhindert.

Wenn möglich, sollten Patienten am Morgen des Operationstages (bzw. am Vorabend) duschen. Weniger mobile Patienten benötigen dazu die Unterstützung der Pflegenden. Kann oder darf ein Patient sein Bett nicht verlassen, etwa wegen einer Schenkelhalsfraktur (➤ 7.11.7), unterstützen die Pflegenden ihn bei der Ganzkörperwäsche im Bett.

Auch der Nabel ist gründlich zu reinigen, insbesondere vor abdominellen Eingriffen. Vor Operationen an den Extremitäten ist auf eine sorgfältige Nagelpflege (Vorsicht bei Diabetikern, ➤ 2.2.3) und die gründliche Reinigung der Zwischenzehen- bzw. -fingerräume zu achten. Sofern notwendig, unterstützen die Pflegenden den Patienten dabei.

Nach der Körperreinigung zieht der Patient entweder frische Wäsche an oder – falls die Operation unmittelbar bevorsteht – ein frisches Klinikhemd.

Ziel einer gründlichen Körperpflege ist die Reduzierung von Hautkeimen. Häufig ist Duschen oder Baden für einige Zeit nach der Operation nicht möglich, deshalb wird es dem Patienten vorher ermöglicht.

Keinesfalls soll die Haut nach dem Baden oder Duschen mit Crèmes oder Lotionen eingerieben werden, da sich eingefettete Haut nicht ausreichend desinfizieren lässt.

#### Haarentfernung im Operationsfeld

Haare im Operationsfeld werden in der Regel entfernt, um eine übersichtliche Inzisionsstelle zu erzielen. Haare sind Keimträger und können Wundinfektionen begünstigen. Außerdem lassen sich Pflaster auf rasierter Haut schmerzfreier entfernen. Pflegende halten bei der Rasur einen „Sicherheitsabstand" von 15–20 cm um den geplanten Hautschnitt ein, damit eine eventuell notwendige Erweiterung der Eröffnung möglich ist und die Haut im Bereich der Austrittstellen von Drainagen und des späteren Wundverbands frei von Haaren ist. Einige klinische Studien sind jedoch zu dem Ergebnis gekommen, dass die Rasur am Abend vor der Operation im Vergleich zur Haarentfernung mit Enthaarungscreme oder dem Verzicht auf eine Haarentfernung mit einem höheren Infektionsrisiko verbunden ist. [1]

Das erhöhte Infektionsrisiko nach Rasuren beruht auf mikroskopisch kleinen Läsionen der Haut, die später als Eintrittspforte für Bakterien dienen. Rasuren, die länger als 24 Std. vor der Operation durchgeführt werden, erhöhen die Wundinfektionsrate.

> Präoperative Haarentfernung findet ausschließlich bei operationstechnischer Notwendigkeit statt. Das Kürzen der Haare und die Haarentfernung mit einer Enthaarungscreme sind Mittel der Wahl. [2] Die Pflegenden beachten den hausinternen Standard zur präoperativen Haarentfernung.

**Techniken der Haarentfernung**
- **Nass- oder Trockenrasur.** Bei der Nassrasur wird ein Rasierschaum verwendet, um die Gefahr von Verletzungen zu minimieren. Die Rasur sollte, wenn notwendig, erst unmittelbar vor der Operation (ggf. im Operations-Saal) erfolgen, um die Keimbesiedelung so gering wie möglich zu halten. Elektrische Haarschneidemaschinen (z. B. Surgical Clipper von 3M, ➤ Abb. 4.2) versprechen eine schonende und weitgehend verletzungsfreie Haarentfernung
- **Enthaarungscremes** haben den Vorteil, dass bei ihrer Anwendung keine Mikroläsionen entstehen. Nachteile sind, dass sie nicht mit Schleimhäuten in Kontakt kommen dürfen und allergische Reaktionen auslösen können. Deshalb sollte am Tag vor der eigentlichen Anwendung etwas Creme auf eine Hautstelle außerhalb des Operationsfeldes und möglichen Venenpunktionsstellen aufgetragen werden, um zu testen, ob der Patient allergisch auf die Creme reagiert, etwa mit Rötung oder Juckreiz im Testbereich. Bei der Anwendung verwenden Pflegende zum Schutz vor möglichen Allergien Handschuhe. Sie tragen die Creme nach Herstellerangaben auf.

Während der Haarentfernung besteht nochmals die Möglichkeit, die Haut im Operationsgebiet zu inspizieren. Bei Besonderheiten und Auffälligkeiten informieren die Pflegenden den Operateur.

**Regeln zur präoperativen Haarkürzung**
*Rasurpläne für verschiedene Operationen* ➤ Abb. 4.3
- Dem Patienten die Indikation der Rasur erklären, z. B. Kontaktstörungen von Elektroden zur EKG-Überwachung ver-

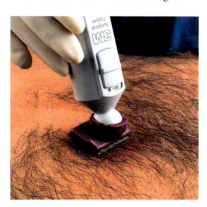

**Abb. 4.2** Surgical Clipper von 3M. [V072]

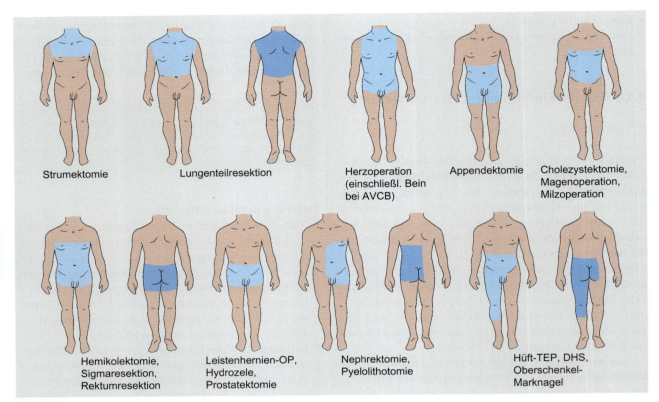

Abb. 4.3 Pläne zur Haarentfernung vor verschiedenen Operationen. [L157]

meiden, Anlage eines Venenkatheters, schmerzloseres Entfernen oder bessere Fixierung von Pflastern, Keimreduktion
- Bei unklaren Bauchoperationen Haare großzügig entfernen, da während der Operation eine Erweiterung des Operationsgebietes erforderlich werden kann
- Bei der Rasur über Sehnen und Knochenkanten (z. B. am Schienbein) besonders vorsichtig arbeiten, ebenso bei Hautunebenheiten, z. B. Pickel. Hautfalten straffen
- Bei Operationen am Schädel sollte die Rasurfläche immer so klein wie möglich und so groß wie nötig sein
- Augenbrauen nicht rasieren, da sie nur schlecht nachwachsen. In Ausnahmefällen ist immer das Einverständnis des Patienten einzuholen und die schriftliche Anordnung des Operateurs notwendig
- Immer in Richtung des Haarwuchses rasieren.

### 4.1.5 Nahrungsabbau und Nahrungskarenz

Um eine **Aspiration** (*Erbrechen und Eindringen des Erbrochenen in die Lunge*) während der Narkoseeinleitung zu vermeiden, darf der Patient 6 Std. vor Narkosebeginn nicht essen und auch nicht rauchen oder Kaugummi kauen (regt die Magensaftproduktion an). Klare Flüssigkeiten, z. B. Mineralwasser oder ungesüßter Tee, dürfen bis 2 Std. vor Einleitung einer Narkose getrunken werden.

Bei geplanten *Eingriffen außerhalb des Magen-Darm-Trakts* kann der Patient am Vorabend der Operation meist normal essen und trinken. Bei Säuglingen und Kleinkindern gelten gesonderte Regeln, die individuell oder krankenhausintern festzulegen sind. Bei Patienten in reduziertem Allgemeinzustand ordnet der Arzt häufig eine intravenöse Flüssigkeitszufuhr für die Zeit der Nahrungskarenz an, in manchen Fällen auch eine parenterale Ernährung (> 4.5.12). Vor *Eingriffen am Magen-Darm-Trakt* muss dieser möglichst sauber sein, deshalb wird die Nahrungszufuhr über mehrere Tage abgebaut und gleichzeitig mit der Darmreinigung begonnen.

In *Notfällen* kann die Nahrungskarenz nicht eingehalten werden. Der Anästhesist berücksichtigt dies besonders bei der Narkoseeinleitung.

Manche Kliniken richten sich sinnvollerweise mit der präoperativen Nahrungskarenz nach dem geplanten Operationszeitpunkt. Steht z. B. fest, dass der Patient erst um 14 Uhr operiert wird, darf er bis 12 Uhr am Operationstag trinken.

> Die orale Prämedikation widerspricht nicht dem Nüchternheitsgebot.

> Stellen die Pflegenden fest, dass der Patient sich nicht an die Nahrungs- und Flüssigkeitskarenz gehalten bzw. geraucht hat, informieren sie den Anästhesisten. Dieser entscheidet dann, ob der Eingriff aus Sicherheitsgründen verschoben werden muss.

## 4.1.6 Darmvorbereitung

Ziele der präoperativen Darmvorbereitung sind:
- Vorbeugung einer intraoperativen Darmentleerung
- Vorbeugung einer postoperativen Darmatonie
- Reduzierung der Infektionsgefahr bei Operationen am Darm
- Verbesserung der Operationsbedingungen durch einen entleerten Darm.

In vielen Kliniken existieren hausinterne Standards zur präoperativen Darmentleerung, Abweichungen davon werden vom Arzt angeordnet. Als Richtlinien können gelten:
- Bei kleinen Eingriffen außerhalb des Abdomens sind keine Abführmaßnahmen notwendig
- Bei größeren Eingriffen außerhalb des Abdomens, z. B. Strumektomie oder Eingriffen an den Extremitäten, genügt in der Regel die Entleerung des Rektums, z. B. mittels Klysma, Mikroklist oder Suppositorium am Vorabend oder am Morgen des Operationstags
- Vor abdominellen Eingriffen, z. B. an Magen, Leber oder Niere, ist ein Reinigungseinlauf erforderlich, ggf. in Kombination mit oralen Abführmitteln
- Vor Eingriffen am Darm ordnet der Arzt eine orthograde Darmspülung an (Ausnahme: Darmverschluss oder Verdacht auf Darmruptur).

### Suppositorium

Zäpfchen mit abführender Wirkung, das über den Anus eingeführt wird. Der Wirkstoff reizt die Darmschleimhaut und führt meist innerhalb weniger Minuten zu einer Entleerung der Ampulle des Rektums.

### Klysma, Mikroklist

Bei **Klysmen** (*Klistier*) handelt es sich um Fertig-Einläufe mit einem geringen Volumen (50–200 ml, Mikroklist 5–10 ml), deshalb ist die Reinigungswirkung auf das Rektum beschränkt. Klistiere können mit oder ohne Darmrohr verabreicht werden. Die Wirkung entsteht durch den mechanischen Reiz, durch die osmotische Wirkung, durch eine direkte Reizwirkung auf die Schleimhaut und durch die Temperatur der einlaufenden Flüssigkeit. Die Defäkation findet anschließend meist innerhalb von 15–20 Min. statt.

### Reinigungseinlauf

Beim **Reinigungseinlauf** wird eine größere Spülmenge (bis 2 l) mittels Darmrohr tiefer in den Darm eingebracht, sodass auch höhere Darmabschnitte erreicht werden (> Abb. 4.4). Die Wirkungsweise entspricht der des Klistiers. Der Patient wird in die linke Seitenlage gebracht und dann wird die körperwarme Spüllösung mittels Darmrohr langsam in den Darm eingebracht. Nach Möglichkeit soll der Patient die Lösung einige Minuten halten.

### Orthograde Darmspülung

Spülung des gesamten Darms in physiologischer Richtung durch das Trinken mehrerer Liter einer speziellen **Elektrolytlösung.** Ist der Patient dazu nicht in der Lage, wird die Spüllösung über eine Magensonde verabreicht. Es wird so lange gespült, bis der Patient wasserklare Flüssigkeit ausscheidet. Die orthograde Spülung ist eine kreislaufbelastende Maßnahme. Die Pflegenden begleitenden Patienten dabei, überwachen seine Vitalzeichen und die Ausscheidung. Bei Beschwerden, z. B. Übelkeit, Erbrechen, Schmerzen und ausbleibende Ausscheidung, informieren sie umgehend den Arzt.

> Der Zeitpunkt der präoperativen Darmvorbereitung ist so zu planen, dass die Nachtruhe des Patienten möglichst nicht gestört wird.

## 4.1.7 Perioperative Thrombembolieprophylaxe

> **Thrombose:** Gefäßverschluss durch ein Blutgerinnsel (*Thrombus*).
> **Phlebothrombose:** Thrombose in den Venen.
> **Embolie:** Akuter Gefäßverschluss, durch mit dem Blut eingeschwemmtes Material, z. B. Blutgerinnsel, Fett, Luft.
> **Thrombembolie:** Einschwemmung eines Blutgerinsels
> **Thrombembolieprophylaxe:** Pharmakologische und physikalische Maßnahmen zur Verhinderung einer venösen Thrombembolie, z. B. Lungenembolie.

Bei chirurgischen Patienten besteht in Abhängigkeit von Art und Umfang des operativen Eingriffs bzw. einer Verletzung sowie der dadurch bedingten Immobilität ein **expositionelles** (*durch äußere Faktoren verursachtes*) Risiko, eine Thrombose oder Embolie zu entwickeln. Dieses ist insbesondere erhöht nach folgenden Eingriffen:
- Operationen an Becken und Hüfte sowie der unteren Extremitäten
- Polytrauma
- Retropubische Prostataentfernung
- Abdominalchirurgie.

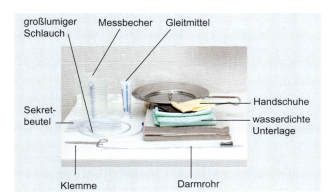

**Abb. 4.4** Materialien für einen Reinigungseinlauf. [K115]

Neben dem expositionellen Thrombembolierisiko gibt es folgende **dispositionelle** (*durch Anlage oder Vorerkrankungen verursachte*) Risikofaktoren:
- Thrombose in der Anamnese
- Malignom
- Schwangerschaft und Postpartalperiode
- Höheres Lebensalter (> 50 Jahre)
- Schwere, systemisch wirksame Infektion
- Chronisch venöse Insuffizienz
- Schwere Herzinsuffizienz
- Starkes Übergewicht (Bodymass-Index > 30)
- Therapie mit Blockade von Sexualhormonen (z. B. Kontrazeptiva)
- Nephrotisches Syndrom.

Treten mehrere Risikofaktoren gleichzeitig auf, steigt die Wahrscheinlichkeit einer Thrombembolie erheblich. Die expositionellen und dispositionellen Risikofaktoren definieren gemeinsam die individuelle Thrombosegefahr eines Patienten. Unter Berücksichtigung dieser Faktoren lassen sich die Patienten in Gruppen mit niedrigem, mittlerem und hohem Thromboserisiko einteilen. [3]

### Prinzipien der Thrombemboliprophylaxe

*Postoperative Frühmobilisation* ➤ 4.5.7

### Physikalische Maßnahmen

Die **physikalischen Maßnahmen** sind wichtige Methoden der Thrombemboliprophylaxe. Sie erstrecken sich auf folgende Strategien: [4]
- **Lagerung der Beine.** Die Beine werden mittels Kissen oder Fußteil des Bettes um 20° erhöht gelagert. Kontraindikationen sind zu beachten, z. B. Operationen am Becken oder pAVK
- **Anregung der Muskelpumpe.** Dies kann durch verschiedene Techniken erreicht werden:
  - Sofort- und Frühmobilisation
  - Passive, assistierte oder aktive Bewegungsübungen, z. B. Füße kreisen lassen, Zehen einkrallen und spreizen, Füße abwechselnd von kranial nach kaudal bewegen, Beine anstellen und Gesäß anheben, Unterschenkel abwechselnd beugen und strecken, gestrecktes Bein langsam zur Decke heben, mit den Beinen in der Luft „Fahrrad fahren"
  - Bettfahrrad
  - Fußsohlendruck. Neben der (aktiven) Muskelpumpe fördert der (passive) Fußsohlendruck den venösen Rückfluss zum Herzen. Er kann bei bettlägerigen Patienten auf zwei Arten erreicht werden. Erstens durch das Abstützen der Füße im 90°-Winkel gegen das Fußteil des Bettes oder eine Kiste (Vorsicht Dekubitusgefahr). Zweitens durch den „Antithrombosebeutel" (➤ Abb. 4.5)
- **Ausstreichen der Venen.** Das herzwärts gerichtete Ausstreichen der Beine ist eine einfache und wirksame Maßnahme zur Thromboseprophylaxe. Es lässt sich z. B. gut bei der Körperpflege anwenden. Die Maßnahme wirkt allerdings nur so lange, wie sie ausgeführt wird
- **Kompression der Venen.** Von außen angelegter Druck komprimiert die Venen, deren Lumen sich daraufhin verengt. In der Folge fließt das Blut schneller. Außerdem wird das Blut über die Perforansvenen von den oberflächlichen in die tiefen Venen gedrückt, in denen sich das Blut schneller bewegt. Es gibt zwei Möglichkeiten der prophylaktischen Venenkompression: medizinische Thromboseprophylaxestrümpfe (*MTS*) und das Wickeln der Beine. Beide Maßnahmen werden vom Arzt angeordnet, der vorher mögliche Kontraindikationen ausgeschlossen hat, z. B. eine periphere arterielle Verschlusskrankheit (*pAVK*), offene Wunden, massive Ödeme oder eine schwere periphere Polyneuropathie.

> Die medizinischen Thromboseprophylaxestrümpfe sind *Bett-* und *Liegestrümpfe*, die ihre Wirksamkeit *nur* im Liegen entfalten. Sie schaden aber bei der Mobilisation nicht. MTS müssen getragen werden, solange der Patient hauptsächlich immobil ist und im Bett liegt. Deshalb ziehen Pflegende den Patienten die Strümpfe zur Nacht keinesfalls aus.
> Die medizinischen Thromboseprophylaxestrümpfe können nur dann optimal wirken, wenn sie passen. Dafür ist das Ausmessen der Beine des Patienten notwendig. Zur korrekten Bestimmung der Konfektionsgröße beachten Pflegende die unterschiedlichen Vorgaben der Hersteller.

Die physikalischen Maßnahmen können eine medikamentöse Thromboseprophylaxe nicht ersetzen. Umgekehrt kann bei einer medikamentösen Thromboseprophylaxe nicht auf die Basismaßnahmen verzichtet werden. Erst beide Verfahren gemeinsam ergeben eine wirksame Prophylaxe. [3]

### Medikamentöse Maßnahmen

- Unfraktioniertes Heparin (Low-Dose-Heparinisierung) (2–3× täglich s. c.-Gabe von 5.000 bzw. 7.500 I. E.)
- Niedermolekulares Heparin (1× täglich s. c.-Gabe)
- Orale Thromboseprophylaxe (1× täglich p. o.-Gabe).

### Verabreichung von Heparin

Postoperativ achten die Pflegenden darauf, bei der Injektion einen ausreichenden Abstand zum Operationsgebiet einzuhalten. Beispielsweise injizieren sie das Heparin nach einer Appendektomie in den *linken* Unterbauch oder nach einer linksseitigen Hüft-TEP in den *rechten* Unterbauch oder Oberschenkel. Dieses Vorgehen soll eine Blutungsgefahr durch eine höhere lokale Heparinkonzentration verhindern.

Seit 2009 ist die **orale** Thromboseprophylaxe als neues Konzept für die klinische Anwendung nach elektiver Hüft- bzw. Knieendoprothesen-Operation zugelassen. Hier gibt es verschiedene zugelassene Arzneistoffe (Rivaroxaban, Fondaparinux, Dabigatranetexilat). Die Erstgabe erfolgt postoperativ und dann täglich zur gleichen Tageszeit. Die Dauer der Behandlung hängt vom individuellen thrombembolischen Risiko des Patienten ab. Die aktuellen Leitlinien empfehlen nach elek-

Kontraindikationen für die Heparingabe sind akute Blutungen (z. B. Magenulkus), eine Gerinnungsstörung oder eine heparininduzierte Thrombozytopenie (HIT Typ II, > Tab. 4.3).

Thrombozytenfunktionshemmer (z. B. ASS) genügen für eine medikamentöse Thrombembolieprophylaxe nicht. Sie können zudem das perioperative Blutungsrisiko erhöhen.

### 4.1.8 Perioperative Antibiotikaprophylaxe

Ziel einer **perioperativen Antibiotikaprophylaxe** ist die Senkung der Rate postoperativer Infektionen. Sie wird üblicherweise 30–60 Min. vor Beginn des Eingriffs eingesetzt, um eine rechtzeitige Verteilung des Antibiotikums im Gewebe zu gewährleisten. Eine Antibiotikagabe nach Wundverschluss hat kaum eine Wirkung. Die perioperative Antibiotikaprophylaxe ist nur bei Operationen mit einem erhöhten postoperativen Infektionsrisiko indiziert. Hierzu zählen:
- Offene Frakturen, traumatische Eröffnung von Gelenken oder Körperhöhlen
- Stark verschmutzte Wunden oder verspätete Wundversorgung
- Implantation von Prothesen an Gelenken und Gefäßen
- Beinamputationen
- Eingriffe in den Magen-Darm-Trakt oder in die Gallenwege
- Leber-, Pankreas-, Ösophagusresektion
- Urologische Eingriffe an den Harnwegen
- Abwehrschwäche (z. B. Immunsuppression, polymorbide Patienten)
- Endokarditis.

Die Antibiose ist jedoch kein Ersatz für einwandfreie Basishygiene und aseptisches Arbeiten.

**VORSICHT**
Obwohl immer häufiger weniger belastende, minimal-invasive Eingriffe durchgeführt werden, stellen nosokomiale Infektionen ein erhebliches medizinisches und volkswirtschaftliches Problem dar. Die postoperativen Infektionen sind für 50 % der Kosten verantwortlich, die insgesamt durch nosokomiale Infektionen hervorgerufen werden.

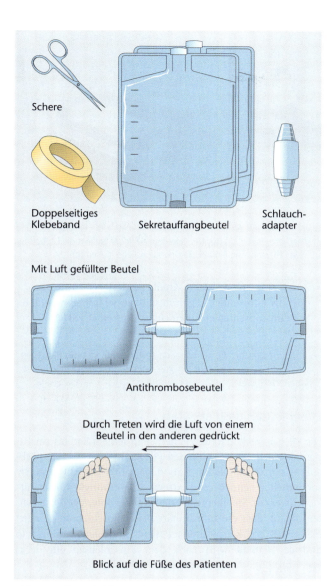

**Abb. 4.5** Pflegende können einen Antithrombosebeutel sehr leicht selbst herstellen. Sie schneiden die Zuleitung von zwei Sekretbeuteln ab und verbinden sie mit einem Schlauchadapter. Vorher wird einer der Beutel mit Luft aufgeblasen. Mit doppelseitigem Klebeband werden die Beutel am Fußteil des Bettes oder für sitzende Patienten auf dem Fußboden befestigt. Der Patient wird nun aufgefordert, die Luft abwechselnd von einem Beutel in den anderen zu treten. [L190]

tiver Hüftprothesenimplantation eine Behandlungsdauer von 28–35 Tagen, nach elektiver Knieprothesenimplantation eine Behandlugsdauer von 11–14 Tagen. Es erfolgt eine orale Applikation in fester Dosierung und ohne Monitoring. [8]

Die kleinen Hämatome um den Injektionsort werden häufig von Patienten als „falsche" Injektionstechnik fehlinterpretiert. Die richtige Antwort lautet: Durch die vorübergehend höhere lokale Heparinkonzentration im Subkutangewebe nach der Injektion entstehen trotz korrekter Technik kleine ungefährliche Hämatome.

### 4.1.9 Unmittelbar präoperative Maßnahmen und Transport in den Operationstrakt

Die Pflegenden achten darauf, alle unmittelbar präoperativen Maßnahmen ruhig und ohne Hektik auszuführen, da sich Unruhe leicht auf den ohnehin angespannten Patienten übertragen und seine Angst vor dem bevorstehenden Eingriff vergrößern kann.

Falls organisatorisch möglich, übernimmt eine dem Patienten vertraute Pflegekraft die unmittelbar präoperativen Pflegemaßnahmen und bringt den Patienten in den Operationstrakt.

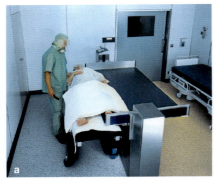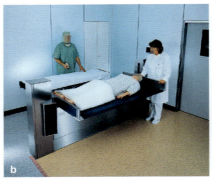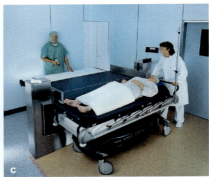

**Abb. 4.6 Einschleusen des Patienten mit Umbettanlage.** [V141]
Die Begleitperson stellt das Patientenbett flach, pumpt es auf Höhe der Umbettplatte und schiebt es dicht an diese heran. Sie stellt die Bremsen fest und reicht dem Operations-Pfleger ggf. vorhandene Zu- und Ableitungen, z. B. Infusionsflaschen, Urinbeutel **(a).** Der Operations-Pfleger bedient die Umbettanlage. Die Transportplatte schiebt den Patienten auf die im Operationstrakt liegende Seite **(b)** und lässt ihn auf die Operationsliege gleiten **(c).**

### Vorbereitungen vor Abruf des Patienten

Rechtzeitig vor dem Transport in den Operationstrakt sorgen die Pflegenden dafür, dass Wertgegenstände des Patienten sicher aufbewahrt werden. Günstig ist es, wenn Angehörige die Wertsachen mit nach Hause nehmen. Ansonsten sind Wertgegenstände in einem mit dem Namen des Patienten versehenen Umschlag zu verschließen und in einem Tresor aufzubewahren (diese Maßnahme ist aus juristischen Gründen im Pflegeprotokoll zu dokumentieren).

Außerdem stellt die Pflegekraft die Krankenunterlagen zusammen, die in den Operationstrakt mitgegeben werden. Dazu gehören:
- Aktuelle Krankenakte mit Patientenkurve, Laborwerten und Untersuchungsbefunden
- Ggf. Krankenunterlagen früherer Klinikaufenthalte
- Einverständniserklärungen für Operation und Anästhesie
- Anästhesieprotokolle vorangegangener Eingriffe
- Röntgenaufnahmen
- Ggf. Patientenetiketten.

Der Patient erhält ein frisches Klinikhemd, MT-Strümpfe und eine Kopfhaube, die unmittelbar vor dem Einschleusen aufzusetzen ist.

### Maßnahmen nach Abruf des Patienten

Je nach geplanter Anästhesieeinleitung wird der Patient 30–45 Min. vor Beginn des Eingriffs in die Operationsabteilung bestellt. Dann gehen die Pflegenden wie folgt vor:
- Patienten nochmals einen Toilettengang ermöglichen, ihn dabei bei Bedarf unterstützen
- Angeordnete Prämedikation verabreichen. Handelt es sich um eine Tablette, darf der Patient sie mit einem kleinen Schluck Wasser einnehmen
- Patienten bitten, Zahnprothese, Brille, Kontaktlinsen und Hörgerät zu entfernen. Alternativ kann dies auch erst nach dem Einschleusen erfolgen, insbesondere dann, wenn Patienten ohne diese Hilfsmittel extrem schlecht sehen oder hören und somit das Geschehen um sich herum nicht mehr verfolgen können
- Zuvor zusammengestellte Krankenunterlagen sowie postoperativ notwendige Lagerungshilfsmittel mitnehmen, z. B. Schaumstoffschienen zur Hochlagerung einer Extremität.

> Aufgrund möglicher Komplikationen sollten prämedizierte Patienten ausschließlich von examinierten Pflegenden in die Operationsabteilung gebracht werden.

### Einschleusen des Patienten

Die Pflegenden fahren den Patienten in seinem Bett bis zur Patientenschleuse, wo sie ihn den Pflegenden der Operationsabteilung vorstellen (Name, Station, geplanter Eingriff) und Besonderheiten nennen, etwa extreme Schwerhörigkeit oder starke Schmerzen. Sie übergeben die Krankenunterlagen. Sie achten darauf, dass die Intimsphäre beim Einschleusen gewahrt bleibt, z. B. soll kein weiterer Patient im Schleusenraum sein und der Patient wird nach dem Einschleusen zugedeckt (➤ Abb. 4.6).

### Maßnahmen nach dem Einschleusen

Nach dem Umbetten auf den Operationstisch verabschiedet sich die Pflegekraft vom Patienten und fährt das Patientenbett aus der Schleuse heraus. Je nach hausüblichen Vorgaben werden frische Betten gerichtet und Lagerungsmaterial oder Nierenschalen bereitgestellt.

## 4.2 Intraoperative Pflege

### 4.2.1 Aufbau einer Operationsabteilung

Grundsätzlich sind Operationsabteilungen in einen **nichtsterilen** und einen **sterilen Bereich** gegliedert (➤ Abb. 4.7). Obwohl die Begriffe in diesem Fall nicht korrekt angewendet sind (die „sterilen Räume" sind im Gegensatz zu „sterilen Instrumenten" nicht *keimfrei* sondern nur *keimarm*) bezeichnen sie sehr präzise die unterschiedlichen Anforderungen an die Hygiene.

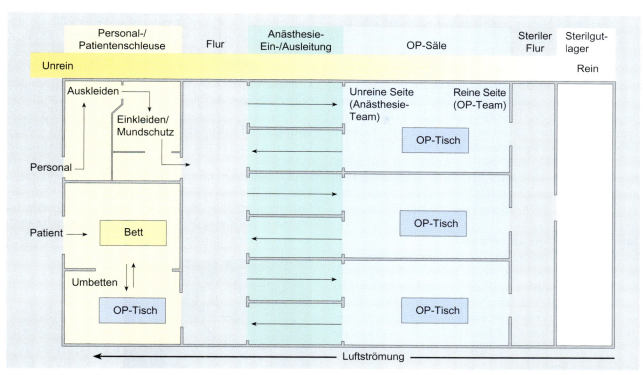

**Abb. 4.7** Schematischer Aufbau einer Operationsabteilung. Sie gliedert sich in einen sterilen (grau, grün, blau und weiß gekennzeichnet) und einen nichtsterilen Bereich. [L190]

## Nichtsteriler Bereich

Der nichtsterile Bereich umfasst die **Personalschleusen** für Mitarbeiter der Operationsabteilung sowie die **Patientenschleusen,** über die der Patient in den Operationstrakt gelangt (➤ Abb. 4.6).

Alle Schleusen haben „Barrierefunktion", verhindern also eine Keimeinschleppung in den sterilen Bereich des Operationstrakts (Einschleusen ➤ 4.1.9, ➤ 4.2.3).

## Steriler Bereich

Im sterilen Bereich liegen die eigentlichen **Operationssäle,** die dazugehörigen Räume zur **Anästhesieein-** und **-ausleitung,** die **Waschräume** zur Händedesinfektion sowie verschiedene **Nebenräume** zur Lagerung von Instrumenten und Geräten (➤ Abb. 4.8). Ebenfalls im sterilen Bereich liegt der **Aufenthaltsraum** für das Operationspersonal.

## Zentralsterilisationseinheit

Die meisten Kliniken verfügen über eine **Zentralsterilisationseinheit,** die die Operationsabteilung sowie alle Ambulanzen und Bettenstationen mit Sterilgut versorgt. Idealerweise liegt die Zentralsterilisationseinheit unmittelbar neben der Operationsabteilung.

Auch die Zentralsterilisationseinheit gliedert sich in einen „unreinen" und einen „reinen" Bereich. Im „unreinen" Bereich werden die benutzen Instrumente angeliefert, gereinigt, verpackt und dann in den Sterilisator gegeben (➤ Abb. 4.9).

Nach dem Sterilisationsvorgang wird das Sterilgut auf der „reinen" Seite entnommen.

### 4.2.2 Das Operationsteam

#### Pflegende im Operationstrakt

Die Tätigkeit der **Pflegenden im Operationstrakt** erfordert spezielle Kenntnisse und Fertigkeiten, die nicht Bestandteil der

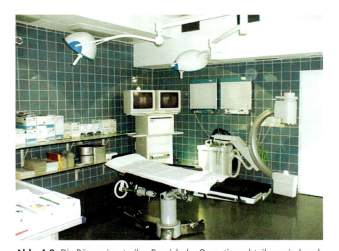

**Abb. 4.8** Die Räume im sterilen Bereich der Operationsabteilung sind nach strengen Vorschriften gebaut. Dazu gehört z. B., dass die Fenster nicht zu öffnen sind, eine besonders leistungsfähige Klimaanlage vorhanden ist und alle Wände abwaschbar sind. [T229]

Krankenpflegeausbildung sind. Daher ist zumindest eine umfassende Einarbeitung neuer Mitarbeiter erforderlich. Auch Auszubildende, die einen Einsatz im Operationstrakt haben, werden deshalb zu Beginn ihrer Tätigkeit am Eingang abgeholt und detailliert in die Grundregeln der Operationseinheit eingewiesen. Darüber hinaus besteht die Möglichkeit, sich speziell für die Aufgaben im Operationssaal, insbesondere für das Instrumentieren, zu qualifizieren: Entweder über die **Fachweiterbildung für den Operationsdienst** (2-jährige berufsbegleitende Weiterbildung) oder über die **Ausbildung zur operationstechnischen Assistentin** (*OTA*) bzw. **Medizinisch-technische Operationsassistentin** (*MTOA*) zwei dreijährige Ausbildungsgänge, die keine Krankenpflegeausbildung voraussetzen.

### Instrumentierschwester/-pfleger

Die **Instrumentierschwester,** der **Instrumentierpfleger** (*sterile Schwester, Operationsschwester*) richtet alle für die Operation benötigten Instrumente, Materialien und Geräte (➤ Abb. 4.10). Nachdem sie sich selbst steril eingekleidet hat, bereitet sie die Instrumentiertische vor und hilft den Operateuren beim Anziehen der sterilen Kittel und Handschuhe. Während der Operation reicht sie den Operateuren die gewünschten Instrumente und Materialien (➤ Abb. 4.11).

Am Ende der Operation zählt die Instrumentierschwester alle Instrumente, Kompressen, Bauchtücher und Tupfer und kontrolliert deren Vollständigkeit. Damit stellt sie sicher, dass keine Materialien im Operationsgebiet verbleiben.

### Springer und andere Helfer

Der Instrumentierschwester steht der **Springer** (*Beidienst, unsterile Schwester*) zur Seite. Er übernimmt Aufgaben, die die steril eingekleidete Instrumentierschwester nicht vornehmen kann, z. B. das Anreichen des Sterilguts zur Vorbereitung des Instrumentiertisches, Herbeiholen zusätzlich benötigter Instrumente, Bedienung des Röntgen-Bildverstärkers oder Abrufen des nächsten Patienten von der Station.

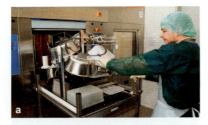
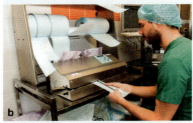
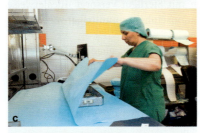
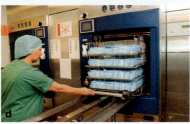

**Abb. 4.9 Instrumentenaufbereitung.** [K115] Die gebrauchten Medizinprodukte werden zunächst in einer Spülmaschine gereinigt **(a)**, in Folien verpackt **(b)** oder in das Instrumentensieb einsortiert sowie mit Spezialpapier umhüllt **(c)** und anschließend in den Sterilisator gegeben **(d)**.

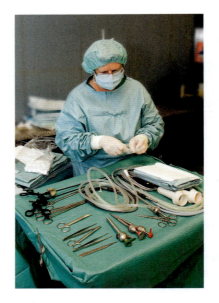

**Abb. 4.10** Richten des Instrumentiertisches. Die Instrumentierschwester nimmt die Instrumente aus den Instrumentensieben und ordnet sie übersichtlich auf dem Instrumentiertisch an. [K115]

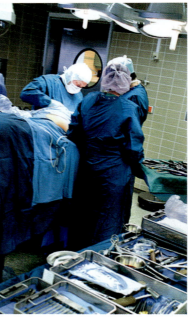

**Abb. 4.11** Instrumentierschwester und Operateur bei der Arbeit. [J787]

Außerdem erstellt der Springer das Operationsprotokoll und hilft bei der Lagerung des Patienten (> 4.4.2).

### Operateur und Assistenten

Der **verantwortliche Operateur** bestimmt die Operationstechnik (z. B. Schnittführung, Instrumente, Nahtmaterial) und den Ablauf der Operation. Ein **erster Assistent** unterstützt ihn durch konstruktive Mitarbeit, z. B. durch Blutstillung, Knüpfen der Fäden, Gewebeschutz oder Mithilfe bei der Frakturreposition (> 7.5.3). Bei vielen Operationen sind ein **zweiter** oder **dritter Assistent** beteiligt, die für eine gute Sicht des Operateurs auf den Operationssitus und einen reibungslosen Ablauf sorgen.

### Reinigungspersonal

Zwischen den einzelnen Operationen und nach Abschluss des Operationsprogramms sorgt **Reinigungspersonal** für die Reinigung und Desinfektion der Operationsräume.

Welche Maßnahmen jeweils notwendig sind, ist in detaillierten Reinigungs- und Desinfektionsplänen geregelt, die anhand der speziell für den Operationstrakt geltenden Hygienevorschriften erstellt werden.

## 4.2.3 Verhalten im Operationstrakt

### Einschleusen

Der Sterilbereich des Operationstrakts darf nicht mit Straßenkleidung oder normaler Berufskleidung betreten werden. Damit möglichst wenige Keime eingeschleppt werden, müssen sich alle Mitarbeiter einschleusen. Dafür stehen **Personalschleusen** zur Verfügung, die jeweils in einen *unreinen* und einen *reinen* Bereich unterteilt sind (> Abb. 4.7). Beim Betreten der Personalschleuse kommt der Mitarbeiter in den unreinen Bereich, wo er sich bis auf die Unterwäsche entkleidet und jeglichen Schmuck an Händen, Unterarmen und Hals ablegt. Bevor er in den sterilen Bereich der Personalschleuse geht, führt er eine hygienische Händedesinfektion durch. Nun zieht er Operations-Kleidung und Operations-Schuhe an, setzt sich die Kopfhaube so auf, dass seine Haare vollständig abgedeckt sind, und legt einen Mund-Nasen-Schutz an, der Nase, Mund und ggf. Bart vollständig bedeckt.

Abschließend führt der Mitarbeiter eine hygienische Händedesinfektion durch.

> Die **hygienische Händedesinfektion** wird wie folgt durchgeführt: ausreichend Händedesinfektionsmittel auf die trockenen Hände geben, auf den Händen verreiben unter besonderer Berücksichtigung der Hauptkontaktstellen und Erregerreservoire (Fingerspitzen und Daumen, Nagelfalz). Die Haut muss während 30 Sekunden feucht gehalten werden.

Die Personalschleuse stellt eine Einbahnstraße vom nichtsterilen Außenbereich in den sterilen Teil des Operationstrakts dar.

Hat ein Mitarbeiter den Operationstrakt verlassen, z. B. um ein Gespräch mit einem Angehörigen des Patienten zu führen oder zum Mittagessen, muss er sich neu einschleusen.

### Präoperative Händehygiene

Die *hygienische Händedesinfektion* beim Einschleusen vernichtet zwar weitgehend die **Anflugkeime** (*Keime, die sich z. B. nach dem Händeschütteln vorübergehend auf den Händen befinden, transiente Flora*), doch reicht dies für die hygienischen Anforderungen einer Operation nicht aus. Operateur, Assistenten und Instrumentierschwester, also alle Personen mit direktem Kontakt zum Operationsgebiet, müssen eine **chirurgische Händedesinfektion** durchführen.

#### Waschen

Es gibt keine Daten, die den Sinn des **Waschens** von Händen und Unterarmen vor der chirurgischen Händedesinfektion beweisen, weder mit Bürste noch mit antiseptischen Waschlotionen. Es besteht sogar die Gefahr, dass sich die Erregerzahl durch das Waschen erhöht und dass Hautläsionen entstehen.

Aus diesen Gründen wird die Waschung bei optisch sauberen Händen nicht mehr generell als erforderlich angesehen. Da die Haut zu Dienstbeginn allerdings mit Bakteriensporen belastet sein können, die durch die Händedesinfektion nicht ausreichend abgetötet werden, sollten die Hände zu Dienstbeginn einmal gewaschen und getrocknet werden.

Hände und Unterarme werden mit Seifenlösung ca. 1 Min. gewaschen. Dabei sind die Hände und Unterarme stets nach oben zu richten, damit das ablaufende Waschwasser über die Ellenbogen abfließt und die gewaschenen Hautareale nicht erneut kontaminiert (> Abb. 4.12).

Wasserhähne, Seifen- und Desinfektionsmittelspender sind mit Sensoren oder speziellen Griffen versehen, die mit dem Ellenbogen bedient werden, um eine Kontamination der gereinigten Hände auszuschließen.

Durch das Aufquellen der Hornschicht beim Kontakt mit Wasser und Waschlotion reduziert sich die Wirksamkeit des alkoholischen Hautdesinfektionsmittels. Es ist darauf zu achten, dass zwischen Händewaschen und dem Desinfizieren mindestens ein Abstand von 10 Min. liegt, damit die Haut ausreichend trocknen kann. [2]

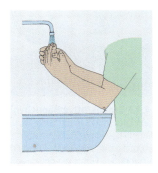

**Abb. 4.12** Korrekte Armhaltung während der chirurgischen Händewaschung. Das Waschwasser fließt über die Ellenbogen ab. [L215]

## Händedesinfektion

Die chirurgische Händedesinfektion hat das Ziel, die transiente Flora zu eliminieren und die residente Hautflora so weit wie möglich zu reduzieren. Die Einwirkzeit des Desinfektionsmittels ist vom Präparat abhängig (3–5 Min.), es sind die Herstellerangaben zu berücksichtigen.

Zunächst werden die Unterarme mit dem Desinfektionsmittel für 30 Sek. benetzt. [5] Danach wird das Desinfektionsmittel auf die Hände aufgetragen. Die Hände müssen während der vom Hersteller vorgegebenen Einwirkzeit vollständig mit dem Desinfektionsmittel benetzt sein. Bei der Einreibung sind Hauptkontaktstellen und Erregerreservoire zu berücksichtigen (➤ Abb. 4.13). [9]

Nach Operationen mit einer Dauer < 60 Min. ist eine Händedesinfektion für 1 Min. vor der nächsten Operation ohne nochmaliges Händewaschen ausreichend. [2]

Gemäß Europäischer Norm kann die chirurgische Händedesinfektion auch als Waschung mit einem antimikrobiellen Produkt durchgeführt werden, wobei nur Präparate verwendet werden dürfen, die die gleiche Wirksamkeit wie alkoholische Mittel erreichen. Wegen der schlechteren Hautverträglichkeit stellt diese Maßnahme aber keine Alternative zu alkoholischen Desinfektionsmitteln dar. [10]

> Nach der chirurgischen Händedesinfektion (➤ Abb. 4.14) sind Hände und Unterarme zwar **keimarm**, aber nicht **keimfrei** (*steril*). Aus diesem Grund tragen Instrumentierschwester, Assistenten und Operateur während der Operation sterile Handschuhe. Werden die Handschuhe z. B. durch scharfe Instrumente beschädigt, ist das Risiko einer Keimübertragung wegen der vorangegangenen chirurgischen Händedesinfektion stark reduziert.

### Umgang mit dem Mund-Nasen-Schutz

- Vor Entnahme des **Mund-Nasen-Schutzes** erfolgt eine hygienische Händedesinfektion
- Der Mund-Nasen-Schutz muss immer Mund und Nase umschließen und ggf. einen Bart vollständig bedecken
- Der Mund-Nasen-Schutz muss dicht abschließen, er darf nicht zu locker gebunden sein
- Er ist zu wechseln
  - wenn er von der Nase gezogen wurde
  - bei Durchfeuchtung
  - nach jeder Operation (auch Springer und Anästhesiepersonal)
  - ca. alle 2 Std.
  - nach häufigem Husten oder Niesen
- Manipulationen von außen sind zu unterlassen.

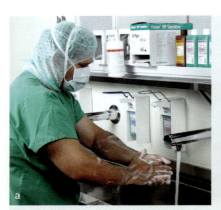 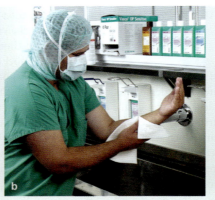 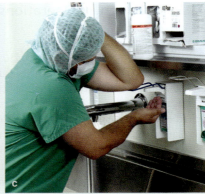
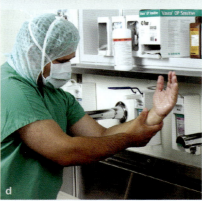 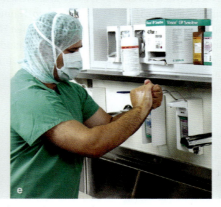 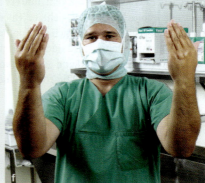

**Abb. 4.13 Präoperative Händehygiene.** [U223] **a)** Hände bei Bedarf 1 Min. mit einer geeigneten Waschlotion waschen. **b)** Haut gründlich abtrocknen. **c)** Desinfektionsmittel in die hohle Hand geben. Spender mit dem Ellenbogen bedienen. **d)** Desinfektionsmittel über die vom Hersteller angegebene Zeit in die Haut einmassieren. Zunächst Hände, dann Unterarme bis zum Ellenbogen desinfizieren. **e)** Im zweiten Schritt halben Unterarm erneut desinfizieren. Im letzten Durchgang lediglich die Hände desinfizieren. Stets die vorgeschriebene Einreibetechnik anwenden. **f)** Nach dem Desinfizieren müssen die Hände an der Luft trocknen. Nichts mit den desinfizierten Hautpartien berühren. Nicht mit feuchten Händen die Handschuhe überziehen.

## Umgang mit Operationshandschuhen

- **Operationshandschuhe,** aber auch unsterile Schutzhandschuhe, sind wegen der Gefahr von Hautschäden und der erhöhten Perforationsgefahr nur auf vollständig trockenen Händen anzulegen und nur so lange wie nötig zu tragen (➤ Abb. 4.15)
- Sterile Baumwollhandschuhe unter den Operationshandschuhen können einem Feuchtigkeitsstau entgegenwirken
- Wegen des Perforationsrisikos sind grundsätzlich zwei Paar übereinander gezogene Handschuhe empfehlenswert (*double gloving*). Wird nur ein Paar getragen, empfiehlt sich in der Viszeralchirurgie ein Wechsel für den Operateur und den 1. Assistenten nach spätestens 90 Min., für den zweiten Assistenten und die Instrumentierschwester nach 150 Min
- Bei intraoperativer Handschuhbeschädigung müssen zwei neue sterile Handschuhe angelegt werden. Zuvor ist eine Händedesinfektion durchzuführen. Hat sich die Perforation gegen Ende der Operation ereignet, kann es ausreichend sein, einen neuen sterilen Handschuh über den perforierten zu ziehen
- Nach Ablegen der Operationshandschuhe ist eine hygienische Händedesinfektion durchzuführen. Bei Eingriffen mit erhöhter Viruslast muss das Desinfektionsmittel eine nachgewiesene Wirksamkeit gegen die Viren haben. Die empfohlene Einwirkzeit ist unbedingt einzuhalten. [2]

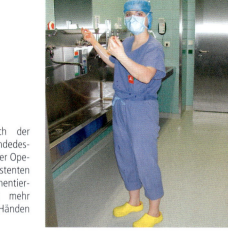

**Abb. 4.14** Nach der chirurgischen Händedesinfektion dürfen der Operateur, seine Assistenten und die Instrumentierschwester nichts mehr mit den bloßen Händen berühren. [K183]

## Anziehen steriler Operationskleidung

Nach der chirurgischen Händedesinfektion gehen die Instrumentierschwester, der Operateur und seine Assistenten vom Waschraum in den Operationssaal und achten dabei darauf, nichts mit den Händen zu berühren (➤ Abb. 4.14). Im Operationssaal ziehen sie die sterile Kleidung an. Die zurzeit verwendeten Kittel sind meist wasserundurchlässig und gleichzeitig atmungsaktiv. Das Tragen von Plastikschürzen unter dem Kittel kann daher entfallen.

- Die Instrumentierschwester zieht sich in der Regel mit Hilfe des Springers Kittel und sterile Handschuhe an
- Dem Operateur und seinen Assistenten ist die steril eingekleidete Instrumentierschwester beim Anlegen der Operationskleidung behilflich (➤ Abb. 4.16). Bei hochsterilen Operationen und bei erhöhter Perforationsgefahr, z. B. durch Knochensplitter, tragen die Instrumentierschwester und die Operateure dickere oder doppelte Handschuhe

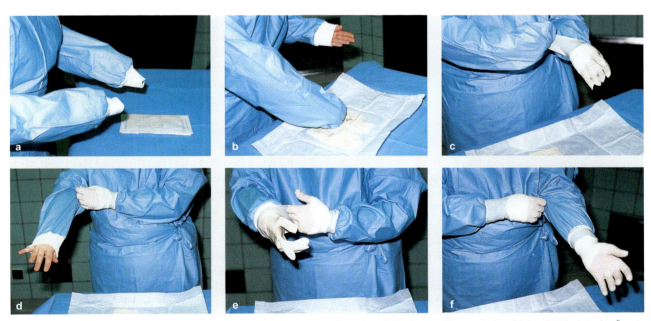

**Abb. 4.15 Operationshandschuhe anziehen – Geschlossenes System.** [M161] Nach der chirurgischen Händedesinfektion die Hände in den Ärmeln des Kittels lassen **(a)**. Mit der noch im Ärmel verborgenen (und damit sterilen) Hand die Handschuhpackung auffalten **(b)** und den Handschuh über die Fingerspitzen und die noch im Ärmel liegende restliche Hand ziehen **(c)**. Dann mit dieser nun sterilen Hand den Ärmel über der anderen Hand zurückziehen **(d)** und den zweiten Handschuh anziehen **(e)**. Anschließend die Ärmel soweit zurückziehen, dass der Kittelbund nicht mehr in der Handinnenfläche liegt **(f)**.

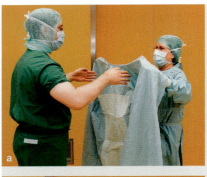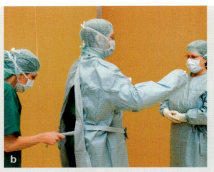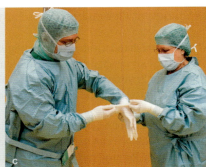
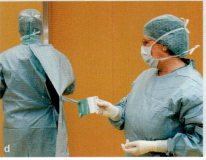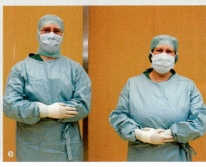

**Abb. 4.16 Operationskittel anziehen.** [K115] **a)** Der Operateur schlüpft mit den Armen in den von der Instrumentierschwester aufgefalteten sterilen Kittel. **b)** Der Springer schließt die Schlaufen am Rückenteil des Kittels. **c)** Dann zieht der Operateur mit Hilfe der Instrumentierschwester sterile Handschuhe an. **d)** Anschließend wird das Rückenteil des Kittels vollständig geschlossen: Der Operateur hält dazu ein Band des Gürtels fest, reicht das andere der Instrumentierschwester und dreht sich dann einmal um die eigene Achse, sodass das Rückenteil des Kittels um ihn herumgewickelt wird. Anschließend verknotet er die Bänder. **e)** Nun sind Operateur und Instrumentierschwester steril eingekleidet.

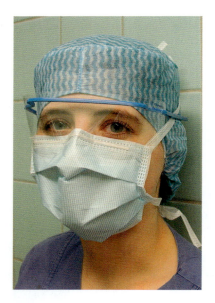

Abb. 4.17 Operationsschwester mit Augenschutzschild. [M161]

- Die Operationskleidung wird gewechselt, sobald sie durchgeschwitzt oder beschmutzt ist, z. B. mit Blut oder Spülflüssigkeit
- Zu Operationen, bei denen mit Blut- und Sekretspritzern zu rechnen ist, ist das Tragen einer Schutzbrille erforderlich (➤ Abb. 4.17).

## Allgemeine Verhaltensregeln

Die folgenden **allgemeinen Verhaltensregeln** dienen dazu, die Keimarmut im Operationssaal zu wahren und den Patienten so vor Infektionen zu schützen.

### Unnötiges Umhergehen

Um eine Kontamination des Operationsgebietes oder der Instrumente z. B. durch **unnötiges Umhergehen** oder Türenöffnen zu vermeiden, werden Arbeiten sinnvoll miteinander kombiniert. Während der Operation bleiben die Türen des Operationssaales möglichst geschlossen.

### Gespräche während der Operation

Untersuchungen belegen, dass die Zahl der Wundinfektionen durch häufige **Gespräche im Operationssaal** steigt, außerdem lenken sie die beteiligten Personen von ihrer Hauptaufgabe, dem Operieren oder Instrumentieren, ab. Deshalb beschränkt sich das Sprechen während des Eingriffs auf das unbedingt notwendige Maß.

### Unerwartet septischer Patient

Operationen an keimfreien oder keimarmen Organen werden als **aseptische** oder **bedingt aseptische Operationen** bezeichnet, z. B. operative Stabilisierung geschlossener Frakturen oder Leberteilresektionen.

Bei **septischen Operationen** dagegen besteht bereits eine Infektion im Operationsgebiet, sodass bei der Operation Bakterien freigesetzt werden. Damit diese Bakterien nicht in die aseptischen Wunden nachfolgender Patienten gelangen, werden septische Operationen entweder in einem getrennt vom aseptischen Operationstrakt liegenden septischen Operationssaal oder in einem meist abseits gelegenen Saal am Ende des Tagesprogramms durchgeführt.

Stellt sich eine als aseptisch geplante Operation intraoperativ als septisch heraus, etwa weil ein nicht vermuteter Eiterherd eröffnet werden muss, gelten folgende Regeln, um eine Keimausbreitung zu vermeiden:
- Während der Operation verlassen Ärzte und Pflegende den Saal möglichst nicht. Benötigte Materialien lassen sie sich bringen. Auf zusätzliches Personal wird möglichst verzichtet. Der Operationssaal wird als „septisch" gekennzeichnet
- Nach der Operation zieht jeder Beteiligte noch im Saal einen Kittel und einen Schuhüberzieher aus Plastik an, um den Weg zur Schleuse nicht zu kontaminieren. Möchte jemand in den aseptischen Bereich zurückkehren, schleust er sich neu ein
- Der Saal kann erst nach entsprechenden Desinfektionsmaßnahmen erneut für aseptische Eingriffe genutzt werden.

### HIV- oder hepatitisinfizierte Patienten
Werden **HIV-** oder **hepatitisinfizierte Patienten** operiert, sind alle an der Operation beteiligten Personen zu informieren. Operateur, Assistenten und Instrumentierschwester tragen zum Eigenschutz Brillen und doppelte bzw. dickere Operationshandschuhe. Wäsche und Müll werden nach den Vorgaben der Hygienefachkraft und des Abfallbeauftragten entsorgt.

### Gipsen im Operationstrakt
Gipse werden wegen der damit verbundenen Staubbelästigung in einem speziellen „Gipsraum" angelegt. Zum Schutz der Operations-Kleidung tragen alle Beteiligten abwaschbare Schürzen. In der Regel wird der Gips vor der Anästhesieausleitung angelegt.

### Röntgen im Operationssaal
Meist ist schon vor einer Operation die Notwendigkeit einer intraoperativen Röntgenaufnahme bekannt. Besonders bei traumatologischen Eingriffen oder der Anlage von Herzschrittmachern sollte die Möglichkeit bedacht werden. Dann fallen folgende Vorbereitungen an:
- Die Pflegenden decken die Keimdrüsenregion des Patienten präoperativ mit einem Röntgenschutz ab, sofern sie außerhalb des Operationsfeldes liegt
- Operateur, Assistenten und Instrumentierschwester, die den Operationssaal während der Röntgendiagnostik nicht verlassen können, ziehen unter die sterile Kleidung Röntgenschürzen an, welche die gesamte Körpervorderseite und die Schulterblätter bedecken
- Die Instrumentierschwester bezieht die Teile des Röntgengeräts, die in der Nähe des Operationsgebietes positioniert werden, mit einer sterilen Schutzhülle
- Alle Personen, die während der Untersuchung nicht anwesend sein müssen, verlassen den Operationssaal.

### Versehentlich unsteril gewordene Personen oder Gegenstände
Bemerkt ein Mitarbeiter des Teams, dass eine steril gekleidete Person oder ein steriler Gegenstand versehentlich unsteril gemacht wurde, muss er dies sofort mitteilen. Dann werden umgehend Maßnahmen ergriffen, um die Person wieder steril zu machen bzw. den unsterilen Gegenstand zu entfernen. Typisches Beispiel ist das Berühren der sterilen Lampengriffe mit dem (unsterilen) Kopfschutz.

### Neulinge im Operationssaal
Sind einem neuen Mitarbeiter oder einem „Gast", etwa einem Gastarzt, die hygienischen Richtlinien und Arbeitsabläufe im Operationssaal nicht bekannt, stellt ein erfahrener Mitarbeiter ihn in der Abteilung vor, erläutert die hygienischen Verhaltensregeln und begleitet ihn bzw. leitet ihn an.

## 4.3 Grundlagen der Anästhesiologie

> **Anästhesiologie:** Medizinisches Fachgebiet, das sich mit den wissenschaftlichen Grundlagen und den praktischen Anforderungen an Anästhesieverfahren befasst. Umfasst auch die Vor- und Nachbehandlung des Patienten bei Anästhesieverfahren, die Aufrechterhaltung und Überwachung der Vitalfunktionen während einer Operation. In interdisziplinärer Zusammenarbeit mit anderen medizinischen Fachgebieten sind Anästhesiologen tätig in der Intensivmedizin, Schmerztherapie und Palliativmedizin sowie als Notärzte.
> **Anästhesie** (griech. *Unempfindlichkeit*): Unempfindlichkeit gegen Schmerz-, Berührungs- und Temperaturreize. Gewünschtes Ergebnis einer Allgemein- oder Regionalanästhesie oder Symptom einer Erkrankung des zentralen oder peripheren Nervensystems. Im klinischen Sprachgebrauch auch Synonym für Anästhesiologie bzw. die gesamte Fachabteilung eines Krankenhauses, bestehend aus **Anästhesisten** (*Anästhesiologen, Narkoseärzten*) und **Anästhesiepflegenden**.

### 4.3.1 Anästhesiepflege

Pflegende in der Anästhesieabteilung betreuen gemeinsam mit dem Anästhesisten den Patienten unmittelbar vor, während und unmittelbar nach der Anästhesie und sind für die dazu benötigten Geräte und Arzneimittel zuständig. Zu ihren Aufgaben gehören:
- Bereitstellung von Medikamenten und Zubehör für die Durchführung einer Anästhesie
- Prüfen und Bedienen der Narkose- und Überwachungsgeräte
- Assistenz bei Anästhesieein- und -ausleitung sowie Anästhesieführung
- Anästhesieüberwachung und -führung unter ärztlicher Aufsicht, dabei selbstständiges Verfolgen der Anästhesie mit kritischem Hinterfragen des ärztlichen Tuns und sorgfältiger Krankenbeobachtung („Vier Augen sehen mehr als zwei")

- Lagerung des Patienten gemeinsam durch den Anästhesisten und Operateur
- Bei Notfällen rascher und zielgerichteter Therapiebeginn, z. B. bei Reanimation bis zum Eintreffen des Arztes
- Postoperative Überwachung von Patienten im Aufwachraum
- Wartung, Pflege, Reinigung und Sterilisation der Anästhesiegeräte und des -zubehörs.

In manchen Kliniken gehören auch Assistenztätigkeiten in der Schmerzambulanz und bei der präoperativen Eigenblutspende zu den Aufgaben der Pflegenden in der Anästhesie.

**Fachweiterbildung Anästhesie und Intensivpflege**
Nach abgeschlossener Krankenpflegeausbildung und anschließender 18- bis 24-monatiger Berufserfahrung kann in einer zweijährigen Zusatzausbildung die Qualifikation zur **Fachkrankenschwester/-pfleger für Anästhesie und Intensivpflege** erworben werden

**Anästhesietechnischer Assistent** (*ATA*): Beruf mit dreijähriger Ausbildung, der die Qualifikation zur Vorbereitung einer Narkose, Assistenz während dieser Zeit und ihre Nachbereitung einschließlich der postoperativen Betreuung des Patienten im Aufwachraum vermittelt. Bisher ist das Berufsbild nicht staatlich anerkannt.

## 4.3.2 Anästhesiologische Visite

Der Anästhesist besucht den Patienten meist am Tag vor der geplanten Operation im Rahmen der **anästhesiologischen Visite** (*Prämedikationsvisite*), um sich über dessen Zustand und Vorgeschichte zu informieren:
- Einschätzung des physischen und psychischen Zustands des Patienten (und damit des Anästhesierisikos)
- Anordnung von diagnostischen und therapeutischen Maßnahmen zur Verbesserung des präoperativen Zustands des Patienten
- Auswahl des geeigneten Anästhesieverfahrens
- Aufklärung und Einwilligung des Patienten zur Anästhesie
- Anordnung der Prämedikation.

Bei Notfalleingriffen findet die anästhesiologische Visite unmittelbar vor dem operativen Eingriff statt.

### Risikoabschätzung

Anhand von Anamnese, Laborbefunden und den Ergebnissen der körperlichen Untersuchung schätzt der Anästhesist das **Anästhesierisiko** des Patienten ein. Am häufigsten benutzt er dazu die **Klassifikation der American Society of Anesthesiologists** (*ASA-Klassifikation*, ➤ Tab. 4.1). Abhängig vom eingeschätzten Anästhesierisiko und der vorgesehenen Operation plant der Anästhesist den Umfang der Überwachungsmaßnahmen während der Narkose und die Art der postoperativen Versorgung des Patienten, z. B. die Überwachung auf der Intensivstation.

**Tab. 4.1** ASA-Klassifikation.

| ASA | Merkmale |
|---|---|
| 1 | Normaler, gesunder Patient |
| 2 | Patient mit leichter Allgemeinerkrankung ohne Leistungsminderung |
| 3 | Patient mit schwerer Allgemeinerkrankung und Leistungsminderung |
| 4 | Patient mit schwerer Allgemeinerkrankung, die eine ständige Lebensbedrohung darstellt |
| 5 | Patient, bei dem zu erwarten ist, dass er die nächsten 24 Std. nicht überlebt |

### Wahl des Anästhesieverfahrens

Abhängig vom Zustand des Patienten und von der Art des geplanten Eingriffs wählt der Anästhesist das geeignete Anästhesieverfahren. Sofern möglich, werden dabei die Wünsche des Patienten berücksichtigt, z. B. Allgemein- oder Regionalanästhesie.

> Das Anästhesieverfahren soll dem Patienten größtmögliche Sicherheit und dem Chirurgen bestmögliche Operationsbedingungen bieten.

### Aufklärung und Einwilligung

Der Anästhesist klärt den Patienten (bzw. seinen gesetzlichen Vertreter) auf über:
- In Frage kommende Anästhesieverfahren
- Typische Risiken der Anästhesieverfahren
- Beginn der präoperativen Nahrungs-, Flüssigkeits- und Nikotinkarenz
- Art und Wirkung der Prämedikation
- Maßnahmen im Einleitungsraum
- Postoperative Betreuung, z. B. Nachbeatmung auf der Intensivstation.

Er beantwortet die Fragen des Patienten, die im Zusammenhang mit der Anästhesie stehen. Der Patient (bzw. sein gesetzlicher Vertreter) dokumentiert mit seiner Unterschrift sein Einverständnis in das gewählte Anästhesieverfahren. Diese Einverständniserklärung ist unabhängig von der Einwilligung zur Operation, die der Operateur vom Patienten einholt (➤ 1.4.1).

### Prämedikation

Hauptziel der **Prämedikation** ist die Dämpfung von Angst- und Spannungszuständen (*Anxiolyse*) vor dem Eingriff. Dazu verordnet der Anästhesist dem Patienten in der Regel oral zu verabreichende Benzodiazepine in zwei Einzeldosen. Eine Dosis erhält der Patient am Vorabend der Operation, die zweite meist unmittelbar bevor er in den Operationssaal abgerufen wird (*auf Abruf*).

Im Rahmen der anästhesiologischen Visite legt der Anästhesist auch fest, wie bei Patienten mit Dauermedikation zu verfahren ist, z. B. Einnahme von Blutdruckmedikamenten, Antidiabetika, Schmerzmitteln und in Absprache mit dem Operateur von blutgerinnungshemmenden Arzneimitteln.

Die Pflegenden dokumentieren die Verabreichung der Prämedikation im Anästhesieprotokoll und in der Patientenkurve.

### 4.3.3 Anästhesieverfahren

Allgemeinanästhesie

> **Allgemeinanästhesie** *(Vollnarkose, Allgemeinnarkose; griech. Narkose = Erstarrung, Lähmung)*: Durch Verabreichung von Anästhetika (Narkotika) herbeigeführter, reversibler Zustand, in welchem Operationen in Schmerzfreiheit, Bewusstlosigkeit und ohne Abwehrreaktionen durchgeführt werden können.

In der Regel setzt man für die **Allgemeinanästhesie** eine Kombination aus Schlaf- und Schmerzmitteln sowie Medikamenten zur Muskelerschlaffung ein. Diese werden intravenös verabreicht bzw. der Atemluft beigemischt. Während der Narkose-Einleitung wird dem Patienten eine Gesichtsmaske vorgehalten, über die Sauerstoff zugeführt wird (*Präoxygenierung*). Nach dem Einschlafen wird die Atmung zunächst über die Gesichtsmaske unterstützt. Bei längeren Operationen wird dem Patienten über Mund oder Nase ein Tubus in die Luftröhre (*Intubation*) eingeführt; für kürzere Operationen verwendet der Anästhesist oft eine in den Rachen eingeführte Maske (*Kehlkopf-, Larynxmaske*).

**Anästhesiephasen**
- **Anästhesieeinleitung.** Im *Einleitungsraum,* meist einem Vorraum des Operationssaals, wird der Patient auf die Anästhesie vorbereitet und die Narkose eingeleitet. Bei ausreichender Narkosetiefe und stabilen Kreislaufverhältnissen wird der Patient in den Operationssaal gebracht
- **Anästhesieunterhaltung.** Durch Zufuhr von Anästhetika wird die Narkosetiefe während des Eingriffs aufrechterhalten und der jeweiligen Operationsphase angepasst
- **Anästhesieausleitung.** Zum Ende der Operation beendet der Anästhesist die Zufuhr der Anästhetika, sodass ihre Wirkung abklingt und der Patient aus der Narkose erwacht.

Daran schließt sich die **Nachbetreuung** im *Aufwachraum* oder die Weiterbehandlung des Patienten auf der Intensiv- oder Wachstation an.

**Narkosekomplikationen**

> **Narkosekomplikation:** Ereignis, das während oder nach einer Anästhesie auftritt und in direktem Zusammenhang mit Anästhetika oder anästhesiologischen Techniken steht. Schwere Komplikationen, die im schlimmsten Fall zum Tod des Patienten oder bleibenden Störungen der Gehirnfunktion führen können, sind sehr selten. Meist handelt es sich um vorübergehende und einer Therapie gut zugängliche Störungen wie Übelkeit, Venenreizungen und Halsschmerzen.

Wichtige **Narkosekomplikationen:**
- Allergische Reaktion/anaphylaktischer Schock
- Aspiration
- Atemdepression
- Bronchospasmus
- Hypoxämie
- Hyperkapnie
- Herz-Kreislauf-Stillstand
- Herzrhythmusstörungen
- Hypothermie
- Hypertonie oder Hypotonie
- Laryngospasmus
- Luftembolie
- Maligne Hyperthermie
- Schwierige oder unmögliche Intubation.

Regionalanästhesie

> **Regionalanästhesie** (*Lokalanästhesie, örtliche Betäubung, lokale Betäubung*): Verfahren zur Schmerzausschaltung einer Körper*region* bei Operationen oder zur Schmerztherapie (➤ 1.1.1, ➤ 4.5.9) durch Applikation eines **Lokalanästhetikums.**
> Unterschieden werden:
> - Oberflächenanästhesie
> - Infiltrationsanästhesie (auch als intravenöse Regionalanästhesie)
> - Leitungsanästhesie
>   - Periphere Leitungsanästhesie (*periphere Nervenblockade*)
>   - Rückenmarksnahe Leitungsanästhesie (*zentrale Nervenblockade*).

**Lokalanästhetika** blockieren im Nerveninneren reversibel die Fortleitung der Erregung. Nach Abklingen der Wirkung des Lokalanästhetikums kehren die Empfindungen (Schmerz, Temperatur, Berührung, Druck) zurück. Da die Lokalanästhetika nach ihrer Injektion in das Gewebe auch in den Blutkreislauf aufgenommen werden, können sie systemische Nebenwirkungen hervorrufen, z. B.:
- Blutdruckabfall
- Bradykardie
- Übelkeit und Erbrechen
- Allergische Reaktion/anaphylaktischer Schock
- Intoxikation.

> Aufgrund dieser Risiken dürfen Leitungsanästhesien und intravenöse Regionalanästhesien nur bei liegendem venösem Zugang und kontinuierlicher Kreislaufüberwachung durch einen Arzt bei Anwesenheit einer qualifizierten Pflegekraft durchgeführt werden.

**Oberflächenanästhesie**

Anästhesie der Schleimhaut durch Aufsprühen eines Lokalanästhetikums (z. B. Lidocain 2 %, etwa in Xylocain®-Spray), z. B. auf die Rachenschleimhaut zur Gastroskopie oder auf die Bronchialschleimhaut zur Bronchoskopie, oder durch Auftragen einer anästhesierenden Creme (z. B. EMLA®-

Creme) auf die Haut, z. B. vor Anlage eines venösen Zugangs bei Kindern.

Durch die Schleimhautanästhesie im Rachen besteht erhöhte Aspirationsgefahr, deshalb sollte der Patient 2 Std. danach nüchtern bleiben.

### Infiltrationsanästhesie

Hierbei wird mit einer Kanüle ein Lokalanästhetikum in das Weichteilgewebe um das Operationsgebiet gespritzt. Dieses Verfahren dient zur Anästhesie kleiner, umschriebener Bezirke (z. B. Wundversorgung, Inzision). Die **intravenöse Regionalanästhesie** ist eine Sonderform der Infiltrationsanästhesie und ist indiziert bei Eingriffen an der oberen bzw. unteren Extremität, die in *Blutleere* vorgenommen werden.

Dazu ist ggf. eine Rasur des Operationsgebietes nötig.

### Periphere Leitungsanästhesien

Bei der **peripheren Leitungsanästhesie** (*periphere Nervenblockade*) wird ein Nervenbündel (*Plexus*, ➤ Abb. 4.18) oder ein einzelner Nerv mit Lokalanästhetikum umspritzt und so die Anästhesie im sensiblen Versorgungsbereich des Nerven(-bündels) herbeigeführt (➤ Abb. 4.19).

*Indikationen* der peripheren Leitungsanästhesie sind Eingriffe in lokal begrenzten Operationsgebieten, z. B. bei Eingriffen an den oberen oder unteren Extremitäten. Nachteile sind die lange Vorbereitungszeit (sorgfältiges Aufsuchen der Punktionsstelle, ggf ultraschallgesteuerte Punktion, ggf. elektrische Nervenstimulation, die Anschlagszeit von 10–30 Min.), eine höhere Versagerquote als bei anderen Anästhesieverfahren und die Gefahr, Nerven und Gefäße zu verletzen.

Eine Leitungsanästhesie ist unter den gleichen aseptischen Bedingungen wie eine Operation durchzuführen. Da schwerwiegende Nebenwirkungen auftreten können und prinzipiell auch ein Versagen der Regionalanästhesie möglich ist, muss der Eingriff wie bei einer Vollnarkose vorbereitet und durchgeführt werden (z. B. Nüchternheit des Patienten, Monitoring, Intubationsbereitschaft).

Zur Behandlung von Schmerzen, z. B. postoperativ, kann an die Nerven oder Nervenbündel über die Injektionskanüle ein Plastikkatheter eingebracht werden, über den kontinuierlich oder als Bolusgabe ein Lokalanästhetikum verabreicht wird.

### Rückenmarksnahe Regionalanästhesie

> **Spinalanästhesie** (*SPA*): Regionalanästhesie durch Injektion des Lokalanästhetikums in den liquorhaltigen **Subarachnoidalraum** (*Spinalraum*, ➤ Abb. 4.20).
> **Periduralanästhesie** (*PDA, Epiduralanästhesie*): Regionalanästhesie durch Injektion des Lokalanästhetikums in den **Epiduralraum** (➤ Abb. 4.21).

**Rückenmarksnahe Anästhesieverfahren** werden hauptsächlich bei Eingriffen unterhalb des Nabelniveaus durchgeführt, z. B. in der Geburtshilfe, bei Eingriffen am Urogenitaltrakt und an den unteren Extremitäten. Der Vorteil gegenüber der Vollnarkose besteht in der Schmerzausschaltung beim wachen und kooperativen Patienten. Die rückenmarksnahe Leitungsanästhesie ist außerdem ein kostengünstiges Verfahren.

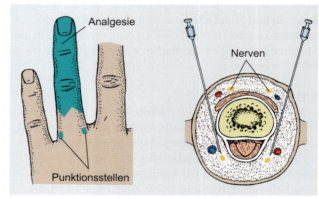

**Abb. 4.19** Leitungsanästhesie des Fingers (Oberst-Anästhesie). Mit zwei Injektionen an der Basis des Fingers werden alle vier Nerven betäubt. [L157]

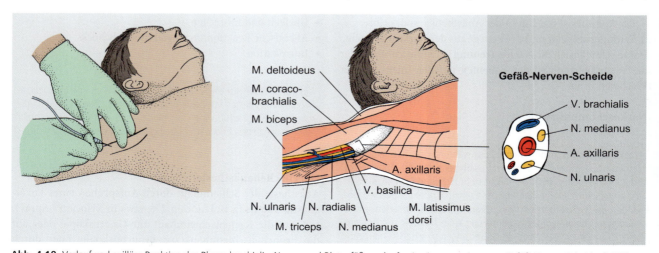

**Abb. 4.18** Verlauf und axilläre Punktion des Plexus brachialis. Nerven und Blutgefäße verlaufen in einer gemeinsamen Gefäß-Nerven-Scheide. [L157]

## 4.3 Grundlagen der Anästhesiologie

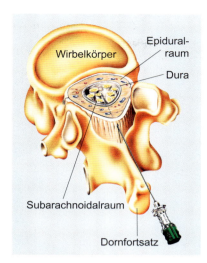

**Abb. 4.20** Schemazeichnung der Spinalpunktion. Die Spitze der feinen Kanüle liegt im liquorgefüllten Subarachnoidalraum, durch den die Fasern der Cauda equina (➤ 7.8) ziehen. [V152]

Kontraindikationen sind z. B. Störungen der Blutgerinnung, Antikoagulanzientherapie (➤ 9.5.4), bestimmte Herz-Kreislauf-Erkrankungen, Sepsis, Hypovolämie und Schock (➤ 3.3.1), Entzündung an der Einstichstelle im Rücken sowie Ablehnung durch den Patienten.

> **Besonderheiten beim Aufklärungsgespräch zur Regionalanästhesie**
> • Patienten mit Operationsangst bietet der Anästhesist eine zusätzliche Sedierung an
> • Zusätzlich werden Patienten mit Leitungsanästhesien über eine mögliche Allgemeinanästhesie bei unzureichender Schmerzausschaltung aufgeklärt.

### Unerwünschte Wirkungen
Durch die Gefäßweitstellung kommt es nach rückenmarksnaher Regionalanästhesie häufig zunächst zu einem Wärmegefühl der Beine mit anschließendem Blutdruckabfall. Prophylaktisch erhält der Patient daher zuvor ca. 500 ml Elektrolytlösung. Zusätzlich kann ein Antihypotensivum (z. B. Akrinor®) gegeben werden. Um einen Blutdruckabfall rechtzeitig zu erkennen, sind die Vitalparameter engmaschig zu überwachen.

### Spinalanästhesie
Bei der **Spinalanästhesie** erfolgt die Punktion des Liquorraums meist am sitzenden oder seitlich liegenden Patienten. Der Patient beugt sich hierbei nach vorn („Katzenbuckel"), wobei sich die Zwischenwirbelräume vergrößern und die Punktion erleichtert wird. Für die Punktion werden spezielle Kanülen verwendet, über die nach Aspiration von Liquor das Lokalanästhetikum injiziert werden kann. Nach etwa 10 Min. sind in der unteren Körperhälfte die Motorik und Sensibilität ausgeschaltet. Die Betäubung hält je nach Anästhetikum und Konzentration 1–3 Std. (selten bis zu 4–6 Std.) an.

Die Spinalanästhesie wird in der Regel als einmalige Gabe („Single shot") verabreicht. Es kann aber auch über einen dünnen Katheter kontinuierlich oder wiederholt Anästhetikum eingebracht werden.

Postoperative Überwachung nach Spinalanästhesie:
- **Kreislauf-**, **Blutdruck-** und **Pulskontrollen** wie nach anderen Narkoseverfahren
- **Postoperativer Harnverhalt.** Aufgrund der Betäubung nimmt der Patient den Harndrang nicht wahr. Der Harnverhalt ist gelegentlich Ursache eines unerklärlichen Bluthochdrucks nach rückenmarksnaher Regionalanästhesie
- **Kopf-** und **Rückenschmerzen.** Eine spezifische Komplikation ist der **postpunktionale** (*postspinaler*) **Kopfschmerz,** der typischerweise etwa 24–48 Std. nach der Punktion auftritt. Er ist häufiger zu beobachten bei jungen Patienten, wenn mehrere Punktionsversuche notwendig waren sowie bei Verwendung dickerer Punktionsnadeln. Ursache ist wahrscheinlich ein Liquorverlust über die Punktionsstelle
- **Neurologische Symptome.** Auf Rückkehr der Sensibilität und Motorik im anästhesierten Bereich achten.

### Periduralanästhesie
Bei der **Periduralanästhesie** (*PDA*) wird das Lokalanästhetikum in den Epiduralraum (*Periduralraum*) injiziert, d. h. zwischen *Ligamentum flavum* (Band zwischen den Wirbelbögen) und Dura mater (➤ Abb. 4.21). Entscheidend für die Ausbreitung ist die injizierte Menge. Je mehr Lokalanästhetikum injiziert wird, desto mehr Segmente werden blockiert. Als Faustregel für die Dosierung gilt: 1–1,5 ml Lokalanästhetikum pro Segment, beim älteren Menschen sowie schwangeren Frauen weniger.

Das Lokalanästhetikum diffundiert aus dem Periduralraum durch die Dura zu seinem Hauptwirkort, den Spinalnerven-

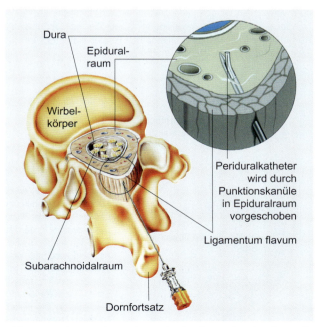

**Abb. 4.21** Schemazeichnung der Periduralpunktion. Die Spitze der Kanüle liegt im Periduralraum. Das Ausschnittsbild zeigt im Detail das Vorschieben eines Periduralkatheters. [V152]

wurzeln. Durch den längeren Weg ist die Anschlagszeit bei der PDA mit etwa 20–30 Min. deutlich länger als bei der Spinalanästhesie. Die Betäubung bei der PDA ist meist nicht so vollständig wie bei einer Spinalanästhesie, d. h. der Patient hat zwar keine Schmerzen, kann jedoch evtl. Druck, Zug und Berührung spüren. Dies ist z. B. in der Geburtshilfe erwünscht, da die Gebärende dann trotz PDA noch mitpressen kann.

**Kaudal-** oder **Sakralanästhesie:** Sonderform der PDA mit Injektion des Lokalanästhetikums in den Sakralkanal des Kreuzbeins.

### Katheter-Periduralanästhesie

Für länger dauernde Eingriffe hat sich die **Katheter-PDA** (*kontinuierliche Epiduralanästhesie*) bewährt. Dabei schiebt der Anästhesist einen **Periduralkatheter** (*PDA-Katheter, PDK*) durch die Punktionsnadel vor und entfernt die Kanüle anschließend (➤ Abb. 4.22). Die Pflegenden führen den Katheter z. B. am Rücken entlang Richtung Kopf und fixieren das Ende auf Schulterhöhe (➤ Abb. 4.22, ➤ Abb. 4.23). Über den Katheter sind Lokalanästhetika-(Nach-)Injektionen ohne Lageveränderung des Patienten möglich, z. B. bei unerwarteter Verlängerung der Operation. Nach der Operation wird der PDK meist zur postoperativen Schmerztherapie genutzt.

Wichtigste Komplikation ist die Dislokation der Katheterspitze in ein Blutgefäß oder in den Spinalraum mit nachfolgender Spinalanästhesie, die wegen der großen Menge der hier verwendeten Lokalanästhetika lebensbedrohlich sein kann.

> **VORSICHT**
> Das Ende des Periduralkatheters deutlich als solches kennzeichnen, damit es z. B. bei Pflasterfixierung an Schulter/Hals nicht mit einem ZVK verwechselt werden kann. Sowohl die versehentliche Injektion von Lokalanästhetika ins Venensystem als auch die Injektion/Infusion von i. v.-Medikamenten/Infusionen in den Periduralkatheter können lebensbedrohlich sein.

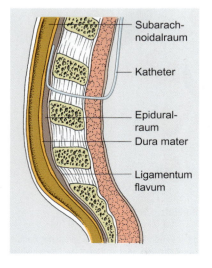

**Abb. 4.22** Lage eines PDKs im Epiduralraum und Verlauf auf der Haut. Das proximale Ende des etwa 1 m langen Katheters wird neben der Wirbelsäule nach oben zur Schulter geführt, sodass ohne Lageveränderung des Patienten bei Bedarf Lokalanästhetikum nachinjiziert werden kann. [L157]

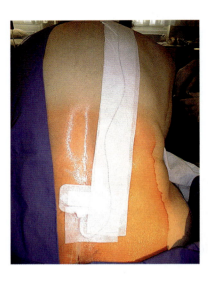

**Abb. 4.23** Der Periduralkatheter wird wellenförmig auf dem Rücken fixiert, damit er nicht herausrutscht, wenn der Patient den Rücken beugt. [M161]

### Kombination PDK und Vollnarkose

Bei einer Kombination beider Verfahren kann der Katheter intraoperativ zur Analgesie genutzt werden (geringerer Narkosemittelbedarf) und postoperativ zur weiteren Schmerztherapie, z. B. im Rahmen von Fast Track-Konzepten, etwa bei der Kolon-Chirurgie.

### Pflege

Pflege bei liegendem Periduralkatheter

- **Aseptischer Verbandswechsel** an der Eintrittsstelle mit Lagekontrolle, tgl. Injektionsfilter wechseln
- **Patientenbeobachtung.** Hinsichtlich allergischer Reaktionen (z. B. Hautquaddeln, Juckreiz, Atemnot) und Überdosierungen, z. B. Muskelzittern, Taubheitsgefühl von Zunge und Lippen, Sehstörungen
- **Vorsichtige Mobilisation.** Ggf. Ausfall oder Beeinträchtigung der sensorischen und motorischen Nerven d. h. evtl. Schwäche der Beine bzw. Minderung der Gefühlsempfindung
- **Essen und Trinken.** Bei stabiler Herz-Kreislauf-Situation und Atmung sowie dem Abklingen der Sedierung (mit vollständiger Rückkehr der Schutzreflexe) kann der Patient trinken. Verträgt er die orale Flüssigkeitszufuhr gut, kann der Patient auch essen.

## 4.3.4 Anästhesie-Einleitung

Nach der Einschleusung wird der Patient in den Einleitungsraum der Anästhesie gebracht.

Arzt und Pflegende stellen sich dem Patienten vor und überprüfen seine Identität sowie die notwendigen Unterlagen. Sie vergewissern sich, dass er nüchtern ist und in den vergangenen Stunden nicht geraucht hat. Hat der Patient Zahnprothesen, Schmuck, Brille oder Hörgerät bei sich, entfernen die Pflegenden diese Gegenstände und kennzeichnen sie mit dem Namen des Patienten.

## 4.4 Ablauf einer Operation

**VORSICHT**
Die Pflegenden lassen den prämedizierten Patienten im Einleitungsraum niemals allein.

Abhängig vom Anästhesieverfahren werden vor oder nach der Narkoseeinleitung weitere Maßnahmen durchgeführt, z. B. Legen einer peripheren Verweilkanüle oder eines ZVK, Legen eines arteriellen Katheters zur kontinuierlichen Blutdruckmessung und zur Gewinnung von Blutgasproben, Legen eines Blasendauerkatheters oder einer rektalen Temperatursonde, Aufbringen von EKG-Elektroden.

> Der Anästhesist und die Pflegenden der Anästhesieabteilung stellen sicher, dass der Kopf und der Infusionsarm ordnungsgemäß gelagert und jederzeit zugänglich sind. Dieses Team ist während der Operation zuständig für die Überwachung der vitalen Funktionen und die Aufrechterhaltung der Narkose.

### 4.4 Ablauf einer Operation

#### 4.4.1 Aufnahme des Patienten im Operationstrakt

*Einschleusen des Patienten* ➤ 4.1.9

Die aufnehmende Pflegekraft stellt sich mit Namen und Berufsbezeichnung vor und nimmt dazu den Mundschutz ab. Sie vergewissert sich, dass der Patient bequem liegt und achtet darauf, dass die Intimsphäre gewahrt bleibt. Bei Bedarf erhält der Patient eine Decke. Die Pflegekraft informiert den Patienten über das weitere Vorgehen. Pflegende achten außerdem auf Schmerzäußerungen und bitten ggf. den Anästhesisten, vorab ein Schmerzmittel zu verabreichen.

#### 4.4.2 Lagerung des Patienten

Nachdem der Anästhesist die Narkose eingeleitet hat, wird der Patient in den Operationssaal gefahren. Der fahrbare Operationstisch wird über die im Boden eingebaute Säule geschoben, die Säule hochgefahren und die Transportvorrichtung entfernt (➤ Abb. 4.24).

Anschließend wird der Patient entsprechend der geplanten Operation gelagert. Verantwortlich für die korrekte Lagerung ist der Operateur. Bei unkomplizierten Lagerungen delegiert der Operateur das Lagern meist an die Pflegenden und kontrolliert abschließend die Körperposition. Während komplizierter Lagerungen sollte der Operateur anwesend sein, um eine intraoperative Umlagerung mit dem Risiko einer Kontamination des Operationsbereichs zu vermeiden.

> **Ziele der Lagerung zur Operation**
> - Der Operateur hat einen guten Zugang zum Operationsgebiet und kann ungehindert arbeiten
> - Das Anästhesie-Team kann die Vitalzeichen des Patienten sicher überwachen und den Anästhesieverlauf kontrollieren und steuern
> - Der Patient liegt sicher und stabil auf dem Operationstisch und erleidet keine lagerungsbedingten Folgeschäden, z. B. Druckstellen oder Nervenläsionen.

### Prophylaxe von Lagerungsschäden

Um **Lagerungsschäden** zu verhindern, gelten folgende Grundregeln:
- Druckempfindliche Körperregionen, z. B. Schienbeinkanten, Wadenbeinköpfchen (Nähe zum N. peroneus) und Ellenbogen (Nähe zum N. ulnaris) gesondert polstern

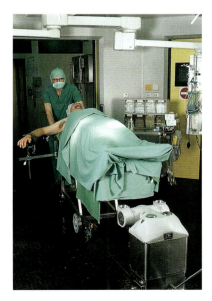

**Abb. 4.24** Der Operations- oder Anästhesiepfleger bringt den Patienten vom Einleitungsraum in den Operationssaal. [K183]

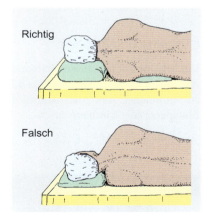

**Abb. 4.25** Bei der Seitenlagerung wird der Kopf ausreichend gestützt, sodass die Halswirbelsäule gerade liegt. [L190]

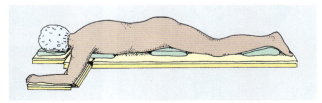

**Abb. 4.26** In Bauchlage müssen die Augen frei liegen. Knie und Zehen dürfen wegen der Dekubitusgefahr nicht aufliegen. [L190]

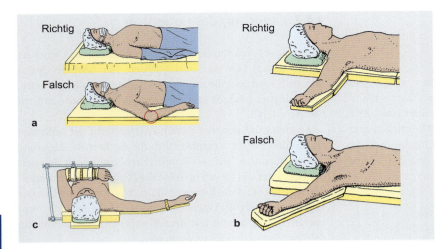

**Abb. 4.27 Armlagerung während Operationen.** [L190] **a)** Der Arm wird gepolstert und so an den Körper *angelegt,* dass er ganz auf dem Operationstisch aufliegt, um Druckschäden des N. ulnaris zu vermeiden. **b)** *Der ausgelagerte Arm* (Infusionsarm) liegt leicht angewinkelt in Supinationsstellung (Handfläche nach oben) auf einer gut gepolsterten Armschiene. Um eine Zerrung des Plexus brachialis zu vermeiden, darf er nicht mehr als 90° abduziert und nicht unter Schulterniveau gesenkt sein. **c)** Der *hochgebundene Arm* wird mit gepolsterten Manschetten am Metallbügel befestigt. Arbeitet der Operateur mit dem HF-Gerät, darf der Arm des Patienten den Narkosebügel aus Metall nicht berühren.

- Bei Patienten in schlechtem Allgemeinzustand und bei längeren Operationen Kreuzbein zur Dekubitusprophylaxe gesondert unterpolstern
- Extremitäten gegen Herabfallen sichern
- Überstrecken von Gelenken vermeiden
- Bei Seitenlagerung auf achsengerechte Ausrichtung der Wirbelsäule achten, dazu Kopf ausreichend stützen (> Abb. 4.25)
- Beine nicht über den Operationstisch hinausragen lassen und nicht überkreuzt lagern (Gefahr von Druckstellen im Bereich der Achillessehnen oder des Kniegelenks)
- Arme nicht über 90° abduzieren; Gefahr der Plexus brachialis-Zerrung (> Abb. 4.27)
- Abschnürungen durch zu enge Fixiergurte vermeiden
- Bei Eingriffen in Bauchlage darauf achten, dass die Augäpfel frei liegen, da sonst Sehstörungen bis hin zur Erblindung drohen. Dazu den Kopf des Patienten in einem speziellen Kopfhalter lagern (> Abb. 4.26).

## Blutsperre und Blutleere

Um bei Operationen an den Extremitäten eine bessere Übersicht über das Operationsgebiet zu haben und den Blutverlust zu minimieren, führt der Chirurg diese Eingriffe häufig in **Blutsperre** oder **Blutleere** durch.

### Blutsperre

Die **Blutsperre** bewirkt die Unterbrechung der Blutzufuhr. Dazu wird vor der Hautdesinfektion (> 4.4.3) eine aufblasbare Druckmanschette faltenfrei um die Extremität gelegt. Durch Hochhalten der Extremität fließt das Blut ab. Danach wird die Manschette mit Hilfe eines Druckgeräts aufgepumpt. Die genaue Höhe des Drucks legt der Operateur fest. In jedem Fall muss der Druck höher sein als der systolische Blutdruck, damit kein arterielles Blut mehr in die Extremität fließt. Richtwerte sind ca. 250 mmHg für den Oberarm und ca. 350 mmHg für den Oberschenkel.

### Blutleere nach Esmarch

Bei der **Blutleere nach Esmarch** (> Abb. 4.28) wird die Extremität nach Anlegen der Druckmanschette zunächst ausgewickelt. Danach wird die Druckmanschette aufgepumpt (Blutsperre) und die Gummibinde wieder abgewickelt.

### Dauer von Blutsperre und Blutleere

Blutsperre und Blutleere dürfen maximal 2 Std. aufrechterhalten werden, da es sonst zu Nervenläsionen oder anderen Gewebeschäden kommen kann. Der Springer dokumentiert den Zeitpunkt von Beginn und Ende der Blutsperre/-leere im Operationsprotokoll.

Sind diese 2 Std. für die Operation nicht ausreichend, muss entweder ohne Blutsperre/-leere weiteroperiert oder die Blutsperre für 20–30 Min. aufgehoben und danach erneut angelegt werden.

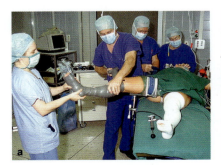 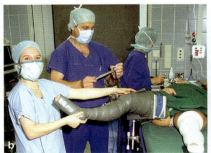 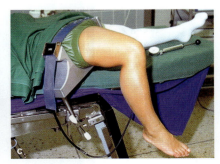

**Abb. 4.28 Anlegen einer Oberschenkelblutleere nach Esmarch.** [M120] Auswickeln des Beines mit einer breiten elastischen Gummibinde von distal **(a)** nach proximal. Die Extremität wird dabei leicht angehoben **(b)**. Nach Aufpumpen der Druckmanschette besteht Blutleere **(c)**.

**Tab. 4.2** Verschiedene intraoperative Lagerungsarten und typische in dieser Lagerung durchgeführte Operationen. [L157]

| Lagerung | Indikation |
|---|---|
| Rückenlage | • Abdominelle Eingriffe, z. B. Appendektomie, Darmresektion, Cholezystektomie<br>• Implantation einer Hüft-TEP<br>• Herzchirurgische Eingriffe, z. B. Bypassoperation oder Klappenersatz<br>• Handoperationen |
| Bauchlage | • Eingriffe an der Wirbelsäule, z. B. bei instabiler Fraktur, Tumoren, Skoliose-Operationen, Bandscheibenoperationen<br>• Schwenklappen-Operationen zur Deckung von Hautdefekten bei sakralem Dekubitus |
| Seitenlage | • Thoraxchirurgische Eingriffe, z. B. Lungenteilresektion<br>• Nierenoperationen, z. B. Nephrektomie<br>• Implantation einer Hüft-TEP (wird in Deutschland meist in Rückenlage durchgeführt)<br>• Eingriffe an der Wirbelsäule (müssen oft in Bauchlage vorgenommen werden) |
| Steinschnittlage | • Transanale Entfernung von Rektumtumoren<br>• Hämorrhoiden-Operation<br>• Eröffnung von Perianalabszessen<br>• Transurethrale Eingriffe in der Urologie, z. B. TUR-Prostata |
| Oberkörperhochlage | • Schilddrüsenoperation<br>• Konventionelle Tracheotomie<br>• Operative Stabilisierung einer Humeruskopffraktur |
| Lagerung auf dem Extensionstisch | • Operative Versorgung von Frakturen, z. B. Oberschenkel-Marknagel oder Verriegelungsnagel (Extensionstisch erleichtert Reposition der Fraktur und Halten des Repositionsergebnisses) |

## Kontraindikationen

Blutsperre und Blutleere nach Esmarch erhöhen das Thromboserisiko, deshalb sind sie kontraindiziert bei Patienten, deren Thromboserisiko unabhängig davon bereits erhöht ist, z. B. Patienten mit vorangegangenen Beinvenenthrombosen oder starken Varizen. Die Blutleere ist darüber hinaus kontraindiziert bei Infektionen an der betroffenen Extremität (Gefahr der Ausbreitung der Infektion durch Auswickeln) sowie bei Frakturen wegen der Dislokationsgefahr (➤ 7.5.2).

### 4.4.3 Hautdesinfektion und steriles Abdecken

#### Hautdesinfektion

Nach der Lagerung (➤ Tab. 4.2) wird die Haut im Operationsgebiet großflächig desinfiziert. Dazu werden sterile Tupfer in eine sterile Kornzange geklemmt und mit gefärbter Desinfektionslösung getränkt. Das Operationsfeld wird mehrmals von innen nach außen abgewaschen. Durch die Farbe der Lösung lässt sich erkennen, welche Bereiche bereits abgewaschen wurden.

Da viele Hautdesinfektionsmittel Jod enthalten, ist es für das Operationsteam wichtig zu wissen, ob der Patient eine **Jodallergie** hat. Die Pflegenden fragen den Patienten deshalb präoperativ danach. Ist der Patient allergisch gegen Jod, dokumentieren die Pflegenden dies deutlich sichtbar in der Patientenkurve.

> **VORSICHT**
> Das Hautdesinfektionsmittel darf weder zwischen Patientenhaut und Neutralelektrode noch zwischen Patientenhaut und Blutleere-Manschette gelangen. Unter der Neutralelektrode können bei Einsatz des HF-Chirurgiegeräts (➤ 4.4.4) Verbrennungen entstehen und unter der Blutleere-Manschette können sich ausgedehnte Blasen bis hin zu Nekrosen bilden. Damit dies nicht geschieht, wird die Manschette gegenüber dem Operationsgebiet sorgfältig abgedichtet (Manschette mit einem Gummivliestuch unterlegen und nach distal mit Klebestreifen abkleben, ➤ Abb. 4.28).

#### Steriles Abdecken

Nach Abwarten der Einwirkzeit decken der Operateur und die Assistenten den Patienten steril ab. Nur das Operationsfeld und der Kopf (Ausnahme: Eingriffe an Hals oder Kopf) bleiben unbedeckt. Zum Anästhesie-Team hin, das in aller Regel am Kopf des Patienten arbeitet, wird ein steriles Tuch nach oben gezogen, sodass ein „Vorhang" zwischen „sterilen" Operateuren und „unsterilem" Anästhesie-Team entsteht (➤ Abb. 4.29).

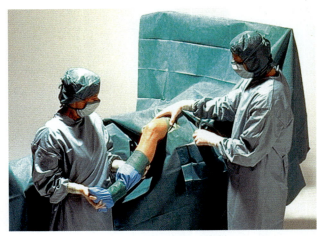

**Abb. 4.29** Frei beweglich abgedeckte Extremität zur Arthroskopie. [V220]

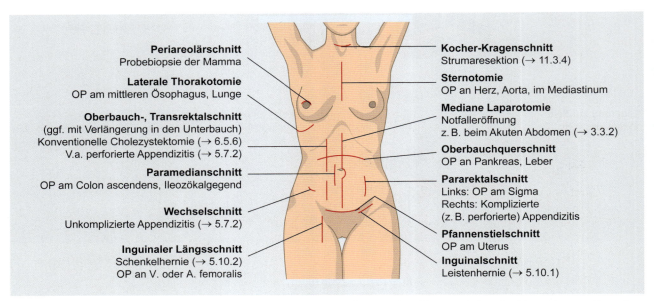

**Abb. 4.30** Häufige Schnittführungen mit Beispielen typischer Operationen. Die wichtigsten Schnittführungen sind standardisiert, sodass man bis zu einem gewissen Grad von der späteren Narbe auf die durchgeführte Operation schließen kann. [L190]

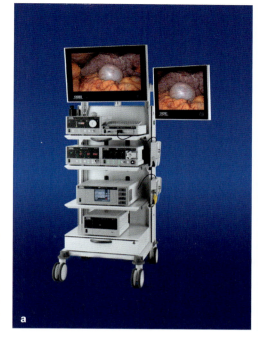
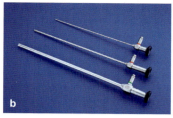
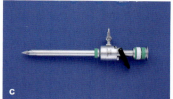
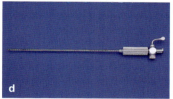

**Abb. 4.31 Apparate und Instrumente zur laparoskopischen Chirurgie.** [V221]
a) Der Laparoskopie-Turm mit verschiedenen Geräten für die laparoskopische Chirurgie. b) Laparoskope mit Anschlüssen für das Lichtleitkabel und die Videokamera. c) Arbeitstrokar zum Einführen verschiedener Instrumente. d) Verres-Nadel zum Anlegen des Pneumoperitoneums.

## 4.4.4 Durchführung der Operation

Nach dem Hautschnitt (Schnittführungen ➤ Abb. 4.30) wird das Subkutangewebe durchtrennt. Je nach Operation erreicht der Operateur als nächstes häufig eine Muskelfaszie, die er möglichst in Hauptfaserrichtung durchtrennt. Ist das entsprechende Organ erreicht, führt er die geplante Operation durch.

Die Sicht des Operateurs ist für den Ablauf der Operation von essentieller Bedeutung. Es ist die Aufgabe des Assistenten, stets für eine optimale Sicht auf das Operationsgebiet zu achten. Die Lichteinstellung aus wechselnden Positionen verschafft dem Operateur einen guten Überblick.

## 4.4.5 Minimal-invasive Eingriffe

Bei der minimal-invasiven Chirurgie (*MIC*, ➤ Abb. 4.32) verzichtet der Chirurg auf eine große Eröffnung der erkrankten Körperregion bzw. der Körperhöhle. Stattdessen führt er über einen kleinen Hautschnitt ein Endoskop ein, über das er das zu operierende Organ per Bildschirm ansehen und mit Hilfe endoskopischer Instrumente (➤ Abb. 4.31) operieren kann. Außer für eine diagnostische Endoskopie wird meist mindestens ein weiterer Zugang benötigt, um die notwendigen Instrumente einbringen zu können. (➤ Abb. 4.32).

Der technische Fortschritt bringt beständig ausgereiftere Instrumente für die MIC hervor. Mit ihnen können immer mehr operative Eingriffe in minimal-invasiver Technik durchgeführt werden. Für die Patienten bietet die MIC die Vorteile kleiner, kaum sichtbarer Narben, reduzierter postoperativer Schmerzen und einer kurzen Krankheits- und Rehabilitationsphase.

Treten im Verlauf der MIC endoskopisch nicht behebbare Komplikationen auf, muss der Chirurg den minimal-invasiven Eingriff abbrechen und auf ein offenes (konventionelles) Operationsverfahren umsteigen.

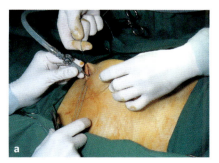
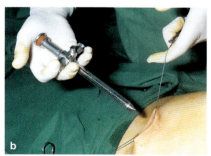
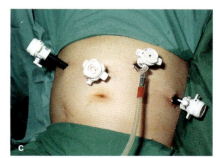

**Abb. 4.32 Durchführung eines laparoskopischen Eingriffs.** [K183] a) Nach Durchstechen der Bauchmuskelfaszie wird die Bauchdecke an beiden Fäden hochgezogen. Die Bauchhöhle kann mit der Verres-Nadel ohne hohes intraabdominelles Verletzungsrisiko punktiert werden. Das Pneumoperitoneum wird angelegt. b) Einführen des ersten Trokars. In diesen wird anschließend die Optik eingeführt. c) Unter endoskopischer Sicht hat der Operateur drei weitere Trokare platziert. Darüber werden nun die verschiedenen Instrumente eingeführt.

### 4.4.6 Wunddrainagen

*Pleuradrainage* ➤ 10.4.2
*T-Drainage* ➤ 6.5.1
*Spül-Saugdrainagen* ➤ 8.11.1
*Drainagen in der Urologie* ➤ 12.4

Ist der eigentliche operative Eingriff beendet und wird postoperativ ein vermehrter Blut- bzw. Sekretfluss erwartet, legt der Operateur vor dem Wundverschluss eine oder mehrere **Drainagen** (engl. to drain = *ableiten, trockenlegen*) in das Operations- oder Wundgebiet ein (➤ Abb. 4.33). Die Ableitung von Blut und Wundsekret senkt das Infektionsrisiko und beugt einer Spannung und Nahtdehiszenz vor. *Zieldrainagen* im Bereich von Anastomosen lassen frühzeitig eine Anastomoseninsuffizienz erkennen. In diesem Fall nimmt die Menge des Sekrets zu und das Aussehen verändert sich.

Drainagen können nach Indikation und Funktion eingeteilt werden.

#### Indikation
- **Präventive** (*vorbeugende*) **Ableitungen.** Die Drainagen werden prophylaktisch zur Ableitung von Blut oder Wundsekret eingesetzt. Beispiel: Redon-Drainage im Wundgebiet
- **Kurative Ableitungen.** Die Drainagen werden als Therapie eingesetzt, z. B. bei Abszessen, Hämatomen, Flüssigkeitsansammlungen. Beispiel: Bülaudrainage bei Hämatothorax.

#### Funktion
- **Passive Drainagen.** Sie leiten Flüssigkeiten aufgrund der Schwerkraft und des Kapillardrucks ab. Sie sind dadurch wenig steuerbar, aber in der Handhabung meist einfach. Beispiele: Easy-Flow- und Robinson-Drainage
- **Aktive Drainagen.** Sie arbeiten mit Unterdruck (*Sog*). Dazu werden spezielle Saugvorrichtungen/Pumpen oder Vakuumbehältnisse benötigt. Abhängig von der Drainage ist der Sog steuerbar oder nicht. Aktive Drainagen sind effizienter als passive. Beispiele: Redon-Drainiage, Bülaudrainage
- **Offene Drainagen.** Das Ableitungsrohr endet über dem Hautniveau, das Sekret fließt in den Verband. Bei offenen Drainagen handelt es sich immer um passive Drainagen. Nachteile sind die Gefahr der Hautmazeration durch den ständig feuchten Verband und eine erhöhte Infektionsgefahr. Beispiele: Penrose-Drainage, Gummilasche
- **Halboffene** (**-geschlossene**) **Drainagen.** Zwischen Drainageschlauch und Sekretbeutel besteht eine trennbare Verbindung. Diese Drainagen können passiv oder aktiv arbeiten. Beispiele: Easy-Flow-Drainage, Redon-Drainage
- **Geschlossene Drainage.** Drainageschlauch und Sekretbeutel sind untrennbar miteinander verbunden. Über einen Ablasshahn kann der Beutel entleert werden. Ggf. verhindert ein Ventil den Rücklauf des Sekrets. Diese Drainagen können passiv oder aktiv arbeiten. Beispiele: Robinson-Drainage, Jackson-Pratt-Drainage.

#### Ausleiten und Beschriften der Drainagen

Nur bei kleinen, oberflächlichen Wundhöhlen werden Drainagen durch die Operationswunde ausgeleitet. Ansonsten werden sie über eine speziell für die Drainage angelegte Inzision neben der Wunde nach außen verlegt, sodass sie die Wundheilung der Operationswunde nicht stören.

Legt der Operateur mehrere Drainagen ein, beschriftet er sie, sodass für die Pflegenden nachvollziehbar ist, welche Drainage wo liegt. Dies ist zum einen wichtig, um postoperativ einschätzen zu können, ob abgeleitetes Sekret dem Eingriff entspricht (z. B. ist galliges Sekret aus einer T-Drainage anfangs „normal", aus einer Zieldrainage jedoch Zeichen einer Anastomoseninsuffizienz). Zum andern kann bei Veränderungen des Sekrets sofort auf die Lokalisation der Drainage und damit auf mögliche Ursachen geschlossen werden.

#### Drainagen ohne Sog

In kleine, oberflächliche Wundhöhlen legt der Operateur meist **Drainagen ohne Sog.** Diese leiten das Wundsekret durch den Kapillareffekt (*Dochtwirkung*) ab. Sie verhindern einen Sekretstau, da die Wunde an der Austrittsstelle der Drainage offen bleibt und Sekret abfließen kann. Bei der Easy-Flow- und Silikon-Kurzdrainagen wird das Wundsekret meist in einen Adhäsivbeutel (auch *Easy-Flow-Beutel,* selbstklebender Sekretbeutel ähnlich dem Enterostoma-Beutel, ➤ Abb. 4.34) abgeleitet (*halb offenes Drainagesystem*). Bei Penrose-Drainagen oder Gummilaschen wird das Sekret meist in die Wundauflage abgeleitet (*offene Ableitung*).

Easy-Flow-, Silikon-Kurz-, Penrose-Drainagen und Gummilaschen sind meist nicht an der Haut des Patienten fixiert, sondern lediglich mit einer sterilen Sicherheitsnadel versehen, die verhindert, dass die Drainage in die Wunde hineinrutscht. Selten fixiert der Operateur sie mit der letzten Hautnaht. [5]

> **VORSICHT**
> Drainagen in der Bauchhöhle dürfen wegen der Gefahr der Darmwandschädigung nie an einen Sog angeschlossen werden.

#### Robinson-Drainage

Die **Robinson-Drainage** ist ein *geschlossenes* Wunddrainagesystem, bei dem der Drain fest mit dem Beutel verbunden ist, d. h. der Beutel kann nicht gewechselt, sondern lediglich über

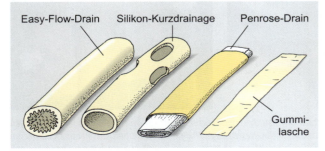

**Abb. 4.33** Wunddrainagen. [L190]

## 4.4 Ablauf einer Operation

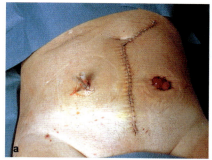
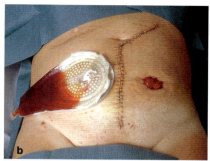

**Abb. 4.34** Wundversorgung mit Easy-Flow-Drainagen. Das Sekret wird in einen Adhäsivbeutel abgeleitet. [K183]

einen Ablaufstutzen entleert werden (➤ Abb. 4.35). Ein Ventil verhindert, dass Sekret in die Wunde zurückfließt, falls der Beutel sich versehentlich über dem Niveau der Wunde befindet. Die Robinson-Drainage wird **intraabdominell** verwendet und arbeitet ohne Sog.

### Drainagen mit Sog

Die **Redon-Saugdrainage** besteht aus zwei Teilen (➤ Abb. 4.36):
- Einem nicht komprimierbaren *Kunststoffschlauch*. Eines seiner Enden verbleibt in der Wunde und weist Löcher zur Aufnahme des Sekrets auf. Das andere Ende wird intraoperativ auf einen Spieß gesteckt. Mit diesem Spieß durchsticht der Operateur in mindestens 5 cm Abstand von der Wunde die Haut von innen nach außen, zieht den aufgesteckten Drainageschlauch nach außen und schließt ihn an die Vakuum-Saugflasche an. Damit der Drainageschlauch nicht versehentlich herausgerissen wird, fixiert der Operateur ihn meist mit einer Naht
- Einer *Vakuum-Saugflasche*. Diese besteht meist aus Kunststoff (Einwegmaterial), selten aus Glas (sterilisierbar), und ist mit einer Klemme versehen, die erst nach der Hautnaht (➤ 4.4.7) geöffnet wird, damit sich das Vakuum nicht ausgleicht. Die Flaschen gibt es in verschiedenen Größen. Bei Bedarf wechseln die Pflegenden die Vakuum-Saugflasche unter sterilen Kautelen (➤ 2.4).

Redon-Drainagen liegen meist im Gelenk (*intraartikulär*), unter der Muskelfaszie (*subfaszial*) oder im Unterhautfettgewebe (*subkutan*). Der Sog zieht die Wundflächen zusammen, die dadurch schneller verkleben und zusammenwachsen. [6]

### 4.4.7 Wundverschluss und Verbandsanlage

Nachdem der Operateur die eigentliche Operation durchgeführt und ggf. Wunddrainagen eingelegt hat, verschließt er die Wunde schichtweise. Dabei adaptiert er die durchtrennten anatomischen Strukturen möglichst genau. Dies soll zum einen die physiologische Funktion der Gewebe (weitgehend) wiederherstellen, zum anderen Wundhöhlen vermeiden, die sich mit Blut und Gewebeflüssigkeit füllen können und dann einen Infektionsherd darstellen würden. Nach der Hautnaht werden eingelegte Redon-Drainagen durch Lösen der Klemmen unter Sog gesetzt.

### Chirurgische Nadeln

**Nadelformen**
**Chirurgische Nadeln** sind meist halbkreisförmig gebogen. Sie sind in verschiedenen Größen und Krümmungsradien (➤ Abb. 4.37) erhältlich, um den unterschiedlichen Geweben und ihren Erfordernissen gerecht zu werden. Je stärker die Na-

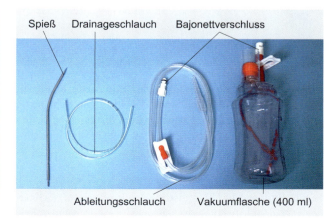

**Abb. 4.35** Bestandteile einer Robinson-Drainage. [K183]

**Abb. 4.36** Bestandteile einer Redon-Saugdrainage. [K183]

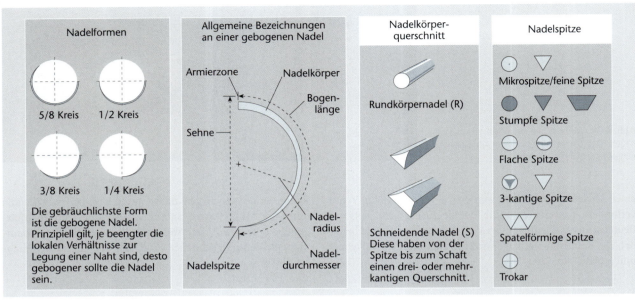

Abb. 4.37 Charakteristika chirurgischer Nadeln. [L190]

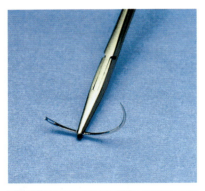

Abb. 4.38 Nadelhalter und Nadel mit Nadelöhr. [K183]

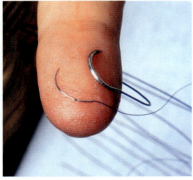

Abb. 4.39 Atraumatisches Nahtmaterial. [K183]

del gebogen ist, desto näher liegen Ein- und Ausstichstelle zusammen. Das ist ein Vorteil, wenn die Operationsverhältnisse sehr eng sind. Zum Nähen benötigt der Chirurg einen Nadelhalter (➤ Abb. 4.38). Gerade geformte Nadeln sind Spezialindikationen vorbehalten.

### Nadelkörperquerschnitt

Es gibt Rundnadeln (*R*) und schneidende Nadeln (*S*). Schneidende Nadeln haben von der Spitze bis zur Kante einen drei- oder mehrkantigen Querschnitt

### Nadelspitze

Neben den Nadelkörperquerschnitt spielt die Nadelspitze eine entscheidende Rolle. Es gibt unterschiedliche Nadelspitzen, z. B. Mikrospitze, stumpfe Spitze, flache Spitze, dreikantige Spitze, spatelförmige Spitze.

Nadelkörperquerschnitt und Nadelspitze werden mit Buchstaben und Symbolen auf der Packung beschrieben.

### Verbindung von Nadel und Faden

- **Nadeln, in deren Nadelöhr der Faden eingefädelt werden muss** sind heute nur noch selten im Einsatz, v. a. weil die Doppelung des Fadens das Gewebe stärker traumatisiert
- **Atraumatische Nadeln:** Nadel und Faden sind fest miteinander verbunden. Diese Verbindung ist fast stufenlos, sodass das Gewebe beim Nähen weniger traumatisiert wird. (➤ Abb. 4.39).

## Chirurgisches Nahtmaterial

### Fadenstärke

Fäden stehen in unterschiedlichen Stärken zur Verfügung. Sie wurden bis vor wenigen Jahren noch nach der **United States Pharmacopia** (*Amerikanisches Arzneibuch, USP*) angegeben. Für Hersteller in der EU ist das **Europäische Arzneibuch** (*EP*) verpflichtend. Die Stärkenbezeichnung ist *metric*; 1 metric = 0,1 mm.

### Fadenmaterial

Moderne **resorbierbare Fäden** bestehen fast immer aus synthetischem Material (➤ Abb. 4.40). Da sich die Fäden auflösen, verbleiben keine Fremdkörper im Gewebe. Die verbleibende Reißfestigkeit und die Resorptionszeit unterscheiden sich bei den verschiedenen Produkten.

## 4.4 Ablauf einer Operation

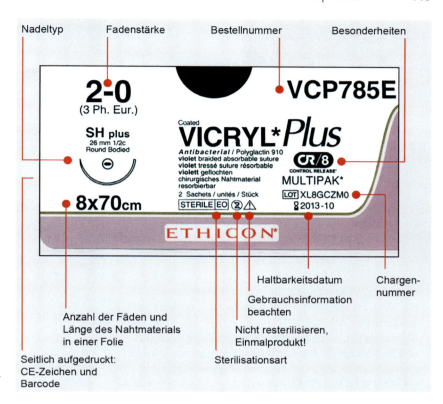

Abb. 4.40 Verpackungskennzeichnung des Nahtmaterial-Herstellers Ethicon. [V135]

Resorbierbare Fäden werden insbesondere zum Nähen schnell heilender Gewebe verwendet, bei denen eine lang dauernde Adaptation nicht nötig ist. Haupteinsatzgebiet sind Nähte von Schleimhäuten, Organen, Muskelgewebe und -faszien.

**Nicht resorbierbare Fäden** können nicht enzymatisch abgebaut werden: Sie verbleiben im Körper oder müssen entfernt werden. Die synthetisch hergestellten Fäden haben eine hervorragende Reißfestigkeit bei minimaler Fremdkörperreaktion.

Nicht resorbierbare Fäden kommen überall da zum Einsatz, wo es auf eine sichere und dauerhafte Verbindung ankommt, z. B. bei Sehnen- und Gefäßnähten, Gefäßligaturen, Einnähen von Herzklappen (➤ 13.8). Sie werden auch für Hautnähte verwendet.

Die verwendeten Materialien sind sehr unterschiedlich, z. B. Seide, Silber, Edelstahl, Polyamid, Polyester, Polyäthylen.

### Hautnähte

Die häufigsten Nahttechniken sind (➤ Abb. 4.41):
- **Einzelknopfnaht.** Dabei leitet der Arzt den Faden nach jedem Stich aus der Haut aus und verknotet ihn neben der Operationswunde (➤ Abb. 4.42).
- **Rückstich-Naht (nach Donati** oder **Allgöwer)**. Bei der Rückstich-Naht wird die Nadel zunächst wie bei der Einzelknopfnaht ein- und am gegenüberliegenden Wundrand ausgestochen. Danach wird der Rückstich in der Hautebene durchgeführt, wodurch die Wunde auf zwei Ebenen verschlossen wird und somit gut adaptiert ist. Bei der **Rückstich-Naht nach Donati** erreicht der Faden auf beiden Seiten der Operationswunde die Hautoberfläche, bei der kosmetisch günstigeren Rückstich-Naht **nach Allgöwer** nur auf einer. Die Rückstich-Naht ist besonders für größere Wunden geeignet, die unter Spannung stehen
- **Intrakutannaht.** Dabei wird die Haut so adaptiert, dass der Faden strickleiterförmig im Hautniveau verläuft. Der resorbierbare Faden wird an beiden Enden unter Hautniveau verknotet und muss nicht gezogen werden. Der nicht resorbierbare Faden wird jeweils an den Enden ausgeleitet und fest verknotet. Beim Fadenzug wird nach Abscheiden eines Endes der Faden am anderen Ende unter Zug entfernt. Da das kosmetische Ergebnis einer Intrakutannaht im Vergleich zur Einzelknopfnaht deutlich besser ist (kein „Reiß-

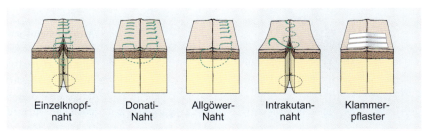

Abb. 4.41 Verschiedene Techniken der Hautnaht. [L190]

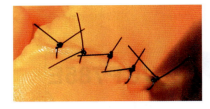

Abb. 4.42 Einzelknopfnaht an der Fußsohle. [E815]

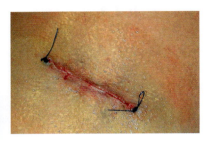

Abb. 4.43 Intrakutannaht. [E816]

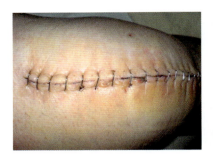

Abb. 4.46 Geklammerte Naht. [O623]

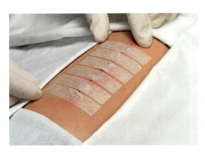

Abb. 4.47 Wunde, die mit einem Klammerpflaster versorgt ist. [E896]

verschluss"), setzt der Arzt die Intrakutannaht meist dann ein, wenn ein spannungsfreier Wundverschluss erzielt werden kann (➤ Abb. 4.43).

- **Klammernaht.** Alternativ zur klassischen Naht mit Nadel und Faden kann die Haut auch mit Klammern verschlossen werden. Dazu benutzt der Arzt einen Klammerapparat (➤ Abb. 4.44), der die Klammern ins Gewebe drückt und dort zu einem Rechteck formt. Großer Vorteil der geklammerten gegenüber der konventionellen Hautnaht ist die Zeitersparnis bei relativ gutem kosmetischem Ergebnis. Daher klammert der Arzt insbesondere langstreckige Hautschnitte (➤ Abb. 4.46)
- **Klammerpflaster** (*Wundverschlusspflaster*, ➤ Abb. 4.47) und **Fibrinkleber** (➤ Abb. 4.45). Eher in der chirurgischen Ambulanz als nach einer Operation werden kleine Wunden ohne Spannung mit Klammerpflastern verschlossen. Zusätzlich kann zur Nahtsicherung Fibrinkleber verwendet werden. Hierbei handelt es sich um einen physiologischen Zweikomponentenkleber biologischen Ursprungs. Der Vorteil dieses Wundverschlusses liegt in der Gewebeschonung und der Ausbildung meist weniger auffälliger Narben. Besonders bei Patienten mit großer Angst vor Spritzen und Nahtmaterial (z. B. Kinder, psychisch Kranke) kann bei weniger großen oberflächlichen Wunden diese Art des Wundverschlusses erwogen werden.

### Wundverband

Eingelegte Drainagen werden mit sterilen Schlitzkompressen umlegt, die Hautnaht mit sterilen Kompressen abgedeckt und das Ganze mit einem elastischen Klebeverband fixiert. Manche Operateure legen auch eine salbenhaltige Gaze auf die Wunde, um ein Ankleben des Verbands zu verhindern. Alternativ kommen Verbandsmaterialien zum Einsatz, die nicht mit der Wundauflage verkleben können.

> Bei Verwendung eines Klebeverbands darauf achten, dass das Vlies nicht gespannt wird, da dies zu schlecht heilenden, infektionsgefährdeten **Spannungsblasen** führen kann.

Anschließend entfernt der Arzt das Abdeckmaterial und die Pflegenden decken den Patienten wegen der Auskühlungsgefahr sofort zu. Ist postoperativ ein Kompressionsverband oder Gipsverband erforderlich, z. B. nach Eingriffen an den Extremitäten, wird dieser meist unmittelbar nach dem Wundverband noch im Operationssaal oder im Gipsraum des Operationstrakts angelegt.

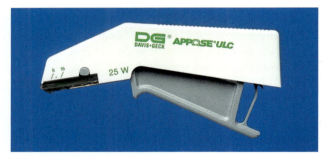

Abb. 4.44 Klammerapparat. [K183]

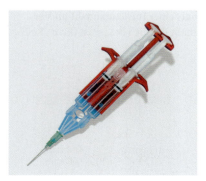

Abb. 4.45 Fibrinkleber. [V133]

# 4.5 Postoperative Pflege

## 4.5.1 Grundlagen der Intensivmedizin und Intensivpflege

> **Intensivmedizin:** Fachrichtung, die sich mit der Versorgung schwerst- bis lebensbedrohlich erkrankter Patienten in speziellen Einrichtungen, den Intensivstationen, beschäftigt. Der medizinische und pflegerische Aufwand geht weit über das sonst übliche Maß hinaus. Die Intensivmedizin besteht aus:
> - **Intensivüberwachung:** Ausgedehnte klinische und apparative Überwachung
> - **Intensivtherapie:** Mit höchstem therapeutischen Aufwand betriebene Behandlung von Schwererkrankten
> - **Intensivpflege:** Kontinuierliche und spezielle Überwachung und Pflege des Patienten, die weitaus mehr Bereiche umfasst, als die in anderen stationären oder ambulanten Einrichtungen übliche Krankenpflege.

### Aufgaben der Pflegenden auf Intensivstationen

Pflegende, die auf Intensivstationen arbeiten, sind mit extrem hohen Belastungen konfrontiert. Gefordert werden insbesondere maximale Einsatzbereitschaft, Leistungsfähigkeit, fachliches Können und Kompetenz, technisches Verständnis, psychologische Fähigkeiten, Teamfähigkeit und nicht zuletzt eine hohe körperliche und psychische Belastbarkeit.

Die wichtigsten pflegerischen Aufgaben auf Intensivstationen sind:
- Allgemeine und spezielle Pflege des Intensivpatienten
- Beobachtung und Überwachung des Patienten mit Hilfe von Überwachungsgeräten und klinische Beobachtung
- Erkennen und Interpretation klinischer Veränderungen und typischer Veränderungen auf dem Patienten-Monitor, von Blutuntersuchungen und Blutgasanalysen
- Vorbereitung, Funktionsprüfung, Bereitstellung und Überwachung von technischen Geräten
- Assistenz bei ärztlichen Tätigkeiten und Therapien, z. B. Intubation, ZVK-Anlage, Infusions- und Transfusionstherapie, Beatmungstherapie, Anlage von Thoraxdrainagen
- Praktische Durchführung von enteraler und parenteraler Ernährung einschl. Medikamentengabe, Inhalationstherapie, Lagerungsdrainagen, Legen von Magensonden und Blasenkathetern, endotracheales Absaugen
- Arterielle und venöse Blutabnahmen
- Beherrschen der kardiopulmonalen Reanimation einschließlich Defibrillation
- Psychologische Betreuung des Patienten und seiner Angehörigen.

> Eine strikte Trennung zwischen ärztlichen und pflegerischen Tätigkeiten ist auf Intensivstationen nicht möglich und auch nicht gewünscht. Vielmehr übernehmen Pflegende häufig Aufgaben, die auf Allgemeinstationen typischerweise den Ärzten zugeordnet sind.

Für die Erfüllung dieser vielfältigen Aufgaben ist eine spezielle Weiterbildung erforderlich bzw. möglich. Die Fachweiterbildung Anästhesie- und Intensivpflege nach den Vorgaben der **Deutschen Krankenhausgesellschaft** (*DKG*) dauert zwei Jahre und wird berufsbegleitend absolviert. Am Ende stehen schriftliche, mündliche und praktische Prüfungen.

### Situation der Pflegenden auf Intensivstationen

Die Pflegenden auf Intensivstationen arbeiten oft unter extremer Anspannung. Sie müssen zahlreiche Geräten sicher bedienen können, Notfälle schnell erkennen und adäquat darauf reagieren. Sie pflegen häufig unter enormem Zeitdruck, weil sich meist mehrere Patienten in einem kritischen Zustand befinden und weil neben den therapeutischen Belangen oft wenig Zeit für die eigentliche Pflege bleibt.

### Patienten auf der Intensivstation

Chirurgische Patienten, die auf eine Intensivstation verlegt werden, sind lebensbedrohlich erkrankt und benötigen eine umfangreiche Therapie, Überwachung und Pflege. Folgende Krankheitssituationen machen eine Verlegung auf die Intensivstation notwendig:
- Respiratorische Insuffizienz ggf. mit der Notwendigkeit der Beatmung
- Herz-Kreislaufinsuffizienz, ggf. mit der Notwendigkeit der Katecholamingabe
- Herzrhythmusstörungen, ggf. mit der Notwendigkeit der Schrittmacheranlage
- Hypothermie nach langdauernden Operationen. Patienten werden nachbeatmet, bis die Körpertemperatur wieder im Normalbereich ist
- Ausgedehnter Volumenmangel
- Nachblutung, z. B. durch Nahtinsuffizienz oder Gerinnungsstörung
- Gerinnungsstörungen, z. B. nach Massivtransfusionen
- Paralytischer Ileus, z. B. nach abdominalchirurgischen Eingriffen
- Akute oder chronische Nierenfunktionsstörung
- Schock
- Polytrauma
- Zustand nach Reanimation
- Peritonitis, Sepsis
- Multimorbidität mit der Notwendigkeit einer intensiven Überwachung und Pflege.

### Technische Ausstattung eines Intensivplatzes

(> Abb. 4.48)
- **Intensivbett.** Es sollte viele Lagerungen ermöglichen, z. B. Herzbettlagerung, Schocklagerung, seitliche Neigung. Seitengitter, Kopf- und Fußteil müssen mit wenigen Handgriffen zu entfernen sein. Am Bettrahmen müssen Infusionsständer angebracht werden können, z. B. auch für den

Transport. Ein modernes Intensivbett ist mit einem Motor zur Einstellung der Lagerungsebenen ausgestattet
- **Nachtschränkchen** für die individuellen Pflegeutensilien und persönliche Dinge des Patienten
- **Schrank** für Bettwäsche und Pflegeutensilien
- **Monitor.** Mittels EKG-Ableitung wird kontinuierlich die Herzfrequenz und der Herzrhythmus überwacht. Der Monitor kann (bei entsprechender technischer Ausstattung) auch Blutdruck (nicht-invasiv oder invasiv), zentralen Venendruck, Körpertemperatur sowie weitere Messgrößen anzeigen. Alle Werte lassen sich mit Grenzwerten und entsprechenden Alarmen hinterlegen
- **Pulsoxymetrie.** Mit einem Sensor, der am Ohrläppchen, Finger oder Fuß (Säugling) angebracht wird, können Sauerstoffsättigung und Pulsfrequenz nicht-invasiv gemessen werden
- **Sauerstoffversorgung** sowie Utensilien für die Sauerstoffgabe
- **Beatmungsgerät**
- **Zentrale Vakuumversorgung** für den Anschluss von Absauggerät und Thoraxdrainagen
- **Absauggerät**
- **Steckdosen** in ausreichender Menge
- **Infusionsständer** bzw. Infusionshalterungen in ausreichender Zahl
- **Intensiv-Dokumentation.** Die Tageskurve umfasst einen Dokumentationszeitraum von 24 Std. und bietet u. a. viel Platz für die Erfassung der verabreichten Medikamente, Infusionen, Spritzenpumpen (z. B. Perfusor®). Alternativ verfügen viele Krankenhäuser inzwischen über eine EDV-gestützte Dokumentation
- **Notfallwagen** oder Notfalltablett, **Defibrillator** in unmittelbarer Nähe
- **Wäsche-** und **Abfallabwurf**.

## 4.5.2 Therapie und Pflege im Aufwachraum

Unmittelbar nach Operation und Anästhesie ist die Gefahr von Komplikationen hoch. Deshalb ist in dieser Phase eine lückenlose Überwachung des Patienten erforderlich.

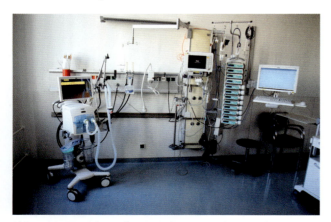

**Abb. 4.48** Bettenplatz auf einer Intensivstation, der zur Aufnahme eines beatmeten Patienten vorbereitet ist. [M561]

Diese Überwachung können Pflegende auf den chirurgischen Stationen nicht leisten. Aus diesem Grund werden Patienten nach Allgemein- oder Regionalanästhesie unmittelbar nach dem Ende des Eingriffs in einem **Aufwachraum** überwacht.

### Technische und personelle Ausstattung

Im Aufwachraum betreuen Pflegende der Anästhesieabteilung den Patienten bis zu seiner Verlegung auf die Allgemeinstation. Ein Anästhesist ist üblicherweise im Aufwachraum verfügbar oder zumindest schnell erreichbar. Die räumliche Nähe des Aufwachraums zum Operationssaal ermöglicht es, dass auch der Chirurg bei Komplikationen schnell zur Stelle ist.

An jedem Bettplatz befinden sich ein Überwachungsmonitor (u. a. EKG, Pulsoxymetrie, Blutdruckmessung), Absauganlage, Anschlüsse für Sauerstoff, Druckluft und Vakuum. Notfallwagen, EKG-Gerät, Defibrillator und Beatmungseinheit stehen bereit. Häufig besteht auch die Möglichkeit, Blutuntersuchungen durchzuführen (z. B. Blutgasanalyse [BGA], Blutzuckerkontrolle).

### Übernahme in den Aufwachraum

Die Übergabe durch den Anästhesisten umfasst folgende Angaben:
- Patientenname und -alter zur Identifikationsprüfung
- Vorerkrankungen, Allergien
- Art der Operation und intraoperative Komplikationen
- Art der Narkose und intraoperative Komplikationen
- Drainagen, Katheter, Sonden
- Verordnete Nachbehandlungen und Kontrollen, z. B. Infusionstherapie, Schmerzmittel- und Antibiotikagabe, spezifische Lagerung, Labor- und Röntgenkontrolle, erste Flüssigkeits- und Nahrungsaufnahme, Mobilisation.

### Überwachung im Aufwachraum

> Manche Patienten sind postoperativ sehr unruhig, wissen nicht, wo sie sich befinden und dass sie bereits operiert worden sind. Die Pflegenden beruhigen die Patienten und informieren sie ggf. wiederholt, dass die Operation vorüber ist. Sie kündigen alle Maßnahmen vorher an, auch wenn der Patient zu schlafen scheint.

Die **Überwachung im Aufwachraum** umfasst:
- Herzfrequenz und Herzrhythmus
- Blutdruck
- Atemfrequenz, Atemrhythmus, Atemgeräusche
- Ggf. Temperatur
- Sauerstoffsättigung durch Pulsoxymetrie
- Bewusstseinskontrolle: Ansprechbarkeit, Orientiertheit
- Pupillenkontrolle bei neurochirurgischen Patienten
- Finger bzw. Zehen auf Blässe oder zyanotische Verfärbungen
- Urinausscheidung

- Drainagen und Sonden auf Menge und Aussehen des Sekrets
- Verbände auf Nachblutungen und Einschnürungen.

Die Überwachung geschieht anfänglich alle 5 Min., später alle 15 Min. Weitere Untersuchungen führen die Pflegenden nach Arztanordnung durch, z. B. EKG, Röntgenkontrolle oder Blutgasanalyse. Bei Auffälligkeiten informieren die Pflegenden unverzüglich den zuständigen Arzt.

### Durchführung von ärztlich angeordneten Therapien

- Fortführung der Infusionstherapie
- Verabreichung von Erythrozytenkonzentraten und anderen Blutbestandteilen, z. B. gefrorene Frischplasmen (GFP, FFP), Thrombozytenkonzentrate
- Schmerztherapie: Schmerzmittel werden i. v. gespritzt bzw. mit der Infusion gegeben. Bei liegendem Peridural-, Spinal-, Plexus- oder Nervenkatheter injiziert der Anästhesist das Schmerzmittel bzw. Lokalanästhetikum in den Katheter
- Behandlung von Übelkeit und Erbrechen
- Behandlung von postoperativem Kältezittern.

### Verlegung aus dem Aufwachraum

Den Verlegungszeitpunkt setzt der Anästhesist fest und dokumentiert die Verlegungsfähigkeit auf dem Aufwachraumprotokoll. Kriterien für die Verlegung auf die Allgemeinstation sind:

- Der Patient ist wach, ansprechbar und orientiert
- Die Schutzreflexe sind zurückgekehrt
- Der Patient ist weitgehend schmerzfrei
- Die Vitalzeichen sind stabil
- Es besteht keine wesentliche Nachblutung.

## 4.5.3 Übernahme des Patienten aus dem Aufwachraum

Nach kleinen oder mittelgroßen Operationen können die meisten Patienten nach 1–2 Std. vom Aufwachraum auf die Allgemeinstation verlegt werden.

### Vorbereitungen auf Station zur Übernahme des Frischoperierten

- Zimmer ggf. lüften und vorwärmen
- Bettenplatz richten; ggf. Platz für neues Bett schaffen, Besucher aus dem Zimmer bitten, überprüfen, ob Patientenklingel vorhanden ist und ob sie funktioniert
- Lagerungshilfsmittel bereitlegen, falls sie nicht schon in den Operationstrakt bzw. in den Aufwachraum mitgegeben wurden
- Blutdruckmessgerät, Stethoskop und Überwachungsblatt bereitlegen
- Voraussichtlich benötigte Pflegeutensilien vorbereiten, z. B. Nierenschalen, Zellstoff, Urinflasche, Steckbecken, Zubehör für Mund- und Nasenpflege
- Utensilien zur Sauerstoffverabreichung, Beatmungsbeutel, Absauggerät und anderes Notfallzubehör bereithalten
- Ggf. Infusionsständer, ZVD-System, Infusionspumpen, Perfusoren oder Materialien für Blutabnahme vorbereiten.

### Abholen vom Aufwachraum

Frischoperierte Patienten dürfen nur von examinierten Pflegenden abgeholt werden, da sich ihr Zustand während des Transports akut verschlechtern kann. Außerdem haben nur sie das ausreichende Verständnis und Wissen für die Informationen der Übergabe. Der Patient sollte nach Möglichkeit immer zu zweit abgeholt werden, damit in Notfallsituationen die zweite Pflegekraft Hilfe holen kann. Außerdem lässt sich das Krankenbett zu zweit leichter manövrieren.

**Übergabe**

Zuerst begrüßen die Pflegenden den Patienten und informieren ihn über die geplante Rückverlegung auf die Station. Dann holen sie bei der zuständigen Pflegekraft folgende Informationen ein:

- Patientenname und Alter zur Identifikationsprüfung
- Art der Operation, Operationsverlauf und Komplikationen
- Art der Narkose, Verlauf und Komplikationen
- Verabreichte Transfusionen und Infusionen
- Sonden, Drainagen und Katheter und deren Fördermenge
- Verlaufsparameter der Aufwachphase (z. B. Vitalzeichen, Schmerzen, Bewusstsein, subjektive Beschwerden)
- Durchgeführte Maßnahmen im Aufwachraum, z. B. Sauerstoff- oder Schmerzmittelgabe
- Verordnete Nachbehandlungen und Kontrollen, z. B. Infusionstherapie, Schmerzmittel- und Antibiotikagabe, spezifische Lagerung, Labor- und Röntgenkontrolle, erste Flüssigkeits- und Nahrungsaufnahme, Mobilisation.

> Alle Informationen, die dem Aufklärungsbereich des Arztes vorbehalten sind, z. B. Komplikationen während des Eingriffs oder Ausmaß des intraoperativ festgestellten Tumorbefalls, besprechen die Pflegenden außerhalb der Hörweite des Patienten, auch wenn der Patient noch sehr schläfrig ist und kaum aufnahmefähig scheint.

Die Pflegenden der Station überprüfen die in den Operationstrakt mitgegebenen Patientenunterlagen auf ihre Vollständigkeit und achten auf das Vorhandensein des Narkoseprotokolls sowie auf die schriftlich angeordneten postoperativen Maßnahmen. Sie kontrollieren den Wundverband und die Drainagen bevor sie auf die Station fahren.

> **VORSICHT**
> Vor dem Transport nochmals Ansprechbarkeit und Reaktionsfähigkeit überprüfen und sich die letzten Vitalwerte nennen lassen. Nur wache, orientierte und ausreichend symptomkontrollierte (gute Schmerzkontrolle, keine Übelkeit, kein Erbrechen) Patienten mit stabilen Atem-, Kreislauf- und Wundverhältnissen mit auf die Station nehmen.

## Transport zur Station

Vor dem Transport decken die Pflegenden den Patienten zu, damit er während des Transports nicht friert und seine Intimsphäre gewahrt bleibt. Außerdem sichern sie Infusionsflaschen, Drainagen und Urinableitung gegen Herunterfallen und versehentliches Herausziehen.

Während des Transports sprechen sie mit dem Patienten und beobachten ihn aufmerksam, um Veränderungen rasch zu erkennen. Ist der Patient wohlbehalten in seinem Zimmer angekommen, bringen die Pflegenden die Patientenklingel so am Bett an, dass der Patient sie sehen und gut erreichen kann.

### 4.5.4 Aufnahme in das Patientenzimmer

Die Pflegenden bringen den Frischoperierten in sein Zimmer und bitten ggf. den Mitpatienten um Rücksichtnahme, z.B. sollten Besucher das Zimmer verlassen und das Fernsehgerät ausgeschaltet sein.

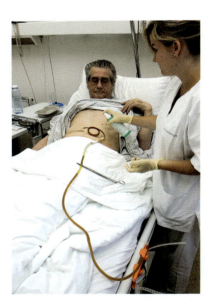

**Abb. 4.49** Frisch operierter Patient nach der Rückkehr zur Station im Bett. Die Ableitungen sind fachgerecht unter dem Niveau der Matratze aufgehängt und haben keinen Bodenkontakt. [K115]

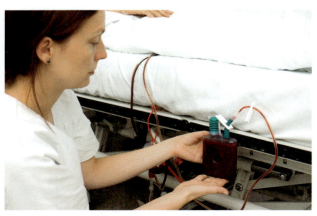

**Abb. 4.50** Korrekte Position einer Drainagenflasche am Krankenbett. [K115]

### Postoperative Lagerung

Postoperative Lagerungen können sein:
- Flache Rückenlage nach Operationen an der Wirbelsäule
- Beintieflagerung nach Operationen an Beinarterien
- Beinhochlagerung nach Operationen an Beinvenen
- Lagerung einer Extremität in einer speziellen Schiene
- Lagerung auf der nicht operierten Seite bei Lungenteilresektion im Wechsel mit Rückenlage
- Ggf. Verwendung einer Knierolle zur Entlastung der Bauchdecke nach Laparotomien.

Die Pflegenden informieren den Patienten über den Sinn der ggf. notwendigen speziellen Lagerung.

### Postoperative Infusionstherapie

In der Regel lässt man die Infusion aus dem Aufwachraum vollständig einlaufen. Die in der Infusionsflasche befindliche Menge ist folgendermaßen zu bilanzieren „Rest-Inf. AWR 400 ml". Danach läuft das Infusionsprogramm nach Arztanordnung weiter. Die Pflegenden überwachen die periphere Venenverweilkanüle oder den zentralen Venenkatheter. Sie achten auch auf die Einlaufgeschwindigkeit. Werden Medikamente, z. B. Schmerzmittel, über die Infusion verabreicht, ist eine Infusionspumpe sinnvoll.

### Sonden, Drainagen, Katheter

Die Pflegenden kontrollieren Art, Lage, Fixierung, Durchgängigkeit der Drainagen und Katheter und hängen sie ohne Zug und gesichert am Bettrahmen auf (➤ Abb. 4.49). Sie beachten, dass die Flaschen/Beutel stets unter Patientenniveau hängen, das gilt v.a. für Schwerkraftdrainage. Ableitungsschläuche dürfen nicht abknicken und nicht in langen Schlaufen durchhängen, das würde auch den Abfluss behindern. Die Pflegenden erfassen die Ausgangssituation bei Aufnahme auf die Station, indem sie alle Flaschen/Beutel entleeren bzw. neue anhängen oder die schon enthaltene Menge am Beutel/Flasche mit der Uhrzeit anzeichnen (➤ Abb. 4.50) und als Ausscheidung während der Zeit in der Operationsabteilung dokumentieren.

> Die Pflegenden stellen sicher, dass der Patient zu jeder Zeit klingeln kann, ggf. geben sie ihm die Klingel in die Hand. Sie überprüfen die Funktionsfähigkeit der Klingel nochmals.

### 4.5.5 Postoperative Überwachung des Patienten auf der Station

Liegen keine anders lautenden Anordnungen vor, kann die Überwachung nach folgender *Vierer-Regel* durchgeführt werden:
- 4-mal alle 15 Min. (1. Std.)
- 4-mal alle 30 Min. (2. und 3. Std.)
- 4-mal alle 60 Min. (4.–7. Std.)
- 1-mal alle 4 Std. (8.–11. Std.)

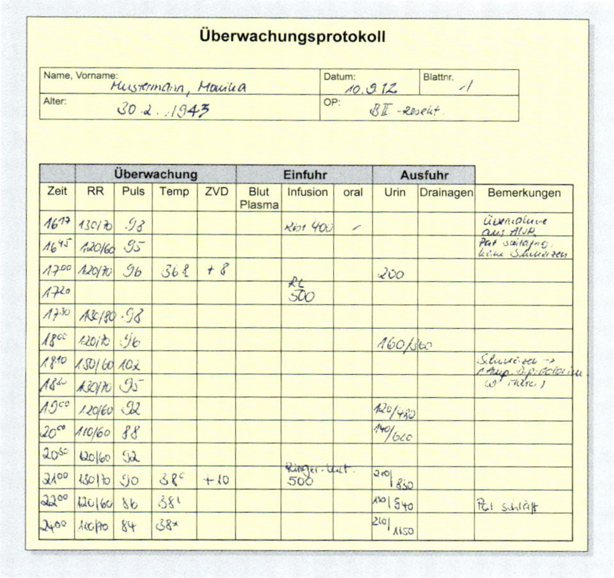

**Überwachungsprotokoll**

| Name, Vorname: | Datum: | Blattnr. |
|---|---|---|
| Mustermann, Monika | 10.9.12 | 1 |
| Alter: 30.2.1943 | OP: BII-resekt. | |

| | Überwachung | | | | Einfuhr | | | Ausfuhr | | |
|---|---|---|---|---|---|---|---|---|---|---|
| Zeit | RR | Puls | Temp | ZVD | Blut Plasma | Infusion | oral | Urin | Drainagen | Bemerkungen |
| $16^{17}$ | 130/70 | 98 | | | | [illegible] 400 | / | | | Übernahme aus AWR |
| $16^{45}$ | 120/60 | 95 | | | | | | | | Pat. schläfrig, keine Schmerzen |
| $17^{00}$ | 120/70 | 96 | 36,8 | +8 | | | | 200 | | |
| $17^{20}$ | | | | | | RL 500 | | | | |
| $17^{30}$ | 130/80 | 98 | | | | | | | | |
| $18^{00}$ | 120/70 | 96 | | | | | | 160/360 | | |
| $18^{10}$ | 150/60 | 102 | | | | | | | | Schmerzen → 1 Amp. Dipidolor i.v. [illegible] |
| $18^{30}$ | 130/70 | 95 | | | | | | | | |
| $19^{00}$ | 120/60 | 92 | | | | | | 120/480 | | |
| $20^{00}$ | 110/60 | 88 | | | | | | 140/620 | | |
| $20^{30}$ | 120/60 | 92 | | | | | | | | |
| $21^{00}$ | 130/70 | 90 | 38° | +10 | | Ringer-Lakt. 500 | | 210/830 | | |
| $22^{00}$ | 120/60 | 86 | 38,1 | | | | | [illegible]/540 | | Pat. schläft |
| $24^{00}$ | 110/70 | 84 | 38,[illegible] | | | | | 210/1150 | | |

**Abb. 4.51** Postoperatives Überwachungsprotokoll. [M161]

Sind die Vitalzeichen des Patienten stabil, kann das Überwachungsintervall ab dem 1. postoperativen Tag auf 2–3-mal täglich verlängert werden. Alle ermittelten Befunde protokollieren die Pflegenden mit Angabe der Uhrzeit auf einem separaten Überwachungsblatt (➤ Abb. 4.51), das später in die Patientenakte geheftet wird.

**VORSICHT**

Bei (neu aufgetretenen) Unregelmäßigkeiten informieren die Pflegenden unverzüglich den diensthabenden Arzt oder den Operateur und dokumentieren diese ausführlich im Pflegebericht oder im Überwachungsprotokoll.

### Postoperativ zu überwachende Parameter

- **Bewusstsein.** Ansprechbarkeit und Orientiertheit erfragen, ggf. Orientierung geben. Pupillenreaktionen (➤ Tab. 7.10) nach neurochirurgischen Operationen beurteilen. Fehlende Ansprechbarkeit kann auf Narkoseüberhang oder Apoplex hindeuten, Desorientierung auf ein postoperatives Durchgangssyndrom
- **Herz- und Kreislaufparameter.** Puls, Blutdruck, ggf. ZVD (Häufigkeit der Messung nach Arztanordnung), um die Kreislaufstabilität und Volumensituation zu beurteilen. Gute Anhaltswerte sind die präoperativ gemessenen Werte. Eine Hypotonie bei gleichzeitiger Tachykardie kann auf einen Volumenmangel hindeuten, eine Hypertonie kann ein Hinweis auf Schmerzen sein
- **Atmung.** Auf Atemfrequenz, -tiefe und -rhythmus, Zyanose/Blässe der Haut und freie Atemwege achten. Der Patient kann aufgrund eines Narkoseüberhangs in einen tiefen Nachschlaf fallen, sobald Ruhe im Zimmer eingekehrt ist und dann ateminsuffizient (*atemdepressiv*) werden. Gefährlich ist die Verlegung der oberen Atemwege durch das Zurückfallen der Zunge. In diesem Fall kann ein Guedel- oder Wendl-Tubus die Atemwege offen halten. Eine oberflächliche Atmung nach abdominellen Operationen kann Hinweis auf Schmerzen sein. Bei Patienten nach Lungenoperationen oder mit bestehenden Atemproblemen kann die Messung der Sauerstoffsättigung mittels Pulsoxymetrie sinnvoll sein. Nach Arztanordnung wird eine Blutgasanalyse durchgeführt
- **Körpertemperatur.** Temperatur abhängig von der Patientensituation messen. In den ersten Tagen ist das Messen morgens und abends sinnvoll. Die rektale Temperaturmessung ist zu bevorzugen, da sie die Körperkerntemperatur misst (Achtung: keine rektale Temperaturmessung nach Eingriffen am Rektum). Direkt nach der Operation sind viele Patienten zunächst unterkühlt. Durch Wärmebildung des Körpers (Muskelzittern) und Engstellung der Gefäße kann es in der Folge zu einem überschießenden Anstieg der Körpertemperatur über 37 °C kommen. Postoperative Temperaturerhöhung kann aber auch ein Hinweis auf eine beginnende Infektion sein. Steigt die Temperatur bis maximal 38,5 °C in den ersten zwei bis drei Tagen, handelt es sich meist um das **Resorptionsfieber,** das durch physiologische Resorptionsprozesse nach einer Operation entsteht
- **Urinausscheidung.** Bei liegendem Dauerkatheter auf ungehinderten Abfluss achten. Der Urin, der während der Operation und in der Zeit im Aufwachraum abgeflossen ist, wird entleert und auf dem Überwachungsbogen als solcher dokumentiert. Die Urinausscheidung wird abhängig von der Patientensituation (z. B. Art der Operation, Zustand des Patienten, Nierenerkrankung) kontrolliert, ggf. ist die stündliche Messung mittels Urimeter notwendig, z. B. nach urologischen Eingriffen. Patienten ohne Dauerkatheter sollten spätestens nach 8 Std. Spontanurin gelassen haben
- **Wundverband.** Bei leicht durchgeblutetem Verband mit einem Stift Umriss des durchgebluteten Bereichs markieren und Uhrzeit dokumentieren. Bei starker Zunahme bzw. stark durchgeblutetem Verband Arzt informieren und nach seiner Anordnung Druckverband oder Sandsack anlegen. Insbesondere nach Eingriffen an den Extremitäten auf Einschnürung durch den Verband, Blässe oder zyanotische Verfärbung der Finger oder Zehen achten. Im Operationssaal angelegte Druckverbände nach der verordneten Zeit entfernen. In vielen Krankenhäusern ist es üblich, dass der Verband aus dem Operationssaal nicht vor dem 1. oder 2. postoperativen Tag entfernt wird (Ausnahme: starke Nachblutung). Der erste Verbandswechsel wird vom Arzt durchgeführt
- **Postoperativer Gipsverband** (Gipskontrolle ➤ 3.2.1)
- **Drainagen.** Mindestens zweimal pro Schicht Menge und Beschaffenheit des Drainagesekrets beobachten und bei raschem Volllaufen der Drainagen mit Blut oder auffälliger Veränderung des Sekrets frühzeitig den Arzt informieren. Bei Redon-Drainagen zusätzlich kontrollieren, ob das Vakuum in der Flasche besteht (➤ Abb. 4.64) und die Steckverbindung zwischen Ableitungsschlauch und Flasche sicher ist

- **Schmerzen.** Lokalisation, Art und Intensität der Schmerzen erfragen z. B. an Hand von einer Schmerzskala wie der numerischen Ratingskala (NRS) oder der visuellen Anlaogskala (VAS, ➤ Abb. 4.53); Bedarfsmedikation anordnen lassen
- **Laborkontrollen und andere Kontrollen** wie Röntgen, EKG, Sonografie nach Arztanordnung organisieren. Nach großen Eingriffen werden häufig am Abend des Operationstages oder am nächsten Morgen Blutbild, Gerinnung und Elektrolyte kontrolliert, ggf. auch Blutzucker und Blutgase.

> Häufig fragen Patienten oder Angehörige die Pflegenden nach dem Verlauf der Operation. Informationen über den Operationsverlauf sind jedoch – wie andere medizinische Aufklärungsgespräche – Aufgabe des Arztes. Deswegen verweisen die Pflegenden in dieser Situation auf den Arzt. Sie benachrichtigen ihn und teilen dem Patienten mit, wann der Arzt wahrscheinlich auf der Station sein wird.

## 4.5.6 Postoperative Beschwerden und Komplikationen

Fast alle Patienten leiden postoperativ unter mehr oder minder starken Beschwerden, z. B. Schmerzen, Übelkeit oder Erbrechen. Um Komplikationen rechtzeitig erkennen und Erstmaßnahmen einleiten zu können, beobachten die Pflegenden den Patienten sorgfältig auf Veränderungen und fragen ihn nach seinem Befinden. Bei Zeichen von Komplikationen (➤ Tab. 4.3) benachrichtigen die Pflegenden den Arzt.

## 4.5.7 Postoperative Mobilisation

Unterschieden wird die Mobilisation am Operationstag (*Sofortmobilisation*) von der Mobilisation am ersten postoperativen Tag (*Frühmobilisation*). Pflegende beachten Folgendes:
- Sind bei der Mobilisation starke Schmerzen zu erwarten oder hat der Patient bei vorangegangenen Mobilisationsversuchen über starke Schmerzen geklagt, fragen Pflegende den Arzt nach einer Anordnung geeigneter Schmerzmittel (➤ 4.5.9) und verabreichen das Präparat rechtzeitig vor der Mobilisation. Nach der Schmerzmittelgabe vermehrt auf den Kreislauf achten, da viele Schmerzmittel kreislaufdepressiv wirken
- Vor der Mobilisation Vitalzeichen kontrollieren und Sonden, Katheter und Drainagen gegen Herabfallen und versehentliches Herausziehen sichern
- Die Mobilisation nach kinästhetischen Prinzipien unterstützt den Patienten beim Aufstehen
- Den Patienten schrittweise mobilisieren, da nach Operationen die Gefahr einer *orthostatischen Dysregulation* besteht:
  - Zuerst den Kreislauf des Patienten im Bett anregen, z. B. Füße bei ausgestreckten Beinen kreisen lassen oder mit aufgestellten Beinen Füße abwechselnd anziehen und ausstrecken lassen
  - Im nächsten Schritt den Patienten an der Bettkante sitzen lassen. Insbesondere nach Eingriffen an Thorax oder Abdomen den Patienten **en-bloc** (*als Ganzes*) aufrichten, um zu verhindern, dass die Wunde unter Spannung gerät (➤ Abb. 4.52). Während des Aufrichtens mit den Handflächen einen leichten Gegendruck auf die Wunde ausüben lassen. Dies entlastet die Wunde zusätzlich und vermindert Schmerzen. Den Patienten dann kurz an der Bettkante sitzen lassen, ihn auffordern, tief ein- und auszuatmen
  - Patient aufstehen und auf der Stelle treten lassen, wenn möglich auch einige Schritte gehen. Stehen allein wirkt ungünstig, denn dabei versackt das Blut durch die fehlende Muskelpumpe in den Beinen
- Während der Mobilisation intermittierend den Puls messen, die Atmung beobachten und nach dem Befinden fragen
- Treten während der Mobilisation Beschwerden auf (z. B. Kreislaufprobleme mit Schwindel, Übelkeit und Schweißausbruch), Mobilisation unterbrechen und den Patienten zügig ins Bett bringen
- Nach der Mobilisation nochmals Vitalzeichen kontrollieren
- Darf der Patient noch nicht mobilisiert werden, dienen zur Bewegungsförderung und Kreislaufanregung:
  - Aktive oder passive Bewegungsübungen im Bett
  - Isometrische Anspannungsübungen
  - Atemübungen.

> **Patienten mit der ersten Mobilisation nicht überfordern.**
> Wie rasch ein Patient mobilisiert werden kann, ist nicht nur vom durchgeführten Eingriff, sondern auch von seiner Kreislaufsituation und seinem individuellen Schmerzempfinden abhängig. Die Pflegenden achten darauf, den Patienten nicht zu überfordern, da er sonst leicht das Vertrauen zu den Pflegenden verliert und Angst vor der nächsten Mobilisation entwickelt.
> Insbesondere nach ausgedehnten abdominellen Eingriffen haben viele Patienten Angst, dass die Wunde aufplatzen könnte. Ihnen hilft die Versicherung, dass die Wunde fest vernäht ist und eine Mobilisation aushält.

## 4.5.8 Postoperativer Kostaufbau

Der **postoperative Kostaufbau** ist in den meisten Krankenhäusern durch klinikinterne Standards festgelegt, die jedoch nicht angewendet werden dürfen, wenn der Allgemeinzustand des Patienten sich verschlechtert oder die Darmfunktion nicht regelgerecht einsetzt. Dann trifft der Chirurg gesonderte Anordnungen zum Kostaufbau des Patienten.

Solange der Patient weder trinken noch essen darf, achten die Pflegenden auf regelmäßige Mundpflege und geben dem Patienten die Möglichkeit, die Mundschleimhaut feucht zu halten, z. B. durch Mundspülungen, in Tee getränkte Wattestäbchen oder künstlichen Speichel (z. B. Glandosane®).

Die folgenden Angaben sind *Richtwerte,* die von Klinik zu Klinik variieren können.

Tab. 4.3 Häufige postoperative Komplikationen, Symptome, mögliche Ursachen, Erstmaßnahmen und weitere Maßnahmen.

| Komplikationen | Symptome | Mögliche Ursachen | Erstmaßnahmen | Weitere Maßnahmen |
|---|---|---|---|---|
| **Aspiration** | • Evtl. zunächst keine Symptome; Spätfolge: Aspirationspneumonie<br>• Bei massiver Aspiration:<br>– Dyspnoe, Zyanose<br>– Rasselgeräusche<br>– Tachykardie<br>– Blutdruckabfall bis hin zum Herz-Kreislauf-Stillstand | • Erbrechen (z. B. bei nicht eingehaltener postoperativer Nahrungskarenz oder Störungen der Magen-Darm-Passage) bei gleichzeitig nicht ausreichend vorhandenen Schutzreflexen<br>• Nebenwirkung der Opioid-Analgetika wie Piritramid (Dipidolor®) | • Atemwege freimachen (Patienten zum Abhusten auffordern, ggf. Atemwege absaugen)<br>• Sauerstoffapplikation und endotracheale Intubation vorbereiten (➤ 4.3.4) | • Verlegung auf die Intensivstation vorbereiten und mit dem Arzt zusammen durchführen, dort Beatmung und Bronchoskopie |
| **Fieber** | • Im Fieberanstieg Frieren, kühle Haut. In der Fieberhöhe heiße, stark gerötete Haut (bei Kreislaufzentralisation evtl. nur am Körperstamm)<br>• Fiebrig glänzende Augen, evtl. Überempfindlichkeit gegen Licht und Lärm<br>• Evtl. Schüttelfrost<br>• Krankheitsgefühl | • Postoperatives Resorptionsfieber<br>• Infektionen, z. B. Pneumonie, Wundinfektion, Harnwegsinfekt<br>• Unzureichende peri- oder postoperative Flüssigkeitszufuhr<br>• Verzögert einsetzende maligne Hyperthermie | • Temperatur kontrollieren<br>• Bei Temperatur > 38,5 °C Arzt informieren, auf Anordnung Blutkulturen vorbereiten<br>• Bei Schüttelfrost Wärme zuführen (Patienten gut zudecken), ansonsten fiebersenkende Maßnahmen durchführen (z. B. kühlende Waschungen)<br>• Notfall: Bei Verdacht auf maligne Hyperthermie sofortige Verständigung der Anästhesie und Verlegung auf Intensivstation | • Flüssigkeitsverluste ausgleichen, z. B. durch zusätzliche Infusionen (Arztanordnung)<br>• Auf Arztanordnung fiebersenkende Medikamente verabreichen, z. B. ben-u-ron® |
| **Harnverhalt**<br>(Richtlinie: Erster Spontanurin postoperativ nach spätestens 8 Std.) | • Unruhe<br>• Tachykardie, Hypertonie<br>• Unterbauchschmerz, evtl. Harndrang, tastbare Verhärtung im Unterbauch | • Restwirkung rückenmarksnaher Regionalanästhesien (Blockade der vegetativen, die Blase versorgenden Nervenfasern) aber auch nach Allgemeinanästhesie<br>• Reflektorische Miktionshemmung (Hemmungen, wenn jemand „daneben steht")<br>• Schwellung im Operationsgebiet bei Eingriffen im Genitalbereich | • Bei guten Kreislaufverhältnissen – sofern Aufstehen erlaubt – Nachtstuhl oder Toilette benutzen lassen (erstes Aufstehen nur unter Aufsicht)<br>• Bei Bettruhe Patienten zum Wasserlassen im Bett aufrichten (Kopfteil hochstellen) und ihn, falls möglich, allein lassen, Mitpatienten, falls möglich, aus dem Zimmer bitten<br>• Wasser am Waschbecken laufen oder Patienten Hände in warmes Wasser halten lassen (wirkt oft „bahnend") | • Auf Arztanordnung Parasympatholytikum verabreichen, z. B. Doryl®. Bei Erfolglosigkeit (einmal-)Katheterisieren |
| **Heparininduzierte Thrombozytopenie (Typ II)**<br>(durch Heparingabe hervorgerufene Bildung von Antikörpern mit Verminderung der Thrombozytenzahl und Erhöhung thrombotischer Ereignisse) | • Abfall der Thrombozytenzahl unter 50 % nach Heparingabe. Daher regelmäßige Routinekontrolle der Thrombozytenzahl (Blutbild) bei Heparingabe<br>• Thrombotische Ereignisse (tiefe Beinvenenthrombose, Lungenembolie, art. Verschluss einer Extremitätenarterie, Hirn-, Myokardinfarkt)<br>• Hämorrhagische Hautnekrose an Einstichstelle nach Subkutangabe | • Gabe von Heparin zur perioperativen Thromboseprophylaxe | • Sofortiges Absetzen von Heparin<br>• Weitere Thromboseprophylaxe mit einem nicht mit Heparin kreuzreagierenden Antikoagulans, z. B. Hirudin oder Danaparoid | • Nach gewichtsadaptierter Medikamentenumstellung auf Nierenwerte achten (Kreatininclearance)<br>• Laborchemische HIT-Diagnostik nach ärztlicher Anordnung vorbereiten |

Tab. 4.3 Häufige postoperative Komplikationen, Symptome, mögliche Ursachen, Erstmaßnahmen und weitere Maßnahmen. (Forts.)

| Komplikationen | Symptome | Mögliche Ursachen | Erstmaßnahmen | Weitere Maßnahmen |
|---|---|---|---|---|
| **Herzinsuffizienz durch Volumenüberlastung** (Erhöhtes Risiko bei älteren Patienten) | • Dyspnoe, Rasselgeräusche<br>• Tachykardie, Blutdruckabfall bei erhöhtem ZVD und verminderter Urinausscheidung<br>• Grau-fahle Haut | • Meist Kombination verschiedener Faktoren wie lange Narkose, Überangebot an Flüssigkeit bei bis dahin kompensierter Herz- und Niereninsuffizienz | • Arzt informieren, evtl. Sauerstoff geben (Arztanordnung)<br>• Herzbettlagerung (Oberkörper hoch, Beine tief)<br>• Flüssigkeitsbilanz erstellen, Flüssigkeitszufuhr einschränken | • Nach Arztanordnung Medikamente verabreichen, z. B. Diuretika<br>• Kreislauf engmaschig überwachen<br>• Kontrolle EKG, Labor zum Ausschluss einer Myokardischämie (Herzinfarkt) |
| **Hypertonie** (Blutdruck ≥ 140 mmHg systolisch oder ≥ 90 mmHg diastolisch) | • Bei Patienten mit bestehender Hypertonie meist symptomlos<br>• Ansonsten vor allem bei sehr hohen Werten Kopfschmerzen, Schwindel, Übelkeit oder verschwommenes Sehen | • Schmerzen, Angst, Atemnot<br>• Volle Harnblase<br>• Zu große Infusionsmenge<br>• Vorbestehender Hypertonus (in der Regel präoperativ bekannt) | • Auslösende Ursache suchen und beseitigen, z. B. Harnblase entleeren (lassen), Schmerzen behandeln<br>• Blutdrucksenkende Medikamente nach Arztanordnung geben (Achtung: Bei zu schnellem Senken des Blutdrucks Gefahr einer Durchblutungsstörung im Gehirn) | • Blutdruck weiter engmaschig kontrollieren<br>• Flüssigkeitsbilanz erstellen |
| **Laryngospasmus** (Stimmritzenkrampf, bei Erwachsenen sehr selten) | • Inspiratorischer Stridor, Dyspnoe, Zyanose, Angst, Tachykardie<br>• Im Extremfall Herz-Kreislauf-Stillstand | • Mechanische Reizung der Rachen- oder Kehlkopfschleimhaut, z. B. durch Sekret, Blut oder Erbrochenes, aber auch durch den Endotrachealtubus während der In- oder Extubation (> 4.5.2)<br>• Chirurgische Eingriffe im Rachen oder am Kehlkopf | • Sofort Arzt informieren<br>• Ruhe vermitteln, Schmerzreize vermeiden (z. B. keine schmerzhafte Umlagerung)<br>• Auslösende Reize beseitigen, z. B. Guedel- oder Wendl-Tubus herausnehmen, Atemwege vorsichtig absaugen<br>• Atemwege freihalten (Esmarch-Handgriff)<br>• Sauerstoff geben (Arztanordnung)<br>• Notfalls reanimieren | • Intubation vorbereiten<br>• Ggf. Verlegung auf die Intensivstation organisieren |
| **Lungenembolie** (häufige plötzliche Todesursache) | • Dyspnoe, Zyanose, Husten<br>• Atemabhängige Thoraxschmerzen<br>• Angst, Beklemmungsgefühl<br>• Bei massiver Embolie: Schock/Herz-Kreislauf-Stillstand<br>• Meist auch Symptome der tiefen Beinvenenthrombose (> 9.5.4) | Tiefe Bein- oder Beckenvenenthrombose | • Sofort Arzt informieren<br>• Vitalzeichen kontrollieren<br>• Patienten absolute Bettruhe einhalten lassen, halbsitzend lagern<br>• Auf Arztanordnung Sauerstoff, Analgetika, Sedativa und Heparinbolus verabreichen | • Maßnahmen zur Diagnostik und ggf. zur Behandlung der Bein- oder Beckenvenenthrombose organisieren (Arztanordnung) |
| **Magen-Darm-Atonie** | • Völlegefühl, häufiges Aufstoßen, evtl. Reflux von Mageninhalt (Aspirationsgefahr), Übelkeit, Erbrechen<br>• Gespanntes, schmerzhaftes, aufgeblähtes Abdomen<br>• Spärliche oder fehlende Darmgeräusche | • Reflektorisch durch mechanische Manipulation am Darm während der Operation<br>• Intraabdominelle Hämatome oder Infektionen (z. B. Abszesse oder Peritonitis)<br>• Eiweißmangel, Mikrozirkulationsstörungen | • Magensonde und Darmrohr legen (Arztanordnung)<br>• Abführmittel, Klysmen oder Einläufe verabreichen (Arztanordnung)<br>• Parasympathikomimetika zur Anregung der Darmtätigkeit geben (Arztanordnung) | • Nahrungskarenz bis Magen-Darm-Funktion wieder einsetzt<br>• Diagnostische Maßnahmen zum Ausschluss intraabdomineller Krankheitsprozesse |

**Tab. 4.3** Häufige postoperative Komplikationen, Symptome, mögliche Ursachen, Erstmaßnahmen und weitere Maßnahmen. *(Forts.)*

| Komplikationen | Symptome | Mögliche Ursachen | Erstmaßnahmen | Weitere Maßnahmen |
|---|---|---|---|---|
| **Nachblutung** | • Durchbluten des Verbands, Hämatom im Wundgebiet<br>• Förderung von zu großen Mengen Wundsekret/Blut<br>• Evtl. Kreislaufsymptome (RR ↓, Tachykardie) | • Lokal (häufig): z. B. Nahtinsuffizienz<br>• Systemisch (selten): z. B. Gerinnungsstörungen | • Arzt informieren (lassen)<br>• Je nach Möglichkeit hochlagern, Kompressionsverband anlegen, Sandsack auflegen | • Kreislauf, Verbände und Drainagen engmaschig überwachen<br>• Blutentnahme (BB mit Thrombozyten, Gerinnung) organisieren (Arztanordnung)<br>• Evtl. Infusion anhängen oder Erythrozytenkonzentrate bestellen (Arztanordnung)<br>• Bei schwerer, nicht beherrschbarer Blutung operative Revision |
| **Platzbauch** (spontanes Aufplatzen einer Laparotomiewunde mit Fasziendehiszenz und Vorfall von Netz, Darmanteilen oder Organen. Entsteht überwiegend erst am 4.–6. postoperativen Tag) | • Ein kompletter Platzbauch mit Aufgehen sämtlicher Nähte ist bei der Wundinspektion eindeutig sichtbar<br>• Ein inkompletter Platzbauch mit noch stehender Hautnaht lässt sich an einer tastbaren Faszienlücke oder anhaltender Sekretion aus der Wunde erkennen (ggf. Sonografie oder Abdomen-CT) | • Erhöhter intraabdomineller Druck (chronischer Husten, Obstipation, Aszites)<br>• Überdehnte bzw. geschwächte Bauchdecken (Adipositas, Z. n. Laparotomie)<br>• Chronische Erkrankungen mit verminderter Heilungstendenz (Diabetes mellitus, chron. Nieren-/Leberschaden, bösartiger Tumor) | • Dringliche Operationsindikation, d. h. Arzt sofort informieren<br>• Wunde steril verbinden<br>• Bettruhe | • Ggf. Maßnahmen zur radiologischen Diagnostik organisieren<br>• Pflegerische Vorbereitung für Operation (ggf. Laborentnahme vorbereiten, Anästhesisten anrufen) |
| **Respiratorische Insuffizienz** (> 4.5.5, > 4.5.6) | • Dyspnoe und Tachypnoe (respiratorische Insuffizienz ohne Dyspnoe nur bei Hypoventilation durch Überhang atemdepressiver Narkotika)<br>• Zyanose, Kaltschweißigkeit<br>• Zunächst Tachykardie, später Bradykardie<br>• Bewusstseinsveränderungen, zunächst Unruhe, später Eintrübung | • Verlegung der Atemwege, z. B. durch Zunge, Schleim, Sekret, Fremdkörper, Nervenlähmung z. B. Recurrensparese nach Strumaoperationen, oder Phrenicussparese bei Nervenblockaden am Hals zur Schulterchirurgie<br>• Narkotikaüberhang (durch Opiate, Muskelrelaxanzien, Sedativa)<br>• Vorbestehende Lungenerkrankungen<br>• Schonatmung wegen Schmerzen, zu straffe Verbände am Thorax oder Oberbauch<br>• Zwerchfellhochstand bei postoperativer Magen-Darm-Atonie<br>• Pneumonie | • Patient auf dem Rücken mit erhöhtem Oberkörper lagern (Lagerung bei Dyspnoe, > Abb. 10.2) und zum tiefen Durchatmen anhalten)<br>• Sekret mobilisieren, z. B. durch Abhusten (dabei Wunde ggf. mit Händen komprimieren, um Schmerzen zu reduzieren)<br>• Bei Schmerzen Analgetika aus der Bedarfsmedikation verabreichen, zu straffe Verbände lockern<br>• Atemwege durch Absaugen, Guedel- oder Wendl-Tubus freimachen und freihalten<br>• Sauerstoff auf Arztanordnung geben | • Blutentnahme zur Blutgasanalyse vorbereiten<br>• Beatmungsbeutel bereithalten, bei zunehmender Ateminsuffizienz Intubation und Verlegung auf Intensivstation vorbereiten |

## 4 Pflege vor, während und nach Operationen

Tab. 4.3 Häufige postoperative Komplikationen, Symptome, mögliche Ursachen, Erstmaßnahmen und weitere Maßnahmen. *(Forts.)*

| Komplikationen | Symptome | Mögliche Ursachen | Erstmaßnahmen | Weitere Maßnahmen |
|---|---|---|---|---|
| **Singultus** (*Schluckauf*) Gefahr der Nahtinsuffizienz bei Darmanastomosen und Operationsnähten | • Wiederholt hörbare Inspirationen mit nachfolgendem geräuschvollen Verschluss der Stimmritze | • Reizung des Zwerchfells oder des Nervus phrenicus (häufig nach Eingriffen im Oberbauch oder bei überblähtem Magen) • Sehr selten Erkrankungen des Gehirns | • Patienten Luft anhalten und – falls erlaubt – etwas trinken lassen • Patienten ablenken, z. B. durch Gespräche | • Bei anhaltendem Singultus Medikamente (z. B. Psyquil®) nach ärztlicher Anordnung verabreichen |
| **Schmerzen** (postoperative Schmerzbehandlung, ➤ 4.5.9) | | | | |
| **Stressulkus** (-perforation) (akut im Rahmen einer Stressreaktion auftretender Schleimhautschaden des Magens oder Duodenums, z. T. mit Perforation) | • Oberbauchbeschwerden • Inappetenz • Völlegefühl • Übelkeit, ggf. Erbrechen • Blähungen | • Große chirurgische Eingriffe • Polytrauma • Sepsis • Verbrennungen • Schock | • Bei erstmaligen Auftreten der Symptome oder akuter Verschlechterung Arzt informieren • Patient nüchtern lassen • Bettruhe | • Maßnahmen zur Diagnostik organisieren • Nach radiologisch nachgewiesener Perforation pflegerische Operationsvorbereitung |
| **Übelkeit** und **Erbrechen** | • Blässe • Schweißausbruch • Weite Pupillen | • Narkosenachwirkung • Reaktion auf starke Schmerzen oder Blutdruckabfall • Nebenwirkung von Medikamenten, insbesondere Analgetika • Magen-Darm-Atonie | • Oberkörperhochlagerung um Aspiration zu vermeiden • Nierenschale und Zellstoff bereithalten • Mundpflege anbieten • Bei Auffälligkeiten des Erbrochenen Arzt informieren • Auf Arztanordnung Patient (verlängerte) Nahrungskarenz einhalten lassen, Flüssigkeit und Elektrolyte ersetzen und evtl. Antiemetika verabreichen | • Ggf. Magensonde auf Durchgängigkeit prüfen |
| **Verwirrtheit** (*Durchgangssyndrom*) Meist ältere Patienten betroffen | • Desorientiertheit, Unruhe • Sinnlose, teils aggressive und selbstgefährdende Handlungen, z. B. Manipulationen am ZVK • Symptomverstärkung oft abends mit Maximum in der Nacht | • Oft bestehende Arteriosklerose der Hirngefäße, deren Auswirkungen durch die Operation (vorübergehend) verstärkt werden, z. B. durch intraoperativen Blutdruckabfall, Flüssigkeitsmangel oder Elektrolytstörungen • Wichtige Differentialdiagnosen: – Entzug bei Medikamenten- oder Alkoholabhängigkeit – Sauerstoffmangel | • Kontakt zu nahe stehenden Personen herstellen, vertraute Gegenstände (z. B. persönliche Kleidung, Bilder) in die nähere Umgebung stellen • Blutdruck kontrollieren • Blutentnahme zur Blutgasanalyse vorbereiten, ggf. Sauerstoff verabreichen (Arztanordnung) • Katheter und Drainagen gegen Herausziehen sichern • Auf ärztliche Anordnung Medikamente (z. B. Haldol®) verabreichen oder Fixierung zum Eigenschutz | • Patienten engmaschig überwachen • Bei Selbstgefährdung Sitzwache anfordern • Bei Medikamenten- oder Alkoholentzug Patienten ggf. auf die Intensivstation verlegen • Basale Stimulation einsetzen (z. B. beruhigende Wäsche) |
| **Volumenmangel** | • Tachykardie, Blutdruckabfall, erniedrigter ZVD • Rückgang der Urinausscheidung • Unruhe, Verwirrtheit • Fieber | • Größere Blut- und Flüssigkeitsverluste (z. B. wegen Erbrechens) bei unzureichender Flüssigkeitszufuhr (z. B. zu geringe Infusionsmenge während und nach der Operation) | • Nach auslösender Ursache suchen (z. B. Verband auf Nachblutung kontrollieren) • Vitalzeichen und ZVD kontrollieren • Patienten nicht allein aufstehen lassen • Infusionen nach Arztanordnung | • Auf ausreichende Flüssigkeitszufuhr achten • Flüssigkeitsbilanz erstellen • Plasmaexpander nach ärztlicher Anordnung |
| **Wundheilungsstörungen** (➤ 2.2.3) | | | | |

## 4.5 Postoperative Pflege

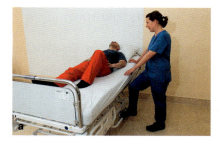
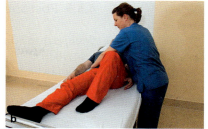
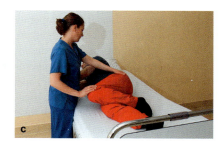
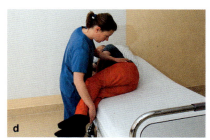
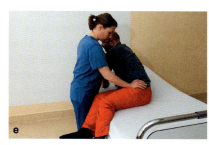
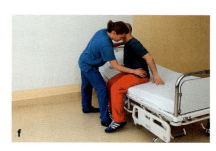
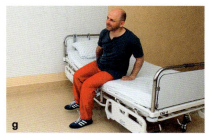
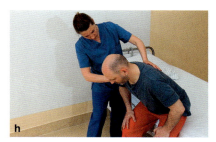
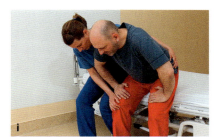

**Abb. 4.52 Postoperative Mobilisation (nach kinästhetischen Prinzipien).** [K115] **a)** Die Pflegekraft bringt das Bett auf die geeignete Arbeitshöhe (entspricht meist etwa der Höhe ihrer Hüfte). **b)** Unterstützung am Becken (*Kinästhetik: Masse*), das vom Patienten selbst kurz angehoben wird. Die Pflegekraft unterstützt die Bewegung. **c)** Kontaktimpuls am linken Oberschenkel. Der Patient konzentriert sich auf den Kontaktpunkt, die Drehrichtung wird vor der Bewegung geklärt. **d)** Die Unterschenkel des Patienten gehen über den Rand der Matratze hinaus. Ihr Eigengewicht hilft dem Patienten, eine sitzende Position zu erreichen. **e)** Beim Aufsetzen drückt der Patient sich mit den Armen ab. Die Pflegekraft führt, steuert, reguliert und unterstützt die Bewegung (*Kinästhetik: Masse*). **f)** Die Pflegekraft unterstützt den Patienten beim „Gehen" auf den Sitzbeinen zum Bettrand (*Kinästhetik: Konzept menschliche Funktionen*). **g)** Patient „geht alleine auf den Sitzbeinen" zum Bettrand. **h)** Die Pflegekraft gibt beim Aufstehen die Richtung vor. **i)** Gleichzeitiges gemeinsames Aufstehen (*Kinästhetik: Konzept Interaktion*). Der Patient lernt am Bewegungsmuster der Pflegenden und sie passt sich seinen Möglichkeiten an.

### Kostaufbau nach Operationen außerhalb des Abdomens

- Nach Operationen **außerhalb des Abdomens** in **Regionalanästhesie,** z. B. Spinal- oder Periduralanästhesie, darf der Patient – sofern sein Allgemeinzustand stabil ist – bereits nach 2 Std. trinken. Verträgt er dies gut, darf er auch leicht verdauliche Nahrung zu sich nehmen
- Nach Operationen **außerhalb des Abdomens** in **Allgemeinanästhesie** (*Vollnarkose*) soll der Patient 6 Std. nüchtern bleiben. Dies entspricht der Zeitdauer bis zum vollständigen Zurückkehren der Schutzreflexe. Würde der Patient vorher trinken oder gar essen, wäre die Gefahr des Erbrechens mit Aspiration groß (➤ Tab. 4.3). Ist dem Patienten 6 Std. nach dem Ende der Operation noch übel oder musste er bereits erbrechen, sollte mit dem ersten Trinken noch etwas länger gewartet werden. In manchen Kliniken darf der Patient nach 6 Std. bereits leichte Kost oder auch Vollkost zu sich nehmen, in anderen Kliniken erhält er lediglich Tee oder stilles Mineralwasser und nur bei sehr gutem Zustand zusätzlich Zwieback oder Brei. Ab dem ersten postoperativen Tag erhält der Patient in fast allen Kliniken Vollkost.

### Kostaufbau nach abdominellen Operationen

Nach **abdominellen Operationen** ist die Dauer der postoperativen Nahrungs- und Flüssigkeitskarenz davon abhängig, ob der Magen-Darm-Trakt eröffnet wurde oder nicht.

- Nach Eingriffen **ohne** Eröffnung des Magen-Darm-Trakt, z. B. Appendektomie (*Blinddarmentfernung*), Cholezystektomie (*Gallenblasenentfernung*) oder Splenektomie (*Milzentfernung*), kann mit dem Kostaufbau begonnen werden, sobald der Darm wieder normal funktioniert (Kriterien: Darmgeräusche auskultierbar, Patient hat abgeführt, keine Übelkeit bzw. bei liegender Magensonde keine großen Verluste über die Sonde):
  - Nüchtern am Operationstag, evtl. abends etwas Tee
  - Trinken ab dem 1. postoperativen Tag, ggf. Zwieback oder Haferbrei

- Abführen am 2. oder 3. postoperativen Tag
- Zügiger Kostaufbau über Schonkost bis zur normalen Kost
• Nach Eingriffen **mit** Eröffnung des Magen-Darm-Trakts, z. B. Ösophagusresektion (*Teilentfernung der Speiseröhre*), Gastrektomie (*Magenentfernung*) oder Hemikolektomie (*Teilentfernung des Dickdarms*). Hier darf erst mit dem Kostaufbau begonnen werden, wenn die Anastomosen verheilt und damit „dicht" sind:
  - Fünf bis acht Tage absolute Flüssigkeits- und Nahrungskarenz
  - Röntgen des Magen-Darm-Trakts mit Kontrastmittel (z. B. Peritrast®-Schluck, Gastrografin®-Schluck)
  - Patient abführen
  - 1. Tag Kostaufbau: schluckweise Tee
  - 2. Tag Kostaufbau: Tee und Zwieback
  - 3. Tag Kostaufbau: Haferschleim/Bouillon
  - 4. Tag Kostaufbau: passierte Kost
  - 5. Tag Kostaufbau: Schonkost.

### 4.5.9 Postoperative Schmerztherapie

Postoperative Schmerzen können verschiedene Ursachen haben, z. B.:
• **Wundschmerz.** Häufigster postoperativer Schmerz, entsteht durch die intraoperative Gewebeverletzung; klingt meist nach drei Tagen deutlich ab, kann aber auch zu einem *verzögerten* Schmerz (Dauer 1–4 Wochen) werden oder in ein chronisches Schmerzsyndrom übergehen
• **Hämatome**
• **Infektionen**
• **Arterielle Minderdurchblutung** oder Gefäßverschluss
• **Nervenschädigung**
• **Kompartmentsyndrom** (➤ 7.5.8)
• Zu straff sitzender **Verband** oder Gipsverband
• Falsche oder ungeeignete **Lagerung**
• **Blähungen, Harnverhalt.**

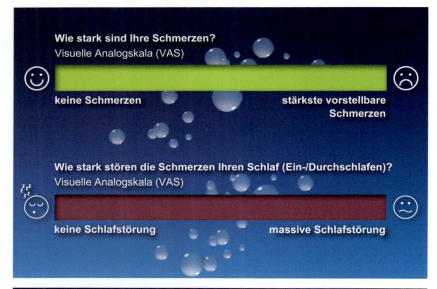

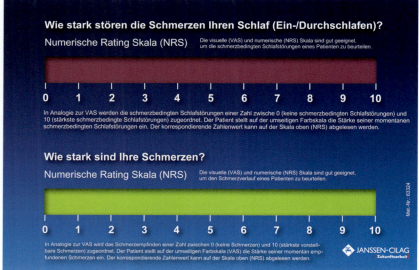

**Abb. 4.53** Numerische Ratingskala (NRS) und visuelle Analogskala (VAS) zur Bestimmung der Schmerzstärke. Der Patient verschiebt eine Markierung auf einer Achse zwischen 0 und 10 (NRS) bzw. zwischen den Polen „keine Schmerzen" und „unerträglicher Schmerz" (VAS) und ordnet so seine Empfindungen ein. [U231]

Jeder postoperative Schmerz ist ein Warnsignal und muss abgeklärt werden.

Postoperative Schmerzen gehen oft mit **Begleitsymptomen** einher, z. B. Tachykardie, Hypertonie, Unruhe, starkes Schwitzen, Übelkeit/Erbrechen, Muskelanspannung, Schonhaltung und -lagerung oder eingeschränkte bzw. veränderte Wahrnehmung. Treten eines oder mehrere dieser Symptome bei frischoperierten Patienten auf, sollten die Pflegenden stets an Schmerzen als mögliche Ursache denken.

Nicht alle Patienten wenden sich an die Pflegenden oder Ärzte, wenn sie Schmerzen haben. Viele halten postoperative Schmerzen für „normal" und unabwendbar, andere möchten nicht zugeben, dass sie Schmerzen haben, wollen nicht als überempfindlich gelten oder haben Angst vor einer Schmerzmittelabhängigkeit. Manche Patienten wollen auch die Pflegekräfte nicht „stören". Deshalb achten die Pflegenden auf Schmerzsymptome, z. B. Stöhnen oder einen schmerzverzerrten Gesichtsausdruck, und fragen Patienten, die nicht klagen und sich nicht „melden", in regelmäßigen Abständen nach Schmerzen. Da die Fremdbeurteilung durch Ärzte oder Pflegepersonal nur unzureichend mit der subjektiven Schmerzwahrnehmung des Patienten korreliert, ist die Anwendung von Schätzskalen wie z. B. die Visuelle Analogskala (VAS) zur Erfassung des individuellen Schmerzempfindens hilfreich (➤ Abb. 4.53). Mithilfe der Skala kann der Patient die Stärke seiner Schmerzen (z. B. in Abstufungen von 0 bis 10) angeben.

**Der Schmerz ist so stark, wie der Patient ihn empfindet.**
Das Schmerzempfinden ist von Patient zu Patient unterschiedlich. Patienten, die den *gleichen* Eingriff hinter sich haben, können *unterschiedliche* Mengen an Schmerzmitteln benötigen. Einem „empfindlicheren" Patienten dürfen Schmerzmittel nicht vorenthalten werden, nur weil andere Patienten die aus dem Eingriff entstehenden Schmerzen leichter ertragen.

### Prinzipien der akuten (postoperativen) Schmerztherapie

- Die Schmerztherapie kann standardisiert sein
- Die Wirkung der Medikamente muss von kurzer Dauer sein
- Eine leichte Sedierung ist häufig erwünscht
- Unerwünschte Wirkungen durch Schmerzmittel, wie Übelkeit, Erbrechen oder Verstopfung, müssen behandelt werden
- Die Behandlung wird häufig parenteral durchgeführt
- Zu festgelegten Zeiten wird eine *Basismedikation* verabreicht, bei zwischenzeitlich auftretenden Schmerzen ist eine *Bedarfsmedikation* angeordnet.

Die Pflegenden informieren den Patienten über den Sinn einer guten Schmerzbehandlung. Sie motivieren ihn, sich frühzeitig zu melden und nicht erst, wenn die Schmerzen unerträglich sind.

**Äußere Umstände beeinflussen die Schmerzempfindung**
- Angst, Einsamkeit, Sorgen, Orientierungslosigkeit, Schlaflosigkeit und das Gefühl, die Kontrolle über das eigene Leben zu verlieren, **verstärken** die Schmerzen
- Zuwendung, Verständnis, Ablenkung und das Gefühl, gut informiert zu sein und sich zurechtzufinden, **lindern** die Schmerzen.

Eine ausreichende Schmerztherapie ist nicht nur aus ethischen Gründen geboten, sondern hilft auch, Komplikationen vorzubeugen:
- Mit Abnahme der Schmerzen bessern sich Tachykardie und Hypertonie
- Schmerzlinderung ermöglicht tiefes Durchatmen und effektives Abhusten. Dies verbessert die Belüftung der Lunge und beugt einer Pneumonie vor
- Schmerzen vermindern die Kooperationsfähigkeit des Patienten bei aktivierenden Maßnahmen, insbesondere bei der (Früh-)Mobilisation. Eine ausreichende Schmerztherapie trägt wesentlich dazu bei, dass der Patient aktiv an seiner Genesung mitarbeiten kann.

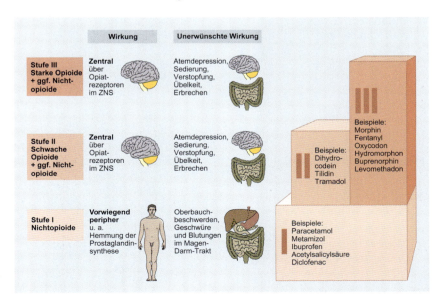

**Abb. 4.54** Stufenschema der WHO zur Schmerzbehandlung. [L157]

## Systemische medikamentöse Schmerztherapie

Bei der **systemischen medikamentösen Schmerztherapie** verteilen sich die intravenös, intramuskulär, oral oder rektal verabreichten Analgetika auf dem Blutweg im gesamten Organismus.

Eingesetzt werden Opioid-Analgetika und Nicht-Opioid-Analgetika (➤ Abb. 4.54):
- **Opioid-Analgetika** (➤ Tab. 4.4) sind stark wirksame Schmerzmittel, die an den Opioidrezeptoren wirken. Sie unterliegen größtenteils der Betäubungsmittelverodnung (BtmV). In den ersten postoperativen Tagen mit vermehrtem Wundschmerz sind Opioide indiziert. Opioid-Analgetika können insbesondere bei zu rascher intravenöser Gabe oder Überdosierung zu einer *Atemdepression* führen. Da eine kontinuierliche Überwachung des Patienten auf der Allgemeinstation nicht möglich ist, verabreichen die Pflegenden Opioid-Analgetika nur als Kurzinfusion über eine vom verordnenden Arzt festgelegten Mindestdauer, oral oder rektal. Die früher gebräuchliche intramuskuläre Gabe von

**Tab. 4.4** Opioid-Analgetika und Nicht-Opioid-Analgetika, die zur Behandlung mäßiger postoperativer Schmerzen häufig eingesetzt werden.

| Substanz (Handelsnamen) | BTM-Pflicht | Dosierung (Erwachsene) | Wirkdauer (in Std.) | Unerwünschte Wirkungen (UW) und Kontraindikationen (KI) |
|---|---|---|---|---|
| **Opioid-Analgetika** | | | | |
| **Buprenorphin** (z. B. Temgesic®) | Ja | 0,2–0,4 mg sublingual  0,3 mg i. v. | Ca. 6 | **UW**<br>• Atemdepression<br>• Übelkeit, Erbrechen<br>• Schwindel, Benommenheit<br>• Sedierung<br>• Mundtrockenheit<br>• Obstipation<br>**KI**<br>• Störungen der Atmung<br>• Gallenkoliken<br>• Strengste Indikationsstellung in Schwangerschaft, Stillzeit und bei Alkoholkranken |
| **Pethidin** (z. B. Dolantin®) | Ja | 100–200 mg oral, s. c.  25–100 mg i. v. | 2–4 | |
| **Piritramid** (z. B. Dipidolor®) | Ja | 7,5 mg als Kurzinfusion | 4–6 | |
| **Tilidin-Naloxon** (z. B. Valoron® N) | Ja (für die nicht retardierte Applikationsform, z. B. als Tropfen)/nein (für die Retard-Tablette) | 50–150 mg oral | 2–4 | |
| **Tramadol** (z. B. Tramal®) | Nein | 50–100 mg oral, rektal, s. c., i. v. | 2–4 | |
| **Nicht-Opioid-Analgetika** | | | | |
| **Paracetamol** (z. B. ben-u-ron®) | Nein | 0,5–1 g oral, rektal  1 g als Kurzinfusion über ca. 10 Minuten | 4–6 | **UW** (insgesamt geringer als bei Acetylsalicylsäure)<br>• Gastrointestinale Beschwerden<br>• Allergien<br>• bei Überdosierung: Leber- und Nierenschäden<br>**KI**<br>• Schwere Leber- und Nierenfunktionsstörungen |
| **Nichtsteroidale Antiphlogistika** (NSAR), wie **Diclofenac** (z. B. Voltaren®), **Ibuprofen** (z. B. Anco®, Imbun®) | Nein | Diclofenac: 25–50 mg oral, rektal  Ibuprofen: 0,2–0,4 g oral; rektal 0,4 g | 4–8 | **UW**<br>• Gastrointestinale Beschwerden<br>• Bronchospasmus bei Patienten mit Analgetika-Überempfindlichkeit<br>• ZNS-Störungen (z. B. Kopfschmerz, Depressionen, Müdigkeit)<br>• Allergie<br>**KI**<br>• Magen- oder Duodenalulzera<br>• Schwere Leber- und Nierenschäden<br>• Blutgerinnungsstörungen<br>• Schwangerschaft |
| **Metamizol** (z. B. Novalgin®) | Nein | 0,5–2 g oral, rektal;  1,0–2,5 g i. v. als Kurzinfusion verabreichen | Ca. 4 | **UW**<br>• Bei schneller i. v.-Zufuhr Abfall des Blutdrucks (Schock möglich)<br>• Leichte gastrointestinale Beschwerden<br>• Allergie<br>• Sehr selten (tödliche) Agranulozytose<br>• (Harmlose) Rotfärbung des Urins möglich<br>**KI**<br>• Schwangerschaft im 1. Trimenon und in den letzten sechs Wochen |

Schmerzmitteln ist weitgehend verlassen. Alternativ ist auch die transdermale Applikation mit Wirkstoffpflastern möglich. Diese eignet sich wegen der langsamen Freisetzung des Wirkstoffes aus dem Pflaster jedoch nicht für die postoperative Akutschmerztherapie
- **Nicht-Opioid-Analgetika** (> Tab. 4.4) kommen bei mäßigen Schmerzen zum Einsatz. Sie wirken analgetisch und antipyretisch (*fiebersenkend*). Zu dieser Gruppe zählen **nichtsteroidale Antirheumatika** (*NSAR*), wie Diclofenac (z. B. Voltaren®) oder Ibuprofen, Metamizol (z. B. Novalgin®) sowie Paracetamol. NSAR wirken zusätzlich antiphlogistisch (*abschwellend*). Der Vorteil dieser Substanzen gegenüber den Opioid-Analgetika ist, dass es nicht zur Atemdepression kommt.

### Patientenkontrollierte Analgesie

Eine Sonderform der systemischen medikamentösen Schmerztherapie ist die **patientenkontrollierte Analgesie** (*patient-controlled-analgesia,* kurz *PCA,* oder *On-demand-Analgesie*). Dem Konzept der PCA liegt die Annahme zugrunde, dass der Patient selbst am besten beurteilen kann, wann, wie oft und wie viel Schmerzmittel er benötigt. Die hauptsächliche Applikationsweise ist die i. v.-Zufuhr eines Analgetikums mittels einer Spritzenpumpe (*PCA-Pumpe,* > Abb. 4.55).

Der Patient kann das Schmerzmittel durch Betätigung eines Handauslösers selbst anfordern.

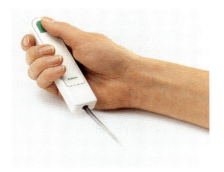

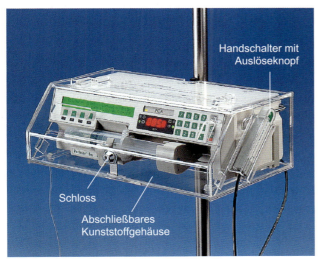

**Abb. 4.55** PCA-Pumpe im Einsatz. [U223]

Der Arzt programmiert die PCA-Pumpe und stellt dabei folgende Parameter ein:
- **Bolus,** d. h. die Analgetikamenge, welche die Pumpe auf Knopfdruck abgibt
- **Refraktärzeit** (*„Sperrzeit", „Lockout-Zeit"*), d. h. Zeit nach Medikamentengabe, während der der Patient keinen weiteren Bolus auslösen kann
- **Maximaldosis** (*Dosisgrenze*), d. h. die Gesamtmenge des Analgetikums, die von der Pumpe in einem bestimmten Zeitraum höchstens angefordert werden kann
- Viele PCA-Pumpen bieten darüber hinaus die Möglichkeit, eine **Basalrate** einzustellen, d. h. eine Analgetikamenge, die von der Pumpe *kontinuierlich* verabreicht wird.

Sobald der Patient postoperativ ausreichend wach ist, schließt der Arzt die PCA-Pumpe über einen Dreiwegehahn an einen venösen Zugang an, über den mindestens eine weitere Infusion kontinuierlich einläuft. Damit ist gewährleistet, dass der Bolus nicht in der Infusionsleitung „stehen bleibt", sondern mit der Parallelinfusion in die Blutbahn eingeschwemmt wird. Die Infusionsleitung muss mit einem Rückschlagventil ausgestattet sein. Damit wird verhindert, dass das Schmerzmittel bei Bolusanforderung durch den Patienten und Abflussbehinderung im venösen Zugang in die Parallelinfusion „hochgedrückt" wird und es damit zunächst zu einer Unter- und danach ggf. zu einer Überdosierung des Analgetikums kommt.

> Die Erfahrungen haben gezeigt, dass die Patienten keineswegs hemmungslos „zugreifen", sondern eher Medikamente eingespart werden.

### Lokale medikamentöse Schmerztherapie

Die **lokale medikamentöse Schmerztherapie** erfolgt über perioperativ eingelegte Schmerzkatheter. Man unterscheidet nach dem Ort der Anlage:
- Rückenmarksnahe Katheter wie lumbale oder (selten) thorakale Periduralkatheter (*PDK*). oder lumbale Spinalkatheter. Dabei werden neben Lokalanästhetika auch Opiate verwendet. Diese werden entweder *intermittierend*, meist im Abstand von 6–8 Std., oder *kontinuierlich* über eine Infusionsspritzenpumpe injiziert
- Plexuskatheter (z. B. am Plexus cervicalis oder axillaris)
- Periphere Nervenkatheter z. B. N. femoralis-Katheter, N. ischiadicus-Katheter
- Interkostalblockaden oder intrapleurale Medikamentenapplikation insbesondere nach Thorakotomie (> 10.5.1).

### Begleitmedikamente

Häufig sind während der Schmerztherapie **Begleitmedikamente** (*adjuvante Medikamente*) erforderlich, die in erster Linie die unerwünschten Wirkungen der Analgetika mildern sollen. Am wichtigsten sind Antiemetika gegen Übelkeit und Erbrechen, Medikamente zur Ulkusprophylaxe oder Laxanzien gegen eine opiatbedingte Obstipation. Aber auch Neuroleptika, Antidepressiva und Schlafmittel fallen hierunter.

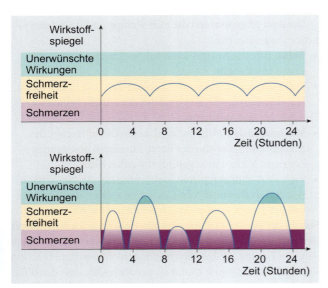

**Abb. 4.56** Die Einnahme von Schmerzmitteln zu festen Zeiten ermöglicht eine genaue Steuerung der Wirkung. Der Patient ist in der Regel schmerzfrei und die Gefahr von unerwünschten Wirkungen ist gering (oben). Bei der Einnahme von Schmerzmitteln nach Bedarf schwankt der Wirkstoffspiegel stark. Es kommt zu Phasen der Unterdosierung mit Schmerzen sowie der Überdosierung mit unerwünschten Wirkungen. [L190]

### Pflegerische Maßnahmen zur Schmerzprophylaxe und -therapie

- Beobachtung des Patienten auf Schmerzen: Lokalisation, Art/Qualität des Schmerzes, Zeitpunkt oder Auslöser, Stärke/Intensität, Dauer
- Beobachtung des Patienten auf indirekte Schmerzzeichen, z. B. verzerrter Gesichtsausdruck, Schonhaltung, Tachykardie
- Information des Patienten über mögliche Schmerzursachen; nachdrücklich mitteilen, dass es nicht notwendig ist, Schmerzen zu ertragen
- Schmerzen ernst nehmen, nicht banalisieren, individuelles Schmerzerleben akzeptieren
- Psychische Begleitung des Patienten, denn manchmal sind Schmerzen auch ein Ausdruck von Ängsten
- Einhaltung der festen Einnahmezeiten, Patient nicht leiden lassen oder hinhalten
- Beobachtung auf Wirkung der verabreichten Schmerzmittel
- Anwendung von Wärme, z. B. als Wärmflasche, feucht-warme Auflage, wenn eine Anregung der Durchblutung, Entspannung der Muskulatur, Anregung des Stoffwechsels, Beruhigung und Wohlbefinden gewünscht sind (v. a. bei Koliken, Blähungen)
- Anwendung von Kälte, z. B. mit Cold-Packs, Alkoholumschlag, wenn eine Verengung der Gefäße, eine Hemmung der Entzündungsreaktion und des Bakterienwachstums, Abschwellung, Ableitung von Wärme und Kühlung gewünscht sind
- Einreiben entspannt und löst die Muskulatur, vermittelt dem Patienten Zuwendung und Aufmerksamkeit
- Ablenkung und Beschäftigung, z. B. durch Musik hören, Fernsehschauen, Lesen
- Schnellstmögliche Mobilisation und körperliche Aktivität. Sie regt das Endorphinsystem an, unterstützt das Selbstwert- und Lebensgefühl, zeigt dem Patienten, dass es „bergauf" geht
- Rechtzeitig vor der Körperpflege und Mobilisation und vor schmerzhaften Verbandswechseln Schmerzmittel nach Arztanordnung (Bedarfsmedikation) verabreichen
- Vermeidung von Druck, Zug und Spannung auf die Wunde durch eine entlastende Lagerung, z. B. Knierolle nach Bauchoperationen. Verbände nicht zu eng oder unter Zug anlegen, hautfreundliches Pflaster verwenden, Druck von Sonden und Drainagen vermeiden
- Verletzte Extremität ruhigstellen, zum Abschwellen hoch lagern, z. B. auf einer Schiene, Kissen, mittels Hartverband. Druckgefährdete Stellen polstern
- Regelmäßiger Lagerungswechsel bei Patienten, die ihre Position nicht selbstständig ändern können

## 4.5.10 Transfusionen

**Transfusion** (*Bluttransfusion*): Übertragung von Blut oder Blutbestandteilen von einem **Blutspender** auf einen **Blutempfänger**.

Chirurgische Patienten können zum Ausgleich eines Blutverlustes im Rahmen einer Operation oder eines Unfallereignisses Blutpräparate benötigen. **Transfusionen** werden außerdem bei Blutbildungsstörungen (z. B. Tumoranämie) sowie zur Behebung von Mangelzuständen und Funktionsstörungen der einzelnen Blutbestandteile (z. B. im Rahmen von Verbrennungen oder Unterernährung) verabreicht. Bei der **Eigenblutspende** sind die blutspendende und -empfangende Person identisch, während bei der **Fremdblutspende** der Blutempfänger die Transfusion von einer anderen Person erhält.

### Blutpräparate

Vollbluttransfusionen werden heute kaum noch durchgeführt. Hauptsächlich wird das gespendete Blut in seine Komponenten (z. B. Erythrozyten, Thrombozyten, Plasma) separiert und aufbereitet (➤ Tab. 4.5). Somit kann der Patient eine Transfusion erhalten, die genau jene ihm fehlende Komponente und nicht noch zusätzliche unnötige Bestandteile enthält. Die Blutkomponenten lassen sich zudem in getrennter Form länger aufbewahren.

Vor geplanten größeren Operationen wird fast immer die Blutgruppe des Patienten bestimmt. Abhängig vom zu erwartenden Blutverlust legt der Arzt fest, wie viele Erythrozytenkonzentrate für den Patienten bereitgestellt werden sollen. Das Labor führt dann eine serologisch-immunologische Untersuchung durch, d. h. es prüft („*kreuzt*") mittels Antigen-Antikörper-Reaktion, ob Spendererythrozyten und Empfängerserum kompatibel sind.

## Verpflichtung zur Dokumentation

Das Transfusionsgesetz legt in § 14 umfangreiche **Dokumentationspflichten** fest.

Im Blutlabor wird die Mitnahme per EDV oder handschriftlich („*Blutbuch*") dokumentiert. Der behandelnde Arzt hat jede Anwendung von Blutprodukten und gentechnisch hergestellten Plasmaproteinen mit folgenden Angaben zu dokumentieren:

- Eindeutige Identifikation des Patienten (Patientenaufkleber oder Patientenidentifikationsnummer)
- Chargenbezeichnung
- Pharmazentralnummer oder Bezeichnung des Präparats, Name oder Firma des pharmazeutischen Unternehmens, Menge und Stärke
- Datum und Uhrzeit der Anwendung
- Unterschrift des verabreichenden Arztes.

## Hauptrisiken einer Bluttransfusion

- **Übertragung von Krankheitserregern,** v. a. Hepatitis B- und -C-Virus, HI-Virus
- **Übertragung von kontaminiertem Blut** mit der Gefahr eines septischen Schocks
- **Akute hämolytische Transfusionsreaktion** mit Nierenversagen, Verbrauch von Gerinnungsfaktoren und Thrombozyten und hoher Letalität, z. B. durch AB0-Unverträglichkeit
- **Verzögerte hämolytische Transfusionsreaktion,** z. B. bei erythrozytären Antikörpern
- **Allergische** (*anaphylaktische*) **Reaktion,** z. B. bei Antikörpern auf transfundierte Plasmaproteine oder Leukozyten-Antigene
- **Hypothermie** durch Massentransfusion nicht angewärmter Erythrozytenkonzentrate
- **Citratintoxikation:** Vergiftung und Azidose durch den in den Konserven enthaltenen Stabilisator, vor allem bei Massentransfusionen
- **Gerinnungsstörungen, Thrombozytenmangel** nach Massentransfusion von Erythrozytenkonzentraten
- **Hyperkaliämie** bei Transfusion von alten Konserven auf niereninsuffiziente Empfänger.

Tab. 4.5 Überblick über die wichtigsten Blutprodukte, die in der Chirurgie eingesetzt werden (EK = Erythrozytenkonzentrat, TK = Thrombozytenkonzentrat).

| Präparat (Beispiele) | Beschreibung | Indikationen |
|---|---|---|
| **Ersatz von Erythrozyten** | | |
| **Buffy-coat-freie EK** | Zentrifugierte Erythrozyten in additiver Lösung, Buffy-coat (Leukozyten und Thrombozyten mechanisch entfernt) | „Routinetransfusion" bei akutem Blutverlust oder Anämie |
| **Leukozytendepletierte EK (gefilterte EK)** | Durch Filterung von buffy-coat-freien EK gewonnene leuko- und thrombozytenreduzierte EK (Restleukozyten < 5 Mill./Einheit). Weniger immunogen, damit geringeres Risiko von Unverträglichkeitsreaktionen | Transfusionen bei Patienten, die bereits Antikörper gegen Leuko- oder Thrombozytenantigene gebildet haben und Patienten, bei denen eine solche Immunisierung möglichst vermieden werden soll, z. B. bei Leukämie |
| **Ersatz von Thrombozyten** | | |
| **Pool-TK** | Aus Poolen von bis zu acht blutgruppenkompatiblen Einzelspender-TK gewonnene TK. Enthalten Restleukozyten und -erythrozyten, daher blutgruppenkompatible Transfusion erforderlich | Thrombopenie, insbesondere bei Thrombozytenbildungsstörung, „Routine"-Präparat |
| **Einzelspender-TK** | Aus einer Vollblutspende isolierte Thrombozyten in ca. 50 ml Plasma. Enthalten Restleukozyten und -erythrozyten, daher blutgruppenkompatible Transfusion erforderlich | Thrombopenie, insbesondere bei Thrombozytenbildungsstörung |
| **Thrombozytapherese-TK (Zellseparator-TK)** | Mittels Zellseparator gewonnene TK eines einzelnen Spenders mit geringer Immunität | Z. B. Patienten mit Immunisierung gegen HLA oder Plättchenantigene (nach Antigenen ausgewählte Einzelspender) |
| **Ersatz von Plasma** | | |
| **Gefrorenes Frischplasma** (*GFP, Fresh Frozen Plasma, FFP*) | Schockgefrorenes, zellarmes Plasma eines Einzelspenders mit Gerinnungsfaktoren. Blutgruppengleiche Transfusion sofort nach Auftauen erforderlich | Massentransfusion, komplexe Gerinnungsstörungen, Faktorenmangel V, XI (für diese Faktoren keine Einzelpräparate verfügbar) |
| **Ersatz einzelner Plasmabestandteile (blutgruppenunabhängige Fertigarzneimittel)** | | |
| **Humanalbumin** | Gepoolt aus Hunderten bis Tausenden Einzelspenden | Akuter Volumenersatz, chronische Hypalbuminämie |
| **Immunglobuline,** z. B. Tetagam® (> 2.7.12) | | Prophylaxe nach Kontakt mit bestimmten Erregern |
| **PPSB,** z. B. Beriplex® HS | | Blutungen bei Lebererkrankungen, Marcumarüberdosierung, DIC |
| **Einzelfaktorkonzentrate,** z. B. Haemate® HS | | Einzelfaktormangel |

## Aufgaben der Pflegenden bei der Transfusion von Blutprodukten

- Die Pflegenden holen die Blutprodukte aus dem Blutlabor und dokumentieren die Entnahme fachgerecht
- Sie achten darauf, dass die Kühlkette bei den Erythrozytenkonzentraten (> Abb. 4.58) nicht unterbrochen wird, wenn die Konzentrate nicht sofort transfundiert werden sollen. Einmal erwärmte Konzentrate dürfen nicht mehr gekühlt werden
- Sie behandeln die Konzentrate vorsichtig, um eine Hämolyse der Erythrozyten zu vermeiden
- Sie achten darauf, dass das Blutprodukt vor der Transfusion Zimmertemperatur hat. Bei Massentransfusion, Neugeborenen und Patienten mit Kälteantikörpern benutzen sie ein Blutwärmegerät (> Abb. 4.57)
- Vor dem Richten der Transfusion führen sie nochmals eine Überprüfung der Patientendaten durch und klären alle Unstimmigkeiten zweifelsfrei
- Sie verdünnen ggf. das Erythrozytenkonzentrat mit physiologischer Kochsalzlösung (z. B. Eryset®), um die Fließeigenschaft zu verbessern
- Sie schließen ein spezielles Transfusionsbesteck (Porengröße 170–230 µm) an und füllen das System nach Herstellerangaben
- Hat der Patient noch keinen separaten periphervenösen Zugang, dann richten sie die entsprechenden Utensilien
- Sie legen das Transfusionsprotokoll bereit (wird meist vom Blutlabor mit der Blutkonserve ausgegeben).

### VORSICHT

Das Anlegen und Einleiten der Transfusion ist Aufgabe des Arztes, er darf sie **NICHT** an Pflegende delegieren:
- Unmittelbar vor **jeder** Transfusion überprüft der Arzt die Blutgruppe des Patienten mit dem **Bedside-Test.** Dafür entnimmt er dem Patienten wenige Tropfen Blut und bestimmt dessen Blutgruppe auf einer Testkarte, die mit Antiseren versehen ist
- Nach zunächst zügiger Transfusion von ca. 10–20 ml Erythrozytenkonzentrat sollte die Transfusion langsamer gestellt werden, sodass die Konserve innerhalb von etwa 1 Std. einläuft.

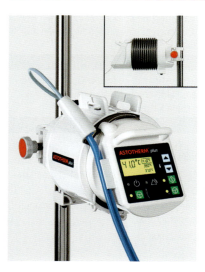

Abb. 4.57 Blutwärmer Astotherm® plus. Das kalte Erythrozytenkonzentrat erwärmt sich, indem es durch den spiralförmig um die Heizung geleiteten Schlauch (kleines Bild oben rechts) zum Patienten fließt. [V114]

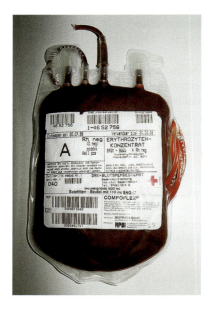

Abb. 4.58 Erythrozytenkonzentrat. Auf dem Etikett sind die genaue Blutgruppe, der Ort der Herstellung und die zugesetzten (Konservierungs-)Stoffe vermerkt. Die beiden mit einer Folienkappe versehenen Schlauchenden dienen dem Anschluss des Transfusionsbestecks und ggf. dem Hinzufügen von physiologischer Kochsalzlösung. [M161]

## Überwachung des Patienten während der Transfusion

Die Pflegenden überwachen den Patienten engmaschig, v. a. in den ersten 10 Min., um Transfusionsreaktionen frühzeitig zu erkennen:
- Regelmäßige Kontrolle von Allgemeinbefinden, Puls, RR, Atmung und Bewusstsein
- Beobachtung der Haut auf Rötungen und Quaddelbildung.

Auch diffuse oder unklare Beschwerden oder ein „komisches Gefühl" des Patienten müssen ernst genommen werden. Halten diese an, wird die Transfusion gestoppt und der Arzt benachrichtigt.

### VORSICHT

**Erstmaßnahmen bei einem Transfusionszwischenfall**
Transfusion stoppen und unverzüglich Arzt benachrichtigen bei:
- Unruhe, Beklemmungsgefühl, Übelkeit, Brechreiz, Atemnot, Kopf-, Gelenk- und Gliederschmerzen und in schweren Fällen Schockzeichen als Zeichen einer Unverträglichkeitsreaktion
- Hautrötung, Quaddelbildung und Juckreiz, evtl. mit Blutdruckabfall, als Hinweise auf eine allergische Reaktion
- Fieber und Schüttelfrost als Zeichen einer bakteriellen Verunreinigung der Konserve.

Erstmaßnahmen einleiten:
- Venösen Zugang belassen und ggf. mit NaCl 0,9 % offen halten
- Patient beruhigen
- Arzt bei der Schockbehandlung assistieren
- Ggf. Transport auf die Intensivstation vorbereiten
- Blutkonserve für die Überprüfung der Unverträglichkeit sicherstellen.

Bei einem Transfusionszwischenfall ist der behandelnde Arzt verpflichtet, den Transfusionsverantwortlichen des Krankenhauses und den Transfusionsbeauftragten der Abteilung zu informieren. Ggf. muss auch die Bundesoberbehörde (Paul-Ehrlich-Institut) über den Vorfall in Kenntnis gesetzt werden.

## Beenden der Transfusion

- Venenzugang mit NaCl 0,9 % spülen und – auch wenn keine weiteren Infusionen geplant sind – zunächst belassen, um

bei Spätkomplikationen einen intravenösen Zugang zur Verfügung zu haben
- Patienten noch ca. 30 Min. nach Transfusionsende engmaschig überwachen
- Leere Blutkonserve und Transfusionsbesteck für 24 Std. aufbewahren (in vielen Kliniken erfolgt dies in der Blutbank/Blutdepot), damit bei etwaigen Spätkomplikationen restliches Blut für Nachuntersuchungen vorhanden ist
- Transfusionsprotokoll vom Arzt ausfüllen und unterschreiben lassen. Ein Exemplar ist für die Krankenunterlagen bestimmt, ein anderes wird an das Blutdepot geschickt.

- **Maschinelle Autotransfusion.** Technik, mit der das aus dem Operationsgebiet abgesaugte Blut aufgefangen und in einer Zellwaschzentrifuge (z. B. Cell Saver®) gewaschen und filtriert wird. Die Aufbereitung dauert ca. 5–8 Min. Um eine bakterielle Kontamination zu vermeiden, muss das aufbereitete Blut innerhalb von 6–8 Std. retransfundiert werden
- **Retransfusion von Drainagenblut.** An Wunddrainagen (z. B. Thorax- und Mediastinaldrainagen nach herzchirurgischen Eingriffen) werden spezielle Retransfusionssysteme angeschlossen. Das so gesammelte Blut wird mittels einer Pumpe retransfundiert.

### 4.5.11 Verfahren zur Vermeidung von Fremdblut

- **Präoperative Eigenblutspende.** Ab vier bis fünf Wochen vor der Operation wird ca. einmal wöchentlich eine Einheit Vollblut entnommen (450–500 ml), die anschließend in je ein **Eigenerythrozytenkonzentrat** (*autologes Erythrozytenkonzentrat, AEK*) und ein **Eigenfrischplasma** (*EPL*) getrennt und konserviert wird. Indiziert ist die Eigenblutspende (> Abb. 4.59) bei allen längerfristig planbaren operativen Eingriffen mit mutmaßlich hohem Blutverlust, der ansonsten durch Fremdbluttransfusionen ausgeglichen werden müsste, z. B. Hüft-TEP (> 8.14.7)
- **Präoperative Hämodilution.** Der Anästhesist entnimmt dem Patienten kurz vor oder nach der Narkoseeinleitung ein bis zwei Konservenbeutel Blut. Der entstehende Volumenverlust wird durch Infusion von Plasmaersatzlösungen (> 4.5.10) ausgeglichen. Dadurch wird das Blut verdünnt, sodass der Patient bei Blutungen nur erythrozytenarmes („dünnes") Blut verliert. Infolge der **Blutverdünnung** (*Hämodilution*) ist außerdem die Viskosität (*Zähigkeit*) des Blutes vermindert, wodurch die Thrombosegefahr sinkt und die Mikrozirkulation sich verbessert. Das präoperativ entnommene Warmblut enthält neben den Erythrozyten auch alle Thrombozyten und Gerinnungsfaktoren und ist daher besonders hochwertig. Der Anästhesist retransfundiert dem Patienten dieses Blut während oder unmittelbar nach der Operation

### 4.5.12 Infusionstherapie und parenterale Ernährung

Intra- und postoperativ stellt die **Infusionstherapie** eine wichtige therapeutische Maßnahme dar. Pflegende in der Chirurgie kennen die Grundlagen der Infusionstherapie und die verschiedenen Infusionslösungen.

#### Osmolarität von Infusionslösungen

Die **Osmolarität** (Menge der gelösten Teilchen/l Lösungsmittel) ist wichtig für die praktische Arbeit mit Infusionslösungen. Die Maßangabe der Osmolarität ist **mosmol/l.**
- **Isotone Infusionslösungen** haben eine Osmolarität von etwa 300 mosmol/l und damit die gleiche Osmolarität, aber nicht die gleiche Zusammensetzung wie Blutplasma
- **Hypotone Infusionslösungen** haben eine Osmolarität unter 270 mosmol/l
- **Hypertone Infusionslösungen** haben eine Osmolarität von über 310 mosmol/l.

Hypotone und hypertone Lösungen können die Venenwände und Erythrozyten schädigen. In hypotoner Lösung „saugen" Erythrozyten Wasser auf, bis sie platzen. In hypertoner Lösung geben sie Wasser ab und schrumpfen.

> Infusionslösungen mit einer Osmolarität < 800 mosmol/l (Angabe auf der Infusionsflasche) können über einen periphervenösen Zugang verabreicht werden. Liegt die Osmolarität einer Infusionslösung > 800 mosmol/l, muss sie über einen zentralvenösen Katheter (*ZVK*) gegeben werden. Bei der Verabreichung über einen zentralvenösen Katheter wird die Infusionslösung durch die im Vergleich zur peripheren Vene große Blutmenge rasch verdünnt und schädigt Venenwände und Erythrozyten deshalb nicht.

#### Kristalloide Infusionslösungen

**Kristalloide Infusionslösungen** sind Elektrolytlösungen (etwa Ringer-Lösung oder physiologische Kochsalzlösung) bzw. niedrig konzentrierte Kohlenhydratlösungen (z. B. Glukose 5 %). Sie dienen der Wasser- und Elektrolytzufuhr, als Trägerlösung für Medikamente oder zum „Offenhalten" von Venenkathetern. In der Chirurgie werden sie hauptsächlich in der

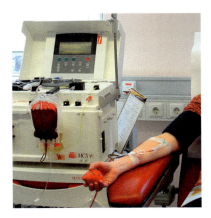

**Abb. 4.59** Patientin während der Eigenblutspende. [V323]

perioperativen Phase angewandt, um den Flüssigkeits- und Elektrolytmangel durch die präoperative Nahrungskarenz auszugleichen und den Erhaltungsbedarf sowie die Verluste während und nach der Operation zu decken.

**Vollelektrolytlösungen** haben einen Natriumgehalt von über 120 mmol/l und werden mit oder ohne Kohlenhydratzusatz angeboten. Mit abnehmender Natriumkonzentration werden **Zweidrittel-**, **Halb-** und **Eindrittelelektrolytlösungen** unterschieden.

Besteht ein Mangel an bestimmten Elektrolyten, z. B. ein Kalium- oder Natriumdefizit, ordnet der Arzt spezielle Infusionslösungen oder Elektrolytkonzentrate an, z. B. Kaliumchlorid 7,45 % Braun® oder Inzolen HK®, die der Infusionslösung zugemischt werden.

### Kolloidale Infusionslösungen

**Kolloidale Infusionslösungen** enthalten große, hochmolekulare Teilchen, die das Blutgefäßsystem bei normaler Kapillarpermeabilität nicht verlassen. Dadurch binden sie Flüssigkeit im intravasalen Raum und sind besonders gut zum Volumenersatz geeignet. Indiziert sind kolloidale Infusionslösungen im hypovolämischen Schock, bei akuten Blutverlusten und für den Volumenersatz bei präoperativer Hämodilution (> 4.5.11).

Kolloidale Infusionslösungen werden eingeteilt in:
- **Plasmaersatzlösungen.** Sie haben den gleichen kolloidosmotischen Druck wie Blutplasma, sodass das Blutgefäßsystem bei Gabe dieser Lösungen um genau die zugeführte Infusionsmenge „aufgefüllt" wird. Lösungen mit **natürlichen** (*körpereigenen*) Kolloiden sind Humanalbuminlösungen und Frischplasma. Die meisten kolloidalen Infusionslösungen enthalten aber **künstliche** (*körperfremde*) Kolloide, etwa Dextran (z. B. Longasteril®)
- **Plasmaexpander** haben einen höheren kolloidosmotischen Druck als das Blutplasma mit der Folge, dass bei Verabreichung dieser Lösungen zusätzlich Flüssigkeit aus dem Gewebe in das Blutgefäßsystem einströmt, und dieses um mehr als die infundierte Flüssigkeitsmenge „aufgefüllt" wird, etwa Gelatine (z. B. Hämaccel 35®).

Alle Plasmaersatzmittel können anaphylaktische und anaphylaktoide Nebenwirkungen hervorrufen.

### Infusionslösungen zur parenteralen Ernährung

Mit **Infusionslösungen zur parenteralen Ernährung** kann der Patient teilweise oder vollständig ernährt werden. Dabei gelangen die Nährstoffe unmittelbar ins Blut, weswegen nur Grundbausteine der Nahrung verwendet werden können.
- **Kohlenhydratlösungen** unterschiedlicher Konzentration dienen insbesondere der Energiezufuhr. Am häufigsten wird **Glukose** eingesetzt. Diese wird sehr rasch verstoffwechselt, wodurch der BZ-Spiegel sehr schnell steigt. Ist dann nicht ausreichend Insulin vorhanden, kann der Körper die Glukose nicht unbegrenzt verarbeiten, weshalb auch Glukoseersatzstoffe wie **Fruktose**, **Sorbit** und **Xylit** zur Anwendung kommen. Diese werden vom Körper insulinunabhängig verwertet
- Bei den **Fettlösungen** handelt es sich meist um 10–20-prozentige Fettemulsionen auf Sojaölbasis. Sie zählen ebenfalls zu den energiezuführenden Lösungen
- **Aminosäurelösungen** liefern Eiweißbausteine. Diese verhindern oder verlangsamen zum einen den Abbau von körpereigenem Eiweiß, z. B. in Stress-Situationen (etwa nach Operationen oder größeren Verletzungen), zum anderen unterstützen sie die (anabolen) Heilungsprozesse. Damit sie nicht auch zur Energiegewinnung abgebaut werden, werden **gleichzeitig** Kohlenhydrate zugeführt
- **Kombinationslösungen** enthalten Aminosäuren, Kohlenhydrate und Elektrolyte
- **All-in-one-Lösungen** (*AIO-Lösung*) enthalten Aminosäuren, Kohlenhydrate, Fette, Elektrolyte und Mikronährstoffe. Sie ermöglichen eine vollständige parentale Ernährung. Die einzelnen Komponenten sind in einem Beutel mittels Schweißnähten voneinander getrennt.

> **VORSICHT**
> Zwei- oder Dreikammerbeutel mit Aminosäuren, Glukose und ggf. Fetten (z. B. Aminomix®) erst unmittelbar vor Gebrauch durch Druck auf den Beutel miteinander vermischen.
> Abhängig von der Osmolarität Infusionslösung periphervenös oder zentralvenös verabreichen.

### Prinzipien der parenteralen Ernährung

Ist eine enterale Ernährung kontraindiziert, stellt sich die Indikation für eine **parenterale** (*den Darm umgehende*) **Ernährung**. Die Wahl des venösen Zugangs ist abhängig von der Art der Infusionslösung, die verabreicht werden soll.

Kann der Patient voraussichtlich nach zwei bis drei Tagen wieder essen und hat er einen guten Ernährungszustand, werden Flüssigkeit, Elektrolyte und Kohlenhydrate über einen *periphervenösen Zugang* ersetzt. Die Gabe von Aminosäuren und Fetten ist bei kurzer Dauer und bei gutem Ernährungszustand nicht erforderlich.

Bei länger dauernder **totaler parenteraler Ernährung** ist eine Bedarfsdeckung nur mit höherosmolaren Infusionslösungen möglich, die über einen *zentralvenösen Katheter* zu geben sind. Neben Kohlenhydraten werden auch Fette und Eiweiße verabreicht sowie ggf. Vitamine, Mineralstoffe und Spurenelemente.

## Pflegerische Maßnahmen bei Infusionstherapie und parenteraler Ernährung

> **VORSICHT**
> Der pflegerische Umgang mit zentralen Venenkathetern bedarf besonderer Sorgfalt, weil:
> - Durch das relativ große Lumen und die zentrale Lage des ZVK die Gefahr des Eindringens von Erregern mit nachfolgender Sepsis besonders groß ist. Daher ist eine streng aseptische Handhabung unerlässlich
> - Durch den Zugangsweg oberhalb des Herzniveaus (V. jugularis oder V. subclavia-Katheter) die Gefahr einer Luftembolie bei offenen Lumina des ZVK besteht, z. B. bei einem zur Atmosphäre geöffneten Dreiwegehahn
> - Häufig hochpotente Medikamente verabreicht werden, die bei falscher Handhabung und Dosierung für den Patienten lebensgefährlich werden können.

- Die Pflegenden kennen sowohl die Komplikationen der Anlage eines ZVK als die Komplikationen, die beim liegenden Katheter auftreten können. Sie achten auf mögliche Symptome und informieren bei Auffälligkeiten unverzüglich einen Arzt
- Sie achten darauf, dass der ZVK sicher mit Naht oder Pflaster fixiert ist. Unsterile Pflaster dürfen nicht einstichnah angebracht werden. [11] Beim Verbandswechsel legen Pflegende bei Bedarf einen Hilfszügel an. Sie vermeiden Zug am Katheter oder Infusionssystem und informieren v. a. mobile Patienten über das korrekte Verhalten
- Sie führen die Verbandswechsel unter aseptischen Bedingungen durch. Bei unauffälliger Einstichstelle reicht ein VW pro 48 Std. Bei der Verwendung hydroaktiver Wundauflagen kann das Wechselintervall nach Herstellerangaben verlängert werden. Durchfeuchtete oder abgelöste Verbände sind sofort zu wechseln
- Wegen der Gefahr der Thrombenbildung stöpseln Pflegende den Katheter nicht ab. Das Infusionsprogramm ist so zu berechnen, dass es über 24 Std. läuft. Alternativ läuft eine Infusion zum Offenhalten. Wird bei mehrlumigen Kathetern ein Schenkel über längere Zeit nicht benötigt, wird er mit physiologischer Kochsalzlösung durchgespült. Auf keinen Fall darf ein nicht durchgängiger ZVK mit Druck durchgespült oder mittels „pumpen" wieder durchgängig gemacht werden. Es besteht Emboliegefahr. In einem solchen Fall kann versucht werden, das Gerinnsel zu aspirieren, ansonsten ist der Arzt zu verständigen
- Das Infusionssystem wird spätestens nach 72 Stunden gewechselt, das Infusionssystem für reine Lipidinfusionen nach 24 Stunden. Offene ZVD-System werden ebenfalls alle 24 Stunden gewechselt. [11] Zum Wechseln Klemme am ZVK oder Dreiwegehahn verschließen, damit kein Blut zurückfließt. Bei niedrigem zentralem Venendruck besteht auch die Gefahr einer Luftembolie
- Die Pflegenden achten darauf, dass alle Schraubverbindungen fest konnektiert sind, v. a. wenn eine Verlängerung, eine Hahnbank oder Dreiwegehähne benutzt werden

- Nach Möglichkeit sollten Infusionen mittels Infusionspumpen über einen ZVK laufen
- Damit werden ein unbemerktes Leerlaufen der Infusionsflasche und die Gefahr verhindert, dass Blut in den Katheter zurück läuft und ihn verstopft
- Hochwirksame Medikamente, z. B. Katecholamine, Heparin oder hochkalorische Infusionslösungen zur parenteralen Ernährung, müssen mittels Spritzenpumpe (Mengen bis 50 ml) oder Infusionspumpe (Mengen größer 50 ml) infundiert werden (➤ Abb. 4.60, ➤ Abb. 4.61)
- Das Richten der Infusionen, das Zumischen von Medikamenten und das Anhängen bzw. Wechseln von Infusionen geschieht unter Beachtung der hygienischen Prinzipien. Es darf keine Kanüle zur Belüftung in die Infusionsflasche gesteckt werden
- Die Liegezeit eines zentralen Venenkatheters ist so kurz wie möglich zu halten. Bei Infektionszeichen ist der Arzt zu informieren. Ggf. wird die Spitze des entfernten ZVK zur bakteriologischen Untersuchung ins Labor geschickt
- Die Pflegenden steuern und überwachen das Infusionsprogramm nach Arztanordnung

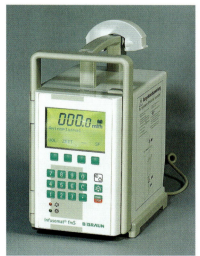

**Abb. 4.60** Infusionspumpe mit automatischer Förderratenberechnung. Die Pflegenden geben die Infusionsmenge in ml und die vorgesehene Infusionsdauer in Std. ein. Die Infusionspumpe errechnet daraus die Förderrate. [U223]

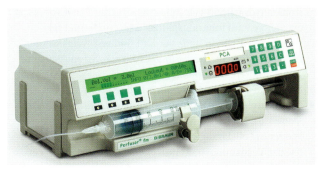

**Abb. 4.61** An der Spritzenpumpe (hier Perfusor® fm) können die Pflegenden die Förderrate direkt eingeben oder sie wie bei der Infusionspumpe in Abb. 4.60 aus Infusionsmenge und -dauer errechnen lassen. Der Perfusor® fm kann mittels eines PCA-Moduls auch zu einer PCA-Pumpe umgebaut werden (➤ 4.5.9). [U223]

- Sie führen eine Flüssigkeitsbilanzierung durch und achten auf den Ernährungszustand sowie den Flüssigkeitshaushalt des Patienten
- Sie führen mindestens einmal pro Tag eine ZVD-Messung durch
- Sie kennen die Soor- und Parotitisgefahr bei parenteraler Ernährung und führen regelmäßige Mundpflege durch
- Nach Beendigung der parenteralen Ernährung leiten sie in Absprache mit dem Arzt langsam den oralen Kostaufbau über mehrere Tage ein

### 4.5.13 Enterale Ernährung

Bei der **enteralen Ernährung** erhält der Patient über eine Sonde spezielle Nährstoffzubereitungen (*Sondenkost*) in den Magen oder das Jejunum. Voraussetzung ist, dass Verdauung und Resorption zumindest teilweise erhalten sind. Da die enterale Ernährung physiologischer ist und deutlich weniger Komplikationen verursacht als die parenterale, wird sie der Infusionstherapie über einen peripher- oder zentralvenösen Katheter vorgezogen.

Der Arzt ordnet Art und Menge der **Sondenkost** sowie die zusätzliche Flüssigkeitszufuhr an und legt die Verabreichungsform fest (kontinuierlich oder portionsweise).

Nach längerer Nahrungskarenz muss der Kostaufbau langsam beginnen, z. B. mit 4 mal 50 ml am Tag.

> Die Häufigkeit der Mahlzeiten bzw. die Nahrungsmenge darf immer erst dann gesteigert werden, wenn der Patient die vorangegangene Menge über mindestens 24 Std. gut vertragen hat.

#### Arten von Sondenkost

Die Art der Sondenkost hängt von der Grunderkrankung des Patienten und der Lage der Sonde ab. Daneben legt der Arzt auch die Menge pro 24 Std. und die zusätzliche Flüssigkeit fest. Die Sondenkost lässt sich einteilen in:

- **Hochmolekulare Sondennahrung** (*nährstoffdefinierte Diäten, NDD*): Die Nährstoffe liegen als komplexe Proteine, Kohlenhydrate und Fett in fast natürlicher Form vor. Es ist ein weitgehend funktionsfähiger Magen-Darm-Trakt notwendig, da die Nährstoffe verdaut und resorbiert werden müssen. Mögliche Indikationen sind z. B. Schluckstörungen, Tumoren im Ösophagus oder Magen. Es gibt diese Sondenkostform mit oder ohne Ballaststoffe
- **Niedermolekulare Sondennahrung** (*chemisch definierte Diäten, CDD*): Die Nährstoffe liegen als kurzkettige Moleküle oder in vollständig resorbierbarer Form vor. Das bedeutet, der Verdauungstrakt muss keine oder fast keine Verdauungsarbeit leisten. Mögliche Indikationen sind z. B. entzündliche Darmerkrankungen (zur Entlastung des Darms), Kostaufbau nach langer Nahrungskarenz oder ausgedehnte Dünndarmresektion
- **Stoffwechseladaptierte Sondennahrung.** Die hoch- oder niedermolekulare Sondennahrung ist auf spezielle Stoffwechselstörungen ausgerichtet, z. B. für Diabetiker, leber- oder niereninsuffiziente Patienten, unterernährte Patienten
- **Normokalorische Sondennahrung.** 1 ml Sondennahrung enthält 1 kcal Energie
- **Hochkalorische Sondennahrung.** 1 ml Sondennahrung enthält 1,5–2 kcal Energie.

#### Flüssigkeitsergänzung notwendig

Zwar enthält jede Sondenkost Wasser (ca. 80 ml pro 100 ml Sondenkost), doch reicht die Menge nicht aus, um den Flüssigkeitsbedarf des Patienten zu decken. Deshalb ist in fast allen Fällen eine **Flüssigkeitsergänzung** durch Wasser erforderlich.

#### Sondenarten zur enteralen Ernährung

> Je nach Grunderkrankung darf und soll der Patient auch bei liegender nasogastraler Sonde und PEG essen und trinken (➤ Tab. 4.6). Die orale Nahrungsaufnahme dient auch der Parotitisprophylaxe. Viele Patienten sind durch die nasogastrale Sonde allerdings beim Schlucken behindert.

#### Ernährung bei nasogastraler Sonde oder PEG

- Vorbereitung und Umgang mit der Sondenkost und den benötigten Materialien unter Beachtung der hygienischen Erfordernisse, so wird z. B. das Überleitungsgerät alle 24 Std. verworfen; angebrochene Sondenkost darf nur 24 Std. im Kühlschrank aufbewahrt werden
- Patient in 30°-Oberkörperhochlage bringen und nach der Ernährung noch 30 Min. in dieser Position belassen
- Lage der nasogastralen Sonde überprüfen
- Überleitungsgerät anschließen und luftleer machen, an die PEG anschließen und Nahrung per Schwerkraft (➤ Abb. 4.62) oder über Ernährungspumpe (➤ Abb. 4.63) einlaufen lassen (als Bolus oder kontinuierlich)
- Mit Spritze: Sondenkost in eine 50- bzw. 100-ml-Spritze aufziehen und langsam über die Sonde applizieren, dabei Lufteintritt vermeiden (Gefahr von Blähungen).

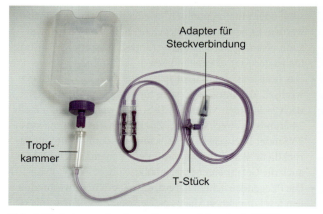

**Abb. 4.62** System zur Sondenernährung per Schwerkraft. [K115]

**Tab. 4.6** Die gebräuchlichen Sondentypen zur enteralen Ernährung.

| Sondentyp | Anwendung | Indikationen (Beispiele) |
|---|---|---|
| **Nasogastrale Sonde** | • Voraussichtlich kurze Dauer der enteralen Ernährung<br>• Keine erhöhte Aspirationsgefahr | • Entzündliche Darmerkrankungen<br>• Darmfisteln |
| **Nasojejunale Sonde** | • Voraussichtlich kurze Dauer der enteralen Ernährung<br>• Erhöhte Aspirationsgefahr, z. B. durch Magenentleerungsstörungen | • Patienten mit Bewusstseinstrübung, z. B. nach Schädel-Hirn-Trauma<br>• Postoperativ nach Eingriffen in den oberen Gastrointestinaltrakt |
| **Perkutane endoskopische Gastrostomie** (*PEG*)/**Perkutane endoskopische Gastrostomie mit Verlängerung ins Jejunum** (*PEG/J, Jet-PEG*) | • Länger dauernde enterale Ernährung<br>• Keine erhöhte Aspirationsgefahr<br>• Keine offene Bauchoperation geplant (mit Verlängerung ins Jejunum auch für Patienten mit erhöhter Aspirationsgefahr geeignet) | • Stenosierende inoperable Ösophagustumoren |
| **Perkutan-endoskopische Jejunostomie** (*PEJ*) | • Länger dauernde enterale Ernährung<br>• Erhöhte Aspirationsgefahr<br>• Keine offene Bauchoperation geplant | • Patienten mit länger dauernder Schluckunfähigkeit bei gleichzeitiger Bewusstseinstrübung oder verminderten Schutzreflexen, z. B. nach Schädel-Hirn-Trauma |
| **Feinnadelkatheterjejunostomie** (*FNKJ*) | • Länger dauernde enterale Ernährung<br>• Erhöhte Aspirationsgefahr (Katheter kann während einer ohnehin geplanten Operation gelegt werden) | • Tumorpatienten mit großen Resektionen im oberen Verdauungstrakt, z. B. Ösophagusresektionen<br>• Inoperable Magenausgangsstenose |

Häufig sind abdominelle Beschwerden mit Durchfall, Bauchschmerzen, Übelkeit. Selten tritt Erbrechen auf. Die Ursachen dafür sind vielfältig, z. B. Grunderkrankungen, die eine enterale Ernährung notwendig machen (etwa Colitis ulcerosa), aber auch eine zu schnelle Gabe der Sondenkost, zu kalte Sondenkost, zu große Einzelportionen, zu kurze Pausen, zu schnelle Steigerung der Gesamtmenge oder bakterielle Verunreinigung der Sondenkost. Auch an eine Milcheiweißunverträglichkeit oder eine *osmotische Diarrhö* ist zu denken, bei der sich als Folge einer zu hohen Osmolarität der Sondenkost vermehrt Wasser im Darmlumen sammelt (selten).

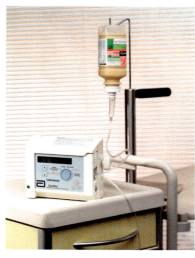

**Abb. 4.63** Ernährungspumpe mit angeschlossenem Überleitungsgerät für Flaschen-Sondenkost. Die Flussrate wird in ml/Std. eingestellt. Nach Verabreichung der eingegebenen Gesamtmenge schaltet die Pumpe ab und gibt ein akustisches Signal. [U142]

### Spülen der Sonde

Um Verstopfungen der nasogastralen, der PEG- oder PEJ-Sonde zu vermeiden, müssen sie regelmäßig gespült werden. Das **Spülen der Sonde** erfolgt nach jeder Nahrungszufuhr sowie vor und nach jeder Arzneimittelapplikation.

Bei längerer Unterbrechung der Sondenernährung (Tage oder Wochen) ist mindestens einmal täglich die Sonde zu spülen. Pflegende spülen die Sonde außerdem immer dann, wenn vorher Mageninhalt durch die Sonde aspiriert wurde.

Zum Spülen der Sonde verwenden Pflegende ca. 10–50 ml Flüssigkeit. Dazu eignet sich Wasser ohne Kohlensäure besonders gut.

### Verabreichung von Arzneimitteln

- Ist der Patient in der Lage, trotz Sonde (z. B. bei PEG) Arzneimittel zu schlucken, ist diese Applikationsform zu favorisieren
- Müssen die Arzneimittel über die Sonde gegeben werden, sind flüssige Arzneimittel zu bevorzugen (z. B. Säfte, Tropfen)
- Bei festen Arzneiformen (z. B. Tabletten, Dragees, Kapseln) ist zu prüfen, ob sie zerkleinert bzw. geöffnet oder aufgelöst werden dürfen (Herstellerhinweise beachten). Magensäureresistente Arzneimittel dürfen nicht gemörsert werden, wenn die Sonde im Magen liegt
- Retard- bzw. Depotformen von Arzneimitteln dürfen nicht zerkleinert werden, da diese einen Überzug haben, der den Wirkstoff erst nach und nach frei gibt
- Arzneimittel dürfen nicht direkt zur Sondennahrung gegeben werden. Dies gilt auch für kurzfristige Kontakte innerhalb der Sonde. Es besteht die Gefahr, dass die Sonde verstopft.

## 4.5.14 Pflegerische Maßnahmen bei liegenden Drainagen

*Arten und Anlage von Wunddrainagen* ➤ 4.4.6

### Überwachung

Nach der Übernahme aus dem Operationstrakt, nach jedem Lagern, mindestens aber einmal pro Schicht kontrollieren Pflegende die Drainagen auf:
- Festigkeit der Verbindung zwischen Drainage und Ableitungssystem, sofern es sich nicht um eine geschlossene Drainage handelt
- Durchgängigkeit: Schläuche dürfen nicht abgeknickt oder abgeklemmt sein
- Sekret: Menge, Farbe, Konsistenz, Beimengungen, Geruch, plötzliche Veränderungen
- Sicherung vor versehentlichem Herausrutschen durch Fixiernaht oder Fixierpflaster
- Zugfreie und sichere Fixierung am Bett
- Fixierung unter Patientenniveau (gilt besonders für Schwerkraftdrainagen)
- Sogstärke bei Vakuumdrainagen.

Die Ableitungsschläuche dürfen nicht in Schlaufen durchhängen. Gibt es mehrere Drainagen derselben Art, dann nummerieren Pflegende diese.

### Verbandswechsel

Verbandswechsel über den Austrittstellen von Drainagen sind üblicherweise einmal täglich (bei Bedarf häufiger) notwendig. Es gelten die Prinzipien des aseptischen Verbandswechsels (➤ 4.5.15).

### Wechseln einer Redon-Flasche

Die Pflegenden wechseln die Flaschen, wenn sie voll sind, sich das Vakuum erschöpft hat (➤ Abb. 4.64) oder der Arzt einen zusätzlichen Flaschenwechsel anordnet. Dabei achten die Pflegenden auf streng aseptisches Arbeiten und gehen wie folgt vor:
- Hygienische Händedesinfektion
- Neue Redon-Flasche auspacken und auf Beschädigungen und Vakuum prüfen (Vakuumindikator muss maximal zusammengezogen sein). Darauf achten, dass der Ansatz des Ableitungsschlauches steril bleibt
- Handschuhe zum Eigenschutz anziehen
- Schiebeklemme am Ableitungsschlauch schließen (patientennah)
- Schiebeklemme an der alten Flasche schließen
- Ableitungsschlauch von der alten Redon-Flasche diskonnektieren und sofort auf den Ansatz der neuen Redon-Flasche stecken bzw. bei Bajonettverschluss stecken und drehen
- Schiebeklemme an der neuen Redon-Flasche öffnen
- Klemme am Ableitungsschlauch langsam öffnen („frischer" Sog kann schmerzen)

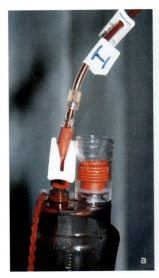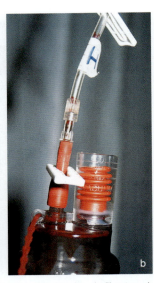

**Abb. 4.64** Der Vakuumindikator („Kunststoff-Ziehharmonika") zeigt, ob das Vakuum in der Redon-Flasche noch ausreichend ist (zusammengepresster Vakuumindikator **(a)** = Vakuum ausreichend; voll entfalteter Vakuumindikator **(b)** = Vakuum nicht mehr ausreichend, Flasche muss gewechselt werden). [M161]

- Sekretabfluss beobachten
- Alte Redon-Flasche ungeöffnet *mit* Inhalt entsorgen
- Wechsel der Redon-Flasche und Menge des verworfenen Sekrets dokumentieren.

> Da es sich um ein geschlossenes System handelt, gilt das Sekret als nicht kontaminiert und ist damit für mikrobiologische Untersuchungen geeignet.

### Entfernen der Redon-Drainage

**Redon-Drainagen** werden meist zwischen dem 2. und 3. postoperativen Tag entfernt, bei großen Sekretmengen auch später. Das Entfernen ist Arztaufgabe. Pflegende weisen den Patienten auf mögliche Schmerzen hin und verabreichen ggf. rechtzeitig vorher ein Schmerzmittel.
- Alten Verband entfernen
- Drainageaustrittstelle desinfizieren
- Fixierfaden oder Pflasterfixierung entfernen
- Drainage vorsichtig herausziehen und auf Vollständigkeit prüfen
- Austrittstelle mit einer sterilen Wundauflage abdecken.

Die Pflegenden dokumentieren die Drainageentfernung und die Menge des Sekretes in der Flasche.

### Entleeren einer Easy-flow-Drainage, Robinson-Drainage

Da diese Drainagen in der Regel einen Ablasshahn haben, werden sie lediglich regelmäßig entleert. Der Beutel wird nur gewechselt, wenn er undicht ist.

- Schutzhandschuhe anziehen, Einmalunterlage unterlegen
- Sekret in Nierenschale oder Messbecher entleeren
- Ablasshahn verschließen
- Mit Zellstoff Sekretreste vom Ablasshahn entfernen, dann Ablasshahn ausgiebig mit einem Hautdesinfektionsmittel einsprühen
- Sekret abmessen und entsorgen
- Schutzhandschuhe ausziehen und hygienische Händedesinfektion durchführen
- Menge und Aussehen des Sekrets dokumentieren.

### Verbandswechsel bei Penrose-Drainage, Gummilasche

Fließt das Wundsekret direkt in den Verband ab, wechseln die Pflegenden den Verband unter aseptischen Bedingungen (> 4.5.15). Je nach Sekretmenge kann dies mehrmals am Tag notwendig sein. Beim Verbandswechsel schätzen sie die Sekretmenge ab und überprüfen Geruch, Farbe und Konsistenz des Sekrets. Außerdem kontrollieren sie die Drainageaustrittsstelle auf Entzündungszeichen. Beim Anlegen des neuen Verbands legen sie eine Schlitzkompresse unter den Drain bzw. die Lasche und Sicherheitsnadel, um Druckstellen vorzubeugen. Dann decken Sie die Drainage mit Saugkompressen ab. Ist die Umgebung der Drainage durch das Sekret gereizt oder mazeriert, tragen sie ein fettfreies Hautschutzprodukt (z. B. Cavilon®) auf.

### Kürzen der Penrose-Drainage, Gummilasche

Bei fortschreitender Wundheilung (wenig Sekret, keine Zeichen einer Wundheilungsstörung, > 2.2.3) kürzt der Arzt die Drainagen unter aseptischen Bedingungen. Um sie aus dem Wundgrund zu lösen, dreht er sie zunächst vorsichtig, zieht sie dann 1–2 cm heraus, kürzt sie mit einer sterilen Schere und befestigt eine neue sterile Sicherheitsnadel an der Drainage. Anschließend legen die Pflegenden einen neuen Verband an.

### Häufige Probleme bei Drainagen

Fördert eine Drainage bereits am ersten postoperativen Tag keine Flüssigkeit mehr, sind oft die Löcher des Drainageschlauches durch Wundsekret verklebt. Dann hilft es, den Ableitungsschlauch etwas zu drehen oder ihn ein wenig herauszuziehen (Arztaufgabe). Wegen der Infektionsgefahr darf der Drainageschlauch auf keinen Fall in den Körper zurückgeschoben werden. Auch beim Anspülen der Drainage ist die Gefahr einer Keimeinschleppung groß. Die Pflegenden spülen deshalb Drainageschläuche nur auf ausdrückliche ärztliche Anordnung an und achten dabei auf streng aseptisches Vorgehen.

Wurde eine Drainage versehentlich entfernt, z. B. während des Patiententransportes oder weil ein verwirrter Patient sie sich selbst gezogen hat, kontrollieren die Pflegenden die Drainageaustrittsstelle sofort auf Nachblutungen, legen ggf. einen Druckverband an und informieren den Arzt.

## 4.5.15 Verbandswechsel bei Operationswunden

*Primäre und sekundäre Wundheilung* > 2.2.1

> Alle Maßnahmen an der Operationswunde werden unter strikter Einhaltung aseptischer Grundsätze durchgeführt, um eine nosokomiale Wundinfektion mit nachfolgender **sekundärer Wundheilung** (> 2.2.1) zu verhindern.

Meist wechseln die Pflegenden zusammen mit dem Stationsarzt im Rahmen der täglichen Verbandsvisite alle Verbände. Ist dies aus organisatorischen Gründen nicht möglich, erfolgt zumindest der erste postoperative Verbandswechsel zusammen mit dem Stationsarzt. Dies findet in vielen Häusern am zweiten oder dritten postoperativen Tag statt. Gründe für einen früheren Wechsel können massive Nachblutung oder ein zu enger Verband sein.

### Reihenfolge der Verbände

Bei der Organisation der Verbandsvisite achten Ärzte und Pflegende auf folgende Reihenfolge, um die Gefahr der Keimverschleppung zu minimieren:
- Zuerst werden Patienten mit **aseptischen Wunden,** z. B. nach *Osteosynthesen* (> 7.5.6), verbunden
- Danach wird der Verband bei Patienten mit **bedingt aseptischen Wunden,** etwa nach Magenresektionen, gewechselt
- Anschließend werden Patienten mit **kontaminierten Wunden,** z. B. unfallbedingten Weichteilverletzungen, versorgt
- Zuletzt erfolgt der Verbandswechsel bei Patienten mit **septischen Wunden,** z. B. Abszessinzisionen (ggf. mit speziellem Verbandsset, > Abb. 4.65).

Hat ein Patient verschiedene Wunden, z. B. eine Laparotomiewunde nach einer Cholezystektomie (bedingt aseptische Wunde) und eine Drainageaustrittsstelle (Drainageaustrittsstellen sind grundsätzlich kontaminierte Wunden), halten die Pflegenden und Ärzte dieselbe Reihenfolge ein, d. h. sie verbinden zuerst die Laparotomiewunde und anschließend die Drainageaustrittsstelle.

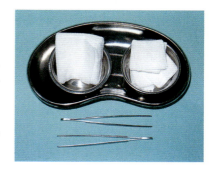

**Abb. 4.65** Beispiel für ein Set zur Reinigung einer septischen Wunde. Hautdesinfektionsmittel, sterile Handschuhe, Pflaster bzw. Klebevlies richten die Pflegenden gesondert. [M161]

## Verbandswagen

Die meisten chirurgischen Stationen verwenden für die Verbandsvisite einen **Verbandswagen** (➤ Abb. 4.66), in dem alle benötigten Materialien (➤ Tab. 4.7) übersichtlich aufbewahrt sind. Manche Stationen haben einen zusätzlichen Verbandswagen, der nur zum Wechseln septischer Verbände benutzt wird.

- Verbandswagen in ausreichendem Abstand zum Patientenbett abstellen (am besten nahe der Zimmertür), um eine Kontamination zu vermeiden
- Verbandswagen, der auch für aseptische Verbandswechsel genutzt wird, nicht zu Patienten mit septischen Wunden ins Zimmer fahren
- Einmal entnommene und mit dem Patienten in Berührung gekommene Instrumente und Materialien *nicht* zurück auf bzw. in den Verbandswagen legen.

Alternativ zum Verbandswagen können vorgefertigte Verbandssets oder selbst zusammengestellte Verbandstabletts verwendet werden.

Benutzte Verbandsmaterialien und Instrumente werden ohne weitere Zwischenlagerung und unter Beachtung klinikeigener Hygienestandards unverzüglich entsorgt.

Mindestens einmal täglich (sinnvollerweise nach der Verbandsvisite) reinigen und desinfizieren die Pflegenden die Flächen des Verbandswagens und füllen alle Materialien auf.

## Vorbereitung und Durchführung von Verbandswechseln

Hat der Patient große Angst oder handelt es sich um einen bekanntermaßen schmerzhaften Verbandswechsel, bieten die Pflegenden dem Patienten nach Rücksprache mit dem Arzt ein Schmerzmittel an und verabreichen es etwa 30 Min. vor dem Verbandswechsel.

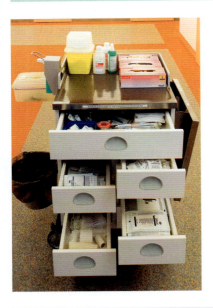

Abb. 4.66 Verbandswagen einer chirurgischen Station, in dem die häufig verwendeten Instrumente und Materialien übersichtlich aufbewahrt sind. [K115]

- Wundverband erst unmittelbar vor dem Verbandswechsel entfernen, um die Wunde nicht unnötig lange den Keimen der Luft auszusetzen
- Wunde nie mit den bloßen Händen berühren, sondern nur mit sterilen Handschuhen oder Instrumenten (*Non-touch-Technik*)
- Wird kein Mund-Nasen-Schutz getragen, während des Verbandswechsels gar nicht bzw. nicht in Richtung der offenen Wunde sprechen, um Keimübertragung durch Tröpfcheninfektion zu verhindern
- Die Einwirkzeit von Desinfektionsmitteln nach Herstellerangaben einhalten
- Der erste Verbandswechsel einer primär verschlossenen Inzision ist aus hygienischer Sicht frühestens nach 24–48 Std. sinnvoll. Durchgeblutete oder feuchte Verbände sind früher zu wechseln
- Eine antiseptische Behandlung ist nur bei infizierten Wunden indiziert (➤ Abb. 4.65)
- Bei primär heilenden Wunden kann nach 48 Std. auch auf eine Wundabdeckung verzichtet werden, da eine höhere Rate von Wundinfektionen nicht beobachtet werden konnte. [2]

**Tab. 4.7** Auswahl häufig benötigter steriler und unsteriler Verbandsmaterialien.

| Sterile Verbandsmaterialien | Unsterile Verbandsmaterialien |
|---|---|
| • Operationshandschuhe und einzeln verpackte Handschuhe<br>• Einzeln verpackte Kompressen unterschiedlicher Größen<br>• Schlitzkompressen, Kugeltupfer („Pflaumentupfer")<br>• Salbenhaltige Wundgaze, hydroaktive Wundauflagen<br>• Pflaster, z. B. Hansapor steril®<br>• Watteträger<br>• Einmalabdecktücher<br>• Pinzette, Schere<br>• Klemme, Verbandsschere<br>• Fadenmesser, Skalpell, Klammerentferner<br>• Knopfkanüle<br>• Kochsalz-, Ringer-Lösung | • Verbandsschere<br>• Pflaster<br>• Schutzhandschuhe<br>• Haut- und Händedesinfektionsmittel<br>• Aceton oder Benzin<br>• Häufig verwendete Salben oder Lösungen<br>• Nierenschalen<br>• Abwurf<br>• Durchstichsicherer Abwurf für spitze Gegenstände<br>• Abwurf für gebrauchte resterilisierbare Instrumente<br>• Evtl. Einmalschürze, Mund-Nasen-Schutz, Haarabdeckung |

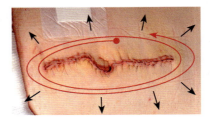

Abb. 4.67 Aseptische Wunden werden von innen nach außen gereinigt. Jeder Wischvorgang erfolgt mit einer neuen Kompresse oder einem neuen Tupfer. [K183]

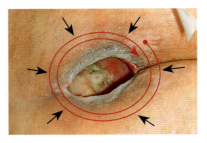

Abb. 4.68 Septische Wunden werden von außen nach innen gereinigt und desinfiziert. [F451]

Die Pflegenden führen jeden Verbandswechsel unter *aseptischen Bedingungen* durch. Das gilt auch für septische Wunden. Prinzipiell gilt immer folgendes Vorgehen:
- Schutzhandschuhe anziehen und **alten Verband entfernen.** Schutzhandschuhe ausziehen und hygienische Händedesinfektion durchführen
- Wenn notwendig, **Reinigung** mit Kochsalz- oder Ringer-Lösung (➤ Abb. 4.67, ➤ Abb. 4.68)
- **Desinfektion** mit einem alkoholischen Hautdesinfektionsmittel oder mit einem Schleimhautdesinfektionsmittel. 1. Schritt: Desinfektionsmittel aufsprühen und reinigend abwischen; 2. Schritt: Desinfektionsmittel erneut aufsprühen und Einwirkzeit einhalten, d. h. nicht mehr abwischen
- **Wundbeobachtung und -beurteilung**
- Ggf. **Wundbehandlung** nach Arztanordnung, z. B. Aufbringen einer antiseptischen Salbe, Nekrosenabtragung
- **Neue Wundauflage** abhängig von der Wundsituation aufbringen
- Hygienische Händedesinfektion durchführen
- **Dokumentation** des Verbandswechsels und der vorgefundenen Wundsituation.

## 4.5.16 Entfernung von Nahtmaterial

### Zeitpunkt

Die Liegedauer der Nahtmaterialien hängt im Wesentlichen von der Lokalisation der Hautnaht ab.
Prinzipiell gilt:
- Nahtmaterialien in gut durchbluteten Hautpartien können eher früher als durchschnittlich üblich entfernt werden
- Intrakutannähte sowie das Nahtmaterial von Nähten, die unter Spannung stehen (z. B. Nähte über einem Gelenk), sollten eher länger als durchschnittlich üblich belassen werden.

Abhängig vom Lokalbefund entfernen manche Chirurgen im ersten Durchgang nur einen Teil der Fäden (*Teilfädenentfernung*), z. B. jeden zweiten Faden, und erst einen oder mehrere Tage später die restlichen Fäden.
- Am Hals (z. B. nach Strumaresektion) können die Fäden ab dem 4. postoperativen Tag entfernt werden
- Bei Kindern und bei Nähten im Gesicht entfernt der Chirurg die Fäden meist nach 4–7 Tagen
- An Rumpf und Extremitäten werden die Hautnähte in der Regel am 10.–14. Tag entfernt.

### Durchführung

Die Entfernung von Nahtmaterial wird immer vom Arzt angeordnet, die Durchführung selbst kann er an Pflegefachkräfte delegieren.

> Grundsätzlich gilt: Nahtmaterial erst nach sorgfältiger Hautdesinfektion und nur mit sterilen Instrumenten entfernen.

### Entfernen von Einzelknopfnähten

Mit einer anatomischen Pinzette den Knoten fassen und anheben, dann den Faden auf nur einer Seite des Knotens mit einem Fadenziehmesser, einer Schere oder einem spitzen Skalpell *dicht über der Haut* abschneiden (➤ Abb. 4.69). Auf diese Weise wird verhindert, dass das kontaminierte, über der Haut gelegene Ende des Fadens durch den Stichkanal gezogen wird und eine Entzündung verursachen kann.

### Entfernen von Intrakutannähten

Nach der Hautdesinfektion einen der beiden Knoten dicht über der Haut abschneiden (auf keinen Fall bei der Entfernung der Intrakutannaht beide Knoten abschneiden). Dann den Faden am anderen Ende fassen und vorsichtig herausziehen. Hilfreich ist es, das gezogene Fadenende um eine Pinzette zu wickeln, damit es nicht zu lang wird. Andernfalls könnte der Faden überdehnt werden und reißen.

### Entfernen von Hautklammern

Zum Entfernen von Hautklammern sind **Klammerentfernungsgeräte** erforderlich (➤ Abb. 4.70). Die untere Greifbacke des Geräts wird unter die Hautklammer geschoben, dann beide Zangenteile aufeinander gedrückt. Der Druck biegt die

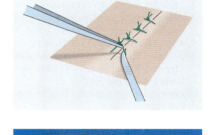

**Abb. 4.69** Entfernen von Einzelknopfnähten mit Pinzette und Fadenziehmesser. [L190]

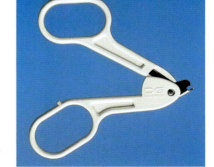

**Abb. 4.70** Klammerentfernungsgerät. [K183]

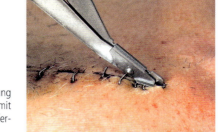

**Abb. 4.71** Entfernung von Hautklammern mit dem Klammerentfernungsgerät. [K183]

Hautklammer auf, sie lässt sich schmerzfrei und ohne Hautschädigung entfernen (➤ Abb. 4.71).

## Nachsorge

In vielen Kliniken ist es üblich, die Wunde nach dem Entfernen des Nahtmaterials nochmals zu desinfizieren. In jedem Fall wird die Wunde mit einem Wundpflaster abgedeckt, das am Folgetag entfernt werden kann. Dann sind die Stichkanäle mit Körperflüssigkeit gefüllt und durch kleine Fibrinpfröpfe verschlossen, sodass keine Infektionsgefahr mehr besteht.

## Literatur und Kontaktadressen

### LITERATURNACHWEIS

1. Meyer, Gabriele; Schlömer, Gabriele: Präoperative Haarentfernung – warum, wie und wann? Wissensplattform Fachgesellschaft Gesundheit der Universität Hamburg; Mai 2004. Veröffentlicht unter: www.gesundheit.uni-hamburg.de/upload/PraeoperativesRasieren260504.pdf (Letzter Zugriff am 10.9.2012).
2. Robert Koch-Institut (Hrsg.): Prävention postoperativer Infektionen im Operationsgebiet – Empfehlungen der Kommission für Krankenhaushygiene und Infektionsprävention. April 2007. Veröffentlicht unter: www.bfr.bund.de/cm/232/praevention_postoperativer_infektionen_im_operationsgebiet.pdf (Letzter Zugriff am 10.9.2012).
3. Leitlinie „Prophylaxe der venösen Thromboembolie": www.awmf.org/uploads/tx_szleitlinien/003-001_S3_AWMF-Leitlinie_Prophylaxe_der_venoesen_Thromboembolie__VTE__Kurz_04-2009_12-2013.pdf (Letzter Zugriff am 9.9.2012).
4. Neander, Klaus-Dieter; Zegelin, Angelika; Gerlach, Andreas: Thrombose, Grundlagen – Prophylaxe – Therapie. Ullstein Mosby Verlag, Wiesbaden, 2001.
5. Domínguez Fernándes, E.; Post, Stefan: Abdominelle Drainagen. In: Der Chirurg 2/2003.
6. Willy, Christian; Sterk, J., Gerngroß, H., Schmidt, R.: Drainagen in der Weichteilchirurgie; In: Der Chirurg 2/2003.
7. Landesärztekammer Baden-Württemberg (Hrsg.): Merkblatt zur ärztlichen Schweigepflicht. August 2008. Veröffentlicht in: www.aerztekammer-bw.de/10aerzte/40merkblaetter/10merkblaetter/schweigepflicht.pdf (Letzter Zugriff am 6.11.2012).
8. Arbeitsgemeinschaft der Wissenschaftlichen Medizinischen Fachgesellschaften e. V. (AWMF): S3-Leitlinie Prophylaxe der venösen Thromboembolie (VTE): www.awmf.org/uploads/tx_szleitlinien/003-001_S3_AWMF-Leitlinie_Prophylaxe_der_venoesen_Thromboembolie__VTE__Kurz_04-2009_12-2013.pdf (Letzter Zugriff am 10.9.2012).
9. Wissenschaftlicher Beirat der „Aktion Saubere Hände": Positionspapier Einreibemethode, verabschiedete Version vom 30.9.2011.
10. Arbeitskreis Krankenhaus- und Praxishygiene der Arbeitsgemeinschaft der wissenschaftlichen medizinischen Fachgesellschaften/AWMF (Hrsg.): Leitlinie Händedesinfektion und Händehygiene. Veröffentlicht unter: www.awmf.org/fileadmin/user_upload/Leitlinien/029_AWMF-AK_Krankenhaus-_und_Praxishygiene/HTML-Dateien/029-027l_S1_Haendedesinfektion%20und%20Haendehygiene.htm (Letzter Zugriff am 10.9.2012).
11. Kommission für Krankenhaushygiene und Infektionsprävention am Robert-Koch-Institut: Prävention katheter-assoziierter Infektionen, 2002.

### KONTAKTADRESSEN

- Wissensplattform Fachwissenschaft Gesundheit der Universität Hamburg: www.gesundheit.uni-hamburg.de
- Robert Koch-Institut: www.rki.de
- Arbeitsgemeinschaft der Wissenschaftlichen Medizinischen Fachgesellschaften e. V.: www.awmf-leitlinien.de und www.awmf.org
- Deutsche Gesellschaft für Fachkrankenpflege und Funktionsdienste e. V. (*DGF*): www.dgf-online.de
- Deutsche Krankenhausgesellschaft e. V.: www.dkgev.de
- Portal für Anästhesie- und Intensivpflege: www.anint.de
- Organisation schmerzfreies Krankenhaus: www.schmerzfreies-krankenhaus.de

# KAPITEL 5

# Pflege von Menschen mit Erkrankungen des Magen-Darm-Trakts und des Peritoneums

| | | | |
|---|---|---|---|
| 5.1 | **Pflege in der Viszeralchirurgie: Magen-Darm-Trakt und Peritoneum** ..... 150 | 5.5.6 | Ösophaguskarzinom .................... 176 |
| 5.1.1 | Betroffene Menschen .................. 150 | 5.5.7 | Fremdkörper im Ösophagus ........... 179 |
| 5.1.2 | Prävention ................................ 150 | 5.6 | **Erkrankungen des Magens** ............ 180 |
| 5.1.3 | Rehabilitation ........................... 150 | 5.6.1 | Ulcus ventriculi und duodeni, Ulkuskrankheit ........................... 180 |
| 5.1.4 | Patientenberatung ..................... 150 | 5.6.2 | Magenkarzinom ........................ 183 |
| 5.1.5 | Beobachten, Beurteilen und Intervenieren .... 151 | 5.6.3 | Frühpostoperative Komplikationen nach Magenoperationen .............. 185 |
| 5.2 | **Hauptbeschwerden und Leitsymptome bei Erkrankungen des Magen-Darm-Trakts und des Peritoneums** ...... 153 | 5.6.4 | Spätpostoperative Komplikationen nach Magenoperationen .............. 186 |
| 5.2.1 | Übelkeit und Erbrechen ................ 153 | 5.7 | **Erkrankungen des Dünn- und Dickdarms** ............................... 187 |
| 5.2.2 | Dysphagie ................................ 153 | 5.7.1 | Ileus ....................................... 187 |
| 5.2.3 | Blähungen und Meteorismus ......... 153 | 5.7.2 | Akute Appendizitis ..................... 189 |
| 5.2.4 | Akute Bauchschmerzen ................ 154 | 5.7.3 | Chronisch-entzündliche Darmerkrankungen .................... 190 |
| 5.2.5 | Hämatemesis und Teerstuhl .......... 154 | 5.7.4 | Dickdarmdivertikulose und Dickdarmdivertikulitis ................. 194 |
| 5.2.6 | Diarrhö ................................... 154 | 5.7.5 | Dickdarmpolypen ...................... 195 |
| 5.2.7 | Obstipation ............................. 155 | 5.7.6 | Kolon- und Rektumkarzinom ......... 196 |
| 5.3 | **Der Weg zur Diagnose bei Erkrankungen des Magen-Darm-Trakt und des Peritoneums** ................ 155 | 5.8 | **Erkrankungen der Analregion** ....... 199 |
| 5.3.1 | Anamnese und körperliche Untersuchung .... 155 | 5.8.1 | Hämorrhoiden .......................... 199 |
| 5.3.2 | Stuhluntersuchungen .................. 155 | 5.8.2 | Anal- und Rektumprolaps ............. 200 |
| 5.3.3 | Bildgebende Verfahren ................ 156 | 5.8.3 | Analabszesse und Analfisteln ......... 200 |
| 5.3.4 | Endoskopie .............................. 158 | 5.8.4 | Analkarzinom ........................... 201 |
| 5.3.5 | Funktionsdiagnostik ................... 158 | 5.8.5 | Weitere Erkrankungen der Analregion ...... 201 |
| 5.4 | **Pflegerische Schwerpunkte bei Erkrankungen des Magen-Darm-Trakts** ...... 158 | 5.9 | **Erkrankungen des Peritoneums** ..... 202 |
| 5.4.1 | Perioperative Pflege ................... 158 | 5.9.1 | Peritonitis ............................... 202 |
| 5.4.2 | Pflege bei Magen- und Duodenalsonden ..... 161 | 5.9.2 | Peritonealkarzinose .................... 204 |
| 5.4.3 | Pflege bei Dünndarmsonden ......... 162 | 5.10 | **Hernien** .................................. 204 |
| 5.4.4 | Stomatherapie und Stomapflege .... 162 | 5.10.1 | Leistenhernien .......................... 207 |
| 5.5 | **Ösophaguserkrankungen** ............ 172 | 5.10.2 | Schenkelhernien ........................ 207 |
| 5.5.1 | Angeborene Fehlbildungen des Ösophagus .... 172 | 5.10.3 | Nabelhernien ........................... 208 |
| 5.5.2 | Refluxösophagitis ...................... 173 | 5.10.4 | Narbenhernien ......................... 208 |
| 5.5.3 | Hiatushernie ............................ 173 | 5.10.5 | Epigastrische Hernie ................... 208 |
| 5.5.4 | Ösophagusdivertikel ................... 175 | | |
| 5.5.5 | Ösophagusmotilitätsstörungen ...... 176 | | Literatur und Kontaktadressen ........ 208 |

> **Viszeralchirurgie** (viszeral = *die Eingeweide betreffend*): Teilgebiet der Chirurgie, das sich mit Prophylaxe, Diagnostik, operativer Behandlung und Nachbehandlung von Erkrankungen der inneren Organe befasst, insbesondere der Verdauungsorgane (*gastroenterologische Chirurgie*, ➤ Kap. 6) und der endokrinen Organe (*endokrine Chirurgie* ➤ Kap. 11).

## 5.1 Pflege in der Viszeralchirurgie: Magen-Darm-Trakt und Peritoneum

Auch wenn die Leitsymptome bei den verschiedenen Krankheitsbildern sehr ähnlich sind, so sind doch die Erkrankungen und Behandlungsmöglichkeiten sehr unterschiedlich. Viele der Patienten werden nach der Operation gesund entlassen. Bei bösartigen Erkrankungen ist allerdings eine Heilung nicht immer zu erzielen. Häufig sind die Behandlungen bei Tumorerkrankungen dann sehr invasiv. So haben ein künstlicher Darmausgang oder eine Magenresektion für den Rest des Lebens Auswirkungen auf den Betroffenen. Palliative Operationen sollen z. B. die Magen-Darm-Passage erhalten oder die Lebenserwartung verlängern.

Auch eine anschließende Chemo- oder Strahlentherapie ist sehr belastend und kann manches Mal lediglich die Lebensqualität für eine begrenzte Zeit verbessern.

### 5.1.1 Betroffene Menschen

Manche Patienten befinden sich in einem reduzierten Allgemein- und Ernährungszustand, da sie aufgrund von Übelkeit und Erbrechen, Völlegefühl oder Magenschmerzen schon eine Zeit lang nicht beschwerdefrei essen konnten. Deshalb ist es wichtig, dass die Behandlung so schnell wie möglich beginnt und gleichzeitig eine Ernährungstherapie, enteral oder parenteral, durchgeführt wird.

Hinzu kommt, dass die Diagnostik sowie die prä- und postoperativen Zeiträume lange Phasen enthalten, in denen die Patienten Nahrungs- und Flüssigkeitskarenz einhalten müssen. Diese Situation ist für viele schwer auszuhalten.

Manche Patienten werden wegen einer akuten oder lebensbedrohlichen Erkrankung aufgenommen, z. B. Ileus oder Appendizitis. Trotz aller medizinisch gebotenen Eile sollen Ärzte und Pflegende Hektik und Aufregung vermeiden, die Patienten und ihre Angehörigen informieren und Ängste bestmöglich nehmen.

Leider beruhen viele Erkrankungen im Magen-Darmbereich auf bösartigen Ursachen. Nicht selten kommen Patienten bereits mit der Verdachtsdiagnose „Krebs" ins Krankenhaus. Sie haben sich dann vielleicht schon mit den Folgen der Erkrankung auseinander gesetzt, auch wenn sie hoffen, dass die Erkrankung sich noch als harmlos erweist.

### 5.1.2 Prävention

Die **Prävention** von Erkrankungen des Magen-Darm-Trakts ist nur bedingt möglich. Grundsätzlich kann eine gesunde Lebensführung und Ernährung einen Beitrag dazu leisten. Eine vollwertige, fett- und fleischarme Kost mit möglichst vielen natürlichen Lebensmitteln liefert dem Körper alle notwendigen (Mikro-)Nährstoffe und beugt Mangelerscheinungen vor. Das Risiko, an Dickdarmkrebs zu erkranken, kann wahrscheinlich durch die Aufnahme von ausreichend Ballaststoffen gesenkt werden. [6]

Entscheidend ist die Früherkennung, v. a. von bösartigen Erkrankungen. Bei auffälligen und anhaltenden Symptomen (➤ 5.2) soll der Betroffene rasch einen Arzt aufsuchen, denn je früher eine Krankheit erkannt wird, desto besser sind die Behandlungsmöglichkeiten und Heilungschancen. Auch Vorsorgeuntersuchungen ohne Krankheitsverdacht sind eine wichtige Säule der Prävention. So sind z. B. zur Früherkennung des Kolonkarzinoms ab dem 45. Lebensjahr jährlich ein Test auf okkultes Blut im Stuhl und alle fünf Jahre eine Koloskopie empfohlen.

### 5.1.3 Rehabilitation

Die **Rehabilitation** beginnt unmittelbar nach der Operation. Pflegende haben zunächst den größten Anteil daran, dass operierte Menschen so schnell wie möglich körperlich mobil werden und keine Sekundärerkrankungen erleiden, z. B. eine Pneumonie oder Thrombose. Unterstützt werden sie dabei durch Physiotherapeuten.

Sinnvollerweise gehen Patienten nach großen (Tumor-)Operationen nach dem Krankenhausaufenthalt in eine Anschlussheilbehandlung. Ihr Ziel ist neben der körperlichen Erholung auch die psychische Genesung und die Auseinandersetzung mit einer körperverändernden Operation oder einer infausten Prognose. Fernab von der Hektik des Alltags kann der Betroffene mit Hilfe von Therapeuten und gleichermaßen Betroffenen neue Kräfte schöpfen und Perspektiven für die Zukunft finden.

### 5.1.4 Patientenberatung

Viele Menschen, die am Magen oder Darm operiert werden, müssen für einige Tage nach der Operation Nahrungskarenz einhalten, um operativ angelegte Anastomosen zu schonen. Die Pflegenden informieren die Patienten über den Sinn der Nahrungskarenz.

Patienten, bei denen der Magen ganz oder teilweise entfernt wurde müssen anschließend häufiger kleine Nahrungsmengen zu sich nehmen. Auch nach Darmoperationen oder Enterostomaanlagen kann es eine ganze Weile dauern, bis sich der Magen-Darm-Trakt auf die veränderte Situation eingestellt hat. Auch wenn heute kaum noch starre Diätvorschriften aufge-

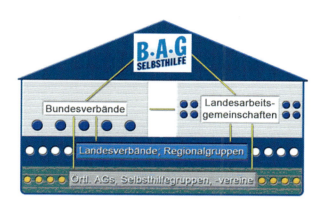

Abb. 5.1 Die Bundesarbeitsgemeinschaft Selbsthilfe von Menschen mit Behinderung und chronischer Erkrankung und ihren Angehörigen e. V. ist Dachorganisation der Selbsthilfe-Verbände in Deutschland. [W286]

stellt werden, es gibt es doch Lebensmittel, die besser oder schlechter vertragen werden. Die Pflegenden raten den Patienten, auszuprobieren, was sie vertragen und was nicht.

Sehr gute Berater sind auch andere Patienten, die an derselben Krankheit leiden, z. B. Menschen, die schon lange mit einem Enterostoma oder einer chronischen Darmerkrankung leben. Pflegende motivieren die Patienten, eine geeignete Selbsthilfegruppe aufzusuchen, sie geben die entsprechenden Adressen weiter und stellen ggf. den ersten Kontakt her (➤ Abb. 5.1).

## 5.1.5 Beobachten, Beurteilen und Intervenieren

### Atmung

Operationen im Bauchraum bedingen häufig eine Schonatmung aufgrund von Schmerzen. Außerdem vermeiden die Patienten, Sekret aus der Lunge abzuhusten. Das erhöht die Pneumoniegefahr. Die Pflegenden beobachten die **Atmung** v. a. auf die Atemtiefe und Atemfrequenz und beraten die Patienten über die Wichtigkeit des Abhustens. Eine (leichte) Oberkörperhochlagerung und ausreichende Analgesie unterstützen die erwünschte physiologische Atmung. Die Pflegenden zeigen den Patienten, wie sie durch Druck auf die Operationswunde Schmerzen beim Abhusten reduzieren können. Abhängig von der Patientensituation führen sie außerdem weitere Maßnahmen zur Pneumonieprophylaxe durch. Am unaufwändigsten ist die regelmäßige Aufforderung, tief durchzuatmen. Auch Atemtrainer zur Vertiefung der Atmung (SMI-Trainer, z. B. Triflo®) motivieren die Patienten zur Atemgymnastik.

### Ernährung

Die **Ernährung** ist bei Magen-Darm-Erkrankungen ein zentraler Aspekt. Mit der Bestimmung des Bodymass-Indexes lassen sich Aussagen über Normalgewicht, Unter- oder Übergewicht objektivieren. Auch der Zustand von Haut, Mundschleimhaut und Zähnen sowie die Ausprägung von Fettpolstern geben Hinweise auf den Ernährungszustand des Menschen. [4] Auch mit dem **Mini Nutritional Assessment** (*MNA*, ➤ Abb. 5.2) kann auf einfache und schnelle Weise anhand von 18 Kriterien der Ernährungszustand und das Risiko einer Unterernährung eingeschätzt werden. [5]

Nach längeren Nüchternzeiten muss der Kostaufbau langsam vonstatten gehen. Erschwerend kommt hinzu, dass viele Patienten unter extremer Appetitlosigkeit leiden. Die Pflegenden überwachen den Nahrungsaufbau und die Verträglichkeit. Sie motivieren zur Nahrungsaufnahme, richten die Speisen ansprechend her und versuchen Essenswünsche zu erfüllen. Bei Bedarf beziehen sie die Angehörigen ein.

### Ausscheidung

Die Stuhlausscheidung ist bei Magen-Darm-Erkrankungen genauso wichtig wie die Nahrungsaufnahme. Menschen sprechen meist nicht gern über Ausscheidungsgewohnheiten, Durchfall, Verstopfung oder Inkontinenz. Deshalb ist es wichtig, dass Pflegende das Thema mit viel Feingefühl ansprechen und die Patienten sorgfältig beobachten.

Pflegende unterstützen die Stuhlausscheidung, indem sie Maßnahmen gegen die postoperative Magen-Darm-Atonie einleiten. Sie achten bestmöglich die Intimsphäre des Patienten, indem sie Mitpatienten und Besucher aus dem Zimmer schicken oder den Patienten zur Ausscheidung nach Möglichkeit auf die Toilette bringen. Bei eingeschränkter Mobilität achten die Pflegenden darauf, dass der Betroffene immer die Klingel, ein Steckbecken, die Urinflasche oder einen Toilettenstuhl griffbereit hat.

Häufig gehen Magen-Darm-Erkrankungen mit Übelkeit und Erbrechen einher. Die Beobachtung des Erbrochenen kann dem Arzt ebenfalls wertvolle Hinweise auf die Ursache geben. Die Pflegenden beobachten außerdem, ob das Erbrechen in Verbindung mit der Nahrungsaufnahme steht, bzw. immer zu bestimmten Zeiten bzw. Situationen geschieht.

### Bewegung

Nach Operationen im Bauchraum haben viele Patienten Angst sich im Bett zu drehen oder aufzustehen. Die Pflegenden akzeptieren das individuelle Schmerzempfinden und verzichten auf Aussagen wie „Der Patient nebenan hatte dieselbe Operation und stellt sich beim Aufstehen auch nicht so an!". Vielmehr erklären sie die Notwendigkeit, das Bett so schnell wie möglich zu verlassen und nennen Gefahren, die sich durch eine Bettlägerigkeit ergeben. Sie erleichtern dem Operierten im Bett die Lagerung, indem sie ihm eine Knierolle oder Kissen unter die Knie geben. Alternativ kann der Knieknick des Bettes eingestellt werden. Eine rechtzeitige Schmerzmittelgabe vor der Mobilisation erleichtert dem Betroffenen das Aufstehen.

# Mini Nutritional Assessment
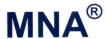
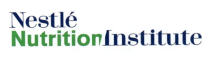

Name: _____ Vorname: _____

Geschlecht: _____ Alter (Jahre): _____ Gewicht (kg): _____ Größe (cm): _____ Datum: _____

Füllen Sie den Bogen aus, indem Sie die zutreffenden Zahlen in die Kästchen eintragen. Addieren Sie die Zahlen, um das Ergebnis des Screenings zu erhalten.

## Screening

**A** Hat der Patient während der letzten 3 Monate wegen Appetitverlust, Verdauungsproblemen, Schwierigkeiten beim Kauen oder Schlucken weniger gegessen?
0 = starke Abnahme der Nahrungsaufnahme
1 = leichte Abnahme der Nahrungsaufnahme
2 = keine Abnahme der Nahrungsaufnahme ☐

**B** Gewichtsverlust in den letzten 3 Monaten
0 = Gewichtsverlust > 3 kg
1 = nicht bekannt
2 = Gewichtsverlust zwischen 1 und 3 kg
3 = kein Gewichtsverlust ☐

**C** Mobilität
0 = bettlägerig oder in einem Stuhl mobilisiert
1 = in der Lage, sich in der Wohnung zu bewegen
2 = verlässt die Wohnung ☐

**D** Akute Krankheit oder psychischer Stress während der letzten 3 Monate?
0 = ja     2 = nein ☐

**E** Neuropsychologische Probleme
0 = schwere Demenz oder Depression
1 = leichte Demenz
2 = keine psychologischen Probleme ☐

**F1** Body Mass Index (BMI): Körpergewicht (kg) / Körpergröße$^2$ (m$^2$))
0 = BMI < 19
1 = 19 ≤ BMI < 21
2 = 21 ≤ BMI < 23
3 = BMI ≥ 23 ☐

WENN KEIN BMI-WERT VORLIEGT, BITTE FRAGE F1 MIT FRAGE F2 ERSETZEN.
WENN FRAGE F1 BEREITS BEANTWORTET WURDE, FRAGE F2 BITTE ÜBERSPRINGEN.

**F2** Wadenumfang (WU in cm)
0 = WU < 31
3 = WU ≥ 31 ☐

**Ergebnis des Screenings** ☐☐
(max. 14 Punkte)

**12-14 Punkte:** Normaler Ernährungszustand
**8-11 Punkte:** Risiko für Mangelernährung
**0-7 Punkte:** Mangelernährung

Für ein tiefergehendes Assessment (≤ 11 Punkte), bitte die vollständige Version des MNA® ausfüllen, die unter www.mna-elderly.com zu finden ist.
Wurde das Screening mit Beantwortung der Frage F2 (Wadenumfang) durchgeführt, ist die MNA® - Long Form für ein tiefer gehendes Assessment nicht geeignet, bei Bedarf ein anderes Assessment (z.B. PEMU) durchführen.

Ref.  Vellas B, Villars H, Abellan G, et al. *Overview of the MNA® - Its History and Challenges*. J Nutr Health Aging 2006;10:456-465.
Rubenstein LZ, Harker JO, Salva A, Guigoz Y, Vellas B. *Screening for Undernutrition in Geriatric Practice: Developing the Short-Form Mini Nutritional Assessment (MNA-SF)*. J. Geront 2001;56A: M366-377.
Guigoz Y. *The Mini-Nutritional Assessment (MNA®) Review of the Literature - What does it tell us?* J Nutr Health Aging 2006; 10:466-487.
Kaiser MJ, Bauer JM, Ramsch C, et al. *Validation of the Mini Nutritional Assessment Short-Form (MNA®-SF): A practical tool for identification of nutritional status.* J Nutr Health Aging 2009; 13:782-788.
® Société des Produits Nestlé, S.A., Vevey, Switzerland, Trademark Owners
© Nestlé, 1994, Revision 2009. N67200 12/99 10M
Mehr Informationen unter: www.mna-elderly.com

**Abb. 5.2** Das Mini Nutritional Assessment (*MNA*) ermöglicht eine sehr genaue Einschätzung des Ernährungszustands. [V494]

Auch wenn eine frühzeitige Mobilisation angestrebt wird, muss doch die individuelle Patientensituation beachtet werden. Ggf. wird zunächst im Bett mobilisiert. Das mehrmalige Sitzen am Tag im Herzbett ist ein gutes Kreislauftraining, bevor der Patient zum ersten Mal an den Bettrand gesetzt wird. Maßnahmen zur Kreislaufanregung und Förderung des venösen Rückstroms (z. B. Füße kreisen, Beine beugen und strecken, Arme beugen und strecken) vor dem Aufstehen beugen einer **orthostatischen Dysregulation** vor.

Bei allen Lagerungen und Mobilisationen achten die Pflegenden darauf, dass Drainagen und Katheter sicher fixiert sind, damit sie nicht unter Zug geraten.

## 5.2 Hauptbeschwerden und Leitsymptome bei Erkrankungen des Magen-Darm-Trakts und des Peritoneums

### 5.2.1 Übelkeit und Erbrechen

**Übelkeit** (*Nausea*): Brechreiz; Gefühl, erbrechen zu müssen.
**Erbrechen** (*Emesis, Vomitus*): Komplexes, vom Brechzentrum in der Medulla oblongata (*verlängertes Mark*) gesteuertes Reflexgeschehen mit retrograder (*rückwärts gerichteter*) Entleerung des Magens infolge unwillkürlicher Kontraktion von Zwerchfell, Bauchdecken- und Magenmuskulatur.

**Übelkeit** und **Erbrechen** treten bei fast allen gastroenterologischen Erkrankungen auf, vor allem bei akutem Abdomen (➤ 3.3.2), Ileus (➤ 5.7.1), akuter Gastritis, Magen- oder Darmulzera (➤ 5.6.1) und Appendizitis (➤ 5.7.2).

Es können jedoch auch zahlreiche Ursachen außerhalb des Magen-Darm-Trakts Übelkeit und Erbrechen hervorrufen, z. B.:
- Neurochirurgische Erkrankungen, z. B. Schädel-Hirn-Trauma (➤ 7.7.2), Hirntumoren
- Stoffwechselentgleisungen, z. B. diabetische Ketoazidose, Urämie (➤ 12.5.4)
- Intoxikationen (*Vergiftungen*), z. B. durch Alkohol
- Frühschwangerschaft.

Außerdem können Übelkeit und Erbrechen psychisch bedingt sein als Reaktion auf Ekel, Schmerzen, Angst oder Aufregung sowie als unerwünschte Wirkung einer Arzneimitteltherapie, z. B. mit Zytostatika, Opiaten oder Diuretika, auftreten.

Bei lang dauerndem Erbrechen drohen insbesondere *Dehydratation* und *Elektrolytverschiebungen* (vor allem wegen des Verlusts von $H^+$- und $Cl^-$-Ionen), die in Extremfällen zu Herzrhythmusstörungen bis hin zum Herzstillstand führen können.

Hauptpfeiler der symptomatischen **Therapie** bei Erbrechen ist der (intravenöse) Flüssigkeits- und Elektrolytersatz (➤ 4.5.12). Häufig ordnet der Arzt eine medikamentöse Behandlung mit **Antiemetika** an.

Bei Verdacht auf eine Vergiftung: Erbrochenes für die toxikologische Analyse aufheben.

### 5.2.2 Dysphagie

**Dysphagie** (*Schluckbehinderung, Schluckbeschwerden*): Schluckstörung. Meist verbunden mit dem subjektiven Gefühl, dass Nahrung „stecken bleibt", oder mit Druckgefühl/Schmerzen hinter dem Sternum oder im Oberbauch.

Bei der **oropharyngealen Dysphagie** bereitet der Weitertransport der zerkleinerten Nahrung aus dem Mund Probleme. In der Chirurgie sind als Ursachen z. B. Tumoren im Rachenraum von Bedeutung.

Bei der **ösophagealen Dysphagie** handelt es sich um eine Passagebehinderung im Ösophagus, die häufig mit einem Würgereiz sowie Erbrechen verbunden ist. Mögliche Ursachen einer ösophagealen Dysphagie sind:
- Ösophaguskarzinom (häufigste Ursache einer ösophagealen Dysphagie bei Erwachsenen, ➤ 5.5.6)
- Kompression des Ösophagus von außen, z. B. durch retrosternale Struma (➤ 11.3.3) oder Mediastinaltumoren (➤ 10.12.2)
- Ösophagusdivertikel (➤ 5.5.4)
- Fremdkörper im Ösophagus (➤ 5.5.7)
- Hiatushernien (➤ 5.5.3)
- Ösophagusachalasie (neuromuskuläre Störung der glatten Muskulatur, ➤ 5.5.5) oder Lähmungen sowie Spasmen der Schluckmuskulatur.

Neurologische und neuromuskuläre Erkrankungen (z. B. Apoplex, Demenz, amyotrophe Lateralsklerose) stellen weitere Ursachen für Dysphagien dar. In seltenen Fällen ist eine Dysphagie psychogen bedingt.

Jede Form der Dysphagie ist ein Alarmsymptom und muss diagnostisch abgeklärt werden.

Ösophagus- oder Gastroskopie (➤ 5.4.4) sowie eine Röntgenaufnahme mit Kontrastmittel (Ösophagusbreischluck, ➤ 5.4.3) klären meist die Ursache der Dysphagie. Die Therapie richtet sich nach der Grunderkrankung.

### 5.2.3 Blähungen und Meteorismus

**Blähungen** (*Flatus*): Aufblähung von Magen und Darm mit (starkem) Abgang von Darmgasen.
**Meteorismus** (*Blähsucht*): Übermäßige Gasansammlung im Magen-Darm-Trakt. Beispielsweise bei Ileus (➤ 5.7.1), Peritonitis (➤ 5.9.1) oder Leberzirrhose auftretend.
Die Abgrenzung zwischen beiden Begriffen ist unscharf, nicht selten werden sie auch synonym benutzt.

**Blähungen** ohne Begleitsymptome und mit Beschwerdefreiheit nach Darmentleerung bzw. Windabgang sind ohne Krankheitswert. Diese Blähungen sind meist durch Zufuhr blähender Nahrungsmittel oder kohlensäurehaltiger Getränke bedingt, selten durch habituell vermehrte Gasproduktion im Darm oder Luftschlucken (z. B. bei Stress).

Blähungen und insbesondere **Meteorismus** können aber auch Zeichen einer Erkrankung sein, etwa von Darminfektionen, einer Leberzirrhose, eines Ileus (➤ 5.7.1), aber auch einer Herzinsuffizienz. Diese Blähungen sind meist länger anhaltend, durch oben genannte Maßnahmen nicht zu beheben und mit Begleitsymptomen wie etwa Diarrhö (➤ 5.2.6) oder Obstipation (➤ 5.2.7) verbunden.

Blähungen in den ersten Tagen nach einer Operation im Magen-Darm-Trakt verstärken oft die operationsbedingten Wundschmerzen. Dann helfen Kräutertees, z. B. Fenchel- oder Anistee (falls der Patient trinken darf) und feuchtwarme Bauchwickel (➤ Abb. 5.3). Die Frühmobilisation des Patienten trägt ebenfalls dazu bei, dass Blähungen entweichen. Auch ein kurzzeitig eingelegtes Darmrohr kann die Beschwerden lindern (Achtung: nur nach Rücksprache mit dem Chirurgen und nicht nach Eingriffen an Sigma oder Rektum). In manchen Fällen ordnet der Chirurg eine medikamentöse Behandlung vorzugsweise mit Simethicon (etwa in Sab simplex® oder Lefax®) an.

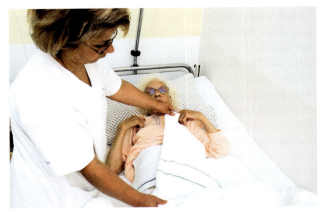

**Abb. 5.3** Die äußere Schicht eines feuchtwarmen Bauchwickels besteht aus einem trockenen Molton-Tuch. [K115]

zera (➤ 5.6.1), erosive Gastritis, Ösophagusvarizen (➤ 6.4.6) oder ein **Mallory-Weiss-Syndrom** (Längseinrisse der Ösophagusschleimhaut nach starkem Erbrechen, vor allem bei chronischem Alkoholabusus) bedingt ist. Eine Blutung aus *tieferen* Darmabschnitten (z. B. bei Hämorrhoiden, Darmpolypen, -karzinomen oder -entzündungen) zeigt sich dagegen durch dunkel- oder hellrote Blutbeimischungen im Stuhl oder Blutauflagerungen auf dem Stuhl, die auch als **Blutstuhl** bezeichnet werden.

### 5.2.4 Akute Bauchschmerzen

Zahlreiche Erkrankungen in oder außerhalb des Magen-Darm-Trakts können **akute Bauchschmerzen** verursachen. Treten die akuten Bauchschmerzen zusammen mit einer Abwehrspannung des Abdomens und Kreislaufstörungen bis hin zur Kreislaufdekompensation auf, spricht man von einem **akuten Abdomen** (➤ 3.3.2). Das akute Abdomen ist ein chirurgischer Notfall, der umgehende Diagnostik und Therapie erfordert.

> **VORSICHT**
> **Bei Bluterbrechen oder Teerstuhl**
> • Umgehend Arzt informieren
> • Patienten Bettruhe, Nahrungs- und Flüssigkeitskarenz einhalten lassen
> • Vitalparameter engmaschig überwachen
> • Bei Schocksymptomen (➤ 3.3.1) Beine hochlagern und Material zur Infusionstherapie richten
> • Erbrochenes bzw. Teerstuhl bis zur Kontrolle durch den Arzt aufheben.

### 5.2.5 Hämatemesis und Teerstuhl

*Hämoptoe, Hämoptyse (Bluthusten)* ➤ 10.2.3
*Erstmaßnahmen, Diagnostik, Behandlung und Pflege bei akuter gastrointestinaler Blutung* ➤ 5.2.5

> **Hämatemesis:** Bluterbrechen infolge **oberer Gastrointestinalblutung** mit Blutungsquelle in Ösophagus, Magen oder Duodenum. Entweder „kaffeesatzartig" (braun-schwarz) durch Kontakt des Blutes mit der Salzsäure des Magens oder hellrot (frisches Blut) bei sehr starker Blutung oder Blutungsquelle im Ösophagus (Ösophagusvarizenblutung, ➤ 6.4.6).
> **Teerstuhl** (*Meläna*): Durch Hämoglobinabbauprodukte schwarz gefärbter, glänzender Stuhl mit klebriger Konsistenz. Tritt einige Stunden nach einer Blutung im Magen oder den oberen Darmabschnitten auf.

**Hämatemesis** und **Teerstuhl** sind Leitsymptome der *oberen* Gastrointestinalblutung, die am häufigsten durch blutende Ul-

### 5.2.6 Diarrhö

> **Diarrhö** (*Durchfall*): Mehr als drei ungeformte bis dünnflüssige Stühle täglich. Je nach zeitlichem Verlauf Unterscheidung zwischen **akuter** und **chronischer** (länger als einen Monat anhaltender) **Diarrhö**.

Mögliche Ursachen für **akute Diarrhöen** sind:
• Bakterielle oder virale Magen-Darm-Infektionen (häufigste Ursache)
• Laxanzienabusus (übermäßige Einnahme von Abführmitteln)
• Unerwünschte Wirkungen von Arzneimitteln (z. B. Antibiotika)
• Psychische Einflüsse, z. B. Angst
• Nahrungsmittelallergie, z. B. Unverträglichkeit von Milch
• Akuter Schub einer entzündlichen Darmerkrankung.

**Chronische Diarrhöen** sind oft „funktionell" bedingt, d. h. es kann trotz Untersuchung keine Ursache gefunden werden. Seltene Ursachen sind z. B. eine Malabsorption (*Resorptionsstörung*) oder eine Darmtuberkulose. Nach einer Kolektomie (*Entfernung des Dickdarms*) scheidet der Patient dauerhaft wässrigen Stuhl aus (➤ 5.7.6).

Ist dem Stuhl Blut beigemischt, spricht man von einer **blutigen Diarrhö**. Häufige Ursachen sind chronisch-entzündliche Darmerkrankungen und schwere Magen-Darm-Infektionen.

**Begleitsymptome und Diagnostik**
Häufige Begleitsymptome der Diarrhö sind krampfartige Bauchschmerzen, Exsikkose, Muskelkrämpfe und Kribbeln in Extremitäten durch Elektrolytverluste, körperliche Schwäche, Appetitlosigkeit, Fieber und insbesondere bei betagten Menschen unter Umständen Stuhlinkontinenz.

Neben einer ausführlichen *Anamnese* und *körperlichen Untersuchung* des Patienten ist eine Inspektion des Stuhls unverzichtbar. Bei blutigem Stuhl und länger dauerndem Durchfall werden *Stuhlproben* mikrobiologisch untersucht (➤ 1.3.4). Bei einigen Durchfallerkrankungen können mit *serologischen Methoden* Antikörper gegen den Erreger (z. B. Amöben) nachgewiesen werden. Eine Rekto-, Sigmoido- oder Koloskopie mit Biopsie sowie ein Kolonkontrasteinlauf zur röntgenologischen Darstellung des Darms schließen sich bei unklaren Fällen chronischen Durchfalls an.

Die Therapie entspricht der zu Grunde liegenden Erkrankung.

## 5.2.7 Obstipation

> **Obstipation** (*Stuhlverstopfung, Konstipation*): Verzögerte und erschwerte Darmentleerung (Entleerungsintervall ≥ drei Tage) und harte Stuhlkonsistenz.

Ursachen einer **akuten Obstipation** sind z. B.:
- Kolonkarzinome oder -polypen
- Erkrankungen der Analregion (z. B. Analfissuren), die Schmerzen bei der Defäkation verursachen, sodass die Betroffenen die Darmentleerung unterdrücken
- Peristaltikstörungen nach abdominellen Operationen oder bei Koliken
- Akute fieberhafte Erkrankungen.

Eine **chronische Obstipation** ist vor allem bedingt durch ballaststoffarme Kost, Mangel an körperlicher Bewegung, Schwangerschaft (wegen hormoneller Umstellung) und endokrinologische Erkrankungen (z. B. Diabetes mellitus, Hypothyreose). Einige Medikamente, z. B. Opioide, Sedativa oder Diuretika, besonders häufig aber ein Laxanzienabusus (wegen der dadurch entstehenden Hypokaliämie) führen ebenfalls zur chronischen Obstipation. Liegt der chronischen Obstipation keine organische Ursache zugrunde, spricht man von **habitueller Obstipation**.

Begleitend können krampfartige Schmerzen bei der Stuhlentleerung (*Tenesmen*), Völlegefühl, Appetitlosigkeit und Blähungen (➤ 5.2.3) hinzutreten. [9]

> Jede akute Obstipation ist verdächtig auf ein Dickdarmkarzinom und muss diagnostisch abgeklärt werden.

**Diagnostik und Behandlung**
*Postoperative Magen-Darm-Atonie* ➤ Tab. 4.3
Evtl. lassen sich bei der körperlichen Untersuchung Resistenzen (*Verhärtungen*) im Abdomen tasten. Nach der Inspektion der Analregion folgen die digitale Untersuchung des Rektums (damit lassen sich etwa 30 % der Rektum-Karzinome ertasten), sowie Sonografie und Rekto- und Koloskopie.

Bei organisch bedingter Obstipation steht die Behandlung der Grunderkrankung im Vordergrund.

> **Laxanzien** (*Abführmittel*), also Medikamente zur Beschleunigung des Nahrungstransports im Darm und der Darmentleerung, sind bei Obstipation nur selten angezeigt und bedürfen stets der ärztlichen Anordnung. Laxanzien sollten nicht dauerhaft, sondern nur vorübergehend verabreicht werden, da fast immer ein Gewöhnungseffekt eintritt. Auf keinen Fall dürfen Laxanzien bei unklaren Bauchschmerzen, Ileus (➤ 5.7.1) oder akutem Abdomen (➤ 3.3.2) gegeben werden.

## 5.3 Der Weg zur Diagnose bei Erkrankungen des Magen-Darm-Trakts und des Peritoneums

### 5.3.1 Anamnese und körperliche Untersuchung

Während des **Anamnese-Gesprächs** mit einem Patienten mit Verdacht auf Magen-Darm-Erkrankungen erfragt der Chirurg schwerpunktmäßig Appetit, Gewichtsverlust ohne Diätanstrengung, Schmerzen, Übelkeit oder Erbrechen, Stuhlgang, Miktion, Blähungen und Windabgang.

Die **körperliche Untersuchung** umfasst Inspektion, Palpation und Perkussion sowie Auskultation des Abdomens. Unverzichtbar ist die *rektale Untersuchung*. Dabei beurteilt der Chirurg den Analring, den Sphinktertonus, die Schleimhautverhältnisse, den Zustand der Rektumampulle und bei Männern die Prostata.

> Da die Beschreibungen des Patienten oft ungenau sind, inspiziert der Arzt nach Möglichkeit selbst Urin, Stuhl, Erbrochenes oder andere Sekrete, die Hinweise auf die Erkrankung geben.

### 5.3.2 Stuhluntersuchungen

Nachweis okkulten Blutes im Stuhl

Die häufigste Stuhluntersuchung in der Chirurgie ist die Untersuchung des Stuhles auf **okkultes** (*mit dem bloßen Auge nicht* *sichtbares*) **Blut** zur Frühdiagnose kolorektaler Karzinome (➤ 5.7.6). Die Untersuchung wird an drei aufeinander folgenden Tagen durchgeführt.

**Durchführung**
Zum Nachweis okkulten Blutes im Stuhl erhält der Patient drei Testbriefe (einen für jeden Tag, ➤ Abb. 5.4), z. B. Hemo-Fec-Test®, Hämoccult® oder Faecanostik®. An drei aufeinander folgenden Tagen soll der Patient jeweils einen Testbrief benutzen und dabei wie folgt vorgehen:
- Testbrief auf der „Patientenseite" öffnen. Auf dieser Seite befinden sich zwei bis drei Felder
- Mit dem beigefügten Spatel Proben aus verschiedenen Stuhlabschnitten entnehmen und auftragen
- Sofort nach Probenentnahme Testbrief verschließen und einem Pflegenden geben. Pflegende versehen den Testbrief mit den Patientendaten und schicken ihn ins Labor.

Ist der Patient selbst nicht in der Lage, den Test vorzunehmen, entnehmen die Pflegenden die Proben.

Im Labor öffnet die MTA den Testbrief von der anderen Seite und beträufelt ihn mit einer Testlösung: Enthält der Stuhl okkultes Blut, verfärbt sich die Testlösung.

**Tab. 5.1** Wichtige Stuhluntersuchungen.

| Untersuchung | Indikation (Beispiele) | Pflegerische Aufgaben |
|---|---|---|
| Stuhlkultur | V. a. bakteriell bedingte Diarrhö | An drei aufeinander folgenden Tagen noch warme Stuhlproben in einem sterilen Röhrchen ins Labor schicken |
| Parasiten/ Wurmeier | V. a. Wurmerkrankungen | An drei aufeinander folgenden Tagen Stuhlproben in einem sterilen Röhrchen ins Labor schicken. Evtl. auch Analabstrich |
| Fettbestimmung | V. a. Malassimilation (*verminderte Nährstoffausnutzung*) | An drei Tagen den gesamten Stuhl in einem vorher gewogenen Behälter ins Labor schicken. In dieser Zeit keine Zäpfchen geben |
| Chymotrypsinbestimmung | V. a. chronische Pankreatitis (➤ 6.6.3) | Vier Tage vorher und während des Tests keine Pankreasenzyme geben. Dann an zwei Tagen den gesamten Stuhl in einem vorher gewogenen Behälter ins Labor schicken |

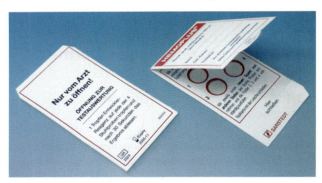

**Abb. 5.4** Testbrief für okkultes Blut im Stuhl. [K183]

> Ein positiver Test beweist lediglich, dass der Stuhl Blut enthält. Über die zu Grunde liegende Erkrankung sagt der Test nichts aus.
> Nicht nur das im Blut enthaltene menschliche Hämoglobin, sondern auch tierischer Blutfarbstoff und einige pflanzliche Substanzen können ein positives Testergebnis verursachen.
> Um ein falsch positives Ergebnis zu vermeiden, soll der Patient drei Tage vor Gewinnung der ersten Stuhlprobe und während der Testtage auf rohes Fleisch, Roh- und Blutwurst, Vitamin-C- oder Eisenpräparate sowie Tomaten, Rote Bete und Salate verzichten. Bei Zahnfleisch- oder Nasenbluten sowie bei Frauen während der Regelblutung ist der Test nicht verwertbar.

### Weitere Stuhluntersuchungen

Einen Überblick über weitere Untersuchungen des Stuhls gibt ➤ Tab. 5.1.

### 5.3.3 Bildgebende Verfahren

#### Sonografie des Abdomens

Zur Beurteilung krankhafter Prozesse im Magen-Darm-Trakt ist die konventionelle **Sonografie des Abdomens** nur eingeschränkt einsetzbar. Hier kommt die Endosonografie des oberen Gastrointestinaltrakts oder des Rektums zum Einsatz (➤ 1.3.6). Beide dienen vor allem dem präoperativen Tumor-Staging (*Beurteilung der Tiefenausdehnung des Tumors und des Befalls regionärer Lymphknoten*).

**Pflege**
*Bildgebende Diagnoseverfahren: Sonografie* ➤ 1.3.6

#### Abdomenleeraufnahme

Die **Abdomenleeraufnahme** (➤ 1.3.6) dient insbesondere dem Nachweis von freier Luft (als Zeichen einer Perforation im Magen-Darm-Trakt) und „Spiegeln" beim Ileus (typische Flüssigkeitsspiegel zwischen flüssigem Darminhalt und Luft in den gefüllten Darmschlingen, ➤ 5.7.1).

Die Abdomenleeraufnahme sollte möglichst im Stehen angefertigt werden. Freie Luft ist dann als Luftsichel unter der Zwerchfellkuppel zu sehen (➤ Abb. 5.5). Kann der Patient nicht stehen, z.B. wegen sehr schlechten Allgemeinzustands, wird die Röntgenaufnahme in Linksseitenlage durchgeführt. Freie Luft ist dann als Luftsichel unterhalb der oben liegenden Bauchwand zu sehen.

## 5.3 Der Weg zur Diagnose bei Erkrankungen des Magen-Darm-Trakts und des Peritoneums

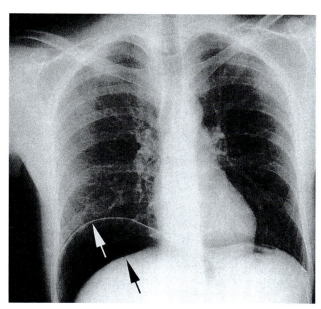

**Abb. 5.5** Röntgenbild eines Patienten mit Perforation (*Durchbruch*) im Magen-Darm-Trakt (Aufnahme im Stehen). Über die Perforation ist Luft aus dem Magen-Darm-Trakt in die Bauchhöhle ausgetreten. Im Stehen sammelt sich die freie Luft unterhalb der Zwerchfellkuppeln und bildet die typischen Luftsicheln. [R234–014]

**Pflege**
*Bildgebende Diagnoseverfahren: Konventionelle Röntgendiagnostik* ➤ 1.3.6

### Ösophagusbreischluck, Magen-Darm-Passage, Dünndarmdarstellung nach Sellink und Kolonkontrasteinlauf

Die Verwendung von Kontrastmitteln bei Röntgenaufnahmen des Magen-Darm-Kanals ermöglicht die Tumor-, Ulkus-, Fistel- und Divertikeldarstellung sowie eine Beurteilung der Beweglichkeit der Organe.

Zur Untersuchung von Ösophagus (*Ösophagusbreischluck*), Magen und Dünndarm (*Magen-Darm-Passage,* kurz *MDP*) trinkt der Patient das Kontrastmittel. Zur Untersuchung des Dickdarmes wird das Kontrastmittel über einen **Einlauf** (deshalb *Kolonkontrasteinlauf,* kurz *KE*) eingebracht.

Die Dünndarmdarstellung nach Sellink ist die beste Methode zur Beurteilung der Dünndarmschleimhaut. Sie dient der Diagnostik entzündlicher Erkrankungen (z. B. Morbus Crohn), tumorösen Veränderungen, der Darstellung krankhafter Kurzschlussverbindungen (*Fisteln*) oder Anomalien. Bei der Untersuchung wird das Kontrastmittel über eine Sonde direkt in das Duodenum verabreicht. Dadurch wird vermieden, dass der mit Kontrastmittel gefüllte Magen die Beurteilung des Dünndarms verhindert.

Eine Sonderform des Kolonkontrasteinlaufs ist der **Doppelkontrasteinlauf** (➤ 1.3.6). Dabei erhält der Patient zunächst einen Kontrastmitteleinlauf. Dann wird das Kontrastmittel abgelassen und über das Darmrohr Luft in den Darm geblasen. Dadurch dehnt sich der Darm und die mit einer dünnen Kontrastmittelschicht bedeckte Schleimhaut stellt sich sehr gut dar.

> Zwischen einer Probeexzision (*Biopsie*) im Gastrointestinaltrakt und einer Kontrastmitteluntersuchung soll ein Sicherheitsabstand von mindestens drei Tagen liegen. Sind mehrere Kontrastmitteluntersuchungen geplant, sollten die Darstellungen von Gallenblase (➤ 6.3.2) oder Harnwegen (➤ 12.3.6) vor der Darmuntersuchung erfolgen, da das Kontrastmittel im Darm die sichere Beurteilung der anderen Organe unmöglich macht.

**Pflege**
*Bildgebende Diagnoseverfahren: Konventionelle Röntgendiagnostik mit Kontrastmittel* ➤ 1.3.6
- Vor einem Ösophagusbreischluck oder einer Magen-Darm-Passage bleibt der Patient ab 22 Uhr des Vorabends nüchtern
- Vor einem Kolonkontrasteinlauf ist eine vollständige Darmentleerung erforderlich. Meist ordnet der Arzt für den Mittag vor der Untersuchung ein orales Abführmittel, z. B. X-Prep®, und für die Zeit danach flüssige Kost an. Der Patient soll reichlich trinken (ca. 3 l). In vielen Kliniken erhält der Patient zusätzlich am Vortag oder kurz vor der Untersuchung einen Reinigungseinlauf. Die Einlaufflüssigkeit darf kein Glyzerin enthalten, da es eine gute Haftung des Kontrastmittels an der Darmwand verhindert
- Nach der Untersuchung soll der Patient reichlich trinken. Wurde zur Untersuchung ein nicht-wasserlösliches Kontrastmittel verwendet (z. B. Bariumsulfat), ordnet der Arzt meist ein orales Abführmittel an, um einer Obstipation durch das Kontrastmittel vorzubeugen. Eine Weißfärbung des Stuhls ist durch das Kontrastmittel bedingt und harmlos.

### Angiografie

Die **Angiografie** (➤ 9.3.4) dient der röntgenologischen Darstellung von Blutgefäßen im Bauchraum sowie der präoperativen Klärung der Blutversorgung im Operationsgebiet.

**Pflege**
Der Patient soll vor einer Angiografie der Abdominalgefäße am Vorabend nur leichte Kost zu sich nehmen, um eine Überlagerung der Gefäße durch den gefüllten Darm zu vermeiden. Zur Untersuchung bleibt der Patient nüchtern. In vielen Kliniken erhalten die Patienten zusätzlich entblähende Medikamente (z. B. Lefax®) und orale Abführmittel oder ein Klysma.

### Computertomografie

Die **Computertomografie** (*CT,* ➤ 1.3.6) dient in erster Linie der Tumor- und Metastasensuche sowie der Beurteilung der Infiltrationstiefe eines Tumors. Unmittelbar vor einer CT dürfen keine Kontrastmitteluntersuchungen durchgeführt werden, weil Kontrastmittelreste die CT-Befundung beeinträchtigen.

### 5.3.4 Endoskopie

Zu den endoskopischen Untersuchungen des Magen-Darm-Trakts gehören:
- **Ösophagoskopie** (Untersuchung der Speiseröhre, ➤ Abb. 5.6)
- **Gastro-** und **Duodenoskopie** (Untersuchung des Magens bzw. Duodenums)
- **Koloskopie** (Untersuchung des Dickdarms); auch als **virtuelle Koloskopie** (➤ 1.3.6)
- **Rektoskopie** (Untersuchung des Mastdarms, ➤ Abb. 5.7)
- **Proktoskopie** (Untersuchung des analnahen Darmabschnitts).

### Pflege

*Bildgebende Diagnoseverfahren: Endoskopische Untersuchungen* ➤ 1.3.6

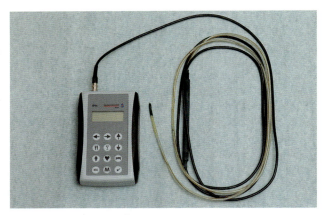

**Abb. 5.6** Mess-Sonde zur Ösophagus-pH-Metrie mit zugehöriger Neutralelektrode. [K115]

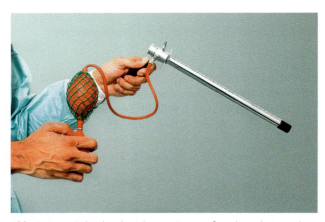

**Abb. 5.7** Das Rektoskop besteht aus einem Außenrohr und einem abgerundeten Mandrin, der nach Einführen des Rektoskops entfernt wird. Mit dem Ballon pumpt der Untersucher Luft in das Rektum, um die Darmlichtung aufzuweiten und dadurch eine bessere Sicht zu haben. [K115]

### 5.3.5 Funktionsdiagnostik

#### Langzeit-pH-Metrie

Die **Langzeit-pH-Metrie** misst den pH-Wert im (distalen) Ösophagus oder Magen über 24 Std. In der Chirurgie wird die Langzeit-pH-Metrie vor allem zur Diagnostik eines gastroösophagealen Refluxes (*Zurücklaufen von saurem Magensaft in die Speiseröhre*, ➤ 5.5.2) eingesetzt.

Säuresekretionshemmende Medikamente werden 2 bis 7 Tage vor der Untersuchung abgesetzt (Arztanordnung).

Nach einer Nasen- und Rachenanästhesie führt der Arzt dem Patienten eine pH-Mess-Sonde über die Nase in den distalen Ösophagus ein und schließt die Sonde an ein Registriergerät an, das der Patient sich umhängen kann. Dann wird der pH-Wert kontinuierlich während des Tages und der Nacht gemessen.

Beim Gesunden liegt der pH-Wert über 95 % der Zeit zwischen 4–7, d. h. der pH-Wert im Ösophagus sinkt täglich nur für etwa 1. Std. unter 4.

#### Ösophagusmanometrie

Bei der **Ösophagusmanometrie** misst der Arzt über eine Sonde den Druck an verschiedenen Stellen im Inneren des Ösophagus und im Magenfundus. Dies ermöglicht eine Beurteilung der Ösophagusmotilität (*Beweglichkeit*) und der Funktion des Sphinkters (*Schließmuskels*) zwischen Ösophagus und Magen.

## 5.4 Pflegerische Schwerpunkte bei Erkrankungen des Magen-Darm-Trakts

### 5.4.1 Perioperative Pflege

*Pflege vor, während und nach Operationen* ➤ Kap. 4

#### Präoperative Pflege

**Nahrungsabbau**
Um eine **Aspiration** während der Narkoseeinleitung zu vermeiden, darf der Patient 6–8 Std. vor Beginn der Anästhesieeinleitung nicht essen, nicht trinken, nicht rauchen und auch kein Kaugummi kauen (regt die Magensaftproduktion an). Vor Operationen, bei denen der Magen-Darm-Trakt nicht eröffnet wird, darf der Patient ab 22 Uhr am Vortag der Operation nichts mehr essen und trinken. Wird der Darm eröffnet, beginnt der Nahrungsabbau meist zwei bis drei Tage vor der Operation, in der Regel gleichzeitig mit der Darmreinigung. Kinder, Menschen in einem reduzierten Allgemeinzustand und Patienten die lange Nahrungskarenz einhalten müssen, erhalten über einen venösen Zugang Flüssigkeit und ggf. parenterale Ernährung.

## Darmvorbereitung

> **Orthograde Darmspülung** (orthograd = *in physiologischer Richtung*): Spülung zur Entleerung und gründlichen Reinigung des Dickdarms vor operativen Eingriffen oder endoskopischen Untersuchungen.

Die Art der Darmreinigung ist abhängig von der geplanten Operation. Vor Eingriffen an Ösophagus, Magen oder Dünndarm erhält der Patient am Abend vor der Operation ein orales Abführmittel. Die Pflegenden verabreichen das Abführmittel so rechtzeitig, dass der Patient durch dessen Wirkung nicht in seiner Nachtruhe gestört wird. Bei Operationen am Enddarm wird ein Klysma oder ein Reinigungseinlauf verabreicht. Die aufwändigste Darmreinigung ist vor Operationen am Dickdarm notwendig, hier wird eine **orthograde Darmspülung** durchgeführt.

Zur **orthograden Darmspülung** bekommt der Patient am Vortag der Operation 4–6 l einer Elektrolytlösung, die schwer resorbierbare Salze enthält, z. B. Oralav®. Meist wird diese Lösung über eine Magensonde verabreicht. Wenn der Patient sich dazu in der Lage fühlt, kann er die Lösung trinken. Dies muss allerdings innerhalb relativ kurzer Zeit geschehen (1 l in ca. 30–45 Min.), da die Lösung sonst resorbiert wird und der Spüleffekt ausbleibt. Gespült wird so lange, bis der Patient wasserklare Flüssigkeit ausscheidet.

**Kontraindiziert** ist eine orthograde Darmspülung bei (Verdacht auf) Ileus oder Darmstenosen sowie wegen der hohen Kreislaufbelastung bei Herzinsuffizienz.

**Durchführung der orthograden Darmspülung über eine Sonde:**
- Magensonde legen
- Für mobile Patienten eine Toilette frei halten, weniger mobile Patienten auf einen Nachtstuhl setzen (lassen) und mit Bademantel und Decke warm halten
- Überleitungssystem an die Sonde anschließen und den ersten Liter körperwarme Spülflüssigkeit in etwa ½ Std. einlaufen lassen. Übrige Flüssigkeit bei guter Verträglichkeit innerhalb 2–4 Std. verabreichen
- Während der Spülung Puls und Blutdruck des Patienten, Einlaufgeschwindigkeit der Spüllösung und die Ausscheidung engmaschig kontrollieren
- Spülung beenden, sobald die ausgeschiedene Flüssigkeit wasserklar ist.

> **VORSICHT**
> - Bei Brechreiz während der Spülung kurze Pause einlegen (etwa 15 Min.), dann die Spülung fortsetzen. Nach Arztanordnung ein Antiemetikum verabreichen
> - Bei starken Schmerzen, anhaltendem Brechreiz, Erbrechen oder fehlender Stuhlausscheidung Spülung abbrechen und Arzt informieren.

## Körperreinigung und Haarentfernung

Der Patient erhält präoperativ die Möglichkeit zum Duschen. Die Pflegenden kontrollieren danach den Bauchnabel und reinigen ihn bei Bedarf. Die Rasur erfolgt nach Hausstandard (➤ 4.1.4).

## Postoperative Pflege

Nach umfangreichen Eingriffen wie etwa einer Ösophagusresektion (➤ 5.5.6) oder einer Gastrektomie (➤ 5.6.2) wird der Patient in den ersten postoperativen Tagen meist auf der Intensivstation betreut.

### Lagerung

Nach den meisten Eingriffen am Magen-Darm-Trakt ist postoperativ eine Rückenlagerung mit erhöhtem Oberkörper angezeigt. Zur Entspannung der Bauchdecke und Entlastung der Nähte erhalten die Patienten eine Knierolle oder der „Knieknick" des Bettes wird eingestellt.

Ausnahme sind proktologische Eingriffe, z. B. die Entfernung von Hämorrhoiden (➤ 5.8.1). Diese Patienten werden postoperativ auf die Seite gelagert, um Druck auf die Operationswunde und damit Schmerzen zu vermeiden.

### Mobilisation

Prinzipiell dürfen alle Patienten nach Eingriffen am Magen-Darm-Trakt früh mobilisiert werden. Oft kann der Patient am Abend des Operationstages oder am 1. postoperativen Tag erstmals aufstehen; die individuelle Patientensituation ist zu berücksichtigen. So ist die Mobilisation bauchdeckenentlastend und schmerzarm:
- Kopfteil leicht erhöhen
- Patient mit angestellten Beinen ggf. etwas zum Bettrand rutschen lassen
- Ihn mit angestellten Beinen auf die Seite drehen
- Beine aus dem Bett schieben und Oberkörper gleichzeitig aufrichten. Der Patient soll mit der Hand einen Gegendruck auf die Wunde ausüben und sich mit der anderen Hand von der Matratze abdrücken (➤ Abb. 5.8).

### Kostaufbau

Wie rasch die Kost aufgebaut werden kann, ist vom durchgeführten Eingriff abhängig und jeweils dort beschrieben.

### Ausscheidung

Die Magen-Darm-Atonie ist ein häufiges Problem nach viszeralchirurgischen Eingriffen. Die Pflegenden achten auf die Stuhlausscheidung und hören mit dem Stethoskop die Darmgeräusche ab. Sie fragen den Patienten nach Beschwerden wie Völlegefühl, Übelkeit, Blähungen, gespanntes Abdomen. Hat der Patient am 3. postoperativen Tag noch keinen Stuhlgang abgesetzt, leiten sie abführende Maßnahmen ein:
- Klysma oder Einlauf nach Arztanordnung
- Gabe von Parasympathikomimetika (z. B. Prostigmin®, Bepanthen®, Takus® i. v.) nach Arztanordnung
- Legen eines Darmrohrs zum leichteren Abgang von Darmgasen und zur Auslösung des Defäkationsreflexes

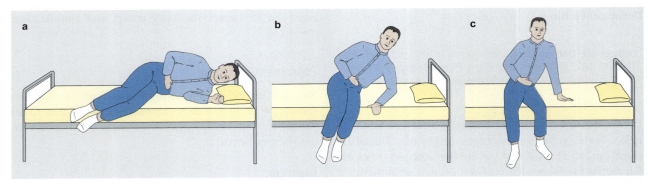

**Abb. 5.8** Der Patient wurde zum bauchdeckenschonenden Aufstehen angeleitet. Er dreht sich in die Seitenlage, schiebt die Beine über den Bettrand und richtet sich dann auf. Gleichzeitig übt er Druck auf die Operationswunde aus. Bei Bedarf unterstützen die Pflegekräfte das Aufstehen. [L190]

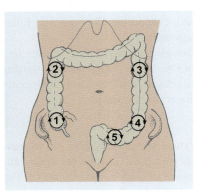

**Abb. 5.9** Kolonmassage nach Vogler. Pflegende massieren die fünf gekennzeichneten Punkte nacheinander kreisförmig (Pfeilrichtung beachten) für 2–4 Min. Während der Ausatmung des Patienten üben sie deutlicheren Druck aus und während der Einatmung vermindern sie den Druck. [L138]

- Feucht-warme Bauchauflage (➤ Abb. 5.3); sie erleichtert den Abgang von Darmgasen und regt die Peristaltik an
- Häufige Mobilisation zur Anregung der Darmperistaltik
- Ggf. Kolonmassage (➤ Abb. 5.9).

**VORSICHT**
Bei Operationen, bei denen der Magen-Darm-Trakt eröffnet wurde, werden abführende Maßnahmen nur nach Arztanordnung durchgeführt.

Orale Abführmittel sind bei fehlender Peristaltik nicht geeignet, da das Abführmittel nicht ausreichend im Darm transportiert wird. Blähungen, Übelkeit und Erbrechen können die Folge sein.

**Prophylaxen**
Insbesondere nach Eingriffen im Oberbauch ist die Gefahr einer Pneumonie aufgrund schmerzbedingter Schonatmung und Vermeidung von Abhusten sehr groß. Die Pflegenden sorgen für eine regelmäßige Pneumonieprophylaxe und beobachten die Atmung des Patienten sorgfältig, um eine beginnende Pneumonie rechtzeitig zu erkennen. Bei umfangreichen Oberbaucheingriffen ist es sinnvoll, den Patienten (unter Aufsicht eines Physiotherapeuten) Atemübungen und den Umgang mit Atemtrainern bereits präoperativ erlernen zu lassen (➤ Abb. 5.10). Eine ausreichende Schmerztherapie unterstützt die Maßnahmen.

Muss der Patient postoperativ längere Zeit Nahrungs- und Flüssigkeitskarenz einhalten, achten die Pflegenden auf regelmäßige Soor- und Parotitisprophylaxe.

### Fast-Track-Chirurgie

Ende der 1990er-Jahre entwickelte der dänische Chirurg Henrik Kehlet ein neues Konzept für Operationen im Bauchraum. Ziel ist eine beschleunigte Rekonvaleszenz der Patienten durch eine rasche Mobilisation und schnellen Kostaufbau. **Fast-Track-Chirurgie** heißt so viel wie „schnelle Schiene" und ist eine evidenzbasierte Behandlungsmaßnahme.

An Stelle der präoperativen Darmspülung erhält der Patient lediglich ein Klysma. Zur Schmerztherapie wird präoperativ zudem ein Periduralkatheter gelegt. Am Operationstag dürfen die Patienten bereits abends etwas trinken und einen Joghurt zu sich nehmen. Am Operationstag sollte die Frühmobilisation unter physiotherapeutischer Anleitung beginnen.

Das Prinzip der Fast-Track-Chirurgie beruht auf dem Gedanken, dass der Darm möglichst sofort belastet werden sollte, um die sonst entstehende postoperative Darmatonie zu vermeiden. Die Fast-Track-Chirurgie umfasst im weiteren Sinne auch die zügige Entlassung des Patienten. Nachfolgeuntersuchungen sind ambulant durchzuführen.

Die Entscheidung für die Fast-Track-Chirurgie bleibt immer von den individuellen Umständen abhängig und kann jederzeit unterbrochen werden.

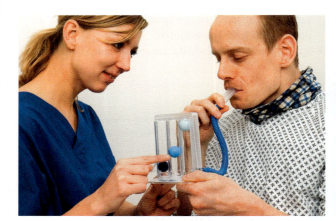

**Abb. 5.10** Die eingehende Schulung des Patienten in der Verwendung von verschiedenen Geräten zur Atemvertiefung (hier Triflo®) senkt das postoperative Pneumonierisiko. [K115]

## 5.4.2 Pflege bei Magen- und Duodenalsonden

**Gastroduodenalsonde:** Dünner Schlauch aus Kunststoff oder Weichgummi, der zu diagnostischen oder therapeutischen Zwecken transnasal oder transoral in Magen (*Magensonde*) oder Duodenum (*Duodenalsonde*) eingeführt wird.

Hauptindikationen zum Legen einer **Magen-** oder **Duodenalsonde** in der Chirurgie sind:
- Gewinnung von Magensaft zu diagnostischen Zwecken
- Durchführung einer orthograden Darmspülung
- Ableitung oder Absaugen von Magensaft oder Blut zur Entlastung und zur Unterdrückung eines postoperativen Brechreizes
- Entlastung und Schienung von operativ angelegten Anastomosen, z. B. nach Magenresektionen
- Unterdrückung von Sekretionsreizen nach Eingriffen an den Gallenwegen oder am Pankreas (*Bauchspeicheldrüse*)
- Entfernung von Luft oder Gasen, z. B. nach einer Reanimation
- Entfernung von Mageninhalt vor Einleitung einer Narkose bei nicht nüchternen Patienten (*Nicht-Nüchtern-Einleitung*).

Das Legen einer Gastroduodenalsonde ist Aufgabe des Arztes; der Arzt kann diese Tätigkeit jedoch an Pflegende delegieren.

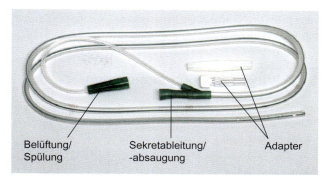

**Abb. 5.11** Doppellumige Gastroduodenalsonde zur Sekretdrainage. [K183]

### Sondenarten

Gastroduodenalsonden sind 75–120 cm lang. Entsprechend ihrem Verwendungszweck wählen der Arzt oder die Pflegenden die Dicke der Sonde aus: Soll sie hauptsächlich der Ableitung von Magensekret dienen, ist eine Sonde mit einem Durchmesser von 12–15 Charrière geeignet (1 Ch = ⅓ mm). Zur künstlichen enteralen Ernährung reichen dünnere Sonden (*Ernährungssonden*) mit einem Durchmesser von 8–12 Ch aus.

**Sonden zur Kurz- und Langzeitanwendung**
- **Sonden zur Kurzzeitanwendung** sind einlumig (*einläufig*) und bestehen aus PVC-Kunststoff oder Gummi. Da sie lösliche Weichmacher enthalten, werden sie bereits nach wenigen Tagen hart und können dann leicht Schleimhautschäden verursachen. Aus diesem Grund werden sie insbesondere zu diagnostischen Zwecken sowie zur kurzzeitigen perioperativen Entlastung gelegt
- **Sonden zur Langzeitanwendung** bestehen aus säurebeständigem Kunststoff, meist aus Polyurethan oder Silikonkautschuk. Sie kommen ohne Weichmacher aus und bleiben daher auch nach längerer Liegedauer flexibel. Deshalb finden die meisten Patienten diese Sonden angenehmer als Sonden aus anderen Materialien. Da das Sondenmaterial sehr weich ist, enthalten die Sonden fast immer einen Mandrin, der sie während des Einlegens von innen stabilisiert. Sonden zur Langzeitanwendung sind indiziert zur längerfristigen Ableitung von Magensekret und zur künstlichen enteralen Ernährung. Sie sind als *ein-* und *doppellumige Sonden* im Handel.

**Einlumige und doppellumige Sonden**

Bei **doppellumigen** (*doppelläufigen*) Sonden (➤ Abb. 5.11) ist in die Wand der Sonde ein zweites, dünneres Lumen eingearbeitet. Dieses zweite Lumen ermöglicht es, den Magen während des Absaugens von Magensekret zu belüften oder zu spülen. Dadurch wird vermieden, dass die Magenschleimhaut beim Absaugen angesaugt und dadurch geschädigt wird.

Prinzipiell kann auch über **einlumige** (*einläufige*) Sonden Magensekret abgesaugt werden, jedoch muss mit dem Absaugen sofort aufgehört werden, wenn der Magen leer ist, um Schädigungen der Magenschleimhaut vorzubeugen.

### Pflege

- Abgeleitetes Sekret regelmäßig auf Menge, Geruch, Konsistenz, Beimengungen und Aussehen überprüfen und dokumentieren. Nach Bedarf Sekretbeutel wechseln
- Regelmäßig, bei Ernährungssonden *vor* jeder Nahrungszufuhr, Lage der Sonde kontrollieren. Dabei die Markierung auf der Sonde berücksichtigen
- Die Fixierung der Sonde täglich wechseln, bei sehr empfindlicher Haut mehrmals täglich. Dabei die Nase auf Druckstellen inspizieren und die Sonde so fixieren, dass sie nicht gegen die Nasenwand drückt
- Beim Pflasterwechsel die Sonde gut festhalten, um ein Herausrutschen der Sonde zu verhindern
- Nasenschleimhaut täglich mit warmwassergetränkten Watteträgern austupfen und mit fetthaltiger Nasensalbe (z. B. Panthenolsalbe) pflegen
- Soor- und Parotitisprophylaxe durchführen und Mundhöhle täglich inspizieren.

> **VORSICHT**
> Nach Operationen am Ösophagus und am Magen darf die Sonde weder heraus-, noch hineingeschoben werden, da solche Manipulationen die Anastomosen beschädigen können.

### Entfernen der Gastroduodenalsonde

Sonde vor dem Entfernen mit Wasser oder Tee durchspülen, damit sich kein Magensaft im Sondenlumen befindet, der beim Herausziehen austritt und die Schleimhaut reizen kann. Fixierung lösen und Sonde zügig herausziehen. Nasenpflege durchführen und Pflasterreste auf der Nase entfernen.

### 5.4.3 Pflege bei Dünndarmsonden

> **Dünndarmsonde:** 120–310 cm lange Ballonsonde aus Gummi oder Kunststoff, die zu diagnostischen und therapeutischen Zwecken transnasal oder transoral in den Dünndarm eingeführt wird.

**Dünndarmsonden** kommen insbesondere beim Ileus (➤ 5.7.1) zum Einsatz. Die kürzeren Sonden dienen der **Dekompression**, also der Entlastung des gestauten Darmes durch Ableiten des flüssigen Dünndarminhaltes und der Luft (z. B. bei Ileus). Die längeren Dünndarmsonden werden zur Dekompression und **inneren Schienung** des Dünndarms eingesetzt. Eine innere Schienung ist angezeigt bei rezidivierendem Adhäsionsileus (➤ 5.7.1). In diesem Fall wird die Sonde intraoperativ unter Sicht gelegt, d. h. der Anästhesist führt die Sonde über die Nase ein und schiebt sie bis in den Magen vor. Dort kann der Chirurg die Sonde tasten und unter manueller Führung ins Duodenum „einfädeln".

#### Sondenarten

**Miller-Abbott-Sonde**
Die **Miller-Abbott-Sonde** besteht aus Weichgummi, ist 310 cm lang und verfügt über zwei Lumina. Ein Lumen dient dem Absaugen von Sekret über Öffnungen proximal und distal des Ballons, das zweite Lumen zum Füllen des Ballons.

**Dennis-Sonde**
Die **Dennis-Sonde** ist ca. 250 cm lang, aus Kunststoff und besitzt drei Lumina (➤ Abb. 5.12): Eines zur Blockung des Ballons, eines zum Absaugen des Darminhalts und eines zur Spülung bzw. Entlüftung. Sie ist schleimhautschonender als die Miller-Abott-Sonde, da diese keinen Entlüftungskanal hat und sich daher leichter an der Darmwand festsaugen kann.

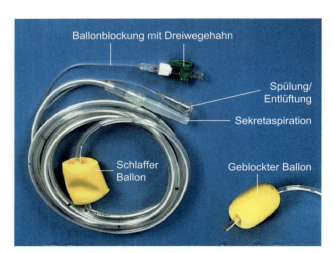

**Abb. 5.12** Dennis-Sonde zur Absaugung von Dünndarmsekret und zur „inneren Schienung". [K183]

#### Einführen einer Dünndarmsonde

Der Arzt legt die Dünndarmsonde üblicherweise unter gastroskopischer oder röntgenologischer Kontrolle, also nicht auf der Allgemeinstation, sondern in der Endoskopie- oder Röntgenabteilung.

#### Pflege bei liegender Dünndarmsonde

- Zum Transport des Patienten von der Röntgen- bzw. Endoskopieabteilung zur Station ist meist ein Sekretbeutel an die Sonde angeschlossen, in den das Dünndarmsekret abfließt (ohne Sog). Auf der Station schließen die Pflegenden entweder eine Dauerabsaugung an (Soghöhe nach Arztanordnung) oder belassen den Sekretbeutel und wechseln ihn bei Bedarf
- Alle 6–8 Std. prüfen die Pflegenden die Durchgängigkeit der Sonde. Dazu spülen sie das Lumen, über das der Darminhalt abgesaugt wird, mit etwa 30 ml physiologischer Kochsalzlösung, stillem Wasser oder Tee (Kamillen- oder Fencheltee)
- Die Pflegenden dokumentieren die Menge des abgeleiteten Sekrets und berücksichtigen sie in der Flüssigkeitsbilanz
- Alle weiteren Pflegemaßnahmen entsprechen denen bei liegender Gastroduodenalsonde (➤ 5.3.2).

#### Entfernung einer Dünndarmsonde

> Dünndarmsonden nur auf Arztanordnung und langsam über 10–12 Std. entfernen.

- Ballon völlig entleeren, Ansatz zum Ballon abklemmen
- Sonde stündlich um ca. 20 cm herausziehen. Das herausgezogene Stück reinigen und Sonde erneut fixieren
- Bei einer noch verbleibenden Länge von 45–50 cm Sonde durchspülen, damit sich kein Magensaft mehr im Lumen befindet, der beim Herausziehen der Sonde zu Schleimhautreizungen führen würde
- Sonde abklemmen
- Sonde zügig entfernen. Um dabei eine Aspiration von an der Sonde haftendem Darminhalt oder Schleimpartikeln zu verhindern, Patienten bitten, vorher tief einzuatmen und während des Entfernens die Luft anzuhalten
- Patienten den Mund spülen (lassen) und Nasenpflege durchführen. Sonde in den Müll entsorgen.

### 5.4.4 Stomatherapie und Stomapflege

*Pflege bei Urostoma* ➤ 12.4.4

> **Stoma/-stomie** (griech. *Mund, Mündung*): Operativ angelegte Öffnung eines Hohlorgans (z. B. Magen, Darm, Blase). Auch Verbindungen im Körperinneren werden als „-stomie" bezeichnet, insbesondere, wenn es sich um eine Anastomose handelt, z. B. Gastrenterostomie.
> **Enterostoma** (veraltet auch: *Anus praeternaturalis, AP;* künstlicher *Darmausgang*): Stomata im Magen-Darm-Trakt.

## 5.4 Pflegerische Schwerpunkte bei Erkrankungen des Magen-Darm-Trakts

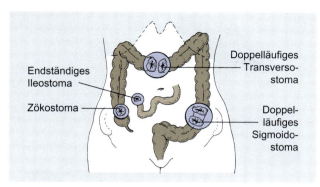

**Abb. 5.13** Verschiedene Enterostomaarten und ihre typische Platzierung in der Bauchdecke. Unabhängig von ihrer Lokalisation können die meisten Enterostomaarten endständig oder doppelläufig angelegt werden. [L190]

### Enterostomaarten

**Enterostomata** (➤ Abb. 5.13) lassen sich nach verschiedenen Gesichtpunkten einteilen (➤ Tab. 5.2).

**Verweildauer**
- **Temporär/passager,** d. h. das Stoma ist für eine befristete Zeit angelegt, wird wieder zurückverlegt
- **Permanent,** d. h. das Stoma besteht für den Rest des Lebens.

### Endständiges und doppelläufiges Enterostoma

Bei einem **endständigen** (*terminalen*) **Enterotoma** (➤ Abb. 5.14) ist die Darmpassage am Stoma beendet. Der von oben kommende (*proximale*) Darm (*zuführende Schlinge*) wird in die Bauchhaut ausgeleitet. Eine abführende Schlinge gibt es nicht, weil der distale Darmabschnitt entfernt oder blind verschlossen wurde. Beim endständigen Enterostoma handelt es sich fast immer um ein **permanentes** Stoma.

Das **doppelläufige Enterostoma** (➤ Abb. 5.15) dient meist der **vorübergehenden** (*temporären*) Entlastung, z. B. bei Entzündungen nachgeschalteter Darmabschnitte, oder dem Schutz einer gefährdeten Anastomose. In seltenen Fällen legt der Chirurg ein doppelläufiges Stoma zur Entlastung bei inoperablem Tumorleiden an.

Beim Anlegen eines doppelläufigen Enterostomas zieht der Chirurg eine Darmschlinge vor die Bauchwand und legt einen **Reiter** ein (➤ Abb. 5.15), der die Darmschlinge über der Bauchdecke festhält. Dann eröffnet er die Darmvorderwand, stülpt die Schleimhaut um und vernäht sie mit der Haut. Wenn nach ca. 8–10 Tagen die Wunde verheilt und der Darm mit der Bauchdecke verklebt ist, entfernt er den Reiter. Über die zuführende oder **proximale Schlinge** (*oraler Schenkel*) wird der durch die Nahrung bedingte Stuhl ausgeschieden. In der abführenden oder **distalen Schlinge** (*aboraler Schenkel*) werden auch weiterhin Zellen und Schleim produziert und sowohl über die Stomaöffnung als auch über den After ausgeschieden.

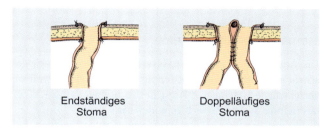

**Abb. 5.14** Endständiges und doppelläufiges Enterostoma im Querschnitt. [L190]

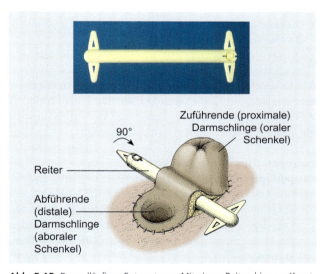

**Abb. 5.15** Doppelläufiges Enterostoma. Mit einem Reiter, hier aus Kunststoff, wird eine Darmschlinge bis zur Einheilung in die Bauchwand über der Haut fixiert. [K183, L190]

**Tab. 5.2** Ausleitendes Organ, Lokalisationen, Anlage und Stuhlausscheidung der verschiedenen Enterostomaarten.

|  | Ausgeleitetes Organ | Lokalisation | Anlage | Ausscheidung |
|---|---|---|---|---|
| **Jejunostoma** | Jejunum | Im linken Oberbauch | Ca. 2–3 cm über Hautniveau (prominent) | • Anfangs 1–2 l, später 500–750 ml flüssiger bis dünnbreiiger Stuhl täglich (fehlende Stuhleindickung im Dickdarm)<br>• Aggressiver Stuhl (mit reichlich Gallensäuren und Verdauungsenzymen) |
| **Ileostoma** | Ileum | Im rechten oder linken Mittelbauch | Ca. 2–3 cm über Hautniveau (prominent) | |
| **Zökostoma/ Zökalfistel** | Zökum (*Blinddarm*) | Im rechten Unterbauch | Im Hautniveau oder 0,5 cm prominent | |
| **Transversostoma** | Colon transversum | Im rechten oder linken Oberbauch | 0,5 cm prominent | • Dickbreiiger bis geformter Stuhl<br>• Stuhlfrequenz drei- bis viermal/Tag |
| **Sigmoidostoma** | Colon sigmoideum (*Sigma*) | Im linken Mittel- oder Unterbauch | 0,5 cm prominent | • Dickbreiiger bis geformter Stuhl<br>• Stuhlfrequenz ein- bis dreimal/Tag |

## Indikationen

- **Protektives Stoma:** Meist doppelläufige Enterostoma zum Schutz einer gefährdeten Anastomose nach Sigma- oder Rektumresektion oder zur Ruhigstellung des nachfolgenden Darms bei Entzündungen
- **Entlastungsstoma:** Doppelläufiges Enterostoma zur vorübergehenden Stuhlableitung bei Ileus bis zur definitiven Versorgung
- **Palliatives Stoma:** Dauerhafte Stuhlableitung bei fortgeschrittenem inoperablem Tumorleiden
- **Permanentes endständiges Stoma:** Meist als Sigmoidostomie nach Rektumamputation. [1]

## Stoma-Versorgungssysteme

Die Auswahl des **Versorgungssystems** muss individuell geschehen. Dabei kann es notwendig sein, dass der Betroffene verschiedene Systeme und Hersteller ausprobieren muss, bis er das richtige System für sich gefunden hat.

An ein modernes Stomaversorgungssystem werden bestimmte Anforderungen gestellt:

- Das Material muss geruchsdicht sein
- Eine sichere Haftung und Abdichtung muss gewährleistet sein
- Die Haut darf weder durch die Folie des Beutels noch durch das Haftmaterial gereizt werden
- Die Versorgung soll unauffällig zu tragen und leicht zu handhaben sein. [2]

Alle Enterostomaversorgungen haben einen **Aktivkohlefilter**, der zuverlässig für 12 Std. Gerüche filtert. Der Filter verhindert außerdem ein Aufblähen des Beutels. Er kann zum Duschen mit einem Aufkleber leicht verschlossen werden.

### Postoperatives Versorgungssystem

Das **postoperative Versorgungssystem** ist zweiteilig und besteht aus einer Basisplatte mit Rastring, die sich leicht mit dem Beutel verbinden lässt. Der Beutel ist durchsichtig, sodass Sekrete aus dem Stoma und das Stoma selbst beobachtet werden können, ohne dass der Beutel oder die Basisplatte entfernt werden müssen.

### Einteiliges Versorgungssystem

Beim **einteiligen System** ist der Stomabeutel fest mit einer Klebefläche oder selbstklebenden hydrokolloiden Hautschutzplatte verbunden, d.h. beim Beutelwechsel wird immer das gesamte System entfernt. (➤ Abb. 5.16). Einteilige Systeme tragen wenig auf und werden besonders von aktiven Menschen bevorzugt. Das einteilige System ist gut geeignet für die Versorgung eines Sigmoidostomas, da hier der Stuhl breiig bis fest ist und sich die Ausscheidungen im Lauf der Zeit meist auf ein- bis zweimal pro Tag reduzieren. Damit sind nur ein bis zwei Beutelwechsel pro Tag nötig. Sie strapazieren die Haut normalerweise kaum.

### Zweiteiliges Versorgungssystem

Beim **zweiteiligen System** sind Hautschutzplatte (*Basisplatte*) und Beutel nicht fest miteinander verbunden und können getrennt ge-

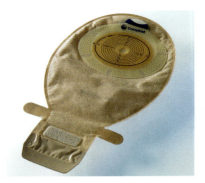

**Abb. 5.16** Einteilige Stomaversorgung mit Ausstreifbeutel. [V130]

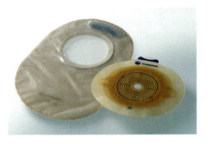

**Abb. 5.17** Zweiteilige Stomaversorgung mit Hautschutzplatte (*Basisplatte*) und geschlossenem Stomabeutel mit Rastring. [V130]

wechselt werden (➤ Abb. 5.17). Die Beutel werden mithilfe eines Rastring- oder Klebesystems mit der Basisplatte verbunden. Vorteil des zweiteiligen Systems ist der bessere Hautschutz. Die Hautschutzplatten können trotz häufigen Beutelwechsels einige Tage belassen werden. Dies schont die parastomale Haut insbesondere bei einem Ileostoma, bei dem infolge der größeren Stuhlmenge häufigere Beutelwechsel erforderlich sind. Rastringsysteme sind jedoch etwas starrer als Klebesysteme oder einteilige Systeme und passen sich den Bewegungen des Körpers weniger an.

> Rastringe gibt es in verschiedenen Größen und mit unterschiedlichen Verschlussmechanismen. Deshalb beim Beutelwechsel darauf achten, dass der Rastring des Beutels zu dem der Hautschutzplatte passt.

### Stomabeutel

- **Geschlossene Beutel** (➤ Abb. 5.17) müssen gewechselt werden, sobald sie voll sind. Sie eignen sich bei weniger als drei Stuhlentleerungen täglich, also in der Regel bei einem Transverso- oder Sigmoidostoma
- **Ausstreifbeutel** (➤ Abb. 5.16) dagegen besitzen ein verlängertes offenes Ende, das mit einer Klemme verschlossen wird. Durch diese Öffnung kann der Stuhl entleert werden, ohne dass der Beutel gewechselt werden muss. Günstig sind Ausstreifbeutel bei hohen Ausscheidungsmengen, also insbesondere postoperativ und bei einem Ileostoma (➤ Abb. 5.18). Problematisch sind sie wegen der relativ harten Verschlussklammer, die, falls sie nicht ausreichend unterpolstert ist, Druckschäden der Haut verursachen kann.

Versorgt ein Patient sein Stoma selbst, empfindet er geschlossene Beutel oft als angenehmer, da diese, sobald sie voll sind, in den Müll entsorgt und durch einen frischen Beutel ersetzt werden können. Bei Ausstreifbeuteln dagegen muss der Patient zunächst den Stuhl in ein Gefäß entleeren, dann die Öffnung des Beutels

## 5.4 Pflegerische Schwerpunkte bei Erkrankungen des Magen-Darm-Trakts

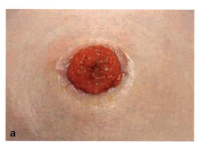
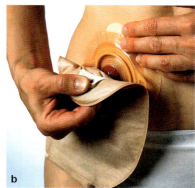

**Abb. 5.18 Ileostomaanlage.** [V130]
a) Endständiges Ileostoma. Das Ileostoma ist deutlich über Hautniveau (prominent) angelegt. Dies erleichtert die Stomaversorgung. b) Bei sachgerechter Versorgung kommt das aggressive Dünndarmsekret nicht in Kontakt mit der Haut.

säubern und wieder verschließen. Danach trägt er einen „benutzten" Beutel. Dies empfinden viele Patienten als sehr unangenehm.

### Hautschutzplatten

**Hautschutzplatten** (*Basisplatten*, ➤ Abb. 5.17) bestehen aus natürlich vorkommenden oder semisynthetischen Produkten pflanzlicher oder tierischer Herkunft. Karaya (Harz des Sterculia-Baums), Gelatine und Zellulose wirken wasserbindend, Pektine zusätzlich granulations-, also heilungsfördernd. Sie sind in unterschiedlichen Größen und Formen im Handel. Je nach Hauttyp und Flüssigkeitsausscheidung können sie drei bis fünf Tage auf der Haut verbleiben. Spätestens, wenn die Basisplatte aufzuweichen beginnt oder Undichtigkeiten auftreten, muss sie gewechselt werden.

Die Basisplatte am ein- oder zweiteiligen System kann **plan** oder **konvex** sein. Eine plane, flache Platte wird bei prominenten Stomata verwendet. Aus unterschiedlichen Gründen kann das Stoma unter das Hautniveau sinken. In diesem Fall müssen konvexe Produkte eingesetzt werden, um Unterwanderungen und Undichtigkeiten zu verhindern.

### Hilfsmittel und Zubehör

- **Ausgleichspaste** und **Ausgleichsringe.** Ausgleichspaste und -ringe, z. B. aus Karaya, dienen dem Ausgleich von Hautunebenheiten, die ansonsten rasch zu einer Undichtigkeit des Systems führen würden
- Eine **Schablone** oder Schieblehre hilft, die exakte Größe des Stomas zu bestimmen
- **Stomakappen.** Mit einer Stomakappe kann das Stoma für eine begrenzte Zeit (bis zu 10 Std.) abgedeckt werden. Dies erlaubt dem Patienten relative „Normalität" für einen Teil des Tages. Voraussetzung für die Anwendung von Stomakappen ist:
  – Fester bis breiiger Stuhl
  – Darmentleerung vor Aufsetzen der Stomakappe (➤ Abb. 5.19). Bei vielen Stomaträgern entleert sich der Darm regelmäßig, z. B. immer nach dem Frühstück. Dann kann der Patient die Stomakappe im Anschluss daran anbringen. Ansonsten empfiehlt sich eine Irrigation des Darmes vor dem Anbringen der Stomakappe.

Weitere Hilfsmittel:
- **Gürtel** drücken Beutel und Basisplatte zur Bauchhaut hin und sorgen damit für zusätzlichen Halt. Daneben gibt es noch die Möglichkeit individuell angepasster Prolapsbandagen oder Leibbinden.
- **Beutelüberzüge** nehmen den Schweiß unter der Plastikfolie des Beutels auf und schützen dadurch die Haut. Manche Patienten tragen aus ästhetischen Gründen gern Beutelüberzüge.
- Spezielle **Pflasterentferner** erleichtern das Entfernen von Kleberückständen.
- Hautfreundliche **Reinigungstücher** oder **-lotionen.**
- Ph-neutrale, parfümfreie und nicht fettende **Hautpflegemittel** (als Tinkturen, Sprays, Gels, Salben, Pasten oder Schutzfilmtücher) dienen dem Hautschutz.
- **Deodoranzien** können direkt in den Beutel gegeben werden.

### Perioperative Pflege bei Enterostoma

#### Psychische Situation des Patienten

Patienten, die ein Enterostoma erhalten, sind mit gravierenden Veränderungen ihrer bisherigen Lebensumstände konfrontiert. Sie müssen sich nicht nur mit der (häufig bösartigen) Grunderkrankung, sondern auch mit massiven Änderungen ihres Körperbilds und dem Verlust der normalen Darmfunktion auseinander setzen. Zudem bleiben sie – oft zeitlebens – auf Hilfsmittel angewiesen und müssen die Stomaversorgung in ihr Alltagsleben integrieren.

Um den Patienten in dieser belastenden Situation bestmöglich helfen zu können, sind Gespräche und Einfühlungsvermögen in ihre Situation sehr wichtig. Arbeitet die Klinik mit Stomatherapeuten zusammen, stellen die Pflegenden oder der Arzt frühzeitig vor dem Eingriff einen ersten Kontakt her. Eine weitere wichtige Maßnahme ist die Vermittlung zu einer Selbsthilfegruppe in der Nähe.

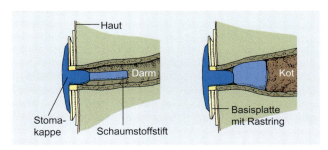

**Abb. 5.19** Stomakappe mit Schaumstoffstift. Nach dem Einführen in den Darm dehnt sich der Schaumstoff aus und verschließt das Darmlumen dicht. Dies ermöglicht es dem Patienten, für einige Stunden ohne Stomabeutel auszukommen. [L190]

# 5 Pflege von Menschen mit Erkrankungen des Magen-Darm-Trakts und des Peritoneums

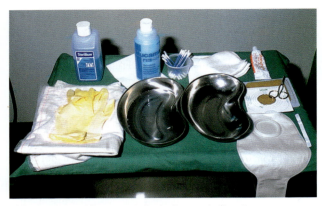

**Abb. 5.20** Materialien zum Wechseln einer zweiteiligen Stomaversorgung. [K183]

### Ziele und Aufgaben der Stomatherapie

Die **Stomatherapie** dient der körperlichen, psychischen und gesellschaftlichen Rehabilitation des Stomaträgers. Ziel ist es, dem Patienten ein selbstständiges Leben trotz Stoma zu ermöglichen. Unabdingbar hierzu ist eine gute Zusammenarbeit zwischen dem Betroffenen, dem Chirurgen, den Stomatherapeuten, den Pflegenden und dem Hausarzt.

Stomatherapeuten beraten den Patienten in Bezug auf das Stoma und die damit verbundenen Veränderungen umfassend, z. B. indem sie die zur Verfügung stehenden Hilfsmittel demonstrieren, den Umgang mit dem Stoma erläutern, über Maßnahmen zur Erhaltung der Lebensqualität und zur Wiedereingliederung in ein „normales" Leben informieren und Kontakt zu Selbsthilfegruppen vermitteln.

> Intensive präoperative Beratungsgespräche geben den Patienten die Möglichkeit, sich umfassend mit den Veränderungen auseinander zu setzen, die das Stoma mit sich bringt. Dies hilft den Patienten, das Stoma zu akzeptieren, es eigenständig zu versorgen und ein normales Leben zu führen, auch wenn die Bedingungen verändert sind.

### Stomamarkierung

Vor dem Eingriff prüfen der Chirurg oder die Stomatherapeuten die günstigste Position des Stomas und markieren die ausgewählte Stelle mit einem wasserfesten Stift.

> Die optimale Stomaplatzierung ist eine wichtige Voraussetzung dafür, dass der Patient später sicher mit dem Stoma umgehen kann und Komplikationen vermieden werden.
> Es ist optimal platziert, wenn:
> - Der Betroffene die Versorgung selbstständig und sicher anbringen kann
> - Eine optimale und problemarme Versorgung gewährleistet ist
> - Komplikationen, z. B. an der Umgebungshaut, von vornherein ausgeschaltet sind. Die Position des Stomas bzw. des Versorgungssystems wird im Liegen, Sitzen und Stehen überprüft.

### Beobachtung des Stomas, der Stomaumgebung und der Ausscheidung

Die regelmäßige postoperative **Beobachtung des Stomas** stellt eine entscheidende pflegerische Maßnahme dar, denn nur so können Veränderungen und Komplikationen frühzeitig erkannt und behandelt werden (➤ Tab. 5.3).

**Tab. 5.3** Beobachtungsschwerpunkte am Stoma mit physiologischer Situation und möglichen pathologischen Veränderungen.

| | Physiologisch | Pathologisch |
|---|---|---|
| **Durchblutung** | • Rosarot – rot | • Violett/bläulich: verminderte Durchblutung<br>• Weißlich: schlechte Durchblutung<br>• Schwarz: keine Durchblutung/Nekrose |
| **Stomagröße** | • Mäßiges Stomaödem in den ersten Tagen; das Ödem nimmt danach ab; nach sechs bis acht Wochen hat das Stoma seine endgültige Größe erreicht | • Stenosen (Stoma ist nicht oder fast nicht mehr durchgängig und es kommen Ileussymptome hinzu) sind Spätkomplikationen, wenn Entzündungen narbig abheilen. Die Stenose ist eine absolute Indikation zur operativen Revision |
| **Stomaposition** | • Das Stoma muss immer prominent sein, damit eine optimale Versorgung möglich ist | • Stomaretraktion<br>• Stomaprolaps<br>• Peristomale Hernie (➤ Tab. 5.4) |
| **Stomaumgebung** | • Die umgebende Haut ist trocken, reizlos und intakt | • Allergische Reaktionen<br>• Hautentzündungen ggf. mit Pilzbefall<br>• Haarbalgentzündungen (➤ Tab. 5.4) |
| **Stomaausscheidung** (Beobachtet werden Menge, Farbe, Konsistenz sowie Blähungen) | • Blutig-seröses Sekret am 1.–3. postoperativen Tag<br>• Ileostomie: Beginn der Stuhlausscheidung ab dem 2.–5. postoperativen Tag, flüssiger Stuhl<br>• Kolostomie: Beginn der Stuhlausscheidung ab dem 2.–5. Tag, zunächst flüssig, nach 8–14 Tagen sollte der Stuhl breiig bis halbfest geformt sein | • Größere Blutmengen deuten auf eine Nachblutung hin<br>• Paralytischer Ileus (➤ 5.7.1)<br>• Mechanischer Ileus (➤ 5.7.1) durch abgeknickte oder verdrehte Darmschlingen, Narben<br>• Anhaltende Diarrhö<br>• Obstipation |

## Stomapflege

**Material**
(> Abb. 5.20)
- Lauwarmes Wasser und pH-saure Seife
- Bettschutz
- Einmalhandschuhe
- Unsterile 10 × 10 cm-Kompressen, alternativ: hautfreundliche Reinigungstücher
- Evtl. Wattestäbchen
- Abwurf
- Schablone oder Schieblehre zur Bestimmung der Stomagröße
- Stift und Schere
- Stomabeutel; je nach Versorgungssystem ein- oder zweiteilig
- Ggf. Einmalrasierer bzw. elektrischer Rasierer
- Evtl. Hilfsmittel zur Stomaversorgung
- Händedesinfektionsmittel.

**Vorbereitung des Patienten**
- Patienten informieren
- Störende Kleidung entfernen, ggf. Assistenz beim Ausziehen
- Bettlägerige Patienten in Rückenlage bringen. Mit mobilen Patienten die Versorgung z. B. im Stehen vor einem Spiegel trainieren.

**Durchführung bei einteiliger Stomaversorgung**
- Einmalhandschuhe anziehen, gebrauchten Beutel vorsichtig entfernen und in den Müll entsorgen
- Haut mit nassen Kompressen und Seife vorsichtig säubern. Dabei von außen nach innen arbeiten, um eine Keimverschleppung in das umliegende Hautgebiet zu vermeiden. Die Stomaränder ggf. mit Wattestäbchen reinigen. Anschließend die Seife gründlich entfernen und die Haut mit Kompressen trocknen
- Ggf. nachgewachsene Haare in der Stomaumgebung mit einem Einmal- oder Elektrorasierer entfernen, dabei wegen der möglichen Verletzungsgefahr vom Stoma weg rasieren.

> Nachwachsende Haare in der Umgebung des Stomas müssen entfernt werden, da die Manipulationen am Versorgungssystem die Haarbälge reizen und in der Folge zu einer Follikulitis führen können (> Tab. 5.4). Außerdem haften die Klebeflächen der Beutel bzw. Basisplatten bei starkem Haarwuchs nicht auf der Haut.

- Mit Hilfe einer Schablone oder Schieblehre die Größe des Stomas bestimmen, auf der Hautschutzfläche einzeichnen und ausschneiden.

> Die aus der Hautschutzfläche ausgeschnittene Öffnung umschließt das Stoma exakt. Sie darf es weder einengen noch Haut zwischen

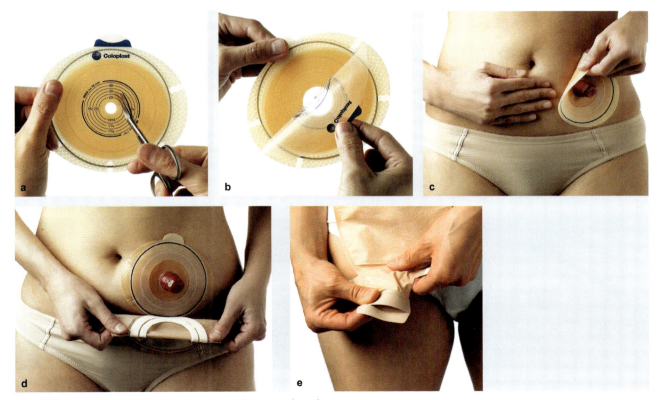

**Abb. 5.21 Zweiteilige Versorgung eines Sigmoidostomas.** [V130]
a) Öffnung der Hautschutzplatte sorgfältig auf die Maße des Stomas zuschneiden. b) Schutzfolie von der Hautschutzplatte abziehen. c) Hautschutzplatte aufkleben – darauf achten, dass die Haut darunter keine Falten bildet. d) Stomabeutel mit der Hautschutzplatte verbinden. e) Ausstreifbeutel lassen sich leicht entleeren und anschließend mit dem Verschlussmechanismus (meist durch Einrollen des Stutzens am Ende des Beutels) wieder dicht verschließen.

> Stoma und Klebefläche unbedeckt lassen, da der Stuhl (insbesondere aggressiver Dünndarmstuhl) innerhalb kurzer Zeit die Haut schädigt. In der ersten Zeit nach der Operation verkleinert sich das Stoma um ca. 40 %, deshalb muss bei jedem Beutel- oder Basisplattenwechsel die Größe neu bestimmt werden.

- Narben und Hautunebenheiten mit Stomapaste ausgleichen
- Ggf. nicht-fettende Hautschutzlotion, -creme auftragen
- Ggf. Hautschutzplatte zwischen den Handflächen oder mit einem Föhn kurz anwärmen, damit sie weich und anschmiegsam wird
- Beutel bei Bedarf entfalten. Eventuell medizinische Kohle zur Geruchsdämmung in den Beutel geben
- Klebefläche des Stomabeutels von **unten nach oben** faltenfrei anbringen
- Beutel so befestigen, dass der Stuhl gut in den Beutel ablaufen kann und nicht auf dem Stoma stehen bleibt. Günstig: Bei bettlägerigen Patienten zeigt das untere Beutelende zur Seite, bei mobilen Patienten zur Leiste
- Materialien aufräumen bzw. entsorgen.

### Durchführung bei zweiteiliger Stomaversorgung
Bis auf die folgenden Besonderheiten entspricht die Durchführung der bei einteiliger Versorgung:
- Basisplatte nur bei Bedarf entfernen, spätestens aber nach drei bis fünf Tagen. Nach dieser Zeit ist, insbesondere bei Männern, oft auch eine Rasur der nachwachsenden Haare um das Stoma herum erforderlich
- Öffnung in der Basisplatte entsprechend der Größe des Stomas zuschneiden
- Basisplatte von unten nach oben faltenfrei anbringen
- Neuen Beutel auf der Basisplatte befestigen (➤ Abb. 5.22).

### Versorgung des Ausstreifbeutels
- Verschlussklammer am Ausstreifbeutel öffnen und den Stuhl in einen geeigneten Behälter (z. B. Einmal-Nierenschale) oder in die Toilette abfließen lassen, falls die Menge nicht bilanziert werden muss
- Beutel ausstreifen
- Beutelöffnung reinigen: trocken mit Zellstoff oder Toilettenpapier, dann nass mit Kompressen ca. 2 cm tief innen auswischen zur Geruchsvermeidung
- Beutel mit Klammer verschließen.

> **Ungeeignet zur Reinigung und Pflege eines Stomas sind**
> - Öle, Salben, Cremes und Hautlotionen. Wegen der rückfettenden Wirkung dieser Präparate würden die Klebeflächen der Beutel bzw. Basisplatten anschließend nicht mehr sicher auf der Haut haften
> - Äther und Benzin. Sie trocknen die Haut aus, die Klebeflächen haften dann zu stark und beim Wechsel der Versorgung kommt es zu Hautirritationen
> - Pflasterentferner, Enthaarungscreme und Pflegeschäume. Sie können Allergien auslösen
> - Schwämme. Im feuchten Milieu der Schwämme können sich Bakterien festsetzen, vermehren und ins Stoma eingeschleppt werden. Waschlappen werden aus demselben Grund nur einmal verwendet und dann zur Wäsche gegeben.

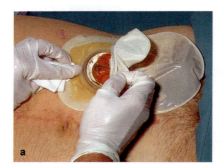
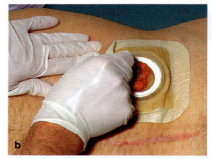
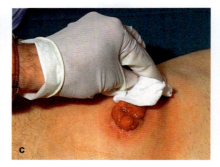
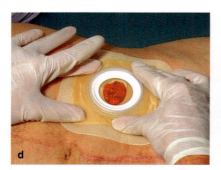
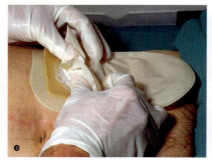
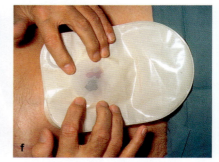

**Abb. 5.22 Zweiteilige Versorgung eines Kolostomas mit geschlossenem Beutel.** [K183] Den gefüllten Stomabeutel von der Basisplatte lösen und entsorgen **(a)**. Basisplatte vorsichtig abziehen **(b)**. Haut mit Wasser und Seife reinigen und sorgfältig trocknen **(c)**. Die neue Basisplatte faltenfrei anbringen **(d)** und den frischen Beutel einrasten **(e)**. Sobald der Patient dazu in der Lage ist, kann er nach Anleitung durch die Pflegenden die selbstständige Stomaversorgung einüben **(f)**.

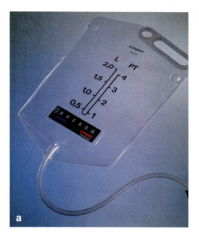
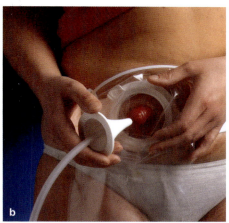

**Abb. 5.23** Der Irrigationsbeutel **(a)** verfügt über eine Skala, an der die Füllmenge abzulesen ist sowie einen Hinweis auf die ideale Temperatur der Irrigationsflüssigkeit. Zur Irrigation ist der Trichter in das Stoma einzuführen **(b)** und dort mit der Hand zu fixieren, damit die Flüssigkeit nicht aus dem Darm austritt. [V130]

### Anleitung des Patienten

Sobald der Patient physisch und psychisch dazu in der Lage ist, beziehen die Pflegenden und die Stomatherapeuten ihn in die Stomaversorgung ein. Ziel ist, dass der Patient zum Zeitpunkt der Krankenhausentlassung sicher mit seinem Stoma umgehen und es selbstständig versorgen kann. Vor der Krankenhausentlassung wählen die Stomatherapeuten zusammen mit dem Patienten die endgültige Versorgung aus.

Ist der Patient nicht in der Lage, sein Stoma selbst zu versorgen, z. B. aus Altersgründen, können entweder Angehörige in der Stomapflege geschult werden oder der Arzt stellt den Kontakt zu einem ambulanten Pflegedienst her (meist über den Krankenhaussozialdienst).

### Irrigation des Kolons

> **Irrigation** (*Spülbehandlung*): Im medizinischen Sprachgebrauch Spülung des Dickdarms über ein Kolostoma. Nur möglich, wenn der größte Teil des Dickdarms erhalten ist.

Bei der **Irrigation des Kolons** werden bis zu 1,5 l körperwarmes Wasser retrograd in das Enterostoma eingebracht. Der dadurch entstehende mechanische Reiz verstärkt (ähnlich wie beim Einlauf) die Peristaltik des gesamten Dickdarms und provoziert seine komplette Entleerung.

> Ziel der Irrigation ist eine ausscheidungsfreie (Stuhl und Darmgase) Zeitspanne von 24–48 Std. Dies ermöglicht dem Patienten, das Stoma für diese Zeit zu verschließen (z. B. mit einer Stomakappe, ➤ Abb. 5.19) und ohne Beutelversorgung auszukommen. Damit stellt die Irrigation für viele Stomaträger eine wichtige Maßnahme zur Steigerung der Lebensqualität dar.

Die Irrigation kann täglich oder alle zwei Tage durchgeführt werden, am günstigsten immer zur gleichen Tageszeit. Besonders geeignet ist der Morgen, da zu dieser Zeit die Entleerungsbereitschaft des Darmes am größten ist.

Bei komplikationslosem postoperativem Verlauf kann der Patient etwa vier bis sechs Wochen nach Anlage des Stomas die Irrigation unter Anleitung der Stomatherapeutin erlernen. Auch Pflegende werden von der Stomatherapeutin in die korrekte Technik eingewiesen. Zur Irrigation sind verschiedene Irrigationssets im Handel, die alle notwendigen Einmalmaterialien enthalten (➤ Abb. 5.23).

**Kontraindikationen** für die Irrigation sind Diarrhö, Stomastenose (➤ Tab. 5.4), parastomale Hernie (➤ Tab. 5.4), Stomaprolaps (➤ Tab. 5.4) und Syphonbildung im Dickdarmverlauf. Auch bei entzündlichen Darmerkrankungen, während oder unmittelbar nach einer Bestrahlungstherapie sowie bei Herzinsuffizienz, Hypotonie und Niereninsuffizienz ist eine Irrigation kontraindiziert.

### Materialien zur Irrigation

- Irrigationsset: Wasserbeutel (mit Graduierung und Temperaturanzeige), Verbindungsschlauch mit Rollenklemme, Konus, Irrigationsbeutel (oben und unten zu öffnen), Verschlussklammer, Halteplatte und Gürtel (➤ Abb. 5.23)
- Höhenverstellbarer Infusionsständer
- Gleitmittel, z. B. Vaseline
- Nierenschale mit Zellstoff
- Ggf. Einmalhandschuhe, Fingerling
- Ggf. Nachtstuhl
- Stomakappe oder Stomaabdeckpflaster
- Abwurf.

### Durchführung

- Patienten in entspannter Haltung auf die Toilette oder den Nachtstuhl setzen lassen
- Handschuhe anziehen, Stomaabdeckung entfernen, Stoma reinigen
- Einteiligen Irrigationsbeutel aufkleben oder (bei zweiteiliger Versorgung) Basisplatte aufkleben und daran den Irrigationsbeutel befestigen
- Wasserbeutel bei geschlossener Rollenklemme mit 1,0–1,5 l Wasser füllen, das 37–38 °C warm ist, und am Infusionsständer befestigen. Schlauchsystem entlüften
- Geöffneten Beutelauslass in Toilette oder Topf des Nachtstuhls hängen
- Konus (➤ Abb. 5.23) einfetten und in das Stoma einführen, bis er dicht mit der Schleimhaut abschließt

- Anspülen: 100–200 ml Wasser einfließen lassen
- Konus entfernen und in eine Nierenschale ablegen. Anschließend erste Entleerung der Stuhlmenge abwarten, die sich vor dem Stoma angesammelt hat (gelingt das Anspülen ohne Schwierigkeiten, kann bei den folgenden Irrigationen evtl. auf das Anspülen verzichtet werden)
- Konus wieder einführen, mit einer Hand festhalten und mit der anderen Hand Rollenklemme so einstellen, dass die restliche Flüssigkeit in 5–10 Min. einläuft
- Konus entfernen
- Hauptentleerung des Darmes abwarten (Dauer ca. 30–45 Min.). Hat sich der Darm *vollständig* entleert (meist nach ca. ½–1 Std.), Irrigationsbeutel samt Halteplatte abnehmen, Stoma säubern und mit Abdeckpflaster oder Stomakappe verschließen
- Materialien entsorgen.

## Stomakomplikationen

➤ Tab. 5.4 gibt einen Überblick über mögliche Versorgungsprobleme und Komplikationen von Enterostomata.

## Patientenberatung

Vor der Entlassung aus dem Krankenhaus klären die Pflegenden, die Stomatherapeuten oder der Arzt alle anstehenden Fragen des Patienten und informieren ihn über notwendige Veränderungen seiner Lebensgewohnheiten.

Es muss sichergestellt sein, dass der Patient bzw. seine pflegenden Angehörigen:
- In der Stomapflege geschult wurden und sie sicher beherrschen oder ein ambulanter Pflegedienst eingeschaltet ist
- Die wichtigsten Stomakomplikationen kennen und wissen, wann sie einen Arzt oder einen Stomatherapeuten konsultieren müssen (Adressen von Stomatherapeuten mitgeben)
- Eine ausführliche Beschreibung des ausgewählten Versorgungssystems, Adressen von Bezugsquellen für Pflegemittel und Adressen von Selbsthilfegruppen bekommen haben.

### Ernährungsberatung

Allgemeine Diätregeln für Stomaträger gibt es nicht. Zwar wirken bestimmte Nahrungsmittel bei vielen Patienten z. B. blähend oder geruchserzeugend (➤ Tab. 5.5), ob dies jedoch

**Tab. 5.4** Versorgungsprobleme und Komplikationen von Enterostomata, ihre häufigsten Ursachen und mögliche Pflege- und Therapiemaßnahmen.

| Problem | Symptome | Ursachen (Beispiele) | Mögliche Pflege- und Therapiemaßnahmen |
|---|---|---|---|
| Blähungen | • Aufgetriebenes Abdomen<br>• Evtl. Bauchschmerzen | • Blähende Nahrungsmittel, z. B. Hülsenfrüchte, Kohl, rohes Obst oder frisches Brot | • Vermeidung blähender Nahrungsmittel<br>• Verwendung von Beuteln mit Kohlefilter<br>• Bei zweiteiligem System: Abnehmen des Beutels, Entleeren der Luft und Wiederanbringen des Beutels |
| Hautirritation | • Gerötete Haut<br>• Nässende Hautablösung | • Falsche Größe des Versorgungssystems<br>• Mangelnde Hautpflege<br>• Häufiger Beutelwechsel durch einteiliges System<br>• Dauernder Kontakt des Plastikbeutels mit der Haut | • Sorgfältige Hautpflege, ggf. Rasur nachwachsender Haare im parastomalen Bereich<br>• Verwendung eines zweiteiligen Systems mit Basisplatte<br>• Exakte Anpassung des Versorgungssystems<br>• Ggf. Benutzung eines Beutelüberzugs |
| Allergie | • Rötung<br>• Knötchen<br>• Bläschen<br>• Jucken<br>• Brennen | • Überempfindlichkeit gegen Versorgungs- oder Pflegeartikel | • Umstellung des Versorgungssystems bzw. der Pflegeartikel |
| Follikulitis (Haarbalgentzündung) | • Punktförmige Pusteln | • Mechanische Reizung der Haarbälge nachgewachsener Haare im Stomabereich<br>• Kleine Wunde<br>• Infektion | • Verwendung einer Hautschutzplatte bis zum Abheilen der Follikulitis<br>• Regelmäßige Rasur nachwachsender Haare im parastomalen Bereich |
| Pilzinfektion | • Punktförmige rote Papeln, die sich ausbreiten | • Hautentzündung<br>• Ständige Feuchtigkeit/Schwitzen<br>• Antibiotikabehandlung<br>• Diabetes mellitus | • Beseitigung der Ursache<br>• Auftragen eines Antimykotikums nach Arztanordnung (Spray oder Tinktur, keine Salbe oder Creme) |
| Stomaretraktion | • Trichterförmig unter Hautniveau zurückgezogenes Stoma | • Operationsbedingt (z. B. unter Zug angelegtes Stoma)<br>• Zu frühes Entfernen des Reiters<br>• Gestörte Einheilung des Stomas<br>• Stomanekrose oder -abszess<br>• Parastomale Hautmazeration | • Wegen Peritonitisgefahr operative Stomakorrektur, evtl. Neuanlage des Stomas<br>• Bei bereits eingeheiltem Stoma (ca. zehn Tage postoperativ) Verwendung eines konvexen Versorgungssystems (nach innen gewölbte Basisplatte) |

Tab. 5.4 Versorgungsprobleme und Komplikationen von Enterostomata, ihre häufigsten Ursachen und mögliche Pflege- und Therapiemaßnahmen. *(Forts.)*

| Problem | Symptome | Ursachen (Beispiele) | Mögliche Pflege- und Therapiemaßnahmen |
|---|---|---|---|
| Stomastenose | • Verengung des Stomas<br>• Bleistiftförmige Stühle | • Operationsbedingt (z. B. zu enge Faszienlücke)<br>• Narbige Abheilung nach Hautinfektion oder parastomalem Abszess<br>• Stomanekrose oder -retraktion<br>• Erhebliche Gewichtszunahme | • Chirurgische Stomakorrektur, z. B. Erweiterung der Faszienlücke, evtl. Stomaneuanlage |
| Stomaprolaps | • Vorfall des Darmes | • Unzureichende operative Fixation<br>• Hoher intraabdomineller Druck | • Manuelle Reposition des Darmes<br>• Prolapskappe (über der Versorgung zu tragen)<br>• Relaparotomie mit erneuter Stomafixation, evtl. Stomaneuanlage |
| Parastomale Hernie | • Vorwölbung der parastomalen Bauchdecke<br>• Tastbare Bruchpforte | • Operationsbedingt, zu große Faszienlücke<br>• Hoher intraabdomineller Druck (zu frühe und zu starke Belastung der Bauchdecke, z. B. durch zu schweres Heben) | • Chirurgische Stomakorrektur, z. B. Einengung der Faszienlücke, evtl. Stomaneuanlage an anderer Stelle und primärer Verschluss der Hernie<br>• Anpassung eines Mieders mit einer Aussparung für die Stomaversorgung |
| Schleimhautveränderungen | • Warzenähnliche Veränderungen, leicht blutend | • Pseudopolypen<br>• Lokales Rezidiv einer Tumorerkrankung | • Bei Pseudopolypen Kontrolle<br>• Bei Rezidiven Nachresektion mit Nachbehandlung |
| Stomablockade (bei Ileostoma) | • Keine Ausscheidung<br>• Krampfartige Schmerzen<br>• Blähbauch (Ileussymptomatik > 5.7.1) | • Diätfehler bei Ileostomieträgern<br>• Verlegung der Stomaöffnung durch unverdauliche Speisen, z. B. Pilze, Nüsse, Spargel<br>• Inkarzerierte Hernie<br>• Massive Stomastenose | • Freispülen der Stomablockade mit isotoner Kochsalzlösung durch den Arzt (Perforationsgefahr), bei ausbleibendem Erfolg: Operation<br>• Meiden ballaststoffhaltiger Nahrungsmittel, sehr gutes Kauen der Nahrung (Aufklärung des Ileostomaträgers bzgl. Ernährung) |
| Parastomaler Abszess | • Rötung<br>• Schwellung<br>• Schmerz<br>• Fieber | • Perioperative Infektion<br>• Mangelnde Stomahygiene | • Inzision und Abszessausräumung, evtl. Stomaneuanlage an anderer Stelle |
| Diarrhö | • Dünnflüssige Stühle<br>• Evtl. Entgleisung des Wasser- und Elektrolythaushalts | • Magen-Darm-Infektionen<br>• Antibiotikabehandlung<br>• Ernährungsfehler | • (Vorübergehendes) Umstellen der Versorgung auf zweiteiliges System mit Ausstreifbeutel<br>• Flüssigkeitsersatz<br>• Elektrolytkontrolle und -ersatz<br>• Verzehr stopfender Nahrungsmittel, z. B. rohe geriebene Äpfel, Schokolade, Bananen<br>• Ggf. Antidiarrhoika |

Tab. 5.5 Häufige Wirkungen bestimmter Nahrungsmittel bei Enterostomaträgern.

| Häufige Wirkung | Nahrungsmittel |
|---|---|
| Blähend | • Hülsenfrüchte, rohes Obst, Zwiebeln, Kohl, Pilze, Lauch, Schwarzwurzel, Paprika, frisches Brot, Eier, kohlensäurehaltige Getränke, Bier |
| Blähungshemmend | • Preiselbeeren, Heidelbeeren, Joghurt, Quark, Fenchel- oder Anistee |
| Abführend | • Spirituosen, Bier, rohes Obst oder Gemüse, rohe Milch, Kaffee, stark gewürzte und fette Speisen, Sauerkraut, Leinsamen- und Vollkornbrot, Fruchtsäfte, Zucker, Bohnen, Pflaumen, Pflaumensaft |
| Stopfend | • Schokolade, kakaohaltige Speisen, Rotwein, schwarzer Tee, Weißbrot, Kartoffeln, Teigwaren, geschälter Reis, gekochte Milch, gekochtes Fleisch, gekochter Fisch, geriebener Apfel, Banane |
| Geruchshemmend | • Spinat, grüner Salat, Petersilie, Joghurt, Quark, Preiselbeeren, Heidelbeeren |
| Geruchserzeugend | • Fleisch, Fisch, Zwiebeln, Knoblauch, Käse, Eier, Gewürze, Spargel, Pilze |

auch im Einzelfall zutrifft, muss der Patient nach und nach austesten. Um herauszufinden, welche Nahrungsmittel er verträgt, sollte der Patient so lange ein Ernährungsprotokoll führen, bis er seine individuellen Reaktionen auf Nahrungsmittel kennt. Verträgt der Patient in der ersten Zeit nach der Operation ein Nahrungsmittel nicht, empfiehlt es sich, dieses Nahrungsmittel zu einem späteren Zeitpunkt nochmals auszutesten. Ileostomaträger sollen ballaststofffreie Nahrungsmittel nur gut gekaut bzw. sehr gut zerkleinert zu sich nehmen, um eine Stomablockade zu vermeiden.

Ileostomaträger müssen auf eine Flüssigkeitszufuhr von mindestens 3 l/Tag hingewiesen werden, um die Verluste über den Stuhl auszugleichen.

Kolostomieträger können den Darm zu einer regelmäßigen Entleerung „erziehen". Hilfreich ist dafür, wenn sie die Mahlzeiten zu festen Zeiten einnehmen. Nach einiger Zeit wird sich ein Ausscheidungsrhythmus einstellen.

**Körperliche Belastung, Arbeit und Freizeit**
Um Stomakomplikationen, z. B. einen Stomaprolaps oder eine parastomale Hernie (➤ Tab. 5.4) zu verhindern, sollte der Patient dauerhaft nicht mehr als 10 kg heben. Daher sind Berufe mit schwerer körperlicher Arbeit, z. B. im Baugewerbe, Grund für eine Umschulungsmaßnahme.

Vermieden werden sollten Sportarten, bei denen die Bauchdecke stark belastet wird, z. B. Rudern und Gewichtheben. Zum Schutz vor Verletzungen sollte bei Ballsportarten wie Fußball oder Tennis eine **Prolapskappe** getragen werden. Auch Schwimmen ist möglich. Wird eine Stomakappe getragen, muss der Filter abgeklebt werden. Im Sanitätshaus gibt es spezielle Badebekleidung.

**Soziale Hilfen**
Anschlussheilbehandlung, Kur, Schwerbehindertenausweis und andere soziale Hilfen sollten genutzt und beantragt werden. Der Betroffene wird hierzu beraten. Genaue Auskünfte geben der Sozialdienst im Krankenhaus, die Krankenkasse, der Rentenversicherungsträger und natürlich auch die Selbsthilfegruppe ILCO.

**Partnerschaft und Sexualität**
Die Stomaanlage muss vom Betroffenen, aber auch von den Angehörigen, v. a. vom Partner verarbeitet werden. Oft herrschen auf beiden Seiten Sorgen um das Selbstwertgefühl, die körperliche Integrität oder die Leistungsfähigkeit. Eine Partnerschaft kann durch die Stomaanlage stark belastet werden.

Vor allem in Selbsthilfegruppen werden Patienten und Angehörige auch mit diesen Themen auf Verständnis stoßen.

### Stomarückverlegung

Kann das Stoma nach Wochen bis Monaten in den Bauchraum zurückverlegt werden, ist eine erneute Operation notwendig. Wie vor anderen Eingriffen am Kolon muss der Darm zuvor gründlich gespült werden (orthograde Darmspülung, ➤ 4.1.6). Intraoperativ schneidet der Chirurg das Stoma so aus der Bauchwand, dass ein schmaler Hautrand am Darm verbleibt. Diesen Hautrand und auch die Schleimhautränder entfernt er vom Darm und näht dann die Darmenden zusammen. Anschließend legt er den Darm zurück in den Bauchraum und verschließt die Bauchdecke schichtweise.

Die Pflege bei Stomarückverlegung entspricht der bei Kolonresektion (➤ 5.7.6).

## 5.5 Ösophaguserkrankungen

### 5.5.1 Angeborene Fehlbildungen des Ösophagus

Etwa eines von 2.000 Neugeborenen kommt mit einer Fehlbildung des Ösophagus zur Welt. Fast die Hälfte der betroffenen Kinder weisen zusätzliche Missbildungen auf.

### Ösophagusatresie

> **Ösophagusatresie:** Angeborener Verschluss des Ösophagus. Meist ist der proximale Anteil des Ösophagus blind verschlossen und der distale Anteil durch eine **ösophagotracheale Fistel** mit der Trachea verbunden (➤ Abb. 5.24).

**Symptome, Befund und Diagnostik**
Durch die Ultraschalluntersuchungen in der Schwangerschaft wird die Verdachtsdiagnose meist schon pränatal gestellt: Da das Ungeborene kein Fruchtwasser trinkt, besteht ein Hydramnion (*zu hohe Fruchtwassermenge*). Im Magen des Fetus lässt sich sonografisch keine Flüssigkeit nachweisen.

Ansonsten fällt die Erkrankung bei der Erstuntersuchung des Neugeborenen auf: Da das Baby auch seinen Speichel nicht schlucken kann, kommt es sofort nach der Geburt zum Regurgitieren und zur Entleerung schaumigen Speichels über Mund und Nase. Über die meist vorhandene Fistel zwischen Ösophagus und Trachea gelangt Luft in den Magen (insbesondere während das Neugeborene schreit oder hustet) und bläht ihn auf.

Außerdem sondiert der Arzt den Ösophagus des Neugeborenen im Rahmen der Erstuntersuchung. Stößt er beim Einfüh-

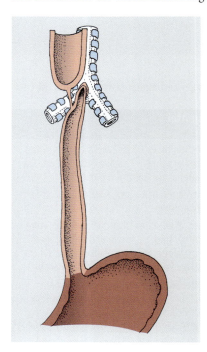

**Abb. 5.24** Bei der häufigsten Form der Ösophagusatresie endet der obere Ösophagusanteil blind, während der untere über eine Fistel mit der Trachea verbunden ist. [L190]

ren der Sonde nach wenigen Zentimetern auf einen unpassierbaren Widerstand, liegt die Verdachtsdiagnose nahe.

Zur Diagnosesicherung wird bei liegender Sonde eine Röntgenaufnahme angefertigt.

**Behandlung**

Nach Diagnosesicherung wird so rasch wie möglich (innerhalb von 48 Std.) operiert. Vor der Operation und in den Tagen bis Wochen nach dem Eingriff wird das Neugeborene auf der neonatologischen Intensivstation versorgt.

### Angeborene Ösophagusstenosen

Angeborene **Ösophagusstenosen** (*Einengungen*) werden unterteilt in äußere und innere Stenosen. Bei den **äußeren Stenosen** wird der Ösophagus von außen komprimiert, z. B. durch Gefäßanomalien oder angeborene Mediastinaltumoren. **Innere Stenosen** sind durch angeborene Wandveränderungen bedingt.

Leitsymptom der Ösophagusstenose ist die Dysphagie. Die Behandlung erfolgt grundsätzlich operativ.

## 5.5.2 Refluxösophagitis

**Gastroösophagealer Reflux:** Zurückfließen von Mageninhalt in die Speiseröhre.
**Refluxösophagitis** (*Refluxkrankheit*): Entzündung der Ösophagusschleimhaut infolge eines gastroösophagealen Refluxes.

### Krankheitsentstehung

Ursächlich liegt ein unzureichender Verschluss des unteren Ösophagussphinkters vor (*Kardiainsuffizienz*). Die aggressive Magensäure fließt zurück in den Ösophagus (*gastroösophagealer Reflux*) und greift das Plattenepithel der Ösophagusschleimhaut an. Es entstehen eine (chronische) Entzündung und in deren Folge schlimmstenfalls Ulzerationen und narbige Stenosen. Alkohol, Kaffee, Nikotin und ein hoher intraabdomineller Druck (z. B. bei Übergewicht) verstärken die Schleimhautschädigung.

### Symptome, Befund und Diagnostik

Typische Beschwerden des Patienten sind Sodbrennen (Gefühl des „Brennens" entlang der Speiseröhre) und (saures) Aufstoßen vor allem beim Bücken, im Liegen und nach der Nahrungsaufnahme. In späteren Stadien treten retrosternale Schmerzen insbesondere beim Schlucken hinzu.

Die Ösophagoskopie zeigt das Ausmaß der Schleimhautschädigung. Eine Langzeit-pH-Metrie und eine Ösophagusmanometrie geben Auskunft über das Ausmaß des Reflux und die Funktion des Ösophagussphinkters.

Gefährliche **Komplikationen** sind Blutungen aus Ulzera, narbige Strikturen des Ösophagus oder eine maligne Entartung der chronisch entzündeten Schleimhaut.

### Behandlung

Bei Erfolglosigkeit einer medikamentösen Therapie oder beim Auftreten schwerer Komplikationen ist eine *Fundoplikatio* (➤ 5.5.3) zur operativen Einengung des Mageneingangs indiziert. Alternativ kann endoskopisch eine Falte in die Ösophaguswand genäht werden, wodurch der Reflux in die Speiseröhre verhindert wird (*endoskopische Plikation*). Auch mit einer Strahlenbehandlung (*Radiofrequenz-Applikation*) des gastroösophagealen Bereichs oder dem Einspritzen von polymeren Substanzen (*endoskopische Injektionstherapie*) kann eine Lumeneinengung erreicht werden.

### Pflege und Patientenberatung

*Pflege bei Fundoplikatio* ➤ 5.5.3

Neben der medikamentösen Behandlung lindern folgende Allgemeinmaßnahmen die Beschwerden:
- Nach den Mahlzeiten nicht hinlegen
- Mit erhöhtem Oberkörper schlafen
- Häufige kleine Mahlzeiten einnehmen, dabei „Säurelocker", z. B. Kaffee, Alkohol und Süßspeisen, meiden und kohlenhydrat- und fett**arme,** aber eiweiß**reiche** Nahrungsmittel essen (Eiweiß bewirkt eine vermehrte Produktion von *Gastrin* und steigert dadurch den Tonus des Ösophagussphinkters)
- Säurehaltige Speisen meiden
- In den letzten 3 Std. vor dem Schlafengehen nichts mehr essen
- Antazida ca. 1–2 Std. *nach* dem Essen oder vor dem Schlafengehen einnehmen
- Bei Übergewicht Gewicht reduzieren (senkt den Druck auf den unteren Ösophagussphinkter)
- Nicht bücken, sondern in die Hocke gehen
- Keine einschneidende Kleidung (z. B. Gürtel, Korsetts) tragen
- Auf regelmäßigen Stuhlgang achten, da ein voller Darm und starkes Pressen den intraabdominellen Druck erhöhen
- Rauchen einstellen. Nikotin führt über eine Vasokonstriktion zu einer Minderdurchblutung der Ösophagusschleimhaut und vermindert so den Schutz vor der Magensäure.

## 5.5.3 Hiatushernie

*Leisten-, Schenkel-, Nabel- und Narbenhernie* ➤ 5.10

**Hiatushernie** (lat. hiatus = *Spalt*) Zwerchfellbruch mit teilweiser oder kompletter Verlagerung des Magens in den Thorax ohne Einstülpung der Speiseröhre.

### Krankheitsentstehung und Einteilung

Ursache der Erkrankung ist meist eine erworbene Erweiterung des Hiatus oesophageus. Folgende Formen werden unterschieden (➤ Abb. 5.25):

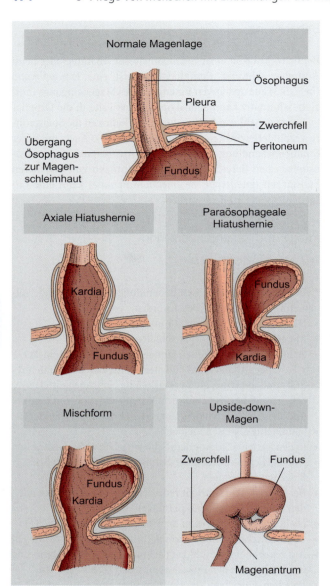

**Abb. 5.25** Physiologische Magenlage und Formen der Hiatushernie. [L190]

- Die **axiale Hiatushernie** (*Gleithernie, gastroosöphageale Hernie*), bei der die Kardia und Teile des Magenfundus zeitweise oder ständig oberhalb des Zwerchfells liegen. Sie ist mit ca. 80 % die häufigste Form
- Die **paraösophageale Hiatushernie,** bei der Ösophagus und Kardia an normaler Stelle im Brust- bzw. Bauchraum liegen, während sich der Magenfundus *neben* der Speiseröhre in den Brustraum drängt
- **Mischformen** beider Hernien (*gemischte Hiatushernie*)
- Von einem **Upside-down-Magen** (*Thoraxmagen*) spricht man, wenn der gesamte Magen in den Thorax verlagert ist und durch die Fixierung des unteren Ösophagus am Zwerchfell „auf dem Kopf" steht.

Begünstigend auf die Hernienbildung wirken ein anlage- oder altersbedingter Verlust der Bindegewebselastizität und ein erhöhter Druck im Bauchraum, durch z. B. Defäkation mithilfe verstärkter Bauchpresse bei chronischer Obstipation, chronischem Husten oder Schwangerschaft.

### Symptome, Befund und Diagnostik

*Axiale Hiatushernien* bereiten den Patienten meist keine Beschwerden und werden daher oft zufällig entdeckt. Mitunter tritt eine Refluxösophagitis (> 5.5.2) wegen des fehlenden unteren Ösophagusverschlusses auf. *Paraösophageale Hernien* betreffen meist Patienten im mittleren Lebensalter und führen zu Völlegefühl, Druckgefühl in der Herzgegend, Schluckbeschwerden oder Luftnot. Da die Sphinkterfunktion bei dieser Hernienform fast immer intakt ist, kommt es nur sehr selten zur Refluxösophagitis.

Ein Upside-down-Magen führt zu den gleichen Symptomen wie eine paraösophageale Hiatushernie, aufgrund der massiven Raumforderung im Thorax sind die Beschwerden jedoch deutlich stärker ausgeprägt.

Die Diagnose stellt der Arzt durch Endoskopie und Röntgenbreischluck in Kopftieflage.

### Komplikationen

Insbesondere bei der paraösophagealen Hiatushernie und beim Upside-down-Magen kann es zur Einklemmung des Magens mit Strangulation der Blutzufuhr, Stieldrehung des Magens (*Magenvolvulus*) und Einklemmung der Speiseröhre (*Ösophagusinkarzeration*) kommen.

### Behandlung

Axiale Hernien bedürfen meist keiner Therapie. Eine begleitende Refluxösophagitis behandelt der Arzt zunächst konservativ. Bei rezidivierender Refluxösophagitis ist eine **Fundoplikatio** zu erwägen.

Paraösophageale Hernien und ein Upside-down-Magen werden wegen der möglichen Komplikationen auch bei asymptomatischem Verlauf operiert (*Gastropexie*).

**Fundoplikatio, Hiatoplastik und Gastropexie**
Zur konventionellen Fundoplikatio, Hiatoplastik und Gastropexie eröffnet der Chirurg das Abdomen über eine mediane Oberbauchlaparotomie (> 1.4.2). In vielen Kliniken führen die Chirurgen diese Eingriffe inzwischen minimal-invasiv (*laparoskopisch*) durch.

Bei der **Fundoplikatio** näht der Chirurg den Magenfundus manschettenförmig um den unteren Ösophagus (> Abb. 5.26). Die so entstehende **Fundusmanschette** soll die Funktion des unteren Ösophagussphinkters stärken oder wiederherstellen und den Reflux von saurem Mageninhalt in den Ösophagus verhindern. Evtl. führt der Chirurg zusätzlich eine **Hiatoplastik** durch, d. h. er verengt den Hiatus oesophageus, indem er einen Teil der Öffnung zunäht.

## 5.5 Ösophaguserkrankungen

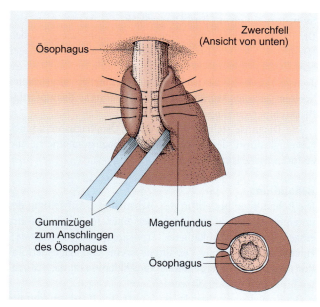

**Abb. 5.26** Fundoplikatio. Oben der Operationssitus von vorn; unten im Querschnitt. [L190]

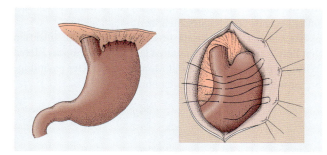

**Abb. 5.27** Formen der Gastropexie: Links die Fundophrenikopexie; rechts die vordere Gastropexie. [L190]

Bei der **Gastropexie** fixiert der Chirurg den Magen im Bauchraum. Zuvor reponiert er die Hiatushernie, d. h. er zieht die Magenanteile, die in den Thorax eingestülpt sind, zurück in den Bauchraum, und führt eine Hiatoplastik durch. Die eigentliche Fixierung kann dann auf zwei Arten geschehen:
- Bei der **Fundophrenikopexie** fixiert der Operateur den Magenfundus von unten am Zwerchfell (➤ Abb. 5.27).
- Bei der **vorderen Gastropexie** wird die Magenvorderwand an die Bauchdecke geheftet (➤ Abb. 5.27).

### Pflege

*Pflege vor, während und nach Operationen* ➤ Kap. 4
*Perioperative Pflege bei Operationen am Magen-Darm-Trakt* ➤ 5.3.1

**Postoperative Pflege**
- Die Pflegenden kontrollieren die Lage der intraoperativ zur inneren Schienung eingelegten Magensonde mindestens einmal täglich. Vorsicht: Die Verletzungsgefahr bei Dislokation der Sonde ist hoch. Deshalb fixieren die Pflegenden die Sonde sorgfältig, manipulieren nicht an der Sonde und achten darauf, dass der Patient die Sonde nicht (unbeabsichtigt) bewegt. Ist die Sonde versehentlich verrutscht, informieren die Pflegenden umgehend den Arzt. Die Sonde wird entfernt, sobald die Darmtätigkeit eingesetzt und der Patient ein vorheriges Abklemmen gut vertragen hat (kein Sekretstau). Dies ist in aller Regel nach 24–48 Std. der Fall
- Wunddrainagen sind bei diesen Eingriffen nicht obligat. Liegt eine Zieldrainage im Oberbauch, kürzt der Arzt sie evtl. am 1.–2. postoperativen Tag und entfernt sie am 2. bzw. 3. postoperativen Tag
- Ab dem 1.–2. postoperativen Tag darf der Patient trinken (Arztanordnung). Verträgt er dies gut, wird die Kost zügig aufgebaut: ab dem 3. postoperativen Tag flüssige Kost, ab dem 4.–5. Tag Schonkost
- Patientenberatung (➤ 5.1.4).

### 5.5.4 Ösophagusdivertikel

> **Divertikel:** Angeborene oder erworbene, sackartige Ausstülpung umschriebener Wandbezirke in Ösophagus, Magen (selten), Dünndarm (selten) oder Dickdarm (➤ 5.7.4). Unterschieden in **echte Divertikel** mit Ausstülpung aller Wandschichten und **falsche Divertikel** (*Pseudodivertikel*) mit Ausstülpung der Schleimhaut (Mukosa und Submukosa) durch Lücken der Muskulatur hindurch, z. B. an Durchtrittsstellen von Gefäßen.

### Krankheitsentstehung und Einteilung

Ösophagusdivertikel (➤ Abb. 5.28) entstehen entweder durch Druck von innen (*Pulsionsdivertikel*) oder Zug von außen (*Traktionsdivertikel*), z. B. durch Narben nach Entzündungen.

Mit ca. 70 % aller Ösophagusdivertikel am häufigsten ist das **Zenker-Pulsionsdivertikel** im Halsbereich. Meist handelt es sich um ein falsches Divertikel.

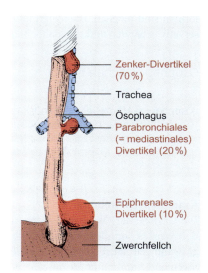

**Abb. 5.28** Lokalisation der Ösophagusdivertikel. [L190]

## Symptome, Befund und Diagnostik

Typisch ist das nächtliche Zurückströmen (*Regurgitieren*) von unverdauten Speiseresten aus dem Divertikel in die Mundhöhle, sichtbar an den morgendlichen Flecken auf dem Kopfkissen. Dazu kommt ein fauliger Mundgeruch durch die bakterielle Besiedelung der im Divertikel befindlichen Speisereste. Evtl. leidet der Patient an einer Dysphagie, die typischerweise während des Essens zunimmt (durch langsame Füllung des Divertikels).

Komplikationen entstehen durch Aspiration der nächtlich zurückströmenden Speisereste (Gefahr einer Aspirationspneumonie) und Entzündungen (*Divertikulitis*) mit erhöhter Perforationsneigung.

Die Diagnose wird durch Ösophagusbreischluck und Endoskopie gestellt.

## Behandlung

Die meisten Divertikel bleiben unbemerkt und sind nicht behandlungsbedürftig. Haben die Patienten Beschwerden, entfernt der Chirurg die Aussackungen operativ.

## Pflege

*Pflege vor, während und nach Operationen* ➤ Kap. 4
*Perioperative Pflege bei Operationen am Magen-Darm-Trakt* ➤ 5.3.1
Wenn der Ösophagus eröffnet wurde: *Pflege bei Ösophaguskarzinom* ➤ 5.5.6

### 5.5.5 Ösophagusmotilitätsstörungen

Bei den **Ösophagusmotilitätsstörungen** ist die Beweglichkeit der Speiseröhre entweder vermindert oder gesteigert: Unterschieden werden eine **hypomotile Form,** die *Achalasie,* und zwei **hypermotile Formen,** der *idiopathische diffuse Ösophagusspasmus* und der *hyperkontraktile Ösophagus.* Übergangsformen sind möglich. Die hypermotilen Formen werden konservativ behandelt und sind daher hier nicht weiter ausgeführt.

### Ösophagus-Achalasie

> **Ösophagus-Achalasie** (früher auch *Kardiospasmus*): Neuromuskuläre Erkrankung der Ösophagusmuskulatur mit ungeordneter Peristaltik im unteren Ösophagus und der Unfähigkeit des unteren Ösophagussphinkters, zu erschlaffen. Seltene Erkrankung des mittleren Lebensalters.

### Krankheitsentstehung

Die Ursache der Ösophagus-Achalasie ist unbekannt. Diskutiert werden vor allem ein Ausfall der innerhalb der Ösophaguswand gelegenen Neurone, Infektionen mit neurotoxischen Viren und Autoimmunprozesse.

## Symptome, Befund und Diagnostik

Die Patienten klagen über zunehmende Schluckbeschwerden (*Dysphagie,* ➤ 5.2.2) sowohl bei fester als auch bei flüssiger Nahrung. Deshalb essen sie wenig und verlieren an Gewicht. Typisch ist auch das nächtliche Zurückfließen unverdauter Speisen in die Mundhöhle (*Regurgitation*). Krampfartige Brustschmerzen können hinzutreten.

Die Diagnose stellt der Arzt durch Ösophagusbreischluck („Weinglasform" des Ösophagus), Ösophagusmanometrie und endoskopische Untersuchung.

## Behandlung

Die Behandlung besteht in der mehrmaligen Aufweitung des unteren Ösophagussphinkters über einen in die Speiseröhre eingeführten Ballonkatheter (*pneumatische Dilatation*). Hauptkomplikation des Verfahrens ist eine Ösophagusperforation (➤ 5.5.7). Außerdem muss die Dilatation oft nach Monaten bis Jahren wiederholt werden.

Bei Erfolglosigkeit der Dilatation ist eine **Kardiomyotomie** (*Heller-Myotomie,* ➤ Abb. 5.29) indiziert. Dabei spaltet der Chirurg die verdickten Muskelschichten im Bereich der Kardia und des unteren Ösophagussphinkters längs, während die darunter liegende Ösophagusschleimhaut intakt bleibt.

Ein neuer Therapieansatz ist die endoskopische Injektion von Botulinustoxin in den unteren Ösophagussphinkter, deren Wirkung meist sechs bis zwölf Monate anhält. Der endgültige Stellenwert dieses Verfahrens ist noch unklar.

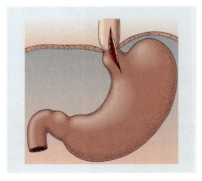

**Abb. 5.29** Kardiomyotomie. Dabei spaltet der Chirurg die Muskulatur im Bereich des unteren Ösophagussphinkters und der Kardia in Längsrichtung. Die Ösophagusschleimhaut bleibt intakt. [L190]

## Pflege

*Pflege vor, während und nach Operationen* ➤ Kap. 4
*Perioperative Pflege bei Operationen am Magen-Darm-Trakt* ➤ 5.3.1
*Pflege bei Hiatushernie* ➤ 5.5.3

Die Patienten brauchen meist viel Zeit zum Essen und sollten ihre Kost nach der individuellen Verträglichkeit auswählen. Günstig sind kleine und häufigere Mahlzeiten.

### 5.5.6 Ösophaguskarzinom

> **Ösophaguskarzinom** (*Speiseröhrenkrebs*): Bösartiger Speiseröhrentumor (in 95 % Plattenepithelkarzinom), der meist früh das lokale

Bindegewebe infiltriert und lymphogen metastasiert. Vorwiegend an den drei physiologischen Engen der Speiseröhre lokalisiert. Erkrankungsgipfel zwischen dem 5. und 7. Lebensjahrzehnt, Männer sind etwa dreimal häufiger betroffen als Frauen.

## Krankheitsentstehung

Wie bei vielen anderen Krebserkrankungen ist auch die Entstehung des **Ösophaguskarzinoms** unklar. Als Risikofaktoren gelten Nikotinabusus, insbesondere in Kombination mit langjährigem Konsum hochprozentiger Alkoholika, Ösophagus-Achalasie, Refluxösophagitis (➤ 5.5.2), Laugenverätzung und andere (chronische) Ösophaguserkrankungen. Auch besonders heiße und scharf gewürzte Speisen sowie bestimmte chemische Substanzen (z. B. Nitrosamine) spielen eine Rolle. Allen Risikofaktoren gemeinsam ist die chronische Reizung und Schädigung der Ösophagusschleimhaut.

Benigne Tumoren der Speiseröhre sind selten. 99 % aller Ösophagustumoren sind maligne.

## Symptome

Leitsymptome des Ösophaguskarzinoms sind die **Dysphagie** (*Schluckstörung*) und ein retrosternales Druckgefühl. Sie treten jedoch in aller Regel erst in einem fortgeschrittenen Tumorstadium auf, wenn bereits die Hälfte bis zwei Drittel des Ösophaguslumens durch den Tumor verlegt sind.

Schmerzen weisen auf einen Tumoreinbruch in das Mediastinum hin, Heiserkeit und Stimmlosigkeit auf eine Infiltration des N. recurrens. Weitere Spätsymptome der Erkrankung sind Gewichtsabnahme bis hin zur Tumorkachexie, Regurgitation der Nahrung und fauliges Aufstoßen infolge zunehmender Stenose sowie Husten und Atemnot wegen einer Kompression der Trachea oder einer Aspirationspneumonie.

Da sich das Karzinom bevorzugt in Längsrichtung ausbreitet, verursacht es meist erst spät Stenosen.

## Diagnostik

Basisuntersuchungen sind der Ösophagusbreischluck (Wandveränderungen? ➤ 5.4.3) und die Ösophagoskopie mit Biopsie, welche die Diagnose und die Tumorlokalisation sichert. Zur Bestimmung der Tumorausbreitung werden Endosonografie, CT und MRT durchgeführt. Eine Bronchoskopie und ggf. eine diagnostische Thorakotomie zeigen mögliche Tumorinfiltrationen ins Tracheobronchialsystem.

Röntgenaufnahmen des Thorax, abdominelle Sonografie, Skelett-Szintigrafie und evtl. eine diagnostische Laparoskopie werden bei Verdacht auf Fernmetastasen eingesetzt.

## Behandlung

### Kurative Behandlung: Radikaloperation

Die radikale operative Entfernung des Tumors einschließlich einer Entfernung der dazugehörigen Lymphknoten ist die einzige Chance des Patienten auf Heilung. Hierbei entfernt der Chirurg den Ösophagus meist teilweise (*Ösophagusresektion*) oder fast vollständig (*subtotale Ösophagusresektion*). Eine vollständige Entfernung der Speiseröhre (*Ösophagektomie*) ist zwar möglich, wird jedoch selten praktiziert, da sie die Schluckfunktion stark beeinträchtigt. Für die Wiederherstellung der Passage gibt es zwei Möglichkeiten:

- **Ösophagusresektion mit Magenhochzug.** Am häufigsten wird der entfernte Ösophagusanteil durch Hochzug des Magens ersetzt (➤ Abb. 5.30). Die Ösophagusresektion kann mit oder ohne Thorakotomie (*Eröffnung des Brustraums*, ➤ 10.5.1) erfolgen
- **Ösophagusresektion mit Kolon- oder Dünndarminterponat.** Lässt sich der Magen z. B. wegen einer vorangegangenen Magenresektion nicht als Ösophagusersatz verwenden, kann ein Teil des Kolons als Ösophagusersatz eingepflanzt werden (*Koloninterponat*, ➤ Abb. 5.30).

Ein **Dünndarminterponat** wird nur selten zum langstreckigen Ösophagusersatz verwendet, da die Mesenterien und damit die Blutgefäße, die das Interponat versorgen, meist nicht lang genug sind und das Interponat deshalb nicht spannungsfrei anastomosiert werden kann. Als Interponat zum Ösophagusersatz nach einer Ösophagusteilresektion ist das Jejunum jedoch gut geeignet.

Bei fortgeschrittenen Tumoren kann präoperativ mit (neoadjuvanter) Chemotherapie und Bestrahlung versucht werden, den Tumor zu verkleinern (*Downstaging*), um die Operationsbedingungen zu verbessern.

Die (subtotale) Ösophagusresektion und die Ösophagektomie gehören zu den umfangreichsten, technisch aufwändigsten und komplikationsträchtigsten chirurgischen Operationen. Hauptproblem ist die

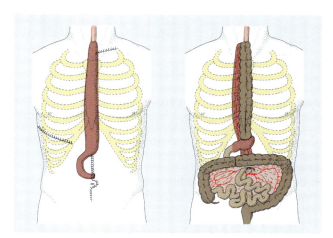

**Abb. 5.30** Subtotale Ösophagusresektion. Links: Ösophagusersatz durch Magenhochzug. Rechts: Ösophagusersatz durch Koloninterponat. [L190]

Herstellung einer spannungsfreien Anastomose zwischen Ösophagusstumpf und Ösophagusersatz (Magenhochzug oder Darminterponat). Wichtigste Komplikation ist eine Insuffizienz dieser Anastomose, die im Gegensatz zu anderen Anastomosen im Magen-Darm-Trakt nicht von Peritoneum bedeckt ist, das bei geringfügiger Insuffizienz die undichte Stelle abdichten könnte.

**Palliative Behandlung**

Tumoren im oberen Ösophagusdrittel können kaum jemals reseziert werden, weil der notwendige Sicherheitsabstand nicht mehr eingehalten werden kann. Sie werden meist primär bestrahlt.

Für die lokal fortgeschrittenen Karzinome kann eine kombinierte, simultane Radiochemotherapie empfohlen werden.

Bei ausgedehntem Tumorwachstum in die Umgebung oder bei Fernmetastasen ist nur eine palliative Therapie möglich, die insbesondere durch Beseitigung der Dysphagie die Nahrungspassage sicherstellen und so die Lebensqualität des Patienten verbessern soll. Durch endoskopisches Lasern, oft mit nachfolgender Bestrahlung des Tumors von innen (*Afterloading-Verfahren*), oder endoskopisches Einlegen eines **Stents** (➤ Abb. 5.31) wird versucht, das Lumen des Ösophagus offen zu halten. Hat der Tumor den Ösophagus komplett verschlossen, ermöglicht das Legen einer perkutanen endoskopischen Gastrostomie (*PEG*, ➤ 4.5.13) die Nahrungszufuhr.

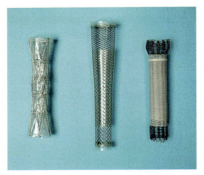

**Abb. 5.31** Ösophagusstents verschiedener Längen zum Offenhalten des Ösophaguslumens bei inoperablem Ösophaguskarzinom. Sie werden endoskopisch platziert und ermöglichen es dem Patienten, (festere) Nahrung zu sich zu nehmen, da sie den Tumor daran hindern, weiter in das Ösophaguslumen hineinzuwachsen. [E817]

### Pflege

*Pflege vor, während und nach Operationen* ➤ Kap. 4
*Perioperative Pflege bei Operationen am Magen-Darm-Trakt* ➤ 5.3.1

**Präoperative Pflege**

- **Untersuchungen.** Zusätzlich zu den allgemeinen präoperativen Untersuchungen sind ein HNO-Konsil zur Beurteilung der N.-recurrens-Funktion und eine Lungenfunktionsprüfung (➤ 10.3.3) erforderlich
- **Nahrungsabbau und Darmvorbereitung.** Die Maßnahmen sind abhängig von der geplanten Operation. Ist ein Darminterponat als Speiseröhrenersatz geplant, ist eine orthograde Darmspülung (➤ 5.3.1) notwendig
- **Atmung.** Unabdingbarer Bestandteil der Pneumonieprophylaxe ist der präoperative Beginn der Atemtherapie. Oft beginnen die Physiotherapeuten zwei bis drei Tage vor der Operation, den Patienten im selbstständigen Gebrauch von Atemtrainern (z. B. Triflo®) zu schulen. Dies verbessert zum einen die präoperative Lungenfunktion, zum andern erleichtert es dem Patienten die postoperativ notwendigen Atemübungen.

**Postoperative Pflege**

In den ersten postoperativen Tagen wird der Patient üblicherweise auf der Intensivstation versorgt. Meist ist eine mehrstündige, manchmal auch eine mehrtägige maschinelle Nachbeatmung erforderlich.

> **Beobachtung**
> - Blutdruck, Puls, Temperatur
> - Atmung
> - Allgemeinbefinden, Schmerzen
> - Magensonde (Lage der Sonde, Menge und Aussehen des Sekrets)
> - ZVK, Infusionen
> - Flüssigkeitsbilanz, ZVD
> - Wunddrainagen, Verbände
> - Pleuradrainage (Sekretmenge, Vakuum)
> - Zeichen einer Anastomoseninsuffizienz: Verschlechterung des Allgemeinzustands, Fieber, Leukozytose, vermehrt trüb-eitriges oder blutiges Wundsekret.

- **Bewegung.** Postoperativ wird der Patient halbsitzend gelagert. Wichtig ist die korrekte Lagerung des Kopfes: Um Zug auf die Anastomose zwischen Ösophagusstumpf und hochgezogenem Magen/Interponat zu vermeiden, achten die Pflegenden darauf, den Kopf leicht nach vorn gebeugt zu lagern und ein Überstrecken des Kopfes nach hinten unbedingt zu vermeiden. Viele Kliniken verwenden in den ersten postoperativen Tagen Schaumstoffkissen, in die eine Ausformung für den Kopf eingearbeitet ist. Dekubitusgefährdete Patienten erhalten postoperativ Matratzen oder Matratzenauflagen zur Weichlagerung. Wegen der meist sehr langen Operationsdauer (oft 5–8 Std.) und der Größe des Eingriffs ist eine Sofort- oder Frühmobilisation meist nicht möglich. Sobald sich der Zustand des Patienten stabilisiert hat, beginnen die Pflegenden (nach Arztrücksprache) schrittweise mit der Mobilisation
- **Prophylaxen.** Die postoperative Fortführung der Pneumonieprophylaxe bei gleichzeitiger Schmerzbeobachtung und -therapie stellt die entscheidende Prophylaxe dar. Aufgrund der Flüssigkeits- und Nahrungskarenz führen die Pflegenden die Maßnahmen der Soor- und Parotitisprophylaxe durch
- **Wundversorgung und Drainagen.** Die Zieldrainagen (meist Robinsondrainagen oder Easy-Flow-Drainagen mit Adhäsivbeutel) kürzt der Arzt am zweiten postoperativen Tag und entfernt sie am fünften bis siebten postoperativen

Tag, nachdem mittels Gastrografin®-Schluck überprüft wurde, ob die Anastomose dicht ist. Redon-Drainagen entfernt der Arzt am zweiten bis dritten Tag, die Fäden oder Klammern zwischen dem siebten und zehnten Tag (Pflege bei Pleuradrainage ➤ 10.4.2)

- **Magensonde.** Sie wird um den 7. postoperativen Tag entfernt, üblicherweise nach Gastrografin®-Schluck, um sicher zu stellen, dass die Anastomosen dicht sind

> **VORSICHT**
>
> Die nach einer Ösophagusresektion eingelegte Magensonde schient die Anastomose und gewährleistet, dass das Sekret des oberen Magen-Darm-Trakts nach außen ablaufen kann. Dadurch ist die Anastomose vor Sekretstau geschützt. Jede Dislokation der Sonde birgt die Gefahr einer Anastomoseninsuffizienz. Die Pflegenden achten darauf, dass die Magensonde sicher fixiert ist und keine Manipulationen an der Sonde erfolgen. Eine versehentlich herausgerutschte Sonde schieben sie nicht wieder vor, sondern informieren unverzüglich den Arzt.

- **Ernährung.** In den meisten Kliniken ordnet der Operator am 6.–8. postoperativen Tag einen Gastrografin®-Schluck zur Kontrolle der Anastomosendichtigkeit an. Bis dahin wird der Patient parenteral ernährt (parenterale Ernährung, ➤ 4.5.12). Ist die Anastomose dicht und hat die Darmperistaltik eingesetzt, darf der Patient schluckweise Tee trinken und ab dem 9. Tag Schleim und Brei zu sich nehmen. Bei guter Verträglichkeit erfolgt dann der weitere Kostaufbau.

**Patienteninformation**

Wurde ein Magenhochzug durchgeführt, fehlt der Magen als physiologisches Speisereservoir. Außerdem kann durch die schnelle Nahrungspassage ein Dumpingsyndrom entstehen (➤ 5.6.2). Die Pflegenden beraten den Patienten, dass er zukünftig sechs bis acht kleine Mahlzeiten zu sich nehmen soll. Wichtig ist, die Nahrung gut zu kauen. Meist verträgt der Patient eine fett- und zuckerarme Schonkost am besten. Kaffee und Alkohol sollte er meiden.

Patienten mit tiefen Anastomosen leiden häufig unter Reflux von Magensaft. Hier ist zusätzlich eine Beratung wie bei der Refluxösophagitis notwendig (➤ 5.5.2).

### Pflege bei Stentimplantation

Zur Stenteinlage bleibt der Patient nüchtern. Die Pflegenden bereiten den Patienten wie zur Ösophago-Gastro-Duodenoskopie vor (➤ 1.3.6).

Nach der Implantation lagern die Pflegenden den Patienten mit erhöhtem Oberkörper. Meist kann der Patient 24 Std. nach der Implantation nach vorheriger Röntgenkontrolle Flüssigkeit zu sich nehmen. Ab dem zweiten Tag ist pürierte Kost erlaubt. Der Patient soll zu den Mahlzeiten viel trinken und nur im Sitzen essen (die Nahrung „rutscht" nur infolge der Schwerkraft durch den Stent). Auch Ruhen und Schlafen sollte der Patient mit erhöhtem Oberkörper.

In den ersten Tagen nach der Stenteinlage ist die Schleimhaut des Ösophagus gereizt. Um die dadurch bedingten Schmerzen beim Essen gering zu halten, kann 15 Min. vor dem Essen ein Lokalanästhetikum, z. B. Novesine®-Wander 1 % (Arztanordnung), in den Rachenraum gesprüht werden, das mit dem Schluckakt in den Ösophagus gelangt.

**Patienteninformation**

Auch nach der Entlassung kann der Patient nur pürierte Kost zu sich nehmen und sollte sechs bis acht kleine Mahlzeiten täglich essen. Zu den Mahlzeiten sollte der Patient sitzen und viel trinken, danach eine ¼ Std. zur Verbesserung der Speisepassage umhergehen. Oberkörperhochlagerung zum Ruhen und Schlafen sollte er beibehalten.

### Prognose

Die Prognose des Ösophaguskarzinoms ist sehr schlecht. Unbehandelt verstirbt der Patient mit Ösophaguskarzinom innerhalb weniger Monate. Ist eine Resektion möglich, liegt die Fünf-Jahres-Überlebensrate je nach Tumorstadium bei 20–40 %.

## 5.5.7 Fremdkörper im Ösophagus

**Fremdkörper** bleiben meist im unteren Abschnitt des Rachens oder in der oberen physiologischen Enge des Ösophagus (➤ Abb. 5.32) stecken. Am häufigsten sind Kinder oder ältere Patienten betroffen. Kinder verschlucken überwiegend Münzen, kleine Spielzeugteile und Nüsse, bei Erwachsenen finden sich oft zu große Fleischbrocken, Gebissteile und Knochen (z. B. vom Huhn). Besonders gefährdet sind Patienten mit einer Oberkiefervollprothese, da die Prothese die Empfindsamkeit des harten Gaumens einschränkt.

Bei vielen Patienten ist zum Zeitpunkt der Krankenhausaufnahme nicht nur unklar, was, sondern auch, ob sie überhaupt etwas verschluckt haben. Jeder Verdacht auf einen verschluckten Fremdkörper muss zügig diagnostisch abgeklärt werden, da immer die Gefahr einer Ösophagusverletzung mit lebensgefährlichen Komplikationen, z. B. Mediastinitis (➤ 10.12.1), besteht.

Der Diagnostik dienen Röntgenaufnahmen und eine Ösophagoskopie (➤ 5.4.4), mit der der Arzt eine Ösophagusperforation ausschließen und meist in der gleichen Sitzung den Fremdkörper entfernen kann. In seltenen Fällen, etwa bei scharfen oder verkanteten Fremdkörpern, ist eine chirurgische Eröffnung des Ösophagus (*Ösophagotomie*) erforderlich.

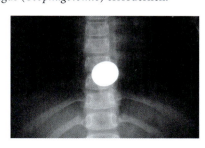

**Abb. 5.32** Röntgenaufnahme einer verschluckten, schattengebenden Münze bei einem Kind. Die Münze ist in der ersten Ösophagusenge hängen geblieben. [E287]

## 5.6 Erkrankungen des Magens

### 5.6.1 Ulcus ventriculi und duodeni, Ulkuskrankheit

**Ulkus** (*Geschwür*): Schleimhautdefekt, der im Gegensatz zur *Erosion* auch die Muscularis mucosae der Schleimhaut durchbricht (➤ Abb. 5.33). Am häufigsten entwickeln sich die Ulzera im Magen (**Ulcus ventriculi,** *Magengeschwür*) und im Duodenum (**Ulcus duodeni,** *Zwölffingerdarmgeschwür*), selten im Ösophagus oder Jejunum.
Treten über Jahre immer wieder Ulzera auf, handelt es sich um eine chronisch-rezidivierende **Ulkuskrankheit.**

#### Krankheitsentstehung und Einteilung

*Zollinger-Ellison-Syndrom* ➤ 11.6.4

Ein Magen- oder Duodenalulkus entsteht durch die Zunahme **aggressiver** (*die Schleimhaut schädigender*) oder die Verminderung **defensiver** (*die Schleimhaut schützender*) Faktoren. Als hauptverantwortlich für die Ulkusentstehung wird das schleimhautschädigende gramnegative Bakterium **Helicobacter pylori** angesehen. Die Tatsache, dass längst nicht alle Menschen, die mit diesem Keim infiziert sind, ein Ulkus entwickeln, zeigt aber, dass weitere Faktoren hinzutreten müssen (➤ Tab. 5.6). Der alte Grundsatz „ohne Säure kein Ulkus" hat also nach wie vor Gültigkeit.

Als Sonderform abzugrenzen ist das **Stressulkus,** das auf eine Durchblutungsstörung der Schleimhaut zurückgeführt wird. Es entsteht häufig bei schwer kranken, intensivmedizinisch betreuten Patienten unter großem physischem und psychischem Stress.

Bedeutsam ist auch die Häufung von Magen-Darm-Ulzera unter Einnahme nichtsteroidaler Antiphlogistika (➤ Tab. 4.4). Die Medikamente vermindern die Synthese schleimhautschützender Prostaglandine und schwächen andere Schutzmechanismen.

#### Ulkusformen

- **Ulcus ventriculi.** Überwiegend entlang der kleinen Kurvatur oder im Antrum lokalisiert. Betroffen sind meist ältere Menschen (Frauen ebenso häufig wie Männer). Bei ca. 75 % der Betroffenen liegt eine Besiedelung mit dem Bakterium **Helicobacter pylori** vor (*positiver Hp-Status*). Vorsicht: Gefahr der Verwechslung mit ulzeriertem Magenkarzinom
- **Ulcus duodeni** (➤ Abb. 5.34). Ist etwa zwei- bis dreimal häufiger als das Ulcus ventriculi. Betroffen sind meist jüngere Menschen und vor allem Männer. Der Hp-Status ist bei nahezu 100 % der Betroffenen positiv, einer vermehrten Magensäuresekretion wird bei der Entstehung insgesamt größere Bedeutung beigemessen als beim Ulcus ventriculi.

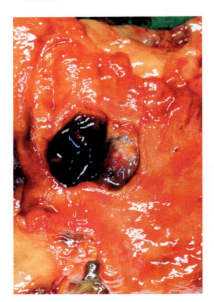

**Abb. 5.34** Operationspräparat eines *Ulcus duodeni*. Im Ulkuskrater liegt noch ein dickes Blutkoagel. Bei einer akuten Blutung aus dem Ulkus kann der Patient rasch mehrere Liter Blut verlieren und in einen Volumenmangelschock geraten. [M207, T540]

**Tab. 5.6** Faktoren, die zur Ulkusentstehung im Magen beitragen oder die Magenschleimhaut davor schützen.

| Aggressive Faktoren, Risikofaktoren | Defensive (schützende) Faktoren |
|---|---|
| • Helicobacter-Bakterien<br>• Magensäure und Pepsin<br>• Gallensäurehaltiger Duodenalsaft<br>• Bestimmte Medikamente, z. B. Glukokortikoide, nichtsteroidale Antiphlogistika<br>• Nikotin<br>• Unguter körperlicher und psychischer Stress<br>• Familiäre Disposition | • Aktive Bikarbonatsekretion (Bikarbonat [$HCO_3^-$] neutralisiert Magensäure, die in die Schleimschicht über der Mukosaoberfläche dringt)<br>• Gut durchblutete Magenschleimhaut<br>• Ausreichende Bildung von Magenschleim |

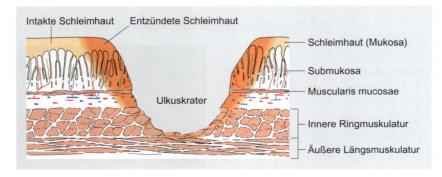

**Abb. 5.33** Schematische Darstellung eines Ulkus, das nicht nur die Muscularis mucosae, sondern auch die Submukosa durchbrochen und die innere Ringmuskulatur erfasst hat. [L190]

## Symptome und Befund

Im Vordergrund stehen unspezifische Beschwerden, wie Schmerzen im Oberbauch (beim Ulcus ventriculi meist schon während der Mahlzeiten, beim Ulcus duodeni längere Zeit später), Übelkeit, Appetitlosigkeit, Völlegefühl, Nahrungsmittelunverträglichkeit und Gewichtsverlust. Das Ulkus kann auch asymptomatisch verlaufen und erst beim Auftreten von Komplikationen (➤ Tab. 5.7) bemerkt werden.

## Ulkuskomplikationen

➤ Tab. 5.7 gibt einen Überblick über die wichtigsten Ulkuskomplikationen. Eine seltene, aber schwerwiegende Komplikation ist die **maligne Entartung,** die vor allem bei Magenulzera und bei Ulzera infolge einer Helicobacter-Besiedelung auftritt.

## Diagnostik

Der Arzt sichert die Diagnose durch eine *Ösophago-Gastro-Duodenoskopie* mit Biopsie zum Karzinomausschluss und zur Feststellung einer Helicobacter-Infektion. Die Bestimmung des *Gastrinspiegels* dient dem Ausschluss eines **Zollinger-Ellison-Syndroms,** bei dem ein gastrinproduzierender Tumor über eine massive Steigerung der Magensäuresekretion zu rezidivierenden Ulzera auch in tieferen Dünndarmabschnitten führt (➤ 5.6.1).

## Medikamentöse Behandlung

> Für viele Patienten mit Gastroduodenalulzera ist eine medikamentöse Therapie ausreichend. Heute am häufigsten eingesetzt werden **H$_2$-[Rezeptor]-Antagonisten** (*H$_2$-Antagonisten, H$_2$-Blocker,* z. B. Ranitidin in Sostril® oder Famotidin in Pepdul®) und **Protonenpumpenhemmer** (z. B. Omeprazol, etwa in Antra®) zur Säuresekretionshemmung. Daneben kommen **Antazida** (z. B. Maaloxan®) zur Neutralisation bereits gebildeter Magensäure und **schleimhautschützende Substanzen,** z. B. Sucralfat (z. B. Ulcogant®) oder Misoprostol (z. B. Cytotec®) zur Anwendung.

Liegt eine Besiedelung mit Helicobacter pylori vor, ist eine **Eradikationstherapie** angezeigt, üblicherweise mit einem Protonenpumpenhemmer und zwei Antibiotika. Bei negativem Helicobacter-Status werden Protonenpumpenhemmer (z. B. Antra®) oder H$_2$-Antagonisten (z. B. Sostril®) gegeben.

Ulkusbegünstigende Medikamente (z. B. Antirheumatika, Glukokortikoide) setzt der Arzt nach Möglichkeit ab.

Bis zur endgültigen Ulkusabheilung erfolgt alle vier Wochen eine Kontroll-Ösophagogastroduodenoskopie. Diese dient auch dem Malignitätsausschluss.

**Tab. 5.7** Ulkuskomplikationen und (Sofort-)Maßnahmen.

| Komplikation | Symptome/ Untersuchungsbefund | (Sofort-)Maßnahmen |
|---|---|---|
| **Akute Blutung** | • Hämatemesis<br>• Teerstuhl<br>• Symptome des Volumenmangelschocks (➤ 3.3.1) | • Erstmaßnahmen bei Gastrointestinalblutung (➤ 5.2.5): Endoskopische Blutstillung, z. B. Unterspritzung (evtl. nur um Zeit zur Operationsvorbereitung zu gewinnen)<br>• Wenn Blutung endoskopisch nicht gestillt werden kann: Notoperation (offen chirurgische Umstechung der Blutungsquelle)<br>• Medikamentöse Säurehemmung<br>• Operative Säurehemmung (Vagotomie) |
| **Chronische Blutung** (*chronisch rezidivierende Ulzera mit Blutungsneigung*) | • Teerstuhl<br>• Chronische Anämie | • Eisengabe<br>• Bei chronisch rezidivierenden Ulzera ist die Indikation zur Resektion gegeben |
| **Perforation** (*Durchbruch des Ulkus in die freie Bauchhöhle*) | • Zeichen des akuten Abdomens (➤ 3.3.2)<br>• Zeichen einer gedeckten oder diffusen Peritonitis (v. a. „bretthartes Abdomen", ➤ 5.9.1)<br>• Kreislaufschock | • Erstmaßnahmen bei akutem Abdomen (➤ 3.3.2)<br>• Sofortige Notoperation (Ulkusübernähung mit Exzision, Querverschluss und Drainageeinlage mit gleichzeitiger Vagotomie zur Reduktion der Säureproduktion bzw. Magenteilresektion)<br>• Hochdosiert Antibiotika |
| **Penetration** (*Einbruch des Ulkus in umliegende Organe*) | • Anhaltende, starke, bohrende Schmerzen (oft ausstrahlend in Rücken und linke Schulter) | • Überwachung (z. B. RR, Puls, Temperatur, Schmerzverlauf)<br>• Nahrungs- und Flüssigkeitskarenz<br>• Infusionstherapie (➤ 4.5.12)<br>• Meist Operation erforderlich (Magenteilresektion) |
| **Pylorusstenose** (*Stenose des Magenausgangs*) | • Langsame Entwicklung von Völlegefühl, Übelkeit, Erbrechen<br>• Gewichtsverlust | • Magensonde zur Magenentleerung<br>• Parenterale Ernährung (➤ 4.5.12)<br>• Medikamentöse Ulkustherapie (Anticholinergika)<br>• Operation (Vagotomie in Kombination mit einer Pyloroplastik oder mit einer Antrektomie) |

### Ernährung und Verhalten

Eine spezielle Diät ist nicht erforderlich. Der Patient probiert vorsichtig aus, welche Speisen er verträgt. Auf Nikotin und hochprozentige Alkoholika sollte der Patient völlig verzichten und Distress (*negativer Stress*) möglichst vermeiden.

### Operative Behandlung

Durch die Fortschritte der medikamentösen Therapie sind operative Eingriffe zur Ulkustherapie heute nur noch selten erforderlich. Dagegen nehmen akute Ulkuskomplikationen als Indikation für eine Operation prozentual zu.

**Operation nach Billroth**
*Spätpostoperative Komplikationen und Folgezustände nach Magenoperationen* ➤ 5.6.4

Die **Operationen nach Billroth** sind Zweidrittel-Resektionen des Magens. Dabei entfernt der Chirurg das Antrum und Teile des Korpus, also große Teile der gastrin- und säureproduzierenden Magenabschnitte. Die **Billroth-I-** und **Billroth-II-Resektion** unterscheiden sich in der Art, wie der verbleibende Restmagen an den Dünndarm anastomosiert wird (➤ Abb. 5.35):

- Bei der **Billroth-I-Resektion** (kurz *B I*) verbindet der Operateur den Restmagen und das Duodenum direkt miteinander (*Gastroduodenostomie*). Vorteil dieser Methode ist der Erhalt der duodenalen Speisebreipassage. Nachteilig ist das erhöhte Risiko einer Nahtinsuffizienz, da die Naht stark unter Spannung stehen kann
- Bei der **Billroth-II-Resektion** (kurz *B II*) verschließt der Operateur das Duodenum am proximalen Ende blind und verbindet den Restmagen mit dem Jejunum. Dies ist auf zwei Arten möglich:
 - Bei der **Gastrojejunostomie** mit **Braun-Fußpunktanastomose** zieht der Operateur eine Jejunumschlinge nach oben und verbindet sie mit dem Restmagen. Um zu gewährleisten, dass auch das Sekret aus dem Duodenum in den Darm ablaufen kann, legt er am tiefsten Punkt der Schlinge (*Fußpunkt*) eine Kurzschlussverbindung an (*Braun-Fußpunktanastomose*).
 - Bei der **Roux-Y-Gastrojejunostomie** schneidet der Operateur das Jejunum quer durch. Dadurch entsteht ein Dünndarmsegment aus Duodenum- und Jejunumanteil. Das verbleibende Jejunum anastomosiert der Operateur mit dem Magen, das Dünndarmsegment aus Duodenum und Jejunum wird End-zu-Seit an das Jejunum anastomosiert (*Roux-Anastomose*). Dadurch entsteht eine Y-förmige Anordnung des Dünndarms.

Vorteil der Billroth-II-Operation sind die spannungsfrei herstellbaren Anastomosen. Nachteilig sind der Verlust der duodenalen Speisebreipassage und ein erhöhtes Karzinomrisiko, bei der Gastrojejunostomie mit Braun-Fußpunktanastomose evtl. auch ein Syndrom der zuführenden Schlinge (➤ 5.6.4).

**Vagotomie**
Ziel der **Vagotomie** ist es, die Stimulation der Säureproduktion durch den Parasympathikus zu unterbinden, indem der den Magen versorgende Teil des Nervus vagus durchtrennt wird. Die Vagotomie wird heute nur noch selten durchgeführt.
- **Proximale gastrale Vagotomie** (*PGV*): Hierbei wird nur der tatsächlich säurebildende Teil des Magens denerviert, um die für die Magenentleerung wichtige Versorgung des Antrums zu erhalten

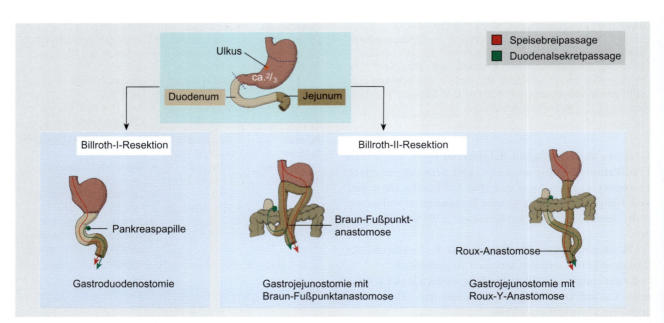

**Abb. 5.35** Billroth-Operationen. Die beiden Resektionsverfahren Billroth I und Billroth II unterscheiden sich darin, wie der Restmagen und der Dünndarm zusammengefügt werden. [L190]

- **Trunkuläre Vagotomie:** Hierbei wird der komplette Magen denerviert. Um einer Magenentleerungsstörung vorzubeugen, wird eine **Pyloroplastik** durchgeführt. Dabei wird der **Pylorus** (*Magenausgang*) in Längsrichtung eröffnet und quer vernäht.

## Pflege

*Pflege vor, während und nach Operationen* ➤ Kap. 4
*Perioperative Pflege bei Operationen am Magen-Darm-Trakt* ➤ 5.3.1
*Pflege nach Operationen am Magen* ➤ 5.6.2

## Prognose

Die Prognose ist für die Mehrzahl der Patienten gut. Bei helicobacter-positiven Ulzera ist die früher sehr hohe Rezidivquote infolge der Eradikationstherapie auf 5–10 % gesunken.

### 5.6.2 Magenkarzinom

> **Magenkarzinom** (*Magen-Ca, Magenkrebs*): Maligner Tumor, der von den Drüsen (*Adenokarzinom*) oder dem Zylinderepithel der Magenschleimhaut ausgeht. Unterschieden in den häufigen **intestinalen** (*polypösen*) Typ und den selteneren **diffusen** (*infiltrativen*) Typ. Betrifft vor allem Männer im 50.–70. Lebensjahr. Trotz abnehmender Häufigkeit weltweit das fünfthäufigste Karzinom.

### Krankheitsentstehung und Einteilung

Neben einer erblichen Disposition sind folgende Risikofaktoren bekannt:
- Magenresektion vor 10–15 Jahren (Magenstumpfkarzinom, ➤ 5.6.4)
- **Chronische Gastritis** (*Magenschleimhautentzündung*) vom Typ A (**A**utoimmungastritis) und B (**B**akterielle Gastritis, meist Besiedelung mit Helicobacter pylori)
- Perniziöse Anämie (*Anämie durch Vitamin-$B_{12}$-Mangel*)
- Primär gutartige Tumoren des Magens, z. B. Magenadenome
- Nikotin- und Alkoholabusus
- Nitrosamine in der Nahrung, z. B. in Fleisch- oder Wurstwaren.

### Formen

Ist das Magenkarzinom auf die Mukosa und Submukosa beschränkt, handelt es sich um ein **Frühkarzinom**. Diese Form des Magenkarzinoms hat mit einer Fünf-Jahres-Überlebensrate von > 90 % eine sehr gute Prognose. Ist das Karzinom bereits über die Submukosa hinaus in die Muskularis infiltriert, handelt es sich um ein **fortgeschrittenes Karzinom** mit schlechter Prognose: Trotz Radikaloperation beträgt die Fünf-Jahres-Überlebensrate nur 25 %.

### Metastasierung

Das Magenkarzinom metastasiert vor allem in die Leber, aber auch ins große Netz, in Knochen und Gehirn. Eine besondere Metastasenlokalisation bei weit fortgeschrittenem Magenkarzinom ist die **Virchow-Drüse** (*Lymphknoten oberhalb des linken Schlüsselbeins*). Sind hier Metastasen nachweisbar, ist das Karzinom inoperabel.

### Symptome und Befund

> Alle Symptome des Magenkarzinoms entsprechen denen gutartiger Magenerkrankungen. Typische, auf ein Magenkarzinom hinweisende Frühsymptome gibt es nicht.

Das Magenkarzinom bereitet dem Patienten lange Zeit keine oder nur unspezifische Beschwerden („*empfindlicher Magen*"). Meist klagen die Kranken erst in späten Stadien über Gewichtsabnahme, Leistungsknick, Schmerzen, Übelkeit und evtl. Abneigung gegenüber bestimmten Speisen (häufig Fleisch und Wurst). Chronische Blutverluste (*Teerstuhl*) können zu einer Anämie mit entsprechenden Symptomen führen, z. B. Blässe, ständige Müdigkeit, Kälteempfindlichkeit und Tachykardie.

### Diagnostik

An erster Stelle steht die Gastroskopie mit Biopsie. Endosonografie des Magens, Oberbauchsonografie, CT/MRT des Abdomens, Knochenszintigramm und Röntgenaufnahme des Thorax dienen dem Tumorstaging (*Feststellung der Tumorausdehnung*, ➤ 1.4.7). Geeignete Tumormarker sind CEA und CA 19–9.

### Behandlung

Die kurative Behandlung des Magenkarzinoms ist operativ. Die mittlere Überlebenszeit eines Patienten mit Magenkarzinom beträgt unbehandelt ein Jahr.

**Subtotale Magenresektion**
Nur bei Frühkarzinomen und Carcinomata in situ **subtotale Magenresektion** (*operative Teilentfernung des Magens*) mit weitem Sicherheitsabstand und Entfernung der regionären Lymphknoten ausreichend.

**Gastrektomie**
Bei den meisten Magenkarzinomen ist eine **Gastrektomie** erforderlich. Dabei entfernt der Operateur den gesamten Magen und die regionären Lymphknoten, nicht selten unter Mitnahme von großem und kleinem Netz, distalem Ösophagus, Pankreasschwanz und Milz.

Zur Rekonstruktion der Magen-Darm-Passage stehen verschiedene Techniken mit und ohne Bildung eines *Ersatzmagens* zur Verfügung (➤ Abb. 5.36). Nach einer Gastrektomie

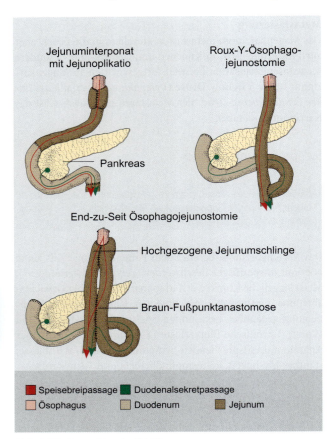
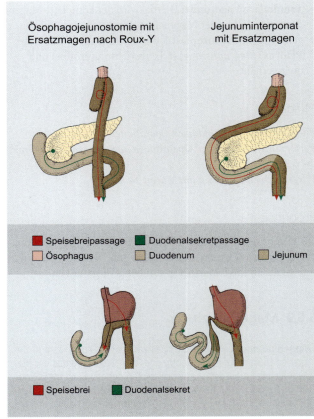

**Abb. 5.36 Gastrektomie.** [L190]
Linke Bildhälfte: OP-Techniken ohne Bildung eines Ersatzmagens. Rechts oben: OP-Techniken mit Bildung eines Ersatzmagens aus einem in Schlingen gelegten Jejunumabschnitt. Technik nach Roux-Y, rechts daneben mit zwischengeschaltetem Jejunalsegment. Rechts unten: Infolge einer technisch ungünstig angelegten Anastomose entleert sich der Mageninhalt nicht nur in die abführende, sondern auch in die zuführende Jejunumschlinge (links). Eine Stenose der zuführenden Jejunumschlinge im Bereich der Anastomose führt zur Ansammlung von Duodenalsekret (rechts).

müssen Vitamin $B_{12}$ und Pankreasfermente dauerhaft substituiert werden.

### Palliative Eingriffe
Bei inoperablem Antrumkarzinom mit Magenausgangsstenose legt der Chirurg oft eine **Gastroenterostomie** (*GE*) an, z. B. indem er eine Jejunumschlinge hochzieht und Seit-zu-Seit an die Magenwand anastomosiert. Über diese Verbindung kann der Speisebrei in das Jejunum abfließen.

Weitere Palliativmaßnahmen sind z. B. die endoskopische Abtragung des Tumors mit einer **Diathermieschlinge** (*Hochfrequenzwärme*, ➤ Abb. 5.48), die Lasertherapie und die perkutane Einlage einer Ernährungssonde (➤ 4.5.13).

## Pflege nach Operationen am Magen

*Pflege vor, während und nach Operationen* ➤ Kap. 4 *Perioperative Pflege bei Operationen am Magen-Darm-Trakt* ➤ 5.3.1

### Postoperative Pflege
Insbesondere wenn bei einer Gastrektomie umliegende Organe entfernt worden sind, wird der Patient in den ersten postoperativen Tagen auf der Intensivstation versorgt. Gelegentlich ist eine Nachbeatmung erforderlich.

- **Bewegung.** Nach dem Eingriff lagern die Pflegenden den Patienten mit erhöhtem Oberkörper. Zur Entlastung der Bauchdecke kann vorübergehend eine Knierolle eingelegt werden. Die Mobilisation erfolgt stufenweise, abhängig vom Allgemeinzustand des Patienten
- **Magensonde.** Beim gastrektomierten Patienten schient die Magensonde die ösophagojejunale Anastomose. Deshalb darf an der Magensonde keinesfalls manipuliert werden, insbesondere darf eine herausgerutschte Sonde nicht wieder vorgeschoben oder neu gelegt werden, da das Risiko der Perforation der Anastomose hoch ist (bei versehentlich herausgerutschter Sonde den Arzt informieren). Die Pflegenden achten auf die korrekte Lage und sichere Fixierung der Sonde sowie auf regelmäßige Nasenpflege, Sekretmenge und -aussehen, Geruch und Beimengungen. Entfernt wird die Magensonde erst, wenn die Darmtätigkeit eingesetzt hat und die Anastomosen sicher dicht sind (Nachweis durch Gastrografin®-Schluck, nach Magenresektion am 3.–5. postoperativen Tag, nach Gastrektomie am 5.–7. postoperativen Tag)

> **Patientenbeobachtung**
> - Vitalzeichen, Temperatur
> - Atmung (Schonatmung? Zeichen einer Ateminsuffizienz?)
> - Bewusstsein
> - Allgemeinbefinden, Schmerzen
> - Infusionen, ZVK
> - Flüssigkeitsbilanz, ZVD
> - Magensonde (Lage? Menge und Aussehen des Sekrets?)
> - Verbände, Wunde, Drainagen (Menge und Aussehen des Sekrets?).

- **Drainagen.** Zieldrainagen platziert der Operateur meist in Anastomosennähe, z. B. neben dem Duodenalstumpf. Die Pflegenden beobachten Menge und Aussehen des abgeleiteten Wundsekrets. Wichtig sind vor allem Veränderungen, die auf Komplikationen (etwa Nachblutung, Anastomoseninsuffizienz) hinweisen, z. B. eine erhebliche Zunahme der Sekretmenge, Blutbeimengungen, oder Trübwerden des anfänglich klaren Wundsekrets. Bei komplikationslosem Verlauf kürzt der Arzt die Zieldrainagen meist am 4.–5. postoperativen Tag und entfernt sie am 7.–10. Tag (nachdem die Dichtigkeit der Anastomose nachgewiesen wurde).
- **Ernährung.** Bis zum Beginn des Kostaufbaus wird der Patient parenteral ernährt. Der Kostaufbau beginnt, wenn die Anastomosen nachweislich (Klärung durch Gastrografin®-Schluck) dicht sind, meist ab dem 7.–8. postoperativen Tag. So kann der Kostaufbau aussehen:
  - 1. Tag: schluckweise Tee
  - 2. Tag: fünf Tassen Tee
  - 3. Tag: Tee, Haferschleim, Zwieback
  - Leichte passierte Kost
  - Schonkost.

Gleichzeitig wird die Infusionsmenge reduziert. Verträgt der Patient die Nahrung nicht, muss der Kostaufbau verlangsamt werden. Beim Nahrungsaufbau keinen Früchte- oder Schwarztee anbieten, da diese Tees die verbliebene Magenschleimhaut reizen und die Säureproduktion steigern können.

Viele Patienten leiden unter Appetitlosigkeit, da der Magen als Steuerungsorgan für Appetit fehlt. Deshalb Wunschkost anbieten, Speisen ansprechend zubereiten und zur Appetitanregung Pepsinwein, Salbei- oder Schafgarbentee geben.

**Patientenberatung**
- Die Kalorienzufuhr muss bei Magenoperierten wegen der schlechten Ausnutzung der Nahrung und den Durchfällen um ⅓ erhöht sein
- Magenoperierte sollen wöchentlich ihr Gewicht kontrollieren, um eine Gewichtsabnahme durch Durchfälle, Dumping-Syndrom und Erbrechen frühzeitig zu erkennen
- Die tägliche Nahrung auf mindestens acht bis zehn kleine Mahlzeiten im Abstand von 2 Std. verteilen, um Völlegefühl vorzubeugen und den kleinen Rest- oder Ersatzmagen nicht zu überlasten. Im Laufe der Zeit kommen viele Betroffene gut mit vier bis sechs Mahlzeiten am Tag zurecht
- Langsam essen und gründlich kauen, da durch die fehlenden Magenfermente die Verdauung beeinträchtigt ist
- Nach dem Essen nicht hinlegen, da die Gefahr des Refluxes besteht
- Nichts zu den Mahlzeiten trinken. Besser etwa 30 Min. vor oder nach den Mahlzeiten trinken, jedoch nicht mehr als 200 ml auf einmal, um eine Überfüllung des Rest- oder Ersatzmagens und eine zu schnelle Speisebreipassage zu verhindern
- Zucker in größeren Mengen vermeiden (Zucker zieht Wasser an und wirkt dadurch wie Trinken zu den Mahlzeiten – Zucker in kleinen Mengen, z. B. im Kaffee, schadet nicht). Empfehlenswert ist es, in den ersten zwei bis drei Wochen mit Zuckeraustauschstoffen zu süßen
- Kohlenhydrate bevorzugt in Form von Vollkornprodukten aufnehmen. Diese werden nicht so schnell resorbiert wie z. B. Weißbrot und verhindern damit eine zu rasche Speisebreipassage und einen schnellen Blutzuckeranstieg. Allerdings verursachen sie manchmal auch Völlegefühl und evtl. einen Druck in der Magengegend. Zur Resorptionsverzögerung können zusätzlich Quellstoffe (z. B. Pektin) vorsichtig ausprobiert werden. Grundsätzlich soll jeder Patient ausprobieren, welche Lebensmittel ihm bekommen und welche nicht:
  - Unbekömmlich sind meist blähende, stark gewürzte, gesalzene oder sehr fette Speisen
  - Fleisch kann häufig nur passiert verdaut werden, da das Pepsin und HCl fehlen
  - Milch wird häufig schlecht vertragen, da der Milchzucker zusätzlich abführend wirkt und Milcheiweiß schlecht verdaut wird. Käse, Quark und Joghurt werden meist gut vertragen
  - Bier und Rotwein werden in der Regel gut vertragen, während hochprozentiger Alkohol das Frühdumping-Syndrom fördert
- Verdauung ggf. medikamentös durch die Gabe von Pankreasenzymen (z. B. Kreon®) unterstützen, denn nach einer Gastrektomie besteht häufig auch eine eingeschränkte Bauchspeicheldrüsenfunktion
- Das Essen muss sauber hergerichtet werden, Lebensmittel sind gut zu waschen bzw. zu kochen, da HCl als wichtige keimabtötende Substanz fehlt
- Gastrektomierte Patienten benötigen eine lebenslange Vitamin $B_{12}$-Gabe in Form einer Depotspritze alle drei Monate. Bei diesen Patienten findet keine Vitamin-$B_{12}$-Resorption aus der Nahrung statt, da der dafür benötigte Intrinsicfactor aus der Magenschleimhaut fehlt. Bei nicht duodenaler Speisepassage sind häufig auch Pankreasenzyme zu substituieren.

## 5.6.3 Frühpostoperative Komplikationen nach Magenoperationen

- **Nachblutung.** Blutungen ins Darmlumen können evtl. endoskopisch gestillt werden. Ansonsten ist oft eine Relaparotomie mit operativer Blutstillung erforderlich

- **Anastomoseninsuffizienz.** Diese behandelt der Chirurg mit parenteraler Ernährung, Magensaftableitung und Medikamenten zur Verminderung der Magensäureproduktion zunächst fast immer konservativ. Evtl. ist eine operative Deckung oder eine Neuanlage der undichten Anastomose erforderlich
- **Duodenalstumpfinsuffizienz.** Oft ist eine konservative Therapie ausreichend. Bei einem größeren Defekt ist eine Relaparotomie zum erneuten Verschluss des Duodenalstumpfs indiziert
- **Abszesse.** Abszesse können meist sonografie- oder CT-gesteuert punktiert oder drainiert werden
- **Postoperative Magen-Darm-Atonie** (➤ Kap. 4, ➤ 5.3.1).

## 5.6.4 Spätpostoperative Komplikationen nach Magenoperationen

Etwa 10–20 % aller magenoperierten Patienten leiden unter Spätfolgen, die meist auf die veränderte Speisepassage zurückzuführen sind.

### Dumpingsyndrom

> **Dumpingsyndrom** (engl. to dump = *hineinplumpsen*): Kombination verschiedener Magen-Darm- und Kreislauf-Beschwerden aufgrund einer Sturzentleerung des Magens nach Magenresektion oder Gastrektomie. Auftreten unmittelbar nach dem Essen (*Frühdumpingsyndrom*) oder Stunden danach (*Spätdumpingsyndrom*).

**Frühdumpingsyndrom**
Beim **Frühdumpingsyndrom** passiert die Nahrung, insbesondere flüssige Kost mit reichlich freien Kohlenhydraten, den Rest- oder Ersatzmagen rasch und gelangt ins Jejunum. Dort strömt osmotisch bedingt Flüssigkeit aus den Blutgefäßen ins Darmlumen. Dadurch entsteht 10–20 Min. nach der Mahlzeit ein Volumenmangel im Gefäßsystem. Zunächst wird dem Patienten übel, er erbricht meist und klagt über Hitzegefühl. Diese Symptome sind begleitet von den typischen Symptomen des intravasalen Volumenmangels: Blutdruckabfall, Tachykardie, Kaltschweißigkeit und Kollapsneigung. Häufig tritt auch Durchfall auf.

Durch Einhalten diätetischer Maßnahmen (➤ 5.6.2) bessern sich die Beschwerden meist. Nur in wenigen Fällen ist eine Korrekturoperation (Umwandlung einer B II-Rekonstruktion in eine B I-Resektion) erforderlich.

**Spätdumpingsyndrom**
Ursache des **Spätdumpingsyndroms** ist eine überschießende Insulinfreisetzung infolge der raschen Passage und Resorption von Kohlenhydraten im Dünndarm. Durch eine übersteigerte Insulinfreisetzung fällt der Blutzucker in der Folge rasch. Deshalb entwickelt sich 1–3 Std. nach der Nahrungsaufnahme eine Hypoglykämie mit Heißhunger, Schwächegefühl und Schweißausbrüchen. Es folgen Veränderungen der Bewusstseinslage bis hin zur hypoglykämischen Bewusstlosigkeit.

Auch beim Spätdumping mildern diätetische Maßnahmen (➤ 5.6.2) die Beschwerden. Wie ein Diabetiker sollte auch ein Patient mit einem Spätdumpingsyndrom stets Würfel- oder Traubenzucker zur Bekämpfung einer Hypoglykämie bei sich tragen.

### Syndrom der zuführenden Schlinge

Beim **Syndrom der zuführenden Schlinge** (*Afferent-Loop-Syndrom*) sammeln sich Galle und Pankreassekret sowie ggf. Mageninhalt in der zuführenden Darmschlinge. Evtl. kommt es zusätzlich zur bakteriellen Besiedlung des gestauten Schlingeninhalts.

Die Patienten klagen über Druckgefühl im rechten Oberbauch, das nach massivem galligem Erbrechen sofort verschwindet. Bei bakterieller Besiedlung kommt es zusätzlich zu Durchfällen; außerdem besteht die Gefahr einer Duodenalstumpfinsuffizienz und einer Cholangitis (➤ 6.5.4).

Die Behandlung ist vorzugsweise operativ, z. B. Anlegen einer Braun-Fußpunktanastomose (➤ 5.6.2), Umwandlung in eine Roux-Y-Anastomose (➤ 5.6.2) oder Umwandlung der Billroth-II- in eine Billroth-I-Resektion.

### Syndrom der abführenden Schlinge

Das **Syndrom der abführenden Schlinge** (*Efferent-Loop-Syndrom*) entsteht durch eine Abflussbehinderung (z. B. durch Narbenstränge) in der abführenden Schlinge. Die Patienten leiden an massivem Erbrechen von Flüssigkeit, Galle und Nahrung. In der Regel ist eine erneute Operation zur Wiederstellung der Darmpassage erforderlich.

### Postvagotomiesyndrom

Das **Postvagotomiesyndrom** tritt vor allem nach einer trunkulären Vagotomie (*Durchtrennung der Vagushauptäste zur Verminderung der Magensäureproduktion*) auf. Infolge der Magenentleerungsstörung leiden die Patienten an Völlegefühl, vermehrtem Aufstoßen und Durchfall.

### Metabolische Folgezustände nach Magenoperationen

Längerfristig kommt es bei gastrektomierten Patienten zu **Vitaminmangelerscheinungen,** zur **Osteomalazie** (➤ 8.6.3) und zu einer **Anämie** durch Eisenmangel oder Mangel an Vitamin $B_{12}$ (*perniziöse Anämie*). Deshalb erhalten gastrektomierte Patienten alle vier bis zwölf Wochen eine Ampulle Vitamin $B_{12}$ i. m. als Substitutionstherapie.

### Magenstumpfkarzinom

10–15 Jahre nach einer Magenresektion steigt das Risiko eines Karzinoms im Restmagen deutlich. Besonders hoch ist das Risiko nach einer Billroth-II-Resektion (7–10 % der Patienten).

Um ein Magenstumpfkarzinom rechtzeitig zu erkennen, sollen Patienten, deren Magenresektion 10–15 Jahre zurückliegt, einmal jährlich gastroskopiert werden.

## 5.7 Erkrankungen des Dünn- und Dickdarms

### 5.7.1 Ileus

**Ileus** (*Darmverschluss*): Lebensbedrohliches Krankheitsbild mit Unterbrechung der Dünn- oder Dickdarmpassage durch ein mechanisches Hindernis (*mechanischer Ileus*) oder eine Darmlähmung (*paralytischer Ileus*).

### Krankheitsentstehung und Einteilung

**Mechanischer Ileus**

Der **mechanische Ileus** entsteht durch Verengung des Darmlumens infolge Tumoren, Polypen, inkarzerierten Hernien, Fremdkörpern oder Kompressionen von außen (z. B. durch Verwachsungen = *Briden-* oder *Adhäsionsileus*). Auch eine **Invagination** (insbesondere bei älteren Säuglingen und Kleinkindern auftretende Einstülpung eines Darmabschnitts in einen anderen, am häufigsten des distalen Ileums ins Kolon) führt unbehandelt zu einem mechanischen Ileus. Sonderform des mechanischen Ileus ist der **Strangulationsileus,** bei dem die Blutversorgung der Darmwand zusätzlich durch eine Abschnürung oder Verdrehung der Mesenterialgefäße unterbrochen ist (➤ Abb. 5.37).

**Paralytischer Ileus**

Ein **paralytischer Ileus** (*Darmparalyse*) entsteht vor allem (➤ Abb. 5.37).
- Bei schweren **Entzündungen** im Bauchraum, z. B. Pankreatitis, Peritonitis oder intraabdominellen Abszessen
- **Reflektorisch,** z. B. nach ausgedehnten abdominellen Eingriffen (*Darmatonie*), abdominellen Verletzungen (z. B. stumpfes Bauchtrauma), bei retroperitonealem Hämatom, Gallen- oder Nierenkoliken
- Bei **Stoffwechselentgleisungen,** z. B. Urämie, Hypokaliämie oder diabetischer Azidose
- Bei **Durchblutungsstörungen** des Darmes, z. B. Mesenterialinfarkt (➤ 9.4.6).

### Symptome und Befund

*Klinische Unterscheidung von mechanischem und paralytischem Ileus* ➤ Tab. 5.8

Gemeinsame Symptome und Untersuchungsbefunde beider Ileusformen sind:
- **Übelkeit** und **Erbrechen,** bei fortgeschrittenem, unbehandeltem Ileus auch kotiges Erbrechen (*Miserere*)
- Meteorismus (➤ 5.2.3)
- **Volumenmangel/-schock:** Durch die fehlende Rückresorption von Verdauungssäften verbleiben mehrere Liter Flüssigkeit im Darmlumen. Zusätzliche Flüssigkeitsverluste entstehen durch Erbrechen
- Evtl. Fieber, Tachykardie, Leukozytose.

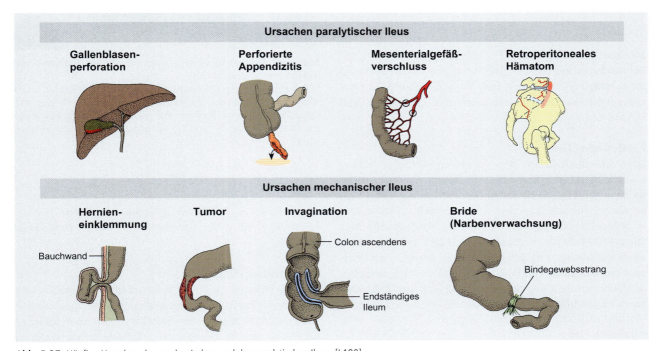

**Abb. 5.37** Häufige Ursachen des mechanischen und des paralytischen Ileus. [L190]

**Tab. 5.8** Klinische Unterscheidung von mechanischem und paralytischem Ileus.

| Mechanischer Ileus | Paralytischer Ileus |
|---|---|
| • Kolikartige Schmerzen durch Hyperperistaltik | • Meist nur Druckgefühl |
| • Stuhl-/Windverhalt bei Dickdarm- und tiefem Dünndarmileus | • Stuhl-/Windverhalt |
| • Auskultatorisch: Stenoseperistaltik (Darmmuskulatur „kämpft" gegen die Stenose an): „metallische", „spritzende", „hochgestellte" oder „klingende" Darmgeräusche | • Auskultatorisch: Fehlen von Darmgeräuschen („Totenstille") |
| • Nach Stunden bis Tagen Fehlen von Darmgeräuschen (Ermüdung der Darmmuskulatur) | |

## Diagnostik

Die Röntgenaufnahme des Abdomens zeigt typisch aufgeblähte Darmschlingen mit **Flüssigkeitsspiegeln** (➤ Abb. 5.38).

Beim Ileus staut sich der Darminhalt und die Darmschlingen dilatieren (*weiten sich*). Da die Peristaltik fehlt, werden Darmgase und flüssiger Darminhalt nicht mehr miteinander vermischt. Die Darmgase steigen in den dilatierten Darmschlingen nach oben, der flüssige Darminhalt setzt sich unten ab. Dadurch entstehen die typischen Flüssigkeitsspiegel.

Lokalisation und Form der Spiegelbildungen geben Hinweise auf die Ursache und die Lokalisation der Passagestörung. Beim hochsitzenden Dünndarmileus sind z.B. nur vereinzelte kleine Spiegel zu beobachten, während sich der Dickdarmileus durch sehr viele, große Spiegel zeigt.

## Behandlung

**Mechanischer Ileus**
Ein **mechanischer Ileus** erfordert stets eine rasche Operation zur Beseitigung des Hindernisses. Vor und während der Operation erhält der Patient Infusionen zum Flüssigkeits- und Elektrolytersatz.

**Paralytischer Ileus**
Liegt dem paralytischen Ileus ein chirurgisch behandelbares Krankheitsgeschehen zugrunde, z.B. Mesenterialinfarkt, intraabdomineller Abszess, Hämatom oder Peritonitis, so wird auch bei paralytischem Ileus operiert. Ansonsten steht die konservative Behandlung der Grunderkrankung im Vordergrund. Diese umfasst Nahrungskarenz, Legen einer Magen- oder Duodenalsonde und Absaugen des gestauten Sekrets, Anregung der Peristaltik durch Medikamente (z.B. Prostigmin® i.v.), ggf. abführende Maßnahmen, die Korrektur des Flüssigkeits- und Elektrolythaushalts durch Volumensubstitution und evtl. Antibiotikagabe.

> **VORSICHT**
> Analgetika und Spasmolytika verschleiern das klinische Bild und erschweren dadurch die Diagnose. Deshalb bei mechanischem Ileus diese Medikamente nur auf ausdrückliche ärztliche Anordnung verabreichen.

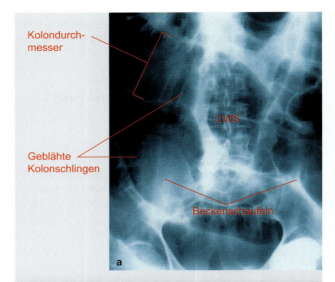
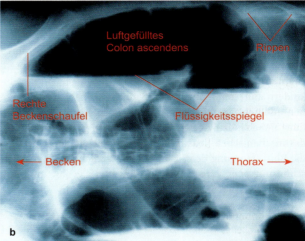

**Abb. 5.38 Röntgenaufnahmen eines 68-jährigen Patienten mit mechanischem Ileus.** [T170]
**a)** Aufnahme im Stehen: Die Kolonschlingen sind mit Luft gefüllt und massiv aufgedehnt. **b)** Aufnahme in Linksseitenlage: Wieder sind die geblähten Kolonschlingen zu sehen. Der Darminhalt wird nicht transportiert, Darmgase und flüssiger Darminhalt setzen sich voneinander ab, dadurch bilden sich die typischen Flüssigkeitsspiegel.

## Pflege

*Pflege vor, während und nach Operationen* ➤ Kap. 4
*Perioperative Pflege bei Operationen am Magen-Darm-Trakt* ➤ 5.3.1

**Perioperative Pflege**
Der Patient bleibt nüchtern. Meist erhält er präoperativ eine Magensonde zur Ableitung des gestauten Sekrets und mindestens eine großlumige Venenverweilkanüle, oft einen zentralen Venenkatheter zum Flüssigkeits- und Elektrolytersatz und zur ZVD-Messung.

Die postoperative Pflege ist abhängig vom durchgeführten Eingriff und jeweils dort beschrieben.

**Pflege bei konservativer Behandlung**
- Vitalzeichen engmaschig kontrollieren und Schmerzen erfragen (Lokalisation? Intensität?)
- Patienten über notwendige Nahrungskarenz informieren und Einhaltung überwachen
- Magensonde legen (Arztanordnung), Menge und Beschaffenheit des abgeleiteten Sekrets beobachten
- Infusionstherapie überwachen
- Flüssigkeitsbilanz erstellen, ggf. ZVD messen
- Sofern keine Kontraindikationen vorliegen und der Patient sich dazu in der Lage fühlt, Patienten möglichst viel umhergehen lassen, um die Darmperistaltik anzuregen
- Auf Arztanordnung intermittierend Darmrohr legen oder Schwenkeinläufe zur Anregung der Peristaltik verabreichen
- Beobachtung der Darmgeräusche mittels Stethoskop und Beobachtung auf Stuhlausscheidung.

**VORSICHT**
Beim mechanischen Ileus sind Einläufe und orale Abführmittel kontraindiziert. Sie verstärken die Überdehnung der Darmschlingen und erhöhen die Gefahr einer Darmperforation.

Prognose

Die Letalität ist mit ca. 10–25 % sehr hoch. Sie ist im Wesentlichen von der Ursache des Ileus und dem Zeitpunkt der Diagnosestellung abhängig.

### 5.7.2 Akute Appendizitis

**Akute Appendizitis** (*Wurmfortsatzentzündung*, umgangssprachlich fälschlicherweise auch *Blinddarmentzündung*): Akute (bakterielle) Entzündung der Appendix vermiformis. Betrifft vornehmlich Kinder ab dem Grundschulalter und jüngere Erwachsene.

Krankheitsentstehung

Ursache der **akuten Appendizitis** ist meist ein Verschluss des Appendixlumens, z. B. durch Narbenstränge oder Kotsteine. Das gestaute Sekret schädigt die Appendixwand durch Druck und bildet einen optimalen Nährboden für Bakterien.

Symptome

Nur etwa die Hälfte der Patienten zeigt die „klassischen" Symptome:
- Appetitlosigkeit
- Zunächst ziehende, oft kolikartige Schmerzen in der Nabelgegend oder im Epigastrium; nach einigen Stunden Schmerzverlagerung in den rechten Unterbauch; Dauerschmerz mit Verstärkung beim Gehen und Schmerzlinderung bei Beugen des rechten Beines
- Übelkeit und Erbrechen
- Mäßiges Fieber (rektal um 38 °C).

Befund

Bei der körperlichen Untersuchung fallen eine belegte Zunge, Tachykardie sowie bei Temperaturmessung häufig eine Differenz zwischen axillar und rektal gemessenem Wert von etwa 1 °C auf. Die häufigsten Befunde bei der Untersuchung des Abdomens sind:
- Lokaler Druck- und Klopfschmerz im rechten Unterbauch am **McBurney-** und **Lanz-Punkt**
- **Loslassschmerz** (kurz *LLS*, d. h. *Schmerzen bei plötzlichem Loslassen des eingedrückten Bauches*) am McBurney- und Lanz-Punkt
- **Gekreuzter Loslassschmerz** (*kontralateraler Loslassschmerz*, kurz *KLLS*, *Blumberg-Zeichen*). Schmerzen im **rechten** Unterbauch bei plötzlichem Loslassen des eingedrückten Bauches auf der **linken** Seite (➤ Abb. 5.39)
- Lokale Abwehrspannung
- Druckschmerz bei rektaler Untersuchung.

Diagnostik und Differentialdiagnose

Die Verdachtsdiagnose stellt der Arzt anhand der Symptome. Obwohl die akute Appendizitis sehr häufig ist, ist die frühzeitige Diagnose schwierig, da zahlreiche Lageanomalien (➤ Abb. 5.40) verschiedene Schmerzlokalisationen hervorrufen und die Symptome je nach Alter des Patienten variieren:
- Bei kleinen Kindern äußert sich die Appendizitis mit geblähtem Abdomen, fast immer bestehen Fieber und Appetitlosigkeit
- Alte Menschen haben oft nur geringe Beschwerden, weil ihre körperlichen Reaktionen auf die Entzündung abgeschwächt sind (*Altersappendizitis*)
- Besonders schwierig ist das rechtzeitige Erkennen einer akuten Appendizitis in der Schwangerschaft, da die anatomischen Veränderungen das typische klinische Bild beeinflussen (*Schwangerschaftsappendizitis*).

Die Blutuntersuchung zeigt fast immer eine Leukozytose und eine Erhöhung des CRP.

Sonografisch kann es gelingen, im rechten Unterbauch eine druckschmerzhafte Kokardenstruktur (auch *Kokardenphänomen, Target-Zeichen,* rundliche Struktur mit hellem Zentrum und dunklem Rand) nachzuweisen, die Appendixlumen und

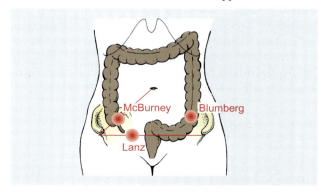

**Abb. 5.39** Die drei nach den Ärzten McBurney, Lanz und Blumberg benannten Druckpunkte bei Appendizitis. [L190]

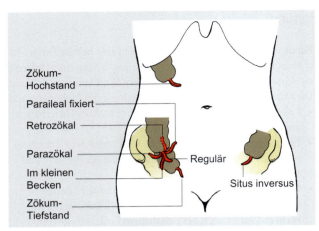

Abb. 5.40 Lagevarianten der Appendix vermiformis. Beim situs inversus liegen die Eingeweide teilweise oder komplett seitenverkehrt im Abdomen. [L190]

- Nach Arztanordnung rechten Unterbauch kühlen
- Laborkontrollen vorbereiten (kleines Blutbild, Urinsediment)
- Ggf. venösen Zugang und Infusion vorbereiten
- Nach Rücksprache Patienten zur Operation vorbereiten.

Appendixwand entspricht. Ein negativer Befund schließt jedoch eine akute Appendizitis nicht aus.

Die Differentialdiagnose der Appendizitis ist schwierig. Alle Ursachen eines akuten Abdomens (➤ 3.3.2) sind in Betracht zu ziehen.

### Komplikationen

Hauptkomplikation der Appendizitis ist die **Perforation.** Bei der **offenen Perforation** fließt eitriges Sekret in die freie Bauchhöhle und führt zu einer lebensbedrohlichen **generalisierten Peritonitis** (*Bauchfellentzündung,* ➤ 5.9.1). Von einer **gedeckten Perforation** spricht man, wenn sich durch vorherige Entzündungen **Adhäsionen** (*Verwachsungen*) gebildet haben, die eine Verbreitung des eitrigen Sekrets im Abdomen verhindern, oder wenn z. B. das große Netz die Perforation abdeckt. Dann kommt es zu einer begrenzten **lokalen Peritonitis** mit Eiteransammlung im rechten Unterbauch (*perityphlitischer Abszess*).

### Behandlung

Bei gering ausgeprägter Symptomatik kann unter engmaschigen ärztlichen Kontrollen, Nahrungskarenz und Bettruhe zunächst abgewartet werden. Klingen die Symptome ab, wird der Patient entlassen. Bleiben die Symptome unverändert oder nehmen sie zu und zeigen die Laborwerte eine Leukozytose, entfernt der Chirurg die Appendix (*Appendektomie*). Die Appendektomie ist sowohl als offene Operation über einen kleinen Wechselschnitt oder Pararektalschnitt im rechten Unterbauch (➤ Abb. 4.30) als auch laparoskopisch möglich.

### Pflege bei Appendektomie

> **VORSICHT**
> **Erstmaßnahmen bei Verdacht auf Appendizitis**
> - Temperatur axillär und rektal messen
> - Patienten Nahrungskarenz und Bettruhe einhalten lassen

**Perioperative Pflege**
*Pflege vor, während und nach Operationen* ➤ Kap. 4
*Perioperative Pflege bei Operationen am Magen-Darm-Trakt* ➤ 5.3.1
Nach einer laparoskopischen Appendektomie darf der Patient bereits am Operationstag trinken und ab dem 1. postoperativen Tag essen. Nach konventioneller Operation erhält der Patient am 1. postoperativen Tag Tee und am 2. Tag leichte Kost (Voraussetzung: rege Darmperistaltik). War die Appendix perforiert, wird der Patient für zwei bis drei Tage parenteral ernährt, bevor die Kost langsam entsprechend der Arztanordnung aufgebaut wird.

## 5.7.3 Chronisch-entzündliche Darmerkrankungen

Die bedeutendsten **chronisch-entzündlichen Darmerkrankungen** sind der **Morbus Crohn** und die **Colitis ulcerosa.** Sie betreffen vor allem jüngere Erwachsene (Erstmanifestation meist im 20.–30. Lebensjahr) und schränken die Lebensqualität sowie Arbeitsfähigkeit teils erheblich ein. Die Ursachen beider Erkrankungen sind nicht geklärt. Eine genetische Disposition mit sekundärer Immunreaktion auf Infektionen scheinen eine Rolle zu spielen (➤ Abb. 5.43). [5]

### Morbus Crohn

> **Morbus Crohn** (*sklerosierende chronische Enteritis, Ileitis terminalis, Enteritis regionalis*): Chronische, in Schüben verlaufende Entzündung unklarer Ursache, die im ganzen Gastrointestinaltrakt vom Ösophagus (sehr selten) bis zum Anus auftreten kann. Betrifft in ca. 75 % aller Fälle das terminale Ileum und das Kolon. Die Entzündung umfasst alle Schichten der Darmwand und führt durch zunehmende Verdickung der Wand zur Lumeneinengung. Erkrankungsbeginn meist zwischen 20. und 40. Lebensjahr. Nur in Ausnahmefällen heilbar.

**Symptome und Befund**
*Komplikationen* ➤ Abb. 5.41

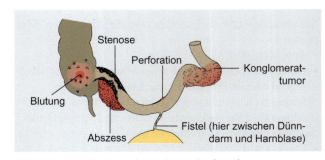

Abb. 5.41 Komplikationen des Morbus Crohn. [L190]

Die Erkrankung beginnt meist allmählich und verläuft typischerweise in Schüben. Die Patienten haben chronische Durchfälle (drei- bis sechsmal täglich), krampfartige Bauchschmerzen und im akuten Schub auch Fieber. Der Gewichtsverlust ist Folge einer unzureichenden Nährstoffresorption im Darm und einer unzureichenden Nahrungsaufnahme aus Angst vor Schmerzen nach dem Essen. Zusätzliche Manifestationen außerhalb des Magen-Darm-Trakts (z. B. im Bereich der Gelenke oder der Augen) sind möglich.

Bei der körperlichen Untersuchung lässt sich die Verdickung des Darms evtl. als druckschmerzhafte Resistenz im Bauch tasten. Bei der Inspektion der Analregion können Fistelausgänge sichtbar sein.

### Diagnostik
*Klinische Diagnose und Differentialdiagnose zur Colitis ulcerosa* ➤ Tab. 5.9
Der Arzt sichert die Diagnose durch Dünndarmkontrastdarstellung nach Sellink, Kolonkontrasteinlauf oder Koloskopie (➤ 5.4.4) mit Biopsie.

### Konservative Behandlung
Die Erkrankung wird so lange wie möglich konservativ durch den Internisten behandelt. Die wichtigsten Medikamente sind Glukokortikoide, 5-Amino-Salicylate (z. B. Sulfasalazin, etwa in Azulfidine®), bei Fisteln zusätzlich Metronidazol (z. B. Clont®) sowie bei häufigen Rezidiven oder ausbleibender Remission Immunsuppressiva (z. B. Azathioprin, etwa in Imurek®). [7]

Um den Darm zu schonen, wird im akuten Schub entweder parenteral ernährt (➤ 4.5.12) oder eine niedermolekulare Elementardiät (chemisch definierte Diät, CDD, ➤ 4.5.13) gegeben, die vollständig im oberen Dünndarm resorbiert wird, sodass die tiefer liegenden Darmabschnitte entlastet sind. Bei länger dauernden Resorptionsstörungen müssen vor allem Vitamine, Folsäure, Eisen und Zink ersetzt werden.

### Chirurgische Behandlung
Ein operativer Eingriff ist bei folgenden Komplikationen angezeigt:
- Stenosen oder Konglomerattumoren, evtl. mit (Sub-)Ileus
- Chronische Unterernährung
- Blutung, Perforation oder intraabdominelle Abszessbildung
- Fistelbildung, z. B. zwischen Dünndarm und Dickdarm/Rektum (*enterorektale Fistel*), zwischen Rektum und Damm (*perianale Fistel*), zwischen Darm und Blase (*enterovesikale Fistel*), zwischen Darm und Vagina (*enterovaginale Fistel*) und zwischen Darm und Bauchhaut (*enterokutane Fistel*).

Aufgrund der bevorzugt befallenen Ileozökalregion ist häufig eine **Ileozökalresektion** (*operative Entfernung von terminalem Ileum und Zökum*, ➤ Abb. 5.58) mit nachfolgender **Ileoaszendostomie** (*Anastomose zwischen Ileumrest und Colon ascendens*, ➤ Abb. 5.42) erforderlich. Prinzipiell reseziert der Operator so sparsam wie möglich, um Komplikationen durch einen zu kurzen Dünndarm zu verhindern (*Kurzdarmsyndrom*).

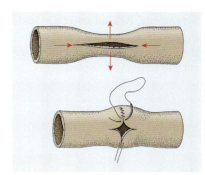

**Abb. 5.42** Ileozökalresektion mit anschließender Ileoaszendostomie. Die Resektion erfolgt mit einer 5-cm-Sicherheitszone. [L190]

### Komplikaton: Kurzdarmsyndrom
Nach ausgedehnten Dünndarmresektionen kann sich ein **Kurzdarmsyndrom** entwickeln, da die zur Verfügung stehende Resorptionsfläche viel kleiner als normal ist. Bei Verlust von mehr als 50 % des Dünndarms wird das Kurzdarmsyndrom klinisch manifest, der Verlust von mehr als 70 % des Dünndarms ist lebensbedrohlich.

Es kommt zur Gallensäurenmalabsorption und später zu Fettresorptionsstörungen, Vitaminmangelerscheinungen und Störungen im Mineralstoffhaushalt. Der Patient hat Fettstühle, eine Anämie, evtl. Gallen- und Nierensteine und nimmt an Gewicht ab.

Um dies zu verhindern, informieren der Arzt und die Pflegenden den Patienten bereits im Krankenhaus über die geeignete Diät:
- Günstig sind sechs bis acht kleine Mahlzeiten täglich, die nicht zu viel Milch(-produkte) enthalten, da diese Durchfälle provozieren. Fett ist im Rahmen des Verträglichen erlaubt
- Nach der Resektion distaler Dünndarmabschnitte ist die Gefahr von Nierensteinen erhöht. Deshalb sollten die Patienten oxalsäurereiche Lebensmittel (v. a. Rhabarber, Spinat, Bohnen, Erdbeeren) nur in kleinen Mengen essen oder ganz darauf verzichten
- Wegen der gestörten Resorption lebenswichtiger Vitamine und Mineralstoffe werden die Vitamine $B_{12}$, A, D, K sowie Folsäure und Zink oral substituiert
- Bei extremen Resorptionsstörungen kann eine längerfristige parenterale Ernährung mit zusätzlicher Gabe von Vitaminen und Mineralstoffen notwendig sein.

### Prognose
Der Morbus Crohn zeigt über Jahrzehnte hinweg eine hohe Rezidivneigung. Mit zunehmendem Alter kann die Krankheitsaktivität zurückgehen.

## Colitis ulcerosa

> **Colitis ulcerosa:** Chronische, auf Mukosa und Submukosa beschränkte Dickdarmentzündung, meist im Rektum beginnend und Richtung Dünndarm fortschreitend. Nicht selten isolierter Rektumbefall, in 30 % Befall des gesamten Dickdarms.
> Frauen sind häufiger betroffen als Männer. Nach langjähriger Erkrankung hohes Risiko der malignen Entartung.

## Symptome, Befund und Diagnostik
*Diagnostik* ➤ Tab. 5.9
Die blutig-schleimigen Durchfälle treten bis zu 30-mal täglich auf und sind von krampfartigen Schmerzen (*Tenesmen*) begleitet. Bei schwerer Entzündung kommen Fieber, Appetitlosigkeit, Übelkeit und Gewichtsabnahme hinzu.

## Komplikationen
Gefährlichste Komplikation ist das **toxische Megakolon**, eine massive Erweiterung des Darmlumens durch Schädigung der Darmwandnerven. Symptome sind Erbrechen, hohes Fieber, ein aufgetriebenes, gespanntes Abdomen und Schockzeichen. Das toxische Megakolon ist wegen der Perforations- und Peritonitisgefahr eine absolute Indikation zur Notoperation.

Nach ca. 20–30-jähriger Krankheitsdauer kann sich ein Kolonkarzinom entwickeln.

## Konservative Behandlung
Ernährung und medikamentöse Therapie gleichen der des Morbus Crohn. Die Medikamente können bei (alleinigem) Befall des Rektums und tiefer Dickdarmabschnitte auch als Zäpfchen oder Klysma gegeben werden. Im akuten Schub müssen die durch die Durchfälle verursachten Elektrolyt- und Flüssigkeitsverluste ausgeglichen werden.

## Pflege bei konservativer Behandlung
Im akuten Schub erhält der Patient eine **parenterale Ernährung** oder eine enterale Ernährung mit einer **chemisch definierten Diät** (CDD). Bei dieser Sondenkost liegen die Nahrungsbestandteile fast resorbierfähig aufgespalten vor. Deshalb muss der Darm kaum Verdauungsarbeit leisten. Die chemisch definierten Diäten haben wegen der enthaltenen Aminosäuren einen unangenehmen Geschmack. Deshalb tolerieren Patienten die orale Aufnahme nur selten. Alternativ kann eine Oligopeptiddiät oral angeboten werden. Der Geschmack ist besser, da hier die Aminosäuren in Dreier-Ketten vorliegen. Die Pflegenden überwachen die enterale und parenterale Ernährung. Sie kontrollieren regelmäßig das Gewicht. Bessern sich die Symptome und sind die Entzündungsparameter rückläufig, kann langsam mit dem Kostaufbau begonnen werden, z. B. nach folgendem Schema:
- Kohlenhydratphase (nahezu ballaststofffrei)
- Kohlenhydrat-/Eiweißphase (nahezu ballaststoff- und fettfrei)
- Erweiterte Kohlenhydrat-/Eiweißphase
- Beginn mit Fetten, evtl. anfänglich MCT (*mittelkettige Triglyzeride*)
- Leichte Vollkost ohne Zucker.

In der Remission muss der Patient keine spezielle Diät einhalten, sondern er darf essen, was er verträgt. Wichtig ist, dass er sein Gewicht hält bzw. zunimmt und keine Mangelerscheinungen hat sowie ausreichend trinkt, um Flüssigkeitsverluste durch den Durchfall auszugleichen.

## Chirurgische Behandlung
Versagt die konservative Therapie oder treten Komplikationen auf, ist eine Resektion des gesamten entzündeten Dickdarms einschließlich des Rektums erforderlich (*Proktokolektomie*). Dabei sind verschiedene Operationstechniken möglich (➤ Abb. 5.44):
- **Rektokolektomie mit submuköser Proktektomie.** Der Chirurg entfernt den Dickdarm und das Rektum, belässt jedoch den Schließapparat und die sehr sensible Schleimhaut des Rektums. Aus der untersten Dünndarmschlinge bildet

**Tab. 5.9** Vergleichende Übersicht Morbus Crohn – Colitis ulcerosa (GIT = Gastrointestinaltrakt, MDP = Magen-Darm-Passage).

|  | **Morbus Crohn** | **Colitis ulcerosa** |
|---|---|---|
| **Lokalisation** | • Abschnittsweiser Befall von terminalem Ileum und Kolon, selten Befall des gesamten GIT | • Beginn im Rektum, kontinuierliche Ausbreitung nach proximal, äußerst selten bis ins terminale Ileum |
| **Symptome** | • Drei bis sechs Durchfälle pro Tag, selten blutig<br>• Darmkrämpfe, Schleimabgang<br>• Appendizitisähnliche Symptome<br>• Schubweiser Verlauf ohne vollständige Ausheilung | • Bis zu 30 blutig-schleimige Durchfälle pro Tag<br>• Darmkrämpfe, Leibschmerzen, Temperaturerhöhung<br>• Meist chronisch-rezidivierender Verlauf mit zwischenzeitlicher Abheilung |
| **Diagnostik** | • Anamnese und körperliche Untersuchung (z. B. Stuhlfrequenz? Blutauflagerung? Fisteln? Abszesse?)<br>• Blut: BB (Anämie?), Entzündungsparameter (BSG, Leukozyten)<br>• Stuhlkultur und Serologie (Ausschluss infektiöser Ursachen, z. B. Yersinien, Salmonellen)<br>• Rekto-/Koloskopie mit Biopsie<br>• Evtl. Kolonkontrasteinlauf<br>• Bei Morbus Crohn: Suche nach weiteren Herden durch MDP, Endoskopie des oberen GIT | |
| **Komplikationen** | • Stenosen, Fisteln, Abszesse<br>• Malabsorption mit Gewichtsverlust<br>• Selten Perforation und Entartung | • Ulzerationen mit Blutungen, Abszesse<br>• Toxisches Megakolon mit septischem Krankheitsbild<br>• Stark erhöhtes Kolonkarzinomrisiko |
| **Konservative Therapie** | • Im schweren Schub parenterale Ernährung oder Elementardiät<br>• Milchfreie Kost bei Patienten mit Unverträglichkeit von Laktose<br>• Medikamentöse Therapie | |
| **Chirurgische Therapie** | • Bei Komplikationen chirurgisch (so sparsam wie möglich resezieren). Fast alle Patienten müssen irgendwann operiert werden<br>• Hohe Rezidivrate<br>• Meist keine Heilung | • Bei Komplikationen oder Versagen der konservativen Therapie chirurgisch: Proktokolektomie, möglichst kontinenzerhaltend mit ileoanalem Pouch (➤ Abb. 5.44) |

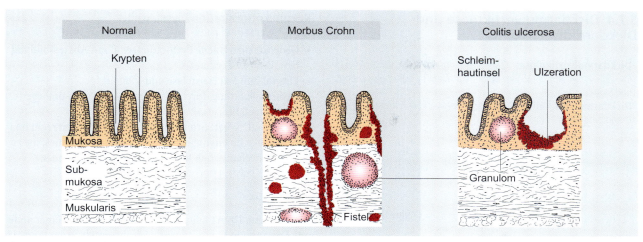

**Abb. 5.43** Morbus Crohn und Colitis ulcerosa im Vergleich. Während die Ulzerationen bei der Colitis ulcerosa auf Mukosa und Submukosa begrenzt sind, ergreifen sie bei Morbus Crohn alle Wandschichten und führen häufig zur Fistelbildung. Bei beiden Erkrankungen findet man rundliche, granulomatöse Entzündungsherde. [L190]

er zum Ersatz der Ampullenfunktion ein Reservoir (*ileoanaler Pouch*) und anastomosiert es an den Analkanal. In aller Regel erhält der Patient bis zur sicheren Ausheilung der Anastomosen ein doppelläufiges Ileostoma, das nach drei bis vier Monaten zurückverlegt wird. Vorteil dieser Operationstechnik ist der Kontinenzerhalt, d. h. der Patient wird nicht dauerhaft zum Stomaträger
- **Proktokolektomie mit endständigem Ileostoma.** Dabei kann das Ileostoma entweder inkontinent (*konventionell*) oder kontinent (z. B. mit Kock-Reservoir) angelegt werden.

Auch Patienten nach langjährigem Krankheitsverlauf rät der Arzt zur Operation, um einem Kolonkarzinom zuvorzukommen.

### Prognose
Die Prognose hängt von der Schwere und Dauer der Erkrankung sowie den auftretenden Komplikationen ab.

### Pflege bei chirurgischer Behandlung
*Pflege vor, während und nach Operationen* ➤ Kap. 4
*Perioperative Pflege bei Operationen am Magen-Darm-Trakt* ➤ 5.3.1
*Stomatherapie und Stomapflege* ➤ 5.3.4
*Pflege bei Kolon- und Rektumresektion* ➤ 5.7.6

### Patientenberatung
- **Selbsthilfegruppe.** Die Deutsche Morbus Crohn/Colitis ulcerosa Vereinigung e. V. (DCCV) ist der Selbsthilfeverband für die über 300.000 Menschen mit CED in Deutschland
- **Schwangerschaft.** Grundsätzlich können Frauen mit einer CED Kinder bekommen. Nach Möglichkeit sollte die Schwangerschaft in einer Ruhephase der Erkrankung geplant werden. Manche Medikamente, die bei CED eingesetzt werden, stellen in der Schwangerschaft ein Problem dar. Darüber sollen Frauen mit Kinderwunsch unbedingt vor der Schwangerschaft mit dem behandelnden Arzt sprechen
- **Psyche.** Bislang ist kein überzeugender Nachweis gelungen, dass spezifische Persönlichkeitsstrukturen oder Konflikte ursächlich für eine CED sind. Dennoch beobachten viele Betroffene, dass belastende Ereignisse einen Krankheitsschub auslösen können. Vor diesem Hintergrund sind eine begleitende psychologische Betreuung sowie Entspannungstechniken sinnvolle Maßnahmen
- **Sport.** Eine Studie wies nach, dass Sport den Bedarf an Medikamenten (z. B. Kortison) signifikant reduziert, dass die Patienten eine verbesserte Körperwahrnehmung und einen verbesserten Allgemeinzustand besitzen, dass sie weniger Ängste und Depressionen haben und sich ihre Arbeitsfähigkeit steigert. [8]

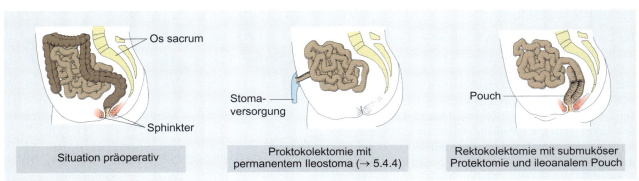

**Abb. 5.44** Chirurgische Therapieverfahren bei Colitis ulcerosa. [L190]

## 5.7.4 Dickdarmdivertikulose und Dickdarmdivertikulitis

**Dickdarmdivertikulose:** Zahlreiche, meist falsche Divertikel (➤ 5.5.4, ➤ Abb. 5.45) im Kolon, vor allem in Colon descendens und Sigma.
**Dickdarmdivertikulitis:** Entzündung der Wand und meist auch der Umgebung eines Kolondivertikels.

Kolondivertikel sind die häufigsten Divertikel des Verdauungstrakts.

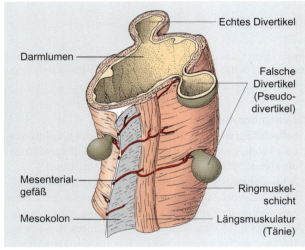

**Abb. 5.45** Echte und falsche Kolondivertikel. Bei den echten Divertikeln stülpt sich die gesamte Darmwand aus, bei den falschen Divertikeln nur Mukosa und Submukosa. Besonders schwach ist die Darmwand an den Eintrittsstellen von Blutgefäßen. [L190]

### Krankheitsentstehung

**Dickdarmdivertikel** entstehen durch eine Darmwandschwäche (konstitutionell, im Alter) in Kombination mit erhöhtem Darminnendruck. Begünstigend wirken ballaststoffarme Ernährung, Obstipation, Adipositas und Bewegungsmangel.

Ursache einer **Divertikulitis** ist Darminhalt, der sich in der Aussackung staut und die Divertikelwand reizt.

### Symptome und Befund

Die Divertikulose bleibt meist symptomlos. Bei einer Divertikulitis klagen die Patienten typischerweise über krampfartige Schmerzen im linken Unterbauch, die oft nach dem Essen zu- und nach erfolgter Defäkation abnehmen, über Stuhlunregelmäßigkeiten (Verstopfungen, Durchfälle) und Meteorismus. Die Symptome ähneln denen einer akuten Appendizitis. Da die Schmerzen im linken Unterbauch lokalisiert sind, wird die Divertikulitis häufig auch als **Linksappendizitis** bezeichnet. Blut- und Schleimbeimengungen im Stuhl sowie Fieber sind möglich. Bei der Untersuchung lässt sich mitunter eine walzenförmige Resistenz im linken Unterbauch tasten.

### Komplikationen der Divertikulitis

- Gedeckte oder offene Perforation, evtl. mit Abszessbildung bzw. diffuser Peritonitis
- Fistelbildung zu Harnblase und Vagina
- Divertikelblutung durch Arrosion („*Annagen*") umliegender Blutgefäße
- Insbesondere bei chronischem Verlauf entstehen recht häufig narbige Einengungen (*Stenosierung*) des Darmes, die zu einem mechanischen Ileus (➤ 5.7.1) führen können.

### Diagnostik

Oft wird eine Divertikulose zufällig bei Abklärung einer anderen Erkrankung diagnostiziert. Ansonsten stellt der Arzt die Diagnose durch Kolonkontrasteinlauf oder Koloskopie. Wegen der Perforationsgefahr sind diese beiden Untersuchungen bei akuter Divertikulitis allerdings kontraindiziert.

### Behandlung

Die *nichtperforierte Divertikulitis* behandelt der Arzt zunächst konservativ. Unter Bettruhe, parenteraler Ernährung für fünf bis sieben Tage, lokaler Eisblase und i. v.-Antibiotika heilt der akute Schub fast immer aus. Zur Linderung krampfartiger Bauchschmerzen verabreichen die Pflegenden auf Arztanordnung Spasmolytika (z. B. Buscopan®). Peristaltikanregende Laxanzien und Einläufe sind wegen der Perforationsgefahr kontraindiziert.

Bei Versagen der konservativen Therapie, Perforationsverdacht, häufigen Rezidiven oder Stenosierung reseziert der Chirurg den betroffenen Darmabschnitt. Muss während der akuten Entzündung oder bei gedeckter oder freier Perforation operiert werden, führt der Chirurg meist eine Diskontinuitätsresektion nach Hartmann durch (➤ Abb. 5.46).

Wichtig ist die langfristige Stuhlregulierung durch ballaststoffreiche Ernährung.

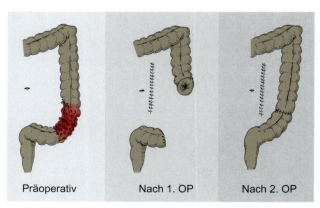

**Abb. 5.46** Diskontinuitätsresektion nach Hartmann. Im ersten Eingriff reseziert der Chirurg den erkrankten Sigmaabschnitt und legt eine Kolostomie an. Den Rektumstumpf verschließt er blind. Im zweiten Eingriff (Wochen bis Monate nach dem ersten Eingriff) wird das Enterostoma zurückverlagert und so die Kontinuität des Darmes wiederhergestellt (rechts). [L190]

## Pflege

*Pflege vor, während und nach Operationen* ➤ Kap. 4
*Perioperative Pflege bei Operationen am Magen-Darm-Trakt* ➤ 5.3.1
*Stomatherapie und Stomapflege* ➤ 5.3.4
*Pflege bei Kolon- und Rektumkarzinom* ➤ 5.7.6

Die Pflegenden führen nach Arztanordnung die konservativen Maßnahmen durch. Bei operativer Therapie hängen die pflegerischen Maßnahmen von der geplanten und durchgeführten Operation ab.

### 5.7.5 Dickdarmpolypen

> **Dickdarmpolyp:** Benigner Tumor, der meist von der Darmschleimhaut ausgeht (*Adenom*) und bei 10 % der Erwachsenen auftritt. In 50 % der Fälle im Rektum lokalisiert.
> Bei mehr als 100 Polypen spricht man von einer **Polyposis intestinalis.** Eine Sonderform ist die erbliche **familiäre Polypose** (*Adenomatosis coli*, kurz *FAP* = *familiäre adenomatöse Polypose*). Gilt als obligate Präkanzerose und betrifft vorwiegend junge Menschen ab dem 20. Lebensjahr.

### Krankheitsentstehung

Bei der Entstehung von **Dickdarmpolypen** spielen wahrscheinlich die Ernährungsgewohnheiten in den hoch entwickelten Industrieländern (viel Fleisch und tierische Fette, wenig Ballaststoffe) eine Rolle. Dafür spricht, dass die Polypen vor allem in Europa und Nordamerika und gehäuft in höherem Lebensalter auftreten.

Die **familiäre Polypose** ist eine autosomal dominant vererbte Erkrankung, bei der die Kolonschleimhaut von Adenomen förmlich übersät ist. Eine Genanalyse kann klären, ob Familienmitglieder des Betroffenen ebenfalls Träger der Erkrankung sind.

### Symptome, Befund und Diagnostik

Einzelne kleine Polypen verursachen kaum Beschwerden und werden meist zufällig bei einer Dickdarmuntersuchung aus anderen Gründen diagnostiziert. Mitunter können kleinere Mengen Blut (Nachweis von okkultem Blut im Stuhl) abgesetzt werden. Einige Adenomformen können große Mengen Schleim sezernieren und so zu einem Kalium- und Eiweißmangel führen (➤ Abb. 5.47). Bei großen Polypen kommt es zu Passagestörungen (Ileus, Malabsorption), zu abdominellen Schmerzen und Koliken. Patienten mit familiärer Polypose klagen über häufige Stuhlgänge und intermittierende Durchfälle, oft verbunden mit Blut- oder Schleimbeimengungen.

Die Diagnose sichert der Arzt durch Koloskopie mit Biopsie.

### Behandlung

Wegen des Entartungsrisikos der Adenome wird jeder Polyp (endoskopisch) abgetragen (**Polypektomie,** ➤ Abb. 5.48) und histologisch beurteilt. Der Patient sollte in regelmäßigen Abständen nachuntersucht werden. Bei größeren Adenomen und Passagestörungen kann eine Dickdarmteilresektion erforderlich sein.

Bei einer familiären Polypose ist immer eine Proktokolektomie angezeigt, da praktisch jeder Patient früher oder später ein Karzinom entwickelt.

### Pflege

*Pflege vor, während und nach Operationen* ➤ Kap. 4
*Perioperative Pflege bei Operationen am Magen-Darm-Trakt* ➤ 5.3.1
*Stomatherapie und Stomapflege* ➤ 5.3.4
*Pflege bei Kolon- und Rektumkarzinom* ➤ 5.7.6

Zur endoskopischen Polypenabtragung bereiten die Pflegenden den Patienten vor wie zur Koloskopie (endoskopische Untersuchungen ➤ 1.3.6). Nach dem Eingriff achten sie vor allem auf Zeichen einer Nachblutung, z. B. Blut im Stuhl.

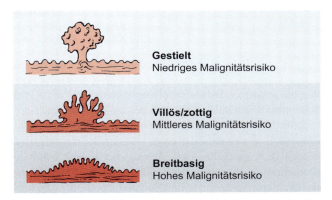

**Abb. 5.47** Unterschiedliche Wuchsformen von Dickdarmpolypen. Das Entartungsrisiko ist bei breitbasig wachsenden Polypen höher als bei gestielten. [L190]

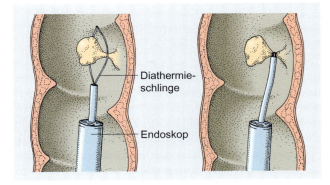

**Abb. 5.48** Polypektomie mit Hochfrequenz-Diathermieschlinge. Die Schlinge wird um den Stiel des Polypen gelegt und zugezogen. Durch Hochfrequenzstrom erhitzt sich der Schlingendraht, durchtrennt den Polypenstiel und wirkt gleichzeitig durch Eiweißgerinnung und Gewebeverkochung blutstillend. [L190]

## 5.7.6 Kolon- und Rektumkarzinom

**Kolon-** und **Rektumkarzinom** (*Dickdarm-* bzw. *Mastdarmkarzinom, kolorektales Karzinom*): Zweithäufigster bösartiger Tumor in industrialisierten Ländern. Histologisch meist Adenokarzinom. Altersgipfel 50.–70. Lebensjahr, Verhältnis Männer:Frauen = 3:2 (➤ Abb. 5.49).

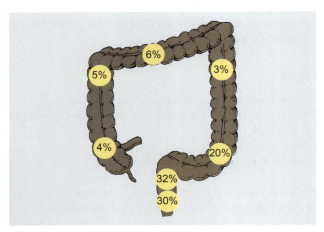

Abb. 5.49 Prozentuale Verteilung der Dickdarmkarzinome auf die einzelnen Kolonabschnitte. Über 70 % der Karzinome liegen in Sigma und Rektum, ca. 30 % können bereits durch die rektale Untersuchung entdeckt werden. [L190]

### Krankheitsentstehung

Wie die gutartigen Dickdarmpolypen kommt das Kolon- und Rektumkarzinom in Ländern, in denen ballaststoffreiche Nahrungsmittel verzehrt werden, wesentlich seltener vor als in Ländern, in denen die Ballaststoffe aus der Nahrung entfernt werden (z. B. geschälter Reis, Auszugsmehl). Eine familiäre Häufung weist auf genetische Einflüsse hin. Als **Präkanzerosen** (*Karzinomvorstufen*) gelten **Polypen** – besonders die vererbte **familiäre Polyposis** (➤ 5.7.5) – und die **Colitis ulcerosa** (➤ 5.7.3).

### Symptome und Befund

Symptome treten meist spät auf. Deshalb wird ab dem 50. Lebensjahr jährlich eine Tastuntersuchung des Rektums und ein Test auf okkultes Blut im Stuhl (➤ 5.3.2) und ab dem 55. Lebensjahr die Durchführung einer Koloskopie als Screeningmethode empfohlen und bezahlt. Hierbei können etwaige Polypen oder Adenome prophylaktisch abgetragen werden. Der untersuchte Patient braucht dann in den nächsten fünf Jahren nicht mit dem Auftreten eines Dickdarmkarzinoms zu rechnen. Jede Stuhlunregelmäßigkeit ohne erklärbare Ursache, z. B. Obstipation und Diarrhö (auch abwechselnd auftretend), ist bei Menschen ab dem 40. Lebensjahr verdächtig auf ein Kolon- oder Rektumkarzinom. Da die Patienten diesem Symptom aber oft lange Zeit keine Beachtung schenken, kommen sie erst bei weiteren Beschwerden, z. B. Blut im Stuhl, Gewichtsabnahme, krampfartige Schmerzen und Ileussymptome (durch die Tumorstenose) zum Arzt (➤ Abb. 5.50, ➤ Abb. 5.51). Durch die chronischen, oft unbemerkten Blutverluste entsteht eine Anämie.

### Diagnostik

Besteht aufgrund der Anamnese der Verdacht auf ein Kolon- oder Rektumkarzinom, führt der Arzt zunächst eine rektal-digitale Untersuchung durch. Die weitere Diagnostik umfasst eine Koloskopie mit Biopsie, Endosonografie, Doppelkontrasteinlauf sowie Sonografie des Abdomens. Bei tief liegenden Rektumtumoren wird mittels Sphinktermanometrie die Funktion des Schließmuskels geprüft. Die Blutuntersuchung zeigt evtl. eine Anämie sowie eine BSG- und CEA-Erhöhung.

Der Metastasensuche dienen Röntgenaufnahmen des Thorax, Urografie und CT. Wiederholte Bestimmungen der Tumormarker CEA und CA 19–9 ermöglichen eine Verlaufskontrolle.

### Behandlung

**Kurative Behandlung**

> Ziel der Operation bei einem Kolon- oder Rektumkarzinom ist die En-bloc-Entfernung (➤ Abb. 5.52) des Tumors mit ausreichendem Sicherheitsabstand unter Mitnahme der regionären Lymphknoten.

- Als **adjuvante** (*unterstützende*) Therapie kann eine Chemotherapie (vorzugsweise mit 5-Fluoruracil) durchgeführt werden, beim Rektumkarzinom auch eine postoperative Radio- oder Radio-Chemotherapie. Die adjuvante Therapie

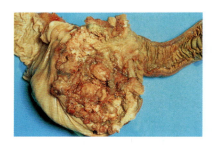

Abb. 5.50 Adenokarzinom im Zökumbereich (Operationspräparat). Der große, blumenkohlartig wachsende Tumor hat die Darmlichtung eingeengt und zu einem Ileus geführt. [E538]

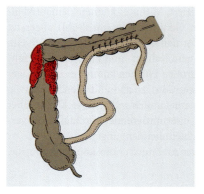

Abb. 5.51 Seit-zu-Seit-Ileotransversostomie zur Umgehung einer tumorbedingten Stenose bei inoperablem Kolonkarzinom. Dieser palliative Eingriff verhindert einen mechanischen Ileus. [L190]

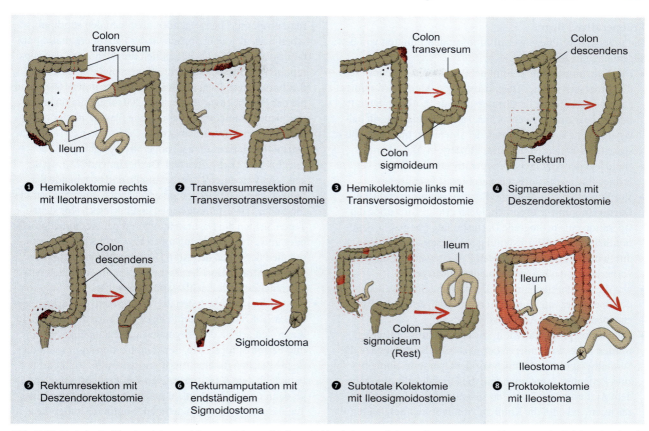

Abb. 5.52 Typische En-bloc-Resektionsverfahren an Kolon und Rektum (*Diskonituitätsresektion nach Hartmann* ➤ Abb. 5.46, *Rektokolektomie mit submuköser Proktektomie* ➤ Abb. 5.44). [L190]

mit monoklonalen Antikörpern (Panorex®) befindet sich noch im experimentellen Stadium

- **Einzeitiges Vorgehen.** Der Operateur näht unmittelbar nach der Darmresektion die beiden Darmstümpfe End-zu-End aneinander. Wegen der Gefahr einer Anastomoseninsuffizienz ist dieses Vorgehen bei Dickdarmileus oder perforiertem Tumor nicht möglich
- **Zweizeitiges Vorgehen.** Der Operateur reseziert in der ersten Operation den tumortragenden Darmabschnitt, anastomosiert die Darmenden und legt zum Anastomosenschutz proximal der Anastomose ein doppelläufiges Enterostoma an. Nach einigen Wochen findet die zweite Operation statt, in welcher der Operateur das Stoma zurückverlegt und damit die Darmkontinuität wiederherstellt. Sonderform des zweizeitigen Vorgehens ist die **Diskontinuitätsresektion nach Hartmann,** bei der das distale Darmende (*aboraler Stumpf*, meist Rektumstumpf) nach der Darmresektion blind verschlossen und das proximale Darmende (*oraler Stumpf*, meist Colon descendens) als endständiges Enterostoma ausgeleitet, d. h. in die Bauchwand eingenäht wird (➤ Abb. 5.46). In einer zweiten Operation schneidet der Operateur das Enterostoma aus der Bauchwand und anastomosiert die beiden Darmstümpfe miteinander (➤ Abb. 5.46)
- **Dreizeitiges Vorgehen.** Insbesondere für Patienten in sehr schlechtem Allgemeinzustand geeignet. Der Chirurg legt in der ersten Operation ein doppelläufiges Enterostoma an. In der zweiten Operation wird dann der tumortragende Darmabschnitt reseziert und in der dritten Operation das Stoma zurückverlagert.

> **Postoperative Komplikationen nach Kolon- oder Rektumresektion**
> - Blutung
> - Verlängerte Darmatonie
> - Anastomoseninsuffizienz. Warnzeichen: Faulig riechendes, kotiges Drainagesekret, (lokaler) Druckschmerz, Abwehrspannung, Fieber, Leukozytose
> - Blasenentleerungsstörungen (v. a. nach Rektumresektion oder -amputation)
> - Potenzstörungen (v. a. nach Rektumresektion oder -amputation)
> - Enterostoma-Komplikationen (➤ 5.3.4).

### Pflege bei Kolon- und Rektumresektion

*Pflege vor, während und nach Operationen* ➤ Kap. 4
*Perioperative Pflege bei Operationen am Magen-Darm-Trakt* ➤ 5.3.1
*Stomatherapie und Stomapflege* ➤ 5.3.4

## Präoperative Pflege

Die präoperative Pflege weicht in folgenden Punkten von den allgemeinen Regeln ab:

- Der **Nahrungsabbau** beginnt bei Patienten mit stenosierenden Prozessen mit der Diagnosestellung. Meist wird sofort auf eine parenterale Ernährung umgestellt. Alle anderen Patienten bekommen zwei bis vier Tage vor dem Eingriff ballaststoffarme Kost, am Vortag der Operation nur noch Flüssigkeit. Bei Patienten in stark reduziertem Allgemeinzustand legt der Arzt meist präoperativ einen ZVK und verordnet eine hochkalorische, parenterale Ernährung
- Vor Eingriffen an Kolon und Rektum ist eine gründliche **Darmreinigung** erforderlich. Meist erfolgt am Vortag der Operation eine orthograde Darmspülung ( ➤ 5.3.1). Kontraindiziert ist die Darmspülung bei hochgradigen Stenosen durch das Karzinom. Bei diesen Patienten erfolgt die Darmvorbereitung nach Anordnung des Chirurgen
- Um die Keimbesiedelung im Darm und damit das Risiko postoperativer Infektionen zu reduzieren, erhält der Patient eine **perioperative Antibiose**
- Steht schon präoperativ fest, dass ein Enterostoma gelegt werden muss, informieren der Arzt oder die Pflegenden die Stomatherapeuten, die noch vor der Operation Kontakt zum Patienten aufnehmen und die Stomalokalisation mit dem Arzt und dem Patienten zusammen festlegen und anzeichnen. Arbeitet die Klinik nicht mit Stomatherapeuten zusammen, übernehmen die Pflegenden und der Arzt in Absprache deren Aufgaben ( ➤ 5.3.4)
- Die **Rasur** erfolgt nach Hausstandard. Bei Eingriffen am Rektum rasieren die Pflegenden auch den Anal- und Gesäßbereich bzw. kürzen die Haare. Dies gilt auch bei geplanter Rektumresektion, da sich evtl. erst intraoperativ herausstellt, ob eine Rektumamputation notwendig ist.

## Postoperative Pflege

- **Bewegung.** Postoperativ lagern die Pflegenden den Patienten mit leicht erhöhtem Oberkörper. Nach Rektumamputation mildert ein weiches Kissen die Schmerzen beim Sitzen und Liegen. Reicht dies nicht aus, kann eine Antidekubitusmatratze helfen. Ein Gummiring erleichtert vielen Patienten das Sitzen, im Liegen ist er eher ungünstig, da er die Gluteen komprimiert und dadurch einen mittelbaren Druck auf die perineale Wunde (perineal: von Perineum = *Damm*) ausübt. Meist ist eine Frühmobilisation am 1. postoperativen Tag möglich
- **Magensonde.** Sobald die Magensonde weniger als 300 ml/Tag fördert, kann sie entfernt werden. Dies ist ganz überwiegend am 1.–2. postoperativen Tag der Fall
- **Blasenkatheter.** Nach Eingriffen im Bereich des Kolons ist meist nur für ein bis drei Tage ein (meist suprapubischer) Blasenkatheter notwendig. Nach Rektumoperationen sind Blasenentleerungsstörungen sehr häufig und länger dauernd (nach Rektumamputationen evtl. mehrere Wochen). Deshalb verbleibt der Blasenkatheter nach Eingriffen am Rektum für fünf bis sieben Tage. Liegt ein suprapubischer Blasenkatheter, beginnt am 5.–6. postoperativen Tag das Blasentraining. Die Pflegenden klemmen den suprapubischen Blasenkatheter ab. Sobald der Patient erstmals Spontanurin ausgeschieden hat, öffnen die Pflegenden den suprapubischen Blasenkatheter und messen die ablaufende Restharnmenge. Liegt die Restharnmenge unter 100 ml und hat der Patient zuvor mindestens 200 ml Spontanurin ausgeschieden, kann der suprapubische Blasenkatheter entfernt werden (Arztrücksprache)
- **Darmstimulation.** Eine postoperative Darmatonie über zwei bis drei Tage ist normal. Die beginnende Darmtätigkeit zeigt sich durch Darmgeräusche und abgehende Blähungen. Die erste Defäkation erfolgt nach präoperativer orthograder Darmspülung häufig erst nach sechs bis sieben Tagen. Fehlen die Darmgeräusche, ist das Abdomen gebläht oder muss der Patient aufstoßen bzw. erbrechen, informieren die Pflegenden den Arzt. Dieser ordnet ggf. Maßnahmen zur Stimulation der Darmtätigkeit an. Manchen Patienten helfen auch feucht-warme Leibwickel
- **Kostaufbau.** In den ersten drei postoperativen Tagen muss der Patient Nahrungs- und Flüssigkeitskarenz einhalten. In dieser Zeit achten die Pflegenden auf regelmäßige Soor- und Parotitisprophylaxe. Bei komplikationslosem Verlauf (keine Zeichen für eine Anastomoseninsuffizienz) darf der Patient ab dem 4. postoperativen Tag zunächst schluckweise, dann unbegrenzt trinken und ab dem 6. postoperativen Tag flüssige Kost zu sich nehmen. Kommt darunter die Darmtätigkeit in Gang, kann die Kost weiter aufgebaut werden, bis am 8.–10. postoperativen Tag Schonkost erreicht ist. Bei Patienten mit Enterostoma kann die Kost (nach Arztanordnung) meist zügiger aufgebaut werden
- **Enterostoma** ( ➤ 5.3.4).

> **VORSICHT**
> Nach kurativen wie palliativen Eingriffen am Rektum können rektale Manipulationen (z. B. rektale Temperaturmessung, Verabreichung von Suppositorien) Verletzungen der Anastomose oder des Resttumors verursachen. Auch nach Resektionen höher gelegener Darmabschnitte, z. B. nach Sigmaresektion, ist das Verabreichen von Klysmen oder Einläufen nicht erlaubt, um die Anastomose nicht zu gefährden.

## Patientenberatung

Je nach Größe und Lokalisation des entfernten Darmabschnitts muss sich der Patient auf eventuelle Veränderungen von Stuhlfrequenz und -konsistenz einstellen:

- Eine Hemikolektomie rechts, Transversumresektion und Sigmaresektion bleiben in aller Regel ohne Folgen für Stuhlkonsistenz und Häufigkeit der Stuhlentleerung
- Nach einer linksseitigen Hemikolektomie wird der Stuhl weicher (es wird nicht mehr so viel Flüssigkeit resorbiert), und die Entleerungsfrequenz steigt auf durchschnittlich zwei- bis dreimal täglich
- Nach einer Kolektomie scheidet der Patient wässrigen, elektrolytreichen und recht aggressiven Stuhl aus. Noch in der Klinik berät die Diätassistentin den Patienten über die geeignete Ernährung.

## Prognose

Das kolorektale Karzinom hat mit einer Fünf-Jahres-Überlebensrate von 50 %, bei Operationen in frühen Stadien ohne Fernmetastasen von 80 %, eine relativ günstige Prognose. Eine regelmäßige Tumornachsorge ist zur Früherkennung von Lokalrezidiven und Metastasen notwendig.

## 5.8 Erkrankungen der Analregion

### 5.8.1 Hämorrhoiden

**Hämorrhoiden:** Krampfaderähnliche, knotige Erweiterungen des submukösen arterio-venösen Schwellkörpers im Analkanal.

### Krankheitsentstehung

Wichtig scheint eine familiäre Disposition zu einer Bindegewebsschwäche zu sein. Begünstigende Faktoren sind Entzündungen der Analregion, chronische Obstipation, Schwangerschaft und eine vorwiegend sitzende Tätigkeit, weil sich dadurch das Blut im Gefäßgeflecht staut. Aufgrund der anatomischen Gefäßsituation sind Hämorrhoiden bevorzugt bei 3, 7 und 11 Uhr in Steinschnittlage zu finden.

### Symptome und Befund

Hämorrhoiden lassen sich in vier Schweregrade einteilen:
- **Stadium I.** Die Patienten haben keine Schmerzen. Gelegentlich finden sich hellrote Blutauflagerungen auf dem Stuhl, manchmal juckt der After (*Pruritus ani*)
- **Stadium II.** Größere Knoten fallen bei der Stuhlentleerung durch Pressen vor (*Prolaps*) und schmerzen. Nach der Defäkation schieben sich die Knoten aber wieder von allein in den Analkanal zurück (*spontane Reposition*). Dieses Stadium ruft durch begleitende Entzündungen Beschwerden wie Brennen, Nässen, Hitzegefühl, selten auch geringe Blutauflagerungen auf dem Stuhl hervor
- **Stadium III.** Der Prolaps bildet sich nicht von allein zurück, er lässt sich aber manuell zurückschieben. Entzündungen, ödematöse Schwellung, starke Schmerzen bei und nach jedem Stuhlgang und auch beim Sitzen sowie quälender Juckreiz und Schleimabsonderungen kommen hinzu
- **Stadium IV.** Die ständig vorgefallenen Hämorrhoidalknoten sind eingeklemmt (*inkarzeriert*) und lassen sich nicht mehr in den Analkanal zurückdrücken (*nicht reponibel*). Diese eingeklemmten Knoten bereiten den Patienten heftigste Schmerzen.

**Komplikationen** sind massive Blutungen, Ausbildung von Nekrosen und Ulzerationen bei permanentem Prolaps der Knoten, Infektion und die schmerzhafte Thrombosierung.

### Diagnostik

Die Diagnosesicherung erfolgt durch die Analinspektion (dabei fordert der Untersucher den Patienten auf, wie zum Stuhlgang zu pressen), durch die rektal-digitale Untersuchung und durch die Prokto-Rektoskopie, die gleichzeitig dem Karzinomausschluss dient.

### Behandlung

**Allgemeine Maßnahmen**
Zu den allgemeinen Maßnahmen gehören die Reduktion von bestehendem Übergewicht, die Obstipationsprophylaxe (➤ 5.2.7) und das Waschen der Analregion nach jedem Stuhlgang.

In frühen Stadien kann mit lokaler Applikation von schmerzstillenden und entzündungshemmenden Salben und Zäpfchen (z. B. Recto-Serol®-Salbe, Anusol® Supp.) sowie durch Sitzbäder mit entzündungshemmenden Zusätzen (z. B. Kamille) eine Linderung der Beschwerden erreicht werden. Kalt-feuchte Umschläge ermöglichen manchmal durch ihre abschwellende Wirkung ein Hineindrücken von vorher nicht reponiblen prolabierten Knoten in den Analkanal (➤ Abb. 5.53).

**Sklerosierung**
Bei stärkeren Beschwerden im Stadium I und II können die Hämorrhoiden verödet (*sklerosiert*) werden. Dabei injiziert der Arzt ein Verödungsmittel in Höhe der Knoten unter die Rektumschleimhaut, sodass die Knoten vernarben und sich innerhalb weniger Wochen zurückbilden. Eine andere Möglichkeit ist das Anlegen einer *Gummiligatur*, wodurch die Knoten nekrotisieren und nach ca. einer Woche abfallen.

**Hämorrhoidektomie**
Bei Hämorrhoiden im Stadium III und IV ist die operative Entfernung in Vollnarkose angezeigt (*Hämorrhoidektomie*). Dabei

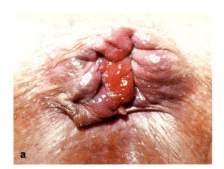
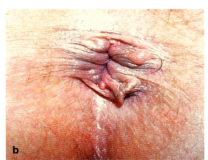

**Abb. 5.53 a)** Entzündlich geschwollene Hämorrhoiden. **b)** Deutlicher Rückgang nach zweiwöchiger Salbenbehandlung. [U127]

löst der Operateur die Knoten vom darunter liegenden Schließmuskel, unterbindet die versorgenden Blutgefäße und trägt die Knoten ab.

**Komplikationen nach Hämorrhoidektomie**
- Blutung
- Stuhlinkontinenz (meist temporär)
- Stenose des Analkanals (selten)
- Perianalthrombose. Durch Pressen bei der Stuhlentleerung kann eine perianale Vene akut thrombosieren. Es bildet sich ein extrem schmerzhafter, bläulicher, harter Knoten. Rasche Linderung bringt die chirurgische Stichinzision mit anschließendem Ausdrücken des Thrombus.

## Pflege

*Pflege vor, während und nach Operationen* ➤ *Kap. 4 Perioperative Pflege bei Operationen am Magen-Darm-Trakt* ➤ *5.3.1*

**Präoperative Pflege**
Es genügt die Entleerung des Rektums z. B. durch ein Klysma. Eine vollständige Dickdarmentleerung ist nicht notwendig. Die Haare der Perianalregion werden entfernt.

**Postoperative Pflege**
- Bei der Patientenbeobachtung insbesondere auf Nachblutungen im Analbereich achten
- Patienten vorzugsweise in Seiten- oder Bauchlage lagern (lassen)
- 6–8 Std. postoperativ kann der Patient wieder leichte Kost essen (Anästhesieprotokoll beachten)
- Verband am ersten postoperativen Tag abnehmen (evtl. vorher anfeuchten) und die offene Wunde nach jedem Stuhlgang sowie morgens und abends mit lauwarmen Wasser abduschen (lassen). Danach Salbentupfer auflegen (z. B. mit Bepanthen®-Salbe) oder trocken verbinden (Einmalnetzhose mit Vorlage). Sitzbäder nach Arztanordnung durchführen
- Obstipationsprophylaxe (z. B. mit Agiolax®), um die Schmerzen bei der Stuhlentleerung zu reduzieren. Ggf. Schmerzmittelgabe vor dem Stuhlgang.

## 5.8.2 Anal- und Rektumprolaps

**Analprolaps:** Vorfallen und äußerliches Sichtbarwerden der Analschleimhaut.
**Rektumprolaps:** Vorfallen und äußerliches Sichtbarwerden des Rektums.

Häufigste Ursache des **Analprolaps** (➤ Abb. 5.54) sind Hämorrhoiden. Der Sphinkterapparat ist meist intakt, der Sphinktertonus jedoch vermindert. Hauptbeschwerden des Patienten sind wiederholte Blutungen und evtl. eine leichte In-

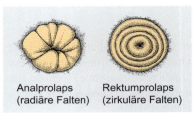

Abb. 5.54 Anal- und Rektumprolaps. [L190]

kontinenz (verschmutzte Wäsche). Die Diagnose wird durch Inspektion (Patienten pressen lassen) gestellt. Die Behandlung besteht vornehmlich in der Beseitigung der Hämorrhoiden (➤ 5.8.1).

Der **Rektumprolaps** ist durch eine Schwäche des Beckenbodens bedingt. Demzufolge sind ältere Frauen und Frauen, die mehrere Geburten hatten, bevorzugt betroffen. Auch hier stellt der Arzt die Diagnose durch Inspektion. Therapeutisch ist nach manueller Reposition eine operative Fixierung des Rektums an der Beckenwand (*Rektopexie*) mit Beckenbodenstraffung erforderlich.

## 5.8.3 Analabszesse und Analfisteln

**Analabszess** (*anorektaler Abszess, periproktitischer Abszess*): Abszess im Analbereich.
**Analfistel:** Krankhafte, röhrenförmige Verbindung zwischen der äußeren Analregion (*äußere Fistelöffnung*) und dem Analkanal/Rektum (*innere Fistelöffnung*). Über den **Fistelkanal** entleert sich eitriges Sekret nach außen, es ist evtl. mit Stuhl vermischt. Gehäuftes Auftreten bei Morbus Crohn (➤ 5.7.3).

### Krankheitsentstehung

Am Beginn des Krankheitsgeschehens steht fast immer eine Entzündung der um den inneren Sphinkter herum gelegenen *Proktodealdrüsen*. Von hier aus breitet sich die Entzündung weiter aus (*Periproktitis*), und es kommt zur Abszessbildung. Abszesse können spontan perforieren, sodass Fisteln entstehen (➤ Abb. 5.55). Das sich entleerende Sekret ruft weitere Entzündungen und einen narbigen Umbau hervor, wodurch sich bindegewebige, stabile Fistelgänge zwischen innerem Analkanal und äußerer Analregion ausbilden (*komplette Fisteln*). Mitunter verschließt sich die Fistelöffnung, sodass der Fistelkanal blind endet (*inkomplette Fisteln*). Bei langjähriger Krankheitsdauer kann ein System aus Fistelgängen entstehen.

### Symptome, Befund und Diagnostik

Analabszesse sind sehr schmerzhaft und gehen mit Schwellung, Rötung und evtl. Fieber einher. Hat sich eine Fistel gebildet, verschwinden die Schmerzen. Die äußere Fistelöffnung macht sich durch entsprechend verschmutzte Unterwäsche bemerkbar und ist bei der Inspektion sichtbar. Die innere Fistelöffnung lässt sich bei der rektalen Untersuchung mit dem Finger manchmal als kleines Knötchen tasten.

## Behandlung

Die einzig wirksame Behandlung ist die chirurgische Spaltung der Abszesse und das Ausschneiden der bindegewebigen Fistelgänge unter Schonung des Sphinkterapparates zur Beibehaltung der Stuhlkontinenz. Die Wundtaschen werden bis zur vollständigen Abheilung offen gehalten, täglich gespült und mit locker aufgeschüttelten Kompressen tamponiert. Mindestens einmal am Tag nimmt der Patient ein kurzes Sitzbad und duscht nach jeder Defäkation. 99 % der Analabszesse und -fisteln heilen durch die Behandlung über kurz oder lang aus.

## Pflege

*Pflege nach Hämorrhoidektomie* ➤ 5.8.1

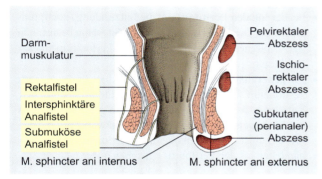

**Abb. 5.55** Analfisteln und Analabszesse. [L190]

### 5.8.4 Analkarzinom

**Analkarzinom:** Seltener bösartiger Tumor im *Analkanal* oder am *Analrand*. Histologisch meist Plattenepithelkarzinom.

## Symptome, Befund und Diagnostik

Leitsymptome des **Analkarzinoms** sind:
- Schmerzen
- Fremdkörpergefühl
- Juckreiz im Analbereich
- Veränderungen der Stuhlbeschaffenheit und der Stuhlfrequenz
- Blutauflagerungen auf dem Stuhl
- Kontinenzstörungen.

Die Diagnosestellung erfolgt wie beim Kolon-Rektum-Karzinom (➤ 5.7.6).

## Behandlung

Therapiert wird das Analkanalkarzinom in der Regel mit einer kombinierten Strahlen- und Chemotherapie. Ist nach Abschluss der Behandlung noch ein Resttumor nachweisbar, so ist eine Rektumamputation mit Anlage eines Enterostomas (➤ 5.7.6) erforderlich.

## Prognose

Die Prognose ist mit einer Fünf-Jahres-Überlebensrate von nur 20–40 % für das Analkanalkarzinom und etwa 50 % für das Analrandkarzinom relativ schlecht.

## Pflege

*Pflege nach Hämorrhoidektomie* ➤ 5.8.1

### 5.8.5 Weitere Erkrankungen der Analregion

#### Analfissur

**Analfissur:** Schmerzhafter Längsriss der Analschleimhaut, in Steinschnittlage meist bei 6 Uhr.

## Krankheitsentstehung und Einteilung

Ursache der Erkrankung ist meist ein erhöhter Sphinktertonus. Man unterscheidet
- Die **frische Fissur** mit glatten und gut durchbluteten Wundrändern
- Die **chronische Fissur** mit verdickten, wallartigen Rändern.

## Symptome, Befund und Diagnostik

Die Patienten haben während der Defäkation und auch ½–1 Std. danach stechende Schmerzen. Mitunter finden sich Blutauflagerungen auf dem Stuhl. Die Diagnose wird durch Inspektion und Proktoskopie gestellt. Immer muss ein Analkarzinom ausgeschlossen werden.

## Behandlung

Die Behandlung der akuten Fissur erfolgt durch subkutanes Einspritzen eines Lokalanästhetikums, durch anästhesierende Salben und entzündungshemmende Zäpfchen. Der Stuhlgang wird medikamentös und durch entsprechende Ernährung weich gehalten. Bei Erfolglosigkeit dieser Maßnahmen und bei chronischer Fissur wird unter Narkose der innere Sphinktermuskel bei 9 Uhr eingekerbt (*Sphinktermyotomie*). Alternativ kann versucht werden, den Sphinkter konservativ mit einem Analdehner zu weiten.

## Pflege

*Pflege nach Hämorrhoidektomie* ➤ 5.8.1

#### Pilonidalsinus

**Pilonidalsinus** (*Steißbeinzyste*, *Dermoidzyste*): Fistelbildung über dem Steißbein. Die Ursache ist noch nicht geklärt. Ätiologisch diskutiert werden in die Haut eingewachsene Haare, angeborene Missbildungen und traumatologische Ursachen. Hauptsächlich bei Männern im 20.–30. Lebensjahr auftretend.

**Symptome, Befund und Diagnostik**
Bei einer akuten Entzündung klagt der Patient über Schmerzen, und in der Steißbeinregion ist eine entzündliche Rötung mit Schwellung sichtbar. Evtl. bildet sich ein Abszess. Die *chronische* Form zeigt sich v. a. durch Juckreiz und Fistelsekretion. Meist lässt sich das Krankheitsbild per Blickdiagnose bestimmen.

**Behandlung**
Bei der akuten Infektion eröffnet und saniert der Chirurg zunächst den Abszess. Nach Rückbildung der Entzündungszeichen bzw. bei reizlosem Pilonidalsinus erfolgt die kurative Behandlung: Dabei schneidet der Chirurg den Pilonidalsinus bis auf die Steißbeinfaszie radikal aus und entfernt das gesamte fisteltragende Gewebe.

## 5.9 Erkrankungen des Peritoneums

Nur sehr selten gehen Erkrankungen des Peritoneums vom Peritoneum selbst aus. Ganz überwiegend ist das Peritoneum bei schweren Erkrankungen der Bauchorgane sekundär betroffen.

> **Verkleben des Peritoneums**
> Die verschiedenen Schädigungen (z. B. Infektionen, mechanische oder chemische Reize) können zu entzündlichen Verklebungen des Peritoneums führen. Diese Reaktion schützt den Gesamtorganismus vor Infektionen.
> Bei Perforationen von Bauchorganen können das Peritoneum und insbesondere das große Netz den Defekt bis zu einem gewissen Grad abdecken. In günstigen Fällen gelingt dem Organismus dadurch die lokale Begrenzung der Keimausbreitung und Infektion (man spricht von einer gedeckten Perforation).
> Das Verkleben des Peritoneums kann auch Komplikationen verursachen. So kann die mit jeder abdominellen Operation verbundene Verletzung des Peritoneums zu erheblichen postoperativen Adhäsionen und Entwicklung derber Narbenstränge (*Briden*) führen. Diese können die Beweglichkeit des Darms beeinträchtigen und durch Unterbrechung der Darmpassage einen mechanischen Ileus (➤ 5.7.1) hervorrufen.

### 5.9.1 Peritonitis

> **Peritonitis:** Lokale (*örtlich begrenzte*) oder generalisierte (*über die gesamte Bauchhöhle ausgedehnte*) Entzündung des Bauchfells. Vor allem die generalisierte Peritonitis ist ein lebensbedrohliches Krankheitsbild mit einer Letalität bis zu 50 %.

**Krankheitsentstehung und Einteilung**

**Peritonitiden** können nach verschiedenen Kriterien eingeteilt werden.

**Primäre/sekundäre Peritonitis**
- Bei der mit ca. 1 % aller Peritonitiden seltenen **primären Peritonitis** gelangen Infektionserreger ganz überwiegend durch hämatogene Streuung mit dem Blut in das Peritoneum. Beispiel ist die im Rahmen einer Pneumokokkenpneumonie auftretende Pneumokokkenperitonitis
- Die **sekundäre Peritonitis** entsteht als Komplikation einer Verletzung oder Erkrankung eines Bauchorgans, etwa als Perforations- oder Durchwanderungsperitonitis, z. B. Perforation eines Ulkus, Appendizitis, Tumorperforation, Durchwanderung beim Gallenblasenempyem, Strangulationsileus, Morbus Crohn, Colitis ulcerosa, Anastomoseninsuffizienz.

> Eine sekundäre Peritonitis ist stets Symptom einer dringend behandlungsbedürftigen abdominellen Erkrankung oder Verletzung.

**Lokale/generalisierte Peritonitis**
- Bei der **lokalen Peritonitis** ist die Entzündung (noch) umschrieben. Der Kreislauf des Kranken ist wenig beeinträchtigt. Typisches Beispiel ist die gedeckte Perforation eines Hohlorgans (➤ 5.7.2, ➤ Abb. 5.57)
- Die **generalisierte** (*diffuse*) **Peritonitis** betrifft das gesamte Peritoneum. Die dabei auftretenden pathophysiologischen Vorgänge (➤ Abb. 5.56) schädigen den gesamten Organismus. Eine generalisierte Peritonitis kann von Beginn der Erkrankung an vorliegen oder aus einer unzureichend behandelten lokalen Peritonitis entstehen.

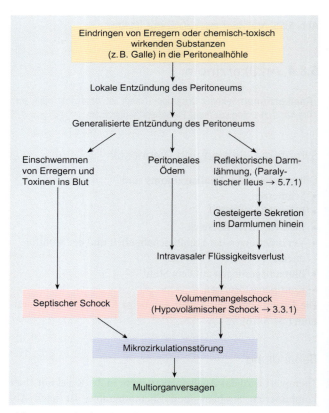

**Abb. 5.56** Pathophysiologische Vorgänge bei generalisierter Peritonitis. Bei schneller Erregeraussaat kann das Stadium der lokalen Entzündung fehlen.

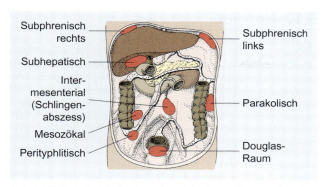

**Abb. 5.57** Typische Lokalisationen intraabdomineller Abszesse. [L190]

### Akute/chronische Peritonitis

Die meisten Peritonitiden verlaufen akut oder hochakut. Nur selten, etwa bei der Tuberkulose oder bei rheumatischen Erkrankungen, handelt es sich um ein chronisches Krankheitsgeschehen.

### Symptome und Befund

Leitsymptome der Peritonitis sind Bauchschmerzen, Abwehrspannung des Abdomens und eine zunehmende Darmparalyse.

- Eine lokale Peritonitis verursacht einen starken, aber örtlich eingegrenzten Bauchschmerz
- Charakteristisch für eine generalisierte Peritonitis sind diffuse, immer stärker werdende Bauchschmerzen

> **VORSICHT**
> Bei einer postoperativen Peritonitis sind die Schmerzen aufgrund der postoperativen Schmerzmittelgabe evtl. abgeschwächt oder gar nicht vorhanden bzw. in ihrem Charakter verändert.

- Die *Abwehrspannung* der Bauchmuskulatur ist am stärksten über dem Entzündungsherd. Meist nimmt der Patient von sich aus eine Schonhaltung ein und vermeidet Bewegungen. Im Extremfall ist der gesamte Bauch „bretthart"
- Infolge der Entzündung entsteht eine zunehmende *Darmatonie* bis hin zum *paralytischen Ileus* mit Stuhl- und Windverhalt, geblähtem Abdomen und „Totenstille" über dem Abdomen, d. h. es sind keine Darmgeräusche auskultierbar (➤ 5.7.1).

Hinzu treten allgemeine Symptome wie Fieber, Übelkeit und Erbrechen sowie Tachykardie, Hypotonie und rückläufige Urinausscheidung als Zeichen des Volumenmangels. Bei schwerer generalisierter Peritonitis entwickelt sich rasch ein septischer Schock, der zum Multiorganversagen führen kann (➤ 5.3.1).

### Diagnostik und Differentialdiagnose

Diagnostik und Differentialdiagnose entsprechen der bei akutem Abdomen (➤ 3.3.2).

### Behandlung

Die primäre Peritonitis kann meist konservativ behandelt werden. Bei der sekundären Peritonitis hingegen ist fast immer eine Laparotomie erforderlich, um möglichst viele Keime bzw. Toxine zu entfernen und die Ursache der Peritonitis zu beseitigen.

#### Etappenlavage und offene Bauchbehandlung

Bei schwerer Peritonitis (➤ Abb. 5.58) ist häufig eine **Etappenlavage** indiziert. Nach der ersten Laparotomie wird der Patient alle ein bis zwei Tage in den Operationssaal gebracht. Dort öffnet der Chirurg den provisorischen Bauchdeckenverschluss bzw. entfernt die Abdeckung, spült die Bauchhöhle und entfernt Fibrinbeläge und Nekrosen. Diese Behandlung wird so lange fortgesetzt, bis die Infektion sicher beherrscht ist und die Bauchdecke spannungsfrei verschlossen werden kann. Dies kann bei einer schweren Peritonitis wochenlang dauern.

### Pflege

*Pflege vor, während und nach Operationen* ➤ Kap. 4
*Perioperative Pflege bei Operationen am Magen-Darm-Trakt* ➤ 5.3.1

Postoperativ ist eine mehrtägige, oft sogar eine mehrwöchige Behandlung des Patienten auf der Intensivstation erforderlich. Auch während der gesamten Dauer einer Etappenlavage wird der Patient auf der Intensivstation versorgt. Hier steht v. a. die

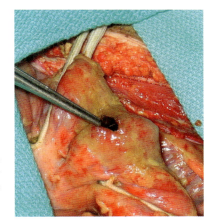

**Abb. 5.58** Intraoperativer Situs bei schwerer generalisierter Peritonitis nach Kolonperforation. [E839]

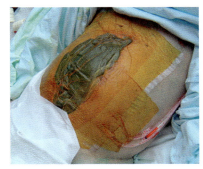

**Abb. 5.59** Die offene Bauchwunde kann nach Abschluss der Lavagen mit einer Vakuumpumpe versorgt werden, wenn die Bauchdecke nicht spannungsfrei verschlossen werden kann. [E439]

Überwachung und Stabilisierung der Vitalfunktionen im Vordergrund.

Nach der Verlegung auf die Allgemeinstation ist die Entzündung zwar beherrscht und das Abdomen verschlossen, meist ist der Patient jedoch sehr geschwächt. Aus diesem Grund wird mit dem Kostaufbau und ggf. auch der Mobilisation meist erst später und dann auch vorsichtiger begonnen als üblich.

### 5.9.2 Peritonealkarzinose

> **Peritonealkarzinose:** Multiple Metastasenabsiedlung auf dem Peritoneum mit Aszitesbildung und peritonealen Verklebungen. Meist Sekundärerkrankung bei fortgeschrittenen malignen Tumoren des Bauchraums, selten vom Peritoneum selbst ausgehend.

In seltenen Fällen liegt der **Peritonealkarzinose** ein primärer Tumor des Bauchfells (*Peritonealmesotheliom*) zugrunde.

#### Symptome, Befund und Diagnostik

Leitsymptom der Peritonealkarzinose ist ein Aszites (➤ 6.2.2). In späteren Stadien kommen eine Tumorkachexie und ein langsam entstehender, mechanischer Ileus hinzu. Der mechanische Ileus ist auch die Hauptindikation für eine stationäre Aufnahme in die Chirurgie.

Bei vielen Patienten ist zum Zeitpunkt der Aszitesbildung der Primärtumor bekannt.

Manchmal ist jedoch der Aszites das erste Symptom der fortgeschrittenen Tumorerkrankung. Dann führt der Arzt eine Aszitespunktion durch und lässt das Punktat laborchemisch und zytologisch untersuchen.

#### Behandlung

Bei einer metastatisch bedingten Peritonealkarzinose sind in aller Regel nur noch palliative Maßnahmen möglich. Ob bei bis dahin unbekannter Tumorerkrankung eine Operation des Primärtumors sinnvoll ist, hängt vom Einzelfall ab.

#### Pflege

*Pflege vor, während und nach Operationen* ➤ Kap. 4
*Perioperative Pflege bei Operationen am Magen-Darm-Trakt* ➤ 5.3.1
*Pflege bei Ileus* ➤ 5.7.1

Wie bei anderen unheilbar Kranken auch orientieren sich die Pflegenden bei allen Maßnahmen soweit wie möglich (evtl. auch nach Rücksprache mit dem Arzt) an den Wünschen des Patienten und helfen ihm, seine letzten Lebenswochen und -monate nach seinen Vorstellungen zu gestalten.

## 5.10 Hernien

> **Hernie** (griech. Hernos = *Knospe*, auch: *Bruch*): Abnorme sackartige Ausstülpung des Peritoneums (*Bruchsack*) durch eine Bauchwandlücke (*Bruchpforte, Bruchring*) hindurch und Vorwölbung von Baucheingeweiden (*Bruchinhalt, Bruchsackinhalt*) in den Bruchsack.
> **Gleithernie** (*Pseudohernie*): Hernie, deren peritonealer Bruchsack teilweise oder ganz fehlt. Die vorgefallenen Eingeweide bilden selbst einen Teil des Bruchsacks. Betrifft Eingeweide, die nur auf einer Seite von Peritoneum überzogen sind (➤ Abb. 5.60).

Von einem **Prolaps** (*Eingeweidevorfall*) spricht man bei vorfallenden Eingeweiden nach offenen Verletzungen oder Operationen. Die Eingeweide sind nicht von Peritoneum bedeckt.

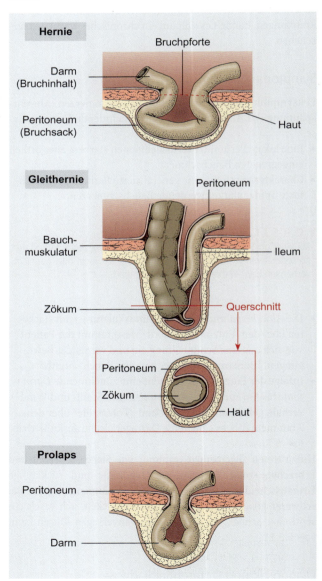

**Abb. 5.60** Hernie, Gleithernie und Prolaps. [L190]

> Hernien entstehen an „Schwachstellen" der Bauchmuskulatur. Typische „Schwachstellen" sind der Leistenkanal, der Nabel und Narben.

## Einteilung

Hernien werden eingeteilt nach
- Ihrer Entstehung in **angeborene** und **erworbene Hernien**
- Ihrer Lokalisation in **äußere** und **innere Hernien**
- Ihren Komplikationen in **reponible, irreponible** und **inkarzerierte** (*eingeklemmte*) **Hernien**.

## Krankheitsentstehung

**Angeborene Hernien** haben ihre Ursache im fehlenden Verschluss embryonal bestehender Peritonealausstülpungen. Zu den angeborenen Hernien gehören z. B. die kindlichen Nabelhernien (> 5.9.4) und ein Teil der indirekten Leistenhernien.

Die häufigeren **erworbenen Hernien** entstehen durch anlagebedingte oder z. B. durch eine Verletzung entstandene Schwäche der Bauchwand. Begünstigt werden sie durch einen über längere Zeit erhöhten intraabdominellen Druck, etwa bei Adipositas, chronischer Obstipation oder Schwangerschaft.

## Symptome, Befund und Diagnostik

**Äußere Hernien**
Die mit 95 % aller Hernien sehr häufigen **äußeren Hernien** (z. B. Leisten-, Schenkel-, Nabel- und Narbenhernien, > Abb. 5.61) treten durch die Bauchwand nach außen. Ihre Symptome sind relativ einheitlich und unterscheiden sich nur durch ihre Lokalisation:
- Im Bereich der Bruchpforte findet sich in Abhängigkeit von der Bruchsackgröße eine tast- oder sichtbare Vorwölbung
  - Bei **reponiblen Hernien** kann diese Vorwölbung in den Bauchraum zurückgedrückt werden. Auch eine spontane Reposition ist möglich. Bei Erhöhung des intraabdominalen Drucks (z. B. beim Husten, Niesen, Schreien, Pressen) stülpt sich die Hernie aus
  - Bei einer **irreponiblen Hernie,** z. B. durch Verwachsungen zwischen Bruchinhalt und Bruchsack, kann die Hernie nicht mehr zurückgedrängt werden
- Die Bruchregion ist häufig mäßig schmerzhaft, insbesondere bei Belastung
- Befinden sich Darmteile im Bruchsack, sind über der Vorwölbung Darmgeräusche auskultierbar.

Bei äußeren Hernien stellt der Arzt die Diagnose anhand der körperlichen Untersuchung.

> Bei Patienten über 45 Jahren führt der Chirurg immer eine digitale Untersuchung des Rektums sowie bei Verdacht auf ein Kolonkarzinom (Anamnese, okkultes Blut im Stuhl) eine Untersuchung des Kolons durch, um eine symptomatische Hernie durch ein Kolon-Rektum-Karzinom auszuschließen.

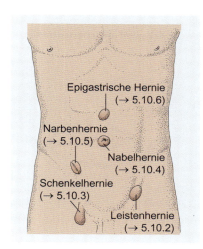

**Abb. 5.61** Lokalisation wichtiger äußerer Hernien. [L190]

**Innere Hernien**
Die seltenen **inneren Hernien** sind von außen nicht sichtbar.

Am häufigsten und gleichzeitig die einzige innere Hernie, die dem Patienten früh Beschwerden bereitet, ist die Hiatushernie (> 5.5.3). Innere Hernien, die sich in die Peritonealtaschen des Abdomens ausstülpen (z. B. in die Bursa omentalis), führen meist erst bei Komplikationen, z. B. einem Ileus, zu Beschwerden.

## Komplikationen

- Bei der **kompletten Inkarzeration** (> Abb. 5.62) kommt es zum einen zu einer Unterbrechung der Stuhlpassage mit mechanischem Ileus (> 5.7.1), zum anderen zu einer Ischämie der Darmwand mit lebensbedrohlichem Absterben von Darmgewebe (*Darmgangrän*) und nachfolgender Durchwanderungsperitonitis (> 5.9.1). Die Region des Bruchs ist hochschmerzhaft und mitunter gerötet. Der Patient entwickelt die Symptome des akuten Abdomens (> 3.3.2)
- Bei einer **inkompletten Inkarzeration** (*Darmwandbruch, Littré-Hernie, Richter-Littré-Hernie*) wird nur ein Teil der Darmwand eingeklemmt. Da die Stuhlpassage erhalten bleibt, verläuft die inkomplette Inkarzeration zunächst relativ symptomarm und wird vielfach erst durch die Peritonitis infolge der lokalen Durchblutungsstörung bemerkt.

## Behandlung

**Konservative Therapie**
Jede symptomatische Hernie sollte grundsätzlich operiert werden. Nur in folgenden Fällen ist eine konservative Therapie sinnvoll:
- **Manuelle Hernienreposition bei frisch inkarzerierter Hernie.** Ist eine Hernie weniger als 4–6 Std. inkarzeriert und hat sie noch keine Peritonitis, keine lokalen Reizungen und keinen Ileus hervorgerufen, versucht der Arzt eine **manuelle Hernienreposition,** d. h. er versucht, den Hernieninhalt aus dem Bruchsack heraus in die freie Bauchhöhle

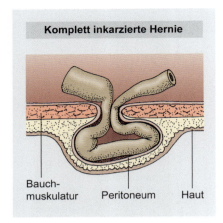
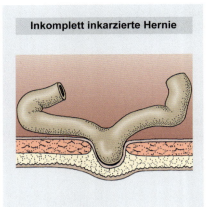

Abb. 5.62 Links: Komplett inkarzerierte Hernie. Die eingeklemmte Darmschlinge ist nicht ausreichend durchblutet, die Darmpassage unterbrochen. Rechts: Inkomplett inkarzerierte Hernie. Nur im eingeklemmten Teil der Darmwand ist die Durchblutung gestört. Der Darm ist noch durchgängig. [L190]

zurückzudrücken. Dabei legt der Arzt legt eine Hand trichterförmig um die Bruchpforte und streicht mit der anderen Hand den Bruchinhalt vorsichtig zur Bauchhöhle hin aus (➤ Abb. 5.63). Nach einer manuellen Hernienreposition überwachen Pflegende den Patienten sorgfältig auf Zeichen einer (weiter bestehenden) Einklemmung, da auch eine **Scheinreposition** möglich ist
- **Bruchband.** Bei nicht eingeklemmten Hernien inoperabler Patienten kann zur Inkarzerationsprophylaxe das ansonsten veraltete **Bruchband** angelegt werden. Es soll mittels mechanischer Kompression von außen ein Ausstülpen des Bruchsackes und dadurch eine mögliche Einklemmung verhindern.

### Herniotomie

**Herniotomie:** Operative Eröffnung des Bruchsacks. Im klinischen Sprachgebrauch auch synonym verwendet für die gesamte Bruchoperation, die eine Herniotomie und **Hernioplastik**, d.h. Verschluss oder Einengung der Bruchpforte, umfasst. Offen oder – bei nicht inkarzerierten Hernien – minimal invasiv (*laparoskopisch*) möglich.

Bei der Operation eröffnet der Chirurg zunächst den Bruchsack, verlagert den Bruchinhalt in die Bauchhöhle und beseitigt den Bruchsack (*Herniotomie*). Danach verschließt er die Bruchpforte oder engt sie zumindest stark ein (*Hernioplastik, Hernienreparation, Bruchpfortenverschluss*).

> **Hauptkomplikationen nach Hernienoperation**
> - Blutung
> - Verletzung nahe gelegener anatomischer Strukturen, etwa Nervenverletzungen (z. B. bei Fehleinschätzung des Bruchinhalts)
> - Peritonitis
> - Rezidivhernie.

Nicht eingeklemmte Hernien können zu einem geplanten Zeitpunkt, inkarzerierte Hernien, die nicht reponiert werden dürfen oder können, müssen sofort operiert werden. Durch die unzureichende Durchblutung bereits irreversibel geschädigte Darmabschnitte muss der Chirurg resezieren.

„Über einem eingeklemmten Bruch darf die Sonne weder auf- noch untergehen".

### Pflege

*Pflege vor, während und nach Operationen* ➤ Kap. 4
*Perioperative Pflege bei Operationen am Magen-Darm-Trakt* ➤ 5.3.1

Um einem Rezidiv vorzubeugen, beraten die Pflegenden den Patienten dahingehend, die Bauchmuskulatur in den ersten postoperativen Wochen nicht stark zu belasten, insbesondere keine schweren Lasten zu heben, und zum Stuhlgang nicht zu pressen. Aus diesem Grund raten sie in den ersten Wochen zu einem oralen Abführmittel. Inhalationen oder oral eingenommene schleimlösende Medikamente sowie Atemgymnastik erleichtern das Abhusten. Ggf. verordnet der Arzt hustenstillende Medikamente. Der Operierte soll beim Husten und Niesen die Hand gegen die Narbe drücken.

Prinzipiell sind spannungsfrei (mit Netz) versorgte Hernien früher belastbar als konventionell operierte.

Für das Verhalten nach Hernienoperation kann Patienten ein Merkblatt gegeben werden. Es informiert z. B. über:

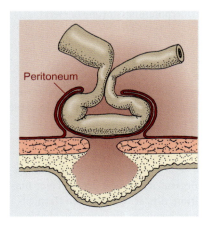

Abb. 5.63 Bei der en-bloc-Reposition wird die inkarzerierte Hernie in die Bauchhöhle zurückgedrängt ohne dass dabei die Einklemmung beseitigt wird. [L190]

- **Bekleidung.** In den ersten acht Tagen sollten Männer eine eng anliegende Unterhose tragen. Sie reduziert das Risiko der Hodenschwellung
- **Operationswunde.** Das Nahtmaterial wird vom Hausarzt entfernt
- **Stuhlgang.** Starkes Pressen sollte für drei Wochen vermieden werden. Bei entsprechender Disposition sollte ein Abführmittel eingesetzt werden
- **Körperliche Belastung** und **Arbeitsfähigkeit.** Zum Schutz der operierten Leistenregion sollte für zwei Wochen auf schwere körperliche Arbeit sowie das Heben von mehr als 10 kg verzichtet werden. Je nach Tätigkeit ist die Arbeitsfähigkeit ab der 2.–3. Wochen nach der Entlassung gegeben
- **Sport.** In Abhängigkeit von den auftretenden Belastungen der Leiste gilt ab Entlassung folgende Empfehlung:
  - Ab der 1. Woche leichte Sportarten wie Wandern
  - Ab der 2. Woche mittelschwere Sportarten wie Fahrradfahren, Joggen
  - Ab der 3. Woche alle Ballspiele (z. B. Fußball, Tennis, Golf) und Leistungssport
- **Sexualität.** Wenn keine Beschwerden vorliegen, ist Geschlechtsverkehr ab dem 10. Tag nach der Operation möglich.

Bei konventionell operierten Hernien oder Rezidivhernien verlängern sich diese Richtzeiten, da das Bindegewebe erst nach sechs bis zwölf Wochen zug- und druckstabil wird.

## 5.10.1 Leistenhernien

> **Leistenhernie** (*Hernia inguinalis*): Mit einem Anteil von ca. 75 % häufigste Hernie. Betrifft zu 90 % Männer.

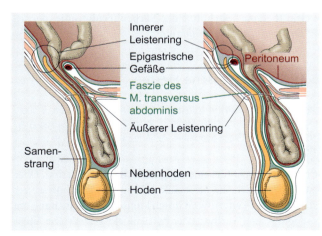

**Abb. 5.64** Links: Indirekte Leistenhernie. Sie tritt durch den inneren Leistenring lateral der epigastrischen Gefäße in den Leistenkanal ein. Rechts: Direkte Leistenhernie. Sie tritt nicht durch den inneren Leistenring ein, sondern wölbt sich z. B. bei hohem intraperitonealem Druck medial der epigastrischen Gefäße durch die hier sehr dünne Faszie des M. transversus abdominis in den Leistenkanal. [L190]

### Einteilung

- **Indirekte Leistenhernien** (➤ Abb. 5.64) treten am inneren Leistenring in den Leistenkanal ein, wölben sich entlang des Leistenkanals vor und treten durch den äußeren Leistenring nach außen. Sie können bis ins Skrotum (➤ Abb. 5.65) reichen und werden dann als **Skrotalhernien** bezeichnet
- **Direkte Leistenhernien** (➤ Abb. 5.64) wölben sich medial der epigastrischen Gefäße durch die dünne Faszie des M. transversus abdominis in den Leistenkanal und treten dann ebenfalls durch den äußeren Leistenring nach außen.

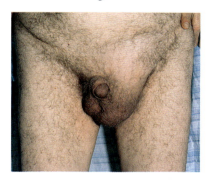

**Abb. 5.65** Leistenhernie, die sich bis ins Skrotum vorgewölbt hat (*Skrotalhernie*). [E508]

### Symptome, Befund und Diagnostik

Bei einer beginnenden Leistenhernie verspürt der Patient oft uncharakteristische Schmerzen an der Leiste. Die Vorwölbung des Bruchs, insbesondere beim Husten, Niesen oder Pressen, bemerken viele Patienten erst in späteren Stadien. Leitsymptome bei Inkarzeration sind zusätzliche Schmerzen, Übelkeit und Erbrechen (➤ 5.2.1).

Die Diagnosestellung ist meist anhand des klinischen Befundes möglich.

Trotz regelrechter Operation (➤ Abb. 5.66, ➤ Abb. 5.67) und optimalem postoperativen Verhalten tritt bei 5–10 % der Operierten ein Rezidiv auf. Eine ernste Spätkomplikation bei Männern ist die **Hodenatrophie** (durch operationstechnisch zu starke Einengung der Durchtrittspforte des Samenstranges). Davon betroffen sind 2–3 % aller operierten Männer.

## 5.10.2 Schenkelhernien

> **Schenkelhernie** (*Femoralhernie, Hernia femoralis*): Mit insgesamt 10 % aller Hernien zweithäufigste Hernie nach der Leistenhernie. Immer erworben. Betrifft vor allem Frauen zwischen dem 50. und 80. Lebensjahr. Wegen enger Bruchpforte hohe Inkarzerationsgefahr.

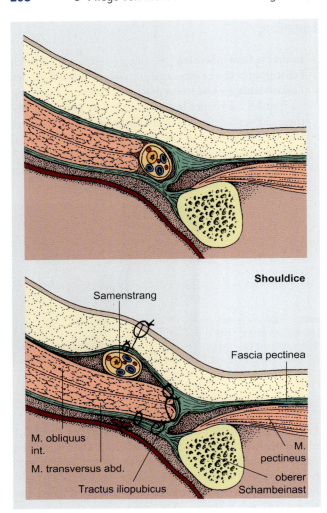

Abb. 5.66 Leistenhernienoperation. Oben die normalen anatomischen Verhältnisse, unten die Operation nach Shouldice, das Standardverfahren bei Leistenhernie. [L190]

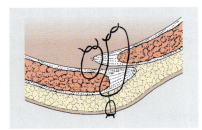

Abb. 5.67 Fasziendoppelung nach Mayo. [L190]

Die Bruchpforte der **Schenkelhernie** liegt unmittelbar unter dem Leistenband und medial der Femoralgefäße.

Die Symptomatik ist mit Leistenschmerz und Schmerzen beim Gehen uncharakteristisch. Deshalb bleiben Schenkelhernien oft über einen längeren Zeitraum unbemerkt und werden erst bei Inkarzeration diagnostiziert.

Da Repositionsversuche selten erfolgreich sind, besteht eine Indikation zur Operation.

### 5.10.3 Nabelhernien

**Nabelhernie** (*Hernia umbilicalis*): Angeborene oder erworbene Hernie mit Bruchpforte an der Nabelöffnung. Ungefähr 5 % der Hernien bei Erwachsenen. Hohes Inkarzerationsrisiko.

**Nabelhernien** bei Erwachsenen treten besonders häufig bei übergewichtigen, körperlich schwer arbeitenden oder schwangeren Frauen auf.

Leitsymptome sind Schmerzen und eine Vorwölbung der Nabelregion. Die Diagnose wird klinisch gestellt.

Nabelhernien beim Erwachsenen verschließen sich nie spontan und müssen immer operiert werden. Bei kleinen Nabelhernien von Säuglingen wartet der Arzt bis zum Ende des 1. Lebensjahres ab. 98 % der angeborenen Nabelhernien verschließen sich spontan.

### 5.10.4 Narbenhernien

**Narbenhernie** (*Hernia cicatricea, Hernia postoperativa*): Hernie im Bereich einer Operationsnarbe. Bruchpforte ist eine Muskelfaszien-Lücke im Verlauf der Narbe. Bevorzugtes Auftreten in den ersten drei Monaten nach dem Eingriff.

**Narbenhernien** entstehen vor allem, wenn sich eine abdominelle Narbe nicht ausreichend festigen kann, z. B. durch Wundinfektion, Anämie, Eiweißmangel oder Schnittführung in muskelschwachen Bauchwandanteilen. Schwere körperliche Arbeit kurz nach dem Eingriff begünstigt die Entstehung einer Narbenhernie. Patienten mit Adipositas, Diabetes mellitus, Tumorkachexie oder Asthma bronchiale sind besonders gefährdet.

Die Therapie besteht in einer **Narbenherniotomie** (*operative Entfernung der Narbenhernie*).

### 5.10.5 Epigastrische Hernie

**Epigastrische Hernie** (*supraumbilikale Hernie*, lat. supra = oberhalb, umbilicus = Nabel): Hernie im Bereich der Linea alba zwischen den beiden Mm. recti abdominis. Seltene Hernienform.

Charakteristisch für eine **epigastrische Hernie** sind Oberbauchschmerzen, die sich bei Bewegung oder Bauchpresse verstärken. Die Diagnose wird durch klinische Untersuchung und sonografischen Nachweis der Faszienlücke gestellt. Die Therapie besteht in der operativen Eröffnung des Bruchsacks, Reposition des Bruchinhaltes und ggf. Resektion eines inkarzerierten Netzteils.

# Literatur und Kontaktadressen

## LITERATURNACHWEIS

1. Hasse, Frank M.; Nürnberger, Hartwig; Pommer, Axel: Klinikleitfaden Chirurgie. 4. Auflage, Elsevier Verlag, München, 2006.
2. B. Braun Melsungen AG (Hrsg.), Fachwissen Stoma Care. Veröffentlicht unter: www.enterostoma.bbraun.de (Letzter Zugriff am 11.9.2012).
3. Stoll-Salzer, Elisabeth: Stomatherapie. 1. Aufl., Thieme Verlag, Stuttgart, 2005.
4. Deutsche Gesellschaft für Ernährungsmedizin e. V. (Hrsg.): Leitlinie Enterale Ernährung. Veröffentlicht unter: www.dgem.de/enteral.htm (Letzter Zugriff am 11.9.2012).
5. Medizinischer Dienst des Spitzenverbandes Bund der Krankenkassen e. V./MDS (Hrsg.): Grundsatzstellungnahme Ernährung und Flüssigkeitsversorgung älterer Menschen, Veröffentlicht unter: www.mds-ev.de/media/pdf/Grundsatzstellungnahme_Ernaehrung.pdf (Letzter Zugriff am 11.9.2012).
6. Deutsche Gesellschaft für Ernährung (Hrsg.): Ballaststoffe – kein überflüssiger Ballast. In: DGE aktuell 11/2008.
7. Kompetenznetz Darmerkrankungen (Hrsg.): Die CED-Medikamente der Wahl. Veröffentlicht unter: www.kompetenznetz-ced.de/index.php?medikamentearzt (Letzter Zugriff am 11.9.2012).
8. Martin: Schadet Bewegung bei chronisch entzündlichen Darmerkrankungen? In: Bauchredner 3/2002.
9. Deutsches Ernährungsberatungs- und -informationsnetz (Hrsg.): Obstipation – Verdauungsstörung Nr. 1. Veröffentlicht unter: www.er-naehrung.de/tipps/obstipation/obsti11.php (Letzter Zugriff am 11.9.2012).

## KONTAKTADRESSEN

- Deutsche Gesellschaft für Ernährungsmedizin: www.dgem.de
- Deutsche Gesellschaft für Ernährung: www.dge.de
- Medizinischer Dienst des Spitzenverbandes Bund der Krankenkassen e. V.: www.mds-ev.de
- Deutsche ILCO e. V. (*Deutsche Ileostomie-Colostomie-Urostomie-Vereinigung*): www.ilco.de
- Kompetenznetz Darmerkrankungen: www.kompetenznetz-ced.de
- Deutsche Mobus Crohn/Colitis ulcerosa Vereinigung e. V. (*DCCV*): www.dccv.de

# KAPITEL 6

# Pflege von Menschen mit Erkrankungen der Leber, der Gallenblase und -wege, des Pankreas und der Milz

| | | | | |
|---|---|---|---|---|
| 6.1 | Pflege in der Viszeralchirurgie: Leber, Gallenblase und -wege, Pankreas, Milz ... 211 | 6.4.6 | Portale Hypertension ... | 220 |
| 6.1.1 | Betroffene Menschen ... 211 | 6.4.7 | Leberverletzungen ... | 224 |
| 6.1.2 | Prävention ... 212 | 6.4.8 | Lebertransplantation ... | 225 |
| 6.1.3 | Rehabilitation ... 212 | | | |
| 6.1.4 | Patientenberatung ... 212 | 6.5 | Erkrankungen von Gallenblase und -wegen ... | 226 |
| 6.1.5 | Beobachten, Beurteilen und Intervenieren ... 213 | 6.5.1 | Perioperative Pflege ... | 226 |
| | | 6.5.2 | Cholelithiasis ... | 227 |
| 6.2 | Hauptbeschwerden und Leitsymptome bei Erkrankungen der Leber, der Gallenblase und -wege, des Pankreas und der Milz ... 213 | 6.5.3 | Cholezystitis ... | 229 |
| | | 6.5.4 | Cholangitis ... | 230 |
| | | 6.5.5 | Gallenblasen- und Gallengangskarzinom ... | 230 |
| 6.2.1 | Ikterus ... 213 | 6.5.6 | Operationen an Gallenblase und -wegen ... | 231 |
| 6.2.2 | Aszites ... 214 | | | |
| | | 6.6 | Erkrankungen des Pankreas ... | 232 |
| 6.3 | Der Weg zur Diagnose bei Erkrankungen der Leber, der Gallenblase und -wege, des Pankreas und der Milz ... 215 | 6.6.1 | Perioperative Pflege ... | 232 |
| | | 6.6.2 | Akute Pankreatitis ... | 233 |
| | | 6.6.3 | Chronische Pankreatitis ... | 234 |
| 6.3.1 | Laboruntersuchungen ... 215 | 6.6.4 | Pankreaszysten und -pseudozysten ... | 235 |
| 6.3.2 | Bildgebende Verfahren ... 215 | 6.6.5 | Pankreaskarzinom ... | 236 |
| 6.3.3 | Leberpunktion und Leberbiopsie ... 216 | 6.6.6 | Operationen am Pankreas ... | 237 |
| 6.3.4 | Laparoskopie ... 217 | 6.6.7 | Pankreastransplantation ... | 238 |
| | | | | |
| 6.4 | Erkrankungen der Leber ... 217 | 6.7 | Erkrankungen der Milz ... | 238 |
| 6.4.1 | Perioperative Pflege ... 217 | 6.7.1 | Perioperative Pflege ... | 238 |
| 6.4.2 | Leberabszess ... 218 | 6.7.2 | Splenomegalie und Hypersplenismus ... | 239 |
| 6.4.3 | Leberzysten ... 218 | 6.7.3 | Milzverletzungen ... | 239 |
| 6.4.4 | Gutartige Tumoren der Leber ... 219 | | | |
| 6.4.5 | Bösartige Tumoren der Leber ... 219 | | Literatur und Kontaktadressen ... | 240 |

Neben dem Magen-Darm-Trakt (➤ Kap. 5) gehören **Leber, Gallenblase** und **Pankreas** (*Bauchspeicheldrüse*) zu den Verdauungsorganen und damit zum Fachgebiet des *Allgemein-* oder *Viszeralchirurgen*. Die **Milz** ist zwar kein Verdauungsorgan, ist jedoch wegen ihrer räumlichen Nähe und der gemeinsamen Blutversorgung bei Erkrankungen der Verdauungsorgane oft mitbetroffen.

## 6.1 Pflege in der Viszeralchirurgie: Leber, Gallenblase und -wege, Pankreas, Milz

Erkrankungen dieser Organe sind vielfältig und von ihrem Schweregrad sehr unterschiedlich. Viele Erkrankungen haben leider einen chronischen (z. B. Leberzirrhose) oder bösartigen Hintergrund (z. B. Pankreaskarzinom), sodass die Behandlung und Pflege häufig nur auf eine Verbesserung der Beschwerden ausgerichtet ist. Entsprechend anspruchsvoll ist auch die psychische Begleitung dieser Menschen.

### 6.1.1 Betroffene Menschen

Viele Patienten mit Erkrankungen von Leber, Gallenwegen, Pankreas und Milz kommen mit akuten Beschwerden ins Krankenhaus, auch wenn die Erkrankung schon länger besteht. Die Beschwerden sind teilweise sehr heftig.

Andere Menschen mit Erkrankungen der Leber sind schwer krank und haben manchmal schon einen langen Krankheits- und Behandlungsweg hinter sich. Entsprechend schlecht ist der Allgemeinzustand; der Leidensdruck ist hoch. Viele Erkrankungen dieser Bauchorgane sind nicht kurativ zu behandeln.

## 6.1.2 Prävention

Da in Deutschland die häufigste Ursache für eine Leberzirrhose ein chronischer Alkoholabusus ist, sind der Verzicht auf Alkohol oder ein maßvoller Konsum die wichtigsten präventiven Maßnahmen. Alkohol gehört in Europa zu den legalen Drogen und zum täglichen Leben.

Verschiedene Aktionsprogramme für Jugendliche wollen aufklären und einem frühzeitigen Alkoholmissbrauch vorbeugen. Das Verbot, Alkohol an Jugendliche unter 16 Jahren zu verkaufen (Jugendschutzgesetz), ist eine der wichtigsten Präventionsmaßnahmen (➤ Abb. 6.1). [1]

Die **Hepatitis A** ist eine weltweit vorkommende Virusinfektion, die vornehmlich über kontaminierte Speisen übertragen wird. Sie tritt besonders häufig in tropischen Gebieten, im Mittelmeerraum und in Osteuropa auf. Die ständige Impfkommission (STIKO) am Robert Koch-Institut in Berlin empfiehlt deshalb die Hepatitis-A-Impfung vor Reisen in diese Regionen. [3]

Die **Hepatitis B** wird parenteral und sexuell übertragen. Die Eintrittspforten sind meist kleinste Verletzungen der Haut und Schleimhaut. Geschützter Geschlechtsverkehr ist eine wichtige präventive Maßnahme. In Deutschland wird jede Blutkonserve auf Hepatitis-Viren und -Antikörper getestet, sodass die Übertragung einer Hepatitis durch eine Transfusion selten geworden ist.

Besonders gefährdet sind Menschen, die beruflich in Kontakt mit Blut kommen können, z. B. Ärzte, Zahnärzte und Pflegende. Auch hier liegt eine Impfempfehlung der STIKO vor. Neben der Impfung gelten das Verbot von Recapping und die Entsorgung von spitzen Gegenständen in bruchsicheren, durchstichsicheren und verschließbaren Behältnissen als wichtigste Präventionsmaßnahmen. Der Gesetzgeber schreibt inzwischen die Verwendung von Kanülen und Blutentnahmesysteme mit integrierter Schutzausrüstung vor. [4] [5]

## 6.1.3 Rehabilitation

Vor allem Leber- und Pankreaserkrankungen erfordern aufgrund ihrer Schwere einen langen Rehabilitationsprozess.

Neben den körperlichen Aspekten kommt auch der psychischen Bewältigung der Krankheit große Bedeutung zu. Die Pflegenden sollten sich viel Zeit nehmen, um mit dem Patienten und seinen Angehörigen zu sprechen. Bei bösartigen Erkrankungen mit einer schlechten Prognose ist das Hinzuziehen eines Psychologen sinnvoll.

Von Operationen an den Gallenwegen und der Milz erholen sich die Betroffenen meist recht schnell. Die rasche Wiedererlangung der Selbstständigkeit steht an erster Stelle. Die Pflegenden mobilisieren den Patienten mehrmals am Tag und steigern Mobilisationszeit und -strecke in Absprache mit dem Arzt kontinuierlich. Meist kann der Patient nach wenigen Tagen das Krankenhaus verlassen.

Die Rehabilitation Alkoholkranker erfolgt in spezialisierten Einrichtungen. Nach der körperlichen Entgiftung, die einige Tage dauert, ist es notwendig, dass der Patient seine psychische Abhängigkeit bekämpft. Diese Entwöhnungsphase dauert mehrere Wochen bis Monate, manche Alkoholiker erleben den Rest ihres Lebens als Kampf gegen die Sucht. Es empfiehlt sich der regelmäßige Besuch einer Selbsthilfegruppe oder einer Suchtberatungsstelle. [6]

## 6.1.4 Patientenberatung

Da Leber, Gallenwege und Pankreas sehr eng mit der Verdauung in Verbindung stehen, ist häufig eine vorübergehende oder dauerhafte Änderung der Ernährungsgewohnheiten notwendig. Die Pflegenden beraten den Patienten und ziehen bei Bedarf eine Diätassistentin hinzu. Patienten mit **Gallensteinen** sollen Nahrungsmittel meiden, die bei ihnen Koliken auslösen. Besonders häufig sind dies fetthaltige und gebratene Speisen, Eier, Kohl, Vollkornprodukte, Kaffee, rohes Obst.

Patienten mit akuten oder chronischen **Lebererkrankungen** vertragen häufig keine fetthaltigen oder in Fett zubereiteten Speisen sowie keinen Kohl oder Hülsenfrüchte und meiden diese Nahrungsmittel meist von sich aus. Bei einer fortgeschrittenen Leberzirrhose wird die Eiweißzufuhr eingeschränkt, um einer *hepatischen Enzephalopathie* vorzubeugen. Bei Aszites ordnet der Arzt meist eine kochsalzarme Ernährung an. Bei **chronischen Pankreaserkrankungen** besteht häufig eine Fettverwertungsstörung, da das Pankreas nicht mehr genügend Lipase (*fettspaltendes Enzym,* ➤ 6.6.3) produziert. Deshalb sind für diese Patienten kleine, fettarme Mahlzeiten empfehlenswert. Patienten, die trotzdem anhaltend Kör-

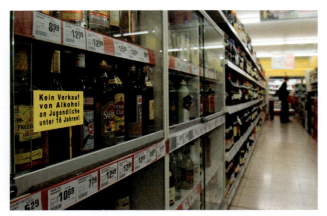

**Abb. 6.1** Praktizierter Jugendschutz – hier gibt es keinen Alkohol für Kunden unter 16 Jahren. [K115]

pergewicht verlieren, erhalten spezielle Fette, die *mittelkettigen Triglyzeride* (engl. *medium chain triglycerides,* kurz *MCT,* z. B. in CERES®-Öl), zu deren Verdauung keine Lipase erforderlich ist. Entwickelt sich aufgrund der gestörten Fettverwertung ein Mangel an fettlöslichen Vitaminen, werden diese parenteral zugeführt. Zusätzlich ist eine *Enzymsubstitution,* z. B. mit Kreon®, notwendig.

### 6.1.5 Beobachten, Beurteilen und Intervenieren

#### Ernährung

Die Ernährung ist bei Erkrankungen der Leber, der Bauchspeicheldrüse und der Gallenwege ein zentraler Aspekt. Viele Betroffene leiden zum Zeitpunkt der Krankenhausaufnahme schon unter Ernährungsstörungen und einem reduzierten Ernährungszustand. Mit der Bestimmung des Bodymass-Indexes sowie mit dem *Mini Nutritional Assessment/MNA* (➤ Abb. 5.2) lassen sich der Ernährungszustand und das Risiko einer Unterernährung einschätzen. [8] [10]

Diagnostik und Therapie erfordern häufig lange Phasen der Nahrungskarenz. Danach muss der Kostaufbau langsam vonstatten gehen. Erschwerend kommt hinzu, dass viele dieser Patienten unter extremer Appetitlosigkeit leiden. Pflegende zwingen appetitlose Patienten niemals zum Essen. Stattdessen überwachen sie den Kostaufbau und die Verträglichkeit der Speisen genau. Sie richten die Speisen appetitlich her und versuchen Essenswünsche, so weit wie möglich zu erfüllen. Bei Bedarf beziehen sie die Angehörigen ein.

#### Atmung

Viele Erkrankungen und Operationen an Leber, Gallenwegen, Pankreas und Milz gehen mit starken Oberbauchschmerzen einher, die dazu führen, dass der Patient nur oberflächlich atmet und Bronchialsekret nicht mehr ausreichend abhustet. Hinzu kommt häufig ein reduzierter Allgemeinzustand, v. a. bei chronischen Erkrankungen. Die Immunlage ist entsprechend eingeschränkt. Die Patienten sind deshalb stark pneumoniegefährdet.

#### Bewusstsein

V. a. bei der Leberzirrhose beobachten Pflegende sorgfältig die Bewusstseinslage des Patienten. Zunehmende Verlangsamung, Schläfrigkeit, Verwirrtheit, Konzentrationsstörungen, eine verwaschene Sprache, ein grobschlägiger Handtremor und eine Veränderung der Handschrift weisen auf eine hepatische Enzephalopathie hin.

Mäßig abhängige Alkoholiker durchleben „nur" ein Prädelir mit starker Unruhe, Reizbarkeit, Zittern und Schweißausbrüchen, jedoch ohne Orientierungsstörungen und Halluzinationen. Beim stark abhängigen Patienten geht das Prädelir rasch in ein „volles" Delir über. Der Patient ist zeitlich und örtlich hochgradig desorientiert und sehr unruhig, hat einen grobschlägigen Tremor, kann nicht schlafen, leidet unter Halluzinationen (z. B. Trugwahrnehmungen, typischerweise „kleine Tiere") und durchlebt Phasen extremer Angst oder Euphorie.

Einen Patienten im **Alkoholentzugsdelir** zu pflegen kann sehr unangenehm und frustrierend sein, etwa wenn der Patient desorientiert ist und sich wiederholt Infusionskanülen entfernt. Ist der Kranke sehr aggressiv, kann dies bei den Pflegenden auch Angst auslösen, insbesondere, wenn sie z. B. im Nachtdienst allein arbeiten. Es ist wichtig, dass die Pflegenden auf Selbstschutz achten und rechtzeitig Hilfe herbeirufen.

#### Ausscheiden

Blasse, salbenartige **Fettstühle** (*Steatorrhö*) weisen auf Pankreaserkrankungen, ein **tonfarbener** (*acholischer*) Stuhl und dunkler, bierbrauner Urin auf einen Verschluss der Gallengänge hin. Die Pflegenden informieren den Patienten über die Notwendigkeit der Stuhl- und Urinbeobachtung. Sie bitten ihn auch, sich bei Veränderungen und Abweichungen zu melden, da diese ein wichtiges diagnostisches Kriterium sind.

Die Pflegenden achten auf eine regelmäßige Stuhlausscheidung. V. a. nach großen Operationen oder bei entzündlichen und tumorösen Prozessen im Bauchraum kommt es häufig zu einer Magen-Darm-Atonie mit Gefahr des paralytischen Ileus. In Absprache mit dem Arzt leiten Pflegende abführende Maßnahmen ein.

## 6.2 Hauptbeschwerden und Leitsymptome bei Erkrankungen der Leber, der Gallenblase und -wege, des Pankreas und der Milz

### 6.2.1 Ikterus

**Ikterus** (*Gelbsucht*): Gelbfärbung von Haut (➤ Abb. 6.2) und Schleimhäuten durch Anstieg des Bilirubins im Blut mit nachfolgendem Bilirubinübertritt in die Gewebe. Mit dem bloßen Auge sichtbar ab einem *Gesamtbilirubin* (Summe aus *indirektem* und *direktem Bilirubin*) von etwa 34 µmol/l (= 2 mg/dl), zuerst als **Sklerenikterus** am Auge, weil hier die Gelbfärbung der Bindehaut vor dem Hintergrund der weißen Sklera (*Lederhaut*) besonders gut sichtbar ist (➤ Abb. 6.3).

#### Ikterusformen

Der **prähepatische Ikterus** (*nicht-hepatischer Ikterus, hämolytischer Ikterus*) entsteht durch erhöhten Abbau von Erythrozyten, z. B. nach einem Transfusionszwischenfall oder bei Resorption von großen Hämatomen. Die (gesunde) Leber kann das vermehrt anfallende Bilirubin nicht bewältigen (d. h. konjugieren), und das *indirekte* Bilirubin im Blut steigt.

Der **intrahepatische Ikterus** (*Parenchymikterus*) ist bedingt durch krankhafte Veränderungen der Leberzellen, etwa bei Hepatitis oder Leberzirrhose. Dabei können die Aufnahme des *indirekten* Bilirubins aus dem Blut in die Leberzelle, jeder einzelne Stoffwechselschritt oder die Ausscheidung des *direkten* Bilirubins in die Gallenwege gestört sein.

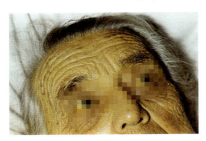

**Abb. 6.2** Ikterus mit typischer Gelbfärbung der Haut. [M537]

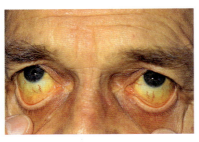

**Abb. 6.3** Sklerenikterus. [E273]

Der **posthepatische Ikterus** (*Verschlussikterus, cholestatischer Ikterus*) ist Folge einer Verlegung der Gallenwege, z. B. durch Gallensteine (➤ 6.5.2), Pankreatitis (➤ 6.6.2, ➤ 6.6.3) oder Pankreastumoren (➤ 6.6.5). Das nach der Konjugation von den Leberzellen ausgeschiedene *direkte* Bilirubin kann nicht abfließen, sondern staut sich zurück (*Cholestase*) und steigt im Blut an.

Insbesondere beim posthepatischen Ikterus werden die Patienten von starkem Juckreiz gequält, der durch Histaminfreisetzung aufgrund des erhöhten Gallensäurespiegels in den Geweben bedingt ist.

Abhängig von der Form des Ikterus treten außerdem eine Stuhlentfärbung und eine (Dunkel-)Braunfärbung des Urins hinzu (➤ Abb. 6.4).

Die Differenzierung erfolgt durch Laboruntersuchungen und weitergehende technische Untersuchungen, z. B. Sonografie oder ERCP (➤ 6.3.2) bei posthepatischem Ikterus zur Lokalisation des Verschlusses.

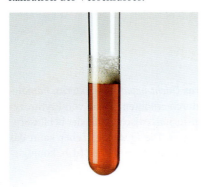

**Abb. 6.4** Bilirubinhaltiger, bierbrauner Urin, auf dem sich nach dem Schütteln Schaumbläschen bilden. [K115]

Behandlung

In der Chirurgie relevant ist vor allem der posthepatische Ikterus, dessen Ursachen fast immer operativ beseitigt werden müssen, z. B. Gallensteine oder Tumoren.

### 6.2.2 Aszites

**Aszites** (*Bauchwassersucht*): Ansammlung von Flüssigkeit in der freien Bauchhöhle. Meist Symptom einer fortgeschrittenen Erkrankung mit schlechter Prognose.

Mit ca. 80 % häufigste Ursache eines Aszites ist die **Leberzirrhose** (*Schrumpfleber*), eine chronisch-progrediente, irreversible Zerstörung der Leber mit Umbau von funktionsfähigem in narbig-knotiges Gewebe. Weitere Ursachen sind bösartige Tumoren, z. B. eine Peritonealkarzinose (➤ 5.9.2), oder Entzündungen im Bauchraum, z. B. eine Peritonitis (➤ 5.9.1), sowie eine Rechtsherzinsuffizienz.

Der Patient bemerkt den Aszites an einem vergrößerten Bauchumfang und einer teils erheblichen Gewichtszunahme,

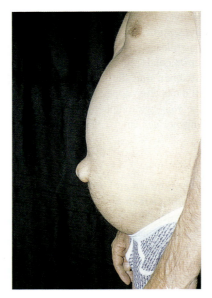

**Abb. 6.5** Massive Aszitesbildung bei alkoholischer Leberzirrhose. Infolge des hohen intraabdominellen Drucks hat sich eine Nabelhernie (➤ 5.10.3) gebildet. Die deutliche Venenzeichnung der Bauchhaut (*Caput medusae*, ➤ Abb. 6.6) als Folge einer Venenerweiterung ist Zeichen eines Umgehungskreislaufs, da das Blut aus dem Darm nicht mehr über die Pfortader abfließen kann. [M537]

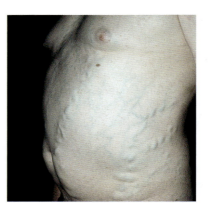

**Abb. 6.6** Caput medusae. [M537]

die aber durch eine gleichzeitige Abmagerung infolge der Grunderkrankung überdeckt werden kann. Zusätzlich leiden viele Patienten an starken Blähungen, die dem Aszites oft vorangehen („Erst der Wind, dann der Regen").

Dem Untersucher fallen ein vorgewölbter Bauch mit verstrichener Nabelregion und evtl. eine *Nabelhernie* (➤ 5.10.3, ➤ Abb. 6.5) auf. Bei der körperlichen Untersuchung lässt sich der Aszites ab ca. 1 l Flüssigkeit durch die *Perkussion* des Abdomens nachweisen. Die abdominelle Sonografie stellt Flüssigkeitsmengen ab etwa 50–200 ml dar.

## Operative Behandlung

Bei Erfolglosigkeit der konservativen Behandlung (z. B. kochsalzarme Diät, Diuretika, Aszitespunktion) kann ein **peritoneovenöser Shunt** (z. B. ein *Denver-Shunt,* ➤ Abb. 6.7) implantiert werden, mit dem die Aszitesflüssigkeit über einen Kunststoffkatheter ins Venensystem geleitet wird. Die Grunderkrankung wird durch diese Maßnahme allerdings nicht beeinflusst. Die über den peritoneovenösen Shunt abgeleitete Aszitesflüssigkeit ist sehr eiweißreich, weshalb das Shuntlumen leicht verklebt. Zur Prophylaxe soll der Patient die Ventilpumpe in regelmäßigen Abständen ca. 6 ×/Tag kurz betätigen.

Ist eine fortschreitende, infauste Lebererkrankung die Ursache des Aszites, wird in ausgewählten Fällen eine Lebertransplantation (➤ 6.4.8) erwogen.

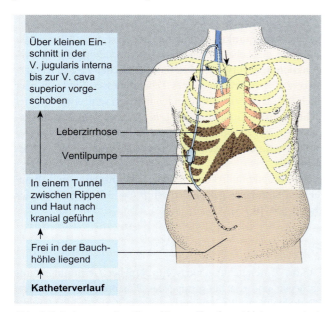

**Abb. 6.7** Peritoneovenöser Shunt (*Denver-Shunt*) zur Ableitung von Aszites. Der Katheter wird aus der Peritonealhöhle herausgeführt, im Thoraxbereich *subkutan* bis zur V. jugularis geleitet, dort eingeführt und in die V. cava superior vorgeschoben. Der Patient kann die auf dem Rippenbogen gelegene Pumpe per Hand bedienen und so die Aszitesflüssigkeit dem Venensystem zuführen. [L190]

## 6.3 Der Weg zur Diagnose bei Erkrankungen der Leber, der Gallenblase und -wege, des Pankreas und der Milz

### 6.3.1 Laboruntersuchungen

Enzymdiagnostik

Die Bestimmung von Enzymaktivitäten im Blut (➤ 1.3.4) spielt in der Diagnostik von Leber-, Gallenwegs- und Pankreaserkrankungen eine wichtige Rolle.

Weitere Laboruntersuchungen

*Laborwerte* ➤ Kap. 14

- Bestimmung des Plasmaeiweißes **Albumin,** des Enzyms **Cholinesterase** (kurz *ChE*) und der in der Leber synthetisierten **Gerinnungsfaktoren** zur Beurteilung der Syntheseleistung der Leber: Bei Leberinsuffizienz sind Albumin, Cholinesterase und Gerinnungsfaktoren vermindert, bei Fettleber ist die Cholinesterase erhöht
- **Eiweißelektrophorese:** Bei beeinträchtigter Syntheseleistung der Leber ist das Albumin vermindert, bei chronischer Hepatitis oder Leberzirrhose ist das γ-Globulin erhöht
- **Hepatitisserologie** bei Verdacht auf eine Virushepatitis
- **Autoantikörpersuche,** z. B. bei Verdacht auf primär biliäre Zirrhose
- Bestimmung von **Tumormarkern** (➤ 1.3.4): Bei Verdacht auf Leberkarzinome wird das **AFP** (α-*Fetoprotein*), bei Verdacht auf intestinale Metastasen das **CEA** im Blut bestimmt
- Bestimmung des **Eisen-**, **Kupfer-** und **Ammoniakspiegels** im Blut: Bei einer Hepatitis ist der Eisenspiegel, bei Cholestase und Leberzirrhose der Kupferspiegel und bei einem Leberkoma (➤ 6.4.6) z. B. der Ammoniakspiegel erhöht
- **Pankreasfunktionstests**
- Bestimmung des **Bilirubins** (➤ 6.3.1).

### 6.3.2 Bildgebende Verfahren

*Abdomenleeraufnahme* ➤ 5.4.3
*Abdominale Sonografie* ➤ 1.3.6

Cholezysto- und Cholangiografie

Die **Cholezystografie** und die **Cholezystocholangiografie** sind weitgehend von der Sonografie abgelöst worden, die risikolos ist und mehr diagnostische Information liefert. Üblich ist heute nur noch die **Cholangiografie,** die im Rahmen einer Choledochusrevision (➤ 6.5.6) intra- und postoperativ zur Kontrolle der Choledochusdurchgängigkeit eingesetzt wird.

### Endoskopisch-retrograde Cholangio-Pankreatikografie

Die **endoskopisch-retrograde Cholangio-Pankreatikografie** (*ERCP*, ➤ Abb. 6.8) ist eine Kombination aus Endoskopie und Kontrastmittelröntgen und wird diagnostisch (z. B. bei Verdacht auf Pankreaskarzinom, ➤ 6.6.5) und therapeutisch, etwa bei Choledocholithiasis (➤ 6.5.2), eingesetzt.

Bei der ERCP führt der Arzt ein Mutter-Baby-Endoskop oral ein und schiebt es bis ins Duodenum vor. Dann sondiert er mit dem Baby-Endoskop die Papille und spritzt unter Durchleuchtung Kontrastmittel **retrograd** (*„rückwärts"*; hier: *entgegen dem physiologischen Gallefluss*) in den Gallen- und Pankreasgang (➤ Abb. 6.9).

Kleinere therapeutische Eingriffe, die im Rahmen einer ERCP durchgeführt werden, sind z. B. eine **Papillotomie** (*Papillenschlitzung*) bei Konkrementen im Ductus choledochus oder bei Papillenstenose (➤ 6.5.6), Steinentfernungen oder Einlagen von Drainagen oder Stents (➤ 6.5.6).

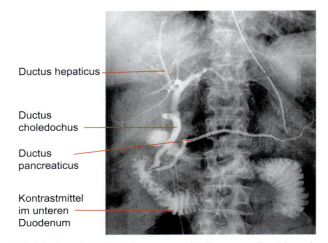

**Abb. 6.8** Normale ERCP. Pankreasgang und Gallenwege stellen sich regelrecht dar. Teilweise ist Kontrastmittel schon in das distale Duodenum abgeflossen. [E283]

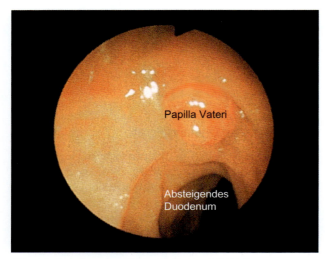

**Abb. 6.9** Endoskopisches Bild der Papilla Vateri. [M466]

Fast immer kommt es im Anschluss an die ERCP zu einem kurzzeitigen Amylasenanstieg. Hauptkomplikationen einer ERCP sind eine Pankreatitis (➤ 6.6.2, ➤ 6.6.3), eine Cholangitis (➤ 6.5.4) und selten eine Blutung oder Perforation. [7]

**Pflege**

*Bildgebende Diagnoseverfahren: Endoskopische Untersuchungen* ➤ 1.3.6

Die Pflege bei ERCP entspricht im Wesentlichen derjenigen bei einer Ösophago-Gastro-Duodenoskopie (➤ 1.3.6). Für die Untersuchung muss ein aktueller Gerinnungsstatus vorliegen.

Zusätzlich achten die Pflegenden nach der Untersuchung auf plötzlich auftretende Oberbauchbeschwerden.

### Weitere bildgebende Verfahren

Wie bei anderen Organsystemen werden **CT** und **MRT** (➤ 1.3.6) insbesondere zur Tumor- und Metastasensuche eingesetzt. Vor einigen Operationen, z. B. portosystemischen Shuntanlagen (➤ 6.4.6), wird eine **Angiografie** durchgeführt, um Gefäßverläufe darzustellen und abzuklären, inwieweit z. B. Tumoren bereits Blutgefäße arrodiert („angenagt") haben. Davon kann es abhängen, ob eine geplante Operation möglich ist. **Nuklearmedizinische Untersuchungen** dienen der Differenzierung von Tumoren.

### 6.3.3 Leberpunktion und Leberbiopsie

Bei der **Leberpunktion** punktiert der Arzt unter Ultraschallkontrolle die Leber durch die Haut (*perkutan*). Eine Leberpunktion wird vorwiegend zu therapeutischen Zwecken eingesetzt, z. B. zur Drainage eines Leberabszesses. Sie kann aber auch aus diagnostischen Gründen indiziert sein, etwa bei einer **Leberbiopsie** (*Entnahme von Lebergewebe*). Eine **Laparoskopie** (➤ 6.3.4) zur Entnahme einer Leberbiopsie ist nur gerechtfertigt, wenn eine *gezielte* Gewebeentnahme unter Sicht erforderlich ist.

Die Hauptkomplikationen einer Leberpunktion und -biopsie sind Blutungen, gallige Peritonitis (➤ 5.9.1) und Pneumothorax (➤ 10.7.5).

**Pflege**

Für die Untersuchung muss ein aktueller Gerinnungsstatus vorliegen und die Blutgruppe des Patienten bestimmt sein. Dieser bleibt vor der Punktion nüchtern. Ggf. wird die Punktionsstelle rasiert. Die Pflegenden richten die benötigten Materialien, in der Regel sind Leberpunktionssets vorhanden (➤ Abb. 6.10).

Nach der Punktion soll der Patient für 24 Std. Bettruhe einhalten, davon die ersten 2–4 Std. in Rechtsseitenlage auf einem Sandsack, sodass Druck auf die Leber ausgeübt wird.

Die Pflegenden kontrollieren während der ersten 4 Std. engmaschig die Vitalzeichen und den Verband auf Nachblutungen.

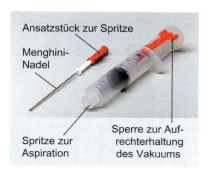

**Abb. 6.10** Set zur Leberpunktion mit Menghini-Nadel. [K183]

## 6.3.4 Laparoskopie

Die **Laparoskopie** (*Bauchspiegelung*) ermöglicht die direkte Betrachtung der Bauchorgane und die gezielte Gewebeentnahme aus Organen und Krankheitsherden. Darüber hinaus sind viele therapeutische Eingriffe laparoskopisch möglich (*minimal-invasive Chirurgie*, kurz *MIC*, ➤ 1.4.3, ➤ 4.4.5).

Nach einem kleinen periumbilicalen Hautschnitt wird die Bauchdecke an zwei eingebrachten Fäden vorsichtig hochgezogen. Unter Einbringen einer sog. Verres-Nadel in die Bauchhöhle lässt man ein Pneumoperitoneum entstehen. Im nächsten Schritt kann ohne größeres intraabdominelles Verletzungsrisiko ein Trokar eingebracht werden, in dessen Hülse ein Laparoskop gesteckt wird. Anschließend können unter Sicht weitere für die Operation notwenige laparoskopische Instrumente eingebracht werden.

Die **Hauptkomplikationen** der Laparoskopie sind Verletzungen größerer Blutgefäße oder intraabdomineller Organe. Dadurch kann es zu Blutungen in Bauchdecke oder Bauchhöhle mit Kreislaufstörungen bis zum Kreislaufversagen und zu einer Peritonitis (➤ 5.9.1) kommen. [7]

### Pflege

Der Patient bleibt ab 22 Uhr des Vorabends nüchtern. Für die Untersuchung muss ein aktueller Gerinnungsstatus vorliegen.

Nach der Laparoskopie kontrollieren die Pflegenden in den ersten Stunden die Vitalzeichen und den Verband auf Nachblutung und fragen den Patienten nach auffälligen Schmerzen. Ggf. erhalten die Patienten einen kleinen Sandsack oder eine Leibbinde zur Kompression.

## 6.4 Erkrankungen der Leber

### 6.4.1 Perioperative Pflege

*Pflege vor, während und nach Operationen* ➤ Kap. 4
*Perioperative Pflege bei Operationen am Magen-Darm-Trakt* ➤ 5.3.1

**Präoperative Pflege**
- **Nahrungsabbau und Darmvorbereitung.** Am Vortag der Operation bekommt der Patient mittags noch leichte und abends nur noch flüssige Kost. Am Abend vor dem Eingriff erhält er einen Reinigungseinlauf oder ein Klistier
- **Rasur.** Die Rasur umfasst die vordere Rumpfseite von den Mamillen bis zu den Leisten einschließlich der Schambehaarung. Ggf. werden nach Hausstandard die Haare nur gekürzt
- **Bereitstellung von Erythrozytenkonzentraten.** Da die Leber sehr gefäßreich ist, kann es während der Operation stark bluten. Deshalb werden nach Arztanordnung zwei bis vier Erythrozytenkonzentrate bereitgestellt.

**Postoperative Pflege**
Postoperativ werden die Patienten häufig für mindestens einen Tag auf der Intensivstation betreut. Nach Übernahme auf die Allgemeinstation gilt:
- **Lagerung.** Die Pflegenden lagern den Patienten abwechselnd auf dem Rücken mit leicht erhöhtem Oberkörper und in 30°-Linksseitenlage. Eine Rechtsseitenlage ist in den ersten postoperativen Tagen ungünstig, da sie zu einem Druck auf die Operationswunde und damit meist zu Schmerzen führt
- **Mobilisation.** (➤ 4.5.7) Die Pflegenden lassen den Patienten bei guten Kreislaufverhältnissen ab dem ersten postoperativen Tag aufstehen. Häufigkeit und Dauer der Mobilisation werden je nach Befinden des Patienten gesteigert. So ist die Mobilisation bauchdeckenentlastend und schmerzarm:
  – Patient mit angestellten Beinen ggf. etwas zum Bettrand rutschen lassen
  – Patienten angestellten Beinen auf die linke Seite drehen
  – Beine aus dem Bett schieben und Oberkörper gleichzeitig aufrichten. Der Patient soll dabei Gegendruck auf die Wunde ausüben
- **Kostaufbau.** Der Kostaufbau beginnt nach kleineren Resektionen (z. B. Enukleation, Keilresektion) am 3.–4. postoperativen Tag, nach großen Resektionen am 5.–7. Tag. Zu diesem Zeitpunkt erhält der Patient erstmals schluckweise Tee. Verträgt er diesen gut und liegt keine Darmatonie vor, darf er mehr trinken und Suppe essen. Verträgt er auch dies gut, kann mit leichter Kost begonnen werden. Wurde intraoperativ eine Magensonde gelegt, entfernen die Pflegenden diese bei komplikationslosem Verlauf nach Arztrücksprache am Abend des Operationstages oder am 1. postoperativen Tag
- **Wundversorgung.** Die intraoperativ eingelegten Robinson- oder Penrosedrainagen (➤ 4.4.6, ➤ 4.5.14) kürzt der Arzt meist am 2. postoperativen Tag und zieht sie, wenn nur noch wenig unauffälliges Wundsekret nachläuft. Dies ist meist am 4. oder 5. postoperativen Tag der Fall. Bis dahin kontrollieren und dokumentieren die Pflegenden Menge und Beschaffenheit des Wundsekrets täglich. Die Fäden entfernt der Arzt zwischen dem 7. und 10. postoperativen Tag

- **Prophylaxen.** Wegen der Oberbauchschmerzen aufgrund des hohen Bauchschnitts atmen viele Patienten nicht tief genug durch (*Schonatmung*). Deswegen führen die Pflegenden regelmäßig Maßnahmen zur Pneumonieprophylaxe durch. Da die Patienten postoperativ für mehrere Tage nichts essen dürfen, ergreifen die Pflegenden Maßnahmen zur Soor- und Parotitisprophylaxe.

> **Beobachtung**
> - Blutdruck, Puls, Temperatur, Atmung
> - Flüssigkeitsbilanz, ggf. ZVD-Messung
> - Wundkontrolle, insbesondere auf Nachblutung (wegen der bei Lebererkrankungen häufigen Gerinnungsstörungen) und auf Zeichen einer Gallenfistel
> - Bewusstseinslage (wegen der Gefahr der postoperativen Leberinsuffizienz).

## 6.4.2 Leberabszess

> **Leberabszess** (*intrahepatischer Abszess*): Einzeln oder multipel auftretende, abgekapselte Eiteransammlung in der Leber, vorwiegend im rechten Leberlappen. Insgesamt sehr seltenes Krankheitsbild.

### Krankheitsentstehung

Ursache eines **Leberabszesses** ist das Eindringen von Infektionserregern (v. a. Bakterien) in das Leberparenchym mit anschließender eitriger Gewebeeinschmelzung (➤ Abb. 6.11).

### Symptome, Befund und Diagnostik

Der Patient leidet unter Übelkeit, Erbrechen, Schmerzen in der Lebergegend und dem für eine Sepsis typischen intermittierenden Fieber mit Schüttelfrost. Sein Allgemeinbefinden ist stark beeinträchtigt. Große oder zentral gelegene Abszesse können die Gallengänge komprimieren und so einen posthepatischen Ikterus (➤ 6.2.1) hervorrufen. Zusätzlich bestehen evtl. die Symptome der Grunderkrankung.

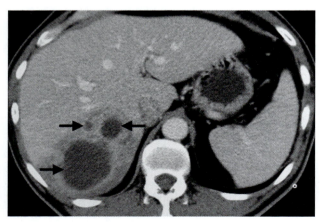

**Abb. 6.11** CT-Befund bei Leberabszess. [E818]

### Behandlung

Ein (bakterieller) Leberabszess wird stets unter begleitender Antibiotikatherapie chirurgisch saniert:
- Eine **perkutane Abszessdrainage** ist möglich bei einzelnen Abszessen mit dünnflüssigem Inhalt
- Eine **operative Abszessausräumung** ist angezeigt bei erfolgloser perkutaner Abszessdrainage (persistierendes Fieber, ausbleibende Abszessverkleinerung über 14 Tage), multiplen Abszessen, Abszessen mit dickflüssigem Inhalt oder bei ohnehin notwendiger Operation zur Ursachenbeseitigung (z. B. bei Cholangitis, ➤ 6.5.4).

### Pflege

Nach Einlage einer perkutanen Abszessdrainage ordnet der Arzt Art und Menge der Spülflüssigkeit sowie die Verabreichungsform (intermittierende oder kontinuierliche Spülung) an. Entsprechend diesen Anordnungen schließen die Pflegenden die Spülflüssigkeit an, überwachen das Spül-Saugsystem auf Dichtigkeit und Durchgängigkeit und kontrollieren Menge und Beschaffenheit des abgeleiteten Sekrets. Den Verband an der Drainageeintrittsstelle wechseln sie täglich steril, bei Bedarf, z. B. Durchfeuchtung, auch öfter.

Bei operativer Abszessausräumung entspricht die Pflege der bei Operationen an der Leber (➤ 6.4.1).

## 6.4.3 Leberzysten

> **Leberzysten:** Flüssigkeitsgefüllte Hohlräume im Lebergewebe.

### Nicht-parasitäre Leberzysten

Bei den **nicht-parasitären Leberzysten** handelt es sich fast ausschließlich um *angeborene* Zysten. Größere Zysten können Druck- und Spannungsgefühl im Oberbauch, Schmerzen, Übelkeit und Erbrechen hervorrufen. Leberzysten werden operativ entfernt (*Zystektomie*), wenn sie aufgrund ihrer Größe oder Lage Beschwerden verursachen oder Komplikationen zu erwarten sind, z. B. bei Verlegung großer Gallengänge.

Auch die **Zystenleber**, bei der die gesamte Leber von Zysten durchsetzt ist, ist meist angeboren. Eine kurative Resektion ist hier nicht möglich. Bei beginnender Einschränkung der Leberfunktion ist eine Lebertransplantation (➤ 6.4.8) zu erwägen. Ungefähr die Hälfte der Patienten hat gleichzeitig *Zystennieren* (➤ 12.5.1).

### Parasitäre Leberzysten: Echinokokkuszyste

> **Echinokokkuszyste:** Hauptsächlich in der Leber lokalisierte Zyste, die Larven des **Hundebandwurms** (*Echinokokkus*) enthält. Unterschiedliche Zystenformen durch die beiden Bandwurmarten *Echinococcus granulosus* und *Echinococcus multilocularis*. Echinococcus multilocularis wird häufig auch als *Fuchsbandwurm* bezeichnet, da

neben dem Hund vor allem der Fuchs Endwirt ist. Der Mensch infiziert sich durch die orale Aufnahme von Proglottiden, z. B. durch Kontakt mit infizierten Hunden (vor allem in Südeuropa) oder Füchsen oder durch kontaminierte Nahrung, z. B. Waldbeeren (➤ Abb. 6.12).

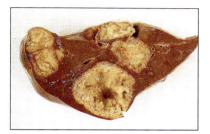

**Abb. 6.12** Präparat einer Echinokokkuszyste. Wird die Zyste bei der Entfernung verletzt, besteht die Gefahr, dass sich Bandwurmeier im gesamten Bauchraum ansiedeln. Damit wäre die Prognose für den Patienten infaust. [E819]

### Symptome und Befund

Typisch für **Echinococcus granulosus** ist die Ausbildung einer kindskopfgroßen Zyste. Ist sie noch klein, bleibt sie meist asymptomatisch; wird sie größer, verursacht sie uncharakteristische Beschwerden, bei Leberbefall z. B. ein Druckgefühl im Oberbauch. Verlegt die Zyste die Gallenwege, kann ein Ikterus (➤ 6.2.1) die Folge sein.

**Echinococcus multilocularis** bildet charakteristischerweise kleinblasige, traubenförmige Zysten, die ähnlich einem Krebsgeschwür in die Umgebung eindringen und das Gewebe nach und nach zerstören. Die Symptome entsprechen denen eines bösartigen Lebertumors (➤ 6.4.5).

Rupturiert eine Echinokokkuszyste, ist der Patient aufgrund der hohen Antigenität der Parasiten durch einen anaphylaktischen Schock gefährdet. Außerdem kann die Erregeraussaat in den Bauchraum zur Bildung zahlreicher neuer Zysten mit meist tödlichem Ausgang führen.

### Diagnostik

Die Zysten werden durch Sonografie und CT dargestellt. In serologischen Untersuchungen können Antikörper gegen Echinokokken nachgewiesen werden.

### Behandlung

Die Behandlung erfolgt primär operativ, wobei das Vorgehen von der Art des Erregers sowie der Anzahl und Lokalisation der Zysten abhängt.

Zysten durch *Echinococcus multilocularis* erfordern wegen ihres infiltrativen Wachstums meist eine Leberresektion (➤ 6.4.5). Bei einem Befall der gesamten Leber ohne weiteren Organbefall kommt eine Lebertransplantation in Betracht (➤ 6.4.8).

### Pflege

*Pflege vor, während und nach Operationen* ➤ Kap. 4
*Perioperative Pflege bei Operationen am Magen-Darm-Trakt* ➤ 5.3.1
*Perioperative Pflege bei Operationen an der Leber* ➤ 6.4.1

### Prognose

Nur bei vollständiger Entfernung aller Zysten ist die Prognose gut. Ansonsten endet die Erkrankung trotz medikamentöser Behandlung nicht selten tödlich.

## 6.4.4 Gutartige Tumoren der Leber

**Gutartige Lebertumoren** sind insgesamt selten. Am häufigsten sind **Hämangiome** (*gutartige Blutgefäßtumoren*, ➤ Abb. 6.13), seltener z. B. **Leberzelladenome** oder eine **fokal noduläre Hyperplasie** (*FNH, lokal begrenzte, knotenförmige Leberzellhyperplasie*), die beide durch die in hormonellen Kontrazeptiva enthaltenen Hormone (Östrogene und Gestagene) begünstigt werden.

Kleine, komplikationslose Hämangiome bedürfen keiner Therapie. Größere Hämangiome entfernt der Arzt wegen der Blutungsgefahr. Fokal noduläre Hyperplasien werden nur bei Beschwerden des Patienten, (drohenden) Komplikationen oder unklarer Dignität des Tumors entfernt. Leberzelladenome sind wegen des Komplikations- und Entartungsrisikos möglichst immer operativ anzugehen.

## 6.4.5 Bösartige Tumoren der Leber

**Primäre Lebermalignome** gehen von der Leber aus, **sekundäre** von einem Primärtumor eines anderen Organs.

### Primäre Leberkarzinome

> **Hepatozelluläres Karzinom** (*HCC, primäres Leberzellkarzinom*): In Europa seltenes, von den Leberzellen ausgehendes Karzinom, das Männer fünfmal häufiger betrifft als Frauen.

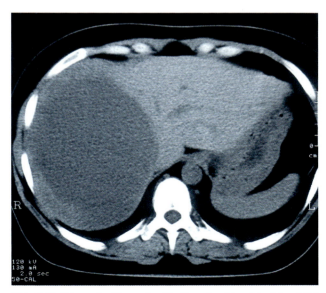

**Abb. 6.13** Sehr großes Hämangiom (dunklerer Bereich auf der linken Seite) der Leber in der CT-Darstellung. [B159]

## Krankheitsentstehung

Das **hepatozelluläre Karzinom** entwickelt sich am häufigsten auf dem Boden einer Leberzirrhose oder einer chronischen Hepatitis B oder C. Weitere Risikofaktoren sind chemische Noxen, z. B. **Aflatoxine** (*Gifte eines Schimmelpilzes*).

## Symptome, Befund und Diagnostik

Die Patienten klagen über Müdigkeit, Appetitlosigkeit, Gewichtsverlust und Oberbauchbeschwerden. Häufig tritt ein Ikterus auf, auch ein Aszites kann sich entwickeln. Die Leber ist meist vergrößert und hart.

Die Diagnose stellt der Arzt durch Sonografie, CT und ggf. eine sonografisch oder CT-gesteuerte Biopsie. Häufig ist der Tumormarker AFP (α-Fetoprotein, ➤ 1.3.4) erhöht.

## Behandlung

Therapie der Wahl ist die Resektion des tumortragenden Leberanteils. Sie kann wegen der meist zugrunde liegenden Leberzirrhose allerdings nur bei kleinen und lokal begrenzten Tumoren angewendet werden. Bei größeren Tumoren würde die postoperative Restfunktion der Leber nicht ausreichen. Dann sind als palliative Maßnahmen eine Chemotherapie, z. B. lokal über einen in die Leberarterie implantierten Katheter (*regionale Chemotherapie*) oder eine *Embolisation* möglich.

Ist eine kurative Operation nicht möglich, der Tumor jedoch auf die Leber begrenzt, kann eine Lebertransplantation (➤ 6.4.8) erwogen werden.

## Prognose

Die Prognose des hepatozellulären Karzinoms ist mit einer Fünf-Jahres-Überlebensrate von 20 % schlecht.

## Sekundäre Lebermalignome

**Sekundäre Lebermalignome** (*Lebermetastasen*) sind die häufigste Form bösartiger Lebertumoren.

## Krankheitsentstehung, Symptome und Befund

Nach den Lymphknoten ist die Leber das Organ, das am häufigsten von Metastasen betroffen ist. Bei Männern metastasieren bevorzugt Magen-, Darm- und Bronchialkarzinome in die Leber, bei Frauen Magen-, Darm-, Mamma- und Uteruskarzinome. Von einer **Metastasenleber** spricht man, wenn die Leber mit Tumorknoten übersät ist.

## Behandlung

Solitäre (bei Kolonkarzinomen auch wenige) Lebermetastasen werden chirurgisch entfernt. Voraussetzung für die Resektion ist jedoch eine vollständige Entfernung des Primärtumors.

Multiple Metastasen werden seit einigen Jahren zunehmend mit einer **regionalen Chemotherapie,** meist als intraarterielle Chemotherapie über die A. hepatica, behandelt.

## Leberresektion

> **Leberresektion:** Operative Entfernung von Teilen der Leber.

### Indikationen

Hauptindikation für eine **Leberresektion** sind Lebertumoren. Selten ist eine Leberresektion erforderlich bei schwerer Leberverletzung oder einer teilweisen Zerstörung der Leber durch Abszesse (➤ 6.4.2) oder Echinokokkuszysten (➤ 6.4.3).

### Verfahren der Leberresektion

**Leberresektionen** werden unterteilt in anatomische und nicht-anatomische Resektionen. Am häufigsten sind die anatomischen Resektionen, die mit einem deutlich verringerten Blutverlust einhergehen.

Man unterscheidet die Segmentresektion (*Segmentektomie*), bei der ein komplettes Segment entfernt wird; die Hemihepatektomie, bei der ein Lappen entlang der Hauptspaltgrenze entfernt wird sowie die Trisegmentektomie. Hierbei wird das Lebergewebe zu 80 % entfernt. Dies ist der größtmögliche resezierende Eingriff. Unter den Ausdruck „nicht-anatomische Resektion" fallen alle anderen Eingriffe an der Leber, z. B. die Keilexzision, Tumorenukleation.

Alternative Verfahren kommen bei nicht resezierbaren Metastasen zum Einsatz, z. B. Laserkoagulation, Kryotherapie sowie Radiofrequenztherapie.

### Pflege

*Pflege vor, während und nach Operationen* ➤ Kap. 4
*Perioperative Pflege bei Operationen am Magen-Darm-Trakt* ➤ 5.3.1
*Perioperative Pflege bei Operationen an der Leber* ➤ 6.4.1

## 6.4.6 Portale Hypertension

> **Portale Hypertension** (*Portalhypertension, Pfortaderhochdruck*): Anstieg des Pfortaderdrucks auf über 20 mmHg (normal 4–8 mmHg) durch eine Abflussbehinderung des Pfortaderblutes.

### Krankheitsentstehung

Die **portale Hypertension** ist kein eigenständiges Krankheitsbild, sondern die Folge einer anderen Erkrankung, die zu einer Behinderung (*Block*) des Blutabstroms aus der Pfortader (*V. portae*) in die untere Hohlvene (*V. cava inferior*) führt. Dadurch steigt der Blutdruck in der Pfortader über das normale Maß.

Unterschieden werden (➤ Abb. 6.15):
- **Prähepatischer Block.** Das Strömungshindernis liegt *vor* der Leber, z. B. bei Pfortaderthrombose, komprimierenden Tumoren sowie Milzvenenthrombose oder -stenose

## 6.4 Erkrankungen der Leber

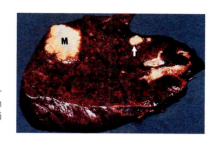

Abb. 6.14 Präparat einer Leber mit multiplen knotigen Metastasen bei Lungenkarzinom. [E363]

Aufgrund der Strömungsbehinderung staut sich das Blut in der Pfortader und sekundär im gesamten Pfortaderquellgebiet, also in den Organen, deren venöses Blut physiologischerweise in die Pfortader abfließt. Gleichzeitig nimmt die Durchblutung der Leber ab.

- **Intrahepatischer Block.** Das Strömungshindernis liegt *in* der Leber. Ursache ist meist eine Leberzirrhose, aber auch ein Tumor, Lebermetastasen (➤ Abb. 6.14) oder eine Fettleber

> Der intrahepatische Block durch Leberzirrhose ist die häufigste Ursache der portalen Hypertension.

- **Posthepatischer Block.** Das Strömungshindernis liegt *hinter* der Leber im Bereich der Lebervenen, z. B. bei Verschluss der Lebervenen durch Thrombose oder Tumoren sowie bei Blutstau in der V. cava inferior (*untere Hohlvene*) aufgrund einer Rechtsherzinsuffizienz.

### Symptome und Befund

Die Leitsymptome und -befunde sind Folge des erhöhten Pfortaderdrucks und der beeinträchtigten Leberfunktion (➤ Abb. 6.15, ➤ Abb. 6.16):
- Aszites
- Splenomegalie (durch eine venöse Abflussstauung)
- Hypersplenismus (*Überaktivität der Milz,* ➤ 6.7.2)
- Leber-Umgehungskreisläufe; klinisch bedeutsam sind insbesondere die Venen des Ösophagus und des Magenfundus, die sich durch den ungewöhnlich hohen Blutfluss zu Ösophagus- oder Magenfundusvarizen erweitern (➤ Abb. 6.17) und bei einer Ruptur zu einer akut lebensbedrohlichen *oberen Gastrointestinalblutung* (➤ 5.2.5) führen

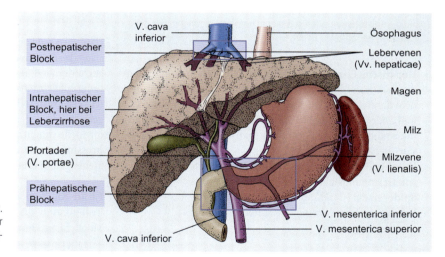

Abb. 6.15 Formen der portalen Hypertension. Die Einteilung erfolgt abhängig davon, an welcher Stelle zwischen Pfortader und Hohlvene der Blutfluss behindert ist. [L190]

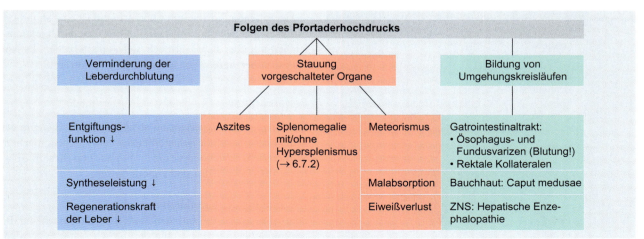

Abb. 6.16 Auswirkungen des Pfortaderhochdrucks auf verschiedene Organe.

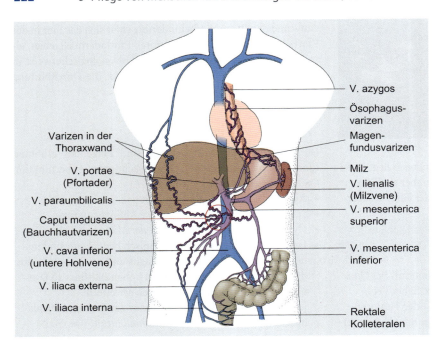

**Abb. 6.17** Bei der portalen Hypertension bilden sich Umgehungskreisläufe zwischen der Pfortader (*V. portae*) und der V. cava superior und inferior (*obere* und *untere Hohlvene*). Die Venen dieser Umgehungskreisläufe können zu Varizen anschwellen. Klinisch bedeutsam sind insbesondere die leicht verletzbaren Ösophagusvarizen, die zu lebensbedrohlichen Blutungen führen können. [L190]

> Häufig ist die Blutung aus Ösophagus- oder Fundusvarizen das erste Symptom einer portalen Hypertension.

- **Hepatische Enzephalopathie** (➤ Tab. 6.1); hervorgerufen durch eine verminderte Entgiftungsfunktion der Leber und dem daraus folgenden Anstieg der Werte von Ammoniak und anderen Eiweißabbauprodukten im Blut. Das **Leberkoma** ist die schwerste Form der hepatischen Enzephalopathie. Es ist häufig tödlich
- **Erhöhte Blutungsneigung** durch verminderte Produktion von Gerinnungsfaktoren in der Leber
- **Spider naevi** (*Gefäßsternchen der Haut*)
- **Palmarerythem** (*Rötung der Handinnenflächen*).

**Tab. 6.1** Stadien der hepatischen Enzephalopathie.

| Stadium | | Symptome |
|---|---|---|
| I | Prodromalstadium | • Verlangsamung, rasche Ermüdbarkeit<br>• Sprach- und Gedächtnisstörungen<br>• flapping tremor (*grobschlägiges Zittern im Handgelenk*) |
| II | Drohendes Koma | • Zunehmende Schläfrigkeit, Apathie<br>• Änderung der Schrift und des EEGs (Frequenzverlangsamung)<br>• flapping tremor |
| III | Sopor | • Patient schläft fast nur, ist jedoch erweckbar<br>• Reflexe erhalten<br>• Foetor hepaticus (*typischer Mundgeruch nach frischer Leber*) |
| IV | Tiefes Koma | • Keine Reaktion auf Schmerzreize, Reflexe erloschen<br>• Foetor hepaticus stark ausgeprägt |

### Diagnostik und Notfallmaßnahmen

Häufig ist eine akute Blutung aus Ösophagus- oder Fundusvarizen das erste Symptom der portalen Hypertension. Dann versucht der Arzt zunächst, in einer Notfall-Gastroskopie die Blutungsquelle zu lokalisieren und die Blutung zu stillen, z. B. mittels **endoskopischer Sklerosierung.** Bei sehr starken Blutungen ist dies wegen der schlechten Sicht auf die Blutungsquelle oft nicht möglich. Dann legt der Arzt eine **Ösophaguskompressionssonde** (➤ Abb. 6.18). Bringt sie die Blutung zum Stehen, kann erneut eine Sklerosierung versucht werden.

### Child-Klassifikation

Insbesondere die Restfunktion der Leber entscheidet über die Möglichkeit einer Shuntoperation. Zur Einschätzung der Leberfunktionseinschränkung wird die **Child-Klassifikation** benutzt (➤ Tab. 6.2).

Für Patienten im Stadium Child A und B ist eine Shuntoperation empfehlenswert. Im Stadium Child C ist die Operationsletalität mit über 40 % sehr hoch, sodass der Arzt dem Patienten ganz überwiegend von einer Shuntoperation abrät.

### Behandlung

Bei der portalen Hypertension steht neben der Therapie der Krankheitsursache die Behandlung der Folgeerscheinungen im Vordergrund, insbesondere die Prophylaxe von (Rezidiv-)Blutungen aus Ösophagus- und Fundusvarizen.

### Behandlung der Krankheitsursache

Beim prä- und posthepatischen Block kann die Ursache für die Strömungsbehinderung häufig chirurgisch behoben werden, z. B. durch die Resektion eines Tumors, der die Pfortader oder

## 6.4 Erkrankungen der Leber

zündungsreaktion und dadurch zum Gefäßverschluss führt. Alternativ können die Varizen mit einer endoskopisch eingebrachten **Gummibandligatur** (*speed-banding*) oder einer endoskopischen **Laserkoagulation** verschlossen werden
- Anlage eines **portosystemischen Shunts** oder eines **TIPS**.

### Portosystemische Shuntoperationen

> **Chirurgischer portosystemischer Shunt** (kurz *ChiPS, portovenöser Shunt, portocavaler Shunt*): Operativ angelegte Kurzschlussverbindung zwischen Pfortader und Vena cava inferior (*untere Hohlvene*) zur Druckentlastung des Pfortaderkreislaufs bei portaler Hypertension.

Beim **portosystemischen Shunt** wird das Blut aus dem Pfortaderkreislauf vollständig oder teilweise an der geschädigten Leber vorbei ins Hohlvenensystem geleitet. Dadurch sinkt der Druck in der Pfortader, die Ösophagus- oder Fundusvarizen kollabieren und der Patient ist vor (erneuten) Varizenblutungen weitgehend geschützt. Gleichzeitig steigt das Risiko einer hepatischen Enzephalopathie, da nach dem Eingriff vermehrt Blut über den Shunt ins Hohlvenensystem fließt und damit Durchblutung und Entgiftungsfunktion der Leber weiter abnehmen.

### TIPS

> **Transjugulärer intrahepatischer portosystemischer (Stent-)Shunt** (*TIPS*, auch: *TIPSS*): Shunt durch Metallgitterprothese, die über die V. jugularis und V. cava in die Leber vorgeschoben und dort zwischen Lebervenen und Pfortader platziert wird.

Eine Alternative zur chirurgischen Shuntanlage ist der **transjuguläre intrahepatische portosystemische (Stent-)Shunt**. Bei diesem Verfahren punktiert der Arzt die V. jugularis und schiebt einen Führungskatheter über die V. cava in eine Lebervene. Über diesen Führungskatheter bringt er den **Stent** ein, der eine aus einem Metallgitter bestehende Gefäßendoprothese ist, platziert ihn zwischen einer Lebervene und der Pfortader und weitet ihn mittels eines Ballons auf den gewünschten Prothesendurchmesser.

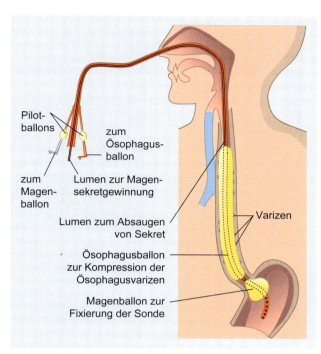

**Abb. 6.18** Senkstaken-Blakemore Sonde zur Kompression von Blutungen im Ösophagus. [L138]

die Lebervenen von außen komprimiert. Beim intrahepatischen Block ist die einzig mögliche kausale Therapie eine Lebertransplantation (➤ 6.4.8), die jedoch nur in Einzelfällen möglich ist.

### Blutungsprophylaxe
Eine Ösophagus- oder Fundusvarizenblutung ist die schwerwiegendste Komplikation der portalen Hypertension und geht mit einer hohen Letalität einher. Ca. 50% der Patienten, die aus Ösophagus- oder Fundusvarizen bluten, sterben bei der ersten Blutung.
Zur Blutungsprophylaxe dienen:
- **Medikamente,** die den Pfortaderdruck senken, z. B. β-Blocker oder Nitrate. Sie sind jedoch nicht für alle Patienten geeignet
- **Endoskopische Sklerosierung** (*Verödung*) der Varizen. Dazu injiziert der Arzt unmittelbar um das blutende Gefäß ein spezielles Venenverödungsmittel, das zu einer lokalen Ent-

**Tab. 6.2** Child-Kriterien zur Klassifikation der Leberfunktion bei portaler Hypertension. Die Klassifikation ist jedoch nicht einheitlich, manche Systeme berücksichtigen z. B. auch den Quick-Wert.

| Kriterium | 1 Punkt | 2 Punkte | 3 Punkte |
|---|---|---|---|
| Ernährungszustand | • Gut | • Mäßig | • Schlecht |
| Bilirubin | • < 2 mg/dl | • 2–3 mg/dl | • > 3 mg/dl |
| Albumin | • > 3,5 mg/dl | • 3–3,5 mg/dl | • < 3 mg/dl |
| Aszites | • Nicht vorhanden | • Therapierbar | • Therapieresistent |
| Neurologische Symptome | • Keine | • Gering | • Schwer |

**Bewertung:** Child A: 5–7 Punkte; Child B: 8–10 Punkte; Child C: 11–15 Punkte

## Pflege

*Pflege bei akuter gastrointestinaler Blutung* ➤ 3.3.3
*Pflege bei Aszites* ➤ 6.2.2
*Perioperative Pflege bei Operationen an der Leber* ➤ 6.4.1

> **VORSICHT**
> Durch die teilweise oder komplette Umleitung des Pfortaderblutes kann eine hepatische Enzephalopathie entstehen.
> Zur Kontrolle der Leberfunktion sind in den ersten postoperativen Tagen engmaschige Kontrollen von Hämoglobin, Gerinnung, Bilirubin, Albumin, Leberenzymen und Ammoniak notwendig.

- Der Kostaufbau beginnt meist nach dem Abführen am 3. postoperativen Tag zunächst mit Tee, dann mit leichter Kost. Zur Prophylaxe einer hepatischen Enzephalopathie ordnet der Arzt eine eiweißreduzierte Diät an, mit einem Eiweißanteil von 40–50 g/Tag. Um eine weitere Verschlechterung der Leberfunktion zu vermeiden, soll der Patient absolute Alkoholkarenz einhalten [8]
- Ist der Ammoniakspiegel trotz eiweißarmer Diät hoch oder treten Zeichen einer hepatischen Enzephalopathie auf, erhält der Patient Lactulose (z. B. in Bifiteral®) und Antibiotika (z. B. Neomycin®) oral. Lactulose vermindert durch eine beschleunigte Darmpassage die Resorption von Ammoniak im Darm, Antibiotika reduzieren die Zahl der ammoniakbildenden Bakterien im Darm. Meist ordnet der Arzt zusätzlich hohe Reinigungseinläufe an mit 3–4 l körperwarmer physiologischer Kochsalzlösung (in manchen Kliniken auch mit Zusatz von Lactulose oder Acetatessigsäurepufferlösung), die ebenfalls die Ammoniakresorption vermindern
- Bei Gerinnungsstörungen achten die Pflegenden darauf, dass der Patient sich nicht verletzt und verabreichen ihm keine i. m.-Injektionen.

> **VORSICHT**
> Da viele Arzneimittel die Leber belasten, setzt der Arzt alle nicht unbedingt notwendigen Medikamente ab und passt die Dosierung aller anderen Medikamente der verminderten Leberleistung an.
> Pflegende weisen den Patienten darauf hin, keine Medikamente eigenmächtig einzunehmen, auch keine frei verkäuflichen Präparate, z. B. das Schmerzmittel Paracetamol.

### 6.4.7 Leberverletzungen

> Leber und Milz sind die am häufigsten von Unfallfolgen betroffenen inneren Organe.

## Krankheitsentstehung

**Leberverletzungen** entstehen größtenteils durch stumpfe Bauchtraumata, z. B. Lenkradprellung oder Faustschlag, seltener durch penetrierende Gewalteinwirkung wie Stich- oder Schussverletzung. Bei ca. 80 % der stumpfen Leberverletzungen sind andere Organe mitverletzt, meist Milz oder Nieren.

## Symptome und Befund

- **Hypovolämischer Schock** durch Blutverlust
- **Bauchschmerzen**, oft mit Ausstrahlung in die rechte Schulter durch Reizung des N. phrenicus
- Zeichen des **akuten Abdomens** (➤ 3.3.2) durch Galle- und Blutaustritt in die freie Bauchhöhle
- Prellmarken.

Manchmal reißt durch die Verletzung nur das Leberparenchym ein und die Leberkapsel bleibt (noch) intakt. In diesem Fall zeigt der Patient trotz der Leberverletzung kaum Symptome. Erst nach Stunden bis maximal zwei Tagen rupturiert die Kapsel, und der Patient gerät nach anfänglicher Symptomarmut innerhalb kürzester Zeit in einen lebensbedrohlichen Zustand (*zweizeitige Leberruptur*).

## Diagnostik

Die Diagnose stellt der Arzt mittels Sonografie (freies Blut in der Bauchhöhle?), CT, Laborkontrollen (Hb-Abfall im Blutbild?) und evtl. **Peritoneallavage** (➤ 5.9.1).

## Komplikationen

- **Blutungen.** Viele der betroffenen Patienten haben bereits zum Zeitpunkt der Erstversorgung einen manifesten hypovolämischen Schock infolge des hohen Blutverlusts
- **Infektionen**
- **Hämobilie.** Ein Übertritt von Blut in die Gallenwege und nachfolgend in das Duodenum führt zu der Symptomtrias Kolik, Melaena (*Teerstuhl*) und Ikterus
- **Bilhämie.** Ein Übertritt von Galle in die Blutbahn zeigt sich durch hochgradigen Bilirubinanstieg im Blut und schweren Ikterus.

## Behandlung

Bei Patienten mit nur geringem Blutverlust und stabilen Kreislaufverhältnissen kann zunächst – unter engmaschiger Kontrolle von Kreislaufparametern und Blutbild sowie regelmäßiger Sonografie des Abdomens – abgewartet werden. Bei instabilen Kreislaufverhältnissen oder größerem Blutverlust besteht die Behandlung in einer möglichst raschen operativen Versorgung mit Blutstillung, z. B. durch Elektrokoagulation oder Übernähung.

## Pflege

**Pflege bei Verdacht auf Leberverletzungen**
Bei Verdacht auf eine Leberverletzung steht die engmaschige Überwachung des Patienten im Vordergrund, um Komplikationen, v. a. akute Blutungen, rechtzeitig zu erkennen. Die Pflegenden beobachten den Patienten auf Veränderungen:

- Vitalzeichen (Atmung, Puls, RR)
- Allgemeinbefinden (Schmerz), Bewusstsein
- Abdomen (Hämatome, Bauchdeckenspannung).

Weitere Pflegemaßnahmen sind:
- Patienten Bettruhe einhalten lassen
- Diagnostik organisieren, z. B. Laboruntersuchungen oder Abdomen-Sonografie
- Patienten nüchtern lassen. Zur Flüssigkeitszufuhr legt der Arzt mindestens einen venösen Zugang
- Infusionstherapie vorbereiten und überwachen.

**Pflege bei operativer Behandlung**
*Pflege vor, während und nach Operationen* ➤ Kap. 4
*Perioperative Pflege bei Operationen am Magen-Darm-Trakt* ➤ 5.3.1
*Perioperative Pflege bei Operationen an der Leber* ➤ 6.4.1
Häufig ist wegen einer massiven Blutung eine Notoperation erforderlich. Die Pflegenden sorgen für die Bereitstellung von Erythrozytenkonzentraten und Frischplasma (➤ 4.5.10), überwachen die Transfusionstherapie und bereiten den Patienten parallel auf die Operation vor.

## 6.4.8 Lebertransplantation

Die **Lebertransplantation** (*LTx*) ist technisch schwierig und komplikationsreich (➤ Abb. 6.19). Wegen des Mangels an Spenderorganen sind neben der Transplantation einer ganzen Leber auch folgende Verfahren möglich:
- **Split-Lebertransplantation.** Die Leber eines hirntoten Menschen wird in zwei Teile geteilt und auf zwei Empfänger transplantiert
- **Leberteil-Lebendspende.** Unter besonderen Bedingungen kann ein Lebender ein Teil seiner Leber spenden.

### Indikation
- **Leberzirrhosen.** Am günstigsten ist die Prognose bei primär biliärer Zirrhose (➤ 6.4.6). Bei Leberzirrhose infolge einer Virushepatitis kann die Infektion auch in der neuen Leber wieder auftreten. Bei alkoholtoxischer Leberzirrhose kommt eine Transplantation nur sehr selten in Betracht, da sich der Patient durch alkoholbedingte schwere Organschäden vielfach in einem sehr schlechten Allgemeinzustand befindet
- **(Sub-)Akutes Leberversagen,** z. B. im Rahmen einer akuten Virushepatitis oder einer Intoxikation mit Knollenblätterpilzen. Da die Ursache der Erkrankung meist so schnell herausgefunden wird, dass das Leberversagen noch nicht zur Schädigung anderer Organe geführt hat, ist die Prognose hier recht günstig
- **Primäre Lebertumoren.** Primäre Lebertumoren stellen eine Indikation zur Lebertransplantation dar, wenn sie zu groß sind, um mit einer Leberteilresektion entfernt zu werden. Voraussetzung ist jedoch, dass der Tumor auf die Leber begrenzt, d. h. noch nicht in benachbarte Strukturen eingewachsen ist, und noch keine Metastasen gesetzt hat.

### Pflege

*Pflege vor, während und nach Operationen* ➤ Kap. 4
*Perioperative Pflege bei Operationen an der Leber* ➤ 6.4.1

Nach der Transplantation wird der Patient zunächst auf der Intensivstation (in manchen Kliniken in *Umkehrisolation*, ➤ 1.4.6) betreut. Meist ist eine postoperative Nachbeatmung für ca. 8–24 Std. erforderlich.
- **Wundversorgung** und **Drainagen.** Die T-Drainage wird bis zum 10. Tag unter Körperniveau befestigt, danach klemmen die Pflegenden sie auf Arztanordnung intermittierend ab oder befestigen sie zunächst auf, später über Körperniveau (➤ 4.4.6, ➤ 4.5.14). Entfernt wird die T-Drainage erst vier bis sechs Wochen nach der Transplantation
- **Lagerung** und **Mobilisation.** Der Patient wird wie bei allen Operationen am Abdomen mit leicht erhöhtem Oberkörper gelagert und erhält eine Knierolle zur Bauchdeckenentspannung. Die Mobilisation beginnt so früh wie möglich und stufenweise. Ab dem 2. postoperativen Tag wird der Patient zunächst ins Herzbett gelagert, dann an den Bettrand gesetzt und bei guten Kreislauf- und Schmerzverhältnissen kann er einige Schritte gehen
- **Ernährung.** Nachdem der Patient abgeführt hat, wird ab dem 5. postoperativen Tag mit dem Kostaufbau begonnen. Bis dahin ist er parenteral ernährt
- **Körperpflege** und **Prophylaxen.** Oft steigt das Bilirubin in den ersten postoperativen Tagen nochmals an und die Patienten leiden unter starkem Juckreiz. Dann helfen juckreizstillende Puder oder Salben, um Verletzungen durch ständiges Kratzen zu vermeiden. Um Infektionen der Mundschleimhaut vorzubeugen, die unter Immunsuppression gehäuft auftreten, achten Pflegende auf regelmäßige und gründliche Mundpflege. Sie führen Maßnahmen der Pneumonie-, Dekubitus-, Thrombose- und Kontrakturenprophylaxe durch

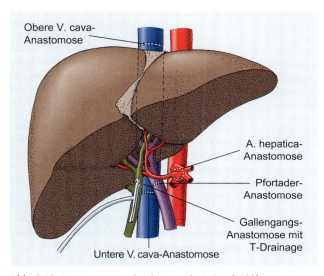

**Abb. 6.19** Anastomosen nach Lebertransplantation. [L190]

- **Immunsuppression.** Unmittelbar postoperativ beginnt die immunsuppressive Therapie mit Ciclosporin A (z. B. in Sandimmun®), Glukokortikoiden (z. B. in Prednisolon®) und Azathioprin (z. B. in Imurek®). Die Pflegenden achten auf die exakte Dosierung und pünktliche Verabreichung der Immunsuppressiva. Möglichst frühzeitig leiten sie den Patienten dazu an, die Medikamente selbstständig einzunehmen.
- **Psychische Betreuung.** Die meisten Patienten stehen unter enormem psychischen Druck. Sie wissen, dass eine erfolglose Transplantation bzw. eine nicht beherrschbare Transplantatabstoßung ihren Tod bedeuten würde. Aus diesem Grund reagieren Patienten nach einer Lebertransplantation auf Zeichen einer (eventuellen) Verschlechterung stark emotional und benötigen Unterstützung und Ermutigung.

> Aufgrund der Immunsuppression sind Patienten nach Lebertransplantation wesentlich anfälliger für allgemeine und lokale Infektionen. Auch banale Infektionen können für diese Patienten lebensbedrohlich werden. Die Pflegenden achten deshalb auf hygienisch einwandfreies Arbeiten und peinliche Sauberkeit in der Umgebung des Patienten. Außerdem sorgen sie dafür, dass der Patient keinen direkten Kontakt zu erkälteten Personen hat.

## Komplikationen

- Frühkomplikationen: Nachblutungen aus den Gefäßanastomosen, Thrombosen in der A. hepatica oder in der Pfortader, Stenose oder Fistel der Gallengangs-Anastomose
- Die am meisten gefürchtete Komplikation ist die akute oder chronische Transplantatabstoßung (➤ 1.4.6), die zwar häufig auftritt, aber meist medikamentös beherrscht werden kann
- Zu den Spätkomplikationen zählt das Wiederauftreten der Grundkrankheit, z. B. einer Virushepatitis.

## Prognose

Durch verbesserte Operationstechniken und Fortschritte in der Immunsuppression haben sich die Ergebnisse der Lebertransplantation in den vergangenen Jahren deutlich verbessert. 1980 überlebten nur 30 % der Patienten ein Jahr, heute sind es 85–90 %.

# 6.5 Erkrankungen von Gallenblase und -wege

## 6.5.1 Perioperative Pflege

*Pflege vor, während und nach Operationen* ➤ Kap. 4

### Präoperative Pflege

**Nahrungsabbau und Darmvorbereitung**
Abhängig vom Hausstandard erhält der Patient am Vorabend des Operationstages leichte Kost und bleibt ab 22 Uhr nüchtern. Abführmaßnahmen sind meist nicht notwendig.

**Körperpflege und Rasur**
Der Patient bekommt die Möglichkeit zum Duschen. Die Pflegenden achten auf eine gründliche Reinigung des Nabels. Eine Rasur wird überwiegend nicht mehr durchgeführt, ggf. werden Haare gekürzt.

### Postoperative Pflege

**Lagerung und Mobilisation**
Nach den meisten Eingriffen im Magen-Darm-Trakt ist postoperativ eine Rückenlagerung mit erhöhtem Oberkörper angezeigt. Zur Entspannung der Bauchdecke und Entlastung der Nähte erhalten die Patienten eine Knierolle oder der „Knieknick" des Bettes wird eingestellt.

Meist kann der Patient am Abend des Operationstages erstmals aufstehen, die individuelle Patientensituation ist zu berücksichtigen (➤ 4.5.7).

> **Patientenbeobachtung nach Cholezystektomie**
> - Vitalzeichen, Temperatur
> - Allgemeinbefinden, Schmerzen, Ikteruszeichen (insbesondere auch Stuhl- und Urinfarbe)
> - Zieldrainage: Art und Menge des Sekrets
> - Wunde/Verband: Entzündungszeichen? Nachblutung?
> - Kostaufbau: Verträglichkeit der Kost, Appetit.

**Pflege bei Choledochusrevision**
Wurde der Ductus choledochus eröffnet, legt der Arzt in diesen eine T-Drainage (➤ Abb. 6.25) ein. Sie gewährleistet den Gallenabfluss, wenn der Ductus und die Papilla vateri anschwellen.

- Der Sekretbeutel der T-Drainage wird nach dem Eingriff zunächst unter dem Körperniveau des Patienten befestigt, sodass die Galle leicht über die Drainage abfließen kann
- Die Pflegenden messen und dokumentieren die Sekretmenge regelmäßig. Am 1.–2. postoperativen Tag sind ca. 1.000 ml täglich normal. Am 3.–4. Tag sollte die Sekretmenge aufgrund der Abschwellung des Ductus choledochus deutlich abnehmen (auf ca. 300 ml/24 Std. oder weniger), da nun die Galle den physiologischen Weg nehmen kann
- Ab dem 5. oder 6. postoperativen Tag klemmen die Pflegenden die Drainage auf Arztanordnung intermittierend ab; dabei steigern sie langsam die Zeiträume, während derer die Drainage abgeklemmt ist. Alternativ ist es in einigen Kliniken üblich, den Sekretbeutel ab dem 5. postoperativen Tag auf und danach über Körperniveau zu hängen. Verträgt der Patient das Abklemmen bzw. Hochhängen der Drainage gut (Gallenflüssigkeit nimmt den physiologischen Weg) und ist die postoperative Cholangiografie unauffällig, entfernt der Arzt die Drainage am 8.–10. postoperativen Tag
- Vor dem Ziehen der Drainage wird der Beutel in den meisten Kliniken kurzfristig nochmals unter Köperniveau befestigt, damit sich der Gallengang weitgehend entleert und somit nach dem Ziehen möglichst wenig Galle aus dem Drainagekanal austritt

- Nach der Drainagenentfernung verschließt sich der Drainagekanal normalerweise innerhalb von ein bis drei Tagen spontan. Kurzzeitig können die Patienten einige Stunden nach Entfernung der Drainage leichtes Fieber und geringe Schmerzen im rechten Oberbauch haben. Geringer Galleaustritt über ein bis zwei Tage ist möglich, aber selten. Fließen nach Entfernen der T-Drainage größere Mengen Galle aus der Wunde, informieren die Pflegenden den Arzt.

**VORSICHT**
Folgende Zeichen weisen auf eine verstopfte oder dislozierte T-Drainage hin:
- Postoperativ (unverhältnismäßig) geringe oder *plötzliche* Abnahme der Sekretmenge
- Ikterus, Juckreiz, Druckgefühl oder Schmerzen im Oberbauch.

### 6.5.2 Cholelithiasis

**Cholelithiasis** (*Gallensteinleiden*): Konkremente in der Gallenblase (*Cholelithiasis*) oder den Gallengängen (*Choledocholithiasis*). Jeder 10. Mensch ist betroffen, Frauen doppelt so häufig wie Männer. In 80 % der Fälle symptomlos.

#### Krankheitsentstehung

Voraussetzung für die Gallensteinbildung ist ein Lösungsungleichgewicht der Gallenbestandteile („übersättigte Galle"). Dadurch werden Cholesterin, Bilirubin und Kalzium ausgefällt. Es bilden sich kleine Kristalle, die – entsprechend dem jeweiligen Konzentrationsverhältnis – aus **Cholesterin, Pigment** (*Bilirubin*) und **Kalzium** bestehen und zu Steinen heranwachsen (➤ Abb. 6.20).

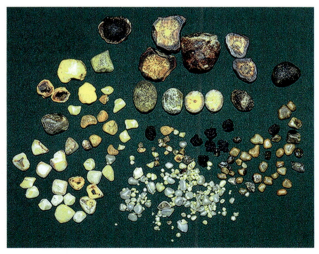

**Abb. 6.20** Verschiedene Gallensteine. Man erkennt hellgelbe, kugelig-ovale Cholesterinsteine, kleine schwarze Pigmentsteine und gemischte Steine, die den größten Anteil aller Gallensteine ausmachen. Entsprechend ihrer Zusammensetzung aus Cholesterin, Bilirubin und Kalzium unterscheiden sie sich in Form, Farbe und Festigkeit. [T173]

Risikofaktoren für das Entstehen von Gallensteinen sind entzündete oder gestaute Gallenwege, hämolytische Anämien, Diabetes mellitus, Hypercholesterinämie, unausgewogene Ernährung, Adipositas, Schwangerschaft und eine positive Familienanamnese.

#### Symptome, Befund und Komplikationen

Zeigen Gallensteinträger überhaupt keine oder nur ganz geringe Symptome, spricht man von **stummen Steinen.**

Typisches Symptom des Gallensteinleidens ist die **Gallenkolik,** die auftritt, wenn der Stein aus der Gallenblase in den Ductus cysticus ausgetrieben wird. Der Patient hat heftige, krampfartige Schmerzen im rechten Ober- und Mittelbauch, die in den Rücken oder die rechte Schulter ausstrahlen können. Häufig geht die Gallenkolik mit vegetativen Erscheinungen einher, z. B. Schweißausbruch, Brechreiz und Erbrechen sowie Schwindel bis hin zum Kreislaufkollaps. Die Temperatur kann leicht erhöht sein, manchmal treten ein leichter Ikterus, Stuhlentfärbung und bierbrauner Urin auf. Die körperliche Untersuchung ergibt einen Druckschmerz über der Gallenblase.

**Komplikationen**
Bei einem relativ geringen Teil der Patienten führt das Gallensteinleiden zu ernsten Komplikationen (➤ Abb. 6.21):
- Die steingefüllte Gallenblase begünstigt eine akute **Cholezystitis** (*Entzündung der Gallenblase,* ➤ 6.5.3), die auch chronisch werden kann. Eine Perforation der Steine durch die Gallenblasenwand kann zu einer **galligen Peritonitis** (➤ 5.9.1), **einem Gallensteinileus** (Ileus ➤ 5.7.1). oder einem **Leberabszess** (➤ 6.4.2) führen
- Verschließt der Stein den Ductus cysticus, können in der Gallenblase gebildeter Schleim und die Galle nicht abfließen. Es entsteht ein **Gallenblasenhydrops.** Durch bakterielle Besiedelung kann sich daraus ein **Gallenblasenempyem** (*Eiteransammlung in der Gallenblase*) entwickeln mit hohem Fieber, Schüttelfrost und stark druckschmerzhafter Gallenblase
- Bei Einklemmung eines oder mehrerer Steine im Ductus choledochus entsteht ein **posthepatischer Ikterus** (Verschlussikterus, ➤ 6.2.1). Durch die Abflussbehinderung kann es zur **Cholangitis** (➤ 6.5.4) und als Folge davon zur Keimwanderung in die Leber mit nachfolgendem **Leberabszess** (➤ 6.4.2) kommen
- Klemmt ein Stein im Papillenbereich ein oder verletzt er bei seiner Passage das Pankreas, droht eine **akute Pankreatitis** (➤ 6.6.2, ➤ Abb. 6.22)
- Bei abszedierender Cholangitis (➤ 6.5.4), Gallenblasenempyem oder Gallenblasenperforation kann durch Streuung der Erreger in die Blutbahn eine Sepsis entstehen mit der Gefahr von Kreislauf-, Lungen- und Nierenversagen.

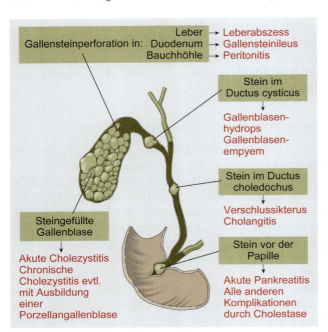

Abb. 6.21 Mögliche Komplikationen von Gallensteinen (rote Schrift) in Abhängigkeit von der Steinlokalisation. [L190]

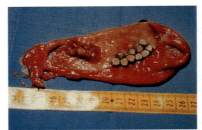

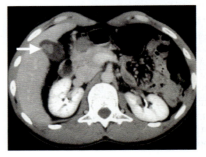

Abb. 6.23 Oben: Präparat einer Gallenblase mit Steinen. Unten: CT mit einem Kontrastmittel aufnehmendem, der Gallenblasenwand aufsitzendem Tumor (siehe Pfeil). Diagnose: Gallenblasenpapillom [M513, S008–3]

### Diagnostik und Differentialdiagnose

Die Sonografie ist das zentrale Diagnoseinstrument bei Gallenleiden. Sie stellt sowohl die Steine selbst als auch ihre Folgen und Komplikationen dar, z. B. Wandverdickungen der Gallenblase als Zeichen einer Entzündung oder erweiterte Gallengänge als Zeichen einer **Cholestase** (*Gallestau*).

Zum differentialdiagnostischen Ausschluss anderer Erkrankungen oder Komplikationen sind erforderlich:
- Blut- und Urinuntersuchung (Pyelonephritis? Pankreatitis?)
- EKG (Herzinfarkt?)
- Evtl. Röntgenleeraufnahme des Abdomens (Ileus? Freie Luft?) und des Thorax (Pneumonie?).

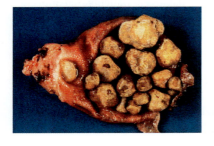

Abb. 6.22 Präparat einer Gallensteineinklemmung vor der Papille, die über den Rückstau von Gallensekret zu einer akuten Pankreatitis geführt hatte. [E763]

### Behandlung

Eine symptomlose Cholelithiasis (➤ Abb. 6.23) bedarf in der Regel keiner Behandlung. Eine Ausnahme ist die **Porzellangallenblase** (*Gallenblase mit verkalkter, vernarbter Wand*), die wegen des Entartungsrisikos entfernt werden sollte.

Bei Patienten mit starker Gallenkolik injiziert der Arzt krampflösende (z. B. Buscopan®) und schmerzlindernde Medikamente intravenös und verordnet eine vorübergehende Nahrungskarenz. Klingt die Gallenkolik unter dieser Therapie ab, sollten sich die Betroffenen trotz der Besserung ihrer Beschwerden zu einer Operation im beschwerdefreien Intervall entschließen (*Intervalloperation*), um erneuten Koliken mit entsprechender Komplikationsgefahr vorzubeugen.

Bei anhaltenden Schmerzen und Entzündungszeichen kann nicht abgewartet werden. In diesen Fällen ist eine *Frühoperation*, d. h. ein Eingriff innerhalb der ersten 48 Std. nach Beginn der Beschwerden, angezeigt, um z. B. einer Gallenblasenperforation vorzubeugen.

Ist ein im Ductus choledochus eingeklemmter Stein die Ursache für die anhaltenden Beschwerden, versucht der Arzt zunächst, den oder die eingeklemmten Steine unverzüglich durch eine ERCP (➤ 6.3.2) mit Papillotomie zu entfernen. Gelingt dies nicht, ist eine Frühoperation, in diesem Fall eine *Cholezystektomie* mit *Choledochusrevision* (➤ 6.5.6) angezeigt. Konnte der Stein durch die Papillotomie entfernt werden, erfolgt im beschwerdefreien Intervall die (überwiegend laparoskopische) Cholezystektomie (➤ Tab. 6.3).

### Nichtoperative Steinentfernung

Verfahren zur **nichtoperativen Steinentfernung** kommen nur bei einem geringen Teil der Patienten in Betracht, z. B. bei Inoperabilität. Neben der teils sehr langen Behandlungsdauer ist vor allem die hohe Rezidivquote nachteilig.

Das häufigste Verfahren zur nichtoperativen Steinentfernung ist die **extrakorporale Stoßwellenlithotripsie** (➤ 12.5.3).

### Pflege bei Gallenkolik

> **Patientenbeobachtung**
> - Vitalzeichen, Temperatur
> - Allgemeinbefinden (Bauchschmerzen?)
> - Abdomen (harte Bauchdecken als Zeichen einer Peritonitis? Darmtätigkeit?).

**Tab. 6.3** Pflege nach laparoskopischer und konventioneller Cholezystektomie (hausinterne Richtlinien beachten).

| | Laparoskopische Cholezystektomie | Konventionelle Cholezystektomie |
|---|---|---|
| **Lagerung und Mobilisation** | • Nach der Operation Rückenlage mit leicht erhöhtem Oberkörper<br>• Erste Mobilisation am Abend des Operationstages | |
| **Wundversorgung** | • Beobachtung der Wunde auf Blutung und Austritt von Galle | |
| | • Erster Verbandswechsel am 2. postoperativen Tag (Arzt), vorher nur bei Bedarf, z. B. bei Durchfeuchtung<br>• Entfernung der Fäden am 7. postoperativen Tag | • Erster Verbandswechsel am 2. postoperativen Tag (Arzt), dabei:<br>– Entfernung der Redon-Drainage<br>– Kürzung der Zieldrainage (Robinson- oder Penrosedrainage ➤ 4.4.6, ➤ 4.5.14)<br>• Entfernung der Zieldrainage am 3.–4. postoperativen Tag (Arzt)<br>• Entfernung der Fäden am 8.–10. postoperativen Tag |
| **Magensonde** | • Je nach abgeleiteter Sekretmenge am Abend des Operationstages oder am ersten postoperativen Tag entfernen | |
| **Stuhlausscheidung** | • Falls die Darmtätigkeit nicht von selbst in Gang kommt, Klysma oder Suppositorien am 2. oder 3. postoperativen Tag | |
| **Kostaufbau** | • Operationstag: abends schluckweise Tee<br>• 1. postoperativer Tag: Tee, Zwieback und Suppe<br>• Nach Einsetzen des Stuhlgangs Schonkost | • Operationstag: Nahrungs- und Flüssigkeitskarenz<br>• 1. postoperativer Tag: Nahrungskarenz, schluckweise Tee<br>• 2. postoperativer Tag: Nahrungskarenz, Tee<br>• Nach Einsetzen des Stuhlgangs Kostaufbau nach hausüblichem Schema, meist zunächst Zwieback, Suppe und Brei, bei guter Verträglichkeit Schonkost |
| **Krankenhausentlassung** | • Etwa am 3. postoperativen Tag | • Am 8.–10. postoperativen Tag |

### Maßnahmen gegen Schmerzen

Der Patient sollte weitgehend Bettruhe einhalten. Bei Schmerzen verabreichen die Pflegenden krampflösende und schmerzlindernde Medikamente nach Arztanordnung. Krampflösend wirken auch warme Bauchwickel oder eine Wärmflasche, die allerdings bei entzündlichen Erkrankungen kontraindiziert sind. Die Pflegenden legen sie dem Patienten deshalb erst nach Rücksprache mit dem Arzt auf.

### Ernährung

In der akuten Phase ist eine absolute Flüssigkeits- und Nahrungskarenz notwendig. Der Arzt legt dem Patienten einen peripher venösen Zugang, über den Infusionen zur Deckung des Flüssigkeitsbedarfs verabreicht werden. Nach Abklingen der Symptome, etwa ab dem 2.–3. Tag, bekommt der Patient Tee. Verträgt er diesen gut, wird die Kost langsam aufgebaut mit Haferschleim, Weißbrot, Zwieback und Kartoffelbrei bis zur Gallenschonkost bzw. Nahrungsmitteln, die der Betroffene verträgt. Übergewichtige Patienten sollten abnehmen.

## 6.5.3 Cholezystitis

> **Cholezystitis:** Entzündung der Gallenblase, meist bei bestehender Cholelithiasis. Je nach zeitlichem Verlauf Unterteilung in **akute** und **chronische Cholezystitis**.

### Akute Cholezystitis

#### Krankheitsentstehung
Die **akute Cholezystitis** entsteht überwiegend auf dem Boden einer Steineinklemmung bei Cholelithiasis. Es kommt zunächst zu einer abakteriellen, dann durch sekundäre Keimeinwanderung zu einer bakteriellen Entzündung der Gallenblase.

#### Symptome, Befund und Diagnostik
Bei der akuten Cholezystitis haben die Patienten Schmerzen im rechten Oberbauch, die in die rechte Schulter ausstrahlen können, Übelkeit, Erbrechen, Fieber über 38,5 °C, Schüttelfrost und manchmal einen Ikterus. Die Gallenblase ist druckschmerzhaft.

Die Diagnose stellt der Arzt meist sonografisch und anhand von Blutuntersuchungen (Erhöhung von BSG und Leberwerten, Leukozytose).

#### Behandlung
Die Behandlung besteht in Bettruhe, Nahrungs- und Flüssigkeitskarenz mit vorübergehender parenteraler Ernährung, intravenöser Gabe von Antibiotika sowie krampflösenden und schmerzlindernden Medikamenten.

Am günstigsten ist es, wenn die entzündete Gallenblase innerhalb der ersten 48 Std. nach Symptombeginn entfernt wird.

#### Komplikationen
Da fast alle Betroffenen Gallensteine haben, sind bei diesen Patienten alle durch Gallensteine hervorgerufenen Komplikationen möglich. Bei steinfreier Cholezystitis besteht die Hauptkomplikation in der Perforation der Gallenblasenwand mit Gefahr einer galligen Peritonitis (➤ 5.9.1) und nachfolgender biliärer Sepsis durch hämatogene Streuung der Keime.

#### Pflege
Die Pflege bei Cholezystitis entspricht der bei Gallenkolik (➤ 6.5.2). Zusätzlich legen die Pflegenden dem Patienten nach Arztanordnung ein Kühlelement auf die Gallenblasenregion. Dies wirkt schmerzlindernd und entzündungshemmend.

## Chronische Cholezystitis

Die **chronische Cholezystitis** ist Folge einer akuten Cholezystitis oder einer (evtl. symptomlosen) Cholelithiasis (➤ 6.5.2). Hauptsymptome sind Druckgefühl oder Schmerzen im Oberbauch sowie Koliken und Meteorismus nach dem Essen, insbesondere nach fettreichen Speisen. Die Behandlung besteht in einer Cholezystektomie, ggf. mit Choledochusrevision (➤ 6.5.6).

### 6.5.4 Cholangitis

> **Akute eitrige Cholangitis:** Entzündung der Gallenwege, in der Regel durch Gallenabflussbehinderung mit sekundärer Keimbesiedelung der gestauten Galle.
> **Nicht-eitrige chronisch-destruierende Cholangitis** (destruieren = *zerstören*): Chronisch-progrediente (fortschreitende), nicht-eitrige Entzündung der (kleinen) Gallengänge. Wahrscheinlich autoimmunologisch bedingt. Betrifft zu 90 % Frauen, meist im mittleren Lebensalter. Endstadium ist die **primär biliäre Zirrhose** (kurz *PBC*), eine Sonderform der Leberzirrhose.

Ursache der **akuten eitrigen Cholangitis** ist eine meist steinbedingte Gallenabflussbehinderung mit nachfolgender bakterieller Infektion der Gallenwege.

Typische Dreifach-Symptomkombination ist die **Charcot-Trias** aus Fieber mit Schüttelfrost, Ikterus und starken Schmerzen im rechten Oberbauch. Die Diagnose wird durch Blutuntersuchungen, Sonografie und ggf. ERCP gesichert.

Wegen der Schwere des Krankheitsbildes ist die Überwachung des Patienten auf der Intensivstation erforderlich mit engmaschiger Kontrolle von Blutdruck, Puls, Ausscheidungen und Atmung (BGA ➤ 10.3.4). Unter intravenöser Antibiotikatherapie wird schnellstmöglich eine Cholezystektomie mit Choledochusrevision oder eine ERCP (➤ 6.3.2) mit Papillotomie und Steinextraktion durchgeführt. Die übrige Therapie und Pflege entsprechen der bei akuter Cholezystitis. Hauptkomplikation ist ein septischer Schock (➤ 3.3.1).

Patienten mit **nicht-eitriger chronisch-destruierender Cholangitis** haben lange Zeit nur uncharakteristische Oberbauchbeschwerden und Juckreiz.

Zunächst werden sie internistisch behandelt. Im fortgeschrittenen Stadium und bei der primär biliären Zirrhose ist eine Lebertransplantation (➤ 6.4.8) indiziert.

### 6.5.5 Gallenblasen- und Gallengangskarzinom

**Gallenblasen-** und **Gallengangskarzinome** sind selten. Etwa 90 % der Karzinome betreffen die Gallenblase, nur ca. 10 % die Gallengänge.

#### Krankheitsentstehung

Die Entstehung von Gallenblasen- und Gallengangskarzinomen ist ungeklärt. Da jedoch die meisten Patienten mit einem Gallenblasenkarzinom gleichzeitig eine Cholelithiasis (➤ 6.5.2) haben, besteht der Verdacht, dass Gallensteine an der Entstehung des Gallenblasenkarzinoms beteiligt sind. Insbesondere bei einer Porzellangallenblase (➤ 6.5.2) ist das Entartungsrisiko hoch. Gallenblasen- und Gallengangskarzinome metastasieren frühzeitig in die Leber.

#### Symptome, Befund und Diagnostik

Die relativ spät auftretenden Symptome des Karzinoms sind Oberbauchbeschwerden, ein langsam zunehmender, *schmerzloser* Ikterus und unspezifische Tumorzeichen wie Leistungsschwäche, Gewichtsverlust, Übelkeit, Erbrechen und Anämie.

Die Diagnose wird hauptsächlich mittels ERCP, PTC und CT (➤ Abb. 6.23) gesichert, die Lage und Größe des Tumors zeigen.

#### Behandlung

Bei sehr kleinen Gallenblasenkarzinomen reicht die Cholezystektomie (mit Lymphadenektomie) aus. Ansonsten müssen auch Teile der Leber reseziert werden. Bei operablen, lebernahen Gallengangskarzinomen kommt eine **Choledochus-Hepaticus-Resektion,** ggf. unter Mitnahme von Leberanteilen, in Betracht. Papillennahe Gallengangskarzinome in frühen Krankheitsstadien können durch eine Pankreaskopfresektion (*Whipple-Operation,* ➤ 6.6.6) entfernt werden.

Meist ist aber zum Zeitpunkt der Diagnose keine Radikaloperation mit kurativem Ziel mehr möglich. Die (endoskopische) Einlage eines Stents zur Galleableitung oder die Anlage einer *biliodigestiven Anastomose* (➤ 6.6.5), z. B. einer Hepaticojejunostomie, können die durch die Cholestase (➤ 6.2.1) bedingten Beschwerden des Patienten lindern.

#### Prognose

Da Gallenblasen- und Gallengangkarzinome häufig erst in einem spätem Stadium Symptome machen und damit häufig spät erkannt und operiert werden, ist die Prognose ungünstig. Die Fünf-Jahres-Überlebensrate der Patienten beträgt etwa 4 %; die mittlere Überlebenszeit nach Diagnosestellung etwa vier bis fünf Monate. Bei einer vollständigen operativen Entfernung des Karzinoms liegt die Überlebensrate zwischen 10–60 %.

## 6.5.6 Operationen an Gallenblase und -wegen

### Cholezystektomie

**Cholezystektomie:** Operative Entfernung der Gallenblase.

#### Indikationen
Eine **Cholezystektomie** wird überwiegend wegen eines symptomatischen Gallensteinleidens (*Cholelithiasis*, ➤ 6.5.2) oder damit einhergehender Komplikationen, etwa einer akuten Gallenblasenentzündung (*Cholezystitis*, ➤ 6.5.3) notwendig.

#### Laparoskopische Cholezystektomie
*Durchführung einer Laparoskopie* ➤ Abb. 4.32
Die **laparoskopische Cholezystektomie** zählt zu den Verfahren der minimal-invasiven Chirurgie (➤ 1.4.3) und ist die Standardoperation bei *unkomplizierter* Cholelithiasis (➤ Abb. 6.24).

> Bei ca. 5 % aller laparoskopisch begonnenen Cholezystektomien ist intraoperativ ein Verfahrenswechsel zur konventionellen Cholezystektomie erforderlich. Der Arzt klärt den Patienten präoperativ über diese Möglichkeit auf.

#### Konventionelle Cholezystektomie
Bei starken Verwachsungen (z. B. nach Voroperationen am Magen), Gallenblasenempyem oder -gangrän oder massivem **Gallenblasenhydrops** (*Vergrößerung der Gallenblase bei Verschluss des Ductus cysticus*) ist nach wie vor eine **konventionelle Cholezystektomie** erforderlich. Dabei eröffnet der Chirurg das Abdomen über einen Transrektalschnitt im rechten Oberbauch oder einen Rippenbogenrandschnitt (➤ Abb. 4.30). Dann präpariert er die Gallenblase frei, durchtrennt die A. cystica und den Ductus cysticus und entfernt die Gallenblase.

> **Hauptkomplikationen nach Cholezystektomie**
> - Blutung
> - Infektion (Bauchdeckenabszess, intraabdomineller Abszess)
> - Gallenfistel (selten).

#### Postcholezystektomiesyndrom
Als **Postcholezystektomiesyndrom** werden alle unklaren Oberbauchbeschwerden nach einer Cholezystektomie bezeichnet, unabhängig davon, ob ein ursächlicher Zusammenhang zum Gallensteinleiden oder zur Operation besteht oder nicht. Mögliche Ursachen eines Postcholezystektomiesyndroms sind z. B. während der Operation übersehene Steine oder eine Papillenstenose sowie neu aufgetretene Krankheiten, etwa eine Gastritis.

> Nach jeder Cholezystektomie können sich Steinrezidive im Gallengangssystem bilden. Dann versucht der Arzt, diese mit ERCP und endoskopischer Papillotomie (*Papillenschlitzung*) zu entfernen. Misslingt dies, muss erneut operiert werden (*Choledochusrevision*).

### Choledochusrevision

Zeigt die (intraoperative) Cholangiografie (➤ 6.3.2) auffällige Strukturen oder Konkremente im Gallengang, ist eine **Choledochusrevision** (Revision = *Durchsicht*, *Überprüfung*) indiziert.

#### Operationsverfahren
Zur Choledochusrevision eröffnet der Chirurg den Choledochus auf einer Länge von ca. 1–2 cm (*Choledochotomie*). Über diese Öffnung lassen sich Konkremente meist ausspülen oder mit *Fogarty-Kathetern*, *Steinfasszangen* oder *Steinlöffeln* entfernen. Anschließend tastet der Operateur den Choledochus mit einer Sonde aus oder betrachtet die Gallengänge durch ein **Choledochoskop** (*kleines Spezialendoskop*), um die Steinfreiheit zu sichern.

Sind alle Konkremente entfernt, legt der Chirurg eine **T-Drainage** (➤ Abb. 6.25) in den Ductus choledochus ein (Pflege bei Choledochusrevision ➤ 6.5.1).

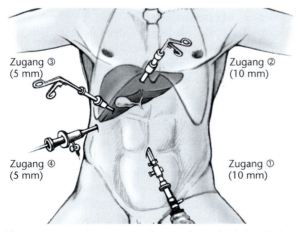

**Abb. 6.24** Position der Instrumente bei einer laparoskopischen Cholezystektomie. [L108]

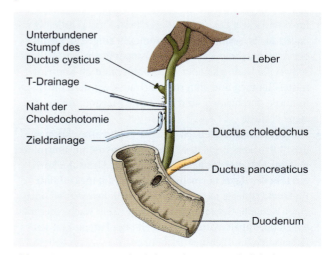

**Abb. 6.25** Drainagen nach Cholezystektomie mit Choledochusrevision. [L190]

## 6.6 Erkrankungen des Pankreas

*Endokrine Pankreastumoren* ➤ 6.6.5

### 6.6.1 Perioperative Pflege

*Pflege vor, während und nach Operationen* ➤ Kap. 4

#### Präoperative Pflege

Am Vortag der Operation erhält der Patient mittags flüssige Kost und abends nur Tee. Zur Darmreinigung genügt meist ein Reinigungseinlauf. Ist präoperativ jedoch davon auszugehen, dass der Darm eröffnet werden muss, z. B. weil der Tumor bereits in den Darm eingewachsen ist, ordnet der Arzt eine Darmreinigung wie zur Kolonoperation an (➤ 5.7.6). Die Rasur erfolgt nach Hausstandard.

#### Postoperative Pflege

Aufgrund der langen Operations- und Anästhesiedauer von ca. 6–8 Std. und der möglichen Komplikationen – insbesondere der Gefahr einer Restpankreatitis (➤ 6.6.2) – wird der Patient postoperativ mehrere Tage auf der Intensivstation betreut. Prinzipiell gilt:

- **Lagerung** und **Mobilisation.** Am Operationstag lagern die Pflegenden den Patienten auf dem Rücken mit leicht erhöhtem Oberkörper, ab dem 1. postoperativen Tag abwechselnd in 30°-Seitenlage rechts oder links und Rückenlage. Bei stabilen Herz-Kreislauf-Verhältnissen kann ab dem 1. postoperativen Tag vorsichtig mit der Mobilisation begonnen werden
- **Magensonde.** Die intraoperativ gelegte Magensonde wird meist am 1. postoperativen Tag gezogen
- **Wundversorgung.** Die Pflegenden beobachten die Wunde sowie Menge und Beschaffenheit des Drainagensekrets. In den ersten postoperativen Tagen wird täglich die α-Amylase im Wundsekret der Zieldrainagen bestimmt. Wurden Drainagen zur Schienung der Anastomosen eingelegt, klemmt der Arzt diese meist ab dem 5. postoperativen Tag ab, kontrolliert die Dichtigkeit der Anastomosen durch Kontrastmittel-Röntgen und entfernt die Drainage, sofern die Anastomosen durchgängig sind und keine Anastomoseninsuffizienz vorliegt
- **Blutzuckerkontrollen.** Nach jeder Pankreasresektion wird der Blutzuckerspiegel des Patienten engmaschig kontrolliert und auf Arztanordnung durch Gabe von Altinsulin korrigiert. In der Regel normalisiert sich der anfangs erhöhte Blutzuckerspiegel nach einer Pankreaslinksresektion oder einer Whipple-Operation nach einiger Zeit. Nach einer totalen Duodenopankreatektomie bleibt der Patient Zeit seines Lebens insulinpflichtiger Diabetiker
- **Kostaufbau.** Voraussetzung für den Beginn des Kostaufbaus sind die Dichtigkeit der operativ angelegten Anastomosen und das Wiedereinsetzen der Darmtätigkeit. Meist muss die Darmtätigkeit am 2.–3. postoperativen Tag mit einem Einlauf angeregt werden. Kommt sie danach in Gang, darf der Patient ab dem 4. postoperativen Tag schluckweise Tee trinken. Verträgt er diesen gut, wird die Kost anschließend langsam aufgebaut wie nach einer akuten Pankreatitis (➤ 6.6.2).

> **Patientenbeobachtung**
> - Vitalzeichen, Temperatur
> - Allgemeinbefinden, Schmerz
> - Bauchdeckenspannung
> - Infusionen
> - Flüssigkeitsbilanz, ZVD
> - Blutzucker: Zeichen der Hypo- und Hyperglykämie
> - Magensonde (Lagekontrolle, Menge und Beschaffenheit des Sekrets)
> - Wunde, Drainagen und Verbände
> - Später: Kostverträglichkeit.

**Ernährung nach Pankreatektomie**

Nach einer Pankreatektomie kann die Ernährung des Patienten sowohl anfänglich als auch langfristig große Probleme bereiten. Durch die fehlende exokrine Pankreasfunktion ist die Verdauung insgesamt, durch die fehlende endokrine Pankreasfunktion die Blutzuckerregulation erheblich gestört. Grundzüge der Diät sind:

- Alkoholkarenz
- Verteilung der Nahrung auf sechs bis acht kleine Mahlzeiten täglich
- Substitution der fehlenden Pankreasenzyme, z. B. durch Kreon®-Granulat. Keine Gabe (mikro-)verkapselter Präparate, da die Magen-Darm-Passage aufgrund der veränderten anatomischen Verhältnisse beschleunigt ist und die Wirksubstanz erst zu spät freigesetzt wird
- Fettgehalt der Kost nach Verträglichkeit, da die Fettresorption trotz hochdosierter Substitution von Pankreasenzymen beeinträchtigt bleiben kann. Ggf. Zufuhr eines Teils der Fette als mittelkettige Triglyzeride
- Vitaminreiche Ernährung
- Diabetes-Diät, dabei zur Deckung des Kalorienbedarfs auf einen erhöhten Kohlenhydratanteil bei eher niedrigem Fettanteil in der Nahrung achten. Pankreatektomierte Patienten haben stets einen insulinpflichtigen Diabetes mellitus. Da im Gegensatz zum „normalen" Diabetiker nicht nur die Produktion des blutzuckersenkenden Insulins ausgefallen ist, sondern auch die des blutzuckersteigernden Glukagons, ist der Diabetes oft labil und die Patienten sind insbesondere durch Hypoglykämien gefährdet
- Substitution der fettlöslichen Vitamine und Vitamin $B_{12}$, z. B. durch i. m.-Injektion einer Ampulle Adek Falk® monatlich und einer Ampulle Cytobion 1.000® alle vier Monate
- Bei schwerer Beeinträchtigung der Verdauungsfunktion zusätzlich Gabe von Eisen-, Kalium-, Kalzium- und Spurenelementpräparaten.

## 6.6.2 Akute Pankreatitis

> **Akute Pankreatitis** (*akute Bauchspeicheldrüsenentzündung*): Plötzlich einsetzende Entzündung des Pankreas mit Selbstandauung (*Autolyse, Autodigestion*) des Organs und Beeinträchtigung der Pankreasfunktion. Altersgipfel 30.–50. Lebensjahr. Unterteilt in zwei Verlaufsformen:
> - **Interstitiell-ödematöse Pankreatitis** mit entzündlicher Organschwellung. Verlauf meist unkompliziert. Häufigere Form (ca. 75 % aller Pankreatitis-Fälle).
> - **Hämorrhagisch-nekrotisierende Pankreatitis** mit Teilnekrosen bis zur Totalnekrose des Organs. In > 50 % aller Fälle tödlich.

### Krankheitsentstehung

Hauptursachen der **akuten Pankreatitis** sind mit jeweils ca. 40 % Gallenwegserkrankungen und Alkoholabusus. Seltene Ursachen sind Medikamente (z. B. Glukokortikoide oder Zytostatika), Infektionskrankheiten (etwa Mumps, Scharlach oder Hepatitis) und Traumen (Verletzungen), z. B. auch im Rahmen einer ERCP.

### Symptome und Befund

Typisch ist ein plötzlicher Beginn mit starken Dauerschmerzen im Oberbauch, die oft gürtelförmig in den Rücken ausstrahlen. Außerdem bestehen Übelkeit, Erbrechen, ein Subileus oder Ileus (➤ 5.7.1) und manchmal leichtes Fieber. In schweren Fällen treten Ikterus, Aszites, Pleuraergüsse sowie Schock- (➤ 3.3.1) und Sepsiszeichen hinzu.

Bei der körperlichen Untersuchung finden sich typischerweise ein druckschmerzhaftes Abdomen und eine prallelastisch gespannte Bauchdecke, der *Gummibauch*, der durch Meteorismus und (mäßige) Abwehrspannung bedingt ist.

### Komplikationen und Verlauf

Bei den meisten Patienten tritt die Erkrankung in der leichten Verlaufsform als interstitiell-ödematöse Pankreatitis, auf. Dabei kommt es lediglich zur entzündlichen Schwellung des Organs und die Erkrankung verläuft meist unkompliziert. Seltener ist die hämorrhagisch-nekrotisierende Verlaufsform, bei der rasch lebensbedrohliche Komplikationen auftreten können, z. B. Kreislaufversagen mit nachfolgendem *akuten Nierenversagen* und *Schocklunge, Verbrauchskoagulopathie, Sepsis,* Blutungen, Abszesse und *Pseudozystenbildung* (➤ 6.6.4).

> **VORSICHT**
> Ob die Erkrankung einen leichten (interstitiell-ödematösen) oder schweren (hämorrhagisch-nekrotisierenden) Verlauf nimmt, ist anfangs schwer vorhersehbar.

### Diagnostik und Differentialdiagnose

Die Pankreasenzyme *Lipase* und *α-Amylase* sind im Blut meist stark erhöht, auch im Urin ist eine erhöhte α-Amylase nachweisbar. Außerdem bestehen Leukozytose, BSG-Erhöhung und manchmal ein erhöhter Blutzuckerspiegel.

Die Abdomensonografie zeigt ein vergrößertes (*geschwollenes*) Pankreas. Außerdem können sonografisch Gallensteine und Gallengangserweiterungen, Pankreasnekrosen und Pseudozysten sichtbar gemacht werden. Bei unklarem Sonografiebefund, z. B. wegen Luftüberlagerung infolge des (Sub-)Ileus (➤ 5.7.1), lässt sich das Pankreas durch Kontrastmittel-CT oder MRT darstellen.

### Konservative Behandlung

- Bettruhe, Nahrungs- und Flüssigkeitskarenz, bei (Sub-)Ileus Magensonde zur kontinuierlichen Ableitung des Mageninhalts
- Legen eines ZVK und Infusionstherapie zum Volumen- und Elektrolytersatz, zunächst mindestens 3 l täglich (z. B. je 1.500 ml Glukose 5 % und Ringer-Lösung)
- Parenterale Ernährung, in den ersten Tagen nur Kohlenhydratlösungen, später auch Aminosäurenlösungen
- Schmerzbekämpfung, meist mit Procain über Perfusor, evtl. zusätzlich Paracetamol (z. B. in ben-u-ron®), Tramadol (z. B. in Tramal®) oder Pethidin (z. B. in Dolantin®). Alternativ können Lokalanästhetika oder Analgetika über einen Periduralkatheter verabreicht werden
- Prophylaktische Antibiotikatherapie für 10–14 Tage reduziert das Risiko einer Superinfektion der Nekrosen und senkt die Mortalität.

> **VORSICHT**
> Kein Morphin verabreichen, kann zum Papillenspasmus führen.

Bei Verdacht auf eine Gallensteineinklemmung im Papillenbereich als Ursache der Pankreatitis ist eine frühzeitige ERCP mit Papillotomie und Steinextraktion angezeigt (➤ 6.3.2).

Bei hämorrhagisch-nekrotisierender Pankreatitis ist fast immer die Intensivbehandlung des Patienten erforderlich, ggf. mit Schocktherapie, maschineller Beatmung und Hämodialyse.

### Pflege

Die Pflegenden überwachen die Infusions- und Schmerztherapie. Sie informieren den Patienten und seine Angehörigen über die notwendige Bettruhe sowie die strikte Nahrungs- und Flüssigkeitskarenz. Um Infektionen der Mundschleimhaut und eine Parotitis zu verhindern, achten sie auf regelmäßige Mundpflege und bieten dem Patienten bei Mundtrockenheit die Möglichkeit, zwischendurch den Mund zu spülen.

Zur Schmerzerleichterung geben Pflegende dem Patienten eine Knierolle oder stellen den Knieknick des Bettes ein. Eine intermittierende Kühlung des Oberbauchs mit einem Cold-Pack kann ebenfalls Schmerzen lindern.

Patienten, bei denen ein chronischer Alkoholabusus die Ursache der akuten Pankreatitis ist, sind durch ein Alkoholentzugsdelir gefährdet. Die Pflegenden beobachten deshalb engmaschig die Bewusstseinslage des Patienten.

Da die akute Pankreatitis oft mit einem (Sub-)Ileus einhergeht, achten Pflegende auf die Darmtätigkeit des Patienten und verabreichen – falls die Darmtätigkeit nicht von selbst in Gang kommt – auf Arztanordnung ein Klistier oder einen Einlauf. Nach Abklingen der Akutphase mobilisieren sie den Patienten langsam. Die Kost wird vorsichtig aufgebaut. In den meisten Häusern gibt es hierzu Standards.

### Operative Behandlung

*Etappenlavage* ➤ 5.9.1

Bei ausgedehnten Nekrosen mit Zustandsverschlechterung des Patienten, bakteriell infizierten Nekrosen oder Abszessen ist ein chirurgisches Eingreifen notwendig. Dabei entfernt der Chirurg die Nekrosen operativ (*Nekrosektomie*) und spült die Bauchhöhle (*Lavage*). Anschließend legt er dicklumige Drainagen in die Bursa omentalis ein, über die die Bauchhöhle postoperativ kontinuierlich gespült werden kann (➤ Abb. 6.26). Alternativ kann die Bauchdecke provisorisch verschlossen werden, z. B. durch Platzbauchnähte oder einen Reißverschluss (➤ 5.9.1), um weitere Operationen (*Second-look-Operationen*) mit Spülungen der Bauchhöhle und Nekrosektomien zu erleichtern. Nach erfolgreicher Behandlung erfolgt der endgültige Bauchdeckenverschluss.

Beim Vorliegen einer biliären Obstruktion mit Cholangitis besteht die Indikation zu einer dringlichen ERCP mit Beseitigung des Hindernisses möglichst innerhalb der ersten 24 Std. nach Erkrankungsbeginn.

**Pflege**
*Perioperative Pflege bei Operationen am Pankreas* ➤ 6.6.1

Patienten, die wegen nekrotisierender Pankreatitis operiert werden müssen, sind meist schwer krank und werden bereits präoperativ auf der Intensivstation gepflegt.

**Postoperative Pflege**
Die Pflege entspricht der bei konservativer Therapie. Zusätzlich beobachten die Pflegenden die Wunde und überwachen Menge und Beschaffenheit des über die Drainagen abgeleiteten Wundsekrets. Soll die Bauchhöhle postoperativ über die Drainagen gespült werden, ordnet der Arzt Art und Menge der Spülflüssigkeit an (z. B. Spülung mit 10 l Ringer-Spüllösung® in 24 Std.). Außerdem legt er fest, welche Drainage als Zu- und welche als Ablauf dienen soll, und entscheidet, ob kontinuierlich oder intermittierend gespült wird.

### Prognose

Die Sterblichkeit in der Akutphase der Erkrankung beträgt bei interstitiell-ödematöser Verlaufsform unter 5 %, bei schwerem, hämorrhagisch-nekrotisierendem Verlauf mit Nekrosen, die mehr als die Hälfte des Organs betreffen, dagegen bis zu 80 %.

Die langfristige Prognose hängt maßgeblich davon ab, ob es gelingt, Rezidive zu verhüten. Dies bedeutet für Patienten mit Gallenwegserkrankungen eine Operation zur Sanierung der Gallenwege und bei Alkoholkranken eine Alkoholentwöhnungstherapie.

## 6.6.3 Chronische Pankreatitis

> **Chronische Pankreatitis:** Kontinuierlich oder in Schüben fortschreitende Entzündung des Pankreas mit zunehmendem Verlust der endokrinen und exokrinen Pankreasfunktion. In ca. 70 % durch Alkoholabusus bedingt.

### Symptome, Befund und Diagnostik

Leitsymptom der **chronischen Pankreatitis** (➤ Abb. 6.27) sind wiederholte Schmerzattacken mit Übelkeit und Erbrechen

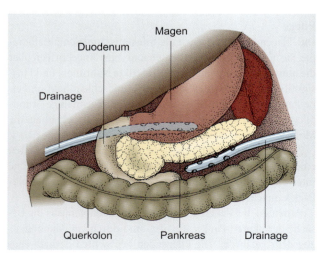

**Abb. 6.26** Intraoperative Platzierung der Spül-Saugdrainagen zur kontinuierlichen Spülung bei nekrotisierender Pankreatitis. [L190]

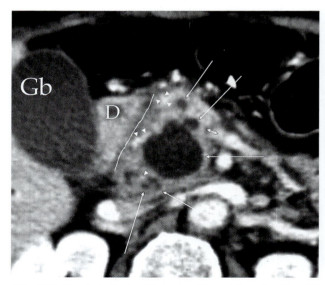

**Abb. 6.27** Chronische Pankreatitis in einer CT-Darstellung. Der Darm (D) ist zwischen Gallenblase (Gb) und Pankreaskopf komprimiert. [T519]

über mehrere Stunden bis Tage. Die Schmerzen sind typischerweise im Oberbauch lokalisiert und strahlen gürtelförmig in den Rücken aus. Oft werden sie durch fettreiche Mahlzeiten oder Alkohol ausgelöst. Die Patienten nehmen wegen der starken Schmerzen häufig eine gekrümmte Körperhaltung ein. Im Endstadium der Erkrankung lassen die Schmerzen meist nach („Ausbrennen" der Pankreatitis). Viele Patienten verlieren bereits früh Körpergewicht, weil sie wegen der starken Schmerzen kaum essen.

Erst wenn mehr als 90 % des Pankreas zerstört sind, treten Zeichen der exokrinen und endokrinen Pankreasinsuffizienz auf. Symptome der exokrinen Pankreasinsuffizienz sind eine **Malassimilation** (*verminderte Nährstoffausnutzung*) mit Meteorismus, Fettunverträglichkeit und Steatorrhö (*Fettstühle*), Symptom der endokrinen Pankreasinsuffizienz ist der Diabetes mellitus.

Bei ca. 30 % der Patienten sind in der Röntgenleeraufnahme des Abdomens Verkalkungen des Pankreas sichtbar. Sonografisch zeigen sich vor allem in späteren Krankheitsstadien Pseudozysten (➤ 6.6.4).

### Komplikationen

Komplikationen der chronischen Pankreatitis sind insbesondere Pseudozysten (➤ 6.6.4), die durch die Verdrängung benachbarter Organe eine Kompression der Gallenwege mit Ikterus, eine Duodenalstenose oder eine Milzvenenthrombose hervorrufen können. Abszesse entstehen durch bakterielle Besiedelung der Pseudozysten.

### Behandlung

**Konservative Behandlung**
- Frische Schübe werden wie eine akute Pankreatitis behandelt
- Alkohol ist absolut tabu, auf koffeinhaltige Getränke (z. B. Kaffee, Tee, Cola) und Rauchen sollte der Patient ebenfalls verzichten
- Günstig sind kleine, häufige Mahlzeiten. Bei ausreichendem Ersatz fehlender Pankreasenzyme, z. B. durch Kreon®-Kapseln oder -Granulat, ist eine normale Fettzufuhr meist möglich. Bei Bedarf werden mittelkettige Triglyzeride (z. B. Ceres®-Margarine) gegeben, die ohne Pankreaslipase resorbiert werden
- Bei endokriner Insuffizienz ist eine Insulinsubstitution notwendig
- Bei Steatorrhö werden die fettlöslichen Vitamine (A, D, E, K) substituiert
- Bei einem Diabetes mellitus ist eine Insulintherapie notwendig

**Operative Behandlung**
Eine Operation ist bei chirurgisch angehbarer Ursache (z. B. eingeklemmten Gallensteinen oder Kompression des Gallengangs von außen durch die Entzündung), Komplikationen wie Pseudozysten, Karzinomverdacht oder stärksten, konservativ nicht beherrschbaren Schmerzen, indiziert. Häufigste Eingriffe sind **Drainageoperationen,** bei denen der Chirurg den erweiterten Pankreasgang eröffnet und zur Entlastung z. B. an eine nach der Roux-Y-Technik ausgeschaltete Jejunumschlinge anastomosiert (➤ Abb. 6.28). Selten ist eine Pankreasteilresektion, z. B. eine *duodenumerhaltende Pankreaskopfresektion* oder eine *Pankreaslinksresektion* (➤ 6.6.6) erforderlich.

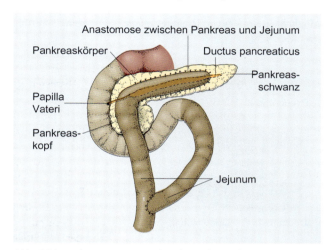

**Abb. 6.28** Pankreatojejunostomie bei chronischer Pankreatitis. Der Ductus pancreaticus wird langstreckig eröffnet und mit einer ausgeschalteten Jejunumschlinge verbunden. Dadurch kann das zuvor gestaute Pankreassekret abfließen. [L190]

### Pflege

*Perioperative Pflege bei Operationen am Pankreas* ➤ 6.6.1
*Pflege bei konservativer Therapie der akuten Pankreatitis* ➤ 6.6.2

## 6.6.4 Pankreaszysten und -pseudozysten

**Pankreaszyste:** Mit Epithel ausgekleideter, flüssigkeitsgefüllter Hohlraum im Pankreas. Selten.
**Pankreaspseudozyste:** Nur von Bindegewebe umgebene Zyste ohne Epithelauskleidung. Häufiger als Pankreaszysten.

### Krankheitsentstehung

**Pankreaszysten** und **-pseudozysten** können als Komplikation einer akuten oder chronischen Pankreatitis (➤ 6.6.2, ➤ 6.6.3) oder nach einer Pankreasverletzung entstehen und kindskopfgroß werden.

### Symptome, Befund und Diagnostik

Je größer die Zyste ist, desto mehr macht sie sich durch Verdrängungserscheinungen bemerkbar, etwa durch Druck- und

Spannungsgefühl sowie Schmerzen im Oberbauch, Völlegefühl und eine tastbare Schwellung. Der Arzt sichert die Diagnose durch Sonografie und CT des Abdomens.

### Behandlung

Bei manchen Patienten bilden sich die Zysten spontan zurück. Ansonsten punktiert der Arzt sie unter sonografischer Kontrolle. Füllt sich die Zyste danach wieder, können verschiedene Möglichkeiten der Drainageanlage erwogen werden (➤ Abb. 6.29).

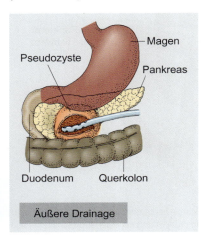

**Abb. 6.29** Äußere Drainage bei Pankreaszyste und Pankreaspseudozyste. [L190]

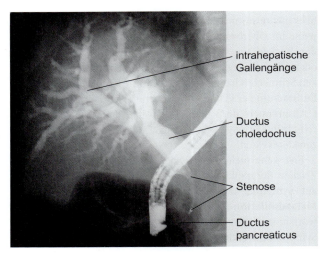

**Abb. 6.30** Pankreaskarzinom in der ERCP. Durch das Kontrastmittel lassen sich der geweitete Ductus choledochus und die intrahepatischen Gallengänge darstellen. Der Ductus pancreaticus ist nur partiell sichtbar, ein Hinweis auf eine (Teil-)Verlegung durch den Tumor. [E316]

### Pflege

*Perioperative Pflege bei Operationen am Pankreas* ➤ 6.6.1

Postoperativ bessern sich die Beschwerden des Patienten normalerweise innerhalb weniger Tage. Ist dies nicht der Fall oder nehmen die Beschwerden des Patienten im weiteren Verlauf zu, informieren die Pflegenden den Arzt, da dies auf Komplikationen hinweist.

## 6.6.5 Pankreaskarzinom

**Pankreaskarzinom** (*exokrines Pankreaskarzinom, Bauchspeicheldrüsenkrebs*): Bösartiger Tumor des Pankreas mit sehr schlechter Prognose. Zu ca. 70 % im Pankreaskopf lokalisiert, histologisch meist Adenokarzinom. Betrifft Männer etwas häufiger als Frauen, Hauptmanifestationsalter 60.–70. Lebensjahr.

### Krankheitsentstehung

Beim **Pankreaskarzinom** (➤ Abb. 6.30) handelt es sich meist um ein von den Gangepithelien ausgehendes Adenokarzinom. Als Risikofaktoren gelten Nikotin- und Alkoholabusus.

### Symptome und Befund

In den meisten Fällen bereitet das Pankreaskarzinom lange Zeit nur unspezifische Beschwerden, vornehmlich Gewichtsverlust, Mattigkeit und Leistungsknick, Abdominalschmerzen und uncharakteristische Oberbauchbeschwerden. Nur papillennahe Karzinome führen durch Verlegung der ableitenden Gallenwege verhältnismäßig früh zu Symptomen. Typisch ist das **Courvoisier-Zeichen** mit *schmerzlosem* Ikterus und einer vergrößerten, nicht druckschmerzhaften Gallenblase. Die Patienten quält starker Juckreiz. Paraneoplastische Thrombosen und Thrombophlebitiden sind möglich (*paraneoplastische Symptome* ➤ 10.11.2).

### Diagnostik

(Endo-)Sonografie, CT, ERCP, MRT und ggf. Feinnadelbiopsie sichern die Diagnose. Weitere Untersuchungen, z. B. eine Angiografie können im Einzelfall sinnvoll sein. Tumormarker (➤ 1.3.4) zur Verlaufskontrolle sind CEA und CA 19–9.

### Behandlung

Die Behandlung des Pankreaskarzinoms ist primär operativ. Aufgrund der oft späten Diagnosestellung ist eine kurative Operation jedoch nur bei ungefähr 20 % aller Patienten möglich.

**Kurative Operationsverfahren**
Methode der Wahl beim Pankreaskopf- oder -papillenkarzinom ist die **Whipple-Operation** (*partielle Duodenopankreatektomie*, ➤ Abb. 6.31).

Bei einem Pankreasschwanzkarzinom wird in der Regel eine **Pankreaslinksresektion** durchgeführt (➤ 6.6.6).

Bei sehr großen Pankreaskopftumoren, Pankreaskörpertumoren oder mehreren Tumoren in verschiedenen Anteilen des Pankreas ist eine **totale Duodenopankreatektomie** (➤ Abb. 6.32) erforderlich.

**Palliative Operationsverfahren**
- Bei **Ikterus** kann eine **biliodigestive Anastomose** zur Verbindung der Gallenwege mit dem Magen-Darm-Trakt angelegt werden, z. B. in Form einer Hepaticojejunostomie oder einer Choledochojejunostomie zwischen Ductus choledochus und Dünndarm
- In fortgeschrittenen Stadien tritt häufig eine **Magenentleerungsstörung** auf. Hier kann eine **Gastrojejunostomie** (➤ 5.6.1) zur Umgehung der tumorbedingten Stenose dem Patienten helfen
- Bei einem **Stau des Pankreassekrets** im Ductus pancreaticus legt der Arzt entweder endoskopisch eine Drainage zur Ableitung des Sekrets ins Duodenum oder er schafft mittels Pankreatojejunostomie eine Abflussmöglichkeit.

### Pflege

*Perioperative Pflege bei Operationen am Pankreas* ➤ 6.6.1

Nach palliativen Eingriffen erholen sich die Patienten meist rasch und sind innerhalb kurzer Zeit selbstständig. Viele Patienten fühlen sich – im Vergleich zu der Zeit vor der Operation – sehr gut, müssen sich jedoch mit der infausten Prognose ihrer Erkrankung auseinandersetzen.

### Prognose

Zum Zeitpunkt der Diagnosestellung bestehen bei 80 % der Patienten bereits Metastasen und es sind nur noch palliative Maßnahmen möglich. Damit ist das Pankreaskarzinom der Gastrointestinaltumor mit der schlechtesten Prognose.

### 6.6.6 Operationen am Pankreas

> **Pankreasresektion** (*partielle Pankreatektomie*): Operative Entfernung von Teilen des Pankreas (*Bauchspeicheldrüse*).
> **Pankreatektomie** (*totale Pankreatektomie*): Operative Entfernung des gesamten Pankreas.

### Indikationen

Hauptindikation zur **Pankreasresektion** oder **Pankreatektomie** ist das Pankreaskarzinom (➤ 6.6.5). Seltener machen Zysten, Pseudozysten oder Verletzungen des Pankreas eine Resektion notwendig.

### Operationsverfahren

- **Pankreaslinksresektion.** Dabei entfernt der Arzt den Pankreasschwanz

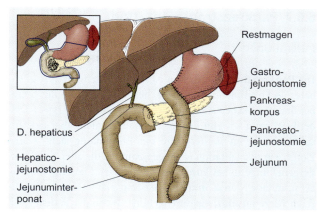

**Abb. 6.31** Whipple-Operation (partielle Duodenopankreatektomie). Das kleine Bild zeigt die Situation vor der Operation mit den Resektionskanten. Nach Entfernung des Duodenums laufen Gallen- und Pankreassekret über eine End-zu-Seit anastomosierte Jejunumschlinge ab. [L190]

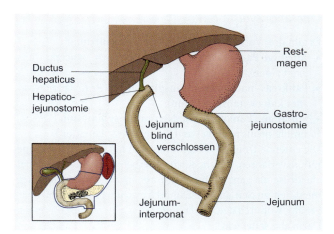

**Abb. 6.32** Totale Duodenopankreatektomie. Die Abbildung zeigt eine von mehreren Möglichkeiten, die Magen-Darm-Passage wiederherzustellen. Im kleinen Bild die Situation vor der Operation mit den Resektionskanten. [L190]

- **Whipple-Operation** (*partielle Duodenopankreatektomie*, ➤ Abb. 6.32) mit Entfernung von Pankreaskopf (*Pankreasrechtsresektion*), Duodenum, Gallenblase und zwei Dritteln des Magens sowie aller regionären Lymphknoten. Zur Wiederherstellung der Magen-Darm-Passage legt der Arzt Anastomosen an zwischen
    - Gallengang und Jejunum = **Hepaticojejunostomie** (*biliodigestive Anastomose*)
    - Magen und Jejunum = **Gastrojejunostomie**
    - Pankreas und Jejunum = **Pankreatojejunostomie**
- **Totale Duodenopankreatektomie** (➤ Abb. 6.33). Dabei entfernt der Arzt das gesamte Pankreas (*Pankreatektomie*), das Duodenum, die Gallenblase, zwei Drittel des Magens, alle regionären Lymphknoten und meist auch die Milz.

> Die Whipple-Operation und die totale Duodenopankreatektomie gehören zu den größten Bauchoperationen und sind mit einer Letalität von 10–20 % behaftet.

## 6.6.7 Pankreastransplantation

### Indikationen

Die **Pankreastransplantation** ist für Patienten mit Typ-I-Diabetes und beginnendem diabetischem Spätsyndrom die Therapie der Wahl. Aber auch für eine kleine Zahl von Typ-II-Diabetikern kann – wenn der Insulinmangel, nicht aber eine Insulinresistenz im Vordergrund der Erkrankung steht – eine Pankreastransplantation in Frage kommen, die aber einer Sondergenehmigung bei Eurotransplant bedarf. Meistens wird sie als simultane Nieren- und Pankreastransplantation bei diabetischer Niereninsuffizienz durchgeführt. Wenn der Patient noch nicht dialysepflichtig ist, eignet sich die simultane Nieren- und Pankreastransplantation als Therapieverfahren, um weitere diabetische Spätschäden zu verhindern.

### Operationsverfahren

Es gibt drei Varianten der Pankreastransplantation:
- **Alleinige Pankreastransplantation** (*PTA* = pancreas transplant alone)
- **Pankreas- nach Nierentransplantation** (*PAK* = pancreas after kidney transplantation)
- **Simultane Pankreas- und Nierentransplantation** (*SPK* = simultaneous pancreas and kidney transplantation).

Die enterale Drainage (Darmdrainage) hat sich als Hauptoperationsverfahren durchgesetzt. Hierbei wird die Bauchspeicheldrüse als ganzes Organ mit anhängendem Duodenalsegment Seit-zu-Seit an eine Dünndarmschlinge des Empfängers genäht, wodurch der Verdauungssaft – physiologisch – in den Darm abgeleitet wird.

### Prognose

Nach 5 Jahren funktionieren noch etwa 90 % der transplantierten Organe. Die Bauchspeicheldrüse zeigt ein etwas schlechteres Organüberleben, was auf einen etwa 15-prozentigen Frühverlust – meist durch Thrombosen, Entzündungen (Pankreatitis, Peritonitis), sehr viel seltener durch Abstoßung – zurückzuführen ist. Nach 5 Jahren sind noch über 70 % der Transplantierten mit funktionierendem Pankreas insulinfrei. [11]

## 6.7 Erkrankungen der Milz

*Milzverletzungen* ➤ 6.7.3

### 6.7.1 Perioperative Pflege

#### Präoperative Pflege

*Allgemeine präoperative Pflege* ➤ 4.1

Bei geplanter Splenektomie bekommt der Patient am Vortag der Operation mittags leichte und abends nur flüssige Kost. Zur Darmvorbereitung erhält er ein Klysma oder ein orales Abführmittel. Die Rasur erfolgt von den Mamillen bis zu den Leisten einschließlich der linken Flanke. Oft ist es notwendig, Erythrozyten- und Thrombozytenkonzentrate zur Operation bereitzustellen (nach Arztanordnung).

#### Postoperative Pflege

*Allgemeine postoperative Pflege* ➤ 4.5

- **Lagerung** und **Mobilisation**. Postoperativ lagern die Pflegenden den Patienten in Rückenlage mit leicht erhöhtem Oberkörper. Erstes Sitzen am Bettrand ist meist am Abend des Operationstages, erstes Aufstehen am 1. postoperativen Tag möglich
- **Wunde** und **Drainagen**. Die Pflegenden achten auf Zeichen einer Nachblutung, z. B. einen durchgebluteten Verband oder blutiges Sekret aus den Drainagen. Der Arzt entfernt die Redon-Drainage meist am 2., die Zieldrainage am 3. postoperativen Tag. Der erste Verbandswechsel erfolgt am 2. postoperativen Tag, danach täglich. Die Fäden oder Klammern entfernt der Arzt am 10.–12. postoperativen Tag
- **Prophylaxen**. Wegen häufiger Schonatmung achten die Pflegenden auf regelmäßige Pneumonieprophylaxe. Der Thromboseprophylaxe dienen Frühmobilisation, AT-Strümpfe (➤ 9.5.1) und Heparinisierung (Arztanordnung).
- **Darmstimulation**. Sofern die Darmtätigkeit bis zum dritten postoperativen Tag nicht von selbst in Gang kommt, leiten die Pflegenden Abführmaßnahmen (nach Arztanordnung) ein
- **Kostaufbau**. Erfolgt nach hausüblichem Schema. Meist ist am 1. postoperativen Tag Tee, am 2. postoperativen Tag flüssige Kost und nach Einsetzen der Darmtätigkeit Schonkost vorgesehen.

> **Patientenbeobachtung**
> - Vitalzeichen, Temperatur
> - Allgemeinbefinden, Schmerzen
> - Bauchumfang.

#### Patienteninformation

Der Patient beginnt einige Tage nach der Splenektomie erhöht infektionsanfällig zu werden, da die Mitarbeit der Milz bei der Immunabwehr wegfällt. In den ersten Wochen nach dem Eingriff soll der Patient deshalb größere Menschenansammlungen und Menschen mit ansteckenden Erkrankungen (auch banalen Erkältungen) meiden. Bei Fieber über 38 °C soll er seinen Hausarzt aufsuchen.

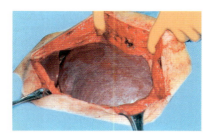

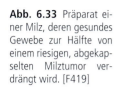
**Abb. 6.33** Präparat einer Milz, deren gesundes Gewebe zur Hälfte von einem riesigen, abgekapselten Milztumor verdrängt wird. [F419]

## 6.7.2 Splenomegalie und Hypersplenismus

**Splenomegalie** (*Milzschwellung, Milztumor*): Vergrößerung der Milz, wodurch die Milz unter dem linken Rippenbogen tastbar wird (➤ Abb. 6.33).
**Hypersplenismus** (*Hypersplenie-Syndrom*): Überaktivität der Milz, dadurch Mangel an Blutzellen im Blut.

Mögliche Ursachen einer **Splenomegalie** oder eines **Hypersplenismus** sind:
- Infektionskrankheiten, z. B. Mononukleose, Sepsis
- Hämatologische und lymphatische Erkrankungen, z. B. Morbus Hodgkin oder Non-Hodgkin-Lymphome
- Pfortaderstau, z. B. bei Leberzirrhose
- Rheumatische Erkrankungen, z. B. Lupus erythematodes
- Speicherkrankheiten, z. B. Hämochromatose
- Primäre Milzerkrankungen, z. B. Milztumoren, -zysten.

Therapie und Pflege sind abhängig von der Grundkrankheit. Oft kann eine **Splenektomie** (*Milzentfernung*, ➤ 6.7.3) die Grunderkrankung günstig beeinflussen.

## 6.7.3 Milzverletzungen

### Krankheitsentstehung und Einteilung

Die Milz ist aufgrund ihrer Blutfülle und weichen Konsistenz sehr verletzungsgefährdet. Ursache für eine Verletzung sind meist stumpfe oder penetrierende Bauch- oder Thoraxtraumata (➤ 7.9, ➤ 7.10). *Spontanrupturen* (z. B. bei chronisch myeloischer Leukämie) sind selten.

Milzrupturen können *einzeitig* oder *zweizeitig* verlaufen. Bei der einzeitigen Ruptur reißt die Kapsel bei der Verletzung sofort mit ein. Bei der zweizeitigen Milzruptur bleibt die Milzkapsel zunächst intakt und das Blut sammelt sich nach dem Trauma innerhalb der Milzkapsel (*subkapsuläres Hämatom*). Erst nach einem symptomfreien Intervall von einigen Tagen bis zu zwei Wochen reißt die Kapsel, was zu einer akuten intraabdominellen Blutung führt.

### Symptome, Befund und Diagnostik

Aufgrund des massiven Blutverlusts in die Bauchhöhle entsteht rasch ein Volumenmangelschock (➤ 3.3.1). Der Patient klagt über Oberbauch- und linksseitigen Flankenschmerz, der in die linke Schulter ausstrahlt (*Kehr-Zeichen*). Bei der Untersuchung fällt eine Abwehrspannung des Abdomens auf, evtl. auch ein zunehmender Bauchumfang sowie Prellmarken bei traumatischer Ursache.

Die Diagnose lässt sich durch sonografischen Nachweis der Blutung sichern.

> **VORSICHT**
> Bei jeder linksseitigen Rippenfraktur muss eine Milzverletzung ausgeschlossen werden.

### Behandlung

- Kleine Milzeinrisse können meist mit einem Fibrinkleber verklebt werden
- Größere Zerreißungen bei Erwachsenen erfordern in aller Regel eine Splenektomie. Bei Kindern versucht der Arzt immer, die rupturierte Milz (und damit ihre Immunabwehrfunktion) zu erhalten, z. B. durch Fibrinklebung, kombiniert mit Naht und Auflegen eines Vlieses oder Einhüllen der Milz in ein resorbierbares Netz.

### Splenektomie

**Indikationen**
Hauptindikationen für eine **Splenektomie** (*operative Entfernung der Milz*) sind schwere Milzverletzungen (➤ 6.7.3) sowie einige hämatologische oder onkologische Erkrankungen.

**Komplikationen**
- **Thrombose/Thrombembolie.** Nach einer Splenektomie steigt die Thrombozytenzahl im Blut teils erheblich. Der maximale Wert ist meist ca. zwei Wochen nach dem Eingriff erreicht. Dadurch erhöht sich das Thromboserisiko des Patienten deutlich. Alle splenektomierten Patienten erhalten deshalb eine low-dose-Heparinisierung, bei Werten über 400.000 Thrombozyten/µl Blut zusätzlich Azetylsalizylsäure oral und bei extrem hohen Werten über 1.000.000 Thrombozyten/µl Blut eine Vollheparinisierung (➤ 9.5.4)
- **OPSI-Syndrom** (**o**verwhelming **p**ost **s**plenectomy **i**nfection syndrome, Postsplenektomiesepsis): Hierbei handelt es sich um eine fulminante Sepsis mit einer Letalität von über 50 %, am häufigsten hervorgerufen durch Pneumokokken und Meningokokken. Das Risiko ist sehr hoch bei Kindern und in den ersten zwei Jahren nach dem Eingriff. Daher erhalten Patienten drei bis vier Wochen vor einer geplanten Splenektomie eine Impfung gegen Pneumokokken. Muss die Splenektomie notfallmäßig durchgeführt werden, kann auch zwei bis drei Wochen danach geimpft werden.

## Literatur und Kontaktadressen

LITERATURNACHWEIS

1. Jugendschutzgesetz: § 9 (Alkoholische Getränke). Veröffentlicht in: www.gesetze-im-internet.de Letzter Zugriff am 11.9.2012.
2. Gesetz über die Erhebung einer Sondersteuer auf alkoholhaltige Süßgetränke (Alkopops) zum Schutz junger Menschen. Veröffentlicht unter: www.gesetze-im-internet.de (Letzter Zugriff am 11.9.2012).
3. Robert Koch-Institut (Hrsg.): Empfehlungen der Ständigen Impfkommission (STIKO). Stand Juli 2008. Veröffentlicht unter: www.rki.de/DE/Content/Kommissionen/STIKO/Empfehlungen/Aktuelles/Impfkalender.pdf?__blob=publicationFile (Letzter Zugriff am 11.9.2012).
4. Berufsgenossenschaft für Gesundheitsdienst und Wohlfahrtspflege (Hrsg.): TBRA 250 „Biologische Arbeitsstoffe im Gesundheitswesen und in der Wohlfahrtspflege" Veröffentlicht unter: www.baua.de/de/Themen-von-A-Z/Biologische-Arbeitsstoffe/TRBA/pdf/TRBA-250.pdf?__blob=publicationFile&;v=4 Fassung von 2012. (Letzter Zugriff am 11.9.2012).
5. BV Med (Bundesverband Medizintechnologie e. V.): Nadelstichverletzungen. http://www.bvmed.de/themen/patientensicherheit/Nadelstichverletzungen/. (Letzter Zugriff am 6.11.2012).
6. Haupt, Walter; Jochheim, Kurt-Alphons, Remschmidt, Helmut: Krankheitslehre Neurologie und Psychiatrie für Pflegeberufe. 10. Aufl. Thieme Verlag, Stuttgart, 2009.
7. Layer, Peter; Rosien, Ulrich: Praktische Gastroenterologie. 3. Aufl. Elsevier Verlag, München, 2008.
8. Deutsche Gesellschaft für Ernährungsmedizin (Hrsg.): Leitlinie Enterale Ernährung. Stand Januar 2003 (Aktualisiert 2006). Veröffentlicht unter: www.dgem.de/enteral.htm (Letzter Zugriff am 11.9.2012).
9. Deutsche Gesellschaft für Verdauungs- und Stoffwechselkrankheiten e. V.: Leitlinie „Aszites, spontan bakterielle Peritonitis, hepatorenales Syndrom" Veröffentlicht unter www.dgvs.de/media/LL-Aszites_2011.pdf (Letzter Zugriff am 27.11.2012).
10. Medizinischer Dienst des Spitzenverbandes Bund der Krankenkassen e. V./MDS (Hrsg.): Grundsatzstellungnahme Ernährung und Flüssigkeitsversorgung älterer Menschen, Veröffentlicht unter: www.mds-ev.de/media/pdf/Grundsatzstellungnahme_Ernaehrung.pdf (Letzter Zugriff am 11.9.2012).
11. Klinikum der Universität München, Chirurgische Klinik und Poliklinik – Transplantationschirurgie: Transplantationsprogramme: Pankreastransplantation; www.klinikum.uni-muenchen.de/Chirurgische-Klinik-und-Poliklinik-Grosshadern/Transplantation/de/transplantationsprogramme/pankreastransplantation/index.html (Letzter Zugriff am 6.11.2012).

KONTAKTADRESSEN

- Bundeszentrale für gesundheitliche Aufklärung (*BZgA*): Aktion „Bist du stärker als Alkohol?": www.null-alkohol-voll-power.de
- Bundeszentrale für gesundheitliche Aufklärung (*BZgA*): Aktion „Alkoholprävention vor Ort": www.kommunale-suchtpraevention.de
- Ständige Impfkommission am Robert-Koch-Institut (*STIKO*): www.rki.de
- A-Connect e. V., Online-Selbsthilfegruppe für alkoholkranke Menschen und deren Angehörige: www.a-connect.de
- Anonyme Alkoholiker: www.anonyme-alkoholiker.de
- Deutsches Hepatitis C Forum e. V.: www.hepatitis-c.de
- Deutsche Leberhilfe e. V.: www.leberhilfe.org
- Verein leberkrankes Kind e. V.: www.leberkrankes-kind.de
- Selbsthilfe Lebertransplantierter Deutschland e. V.: www.lebertransplantation.eu

# KAPITEL 7

# Pflege von Menschen mit traumatologischen Erkrankungen

| | | | | | |
|---|---|---|---|---|---|
| 7.1 | **Pflege in der Traumatologie** | 242 | 7.6 | **Amputation** | 261 |
| 7.1.1 | Betroffene Menschen | 242 | | | |
| 7.1.2 | Prävention | 242 | 7.7 | **Verletzungen von Schädel und Gehirn** | 265 |
| 7.1.3 | Rehabilitation | 242 | 7.7.1 | Schädelfrakturen | 265 |
| 7.1.4 | Patientenberatung | 242 | 7.7.2 | Schädel-Hirn-Trauma | 266 |
| 7.1.5 | Beobachten, Beurteilen und Intervenieren | 243 | | | |
| | | | 7.8 | **Verletzungen von Wirbelsäule und Rückenmark** | 271 |
| 7.2 | **Hauptbeschwerden und Leitsymptome bei traumatologischen Erkrankungen** | 243 | 7.8.1 | Wirbelsäulenverletzungen | 271 |
| 7.2.1 | Schmerzen | 243 | 7.8.2 | Verletzungen des Rückenmarks und Querschnittssyndrom | 273 |
| 7.2.2 | Schwellungen | 243 | | | |
| 7.2.3 | Blutungen | 243 | | | |
| 7.2.4 | Neurologische Ausfälle | 244 | 7.9 | **Thoraxtrauma** | 278 |
| 7.2.5 | Periphere Durchblutungsstörungen | 244 | | | |
| | | | 7.10 | **Bauchtrauma** | 280 |
| 7.3 | **Der Weg zur Diagnose in der Traumatologie** | 244 | 7.11 | **Verletzungen der Extremitäten** | 280 |
| 7.3.1 | Anamnese und körperliche Untersuchung | 244 | 7.11.1 | Muskelzerrung, Muskelfaserriss, Muskelriss | 280 |
| 7.3.2 | Bildgebende Diagnostik | 245 | 7.11.2 | Verletzungen des Schultergürtels | 281 |
| 7.3.3 | Gelenkpunktion | 245 | 7.11.3 | Verletzungen des Oberarms | 282 |
| 7.3.4 | Arthroskopie | 246 | 7.11.4 | Verletzungen des Ellbogengelenks und des Unterarms | 283 |
| 7.4 | **Luxation** | 247 | 7.11.5 | Verletzungen der Hand | 284 |
| | | | 7.11.6 | Verletzungen des Beckens | 286 |
| 7.5 | **Frakturen** | 247 | 7.11.7 | Verletzungen des Hüftgelenks und des Oberschenkels | 287 |
| 7.5.1 | Einteilung | 248 | | | |
| 7.5.2 | Diagnostik | 249 | 7.11.8 | Verletzungen des Knies und des Unterschenkels | 289 |
| 7.5.3 | Behandlungsprinzipien | 250 | | | |
| 7.5.4 | Extensionen | 252 | 7.11.9 | Verletzungen des Sprunggelenks und des Fußes | 291 |
| 7.5.5 | Schienen | 253 | | | |
| 7.5.6 | Osteosyntheseverfahren | 255 | | | |
| 7.5.7 | Frakturheilung | 259 | | Literatur und Kontaktadressen | 292 |
| 7.5.8 | Störungen und Komplikationen der Frakturheilung | 260 | | | |

*Arbeitsunfall* ➤ 3.1.2
*Wunden und chirurgische Infektionen* ➤ Kap. 2

**Traumatologie** (griech. trauma = *Verletzung durch Gewalteinwirkung*): Lehre von der Unfallheilkunde. Betrifft zahlreiche medizinische Fachbereiche, insbesondere die Unfallchirurgie.

**Unfallchirurgie:** Teilgebiet der Chirurgie, das sich mit Diagnostik, konservativer und operativer Behandlung von Verletzungen und deren Folgeschäden sowie der Rehabilitation des Patienten befasst. Bezeichnet im klinischen Sprachgebrauch oft nur Diagnostik und Behandlung verletzungsbedingter Schäden des *Bewegungsapparats*.
**Unfall:** Zeitlich begrenzte, schädigende Einwirkung von außen auf den menschlichen Körper (mechanisch, thermisch, chemisch).

# 7.1 Pflege in der Traumatologie

In der Traumatologie werden Pflegende mit Menschen konfrontiert, die eine Verletzung durch einen Unfall erlitten haben. Unfälle können z. B. zuhause, beim Sport, in der Freizeit, bei der Arbeit oder im Straßenverkehr (➤ Abb. 7.1) passieren. Die Verletzungen reichen von der einfachen Schnitt- oder Kopfplatzwunde über Verstauchungen und Prellungen, Bein- und Armbrüche bis zu schweren multiplen Verletzungen, wie sie oft bei Autounfällen entstehen.

Einige der traumatologischen Verletzungen erfordern eine unverzügliche Behandlung, bei anderen ist nicht so viel Eile geboten. Pflegende in der Traumatologie müssen lebensbedrohliche und schwerwiegende Verletzungen sofort erkennen und unverzüglich Sofortmaßnahmen einleiten können. Sie müssen in der Lage sein, den Arzt auch in stressbeladenen Situationen fachlich kompetent, ruhig und besonnen bei seinen Maßnahmen zu unterstützen. Neben der medizinischen Versorgung dürfen die Pflegenden auch die psychische Ausnahmesituation des Verletzten nicht außer Acht lassen.

## 7.1.1 Betroffene Menschen

Allen Menschen, die von einem Unfall betroffen sind, ist gemeinsam, dass das Ereignis sie jäh aus dem Leben gerissen hat. Der Verletzte erreicht das Krankenhaus unvorbereitet, er hat sich vorher weder waschen noch umziehen können. Je nach Schwere der Verletzung steht er mehr oder weniger unter Schock. Er kann durch Volumenmangel aufgrund eines großen Blutverlusts hervorgerufen sein. Aber auch der psychische Schock ist nicht zu unterschätzen. Typische Kennzeichen sind: Angst, Verzweiflung, Überaktivität, Ausführung mechanischer Handlungen, Hektik, Fluchtreaktion, Desorientierung oder seelischer Rückzug.

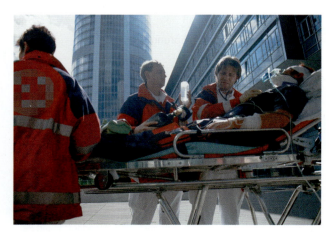

**Abb. 7.1** Rettungsteam bei der Erstversorgung eines Verletzten auf der Straße. [J660]

## 7.1.2 Prävention

Neben der Versicherungswirtschaft sind verschiedene andere Institutionen an der Vermeidung von Unfällen interessiert:
- Die *Bundesarbeitsgemeinschaft Mehr Sicherheit für Kinder e. V.* hat es sich zur Aufgabe gemacht, Maßnahmen zur Verhütung von Kinderunfällen zu entwickeln
- Die *Aktion „Das sichere Haus" e. V.* informiert über Unfallgefahren zuhause und in der Freizeit sowie die Möglichkeiten, das Leben sicherer zu machen
- Die *Aktion „Gib Acht im Straßenverkehr – Koordinierungs- und Entwicklungsstelle"* hat zum Ziel, die Unfallzahlen zu senken, die Verkehrssicherheit zu erhöhen und das partnerschaftliche Verhalten im Straßenverkehr zu fördern.

Die rechtliche Grundlage für die Arbeitssicherheit ist das **Arbeitsschutzgesetz** (*ArbSchG*) und das **Sozialgesetzbuch VII** (*Gesetzliche Unfallversicherung*). Ziel ist es, die Sicherheit und den Gesundheitsschutz der Beschäftigten bei der Arbeit durch Maßnahmen des Arbeitsschutzes zu verbessern. Eine Aufgabe der gesetzlichen Unfallversicherung ist die Verhütung von Arbeitsunfällen und der arbeitsbedingten Gesundheitsgefahren (§ 1 Nr. 1). Die zweite Aufgabe ist die Wiederherstellung der Gesundheit und Leistungsfähigkeit mit allen geeigneten Mittel sowie die Entschädigung des Betroffenen oder seiner Hinterbliebenen. [1]

## 7.1.3 Rehabilitation

Rehabilitative Maßnahmen im Anschluss an eine traumatologische Behandlung sollen das Behandlungsergebnis stabilisieren und die Gesundheit und Selbstständigkeit des Betroffenen herstellen. **Rehabilitation** kann eine einfache physiotherapeutische Behandlung sein zur Kräftigung der Muskeln, z. B. nach Unterschenkelgipsanlage, oder eine Anschlussheilbehandlung in einer orthopäisch-traumatologischen Rehaklinik, z. B. nach Endoprothesenimplantation. Noch aufwändiger ist der Rehabilitationsprozess nach Amputationen oder Querschnittslähmungen, der häufig in spezialisierten Einrichtungen stattfindet.

## 7.1.4 Patientenberatung

Patienten in der Traumatologie benötigen Beratung zur Anleitung und Förderung der Mobilität. Da Bewegung oft ganz neu gelernt werden, bzw. in der ersten postoperativen Phase nach spezifischen Prinzipien erfolgen muss, ist es wichtig, dass Pflegende den Sinn der Maßnahmen und das praktische Vorgehen sorgfältig vermitteln. Sie führen die Lagerung und Mobilisation zunächst mit dem Betroffenen gemeinsam durch, später überwachen sie ggf. die selbstständige Durchführung. Je besser der Patient aufgeklärt und angeleitet ist, umso besser kann er an seinem Rehabilitationsprozess mitwirken.

Interessengemeinschaften und Selbsthilfegruppen können einen wichtigen Beitrag leisten bei der materiellen und psychischen

Verarbeitung von Unfällen und deren Folgen. Pflegende weisen den Betroffenen und seine Angehörige darauf hin.

### 7.1.5 Beobachten, Beurteilen und Intervenieren

#### Bewegung

Bei Patienten mit Verletzungen ist die **Bewegung** mehr oder weniger stark eingeschränkt, auch wenn keine Verletzungen am Bewegungsapparat sondern an anderen Organen vorliegen. Viele therapeutische Maßnahmen, operativ wie konservativ, schränken die Beweglichkeit zusätzlich ein. Allerdings ist die Erhaltung bzw. Verbesserung der Bewegungsfähigkeit ein zentrales Ziel der traumatologischen Pflege. Die frühestmögliche Förderung der Bewegung beugt zahlreichen Komplikationen vor: Thrombose, Kontrakturen, Dekubitus, Pneumonie. Sie fördert das Allgemeinbefinden und die Selbstständigkeit des Patienten.

#### Schmerz

Jede Verletzung führt zu akuten **Schmerzen.** Die umgehende Verbesserung der Schmerzsituation ist eine zentrale medizinische und pflegerische Aufgabe in der Traumatologie. Die Behandlung besteht zunächst in der Beseitigung der Schmerzursache und in der Gabe von Schmerzmitteln. Die Pflegenden schätzen die Lokalisation, Art/Qualität, Stärke/Intensität, Dauer, Zeitpunkt und Auslöser der Schmerzen ein. Sie achten auch auf indirekte Schmerzzeichen, z. B. verzerrter Gesichtsausdruck, Schonhaltung, Tachykardie. Nach der Schmerzmittelgabe beobachten sie die Wirksamkeit der Medikamente und achten auf unerwünschte Wirkungen.

Verschiedene zusätzliche Maßnahmen können eine Schmerzsituation positiv beeinflussen, z. B. Ruhigstellung.

#### Schlaf

Traumatologische Patienten schlafen oft schlecht. Dafür können Schmerzen verantwortlich sein. Häufig ist aber auch die „Zwangslagerung" verantwortlich, die sich durch Schienen, Extensionen oder Gipsverbände ergibt. Manchmal versuchen Patienten die Pflegenden zu überreden, nachts die Schiene aus dem Bett zu nehmen.

Die Pflegenden klären diese Maßnahme immer mit dem Arzt ab. Vorübergehend kann den Patienten auch mit einem Schlafmittel geholfen werden. Die Pflegenden raten den Patienten, sich tagsüber zu beschäftigen und nicht zu schlafen, damit sich der **Schlaf** in der Nacht leichter einstellt.

#### Haut

Traumatologische Patienten benötigen häufig Hilfe bei der Körperpflege und beim Anziehen. V. a. Verletzungen an der oberen Extremität und an der Wirbelsäule, machen es häufig unmöglich, dass der Patient sich selbst pflegen kann. Nach Verletzungen an der Hüfte oder den Beinen brauchen v. a. ältere Menschen häufig Unterstützung bei der Körperpflege.

Verletzte Körperregionen sind ruhig gestellt, einige Patienten müssen Bettruhe einhalten. Daraus ergibt sich eine hohe Dekubitusgefahr, z. B. an den typischerweise gefährdeten Stellen wie Fersen und Gesäß, aber auch in Gipsverbänden oder Schienen. Die Pflegenden kontrollieren sorgfältig alle gefährdeten Hautstellen und schalten Risikofaktoren so weit wie möglich aus. Sie beginnen früh mit regelmäßigen Umlagerungen (Arztanweisung beachten). Manchmal ist der Einsatz von Spezialbetten oder Weichlagerungsmatratzen sinnvoll.

## 7.2 Hauptbeschwerden und Leitsymptome bei traumatologischen Erkrankungen

### 7.2.1 Schmerzen

Bei den **Schmerzen** traumatologischer Patienten handelt es sich meist um *akute* Schmerzen, die immer diagnostisch abgeklärt werden müssen. Häufige Ursachen sind Wunden, Frakturen, Distorsionen oder Prellungen.

> Jeder noch so geringe Schmerz bei Druck, Bewegung oder beim Atmen kann auf eine ernst zu nehmende (bislang noch nicht diagnostizierte) Verletzung hinweisen.

### 7.2.2 Schwellungen

*Epiphysenfugenverletzung* ➤ 7.5.1

Am häufigsten treten verletzungsbedingte **Schwellungen** an den Extremitäten auf. Sie können Zeichen einer harmlosen Prellung, aber auch einer Fraktur (➤ 7.5) oder eines Kompartmentsyndroms (➤ 7.5.8) sein.

### 7.2.3 Blutungen

#### Äußere Blutungen

**Blutungen** aus einer Wunde oder Körperöffnung nach *außen* (z. B. aus der Nase) werden meist rasch erkannt. Pulsierende Blutungen weisen auf eine arterielle, eher sickernde Blutungen auf eine venöse Verletzung hin.

#### Innere Blutungen

**Blutungen** ins *Körperinnere,* z. B. bei Milz- oder abdomineller Gefäßruptur, sind nicht offensichtlich und dadurch besonders gefährlich. Sie zeigen sich vor allem durch Kreislaufreaktionen infolge des Blutverlusts (Blässe, Hypotonie, Tachykardie, Kaltschweißigkeit evtl. Schock, ➤ 3.3.1), Schmerzen, Zunahme des Bauchumfangs bei abdominellen Verletzungen und Atemstörungen bei Verletzungen am Thorax.

### Pflegerische Erstmaßnahmen

*Volumenmangelschock* ➤ 3.3.1

Maßnahmen bei äußeren Blutungen:
- (Sterile) Handschuhe anziehen und Wunde mit sterilen Kompressen abdecken, bei starken Blutungen Druckverband anlegen (➤ 9.7.1)
- Patienten stets hinlegen lassen, da einige Menschen bereits bei kleineren Blutverlusten Kreislaufreaktionen zeigen. Bei Pulsanstieg und Blutdruckabfall Schocklagerung (➤ 3.3.1)
- Verletzte Extremität hochlagern
- Engmaschig Vitalzeichen kontrollieren
- Arzt informieren.

Bei Verdacht auf innere Blutungen:
- Vitalzeichen kontrollieren, bei Pulsanstieg und Blutdruckabfall sofort Schocklagerung durchführen, 4–6 l O$_2$/Min.
- Arzt informieren
- Patienten nicht allein lassen
- Ggf. Diagnostik (z. B. Röntgen) und Operations-Vorbereitungen (Laborentnahme, Aufklärungen, EKG) nach Arztanordnung veranlassen.

## 7.2.4 Neurologische Ausfälle

*Verletzungen des Rückenmarks* ➤ 7.8

**Neurologische Ausfälle** nach einem Trauma sind Ausdruck einer Nervenschädigung, z. B. durch Nervenkompression oder -durchtrennung. Die Art der neurologischen Ausfälle hängt davon ab, ob sensible oder motorische Nervenbahnen von der Verletzung betroffen sind. Meist stehen sensible Störungen im Vordergrund, z. B. **Parästhesien** (*Fehlempfindung, etwa Ameisenlaufen*). Seltener sind motorische Ausfälle, etwa eine **Parese** (*verminderte Bewegungsfähigkeit*) oder eine **Paralyse** (auch Plegie, d. h. *Bewegungsunfähigkeit*). Motorische Ausfälle werden vom Patienten selbst häufig nicht sofort bemerkt, da er die verletzte Körperregion schmerzbedingt nicht zu bewegen wagt. Auch aufgrund eines **Kompartmentsyndroms** (➤ 7.5.8) kann es zu neurologischen Ausfällen wie anfänglichen Parästhesien und Paresen im Spätstadium kommen.

### Pflegerische Erstmaßnahmen

Die Pflegenden informieren umgehend den Arzt und sorgen für eine Ruhigstellung der betroffenen Extremität bis zur diagnostischen Abklärung. Außerdem beobachten und dokumentieren sie Art, Lokalisation, Ausprägung und zeitlichen Verlauf der neurologischen Ausfälle.

## 7.2.5 Periphere Durchblutungsstörungen

*Pflege bei Gefäßerkrankungen* ➤ 9.1

**Durchblutungsstörungen** beim Unfallverletzten können hervorgerufen werden durch eine Gefäßverletzung oder die Kompression eines Gefäßes von außen, z. B. durch ein Hämatom oder Knochenfragmente in Fehlstellung (➤ 7.5.3).

### Arterielle Durchblutungsstörungen

**Arterielle Durchblutungsstörungen** zeigen sich durch Pulsabschwächung/-losigkeit distal der Verletzungsstelle, Schmerzen, Blässe und Abkühlung der Haut. Sie müssen wegen der maximalen Ischämiezeit von ca. 6 Std. für Extremitäten so rasch wie möglich diagnostiziert und operativ versorgt werden.

### Venöse Durchblutungsstörungen

Bei **venösen Durchblutungsstörungen** ist die Haut der betroffenen Extremität blau-rot verfärbt und warm. Der Extremitätenumfang nimmt zu, oft hat der Patient eine subfebrile Temperatur. Venöse Durchblutungsstörungen können anfangs symptomarm sein und sich erst nach einigen Tagen durch eine venöse Thrombose (➤ 9.5.4), evtl. mit nachfolgender Lungenembolie (➤ 9.4.11), bemerkbar machen.

# 7.3 Der Weg zur Diagnose in der Traumatologie

## 7.3.1 Anamnese und körperliche Untersuchung

### Anamnese

Bei der **Anamnese** steht die Erfragung des *Unfallhergangs* im Vordergrund. Die genaue Kenntnis darüber erlaubt oft Rückschlüsse auf die Kraftübertragung, die innerhalb des Körpers stattgefunden hat (➤ Abb. 7.2), und gibt Hinweise auf Verletzungen auch entfernter Organe.

Bei der Schmerzanamnese erfragt der Arzt *Lokalisation, Art* und *Intensität des Schmerzes* und untersucht Begleitumstände, z. B. Sensibilitätsstörungen oder motorische Ausfälle. Außer-

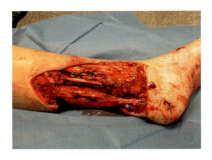

**Abb. 7.2** Offene Fraktur. [F431]

dem informiert er sich über Vorerkrankungen, die evtl. mit chronischen Schmerzen einhergehen, etwa rheumatische Erkrankungen oder vorangegangene Traumen in gleicher Lokalisation.

Zur Anamnese gehört außerdem die Klärung der *Unfallursache*. So kann ein Verkehrsunfall durch äußere Einflüsse, etwa ein über die Fahrbahn laufendes Tier verursacht werden, aber auch durch **innere Unfallursachen,** z. B. eine plötzliche Bewusstlosigkeit des Autofahrers infolge einer Synkope bei Herzrhythmusstörungen (➤ 13.7). Deshalb fragt der Arzt den Patienten nach Vorerkrankungen, Medikamenteneinnahme, Alkohol- oder Drogeneinfluss.

Bei bewusstseinsgetrübten oder bewusstlosen Patienten versucht der Arzt eine Fremdanamnese zu erheben, z. B. mit Hilfe von Familienangehörigen oder Arbeitskollegen.

### Körperliche Untersuchung

Durch die **Inspektion** können offene Wunden, Prellmarken, Schwellungen, Hämatome sowie Fehlstellungen von Gelenken und Extremitäten diagnostiziert werden.

Es folgen die **Palpation** (Druck- oder Klopfschmerz? Gelenkerguss? Knochenreiben?) und die **Funktionsprüfung** (abnorme Beweglichkeit oder Bewegungseinschränkung? Sensibilitätsstörungen? Kraftminderung?).

Die Bewusstseinslage des Patienten schätzt der Arzt anhand der Glasgow-Koma-Skala (➤ Tab. 7.8) ein.

## 7.3.2 Bildgebende Diagnostik

### Konventionelle Röntgenaufnahmen

Häufigste Indikation **konventioneller Röntgenaufnahmen** in der Traumatologie ist der Verdacht auf eine *Fraktur* oder eine *Gelenkluxation*. In der Regel erfolgen die Aufnahmen in zwei Ebenen.

Mittels konventioneller Röntgenaufnahme sind auch röntgendichte Fremdkörper (z. B. Metall) darstellbar, jedoch kein Holz oder Glas.

Die Röntgenaufnahme des Thorax kann eine Verschattung als Zeichen eines Hämatothorax (➤ 10.7.2) zeigen. Bei Verdacht auf einen Pneumothorax (➤ 10.7.5) erfolgt die Thoraxaufnahme in Exspiration.

Bei Verdacht auf eine traumatisch bedingte Magen- oder Darmperforation erfolgt eine Röntgenaufnahme des Abdomens im Stehen oder in Linksseitenlage. Sie weist aus dem Magen-Darm-Trakt ausgetretene freie Luft unter dem Zwerchfell nach (➤ Abb. 5.5).

### Sonografie

Höchsten Stellenwert hat die **Sonografie** beim stumpfen Bauchtrauma (➤ 7.10) zum Ausschluss innerer Verletzungen. Auch Weichteilhämatome können sonografisch nachgewiesen und der weitere Krankheitsverlauf damit kontrolliert werden. Die spezielle Sonografie des Bewegungsapparates zur Beurteilung von Gelenken, Sehnen und Bandstrukturen (z. B. Rotatorenmanschettenruptur) erfordert einen hierin besonders erfahrenen Untersucher.

### Computertomografie

Beim Schädelhirntrauma ist heute zur Abklärung intrakranieller Verletzungen die **CCT** (*cranielle Computertomografie*) obligat. Beim Polytrauma erhält man den schnellsten Überblick über das Verletzungsausmaß durch eine Ganzkörperspiral-CT.

## 7.3.3 Gelenkpunktion

> **Gelenkpunktion:** Punktion des Gelenkinnenraums zu diagnostischen oder therapeutischen Zwecken. Am häufigsten durchgeführt am Knie- und Schultergelenk, selten auch am Ellenbogen-, Sprung- oder Hüftgelenk.

Eine **diagnostische Gelenkpunktion** wird zur Differentialdiagnose bei unklarem Gelenkerguss durchgeführt. Dabei punktiert der Arzt **Synovialflüssigkeit,** die anschließend serologisch, bakteriologisch und zytologisch untersucht wird.

Bei der **therapeutischen Gelenkpunktion** wird ein bestehender Erguss punktiert. Die Therapie kann aus der Entlastung der durch den Erguss gespannten Gelenkkapsel oder aus der Punktion eines Blutergusses im Gelenk (*Hämarthros*) bestehen.

> **VORSICHT**
> Bei Infektionen, Hauterkrankungen oder Wunden im Punktionsbereich darf wegen der hohen Infektionsgefahr keine Gelenkpunktion durchgeführt werden.

### Vorbereitung durch den Arzt

Vor der Punktion klärt der Arzt den Patienten über die Risiken auf, insbesondere über die Gefahr einer Gelenkinfektion. Wegen der Infektionsgefahr führt der Arzt die Punktion nicht im Patientenzimmer durch, sondern unter sterilen Bedingungen z. B. in der chirurgischen Ambulanz (➤ Abb. 7.3).

### Vorbereitungen durch die Pflegenden

- Benötigte Materialien richten:
    - Hände- und Hautdesinfektionsmittel
    - Wasserdichte Unterlage
    - Mund-Nasen-Schutz, Operationshaube, sterile Handschuhe und sterilen Operationskittel (je nach Klinikstandard)
    - Sterile Abdecktücher, Lochtuch

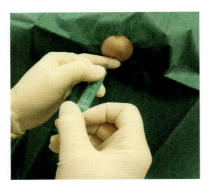

Abb. 7.3 Die Kniegelenkpunktion erfolgt unter streng sterilen Kautelen. Sterile Abdeckung, steriler Kittel, sterile Handschuhe, Haube, Mund-Nasen-Schutz und eine regelgerechte Vorbereitung des Operationsfeldes sind notwendig. [O626]

- Materialien zur Lokalanästhesie (➤ 2.3):
  – Steriles Punktionsset mit Spritze, Punktionskanüle, ggf. Skalpell, Tupfer und Kompressen
  – Verbandsmaterial, elastische Binden, evtl. Sandsack zur Kompression
  – Untersuchungsröhrchen nach Arztanordnung
  – Abwurf
  – Ggf. Schienen oder Polsterungen
- Lagerung des Patienten nach Arztanordnung, z. B. bei Punktion des Kniegelenks in Rückenlage mit leichter Beugung des Knies (ca. 10–30°) durch feste Unterpolsterung
- Eine Rasur des Punktionsbereichs wird nicht mehr empfohlen, um die dadurch entstehenden Mikroläsionen zu vermeiden, die eine Infektion begünstigen können. (Lange) Haare werden mit einer Schere gekürzt.

### Durchführung

Nach großflächiger Hautdesinfektion, Abdecken der umliegenden Hautareale mit einem Lochtuch, ggf. Lokalanästhesie und nochmaliger Hautdesinfektion sticht der Arzt die Kanüle ein und schiebt sie ins Gelenk.

### Beobachtung des Punktats

Farbe, Menge und Beschaffenheit des Punktats lassen erste Rückschlüsse auf die zugrunde liegende Erkrankung zu:
- Klares bis (milchig) trübes Punktat findet sich bei entzündlich-rheumatischen Erkrankungen oder Arthrose
- Trübes, flockiges oder eitriges Punktat deutet auf einen bakteriell verursachten Gelenkerguss hin
- Blutiges Punktat nach einem Trauma weist auf eine Verletzung im Gelenkinnenraum hin
- Fettaugen deuten auf eine Fraktur gelenkbildender Knochenteile hin (Fett tritt vom Knochenmark in die Gelenkhöhle über)

Die weitere Untersuchung des Punktats erfolgt im Labor.

### Nachsorge

- Lagerung der betroffenen Extremität nach Anordnung. Der Arzt legt die Dauer der Ruhigstellung fest
- Unverzügliche Weiterleitung des Probenmaterials in das Labor
- Beobachtung des Allgemeinzustands (auch Schmerzen) und der Punktionsstelle (Blutungen, Nachlaufen des Ergusses)
- Intermittierende Kühlung
- Täglicher Verbandswechsel unter aseptischen Bedingungen und Kontrolle der Einstichstelle und des Gelenks auf Entzündungszeichen (Rötung, Schwellung, Überwärmung).

**VORSICHT**
Zeichen einer Gelenkinfektion sind Schwellung, Überwärmung, Schmerzen, Fieber und eine (zunehmende) Bewegungseinschränkung des Gelenks.

## 7.3.4 Arthroskopie

*Allgemeine Richtlinien bei Endoskopien* ➤ 1.3.6

**Arthroskopie** (*Gelenkspiegelung*): Endoskopische Untersuchung und ggf. Operation des Gelenkinnenraums.

Die **Arthroskopie** wird in Allgemein- oder Regionalanästhesie im Operationssaal durchgeführt. Nach einer Stichinzision führt der Operateur mittels Trokar eine Führungshülse ein, entfernt danach den Trokar und schiebt durch die Führungshülse das eigentliche Arthroskop vor. Dann füllt er das Gelenk mit Spüllösung. Nun kann der Operateur das Gelenk genau beurteilen und die indizierten arthroskopischen Eingriffe durchführen (z. B. Meniskusteilentfernung, Knorpelshaving).

### Pflege

Die folgenden Ausführungen beschränken sich auf die am häufigsten durchgeführte Arthroskopie, die des **Kniegelenks** (➤ Abb. 7.4). Sie können in modifizierter Form auch auf Arthroskopien anderer Gelenke übertragen werden. Präoperativ sind keine besonderen Maßnahmen notwendig.

### Postoperative Pflege

*Allgemeine postoperative Pflege* ➤ 4.5
- Hochlagerung des betroffenen Beines auf einer Schaumstoffschiene
- Ggf. Überwachung der Redon-Drainage

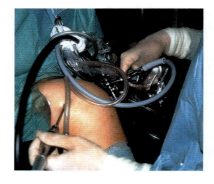

Abb. 7.4 Arthroskopie des Kniegelenks mit Einführung eines Spezialinstruments zur Synovektomie. [M114]

- Kühlung des Knies mit Kühlelementen oder Eisbeutel
- Beobachtung des Beins auf Durchblutung, Motorik und Sensibilität und Entzündungszeichen
- Verabreichung der angeordneten Medikamente (z. B. Voltaren® 50 mg 3 × 1 Tabl. unter zusätzlichem Magenschutz mit H₂-Rezeptoren-Blocker, Protonenpumpeninhibitor)
- Perioperative Thromboseprophylaxe
- Mobilisation und Belastung nach Arztanordnung.

## 7.4 Luxation

**Luxation** (*Verrenkung, Auskugelung*): Pathologische Verschiebung zweier gelenkbildender Knochenenden mit vollständigem Kontaktverlust der Gelenkflächen, meist mit Verletzung des Kapsel-Band-Apparates. Bei der **Subluxation** (*unvollständige Verrenkung*) bleiben die verschobenen Gelenkflächen teilweise in Berührung (➤ Abb. 7.5).

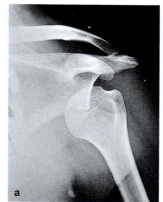 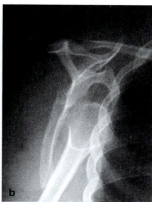

**Abb. 7.5** Röntgenbild einer luxierten Schulter. [R234–015]

### Krankheitsentstehung und Einteilung

*Luxation von Gelenkendoprothesen* ➤ 8.14.7

- **Traumatische Luxationen** sind durch abnorme Gewalteinwirkungen bedingt. Sie entstehen vor allem durch indirekte Traumen, z. B. Sturz, seltener durch direkte Traumen, z. B. Zug am Gelenk selbst
- Insbesondere bei fehlerhafter Behandlung einer traumatischen Erstluxation mit Gelenkschäden bzw. strukturellen Schäden an Kapseln und Bändern kann es nachfolgend schon bei geringen Traumen zu **Reluxationen** (*rezidivierenden Luxationen*) kommen
- Von **habituellen** (*gewohnheitsmäßigen*) **Luxationen** spricht man, wenn es durch angeborene Gelenkfehlanlagen (z. B. flache Gelenkpfanne) oder posttraumatische Gelenkinstabilität bereits bei Bagatelltraumata immer wieder zu Luxationen kommt
- **Atraumatische** (*chronische, spontane*) **Luxationen** sind Folge einer chronischen Schädigung des Gelenks, z. B. einer chronischen Entzündung bei rheumatoider Arthritis.

### Symptome, Befund und Diagnostik

Meist nimmt der Patient von sich aus eine typische Schonhaltung ein und vermeidet wegen der extremen Schmerzen jede Bewegung der betroffenen Extremität.

**Sichere Luxationszeichen** sind Fehlstellung, federnde Fixation des Gelenks, abnorme Lage des Gelenkkopfes und eine leere Gelenkpfanne. **Unsichere Luxationszeichen** sind Schmerz, beeinträchtigte Funktion, Schwellung und Bluterguss.

Insbesondere bei Kindern ist ein Luxationsnachweis auch sonografisch möglich.

### Behandlung

Die Therapie besteht in der schnellstmöglichen **Reposition** (*Einrichtung*) des Gelenks durch Zug und Gegenzug. Kleine Gelenke (z. B. Finger-, Zehen-, Femoropatellargelenk) können meist ohne Schmerzmittelgabe reponiert werden, zur Reposition großer Gelenke (z. B. Schulter-, Hüftgelenk) erhält der Patient meist eine Analgosedierung oder besser eine Kurznarkose (➤ 4.3.3).

Nach der Reposition unter Durchleuchtung kontrolliert der Arzt Durchblutung, Motorik und Sensibilität der betroffenen Extremität, um eine Verletzung von Gefäßen und Nerven während der Reposition auszuschließen. Zudem ordnet er eine Röntgenaufnahme (in zwei Ebenen) zur Dokumentation des Repositionsergebnisses und zum Ausschluss von Knochenverletzungen an. Nach erfolgreicher Reposition wird das Gelenk anschließend mit Gips oder Verband ruhig gestellt.

Gelingt die Reposition nicht oder liegen massive begleitende Band- oder Knochenverletzungen vor, ist in der Regel eine Operation (*offene Reposition*) erforderlich. Bei rezidivierenden oder habituellen Luxationen muss die zugrunde liegende Ursache im Verlauf operativ korrigiert werden.

### Pflege

- Ruhigstellung und Hochlagerung der unteren Extremität mit Gipsverband, Stützverband oder Schiene (➤ 3.2.1, ➤ 3.2.2, ➤ 3.2.3); der oberen Extremitäten z. B. auf dickem Kissen
- Mobilisation nach Arztanordnung
- Intermittierende Kühlung
- Beobachtung auf Durchblutung, Motorik und Sensibilität der betroffenen Extremität
- Beobachtung auf Schmerzen und Schwellung.

## 7.5 Frakturen

**Fraktur** (*Knochenbruch*): Kontinuitätsunterbrechung eines Knochens in zwei oder mehrere Bruchstücke (*Fragmente*), die durch einen **Bruchspalt** voneinander getrennt sind (➤ Abb. 7.6).

## 7.5.1 Einteilung

### Frakturmechanismen

- **Direkte Fraktur,** die durch eine adäquate äußere Gewalteinwirkung hervorgerufen wird (z. B. Oberarmfraktur bei starkem Schlag auf den Oberarm)
- **Indirekte Fraktur,** die durch Biegung, Drehung, Stauchung, Scherung oder Abriss außerhalb der Frakturlokalisation entsteht (z. B. Oberarmfraktur mittels Stauchung bei Sturz auf den ausgestreckten Arm)
- **Pathologische oder Spontanfraktur** entsteht ohne adäquates Trauma bei krankhaft veränderter Knochenstruktur. Beispiele sind Frakturen bei Osteoporose (➤ 8.6.1), primäre Knochentumoren oder Skelettmetastasen
- **Ermüdungsfraktur** entsteht durch unphysiologische Dauerbelastung (z. B. *Marschfraktur* des zweiten und dritten Mittelfußknochens nach langen Fußmärschen).

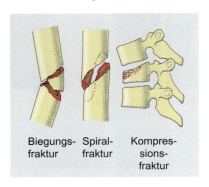

Abb. 7.6 Traumatische Frakturen. [L190]

### Frakturformen

- **Biegungsfraktur** entsteht durch ein starkes Biegemoment mit häufigem Ablösen eines Biegungskeils als drittem Fragment
- **Spiral- oder Torsionsfraktur** durch Drehung eines an einem Ende fixierten Röhrenknochens (➤ Abb. 7.7)
- **Kompressionsfraktur** durch starkes Stauchen des Knochens
- **Abrissfraktur** über ein Band oder Sehnenansatz werden Zugkräfte auf einen Knochen übertragen; die Bruchlinie verläuft quer zur Zugrichtung (z. B. Abriss des Olecranons am Ellenbogengelenk durch Kraftzug des M. trizeps, ➤ Abb. 7.8)
- **Abscherfraktur** hier wirken neben Zug- auch Schub- und Scherkräfte in entgegengesetzte Richtungen auf den Knochen. Die Bruchlinie verläuft parallel zur Scherkraft (z. B. Supinationsfraktur äußeres OSG mit Abscherfraktur des Innenknöchels)
- **Flake fracture.** Kleines Abschlagfragment aus der Gelenkfläche (häufig Knie- oder OSG), das unbehandelt zu einer Arthrose führen kann. Therapeutisch ist meist die Refixie-

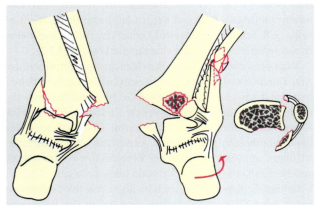

Abb. 7.7 Supinationsfraktur (li.) und Pronations-Torsionsfraktur (re.) am oberen Sprunggelenk. [L239]

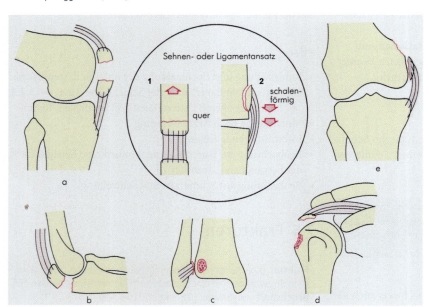

Abb. 7.8 Entstehungsmechanismen von Abrissfrakturen. **a)** Patellafraktur **b)** Olekranonfraktur **c)** knöcherner Ausriss der vorderen Syndesmose **d)** knöcherner Ausriss der Supraspinatus-Sehne am Tuberculum majus humeri **e)** knöcherner femoraler Ausriss des medialen Knie-Seitenbands. [L239]

## 7.5 Frakturen

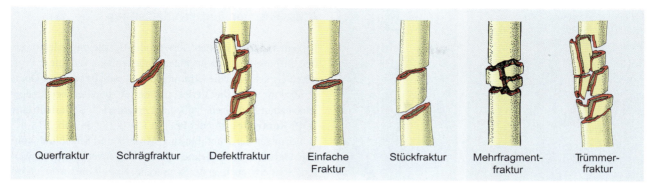

Abb. 7.9 Mehrfragmentfraktur und Trümmerfraktur. [L190]

rung mittels resorbierbarer Stifte, Fibrinkleber oder Schrauben angestrebt
- **Trümmerfraktur.** Folge einer großen Gewalteinwirkung und besteht definitionsgemäß aus mehr als sechs Fragmenten; die **Mehrfragmentfraktur** besteht aus drei bis sechs Fragmenten (➤ Abb. 7.9)
- **Luxationsfraktur** besteht zum aus einer gelenknahen Fraktur in Kombination mit der Abscherung von knorpeltragenden Gelenkteilen (z. B. OSG, ➤ Abb. 7.10)
- **Unvollständige** (*inkomplette*) **Fraktur.** Sonderform, bei der die Knochenstruktur nur zum Teil unterbrochen ist. Ein Riss im Knochen wird als **Fissur,** eine unvollständige Fraktur mit Spaltbildung im Knochen als **Infraktion** bezeichnet.

### Begleitverletzungen

Die Art und Ausdehnung der Begleitverletzungen bestimmen maßgeblich die Dringlichkeit der Versorgung, das therapeutische Verfahren und die Prognose der Fraktur.

Unterschieden wird die geschlossene Fraktur mit und ohne Weichteilschaden von der offenen Fraktur mit nach Schweregraden eingeteilten Weichteilschäden (➤ Tab. 7.1).

**VORSICHT**
Die besondere Gefahr einer offenen Fraktur ist die bakterielle Kontamination von Weichteilen und Knochen. Je größer der Weichteilschaden, desto höher das Risiko einer Infektion.

### Besonderheiten kindlicher Frakturen

#### Grünholzfraktur

Bei der **Grünholzfraktur** (*subperiostale Fraktur,* ➤ Abb. 7.11) bleibt das beim Kind noch sehr kräftige und elastische **Periost** (*Knochenhaut*) teilweise erhalten – vergleichbar mit dem Bruch eines grünen Weidenastes. Grünholzfrakturen zeigen in der Regel keine oder nur eine sehr geringe Fragmentverschiebung.

#### Epiphysenfugenverletzung

Das Längenwachstum des Knochens bei Kindern und Jugendlichen geht von den Epiphysenfugen aus. Eine Mitverletzung der Epiphysenfuge bei gelenknahen Frakturen kann daher zu Wachstumsstörungen des Knochens in diesem Bereich führen.

**VORSICHT**
Frakturen bei Kindern werden oft wegen (scheinbar oder tatsächlich) geringer Beschwerden übersehen. Daher gilt: Kindliche Klagen immer ernst nehmen.

### 7.5.2 Diagnostik

Klinische Frakturzeichen

#### Sichere Frakturzeichen
**Sichere Frakturzeichen** sind beweisend für eine Fraktur:
- Fehlstellung durch eine Fragmentverschiebung (➤ 7.5.1)
- Abnorme Beweglichkeit
- Fühl- oder hörbare **Krepitation** (*Knochenreiben*) bei Bewegung
- Sichtbare Fraktur, z. B. bei durchgespießtem Knochenfragment.

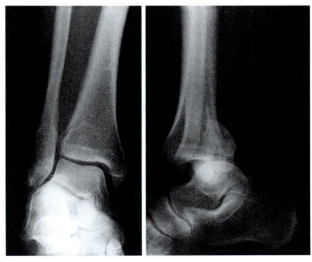

Abb. 7.10 Luxationsfraktur des oberen Sprunggelenks im Röntgenbild. [R234–005]

# 7 Pflege von Menschen mit traumatologischen Erkrankungen

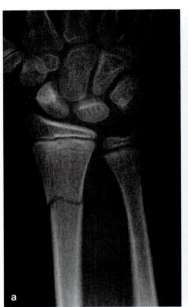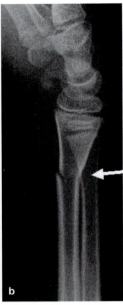

**Abb. 7.11** Die Bezeichnung Grünholzfraktur beschreibt das Frakturverhalten eines kindlichen Knochens, das dem eines grünen Astes gleicht. Oft bleibt trotz erheblicher Gewalteinwirkung ein Teil der Kortikalis und des Periosts intakt. [O644]

### Unsichere Frakturzeichen

**Unsichere Frakturzeichen** deuten auf eine Fraktur hin, können jedoch auch bei anderen Verletzungen auftreten:
- Schmerzen
- Schwellungen
- Hämatombildung
- Einschränkungen der Beweglichkeit.

### Röntgendiagnostik

Zum Ausschluss oder Beweis einer Fraktur werden stets Röntgenbilder in mindestens zwei Ebenen angefertigt, da sich der Frakturverlauf und eventuelle Verschiebungen nur auf diese Weise beurteilen lassen. Manche Frakturen sind trotz Röntgenaufnahmen in mehreren Ebenen nicht sicher zu erkennen. Dann wird meist eine CT angefertigt.

### Ausschluss von Begleitverletzungen

Bei jeder Fraktur können Nerven oder Gefäße mitverletzt werden, insbesondere solche, die in Knochennähe verlaufen. Typische Beispiele sind die Lähmung des N. radialis bei einer Oberarmfraktur oder die Verletzung der A. poplitea bei kniegelenksnahen Frakturen. Unbedingt erforderlich ist deshalb eine **DMS-Kontrolle** *distal* der Fraktur (➤ 3.2.1, ➤ Tab. 3.3).

Störungen der **D**urchblutung, **M**otorik und **S**ensibilität können aber nicht nur auf eine typische Begleitverletzung hinweisen, sondern auch erste Symptome eines *Kompartmentsyndroms* sein (➤ 7.5.8).

Evtl. können auch innere Organe bei Frakturen verletzt sein. So können spitze Knochenfragmente bei einer Rippenfraktur nach innen „einspießen" und zu einem Hämato- bzw. Pneumothorax oder zu einer Leber- oder Milzruptur führen.

### Blutverlust durch Frakturen

Viele Frakturen gehen mit einem erheblichen **Blutverlust** einher. Erwachsene verlieren z. B. bei Oberarmfrakturen bis zu ca. 700 ml, bei Femurfrakturen bis zu ca. 2.000 ml und bei Beckenfrakturen sogar bis zu ca. 5.000 ml Blut. Insbesondere bei Frakturen großer Knochen und ausgedehnten Weichteilverletzungen gerät der Verletzte unbehandelt schnell in einen hypovolämischen Schock (➤ 3.3.1).

## 7.5.3 Behandlungsprinzipien

### Reposition

Der erste Schritt der Frakturbehandlung ist meist die **Reposition** (*Einrichten*), d. h. das Zurückführen der Fragmente in die anatomisch korrekte Lage. Die erste Reposition sollte möglichst sofort am Unfallort erfolgen, insbesondere bei einer Fraktur mit Gelenkbeteiligung, da bei diesen Frakturen die Gefahr einer nachfolgenden Weichteilschädigung, die bis zur Nekrose führen kann, groß ist.

In vielen Fällen ist eine **geschlossene Reposition** möglich, d. h. der Arzt kann die Fraktur durch manuellen Zug und Gegen-

**Tab. 7.1** Einteilung offener Frakturen. [L190]

| Grad I | Grad II | Grad III | Grad IV |
|---|---|---|---|
| Durchspießung der Haut von innen nach außen bei minimaler Weichteilverletzung | Verletzung der Haut von außen nach innen bei geringer Weichteilverletzung | Ausgedehnte Eröffnung der Fraktur mit schwersten Weichteilschädigungen, meist mit Gefäß- und Nervenschäden sowie Knochenfragmentierung | Subtotale Amputation |

**Tab. 7.2** Überblick über die Vor- und Nachteile der wichtigsten Verfahren zur Frakturbehandlung.

| | Vorteile | Nachteile |
|---|---|---|
| **Gipsbehandlung** | • Keine Operation<br>• Keine Infektionsgefahr (Fraktur bleibt geschlossen)<br>• Meist frühe Mobilisation des Patienten<br>• Meist Möglichkeit einer ambulanten Therapie | • Längere Immobilisation der betroffenen Extremität, daher Muskelschwund und Gefahr der Thromboseentstehung und Gelenkversteifung durch Kapsel-/Bandverkürzung bzw. -schrumpfung<br>• Keine oder nur eingeschränkte Weichteilinspektion möglich bei gleichzeitiger Gefahr einer Druckschädigung von Nerven und Weichteilen<br>• Keine völlige Ruhigstellung der Fraktur |
| **Extension** | • Möglichkeit der Weichteilinspektion<br>• Keine Infektionsgefahr an der Frakturstelle (Fraktur bleibt geschlossen)<br>• Keine Dislokation der Fragmente durch Muskelzug | • Längere Immobilisierung des Patienten mit Thrombose-, Pneumonie- und Dekubitusgefahr<br>• Bei zu starkem Zug Gefahr des Auseinanderweichens der Fragmente mit erschwerter Frakturheilung<br>• Keine völlige Ruhigstellung der Fraktur<br>• Infektionsgefahr an den Nageldurchtrittsstellen |
| **Osteosynthese** | • Möglichkeit der Weichteilinspektion<br>• Anatomisch genaue Reposition<br>• Völlige Ruhigstellung der Fraktur<br>• Meist sofortige Übungsstabilität<br>• Oft Erleichterung der Pflege | • Operationsrisiko (zweimal, da in der Regel eine spätere Metallentfernung notwendig ist) mit iatrogener Verletzungsgefahr der angrenzenden Strukturen z. B. Gefäße, Nerven<br>• Infektionsgefahr (Fraktur wird eröffnet) |

zug von außen einrichten. Wesentliche Voraussetzung hierfür ist eine adäquate Schmerzausschaltung und u. U. Muskelrelaxation, ggf. durch Narkose. Gelingt die geschlossene Reposition nicht, ist eine **offene Reposition** durch Operation erforderlich.

### Retention

Die **Retention** (*Fixierung*) ist der zweite Schritt bei der Frakturbehandlung. Nach der Reposition müssen die Fragmente des eingerichteten Bruchs bis zur knöchernen Heilung fixiert, d. h. ruhiggestellt werden.

**Konservative Retention**

Die **konservative Retenton** besteht in der Behandlung mit **Hartverbänden** (Gips- und Kunststoffverbände, ➤ 3.2.1, ➤ Tab. 7.2).
- **Extension** (*Streckbehandlung*) (Extensionen, ➤ 7.5.4)
- **Ruhigstellende Verbände** (spezielle Verbände, ➤ 3.2.3). Sie kommen vor allem am Schultergelenk zum Einsatz. Am gebräuchlichsten sind *Desault-* und *Gilchristverbände* (➤ Abb. 3.22, ➤ Abb. 3.23)
- **Schienen** (➤ 7.5.5)
- **Orthesen**.

**Operative Retention: Osteosynthese**

Die **operative Retention** durch **Osteosynthese** ermöglicht eine anatomisch genaue Reposition und sichere Fixierung der Fragmente. Die Indikationen für eine Osteosynthese sind in ➤ Tab. 7.3 zusammengefasst; einen Überblick über die zahlreichen Verfahren gibt ➤ 7.5.6.

### Rehabilitation

Die **Rehabilitation** beginnt bereits im Krankenhaus kurz nach der Frakturversorgung, etwa wenn die Physiotherapeuten mit dem Patienten die nicht verletzten Körperabschnitte trainieren. Die

**Tab. 7.3** Hauptindikationen für die konservative und die operative Frakturbehandlung.

| Indikationen für konservative Frakturbehandlung | Indikationen für operative Frakturbehandlung |
|---|---|
| • Frakturen im Kindesalter (in 90 % der Fälle)<br>• Nicht dislozierte und nicht dislokationsgefährdete Frakturen, z. B. unkomplizierte Radiusfrakturen, Rippenfrakturen<br>• Operations- bzw. Anästhesieunfähigkeit des Patienten<br>• Ruhigstellung bis zur (endgültigen) operativen Versorgung | • Offene Frakturen (ab Grad II)<br>• Frakturen mit begleitenden Gefäß- oder Nervenverletzungen<br>• Frakturen mit Gelenkbeteiligung<br>• Frakturen bei Polytrauma<br>• Frakturen bei älteren Patienten (weniger Komplikationen durch schnellere Mobilisation)<br>• Dislozierte Frakturen, die unter Bildwandlerkontrolle nicht reponiert werden können<br>• Frakturen der unteren Extremität (hohe Gefahr der Achsenfehlstellung wegen der starken Belastung)<br>• Komplette Unterarmfrakturen<br>• Dislozierte Beckenfrakturen<br>• Wirbelkörperfrakturen, die den Spinalkanal einengen oder instabil sind |

**Tab. 7.4** Ungefähre Heilungsdauer häufiger Frakturen.

| Lokalisation der Fraktur | Heilungsdauer |
|---|---|
| **Fingerskelett** | 3 Wochen |
| **Mittelhandknochen** | 4–6 Wochen |
| **Radiusbasis** | 4–6 Wochen |
| **Unterarm** | 8–10 Wochen |
| **Humerus** | 6–8 Wochen |
| **Rippen** | 3 Wochen |
| **Schenkelhals** | 12 Wochen |
| **Femur** | 12 Wochen |
| **Tibia** | 8–12 Wochen |
| **Sprunggelenk** | 6–9 Wochen |

Pflegenden unterstützen dies, indem sie den Patienten anleiten, alle Tätigkeiten zu verrichten, die er in seiner Situation selbst bewältigen kann und darf. Ziel ist, dass der Patient zum frühestmöglichen Zeitpunkt so beweglich ist wie vor dem Unfall (➤ Tab. 7.4).

Besonders hoch ist der Stellenwert der Rehabilitation als Teil der Frakturbehandlung bei der **frühfunktionellen Behandlung** einer Fraktur, z. B. bei einer nicht dislozierten schulternahen Oberarmfraktur. Da der kräftige Muskelmantel die Fraktur ausreichend retiniert, kann der Patient schon nach wenigen Tagen Ruhigstellung (im Gilchrist- oder Desault-Verband) mit Bewegungsübungen beginnen.

### 7.5.4 Extensionen

Unter einer **Extension** (*Streckbehandlung*) versteht man die Streckung einer Gliedmaße durch die Anwendung von Zug in der Längsachse. Im Rahmen der Frakturbehandlung wird sie am häufigsten zur Überbrückung angewendet, wenn eine Osteosynthese primär nicht möglich ist.

Extensionen werden bei Oberschenkelfrakturen, Unterschenkelfrakturen, Sprunggelenksfrakturen, HWS-Frakturen (➤ 7.8.1) und Frakturen der oberen Extremität eingesetzt (➤ Abb. 7.12).

#### Funktionsprinzip

Durch das Extensionsgewicht soll der Muskelzug neutralisiert werden. Der Zug der Extension erfolgt grundsätzlich am *distalen* Frakturfragment. Als Angriffspunkt für das Gewicht werden, in der Regel in Lokalanästhesie, Nägel oder ein Kirschnerdraht in den Knochen eingebracht (➤ Abb. 7.13). Über einen Extensionsbügel wird der Seilzug mit dem Extensionsgewicht angebracht.

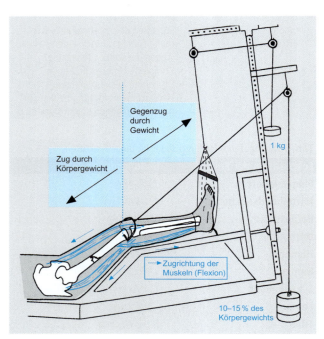

**Abb. 7.12** Extension der unteren Extremität mit Spitzfußprophylaxe. [L157]

Der Arzt ordnet die Höhe des Extensionsgewichts an. Dabei orientiert er sich auch am Körpergewicht des Patienten. In der Regel beträgt das Extensionsgewicht:
- 10–15 % des Körpergewichts für suprakondyläre Femur- und Tibiakopfextensionen
- 5 % des Körpergewichts für Kalkaneus- und Olekranonextensionen

**VORSICHT**
Die Extensionsgewichte dürfen nur nach ärztlicher Anordnung abgenommen werden. Auch zum Transport des Patienten, z. B. in den Operationssaal oder zum Röntgen, bleiben sie hängen.

#### Pflege

**Lagerung**
- Die Lagerung der unteren Extremität erfolgt in der Regel auf einer Extensionsschiene (z. B. Krapp-Schiene, ➤ 7.5.5), die gut mit einem Extensionsgerüst verbunden werden kann. Sie wird 40–60 cm über Matratzenniveau an einer Extensionsstange am Bettrahmen angebracht
- Schienen aus Metall müssen gut gepolstert werden
- Bein in leichter Abduktion und Außenrotation lagern (korrekte Außenrotation ➤ Abb. 7.14)
- Kniegelenk in 30–45°-Beugung lagern (➤ Abb. 7.14)
- Ferse frei oder weich lagern
- Sprunggelenk in ca. 90°-Stellung lagern (➤ Abb. 7.14). Zur Spitzfußprophylaxe an der verletzten Extremität kann ein Schlauchverband dienen. Er ist über den Fuß zu stülpen, mit Verbandskleber zu fixieren und mit einem separaten Gewicht von 0,5–1 kg zu versehen. Vorfußzügel können eine Alternative sein. Bei längerer Behandlung haben sich hohe Turnschuhe bewährt, deren Schäfte über die Knöchel reichen. Vorsicht: Dekubitusgefahr an der Ferse
- Körperareale mit oberflächlich gelegenen Nervenbahnen, z. B. Fibulaköpfchen, gut polstern (Gefahr der Nervenschädigung).

Während der Extensionsbehandlung liegt der Patient auf dem Rücken. Zu ärztlichen oder pflegerischen Maßnahmen darf der Patient jedoch kurzzeitig auf die Seite gelagert werden, z. B. zur Körperpflege oder zum Betten. Dabei unterstützen zwei Pflegende den Patienten. Während des Drehens achtet eine Pflegekraft darauf, den Extensionsbügel mit dem Patienten „mitzudrehen" und den Bügel ständig unter leichtem Zug zu halten.

**VORSICHT**
Die Anweisungen des Arztes zu Zug, Gegenzug und Lagerung müssen unbedingt beachtet werden. Sie sollten am Bett oder in der Patientenkurve exakt dokumentiert sein. Pflegende dürfen eigenmächtig keine Veränderungen vornehmen oder gar Gewichte abhängen. Vorsicht ist bei Transporten geboten, da die Gewichte mitschwingen.

**Verbandswechsel**
Die Ein- und Austrittsstellen des Kirschnerdrahtes oder Nagels werden wie beim Fixateur externe (➤ 7.5.6) versorgt.

## 7.5 Frakturen

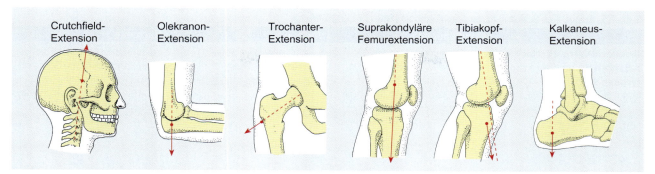

**Abb. 7.13** Extensionen. An welcher Stelle der Nagel oder Kirschnerdraht in den Knochen eingebracht wird, hängt von der Lokalisation der Fraktur ab. Der rote Punkt markiert die Stelle, an der der Chirurg den Nagel bzw. Kirschnerdraht einbringt. Der Pfeil zeigt die Zugrichtung der Extension. [L190]

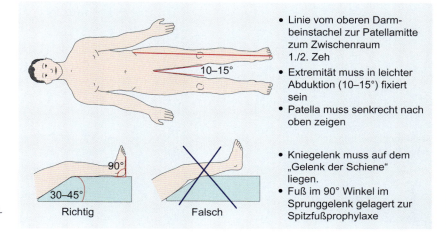

**Abb. 7.14** Prinzipien der Lagerung von Extremitäten auf Schienen. [L190]

### Beobachtungen und Kontrollen

- Kontrolle der Lagerung der verletzten Extremität und der Extensionsvorrichtung mehrmals täglich, insbesondere nach jedem Lagewechsel des Patienten. Dabei achten Pflegende darauf, dass die Extensionsgewichte frei hängen und das Zugseil frei beweglich ist. Der Extensionsbügel darf wegen der Gefahr von Druckstellen nie (auch nicht im Operationssaal) auf der Extremität liegen, sondern schwebt frei beweglich oder ist unterpolstert
- Bei jedem Betten und bei der Körperpflege auf Zeichen eines Dekubitus achten, v. a. an den Fersen, den Außenknöcheln und am Gesäß. Ggf. intensivieren Pflegende die Prophylaxen und leiten den Patienten zum regelmäßigen Anheben des Gesäßes an
- Auf Entzündungszeichen an den Ein- und Austrittsstellen der Nägel achten
- Dreimal pro Tag die Durchblutung, Motorik und Sensibilität überprüfen (> 3.2.1, > Tab. 3.3)
- Schmerzlage beobachten und ggf. Schmerzmittelanordnung veranlassen
- Kontrolle auf Zeichen einer Thrombose bei Extensionen an der unteren Extremität.

### 7.5.5 Schienen

#### Pflege

- Der Arzt ordnet Schienenart, Lagerung und Gelenkstellung schriftlich an (> Tab. 7.5)
- Schienen werden am besten individuell angepasst. Bei Standardschienen muss die bestmögliche Größe ausgewählt werden. Die Anpassung erfolgt an der gesunden Extremität
- Das Anlegen einer Beinschiene geschieht am besten zu zweit.

#### Lagerungsprinzipien bei Beinlagerungsschienen

- Es soll eine Gerade vom oberen Darmbeinstachel zur Patellamitte zum Zehenzwischenraum der 1. und 2. Zehe entstehen
- Die Patella soll stets senkrecht nach oben zeigen. Eine starke Außen- oder Innenrotation kann z. B. mit einem Sandsack oder Waschlappen verhindert werden
- Die Extremität soll in leichter Abduktionsstellung (10–15°) auf der Schiene liegen (> Abb. 7.14). Ggf. kann mit einem zusätzlichen Keil zwischen den Beinen verhindert werden, dass der Patient die Abduktion verlässt
- Das Kniegelenk soll genau über dem „Gelenk der Schiene" liegen

Tab. 7.5 Auswahl an Schienen in der Traumatologie [Fotos: V459, X217–1]

| | Indikationen | Vorteile | Nachteile |
|---|---|---|---|
| **Beinhochlagerungsschiene z. B. nach Braun oder Schulze (Schaumstoff)** | • Zur Ruhigstellung und Abschwellung nach Verletzungen, Frakturen<br>• Osteosynthese im Bereich des distalen Femurs, des Unterschenkels, des Sprunggelenks und Fußes | • Einfache Handhabung<br>• Vielseitig einsetzbar<br>• Bewegung nicht maximal eingeschränkt<br>• Leicht zu reinigen | • Nicht individuell einstellbar<br>• Bein kann leicht von der Schiene genommen werden, v. a. nachts oder von unruhigen Patienten |
| **Beinhochlagerungsschiene z. B. nach Braun oder Schulze (mit Eisenrahmen)** | • Wie Schaumstoffschiene, auch in Verbindung mit Extensionen | • Vielseitig anwendbar<br>• Beinauflage ist höhen- und längenverstellbar<br>• Verstellbarer Knieknick | • Schiene muss vor der Anwendung umwickelt und gepolstert werden: unter dem Kniegelenk und der Achillessehne fest, im Bereich des Ober- und Unterschenkels lockerer; der Fersenbereich wird zur Dekubitusprophylaxe ausgespart; die Fußstütze muss fest umwickelt werden<br>• Gefahr von Druckschäden bei mangelnder Polsterung |
| **Beinhochlagerungsschiene nach Krapp** | • Wie Schaumstoffschiene, typische Extensionsschiene | • Kann an fast jedem Bett angebracht werden<br>• Individuell einstellbar: längenverstellbar, Kniewinkel einstellbar<br>• „Wippfunktion" zum Betten und Waschen<br>• Bewegliche Unterschenkelauflage | • Bei mangelnder Übung: Hemmung der Pflegenden, die Mechanik zu bedienen |
| **Beinflachlagerungsschiene** (U-Schiene, Schaumstoffkastenschiene) | • Zur Ruhigstellung und Abschwellung nach Verletzungen, Frakturen<br>• Osteosynthese im Bereich der Hüfte und des proximalen Femurs | • Relativ stabile Ruhigstellung<br>• Einfache Handhabung<br>• Leicht zu reinigen<br>• Seitl. Aufkantung verhindert Rotation des Beines | • Nicht individuell einstellbar<br>• Hitzestau im Sommer |
| **Volkmann-Schiene** (aus Aluminium gefertigte muldenförmige Schiene mit Aussparung an der Ferse; T-förmige Stütze am Fußteil ermöglicht eine leicht Schrägstellung) | • Wie U-Schiene, besonders für septische Patienten geeignet | • In verschiedenen Größen erhältlich<br>• In der Länge individuell anpassbar<br>• Leicht zu reinigen und zu desinfizieren | • Gefahr von Druckschäden durch Metallkonstruktion<br>• Schiene muss gepolstert werden |
| **Cramer-Schiene** (biegsame Drahtleiterschiene in unterschiedlichen Breiten und Längen oder auf einer Rolle) | • Ruhigstellung der oberen Extremität einschl. Schulter<br>• Bei Wunden, die ruhiggestellt, aber täglich verbunden werden müssen, als Alternative zur Gipsschiene | • Leicht formbar und individuell anpassbar | • Wenig stabil, deshalb bei Frakturen nicht geeignet<br>• Muss von Hand gepolstert werden |

**Tab. 7.5** Auswahl an Schienen in der Traumatologie [Fotos: V459, X217–1] *(Forts.)*

|  | Indikationen | Vorteile | Nachteile |
|---|---|---|---|
| **Armhochlagerungskeil nach Magnus** Hochlagerungskeil | • Zur Hochlagerung des Armes im Bett und im Sitzen | • Einfache Handhabung | • Standardgröße |
| **Bewegungsschiene** (Motorschiene, passive Bewegungsschiene) | • Mobilisation und Rehabilitation nach Hüft-, Knie- und Sprunggelenksfrakturen<br>• Zum Training der Muskulatur nach längerer Ruhigstellung | • Individuell einstellbar<br>• Flexible Einstellung von Extension und Flexion<br>• Laufgeschwindigkeit und Pausen einstellbar | • Motorengeräusch<br>• Die Anwendung erfordert eine genaue Einweisung<br>• Gefahr von Druckschäden durch Metallteile |
| **Orthesen** (orthopädische Hilfsmittel zum Funktionsausgleich bei Störungen des Bewegungsapparates) | • Stützung eines Gelenks, z. B. nach Operationen<br>• Gelenkführung ohne Korrektur<br>• Gelenkführung mit Korrektur bei Fehlstellung<br>• Ruhigstellung nach Frakturen<br>• Für obere und untere Extremität | • Leichtes Material<br>• Frühzeitige Mobilisation möglich<br>• Kann sofort nach der Osteosynthese eingesetzt werden<br>• Individuelle Anpassung möglich | • Hitzestau im Sommer<br>• Ggf. unbequem, weil sehr eng<br>• Teuer |

- Der Fuß soll zur Spitzfußprophylaxe im 90°-Winkel zum Unterschenkel stehen. Eine Standardschiene ist ggf. mit geeigneten Mitteln (z. B. zusammengerolltes Handtuch oder Laken) zu verkürzen
- Knochenvorsprünge und oberflächlich verlaufende Nerven werden vor Druck geschützt, die Ferse ist frei gelagert
- In einer Flachlagerungsschiene wird das Kniegelenk unterlagert, z. B. mit einer Rolle aus Synthetikwatte
- Bei unruhigen Patienten wird die Schiene ggf. fixiert, z. B. durch ein Bettgitter auf der entsprechenden Seite. Die Fixierung der Schiene mittels Binden oder Gurten am Bettrahmen ist zwar etwas umständlich, aber durchaus eine Möglichkeit
- Unruhige oder desorientierte Patienten nehmen oft das Bein aus der Schiene und gefährden so den Behandlungserfolg. Unter Umständen ist es notwendig, die Extremität an die Schiene anzuwickeln (Wicklung darf die Blutversorgung nicht behindern)
- Bei Beinhochlagerungsschienen darf das Kopfteil nur max. 30° erhöht werden, da sonst der arterielle und venöse Blutfluss behindert sind. Zum Essen sind kurzfristige Ausnahmen möglich
- Patienten mit Beinlagerungsschienen liegen häufig schief im Bett. Die Folge sind Rückenschmerzen. Pflegende korrigieren bei Bedarf die Lagerung, legen ein Kissen unter das gesunde Bein oder stützen den gesunden Fuß
- Das Nachtschränkchen steht am günstigsten auf der Schienenseite.

### 7.5.6 Osteosyntheseverfahren

**Osteosynthese:** Operationsverfahren, bei der eine Fraktur durch Implantation von Kraftträgern, z. B. Nägeln, Platten oder Schrauben, stabilisiert wird.

#### Schraubenosteosynthese

Die Versorgung einer Fraktur mit Schrauben wird als **Schraubenosteosynthese** (*Verschraubung*) bezeichnet. Unterschieden werden Kortikalis- und Spongiosaschrauben ( > Abb. 7.15). Die **Kortikalisschraube** wird vorwiegend im diaphysären Teil von Röhrenknochen eingesetzt und für den bestmöglichen Halt in einem mit einem Gewindeschneider vorgebohrten

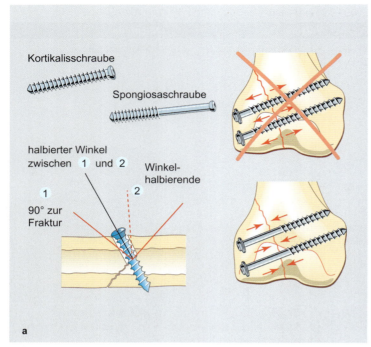
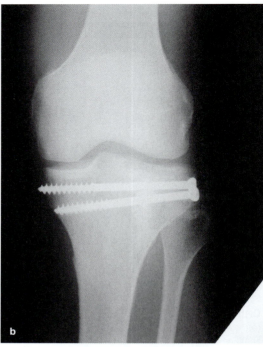

Abb. 7.15 a) Schematische Darstellung einer Kortikalis- und Spongiosaschraube. [L106] b) Rekonstruktion einer Tibiakopffraktur mit Zugschraube. [E970]

Kanal befestigt. Die **Spongiosaschraube** wird im metaphysären (*spongiösen*) Teil des Knochens eingesetzt.

### Plattenosteosynthese

Bei der **Plattenosteosynthese** stabilisiert der Operateur die Fraktur mittels einer Metallplatte, die er mit Schrauben am Knochen befestigt.

### Intramedulläre Osteosyntheseverfahren

Bei den intramedullären Osteosyntheseverfahren bringt der Chirurg das Osteosynthesematerial in den Markraum des Knochens ein.

### Marknagelosteosynthese

Zur **Marknagelosteosynthese** wird ein **Marknagel** (z. B. *Küntscher-Nagel, Gamma-Nagel, AO-Nagel*) in den Markraum eines langen Röhrenknochens eingeschlagen, der die Fraktur *intramedullär* schienen soll (➤ Abb. 7.16).

### Bündelnagelung

Die **Bündelnagelung** ist eine Sonderform der intramedullären Osteosynthese, die insbesondere bei Kindern oder bei Humerusfrakturen im Erwachsenenalter eingesetzt wird. Dabei schlägt der Chirurg mehrere federnde dünne Nägel (*ein Bündel von Nägeln*) von einem seitlichen Knochenfenster aus in den Markraum ein (➤ Abb. 7.17). Die Nägel verkeilen sich durch ihre Elastizität im einschlagfernen Markraum und überbrücken so die Schaftfraktur.

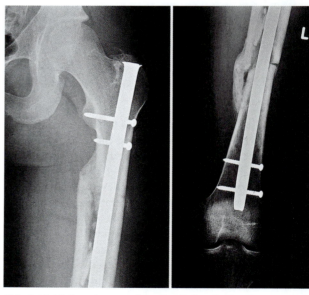

Abb. 7.16 Marknagelosteosynthese einer Fraktur des Femurs im Röntgenbild a. p. [R234–005]

### Spickdrahtosteosynthese

Bei der **Spickdrahtosteosynthese** (*Bohrdrahtosteosynthese, Kirschner-Draht-Fixation*) werden Drahtstifte entweder direkt durch die Haut oder nach Offenlegung und Reposition der Fraktur in die Fragmente eingebracht, z. B. bei distaler Radiusfraktur, die durch Gipsverband allein nicht ausreichend ruhig gestellt werden kann (➤ Abb. 7.18). Da mit Spickdrahtosteosynthese nur Lagerungsstabilität (➤ 7.5.3) erreicht werden kann, kombiniert der Chirurg das Verfahren meist mit anderen Osteosyntheseverfahren oder einer Gipsruhigstellung.

## Zuggurtung

Bei einer **Zuggurtung** (*Zerklage*) legt der Operateur Drahtschlingen in Achtertouren entweder um den Knochen selbst oder um zuvor eingebrachte Spickdrähte oder Schrauben und spannt sie an. Durch das Anspannen werden Zug- in Druckkräfte umgewandelt, die den Frakturspalt komprimieren (➤ Abb. 7.18).

## Fixateur externe

Zur Anlage eines **Fixateur externe** (*äußerer Festhalter*) verankert der Operateur proximal und distal der Fraktur *Steinmann-Nägel* oder *Schanz-Schrauben* im Knochen, die durch die Haut hindurch nach außen ragen (➤ Abb. 7.18). Die Schrauben können in einer, zwei oder drei Ebenen platziert werden. Eine Sonderform ist der Halo-Fixateur für Frakturen der HWS (➤ 7.8.1).

Hauptindikationen für einen Fixateur externe sind offene Frakturen mit Weichteilschäden.

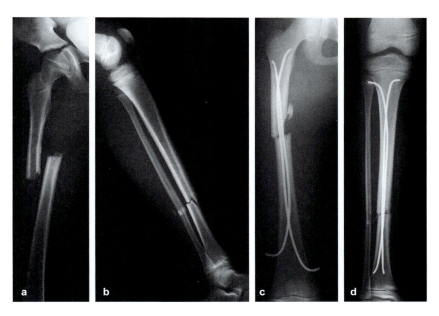

**Abb. 7.17 a)** Kindliche Femurfraktur a.p.; **b)** kindliche Unterschenkelfraktur seitlich; **c)** Versorgung einer kindlichen Femurfraktur a.p. mittels Prevot-Nägeln; **d)** Versorgung einer kindlichen Unterschenkelfraktur a.p. mittels Prevot-Nägeln. [M502]

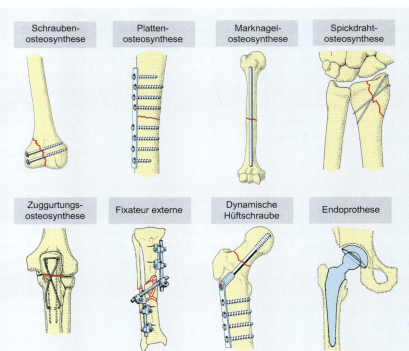

**Abb. 7.18** Verschiedene Osteosyntheseverfahren in der Schemazeichnung. [L190]

Eine Komplikation beim Fixateur externe ist eine Infektion der Nägel oder Schrauben (*Pin-Track-Infektion*) mit der Gefahr einer Ostitis oder Osteomyelitis.

### Dynamische Hüftschraube

Bei der **dynamischen Hüftschraube** (*DHS* ➤ Abb. 7.18) gleitet eine im Hüftkopf zentrierte Schraube in der Lasche einer am proximalen Femur fixierten Platte. Unter Belastung kommt es zur (erwünschten) Kompression der Fragmente. Hauptindikation ist die pertrochantäre Femurfraktur (➤ 7.11.7).

### Verbundosteosynthese

Eine **Verbundosteosynthese** ist ein Kombinationsverfahren, bei dem der Operateur die Fraktur mit Osteosynthesematerial, z. B. einer Platte, stabilisiert und den Knochendefekt mit Knochenzement (z. B. Palacos®) auffüllt.

### Endoprothesen

Bei manchen gelenknahen Frakturen erfordert die Erhaltung des natürlichen Gelenks eine längerfristige Immobilisation des Patienten. Dies birgt insbesondere bei bestehender Arthrose und bei älteren Patienten eine Vielzahl von Komplikationen, z. B. Kontraktur, Pneumonie, Dekubitus oder Thrombose. Deshalb kann es bei diesen Patienten zur raschen und schmerzarmen Mobilisation sinnvoll sein, eine **Endoprothese** (*künstliches Gelenk aus Metall*) zu implantieren (➤ Abb. 7.18).

### Knochentransplantation

Große Knochendefekte (z. B. Trümmerfrakturen) müssen häufig mit autologen (*körpereigenen*) oder homologen (Knochenbank-)**Transplantaten** aufgefüllt werden, damit überhaupt eine knöcherne Durchbauung möglich ist. Dabei bevorzugt der Operateur autologe Knochentransplantate (z. B. aus dem Beckenkamm) weil sie biologisch höherwertig sind bei gleichzeitig geringem Infektionsrisiko (z. B. Hepatitis, HIV) im Vergleich zu homologen Transplantaten.

### Metallentfernung

Prinzipiell können alle metallischen Osteosynthesematerialien nach dem vollständigen Abheilen der Fraktur entfernt werden, da es im Laufe der Zeit unterhalb der Implantate zu einem Gewebeumbau kommt (*Stressprotektion*), der den Knochen schwächt und die Frakturneigung erhöht. Bei Risikopatienten entscheidet der Arzt individuell über eine Metallentfernung. An den oberen Extremitäten können Metallimplantate eher belassen werden als an den unteren Extremitäten.

### Präoperative Pflege

*Pflege vor, während und nach Operationen* ➤ Kap. 4

Die Pflegenden überwachen Puls und Blutdruck engmaschig und bestimmen den Schockindex, da z. B. Fakturen am Becken und an den Beinen mit einem größeren Blutverlust nach innen einhergehen können. Sie achten auch auf eine zunehmende Schwellung im Frakturbereich (z. B. Umfang halbstündlich an markierter Stelle messen) und auf Zeichen eines Kompartmentsyndroms (➤ 7.5.8).

Die Pflegenden führen bis zur Operation abschwellende Maßnahmen durch: Hochlagerung, Ruhigstellung, Kühlung.

### Postoperative Pflege

Ein besonderer Überwachungsschwerpunkt liegt auf der Durchblutung, Motorik und Sensibilität (➤ 3.2.1, ➤ Tab. 3.3).

#### Lagerung

Die postoperative **Lagerung** ist abhängig von der Fraktur und dem angewandten Osteosyntheseverfahren. Art der Lagerung und der Schiene legt der Arzt fest. Ist keine spezielle Lagerung erforderlich, lagern die Pflegende die Extremität hoch, so lange bis sie abgeschwollen ist.

> **VORSICHT**
> Ohne ärztliche Anordnung darf weder eine Änderung der Lagerung erfolgen noch die Schiene entfernt werden, auch wenn der Patient dies wünscht.

#### Mobilisation

Der Umfang der **Mobilisation** richtet sich nach
- Schweregrad der Verletzung
- Röntgenbefund
- Stabilität des gewählten Osteosyntheseverfahrens
- Verlauf der Operation
- Alter und Körpergewicht des Patienten.

Folgende Stabilitätsgrade sind zu unterscheiden:
- **Lagerungsstabilität.** Die operierte Extremität darf nicht bewegt oder belastet werden, das bedeutet, der Patient muss absolute Bettruhe einhalten. Beispiel: Spickdrahtosteosynthese
- **Übungsstabilität.** Die operierte Extremität darf bewegt, aber nicht mit Gewicht belastet werden. Beispiele: Zuggurtung, Verschraubung, Fixateur externe. Erlaubt sind isotonische Bewegungsübungen und isometrische Bewegungsübungen (*Muskelanspannung ohne Bewegung*)
- **Belastungsstabilität.** Die operierte Extremität darf bewegt und belastet werden. Beispiele: Marknagelung, zementierte Hüftendoprothese. Es wird unterschieden in:
  - **Teilbelastung.** Das Bein darf nur mit einem bestimmten Gewicht belastet werden, z. B. 20 kg. Der Patient lernt mit

Hilfe einer Waage (Personenwaage) die richtige Belastung. Dazu stellt er das operierte Bein auf die Waage und belastet es, bis 20 kg erreicht sind. Nach einigem Üben hat er dann ein Gefühl für die angeordnete Teilbelastung
- **Vollbelastung.** Das Bein darf in vollem Umfang belastet werden.

> **VORSICHT**
> Mit der Mobilisation darf erst begonnen werden, wenn eine ärztliche Anordnung vorliegt.

### Postoperative Kühlung
Die **postoperative Kühlung** ist ein wichtiger Bestandteil der Schmerzbehandlung. In Verbindung mit Lymphdrainage vermindert sie Schwellungen sowie Gewebeschäden und fördert eine schnelle Heilung.

Zu beachten ist, dass die Kältewirkung 20–30 Min. dauern sollte, weil erst dann die Stoffwechselfunktionen, die Durchblutung und Temperatur in Muskulatur und Gelenken sinken. Kürzer dauernde Kälteeinwirkung würde zu einer nachfolgenden reaktiven Hyperämie, d. h. zu einer lokalen Durchblutungsförderung führen. Da die Gefahr von lokalen Erfrierungen und Nervenschädigungen besteht, darf lediglich intermittierend gekühlt werden. Außerdem dürfen Kühlelemente nie direkt auf die Haut aufgelegt werden. Pflegende hüllen sie in ein Handtuch oder einen Kissenbezug.

### Zusätzliche Pflege bei Fixateur externe
#### Lagerung und Mobilisation
Die Pflegenden lagern die Extremität in den ersten postoperativen Tagen auf eine Schaumstoffschiene (➤ 7.5.5). Ein frakturierter Arm kann auch auf einem Kissen hochgelagert werden. Bei einem Fixateur externe am Bein achten die Pflegenden darauf, dass das Sprunggelenk in 90°-Stellung gelagert ist. Der Fixateur externe ist meist übungsstabil.

#### Verbandswechsel
Wegen der Gefahr der Infektion an den Eintrittsstellen der Nägel bzw. der Schrauben ist ein täglicher aseptischer **Verbandswechsel** notwendig (➤ Abb. 7.19). Geht der Patient mit dem Fixateur nach Hause, leiten ihn die Pflegenden in der Durchführung des Verbandswechsels an.

Die Eintrittsstellen werden bei Bedarf mit physiologischer Kochsalzlösung gereinigt und dann mit einem Haut- oder Schleimhautdesinfektionsmittel desinfiziert. Bei Entzündungszeichen (➤ 2.4.1) tragen die Pflegenden nach Arztanordnung eine antiseptisch wirkende Salbe, z. B. PVP-Jod oder Lavasept®-Gel auf. Ggf. wird vorher ein Wundabstrich durchgeführt. Danach legen sie um jeden Nagel/Schraube eine Schlitz- oder Drain-Kompresse. Begleitende Weichteilverletzungen werden mit einer offenporigen Schaumstoffkompresse (z. B. Coldex®, Epigard®, Syspur-derm®) temporär gedeckt. Dafür ist der Schaumstoff exakt in die Verletzung einzupassen.

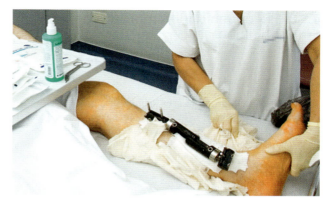

**Abb. 7.19** Verbandswechel am Fixateur externe, der eine Unterschenkelfraktur stabilisiert. [K115]

### 7.5.7 Frakturheilung

#### Primäre Frakturheilung

> **Primäre Frakturheilung:** Direkte knöcherne Überbrückung des Frakturspaltes.

Bei nahezu fugenlosem Aneinanderliegen der Knochenfragmente, guter Durchblutung und konsequenter Ruhigstellung überbrücken knochenbildende **Osteoblasten** den Bruchspalt direkt (*Kontaktheilung*). Meist ist dies nur durch eine stabile Osteosynthese nach vorheriger idealer Reposition erreichbar (➤ 7.5.3).

#### Sekundäre Frakturheilung

> **Sekundäre Frakturheilung:** Im Frakturbereich zunächst Ausbildung eines nicht-knöchernen Zwischengewebes (*Kallus*), das dann sekundär zu Knochen umgewandelt wird. Dies ist der natürliche Verlauf der Knochenheilung.

Die **sekundäre Frakturheilung** ist typisch für die konservative Frakturbehandlung, da z. B. mit einem Gipsverband oder einer Extensionsbehandlung (➤ 7.5.3) weder eine fugenlose Adaptation der Fragmente noch eine völlige Ruhigstellung zu erzielen ist:
- Im Frakturspalt bildet sich ein Hämatom
- In das Hämatom wandern Zellen aus dem Blut ein, darunter auch **Fibroblasten**
- Die Fibroblasten bilden ein bindegewebig-knorpeliges Zwischengewebe, den **Kallus.** Dieser fixiert die Fragmente zunehmend und ist im Röntgenbild als wolkige Auftreibung um den Frakturspalt sichtbar (*Geflechtknochen*)
- Erst im Verlauf der nächsten Monate wird der Kallus zum „normalen" Knochen (*Lamellenknochen*) umgewandelt.

## 7.5.8 Störungen und Komplikationen der Frakturheilung

### Kompartmentsyndrom

**Kompartmentsyndrom** (*Muskelkammer-Syndrom*): Volumenzunahme der Weichteile im nicht ausdehnungsfähigem osteofaszialen Kompartment mit zunächst zunehmendem Funktionsausfall, später mit Nekrosen der Muskulatur. Das Kompartmentsyndrom kann bei allen von Faszien umgebenen Muskeln oder Muskelgruppen auftreten. [11]

Häufig ist vom **Kompartmentsyndrom** die vordere Muskelloge am Unterschenkel (*Tibialis-anterior-Syndrom*) betroffen (➤ Abb. 7.20), selten die Muskelloge der Handgelenk- und Fingerbeuger (*Volkmann-Kontraktur*).

Die Erstsymptome treten innerhalb weniger Stunden bis Tage auf. Es kommt zur Verfärbung der betroffenen Region, Schmerzen, Schwellung und Parästhesien bei noch erhaltenen Extremitätenpulsen. Durchblutungsstörung und Bewegungseinschränkung nehmen ohne Behandlung zu. Im Endstadium bestehen ausgeprägte Lähmungen und Sensibilitätsstörungen sowie evtl. eine Hautnekrose.

Einzig wirksame Therapie ist die frühzeitige Druckentlastung durch Entfernung einschnürender Verbände, Gipsentfernung oder Faszienspaltung der betroffenen Muskelloge.

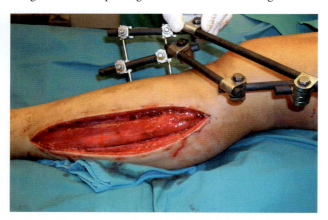

**Abb. 7.20** Kompartmentsyndrom am Unterschenkel. Zur Entlastung wurde das ventrale und laterale Kompartment eröffnet. [R234–005]

**Pflege bei (drohendem) Kompartmentsyndrom**

Zunehmende, unverhältnismäßig starke Schmerzen nach einer Extremitätenfraktur können auf ein Kompartmentsyndrom hinweisen.

Die Pflegenden informieren bei Verdacht auf ein Kompartmentsyndrom umgehend den Arzt und lassen den Patienten Nahrungskarenz einhalten, bis geklärt ist, ob er notfallmäßig operiert werden muss. Außerdem lagern sie die betroffene Extremität hoch und kühlen sie so weit möglich.

Nach einer Faszienspaltung bleibt die Wunde meist offen, bis die Schwellung zurückgegangen ist (offene Wundbehandlung ➤ 2.9.5).

### Infektion

Insbesondere bei offenen Frakturen, aber auch nach Osteosynthese besteht die Gefahr einer Keimbesiedlung mit nachfolgender manifester Infektion der Wunde (➤ 2.4.1), des Knochens oder des Knochenmarks (*Osteomyelitis*, ➤ 8.11.1).

### Verzögerte Frakturheilung und Pseudarthrose

**Verzögerte Frakturheilung:** Verlängerung der Heilungsdauer einer Fraktur auf vier bis sechs Monate.

**Pseudarthrose** (*Fractura non sanata, Falschgelenkbildung*): Ausbleiben der Frakturheilung nach sechs Monaten (➤ Abb. 7.21).

Zahlreiche Faktoren können zu einer **verzögerten** (oder ausbleibenden) **Frakturheilung** führen. Allgemeine Faktoren sind z. B. ein erhöhtes Lebensalter des Patienten oder die Einnahme bestimmter Medikamente (etwa Glukokortikoide). Lokale Faktoren sind unter anderem eine fehlende Ruhigstellung, ein Auseinanderweichen der Fragmente oder eine Infektion. Die Frakturstelle wird lediglich bindegewebig überbrückt und verknöchert nicht.

Klinisch fallen Druck- und Belastungsschmerz, Schwellung und Funktionseinschränkung der betroffenen Extremität auf. Falls die Fraktur nicht operativ stabilisiert wurde, kommt es zu abnormer Beweglichkeit.

Die Therapie hängt von der Ursache der Pseudarthrose ab. Gut durchblutete Fragmentenden (*hypertrophe Pseudarthrose*) stabilisiert der Chirurg mittels stabiler Osteosynthese (➤ 7.5.6), schlecht durchblutete Fragmentenden (*hypotrophe Pseudarthrose*) werden operativ angefrischt und dann mittels Spongiosaplastik und erneuter Osteosynthese stabilisiert.

### Sudeck-Dystrophie

**Sudeck-Dystrophie** (*Morbus Sudeck, Reflexdystrophie*): Extremitätendystrophie mit lokalen Durchblutungs- und Stoffwechselstörungen nach einer Fraktur. Meist an Unterarm oder Hand auftretend.

Man vermutet, dass eine neurovegetative Fehlregulation zur **Sudeck-Dystrophie** führt. Hierbei liegen lokale Durchblutungs- und Stoffwechselstörungen an Knochen und Weichteilen vor (➤ Tab. 7.6).

Tab. 7.6 Stadien der Sudeck-Dystrophie. In der klinischen Praxis sind die drei Stadien nicht scharf voneinander zu trennen, sondern gehen fließend ineinander über.

| Stadium | Klinik | Therapie |
|---|---|---|
| **Stadium I** (*akute Entzündung, sympathische Dysfunktion*) Zwei bis acht Wochen nach Trauma | • Ruhe- und Bewegungsschmerz, Schonhaltung bis zur Schmerzsteife, Schwellung, blaulivide Verfärbung und Überwärmung der Haut, gestörte Schweißdrüsenaktivität | • Ruhigstellung, Hochlagerung, großflächige leichte Kühlung, Kohlensäurebäder, Lymphdrainage, aktive Bewegungsübungen vor allem der Gegenseite, Ergotherapie, evtl. Elektrotherapie. Analgetika, NSAR, Glukokortikoide. Psychotherapie, Akupunktur, Sympathikusblockade zervikal oder lumbal |
| **Stadium II** (*chronische Dystrophie*) Ein bis drei Monate nach Trauma | • Verminderung des Ruheschmerzes, Bewegungsschmerz, Zunahme der trophischen Störungen mit Muskeldystrophie, Verminderung des subkutanen Fettgewebes und kühle, blass-livide Haut. Zunehmende Gelenkversteifung | • Physikalische Maßnahmen, jedoch zunehmende aktive Bewegungsübungen der betroffenen Seite unterhalb der Schmerzgrenze, vorsichtige Mobilisation einsteifender Gelenke, evtl. aufsteigende Bäder. Nichtsteroidale Antirheumatika ausschleichend, Glukokortikoide |
| **Stadium III** (*irreversible Atrophie*) Drei bis sechs Monate nach Trauma | • Endstadium mit Muskelatrophie, Schrumpfung des Bindegewebes, Gelenkversteifung und pergamentdünner Haut. Keine Schmerzen mehr | • Physikalische Maßnahmen, weiter aktive Bewegungsübungen, Gelenkmobilisation |

## 7.6 Amputation

**Amputation:** Vollständige Entfernung eines Körperteils. Entweder traumatisch (*verletzungsbedingt*) oder als therapeutische Maßnahme.

### Traumatische Amputation

Eine **traumatische Amputation** ist die vollständige Abtrennung einer Gliedmaße durch einen Unfall. Unter günstigen Bedingungen – glatte Abtrennung ohne ausgedehnte Weichteilschäden, saubere Wunden, keine Durchblutungsstörungen durch bestehende Gefäßerkrankungen – kann das **Amputat** (*amputierte Gliedmaße*) oft durch einen Chirurgen **replantiert** werden.

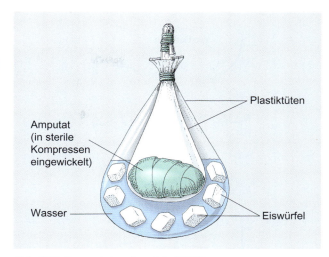

Abb. 7.21 Transport eines Amputats. [L190]

> **VORSICHT**
>
> **Erstmaßnahmen am Unfallort bei traumatischer Amputation**
> Folgende Maßnahmen dienen der eventuellen **Replantation** der abgetrennten Gliedmaße:
> • Stumpf steril abdecken und hochlagern. Bei Blutungen Gefäß zur Not manuell komprimieren, nicht abklemmen
> • Amputat gezielt suchen (lassen)
> • Amputat trocken in sterile Kompressen hüllen, in eine saubere Plastiktüte geben und diese verschließen. In eine zweite Plastiktüte Eis-Wasser-Gemisch füllen und die erste Tüte hinein legen, zweite Tüte verschließen (Amputatbeutel und Eiswürfel sind meist auf den Einsatzfahrzeugen des Rettungsdienstes vorhanden). Auf keinen Fall Amputat direkt mit Eis oder Wasser in Kontakt bringen, dies führt zu zusätzlichen Schäden (➤ Abb. 7.21)
> • Das so verpackte Amputat zügig und möglichst zusammen mit dem Patienten in die Klinik transportieren.

### Amputation als therapeutische Maßnahme

Manchmal ist es trotz aller Bemühungen nicht möglich, eine erkrankte oder verletzte Gliedmaße zu erhalten. Häufigste Indikation für eine Amputation ist eine pAVK (➤ 9.4.4).

Grundsätzlich wählt der Operateur die Amputationshöhe so peripher wie möglich, um eine gute Restfunktion zu erhalten (➤ Abb. 7.22). Eine ausreichende Weichteildeckung, d. h. ein spannungsfreier Verschluss mit Muskeln, Faszie und Haut sowie die Platzierung der Narbe außerhalb der späteren Belastungszone sollen Komplikationen vorbeugen (➤ Abb. 7.23).

### Komplikationen, auch durch Prothesenversorgung

• Nachblutung
• Wundheilungsstörung und Wundinfektion, insbesondere bei Patienten mit Durchblutungsstörungen, z. B. AVK (➤ 9.4.4)
• Stumpfödem und -hämatom
• Kontraktur

# 7 Pflege von Menschen mit traumatologischen Erkrankungen

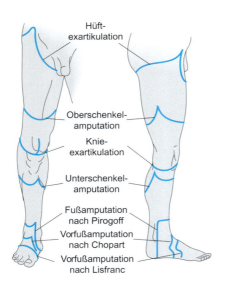

Abb. 7.22 Amputationsebenen und -schnittführungen am Bein. [L106]

- Hauterkrankung im Stumpfgebiet, z. B. Kontaktekzem, Pilzinfektion, Furunkelbildung (➤ 2.7.3)
- **Stumpfschmerzen** sind auf den verbliebenen Gliedmaßenrest lokalisiert und treten häufig attackenartig auf. Sie entstehen meist durch ungeordnetes Aussprossen der Nervenenden (*Strumpfneurom*) nach Wochen und Monaten
- **Phantomgefühl und Phantomschmerz.** Der Patient spürt seine amputierte Extremität oder er erlebt Schmerzen, Nadelstiche, Prickeln. Phantomschmerz und -gefühl können mit der Zeit zurückgehen, bei manchen Patienten werden sie chronisch und bleiben lebenslang vorhanden. Die Ursachen sind mehrschichtig und nicht in allen Einzelheiten geklärt, z. B.:
  – Nicht-Wahrhabenwollen der Amputation
  – Reizung der Nervenstümpfe
  – Starke Schmerzen schon vor der Amputation. Entsprechende Zellen im Gehirn haben ein Schmerzgedächtnis, d. h. je länger ein Schmerzereignis besteht, umso eher wird diese Erfahrung gespeichert und führt immer wieder zu Schmerzattacken
- **Dekubitus** als Komplikation bei der Prothesenerstversorgung.

## Präoperative Pflege

*Pflege vor, während und nach Operationen* ➤ Kap. 4

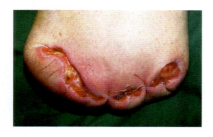

Abb. 7.23 Sekundär heilender Unterschenkelstumpf am 17. postoperativen Tag (sekundäre Wundheilung ➤ 2.2.1). [T152]

## Postoperative Pflege

**Beobachtungen und Kontrollen**
- Engmaschige Vitalzeichenkontrolle in den ersten 24 Std. einschl. Verband- und Redon-Kontrolle da die Gefahr einer arteriellen Nachblutung besteht
- Ein Abbindeschlauch soll beim Patienten liegen
- Bei arterieller Nachblutung: Sofort Arzt verständigen, Abbinden oder Druckverband bei kleinen Blutungen, Hochlagerung.

**Lagerung und Mobilisation**
- Hochlagerung des Stumpfes am Operationstag und 1. postoperativem Tag zur Ödem- und Hämatomprophylaxe. Ausnahme: Patienten mit peripherer arterieller Durchblutungsstörung. Bei ihnen wird das Bein flach oder etwas tiefer gelagert (Arztanordnung)
- Zur Vermeidung von Beugekontrakturen v. a. im Hüft- und Kniegelenk:
  – Patient über die Gefahr aufklären und prophylaktische Maßnahmen einleiten
  – Stumpf nicht anwinkeln, nicht mit angezogenen Knien liegen
  – Ab dem 2. postoperativen Tag Bein gestreckt lagern, ggf. Oberschenkel- oder Unterschenkelstumpf mit einem Sandsack beschweren
  – Beine im Hüftgelenk in leichter Abduktion lagern
  – Patient nach Möglichkeit intermittierend auf den Bauch lagern
  – Ggf. Lagerung des Beines in einer Flachlagerungsschiene oder auf einer Gipsschiene
  – Nur kurzzeitiges Sitzen am Bettrand oder im Stuhl, Stumpf nicht über den Bettrand hängen lassen, auch im Sitzen Kniegelenk strecken
  – Bei Vorfußamputation: Spitzfußprophylaxe
  – Bei Fingeramputation: Schienung des Stumpfes

> **VORSICHT**
> Folgende Maßnahmen sind verboten: Kissen unter den Stumpf legen, länger mit angewinkeltem Stumpf sitzen sowie Hochlagerung des Stumpfes ohne ausdrückliche Arztanordnung.

- Frühestmöglicher Beginn von Bewegungsübungen, meist ab dem ersten postoperativen Tag. Ggf. bekommt der Patient rechtzeitig davor ein Schmerzmittel
- Frühmobilisation ab dem 1. postoperativen Tag, Betroffenen über die gesunde Seite nach kinästhetischen Prinzipien aufsetzen
- Bei guter Kreislaufsituation aufstehen. Vorsicht: Menschen mit Amputationen an der unteren Extremität haben Gleichgewichtsstörungen. Hilfestellung durch zwei Pflegende empfehlenswert
- Aktive Übungen, auch mit Gewichten, stärken die Armmuskulatur für das Gehen mit Gehstützen

- So bald wie möglich Orthopädietechniker zur Anpassung einer Erstversorgungsprothese bestellen. Sie kann meist nach zwei bis drei Wochen intermittierend getragen werden. Die Tragezeit soll täglich um einige Minuten gesteigert werden. Dann sollte die **Prothesenschulung** beginnen. Neben dem Umgang mit der Prothese lernt der Betroffene unter Anleitung eines Physiotherapeuten möglichst physiologische Bewegungsabläufe.

> Da Pflegekräfte dem Patienten beim An- und Ausziehen der Prothese assistieren, ist es wichtig, dass sie sich vom Orthopädietechniker in den Umgang einweisen lassen.

### Stumpfversorgung und Ödemprophylaxe
- Der erste Verbandswechsel ist mit viel Einfühlungsvermögen durchzuführen, da der Patient bei dieser Gelegenheit zum ersten Mal seinen Stumpf sieht. Es gelten die Prinzipien des aseptischen Verbandswechsels
- Meist werden Teilfäden um den 14. postoperativen Tag gezogen
- Zur Stumpfödemprophylaxe: Stumpf konisch mit Kurzzugbinden in Achtertouren wickeln (> Abb. 7.24), Zug/Druck muss von distal nach proximal abnehmen. Das nächsthöhere Gelenk wird mit eingewickelt. Zweimal täglich erneuern, dazwischen 10–30 Min. Luft an den Stumpf lassen. Gewickelt wird ca. drei bis vier Wochen lang, bis keine Gefahr der Ödembildung mehr droht. Zusätzlich dienen Bewegungsübungen und eine korrekte Lagerung der Ödemprophylaxe.

**VORSICHT**
Bei pAVK wird nur auf ausdrückliche Arztanordnung gewickelt, der Arzt bestimmt den Kompressionsdruck.

### Vorbereitung des Stumpfes auf die Prothesenversorgung
Wenn die Wundheilung weitgehend abgeschlossen ist, wird die Haut im Bereich des Stumpfes für die Prothesebenutzung abgehärtet. Bis zum Abschluss der Wundheilung müssen die Abhärtungsmaßnahmen mit entsprechender Vorsicht durchgeführt werden:

- Kräftiges Abfrottieren der Haut, mit weicher Bürste oder einem rauen Waschlappen massieren
- Luft und Sonne an die Haut lassen
- Kalt-warme Wechselduschen (bei pAVK nach Arztrücksprache).

### Stumpfpflege
Die Gefahr von Hautveränderungen (z. B. Kontaktdermatis, Schwitzen, Pilzinfektion, Schwielenbildung, Follikulitis) unter der Prothese ist groß. Deshalb braucht die Stumpfhaut eine besondere Pflege:
- Patient zur Hautkontrolle und Hautpflege anleiten
- Hautreinigung mit klarem Wasser oder parfümfreiem Syndet mit pH-Wert um 6, dann sorgfältig mit klarem Wasser nachwaschen
- Hautpflege abhängig von der vorgefundenen Hautsituation (z. B. PC 30V®). Keine Verwendung von Salben, da diese die Hautporen verschließen und Hautveränderungen begünstigen. Oft haben die Orthopädietechniker gute Tipps bei Hautproblemen
- Bei Pilzinfektion: Lokalbehandlung mit Fungiziden
- Bei Follikulitis: Behandlung nach Arztanordnung
- Bei Kontaktdermatitis: anderes Prothesenschaftmaterial oder Stumpfstrumpf
- Bei Druckstellen: Orthopädietechniker informieren
- Bei starker Schweißbildung: Stumpf mit Salbeitee abreiben.

### Schmerzbehandlung und Maßnahmen zur Prophylaxe von Phantomschmerz
Diese Maßnahmen führen Pflegende gemeinsam mit dem Arzt durch.
- Patient erklären, woher Phantomschmerzen kommen können und dass viele Betroffene unter ihnen leiden
- Patienten ernst nehmen, ihm die Schmerzen nicht ausreden
- Von Anfang an, schon präoperativ, auf eine ausreichende und kontinuierliche Schmerztherapie mit zentral wirkenden Analgetika achten
- Patient in eine spezialisierte Schmerzklinik oder Schmerzambulanz vermitteln
- Maßnahmen zur Verbesserung der psychischen Situation und alternative Methoden erleichtern oft auch die Schmerz-

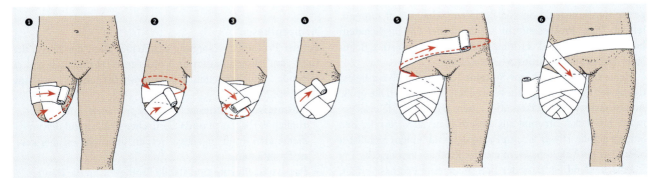

**Abb. 7.24** Konisches Wickeln eines Oberschenkel-Amputationsstumpfs in den ersten postoperativen Tagen. Der Anlegedruck der Binde soll von distal nach proximal gleichmäßig nachlassen. [L190]

situation, z. B. Psychotherapie, Seelsorge, Autogenes Training, Hypnose, Akupunktur.

**Psychische Begleitung**
- Stimmungsschwankungen nicht persönlich nehmen, Geduld und Verständnis zeigen
- Betroffenen motivieren, Trauer um den Verlust des Körperteils zuzulassen
- Erfolgserlebnisse aufzeigen
- Aktivierende Pflege, Ressourcen erkennen und fördern
- Kontakt zum Sozialdienst wegen Anschlussheilbehandlung, Rehabilitation herstellen. Vor allem junge Menschen sollten so bald wie möglich in eine Klinik verlegt werden, die sich auf Menschen mit Amputationen spezialisiert hat
- Kontakt zu einer Selbsthilfegruppe herstellen
- Früh Kontakt zum Orthopädietechniker aufnehmen: Nach sechs bis zwölf Monaten hat der Stumpf seine endgültige Form und die endgültige und komfortable Prothese kann angepasst werden. Bis dahin trägt der Betroffene eine Erstversorgungsprothese.

## Prothesenversorgung nach Amputationen

**Prothese:** Künstlicher Ersatz fehlender Körperteile.

**Prothesen** sollen nach Amputationen oder bei angeborenen Fehlbildungen (*Dysmelien*, ➤ 8.5.1) einen optischen Ausgleich sowie die Steh-, Geh- und Greiffähigkeit des Patienten herstellen und ihm ein weitgehend selbstständiges Leben ermöglichen. Sie werden in Abhängigkeit von der Amputationshöhe und den Bedürfnissen und Fähigkeiten des Patienten individuell angepasst. Unabdingbar ist eine Schulung des Patienten in Pflege und Benutzung der Prothese, z. B. Gangschule, meist durch Physio- oder Ergotherapeuten.

**Beinprothesen**
Hauptfunktionen von Beinprothesen sind die Steh- und Gehfähigkeit des Patienten (➤ Abb. 7.25).

Beinprothesen werden meist in der **Rohrskelettbauweise** (*Modularbauweise*, ➤ Abb. 7.26) hergestellt, bei der eine tragende Rohrkonstruktion von flexiblem Schaumstoff ummantelt ist. Diese Prothesenform hat die früher übliche **Schalenbauweise** weitgehend verdrängt, bei der die Beinform z. B. aus Holz nachgebildet wurde (➤ Abb. 7.26).

Heute werden auch **Liner-Systeme** (➤ Abb. 7.27) zur Befestigung der Prothese am Bein verwendet. Hierbei wird die große Adhäsionskraft von Silikon oder einem ähnlichen Material genutzt. Ein dicker Strumpf aus diesem Material wird über den Stumpf gerollt. Dieser Strumpf wird dann mit einem Metallstift oder über ein Vakuumsystem mit der Prothese verbunden.

Entscheidend ist, dass der Betroffene eine Prothese erhält, die seinen Bedürfnissen optimal entspricht. Das ist die Aufgabe der Orthopädietechniker.

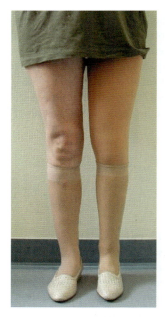

**Abb. 7.25** Oberschenkelprothese links mit Kosmetik. [M161]

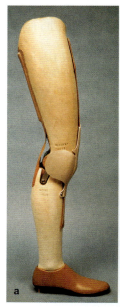 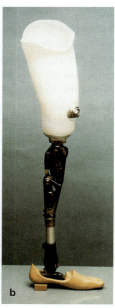

**Abb. 7.26** Verschiedene Bauprinzipien von Oberschenkelprothesen. **a)** Klassische Holzprothese. **b)** Modularprothese im Probezustand. [M161]

**Armprothesen**
Bei der Prothesenversorgung des Armes steht der Ersatz der Greif- und Haltefunktion im Vordergrund. Prinzipiell gibt es folgende Möglichkeiten der prothetischen Versorgung (➤ Abb. 7.28):
- **Kosmetische Prothesen** (*Schmuckprothesen*) können bezüglich Farbe, Form und Oberflächenstruktur gut der verbleibenden Hand angepasst werden, übernehmen aber keine Funktionen
- **Passive Greifarme** sind stabile Prothesen, an die Handersatzstücke (z. B. Haken) aufgeschraubt werden können.

## 7.7 Verletzungen von Schädel und Gehirn

### 7.7.1 Schädelfrakturen

Frakturen des Gesichtsschädels

**Mittelgesichtsfrakturen**
Bei den **lateralen Mittelgesichtsfrakturen** kommt es durch stumpfe Gewalteinwirkung auf das seitliche Gesicht zu knöchernen Verletzungen von Kieferhöhle, Orbita (*Augenhöhle*) und Jochbein bzw. Jochbogen. Leitsymptome sind ein **Monokelhämatom** (*Hämatom um ein Auge*), Doppelbilder und Sensibilitätsstörungen an Wange, Oberlippe und seitlicher Nasenfläche. Die Diagnose wird röntgenologisch gestellt.

**Zentrale Mittelgesichtsfrakturen** treten in erster Linie bei polytraumatisierten Patienten zusammen mit frontalen Schädelbasisfrakturen auf. Klinisch bestehen häufig erhebliche Weichteilverletzungen im Gesicht mit Blutungen aus Nase und Mund, außerdem Monokel- oder **Brillenhämatome** (*Hämatom um ein bzw. beide Augen*, ➤ Abb. 7.29). Kommt es durch das Trauma zusätzlich zu einer Durazerreißung (mit Liquorfluss), droht eine ZNS-Infektion, im Extremfall kann es zu einem Prolaps von Hirngewebe in die Nasennebenhöhlen kommen. Diagnostisch ist neben der klinischen Untersuchung eine Schädel-CT notwendig, um Mitverletzungen des Gehirns auszuschließen (Schädel-Hirn-Trauma ➤ 7.7.2). Die Verletzungen des Patienten sind oft sehr schwer und behindern durch starke Schwellung der Mund- und Nasenschleimhaut die Atmung.

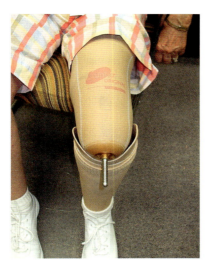

**Abb. 7.27** Liner Prothese. [E842]

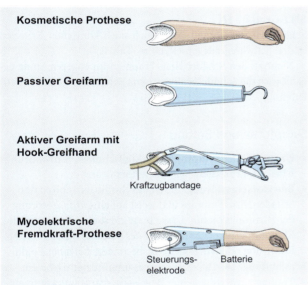

**Abb. 7.28** Verschiedene Unterarmprothesen. [L190]

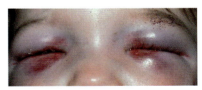

**Abb. 7.29** Kind mit Brillenhämatom nach einer zentralen Mittelgesichtsfraktur. [T467]

Aufgrund ihrer guten Kraftübertragung eignen sie sich vor allem für grobe, kraftvolle Tätigkeiten
- **Aktive Greifarme** (*funktionelle Prothesen, mechanische Greifprothesen*) haben am distalen Ende eine Hakenkonstruktion oder eine *aktive Systemhand*. Eine Kraftzugbandage überträgt Bewegungen des Schultergürtels auf die Mechanik der Prothese, z. B. Öffnen der Systemhand durch Vorbringen der Schulter
- **Fremdkraftprothesen** (*myoelektrische Prothesen*) nutzen willkürliche Muskelkontraktionen z. B. am Amputationsstumpf. Steuerungselektroden in der Prothese registrieren die Muskelkontraktion, verstärken sie und leiten sie zu einem batteriegetriebenen Motor weiter, der dann z. B. die Hand öffnet oder schließt. Dadurch sind zwar abgestufte Greifbewegungen möglich, diese Prothesen sind jedoch für kraftvolle Arbeiten kaum geeignet. Zudem stellen sie hohe Anforderungen an Kooperationsbereitschaft und koordinative Fähigkeiten des Prothesenträgers.

**Unterkieferfraktur**
**Unterkieferfrakturen** entstehen durch direkte Gewalteinwirkung. Betroffen sind insbesondere die physiologischen Schwachstellen des Unterkiefers: Eckzahnregion, Kieferwinkel, Gelenkfortsatz. Klinisch macht sich eine Fraktur durch Fehlstellung, Okklusionsstörungen (*Unfähigkeit, die Zähne zusammenzubeißen*), Hämatom oder Zahnverlust bemerkbar. Die Diagnose wird röntgenologisch durch Schädelaufnahme in zwei Ebenen und Kieferpanoramaaufnahme gestellt.

Frakturen der Schädelkalotte

**Frakturen der Schädelkalotte** (➤ Abb. 7.30) entstehen vorwiegend durch direkte Gewalteinwirkung. Hinweisend sind Prellmarken oder Platzwunden, evtl. kann der Arzt den Frakturspalt tasten. Wird durch das Trauma ein Teil des Schädelknochens nach innen gedrückt (*Impressionsfraktur*), kann eine Delle oder Stufe der Kalotte tastbar sein.

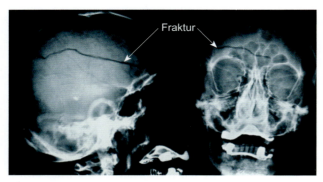

**Abb. 7.30** Fraktur der Schädelkalotte. In den Röntgenaufnahmen ist der Frakturlinienverlauf deutlich sichtbar. [M137]

Bei rissförmigen, geschlossenen Kalottenfrakturen ist meist keine Therapie erforderlich. Da sich aber hinter jeder scheinbar unkomplizierten Kopfverletzung ein Schädel-Hirn-Trauma (➤ 7.7.2) verbergen kann, wird der Patient stationär überwacht. **Impressionsfrakturen** werden operativ versorgt.

### Frakturen der Schädelbasis

**Schädelbasisfrakturen** sind meist Folge stumpfer Gewalteinwirkung, häufig handelt es sich um Frakturen der Schädelkalotte, die sich in die Schädelbasis fortsetzen. Bevorzugte Lokalisationen sind die frontale Schädelbasis und das Felsenbein. Prellmarken, Monokel- bzw. Brillenhämatome sowie Liquor- oder Blutfluss aus Mund, Nase und Ohr nach einem Trauma weisen auf eine Schädelbasisfraktur hin. Die Diagnose wird durch konventionelle Röntgenaufnahmen (in zwei Ebenen) und Spezialaufnahmen der Schädelbasis nach *Towne* sowie eine CT (➤ 1.3.6) gesichert. Besteht eine Liquorrhö (*Abfließen von Liquor über eine Fistel*), ordnet der Arzt umgehend eine systemische Antibiose an.

> Wenn unsicher ist, ob es sich bei austretender Flüssigkeit um Liquor handelt, hilft ein BZ-Stix: Liquor reagiert wegen seines hohen Glukosegehaltes positiv (Vorsicht – Verfälschung durch Blutbeimengung möglich). Auch ein transparenter Hof um eine Blutlache ist Zeichen austretenden Liquors.

## 7.7.2 Schädel-Hirn-Trauma

> **Schädel-Hirn-Trauma** (*SHT*): Sammelbezeichnung für alle Schädelverletzungen mit Gehirnbeteiligung. In ca. 50 % mit weiteren Verletzungen, in ca. 3–5 % mit Verletzungen der HWS kombiniert. Jährliche Inzidenz ca. 800/100.000 Einwohner. Hauptursache sind Verkehrsunfälle. Gehört zu den häufigsten Todesursachen bei Patienten unter 40 Jahren.

### Einteilung

**Gedeckte und offene Schädel-Hirn-Traumen**
Beim **gedeckten Schädel-Hirn-Trauma** ist die Dura mater (*harte Hirnhaut*) intakt. Dagegen ist beim **offenen Schädel-Hirn-Trauma** die Dura mater mitverletzt. Dadurch besteht eine offene Verbindung zwischen Gehirn und Außenwelt.

**SHT Grad I – III**
Schädel-Hirn-Traumen lassen sich nach klinischen Kriterien in drei Schweregrade einteilen (➤ Tab. 7.7).

Nicht zu den Schädel-Hirn-Traumen im engeren Sinne gezählt wird die **Schädelprellung** *ohne* Bewusstlosigkeit des Patienten. [4]

### Symptome und Befund

- **Unspezifische Symptome** wie Kopfschmerz, Schwindel, Übelkeit, Erbrechen, Seh- oder Hörstörung
- **Bewusstseinsstörung.** Sie ist das Kardinalsymptom des Schädel-Hirn-Traumas und weist auf eine *diffuse* Störung der Hirnfunktion hin. Ursache ist meist eine intrakranielle Raumforderung (*Verdrängung des Gehirns*) durch Blutung, Kontusion oder Hirnödem. Insbesondere bei einer Epiduralblutung (➤ Tab. 7.9) kann es unmittelbar nach dem Trauma zunächst zu einer Bewusstseinstrübung kommen, aus der der Patient für einige Stunden erwacht (*symptomfreies Intervall*), danach aber wieder eintrübt. Der Schweregrad einer Bewusstseinsstörung wird anhand der **Glasgow-Koma-Skala** (*Glasgow-Coma-Scale, GKS, GCS,* ➤ Tab. 7.8) eingeschätzt

**Tab. 7.7** Gradeinteilung der Schädel-Hirn-Traumen nach *Tönnis* und *Loew* (GKS = Glasgow Koma Skala, ➤ Tab. 7.8).

| Grad | Schweregrad | Symptomatik | Häufigkeit |
|---|---|---|---|
| **SHT Grad I** (GKS 13–15) | Leichtes SHT (Commotio cerebri, Gehirnerschütterung) | • Bewusstlosigkeit < 5 Min.<br>• Amnesie (Erinnerungslücke)<br>• Vegetative Störungen (Kopfschmerzen, Schwindel, Übelkeit, Erbrechen)<br>• Vollständige Rückbildung aller Symptome innerhalb von fünf Tagen | 80 % |
| **SHT Grad II** (GKS 9–12) | Mittelschweres SHT (leichte Contusio cerebri) | • Bewusstlosigkeit 5–30 Min.<br>• Nachweisbar leichte organische Hirnschäden<br>• Völlige funktionelle Rückbildung oder Defektheilung mit geringen bleibenden Störungen innerhalb von 30 Tagen | 10 % |
| **SHT Grad III** (GKS < 9) | Schweres SHT (schwere Contusio cerebri) | • Bewusstlosigkeit >30 Min.<br>• Substanzschädigung des Gehirns, teils schwere neurologische Störungen, evtl. Störungen der Vitalfunktionen durch Hirnstammbeeinträchtigung<br>• Stets Defektheilung mit bleibenden Funktionsstörungen | 10 % |

## 7.7 Verletzungen von Schädel und Gehirn

- **Amnesie.** Erinnerungslücke für die Zeit kurz vor dem Unfall (*retrograde Amnesie*) und die Zeit kurz nach dem Unfall (*anterograde Amnesie*)
- **Neurologische Ausfälle,** z. B. Halbseitensymptome, Pupillenstörungen (➤ Tab. 7.10) oder Hirnnervenausfälle, sind oft Folge einer umschriebenen Hirnschädigung
- **Verletzungen,** z. B. Prellmarken, Hämatome, offene Wunden
- **Liquorrhö** bei offenem Schädel-Hirn-Trauma. Hierbei handelt es sich um ein Ausfließen von Liquor über eine **Liquorfistel**
- **Krampfanfälle** können sowohl Zeichen einer lokalisierten Läsion als auch einer intrakraniellen Raumforderung sein
- Zeichen der **intrakraniellen Druckerhöhung** (*Hirndruckzeichen*).

### Akute intrakranielle Druckerhöhung

> **Intrakranielle Druckerhöhung** (engl. **i**ncreased **i**ntra**c**raniell **p**ressure, IICP): Pathologischer Anstieg des Drucks innerhalb des knöchernen Schädels auf Werte über 20 mmHg. Lebensgefährlicher Zustand.

Jede (nennenswerte) Volumenzunahme (*Raumforderung*) im Schädelinnenraum, z. B. durch Tumoren oder Gehirnblutungen, führt zu einer Druckerhöhung mit Kompression des empfindlichen Gehirns sowie der Arterien und Venen, die das Gehirn versorgen.

Nach einem Trauma handelt es sich in aller Regel um eine **akute intrakranielle Druckerhöhung,** meist bedingt durch ein Hirnödem als Folge der Hirnverletzung oder durch Blutung (häufiger). Die rasche Steigerung des Hirndrucks führt zunächst zu einer Verlagerung des Gehirns (*Massenverschiebung*) mit typischer Mittellinienverlagerung (➤ Abb. 7.31). Nimmt die Raumforderung weiter zu, kann es zur **Einklemmung** verschiedener Hirnanteile kommen. Mögliche Formen sind (➤ Abb. 7.32):
- Einklemmung medialer Großhirnanteile unter die Falx cerebri (*Hirnsichel*)
- Einklemmung des Mittelhirns in den Tentoriumschlitz (*Aussparung in der Duraplatte für den Hirnstamm*)
- Einklemmung der Medulla oblongata (*verlängertes Mark, Teil des Hirnstamms*) und von Kleinhirnanteilen in das Foramen magnum.

**Tab. 7.8** Glasgow-Koma-Skala. Die Summe der Punkte ergibt den *Coma-Score* und ermöglicht eine standardisierte Einschätzung des Schweregrades einer Bewusstseinsstörung sowohl am Unfallort als auch im weiteren Verlauf.

| Neurologische Funktion | (Beste) Reaktion des Patienten | Bewertung (Punkte) |
|---|---|---|
| **Augen öffnen** | • Spontan<br>• Auf Ansprechen<br>• Auf Schmerzreiz<br>• Keine Reaktion | 4<br>3<br>2<br>1 |
| **Verbale Reaktion** | • Orientiert<br>• Verwirrt, desorientiert<br>• Unzusammenhängende Worte<br>• Unverständliche Laute<br>• Keine verbale Reaktion | 5<br>4<br>3<br>2<br>1 |
| **Motorische Reaktion, motorische Reaktion auf Schmerzreize** | • Befolgen von Aufforderungen<br>• Gezielte Schmerzabwehr<br>• Ungezielte Schmerzabwehr (*Massenbewegungen*)<br>• Beugesynergien (*Beugespasmen*)<br>• Strecksynergien (*Streckspasmen*)<br>• Keine motorische Reaktion | 6<br>5<br>4<br>3<br>2<br>1 |

**Tab. 7.9** Lokalisation, Symptome und Therapie der traumatisch bedingten intrakraniellen Blutungen. Trotz gewisser Unterschiede sind die drei aufgeführten Blutungen allein aufgrund der Klinik nicht zuverlässig voneinander zu unterscheiden. [L190]

|  | Epiduralblutung | Akute Subduralblutung | Intrazerebrale Blutung |
|---|---|---|---|
|  | • Arterielle Blutung in den Epiduralraum | • Meist venöse Blutung in den Subduralraum | Blutungen in das Gehirn, meist aus Kontusionsherden (*Prell- und Quetschverletzungen des Gehirns*) |
| **Symptome** | • Zunehmende Bewusstseinseintrübung, in ca. 20 % **freies Intervall**<br>• Halbseiten- und Hirndruckzeichen<br>• Starke Kopfschmerzen | • Stärkste, plötzlich einsetzende Kopfschmerzen (Vernichtungskopfschmerz)<br>• Meist primäre Bewusstlosigkeit ohne freies Intervall<br>• Halbseiten- und Hirndruckzeichen | • Zunehmende Bewusstseinstrübung meist ohne freies Intervall<br>• Ausgeprägte Herdsymptome (*Symptome durch Schädigung des Gehirns am Ort der Blutung*)<br>• Übelkeit und Kopfschmerzen |
| **Therapie** | • Schnellstmögliche Operation zur Blutstillung und Hämatomausräumung *oder*<br>• Symptomatische Hirndruckbehandlung | | • Operative Ausräumung großer Hämatome<br>• Symptomatische Hirndruckbehandlung |

**Tab. 7.10** Physiologische und pathologische Pupillenreaktionen. Ein- oder beidseitig lichtstarre Pupillen sind immer ein Alarmsignal. [L190]

| | Ohne Lichtreiz | Direkte Beleuchtung rechts | Direkte Beleuchtung links |
|---|---|---|---|
| **Normal** | Gleich weite Pupillen | Prompte Verengung beider Pupillen auf gleiche Größe | Prompte Verengung beider Pupillen auf gleich Größe |
| **Okulomotorius-Lähmung einseitig** (hier rechts infolge eines epiduralen Hämatoms, das den N. oculomotorius gegen die Schädelbasis drückt) | Rechte Pupille weiter als linke Pupille; oft auch beeinträchtigte Augenbewegung | Lichtstarre. Weite Pupille rechts; links normale Verengung | Lichtstarre. Weite Pupille rechts; links normale Verengung |
| **Okulomotorius-Lähmung beidseits** (z. B. infolge eines generalisierten Hirnödems) | Beidseits weite Pupillen, evtl. zusätzlich Entrundung | Beidseits weite, lichtstarre Pupillen | Beidseits weite, lichtstarre Pupillen |

Die intrakranielle Druckerhöhung kann auch zu einer lokalen oder generalisierten **Ischämie** (*Minderdurchblutung*) des Gehirns führen. Deshalb muss neben dem *intrakraniellen Druck* auch der **zerebrale Perfusionsdruck** (*Druck, mit dem das Gehirn durchblutet wird*) beurteilt werden. Dieser ist vom arteriellen Blutdruck abhängig.

Eine beginnende intrakranielle Druckerhöhung zeigt sich durch die unspezifischen Symptome eines Schädel-Hirn-Traumas. Mit steigendem Hirndruck kommen Zeichen der Einklemmung hinzu:
- Bewusstseinseintrübung bis zum Koma
- Atemstörungen bis hin zur Atemlähmung
- Vegetative Störungen infolge der Hirnstammkompression, z. B. Störungen der Temperaturregulation, therapieresistente Hypertonie und Entwicklung eines **Druckpulses** (*gespannter, langsamer Puls durch Hirndruckerhöhung*) bis zum Zusammenbruch der vitalen Funktionen
- Pupillenveränderungen, insbesondere Pupillenerweiterung mit verminderter oder fehlender Pupillenreaktion (➤ Tab. 7.10) bis hin zu weiten lichtstarren Pupillen
- Streckkrämpfe. [4]

> Die Pflegenden beobachten Patienten mit Schädel-Hirn-Trauma engmaschig auf Symptome einer Hirndruckerhöhung oder einer drohenden Einklemmung. Bei den ersten Zeichen informieren sie sofort den Arzt und kontrollieren die Vitalfunktionen des Patienten. Vorsicht: Bei sedierten Patienten sind Hirndruckzeichen nicht deutlich zu erkennen.

## Traumatische intrakranielle Blutungen

Ein schweres Schädel-Hirn-Trauma kann eine **traumatische intrakranielle Blutung** auslösen, die den Druck im Schädelinnenraum erhöht und dadurch das Gehirn komprimiert. Einen

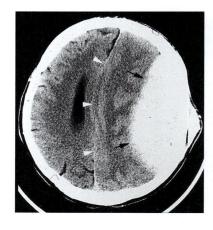

**Abb. 7.31** Epidurale Blutung in der Schädel-CT. Die Schädelfraktur an der linken Schläfe hat die Blutung verursacht, welche die linke Hirnhälfte über die Mittellinie hinaus nach links verdrängt. [M443]

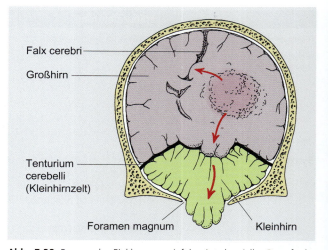

**Abb. 7.32** Formen der Einklemmung infolge intrakranieller Raumforderung. Oberer Pfeil: Einklemmung medialer Großhirnanteile unter die Falx cerebri. Mittlerer Pfeil: Einklemmung in den Tentoriumschlitz. Unterer Pfeil: Einklemmung in das Foramen magnum. [L190]

Überblick über Lokalisation, Symptome und Therapie der intrakraniellen Blutungen gibt ➤ Tab. 7.9.

## Diagnostik

- Vitalzeichenkontrolle (z. B. Puls, RR, Atmung)
- Körperliche Untersuchung: Verletzungszeichen (Anhalt für Begleitverletzungen?), Liquorrhö (positive Reaktion bei BZ-Stix, heller Hof um Blut?), Alkohol- oder Azeton-Foetor?

Neurologische Basisuntersuchung mit genauer Beobachtung und Dokumentation des Bewusstseins (Glasgow-Koma-Skala ➤ Tab. 7.8), der Augenmotorik (Fixation? Pendeln?), der Pupillenreaktionen (➤ Tab. 7.10), der Motorik, der Sensibilität und der Reflexe, ggf. neurochirurgische Konsiliaruntersuchung.

An **apparativen Untersuchungen** stehen in der Notfalldiagnostik Nativröntgenaufnahmen des Schädels und der Wirbelsäule sowie computertomografische Untersuchungen im Vordergrund. Die CCT wird nach 24 Std. sowie bei einer Verschlechterung des neurologischen Befundes wiederholt. Insbesondere bei Patienten mit schwerem Schädel-Hirn-Trauma kann eine intrakranielle Druckmessung angezeigt sein.

## Apallisches Syndrom

> **Apallisches Syndrom** (griech. pallidum = Mantel, a = ohne; „Zustand ohne Hirnmantel"): Krankheitsbild, das durch schwerste Schädigung des Gehirns hervorgerufen wird. Es beschreibt eine Vielzahl von Symptomen, die durch einen funktionellen Ausfall des Großhirns bzw. größerer Teile bedingt sind. Hirnstamm-, Zwischenhirn-, Rückenmark- und Kleinhirnfunktionen sind erhalten. Synonyme sind **Wachkoma, Coma vigile** und **Persistent vegetative state** (PVS).

### Symptome und Befund

Durch die Multi-Society-Task-Force on PVS wurden 1994 diagnostische Kriterien für das Wachkoma definiert:

- Vollständiger Verlust von Bewusstsein über sich selbst oder die Umwelt und die Fähigkeit zu kommunizieren
- Verlust der Fähigkeit zu willkürlichen oder sinnvollen Verhaltensänderungen infolge externer Stimulation
- Verlust von Sprachverständnis und der Sprachproduktion (Aphasie)
- Harnblasen- bzw. Darminkontinenz
- Schlaf-/Wachrhythmus gestört
- Hirnstammreflexe, spinale, hypothalamische und autonome Reflexe sind in unterschiedlichem Ausmaß noch auslösbar.

Weitere Symptome sind:

- Blick des Patienten geht ins Leere, keine Fixierung von Gegenständen und Personen
- Reflektorische Primitivmotorik auf sensible Reize, z. B. ungerichtete Abwehrbewegung, Beuge- oder Streckspastiken
- Haltungsanomalien: Patienten nehmen immer wieder eine charakteristische Grundhaltung ein, bei der Arme und Beine unabhängig voneinander entweder gebeugt oder gestreckt sind
- Motorische Primitivschablonen, z. B. Saugreflex, Lippenschlussreflex, Schmatz- und Kaubewegungen
- Vegetative Störungen, z. B. Hypertonie, vermehrtes Schwitzen
- Fehlen emotionaler Reaktionen.

### Diagnostik

Die Diagnose wird in erster Linie klinisch gestellt. MRT, EEG und **Evozierte Potenziale** (EP) unterstützen die Diagnosestellung. Wichtig ist die Abgrenzung des Apallischen Syndroms gegenüber dem Koma, dem Locked-in-Syndrom und anderen behandelbaren neurologischen und psychiatrischen Krankheitsbildern.

### Behandlung

Die Patienten werden ggf. tracheotomiert und beatmet. Die Ernährung findet über eine PEG statt. Ggf. erhalten sie einen suprapubischen Blasenkatheter.

Nach der Stabilisierung der Vitalfunktionen beginnt die Frührehabilitation mit Basaler Stimulation, Physiotherapie, Logopädie und Ergotherapie.

Auch ein Therapieabbruch aufgrund einer Patientenverfügung muss in Erwägung gezogen werden.

### Prognose

Eine Aussage über den weiteren Verlauf ist schwierig. Insgesamt liegen die Chancen auf eine Erholung bei weniger als 50 %. Grundsätzlich sind vier Verläufe möglich:

- Stehenbleiben in der apallischen Phase mit dauerhafter Pflegebedürftigkeit
- Stehenbleiben in einer Remissionsphase. Je nach Phase haben die Patienten einen Wach-Schlaf-Rhythmus, die motorischen Funktionen stabilisieren sich bis hin zu einer Willkürmotorik und gezielten Reaktionen auf sensible Reize und Erkennen von Personen
- Durchlaufen aller Remissionsphasen bis zu einem Defektstadium. Der Patient ist weitgehend selbstständig. Häufig bleiben aber Konzentrationsschwäche, Antriebsmangel, Reizbarkeit, Distanz- und Kritikschwäche, Gedächtnis- und Merkfähigkeitsstörung
- Apallisches Durchgangsstadium, zeitlich begrenzt und ohne Restsymptomatik abklingend. [2]

## Behandlung

### SHT Grad I

Beim **Schädel-Hirn-Trauma Grad I** sind außer symptomatischer Behandlung von Übelkeit und Erbrechen sowie kurzzeitiger Bettruhe keine speziellen Maßnahmen nötig. Da jedoch auch nach nur leichtem Schädel-Hirn-Trauma in den ersten Stunden nach dem Unfall schwer wiegende Komplikationen auftreten können, z. B. intrakranielle Blutungen, wird der Patient in den ersten 12–24 Std. stationär überwacht.

## SHT Grad II und III

> **VORSICHT**
>
> **(Erst-)Maßnahmen bei schwerem Schädel-Hirn-Trauma**
> - Kontrolle und Sicherung der Vitalfunktionen: Freimachen der Atemwege, Sauerstoffgabe, bei Ateminsuffizienz, Intubation und Beatmung, da eine Hypoxie zu sekundären Hirnschäden führt
> - Anlage mindestens eines venösen Zugangs, Abnahme des Notfall-Labors
> - Intravenöse Flüssigkeitssubstitution je nach (geschätztem) Defizit, um einen ausreichend hohen zerebralen Perfusionsdruck aufrechtzuerhalten und sekundäre Hirnschäden durch Minderdurchblutung zu vermeiden
> - 30°-Oberkörperhochlagerung, dabei Kopf und Oberkörper in einer Achse lagern (Kopfdrehung, -beugung, und -überstreckung vermeiden)
> - Ggf. Schockbehandlung (> 3.3.1), dabei **leichte Oberkörperhochlage** belassen. Suche nach einer extrakraniellen Blutungsursache, da eine zerebrale Blutung beim Erwachsenen nicht zu einem Volumenmangelschock führt
> - Hirndrucksenkung durch Osmotherapie, z. B. Osmosteril 20 % i. v.
> - Ggf. medikamentöse Unterdrückung zerebraler Krampfanfälle, z. B. mit Diazepam
> - Sedierung zum Herabsetzen der Krampfschwelle, um Angst und Schmerzen zu nehmen und um den Hirnstoffwechsel zu senken
> - Keine medikamentöse Thromboseprophylaxe
> - Intubation und kontrollierte Beatmung; bei erhöhtem Hirndruck kontrollierte Hyperventilation ($pCO_2 < 40$ mmHg)
> - Senkung der Körpertemperatur ab 38 °C, um den Hirnstoffwechsel zu senken
> - Ggf. Einbringen einer Sonde zur Messung des intrakraniellen Drucks (*ICP-Sonde*)
> - Feuchtes, steriles Abdecken offener Hirnverletzungen, **keine** Entfernung evtl. vorhandener Fremdkörper
> - Bei erhöhtem Hirndruck: Liquorableitung durch Liquordrainage, operative Dekompression.

## Pflege

### Überwachung des Patienten

- **Bewusstsein** (anhand der Glasgow-Koma-Skala, > Tab. 7.8)
- **Pupillen** (> Tab. 7.10). Beurteilt werden:
  - Größe: maximal weit, mittelweit, eng, maximal eng
  - Form: rund, entrundet
  - Seitengleichheit: seitengleich, nicht seitengleich (*Pupillendifferenz, Anisokorie*)
  - Reaktion auf Lichteinfall: sofort, träge, keine, einseitig. Weite und reaktionslose Pupillen bei tiefem Koma sprechen für einen irreversiblen Ausfall der Hirnstammfunktion
- **Blutdruck und Puls.** Insbesondere ein plötzlicher Blutdruckanstieg und eine Bradykardie können Zeichen für steigenden intrakraniellen Druck sein
- **Atmung.** Eine Ateminsuffizienz verschlechtert die Sauerstoffversorgung des Gehirns. Sie kann auch Hinweis auf Störung des Atemzentrums sein
- **Temperatur.** Bei offenen Schädel-Hirn-Traumen kann Fieber auf eine Meningitis (*Hirnhautentzündung*) hinweisen.

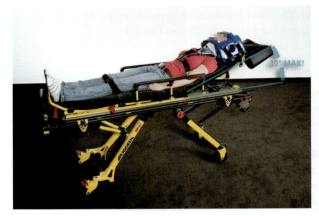

**Abb. 7.33** Lagerung des Kopfes nach einem Schädel-Hirn-Trauma. Der Kopf liegt achsengerecht in einer Kopfschale aus Schaumstoff und um 30° erhöht. [J747]

Sehr hohes Fieber (*zentrales Fieber*) tritt bei einer Schädigung des Thermoregulationszentrums auf. Es lässt sich häufig nur sehr schwer senken, v. a. physikalische Maßnahmen sind wenig erfolgreich.

> Nach Schädel-Hirn-Traumen tritt manchmal für Stunden oder Tage ein Durchgangssyndrom (*akuter Verwirrtheitszustand*) auf, in dem der Patient desorientiert, unruhig oder aggressiv sein kann. In dieser Phase überwachen die Pflegenden den Patienten engmaschig, um ihn vor Verletzungen, z. B. Stürzen, zu schützen.

### Lagerung und Mobilisation

In den ersten Tagen nach dem Trauma lagern die Pflegenden den Patienten in Rückenlage mit leicht (ca. 30°) erhöhtem Oberkörper. Dabei achten sie darauf, dass der Kopf gerade liegt (> Abb. 7.33) und nicht seitlich abkippt. Statt eines Kopfkissens ist eine Kopfschale aus Schaumstoff sinnvoll. Die Lagerung ermöglicht einen freien Abfluss des venösen Blutes aus dem Gehirn und beugt damit einem Hirnödem vor. In der Akutphase sind Maßnahmen wie Betten, Körperpflege und Mobilisation nur in reduziertem Umfang durchzuführen. [5]

> **VORSICHT**
>
> Jede Maßnahme am Patienten, z. B. Waschen, Betten, Absaugen, aber auch Aufregung oder Schmerzen, können zu einer Erhöhung des Hirndrucks führen.
> Keine Kopf-Tieflage bei Patienten nach Schädel-Hirn-Trauma. Sie würde zu einer (zusätzlichen) Erhöhung des Hirndrucks führen.

### Rehabilitation

Abhängig vom Maß der Hirnschädigung werden Patienten nach Schädel-Hirn-Traumen unmittelbar im Anschluss an die Akutversorgung im Krankenhaus in Rehabilitationszentren weiterbehandelt.

## Prognose

Während ein SHT Grad I innerhalb weniger Tage und ein SHT Grad II innerhalb weniger Wochen abklingt, bleiben bei einer Schädel-Hirn-Verletzung Grad III oft Spätfolgen zurück, z. B. Lähmungen, rezidivierende epileptische Anfälle oder psychische Veränderungen (➤ Tab. 7.7). Ist eine Liquorfistel nicht erkannt worden, kommt es gehäuft zu Meningitiden und Enzephalitiden, die ebenfalls zu Defektzuständen führen können.

Die schwerwiegendste Verlaufsform eines Schädel-Hirn-Traumas stellt das **apallische Syndrom** dar. Nach einer mehr oder weniger langen Phase des Komas bleiben viele Betroffene in der *apallischen Phase* „stecken".

## 7.8 Verletzungen von Wirbelsäule und Rückenmark

### 7.8.1 Wirbelsäulenverletzungen

**Verletzungen der Wirbelsäule** betreffen nicht nur die Wirbel mit ihren Wirbelkörpern, Wirbelbögen, Gelenk-, Quer- und Dornfortsätzen, sondern auch die Bandscheiben und den Bandapparat.

Das *Drei-Säulen-Modell von Denis* (➤ Abb. 7.34) teilt die Wirbel und den dazugehörigen Bandapparat in:
- **Hintere Säule.** Wirbelbogen mit Anhängen (Dornfortsatz, kleine Wirbelgelenke, Bogenwurzeln, zwischen den Bögen und Fortsätzen ausgespannte Bänder)
- **Mittlere Säule.** Wirbelkörperhinterwand, dorsaler Anteil des Anulus fibrosus, hinteres Längsband
- **Vordere Säule.** Ventraler Teil des Anulus fibrosus, vorderes Längsband.

Ist nur eine Säule betroffen (meist vordere oder hintere), gilt die Wirbelsäule als stabil. Ist eine weitere Säule betroffen (meist die mittlere), ist die Wirbelsäule instabil.

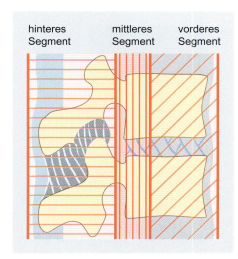

**Abb. 7.34** Drei-Säulen-Modell nach Denis. [L234]

> **VORSICHT**
> **Erstmaßnahmen bei Wirbelsäulenverletzungen**
> Jede Bewegung des Patienten mit instabiler Wirbelsäulenfraktur, insbesondere Drehung oder Beugung der Wirbelsäule, birgt die Gefahr, dass sich die Fragmente verschieben und das Rückenmark oder die Nervenwurzeln schädigen. Daher bei Verdacht auf Wirbelsäulenverletzung:
> - Absolute Immobilisation des Verletzten anstreben
>   – Verunfallten auffordern, sich nicht zu bewegen. Ihn von vorne ansprechen, damit er nicht den Kopf dreht
>   – Verletzten nur bei absoluter Lebensgefahr von der Unfallstelle bergen (z. B. Explosionsgefahr). Keine nicht absolut notwendigen Manipulation an der Wirbelsäule durchführen
>   – Für Bergung, Transport und Lagerung Hilfsmittel des Rettungsdienstes benutzen, z. B. HWS-Stützkragen, Schaufeltrage, Vakuummatratze
> - Rettungsdienst/NAW anfordern, Verdacht mitteilen
> - Bis Rettungsdienst eintrifft, Vitalzeichen des Verletzten engmaschig kontrollieren, evtl. Verletzten zur motorischen Funktionsprüfung die Faust schließen oder die Zehen bewegen lassen, zur Prüfung auf Sensibilitätsstörungen Finger oder Zeh berühren („Welchen Finger fasse ich an?"). Alle Befunde mit Uhrzeitangabe dokumentieren
> - Sicherheit und Schonung geht vor Schnelligkeit.

### Verletzungen der HWS

**Verletzungen der Halswirbelsäule** (*HWS*) entstehen meist durch Auffahrunfälle, bei denen die Halswirbelsäule plötzlich stark gebeugt (*Hyperflexion*) und anschließend stark überstreckt (*Hyperextension*) wird. Weitere häufige Unfallursache ist ein Kopfsprung in flaches Gewässer. Dieses eindimensionale **Hyperflexions-Extensions-Trauma der HWS** wird auch als *Beschleunigungsverletzung, Schleudertrauma, Peitschenschlagverletzung* oder *Whiplash-Injury* bezeichnet.

#### HWS-Distorsion

Bei einer **HWS-Distorsion** kommt es durch den oben dargestellten Mechanismus der Hyperflexion und Hyperextension zu Schädigungen der Weichteile, der Gelenkkapsel und der Bänder im HWS-Bereich. Je nach Schweregrad der Distorsion klagt der Patient – oft nach einem symptomlosen Intervall – über Kopf- und Nackenschmerzen, muskulären **Hartspann** (*erhöhter Dauertonus eines quergestreiften Muskels*), Bewegungsschmerzen und Bewegungseinschränkung der HWS bis hin zum Gefühl der Haltlosigkeit des Kopfes. Schon geringfügige Verschiebungen am zervikokranialen Übergang führen jedoch durch Einengung der A. vertebralis zu vegetativen Beschwerden, Schwindel, Ohrensausen und der **Zervikalmigräne.**

Die Behandlung ist konservativ und besteht in der Anlage einer Zervikalstütze, z. B. Cervimed® (➤ Abb. 7.35), und körperlicher Schonung für wenige Tage. Später sind Physiotherapie und Massagen empfehlenswert.

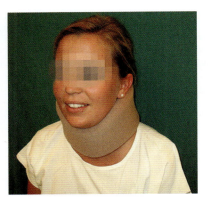

Abb. 7.35 Patientin mit einer Zervikalstütze. Sie dient der Immobilisation, der Wärmewirkung und der Entlastung. Um eine Gewöhnung zu verhindern, wird die Schanz-Krawatte maximal zwei Wochen getragen und danach rasch „abtrainiert". [R234–005]

### Frakturen und Luxationen der HWS

Die im Folgenden verwendeten Abkürzungen **C, Th** oder **L** beziehen sich auf die *Rückenmarksegmente,* die Kürzel **HWK, BWK** und **LWK** auf die *Wirbelkörper.* In der Klinik und teilweise auch in der Fachliteratur werden jedoch die Abkürzungen C, Th und L auch für die Wirbelkörper benutzt.

Bei **Frakturen** und **Luxationen der HWS** besteht ein hohes Risiko der Mitverletzung des Rückenmarks mit inkompletter oder kompletter Querschnittssymptomatik (➤ 7.8.2).

Insbesondere bei Frakturen oberhalb HWK 4 kann es durch Ausfall des N. phrenicus, der das Zwerchfell innerviert, zum Atemstillstand und dadurch zum sofortigen Tod des Patienten kommen.

Reine (Sub-)Luxationen der HWS sind selten, meist sind sie mit einer HWS-Fraktur kombiniert (*Luxationsfraktur*).

Symptome für eine HWS-Fraktur sind Schmerzen und Instabilitätsgefühl im Nacken-Bereich sowie neurologische Ausfälle vor allem im Nacken-Arm-Bereich. Stabile Frakturen sind gelegentlich symptomlos.

Bei stabilen Frakturen erhält der Patient eine Zervikalstütze (➤ Abb. 7.35). Bei Luxationen und dislozierten Frakturen erfolgt zunächst die Reposition und Retention (*Ruhigstellung*) mit einer **Crutchfield-Extension,** bei der über eine Metallklammer, die mit zwei Stiften rechts und links in der Schädelkalotte verankert ist, Zug auf die HWS ausgeübt wird. Anschließend ist eine weitere Retention der HWS erforderlich, z. B. durch einen **Halo-Fixateur.** Dazu wird ein Metallring an vier Stellen fest am Schädelknochen verankert und über Stäbe mit einem Thoraxkorsett verbunden. Operiert wird bei zunehmenden neurologischen Ausfällen, bei instabilen oder irreponiblen Luxationsfrakturen und bei Pseudarthrosen (➤ 7.5.8).

### Pflege

- Vitalzeichen, insbesondere Atmung, sowie Motorik und Sensibilität von Armen und Beinen engmaschig kontrollieren, auf Schmerzen achten und ggf. Analgetika verabreichen (Arztanordnung)
- Patienten, die keine weiteren Verletzungen haben, flach im Bett lagern. Bei Kombination der HWS-Fraktur mit weiteren Verletzungen ggf. andere Lagerung vornehmen (Arztrücksprache), z. B. 30°-Oberkörperhochlagerung bei Schädel-Hirn-Trauma (➤ 7.7.2), Veränderungen der Lagerung oder Mobilisation nur nach ausdrücklicher Arztanordnung
- Kopf des Patienten nicht beugen, überstrecken oder drehen
- Blasen- und Darmfunktion überwachen
- Bei Behandlung mit Zervikalstütze auf Allergien (durch den Werkstoff) und Druckstellen an den Kanten der Stütze achten, Zervikalstütze mindestens zweimal täglich auf korrekten Sitz überprüfen
- Beim Drehen des Patienten eine gedachte Linie von der Nase zum Bauchnabel immer beibehalten und den Patienten **en-bloc** (*als Ganzes*) drehen.

## Frakturen der BWS und LWS

### Verletzungsentstehung und -einteilung

**Frakturen der BWS und LWS** sind meist durch indirekte Traumen bedingt, z. B. einen Sturz aus großer Höhe auf die gestreckten Beine oder das Gesäß oder eine starke Überbiegung der Wirbelsäule bei Verkehrsunfällen. Die häufigste Lokalisation ist der thorako-lumbale Übergang. Häufig sind auch pathologische Frakturen (➤ 7.5.1) bei schwerer Osteoporose (➤ 8.6.1) oder Knochenmetastasen (➤ 8.7.4).

### Symptome, Befund und Diagnostik

Hauptsymptome stabiler Wirbelfrakturen sind Druck-, Klopf- und Belastungsschmerz. Bei instabilen Wirbelfrakturen bestehen zusätzlich Spontanschmerz, Belastungsunfähigkeit und oft neurologische Ausfälle bis zur Querschnittssymptomatik. Der Diagnosesicherung dienen Röntgenaufnahmen der BWS und LWS in zwei Ebenen sowie bei Verdacht auf instabile Frakturen Schichtaufnahmen und eine CT oder MRT.

### Behandlung

Die Therapie bei stabilen Wirbelfrakturen besteht in einer Flachlagerung über ca. ein bis drei Tage. Danach bekommt der Patient ein Dreipunktstützkorsett (➤ Abb. 7.36) und wird schmerzabhängig mobilisiert, Physiotherapie stärkt die Rü-

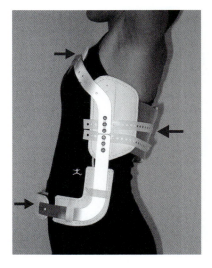

Abb. 7.36 Dreipunktstützkorsett zur Entlastung der unteren BWS und der LWS, etwa nach Kompressionsfrakturen. [E535]

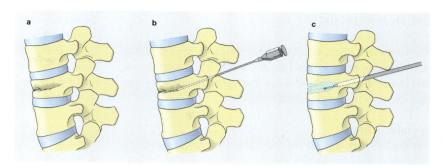

**Abb. 7.37** Vertebroplastie [L190]

cken- und Bauchmuskulatur, die wiederum die Wirbelsäule stabilisiert.

Die **Vertebroplastie** (➤ Abb. 7.37) ist ein minimal-invasives Operationsverfahren, die zur Behandlung von Wirbelkörperfrakturen geeignet sein kann. V. a. Patienten mit einer manifesten Osteoporose oder metastatischem Wirbelkörperbefall können bei starken Knochenschmerzen von dieser Methode profitieren. Der wache Patient liegt dabei mit Analgosedierung auf dem Bauch. Unter Röntgendurchleuchtung wird eine Kanüle in den vorderen Wirbelkörperbereich vorgeschoben. Anschließend wird Knochenzement injiziert, um den Wirbelkörper zu stabilisieren. Abschließend wird ein steriler Verband angelegt und eine CT-Kontrollaufnahme zur Dokumentation des Ergebnisses durchgeführt.

Instabile Frakturen erfordern bei konservativer Behandlung eine mindestens sechswöchige Bettruhe. Um die Immobilitätszeit zu verkürzen wird häufig operiert (➤ Abb. 7.38).

**Pflege**

*Prophylaxen* ➤ 8.1.6
Für die **Lagerung** des Patienten gilt:
- Patienten flach auf den Rücken lagern, kleines Kissen unter den Kopf legen. Dabei auf gerade (achsengerechte) Lagerung des Rumpfes achten
- Bettbügel entfernen, damit der Patient sich nicht versehentlich daran hochzieht
- Evtl. Lordosekissen in den LWS-Bereich einbringen (Arztanordnung)
- Zum Essen das Bett nur in seiner Gesamtebene schräg stellen (Beintieflagerung)
- Drehen auf die Seite durch zwei Pflegende, um Verwindungen der Wirbelsäule zu vermeiden (*en-bloc*).

> **VORSICHT**
> Bei allen instabilen Frakturen sollen die Bewegungen des Patienten auf ein Minimum reduziert und vorher unbedingt mit dem Arzt abgesprochen werden. Zur schonenden Bettung empfiehlt sich auch ein Spezialbett, z. B. Stryker®-Bett (➤ Abb. 7.40).

### 7.8.2 Verletzungen des Rückenmarks und Querschnittssyndrom

> **Querschnittsläsion: Komplette** (*totale, vollständige*) oder **inkomplette** (*partielle, unvollständige*) Schädigung eines oder mehrerer Rückenmarksegmente.
> **Querschnittssyndrom:** Komplexe neurologische Symptomkombination mit komplettem oder inkomplettem Ausfall der Rückenmarkfunktion infolge einer Querschnittsläsion.
> **Tetraparese:** Lähmung aller vier Extremitäten und des Rumpfes nach einer Querschnittsläsion auf Höhe Th 1 oder höher. Häufig zusätzlich Beeinträchtigung der Atemfunktion durch Lähmungen der Atemmuskulatur.
> **Paraparese:** In diesem Zusammenhang Lähmung beider Beinen und von Teilen des Rumpfes bei Querschnittsläsion unterhalb Th 1. Ganz allgemein bezeichnet Paraparese die Lähmung zweier symmetrischer Extremitäten (meist beider Beine).

In ca. 85 % sind **Querschnittssyndrome** traumatisch bedingt. Prinzipiell können auch spinale Tumoren, Entzündungen oder Durchblutungsstörungen ein Querschnittssyndrom verursachen.

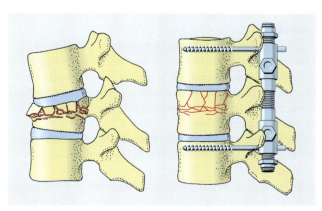

**Abb. 7.38** Instabile Wirbelkörperfraktur, links vor, rechts nach der Stabilisierung mit einem Fixateur interne. Bei gleichem Wirkprinzip ist der Fixateur interne im Gegensatz zum Fixateur externe völlig von Weichteilen bedeckt und von außen nicht sichtbar. Ist die Fraktur nach Einbringen des Fixateurs interne stabil, kann der Patient bereits nach wenigen Tagen aufstehen. [L190]

## Symptome und Befund

Nach schweren Rückenmarksverletzungen kommt es zunächst zum **spinalen Schock,** der Tage bis Wochen andauern kann. Erst in der daran anschließenden **Postprimärphase** wird das eigentliche Verletzungsausmaß sichtbar.

### Spinaler Schock

Das Rückenmark reagiert auf das Trauma mit einem (vorübergehenden) völligen Funktionsverlust unterhalb der Läsion, z. B.:
- Schlaffe (atonische) Lähmung der Muskulatur
- Ausfall der Muskeleigenreflexe, z. B. Patellarsehnenreflex und Fremdreflexe, evtl. sind pathologische Reflexe zu beobachten
- Ausfall der Gefäßregulation mit Gefahr der Kreislaufinstabilität
- Ausfall der Thermoregulation mit Gefahr von Hyper- oder Hypothermie
- Ausfall der Atmung (Rückenmarkläsion C1–C4) bzw. Ateminsuffizienz (Läsionen unterhalb C4) durch Lähmung der Atemmuskulatur
- Schlaffe Lähmung der Harnblase (*Blasenatonie, „Schockblase"*)
- Magen-Darm-Atonie mit der Gefahr des paralytischen Ileus und Störung der Verdauungsfunktion
- Bei Männern Erlöschen der Potenz
- Neigung zu Ödemen durch fehlenden Muskeltonus, veränderte Kapillardurchlässigkeit, Atonie der ableitenden Harnwege mit Harnverhalt.

### Postprimärphase

Nach etwa drei bis sechs Wochen klingt der spinale Schock ab und die Nervenzellen des Rückenmarks, die nicht irreversibel geschädigt wurden, können einen Teil ihrer Funktionen wiedererlangen, d. h. das Symptombild kann sich bessern. Deshalb ist erst jetzt das genaue Ausmaß der Rückenmarkschädigung erkennbar.

Eines der Leitsymptome ist die Lähmung. Auf Höhe der Läsion sind die motorischen Vorderhornzellen (*zweites motorisches Neuron*) geschädigt, die schlaffe Lähmung bleibt bestehen. Unterhalb der Läsion ist jedoch das erste motorische Neuron betroffen, die schlaffe Lähmung geht in eine spastische Para- oder Tetraplegie über.

Darüber hinaus zeigt sich die **Postprimärphase** durch
- Kompletten oder teilweisen Sensibilitätsausfall unterhalb der Läsion
- Trophische (*ernährungsbedingte*) Störungen, z. B. der Haut, durch Beeinträchtigung vegetativer Rückenmarksnervenzellen und vegetativer Bahnen
- Blasenentleerungsstörungen
  - Bei Läsionen oberhalb Th 12 Ausbildung einer **Reflexblase** (*obere Blasenlähmung*). Die willkürliche Entleerungsfunktion ist ausgefallen, die Blase entleert sich aber ab einem gewissen Füllungsgrad reflektorisch (entspricht der Situation beim Säugling)
  - Bei Läsionen unterhalb Th 12 Ausbildung einer **autonomen Blase** (*untere Blasenlähmung*). Die Blase ist von allen nervalen Impulsen „abgeschnitten", d. h. sie verliert auch ihre Reflexaktivität. Dadurch kommt es zu einer Überdehnung der Blase und letztlich zu einer Überlaufinkontinenz.

## Diagnostik

Zur Abschätzung der Läsionshöhe erhebt der Arzt einen neurologischen Status, den Verlauf kontrolliert er in den ersten beiden Tagen nach dem Trauma mehrmals.

Die Diagnosestellung wird ergänzt durch Röntgenaufnahmen der Wirbelsäule (Fraktur?), CT (Einengung des Spinalkanals?), Myelografie (meist in Kombination mit CT), MRT sowie evtl. elektrophysiologische Untersuchungen.

## Behandlung

> **VORSICHT**
> Jedes Querschnittssyndrom ist ein Notfall.

### Erstmaßnahmen

Bei Verdacht auf Rückenmarksverletzung ist jede abrupte Bewegung und jede Abknickung der Wirbelsäule zu vermeiden (➤ 7.8.1). Durch unvorsichtige Bewegungen kann z. B. ein frakturierter Wirbelkörper abgleiten und das Rückenmark irreversibel schädigen. Für das Umlagern werden mindestens drei Personen benötigt. Bei Verdacht auf Halswirbelsäulenverletzungen muss eine vierte Person den Kopf den Verletzten gerade und gestreckt halten (➤ Abb. 7.39). Nur wenn der Verletzte bewusstlos ist, wird er in die stabile Seitenlage gebracht.

Der Transport erfolgt auf einer Vakuummatratze und am besten (geringste Erschütterungen) mit dem Hubschrauber.

### Behandlung in der Primärphase

Am Unfallort und in der Klinik werden die vitalen Funktionen sichergestellt, häufig wird der Verletzte zunächst intubiert und

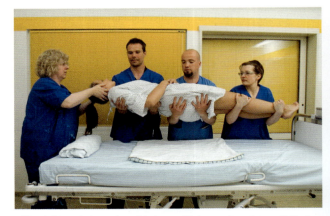

**Abb. 7.39** Anheben eines frisch am Rückenmark verletzten Patienten. [K115]

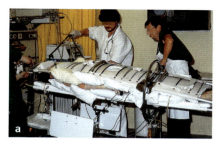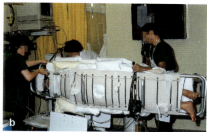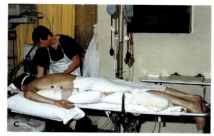

**Abb. 7.40** Umlagern eines querschnittsgelähmten Patienten im Stryker®-Bett, hier auf der Intensivstation. [M161]

beatmet. Nach der Diagnosestellung wird die Wirbelsäulenverletzung ggf. operativ versorgt und Begleitverletzungen, z. B. ein Schädel-Hirn-Trauma werden behandelt. Zur Behandlung in der Primärphase gehören eine adäquate Schmerzbehandlung, die parenterale Ernährung und die Unterstützung der Darm- und Urinausscheidung.

### Behandlung in der Postprimärphase und Rehabilitation

Ziel der Therapie in der **Postprimärphase** ist die größtmögliche Selbstständigkeit des Patienten und seine soziale und berufliche Eingliederung:

- Radiologische und neurologische Verlaufskontrollen
- Behandlung einer Spastik durch Physiotherapie, funktionelle Elektrostimulation, medikamentöse Therapie, z. B. Botulinumtoxin, Cannabis, Spasmolytika (etwa Lioresal®), in seltenen Fällen auch Neurotomie, Myotomie, Muskelablösung oder Sehnenverlängerung
- Urologische Kontrolluntersuchungen, um Schädigungen der Harnblase und der Nieren rechtzeitig zu erkennen
- Hilfsmittelversorgung (z. B. Spezialbetten, Lifter, Esshilfen für Tetraplegiker, Rollstuhl, Sitzkissen, Sitzschalen, Gehapparate, Duschstuhl)
- Intensive Physiotherapie und Ergotherapie, z. B. Rollstuhltraining
- Psychische Betreuung durch Psychologen und Seelsorger zur Verarbeitung des Traumas
- Sexualberatung, z. B. zu Schwangerschaft, Kontrazeption, Erektionshilfen.

### Pflege

#### Lagerung und Bewegung

Abhängig von der Verletzung und Behandlung wird der Betroffene in einem normalen Bett oder einem Spezial-Drehbett (➤ Abb. 7.40) gelagert. Lagerung und Umlagerungen sind immer mit dem Arzt abzusprechen. So bald wie möglich wird der Patient zur Dekubitus-, Kontrakturen-, Thrombose- und Pneumonieprophylaxe umgelagert und mobilisiert.

Bei tetraplegischen Patienten wird die **Funktionshand** angestrebt. Wenn nämlich durch das Anspannen des M. extensor carpi radialis die Beugesehnen der Finger unter Zug geraten, werden diese zu einem passiven Faustschluss gebeugt. Die Funktionshand ist eine „therapeutische Kontraktur", die aber

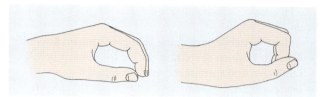

**Abb. 7.41** Funktionshand. [L190]

physiologischer und weniger verletzungsgefährdet ist als eine Krallenhand oder eine schlaffe, offene Hand. Um eine Funktionshand zu erzielen, hat es sich bewährt, mit einem individuell angefertigten Funktionshandschuh zu arbeiten oder alternativ mit einem Röllchen, das in die Hand eingelegt wird, um die 90° Flexion zu gewährleisten (➤ Abb. 7.41).

> In der frühen Phase nach dem Trauma sind **Weichlagerungsmatratzen** nicht geeignet, da sie die Stabilität bzw. die Ruhigstellung der Fraktur nicht oder nur bedingt gewährleisten. Nach Heilung der Fraktur können Weichlagerungssysteme zum Einsatz kommen.

Eine besondere Form der Lagerung ist die **Froschposition.** Sie kann einer Spastik entgegenwirken und ist v. a. in der späteren spastischen Phase geeignet. Dazu werden die Beine angewinkelt und die Knie nach außen gedrückt. Die Arme werden ebenfalls angewinkelt und auf die Hüfte/Oberschenkel gelagert. Kissen unterstützen die Position (➤ Abb. 7.42).

Die **Mobilisation** muss langsam und stufenweise erfolgen, da Muskeltonus und Gefäßregulation fehlen und es deshalb häufig zu **orthostatischen Kreislaufregulationsstörungen** kommt, v. a. wenn die Beine nach unten hängen. Die Mobilisation erfolgt zunächst im Bett oder auf einem Stehbrett. Pro Tag wird der Patient im Herzbett oder der schiefen Ebene ca. 10° mehr aufgerichtet. Kompressionsstrümpfe oder Kompressionsverbände sollen ein Versacken des Blutes in die Beine verhindern. Auch die Zeit im Rollstuhl muss langsam gesteigert werden. Man beginnt mit einmal 15 Min./Tag. [6]

In der späteren Rehabilitationsphase erlernt der Querschnittsgelähmte **Transfers,** z. B. aus dem Bett in den Rollstuhl oder auf die Toilette und zurück. Dabei kommen Hilfsmittel wie Lifter, Rutschbrett, Drehteller, Toilettenerhöhung oder kinästhetische Techniken zum Einsatz (➤ Tab. 7.11).

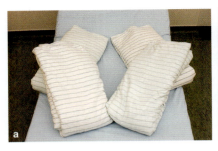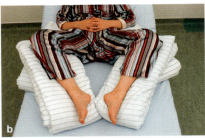

Abb. 7.42 Froschlagerung. a) Anordnung der Lagerungshilfsmittel. b) Position des Patienten. [K115]

Auch das **Fahren mit dem Rollstuhl** muss gelernt werden. Die Pflegenden achten auf eine korrekte Sitzposition im Rollstuhl:
- Aufrechte, stabile Sitzhaltung, mittiges Sitzen im Rollstuhl
- Korrekte Position des Sitzkissens zur Dekubitusprophylaxe, Luftkissen sind ausreichend mit Luft gefüllt
- Bei Spastikneigung oder Instabilität Bauchgurt anlegen
- Die Fußstellung ist physiologisch, Verdrehungen im Sprunggelenk werden ggf. mit Fußgurten verhindert
- Die Kleidung ist im Gesäß- und Oberschenkelbereich falten- und spannungsfrei.
- Eine Urinableitung ist gewährleistet
- Die Hoden sind nicht eingeklemmt. [3]

### Herz-Kreislauf-System

Durch den Ausfall des Sympathikus kommt es unterhalb der Verletzung zu einem Zusammenbruch der vasomotorischen Regulation. Die Folgen sind eine ausgeprägte Kreislaufinstabilität mit Hypotonie. Besonders hoch ist die Gefahr bei der Mobilisation vom Liegen zum Sitzen und im Sitzen. Vorbeugende Maßnahmen sind:
- Engmaschige Vitalzeichenkontrolle und genaue Beobachtung des Querschnittsgelähmten v. a. während der Mobilisation und danach
- Kreislaufanregung im Bett, z. B. Beine passiv durchbewegen, Venen mehrmals täglich ausstreichen
- Beine wickeln oder Kompressionsstrümpfe tragen, um ein Versacken des Blutes in die Beine zu verhindern.

Patient langsam aufrichten, nach einem Aufrichteschema unter Vitalzeichenkontrolle über mehrere Tage
- Körperliche Aktivitäten mit den Armen bringen den Kreislauf in Schwung
- Patienten auf eine ausreichende Flüssigkeitszufuhr hinweisen
- Belebende Ganzkörperwaschung, evtl. mit anregenden Ölen, z. B. Rosmarin
- Ggf. kreislaufunterstützende Medikamente nach Arztanordnung.

Maßnahmen bei **hypotoner Krise:**
- Patienten ins Bett oder auf den Boden legen, Beine hoch lagern
- Im Rollstuhl Beine auf einen Stuhl lagern
- Rollstuhl nach hinten kippen, sodass die Beine erhöht sind
- Patienten anleiten, seine Arme zu bewegen.

Tab. 7.11 Pflegeabhängigkeit und Hilfsmittelversorgung Querschnittsgelähmter in Abhängigkeit von der Läsionshöhe (bezogen auf die Rückenmarksegmente).

| Läsionshöhe | Erhaltene muskuläre Funktion | Pflegeabhängigkeit und Hilfsmittelversorgung |
|---|---|---|
| C2/3 | • M. trapezius<br>• M. sternocleidomastoideus | • Vollständige Bewegungsunfähigkeit, 24-Std.-Betreuung, dauerhafte Beatmung<br>• Evtl. Elektrorollstuhl mit Mundsteuerung möglich |
| C3/4 | • Diaphragma | • Vollständige Pflegeabhängigkeit<br>• Fortbewegung mit Elektrorollstuhl und Kinnsteuerung möglich<br>• Ggf. stundenweise Spontanatmung möglich |
| C5/6 | • M. biceps brachii | • Weitgehende Pflegeabhängigkeit, bedingte Greiffähigkeit der Hände mit speziellen Hilfsmitteln, Fortbewegung mit Elektrorollstuhl möglich |
| C6/7 | • M. extensor carpi radialis | • Teilweise selbstständige Pflege<br>• Fortbewegung mit mechanischem Rollstuhl möglich<br>• Evtl. Fahren eines adaptierten PKW mit Handbedienung möglich |
| C7/8 | • M. triceps brachii<br>• Handmuskeln<br>• M. latissimus dorsi | • Meist selbstständige Pflege<br>• Fingerteilfunktion<br>• Fortbewegung mit mechanischem Rollstuhl und Fahren eines adaptierten PKW mit Handbedienung möglich |
| Th1–9 | • Mm. intercostales | • Selbstständige Pflege, Fortbewegung mit mechanischem Rollstuhl auch auf unebenem Gelände möglich, Fahren eines adaptierten PKW mit Handbedienung möglich |
| Th10–L2 | • Rumpfmuskeln<br>• Hüftbeuger | • Selbstständige Pflege<br>• Rollstuhlabhängigkeit, evtl. Steh- und Gehübungen mit speziellen Stützapparaten möglich<br>• Fahren eines adaptierten PKW möglich |
| L3–L4 | • M. quadriceps<br>• M. tibialis anterior | • Selbstständige Pflege<br>• Rollstuhl teilweise entbehrlich<br>• Gehen mit Stützapparaten und Unterarmgehstützen sowie ggf. orthopädischen Schuhen möglich<br>• Fahren eines adaptierten PKW möglich |
| L5–S1 | • M. triceps surae | • Selbstständigkeit<br>• Gehfähigkeit, ggf. mit Unterarmgehstützen und orthopädischen Schuhen |

### Atmung

Querschnittslähmungen oberhalb C 4 führen zu einem totalen Ausfall der Atemmuskulatur. Die Patienten werden schnell tracheotomiert und müssen in der Regel dauerhaft beatmet bleiben. Bei etwas tieferen Läsionen kann evtl. eine Spontanatmung durch Einsatz der Atemhilfsmuskulatur für einige Stunden erlernt werden. Es besteht auch die Möglichkeit, einen Zwerchfellschrittmacher zu verwenden, über den der N. phrenicus und damit das Zwerchfell stimuliert wird. Pflegende und Physiotherapeuten führen Pneumonie- und Atelektasenprophylaxe durch.

### Temperatur

Die Durchtrennung der Leitungsbahnen im Rückenmark verursacht Thermoregulationsstörungen mit Hypo- und Hyperthermie, übermäßigem oder fehlendem Schwitzen. Der Verlust des Temperaturempfindens führt auch dazu, dass der Betroffene sich z. B. zu lange in der Kälte oder Hitze aufhält. Die Pflegenden weisen den Patienten darauf hin und kontrollieren mehrmals am Tag die Körpertemperatur.

> **VORSICHT**
> Direkte Wärmeträger (z. B. Wärmflasche, Heizdecke) oder Kälteträger (z. B. Cold-Packs) sind wegen der fehlenden Sensibilität verboten.

### Ausscheidung

- **Stuhlausscheidung.** Der Darm des Querschnittsgelähmten ist häufig atonisch, es droht die Gefahr eines paralytischen Ileus. Angestrebt wird eine regelmäßige und kontrollierte Darmentleerung, die im Normalfall nicht länger als 30 Min. dauert. Zwischen den Defäkationen soll der Betroffene kontinent sein. Die Defäkation kann durch verschiedene Maßnahmen angeregt werden:
  – Gabe von Parasympathikomimetika, z. B. Prostigmin®
  – Mehrmals täglich Darmrohr legen zur Peristaltikanregung und zum Abgang von Darmgasen, digitale Stimulation
  – Hebe- und Senkeinlauf
  – Kolonmassage

> **VORSICHT**
> Unregelmäßige und sehr seltene Stuhlausscheidungen können zu einem Megakolon führen. Der Darm stellt dann seine Funktion gänzlich ein. Außerdem kann das Abführen von hartem Kot zu Analverletzungen, Hämorrhoiden oder zum Analprolaps führen.

- **Urinausscheidung.** Früher stellten urologische Spätkomplikationen bis zu 50 % der Todesursachen bei Querschnittsgelähmten. Dieses Risiko konnte in den vergangenen Jahren deutlich gesenkt werden.

Nach Abklingen des spinalen Schocks wird mit dem Blasentraining begonnen. Ziel ist die Entwicklung einer *spinalen Reflexblase*. Durch Beeinflussung der intakten Rückenmarkabschnitte unterhalb der Schädigung kann ein Miktionsreflex ausgelöst werden. Die Auslösung des Reflexbogens gelingt durch das **Triggern.** Dazu beklopfen Pflegende oder der Patient selbst alle 2–4 Std. für einige Minuten die Blase mit den Fingerspitzen oder der Handkante. Alternativ können die Innenseiten der Oberschenkel bestrichen oder eine manuelle rektale Reizung durchgeführt werden. Während des Blasentrainings wird nach der Miktion die Restharnmenge mittels Einmalkatheterisierung überprüft. Sie sollte unter 100 ml liegen.

Bei Verletzungen des Sakralmarks oder der Cauda equina ist die oben beschriebene Methode nicht anwendbar, da der spinale Reflexbogen unterbrochen ist. In diesem Fall erlernt der Patient nach Möglichkeit den intermittierenden Selbstkatheterismus.

Weitere Alternativen und Hilfsmittel sind der suprapubische Blasenverweilkatheter, Kondom-Urinale und saugende Inkontinenzhilfsmittel. Es besteht auch die Möglichkeit, ein hydraulisch wirkendes Sphinktersystem zu implantieren.

### Haut

Die Pflegenden leiten den querschnittsgelähmten Patienten an, die Körperpflege so weit wie möglich selbstständig durchzuführen und die Haut auf Zeichen eines Dekubitus zu kontrollieren. Wegen der mangelnden Sensibilität spürt der Patient keinen Druckschmerz. Abhängig von der individuellen Situation bekommt der Betroffene eine Antidekubitusmatratze und eine druckreduzierende Auflage für den Rollstuhl. Paraplegische Patienten lernen, sich regelmäßig im Rollstuhl und im Bett anzuheben. Tetraplegische Patienten müssen zwei- bis dreistündlich umgelagert werden.

### Vermeidung bzw. Verbesserung der Spastik

**Spastiken** sind unwillkürliche Reflexbewegungen in Verbindung mit einem gesteigerten Muskeltonus. Nach Abklingen des spinalen Schocks beginnen die Rückenmarksabschnitte, die unterhalb der Läsion liegen, Eigenreflexbögen innerhalb des Rückenmarks auszubilden. Die Muskulatur ist nun nicht mehr schlaff, sondern spastisch gelähmt.

Spastiken stellen für den Betroffenen und die Pflegenden häufig ein großes Problem dar. Deshalb müssen Pflegende wissen, welche Umstände Spastiken auslösen können:
- Unangekündigte, ruckartige und schnelle Bewegungen
- Aufregung und Angst
- Laute Geräusche
- Gefüllte Blase oder Harnwegsinfekt
- Gefüllter Enddarm
- Ungünstige Lagerung im Bett oder ungünstige Position im Rollstuhl
- Druckstellen, zu enge Kleidung, zu enge Schuhe
- Temperaturreize: Unterkühlung oder Überwärmung.

Maßnahmen der Spastik-Prophylaxe sind u. a.:
- Regelmäßiger, individueller Lagerungswechsel
- Lagerung in Froschposition (➤ Abb. 7.42), nach Bobath oder in Bauchlage
- Umlagerungen langsam und mit physiologischen Bewegungen durchführen, nicht punktuell sondern großflächig berühren, ausreichend Unterstützungsfläche geben
- Entgegen dem spastischen Muster lagern

- Medikamente, die den Muskeltonus reduzieren, nach Arztanordnung verabreichen. [4]

**Psychische Begleitung**
Es gehört zu den Aufgaben der Pflegenden, den Betroffenen und Angehörigen Mut zu machen, sie zu motivieren, ihnen Erfolge und Perspektiven aufzuzeigen und ihnen ins Gewissen zu reden, wenn sie sich aufgeben wollen. Die Förderung der Selbstständigkeit und die Rehabilitation sind wichtige Maßnahmen, um die psychische Situation der Querschnittsgelähmten zu verbessern. [3] Auch der Kontakt mit anderen Querschnittgelähmten, z. B. in der Rehaklinik oder einer Selbsthilfegruppe, kann dazu beitragen, Kraft für die veränderte Situation zu erhalten.

## 7.9 Thoraxtrauma

**Thoraxtrauma:** Verletzung der knöchernen Thoraxwand und intrathorakal gelegener Organe durch Gewalteinwirkung.

**Stumpfe Thoraxtraumen** (*geschlossene Thoraxverletzungen*). Dabei bleibt die äußere Haut unverletzt. Ursache ist eine stumpfe Gewalteinwirkung, z. B. ein Lenkradaufprall. Stumpfe Thoraxtraumen sind häufig kombiniert mit anderen Verletzungen, insbesondere Schädel-Hirn-Traumen (➤ 7.7.2), Verletzungen des Abdomens (➤ 7.10), des Beckens und der unteren Extremitäten

**Perforierende Thoraxtraumen** (*offene Thoraxverletzungen*). Dabei werden Haut und Brustwand durchtrennt, es kommt zum offenen Pneumothorax (➤ 10.7.5). Typische Ursachen sind Stich- oder Schussverletzungen.

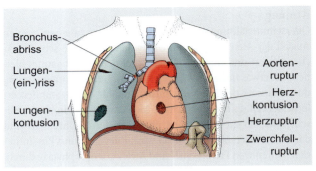

**Abb. 7.43** Thoraxverletzungen. (Rippenfrakturen ➤ Tab. 7.12) [L190]

Thoraxtraumen gefährden den Patienten in erster Linie durch akute Atem- und Kreislaufinsuffizienz, aber auch durch den Blutverlust.

Einen Überblick über die wichtigsten Thoraxverletzungen geben ➤ Abb. 7.43 und ➤ Tab. 7.12.

### VORSICHT
**Erstmaßnahmen bei (Verdacht auf) Thoraxtrauma**
- Bei allen polytraumatisierten Patienten auf die Leitsymptome von Thoraxverletzungen achten: (atemabhängige) Schmerzen, Dyspnoe, paradoxe Atmung, Husten (evtl. mit Hämoptoe), Zyanose, Emphysem (➤ 10.9), Schock (v. a. bei Herz- und Gefäßverletzungen)
- Oberkörper hochlagern. Patienten nicht auf die gesunde Seite legen, weil dies die Atmung zusätzlich erschwert
- Auf Arztanordnung Sauerstoff verabreichen (➤ 10.4.1)
- Patienten beruhigen, ihn nicht allein lassen
- Materialien richten für das Legen eines intravenösen Zugangs, evtl. auch für Pleuradrainage (*Bülaudrainage* ➤ 10.4.2), Intubation und Beatmung.

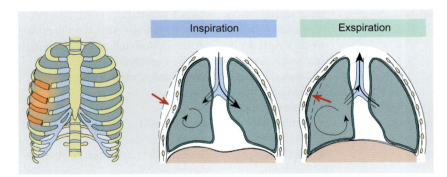

**Abb. 7.44** Instabiler Thorax bei Rippenserienstückfraktur rechts. Bei der Inspiration bewegt sich der instabile Thoraxbereich nach innen, bei der Exspiration nach außen. Diese *paradoxe Atmung* führt zu Pendelluft (Luft pendelt im verletzten Lungenflügel) und respiratorischer Insuffizienz. [L190]

Tab. 7.12 Wichtige Thoraxverletzungen.

| Verletzung | Kurzcharakterisierung | Leitsymptome | Diagnostik | Behandlung |
|---|---|---|---|---|
| (Solitäre) Rippenfraktur | • Fraktur von ein bis zwei Rippen | • Schmerzbedingte Hypoventilation | • Röntgen (Thoraxübersichts- und Zielaufnahmen der Rippen in zwei Ebenen) | • Analgetika, ggf. Interkostalblockade, schleimlösende Medikamente, Atemtherapie |
| Rippenserienfraktur | • Fraktur von mindestens drei benachbarten Rippen | • Schmerzbedingte Hypoventilation. Bei **Rippenserienstückfraktur** (> Abb. 7.44) Gefahr eines instabilen Thorax mit respiratorischer Insuffizienz | • Wie oben, zusätzlich Abdomen-Sonografie zum Ausschluss von Milz- und Leberverletzungen | • Bei komplikationslosem Verlauf Therapie wie solitäre Rippenfraktur, bei instabilem Thorax Intubation und Beatmung mit PEEP, evtl. Operation |
| Sternumfraktur | • Einfache oder Kompressionsfraktur (> 7.5.1) des Sternums, meist mit Rippenfrakturen kombiniert | • Atemabhängige Schmerzen, Prellmarken, umschriebene Druckschmerzen, evtl. tastbare Stufe über dem Sternum | • Röntgen-Thorax in zwei Ebenen und Zielaufnahme Sternum seitlich | • Analgetika, Atemtherapie, Operation bei Dislokation der Fragmente oder Instabilität |
| Pneumothorax > 10.7.5 | | | | |
| Hämatothorax | • Blutaustritt in die Pleurahöhle | • Dyspnoe, evtl. Schocksymptome durch den Blutverlust, oft Schmerzen, da meist durch Rippenfrakturen bedingt | • Röntgen-Thorax und Sonografie | • Pleuradrainage. Bei hohem oder zunehmendem Blutverlust (> 1 l initial oder > 200 ml/Std.) über die Drainage Operation |
| Lungenkontusion (*Lungenquetschung*) | • Quetschung der Lunge durch stumpfes Trauma | • Dyspnoe, respiratorische Insuffizienz, Husten, evtl. mit Hämoptoe, thorakale Schmerzen | • Röntgen-Thorax, CT | • In leichten Fällen Analgetika und physikalische Atemtherapie, meist Intubation und Beatmung, Antibiotikaprophylaxe (hohe Pneumoniegefahr) |
| Bronchus-(ab)riss | • Ein- oder Abriss eines Bronchus | • Pneumothorax, respiratorische Insuffizienz, Haut- und Mediastinalemphysem, evtl. Hämoptoe | • Röntgen-Thorax (in Exspiration), Bronchoskopie | • Bei kleinem Riss konservative Therapie, sonst Operation |
| Herzkontusion (*stumpfe Herzverletzung*) | • Herzprellung durch stumpfes Trauma, häufig kombiniert mit Sternumfraktur | • Schmerzen in der Herzgegend, Herzinsuffizienz, Herzrhythmusstörungen. In schweren Fällen Herzmuskelnekrosen (*Herzinfarkt*), Koronargefäßverletzungen, Perikardtamponade, Herzwandruptur | • EKG, Herzenzyme, Sonografie (Perikarderguss?) | • Intensivmedizinische Betreuung, ggf. Intubation und Beatmung, Therapie der Herzrhythmusstörungen, ggf. Perikardpunktion, Notthorakotomie |
| Aortenruptur | • Reißen der Aorta z. B. durch Auffahrunfall oder Sturz aus großer Höhe, bevorzugt am Übergang des Aortenbogens zur Aorta descendens | • Rücken-Schulter-Schmerz, Schock, Zyanose, Dyspnoe, Einflussstauung, abgeschwächte oder fehlende Pulse der unteren Extremität (70 % der Patienten verbluten noch an der Unfallstelle) | • Röntgen-Thorax (breites Mediastinum?). Bei Verdacht auf Aortenruptur DSA bzw. Spiral-CT | • Volumenersatz, Intubation, Beatmung, Thoraxdrainage, Sofortoperation |
| Zwerchfellruptur | • Einreißen des Zwerchfells bei erheblicher abdomineller Druckerhöhung, in 90 % der Fälle linksseitig | • Dyspnoe, Schmerzen im Bereich von Hals und Schulter, evtl. gastrointestinale Symptome, z. B. Ileuszeichen | • CT, Röntgen-Thorax (Darmschlingen im Thorakalraum?), Auskultation (Darmgeräusche im Brustraum?), Laparoskopie | • Lagerung mit erhöhtem Oberkörper, ggf. Beatmung, Operation |

## 7.10 Bauchtrauma

**Bauchtrauma** (*Bauchverletzung, Abdominalverletzung*): Verletzung von Bauchwand, Peritonealhöhle oder Abdominalorganen durch Gewalt von außen.

### Stumpfes Bauchtrauma

**Verletzungsentstehung**
Ein **stumpfes Bauchtrauma** entsteht durch stumpfe Gewalteinwirkung auf das Abdomen, am häufigsten als Folge von Verkehrsunfällen, z. B. PKW-Lenkradaufprall. Ca. 70 % aller Patienten mit einem stumpfen Bauchtrauma sind mehrfachverletzt. Dabei gilt die Regel, dass bei polytraumatisierten Patienten Abdominalverletzungen Behandlungs-Priorität haben.

**Symptome, Befund und Diagnostik**
Bei der klinischen Untersuchung sind häufig oberflächliche Abschürfungen, Prellmarken und Hämatome zu beobachten (➤ Abb. 7.45). Diagnostisch sonografiert der Arzt zunächst das Abdomen zum Nachweis von freier Flüssigkeit (Blut), Kapselhämatomen (z. B. Milz, Leber) und Organrupturen. Dann folgen Röntgenaufnahmen des Thorax (Rippenfrakturen, Pneumo-, Hämatothorax ➤ Tab. 7.12), des Abdomens („freie" Luft als Zeichen einer Hohlorganruptur) und evtl. Kontrastmitteldarstellungen des Magen-Darm-Trakts mit wasserlöslichem Kontrastmittel zum Rupturnachweis. Bei weiter unklarem Befund können eine CT, eine Angiografie oder eine Laparoskopie/Laparotomie erforderlich sein.

**Behandlung**
Der dringende Verdacht auf eine Verletzung intraabdomineller Organe indiziert eine Laparotomie mit Inspektion aller Abdominalorgane.

### Perforierendes Bauchtrauma

Ein **perforierendes Bauchtrauma** entsteht durch spitze oder scharfe Gewalteinwirkung, häufig sind Stich-, Schuss- und Pfählungsverletzungen die Ursache. Oft entspricht die äußerlich kaum sichtbare, (kleine) Eintrittspforte nicht dem (großen) inneren Verletzungsausmaß. Das gilt besonders für Schussverletzungen, bei denen die Druckwelle einen größeren Schaden anrichtet als das Geschoss selbst.

Die diagnostischen Maßnahmen entsprechen denen beim stumpfen Bauchtrauma.

> **VORSICHT**
> **Erstmaßnahmen bei Bauchtrauma**
> - Bei allen polytraumatisierten Patienten auf die Leitsymptome eines Bauchtraumas achten: Schmerzen, Abwehrspannung der Bauchdecke, Schocksymptome (v. a. bei Gefäßverletzungen)
> - Vitalzeichen engmaschig kontrollieren, Patient beruhigen, nicht allein lassen
> - Oberkörper leicht erhöht lagern, bei Dyspnoe Sauerstoff verabreichen (Arztanordnung)
> - Materialien richten für das Legen eines intravenösen Zugangs und großzügige Volumensubstitution
> - Ggf. Maßnahmen zur Operations-Vorbereitung einleiten.

## 7.11 Verletzungen der Extremitäten

### 7.11.1 Muskelzerrung, Muskelfaserriss, Muskelriss

**Muskelzerrung**, **Muskelfaserriss** und **Muskelriss** entstehen durch eine starke, plötzliche Muskelanspannung bei nicht aufgewärmter Muskulatur oder durch direkte Gewalteinwirkung, z. B. Tritt oder Schlag. Die Übergänge zwischen einfacher Zerrung, Muskelfaserriss und Muskelriss sind fließend.

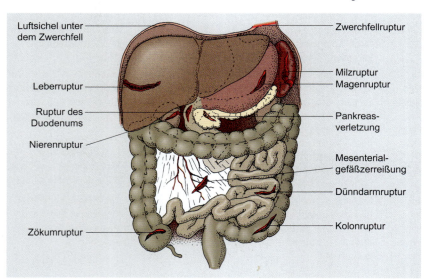

**Abb. 7.45** Verletzungsmöglichkeiten beim Bauchtrauma. [L190]

Der Patient verspürt (stechende) Schmerzen und muss rasche Bewegungen abbrechen.

Die Behandlung besteht in möglichst sofortiger Kühlung, Hochlagerung der Extremität, Schonung und Anlage eines stützenden Verbands. Medikamentös können Antiphlogistika (z. B. Voltaren®) und muskelentspannende Medikamente (z. B. Musaril®) gegeben werden. Die Belastung wird unter physiotherapeutischer Anleitung langsam gesteigert.

## 7.11.2 Verletzungen des Schultergürtels

*Erkrankungen der oberen Extremitäten* ➤ 8.13
*Pflege bei Luxationen* ➤ 7.4

### Skapulafraktur

**Skapulafrakturen** (*Schulterblattfrakturen*) treten meist in Kombination mit anderen Schulterverletzungen auf, selten isoliert infolge eines direkten Traumas. Man unterscheidet **Korpus**-, **Kollum**-, **Fortsatz**- und **Gelenkfrakturen.**

Leitsymptome sind eine schmerzhafte Beweglichkeitseinschränkung und Druckschmerzen sowie deformierte Schulterkonturen.

Der Diagnosesicherung dienen Röntgenaufnahmen der Schulter in zwei Ebenen, eine Tangentialaufnahme der Skapula sowie bei Gelenkfrakturen CT oder MRT.

Stark dislozierte Gelenk- oder Fortsatzfrakturen fixiert der Chirurg operativ.

### Klavikulafraktur

Eine **Klavikulafraktur** (*Schlüsselbeinbruch*) ist meist durch indirekte Gewalteinwirkung bedingt, etwa einen Sturz auf den gestreckten Arm.

Der Patient klagt über (Druck-)Schmerzen und eine schmerzhafte Bewegungseinschränkung des Schultergelenks. Der Untersucher stellt eine Krepitation (➤ 7.5.2) fest und tastet über der Fraktur eine Stufenbildung. Die Behandlung besteht im Anlegen eines Rucksackverbands für vier Wochen (➤ 8.4.1). Eine operative Therapie wird bei Mehrfragmentfrakturen, deutlich dislozierten Frakturen oder offenen Frakturen empfohlen.

### Schultereckgelenksprengung

Ein Sturz auf die Schulter bei abduziertem Arm kann zur **Schultereckgelenksprengung** (*Akromioklavikulargelenkluxation, AC-Gelenksprengung*) führen. Abhängig vom Ausmaß der Bandverletzung werden nach *Tossy* die Grade I – III unterschieden (➤ Abb. 7.46).

Leitsymptome sind Schwellung und Schmerzen. Ab Grad II ist das **Klaviertastenphänomen** positiv: Das laterale Klavikulaende steht durch Muskelzug nach oben, kann nach unten gedrückt werden und federt beim Loslassen wieder nach oben.

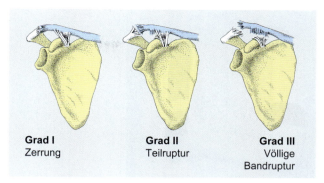

**Abb. 7.46** Einteilung der Schultereckgelenksprengungen nach Tossy. [L190]

Gesichert wird die Diagnose durch eine *gehaltene Röntgenaufnahme* beider Schultergelenke. Dazu wird an jedes Handgelenk des Patienten mittels einer Schlaufe ein 10-kg-Gewicht gehängt (➤ Abb. 7.47). Pflegende geben dem Patienten das Gewicht keinesfalls in die Hand.

Die Schultereckgelenkssprengung Tossy I und II wird konservativ durch Ruhigstellung im Desault- oder Gilchrist-Verband (➤ 3.2.3) oder einer AC-Gelenkbandage (➤ Abb. 7.48) behandelt. Bei der AC-Gelenkbandage handelt es sich um einen Gilchrist-Verband mit einer zusätzlichen Pelotte zur Kompression des AC-Gelenks. Eine Operationsindikation besteht insbesondere bei einer Tossy-III-Verletzung jüngerer Patienten (Bandnähte, ruhigstellende Zuggurtungsosteosynthese, Hakenplatte).

### Schulterluxation

*Luxation* ➤ 7.4

Die **Schulterluxation** ist mit ca. 50 % der Fälle die häufigste Luxation. Da die Fixierung des Oberarmkopfes in der Gelenkpfanne nur durch Muskeln erfolgt und eine knöcherne Führung wie z. B. beim Hüftgelenk fehlt, ist die Schulter das beweg-

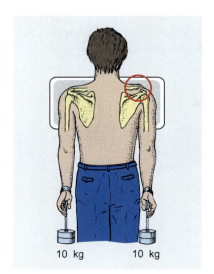

**Abb. 7.47** Gehaltene Röntgenaufnahme bei Verletzungen des Schultereckgelenks. [L190]

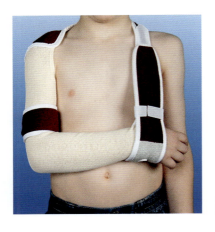

**Abb. 7.48** AC-Gelenkbandage. [U157]

lichste, aber auch das am stärksten luxationsgefährdete Gelenk des Körpers. Zu über 95 % handelt es sich um eine **anteriore** (*vordere*) **Luxation.** Nur selten luxiert die Schulter nach unten oder nach hinten (*inferiore* bzw. *posteriore Luxation*).

Der Patient kann die luxierte Schulter nicht bewegen und klagt über Schmerzen und evtl. Sensibilitätsstörungen im betroffenen Arm. Das Gelenk ist typischerweise in Fehlstellung *federnd fixiert,* d. h. bei passiver Bewegung federt der Arm in die Fehlstellung zurück. Die leere Gelenkpfanne verursacht eine äußerlich sichtbare laterale Delle (➤ Abb. 7.49).

Die Diagnose wird radiologisch gestellt.

Die Therapie besteht in der sofortigen Reposition in Kurznarkose, da Nerven, Kapsel, Sehnen, Bänder und Gefäße durch Überdehnung gefährdet sind. Nach der Reposition wird die Schulter mit einem Gilchrist-Verband (➤ 3.2.3) ruhig gestellt.

### Rotatorenmanschettenruptur

*Supraspinatussehnensyndrom* ➤ 8.13.1

Bei einem erheblichen Trauma (Sturz auf den ausgestreckten Arm) oder vorbestehenden degenerativen Sehnenveränderungen kann die Rotatorenmanschette komplett oder inkomplett reißen (*Rotatorenmanschettenruptur*).

Bei der kompletten Ruptur klagt der Patient über starke Schulterschmerzen. Außerdem kann er den Arm nicht aktiv abduzieren oder außenrotieren. Leitsymptom der degenerativen Ruptur ist der **painful arc** (*schmerzhafter Bogen*): Bei Abduktion der Schulter gibt der Patient zwischen 60° und 120° Schmerzen an.

Röntgenologisch weist ein Hochstand des Humeruskopfes auf die Verletzung hin. Der Nachweis erfolgt sonografisch, durch CT, MRT oder Arthroskopie.

Bei Patienten unter 50 Jahren ist die operative Therapie durch Sehnennaht und Akromioplastik indiziert. Zur Nachbehandlung wird der Arm auf einem Schulterabduktionskissen oder einer Abduktionsschiene gelagert.

### Bizepssehnenruptur

Bei der **Bizepssehnenruptur** werden zwei Formen unterschieden:
- Ruptur des langen Kopfes der proximalen Bizepssehne, meist aufgrund degenerativer Veränderungen
- Ruptur der distalen Bizepssehne mit eher traumatischer Ursache.

Beide Formen zeigen sich durch einen plötzlichen Schmerz mit nachfolgender Beeinträchtigung der Beugefunktion. Operiert wird nur bei starker Kraftminderung oder jüngeren Patienten. Hingegen muss die Sehne bei einer distalen Ruptur immer operativ am Knochen fixiert werden, um schwere Funktionsausfälle zu vermeiden.

## 7.11.3 Verletzungen des Oberarms

### Proximale Humerusfraktur

**Proximale Humerusfrakturen** werden je nach Lokalisation unterteilt in **Humeruskopffrakturen** und **subkapitale Humerusfrakturen** (➤ Abb. 7.50). Meist entstehen sie durch Sturz auf den gestreckten Arm oder auf den Ellbogen, also durch indirekte Traumen. Insbesondere die subkapitale Humerusfraktur ist eine typische Fraktur des älteren Menschen.

Der Patient hat eine schmerzhafte Bewegungseinschränkung des Schultergelenks und oft ein ausgedehntes Hämatom am Oberarm. Insbesondere bei Luxationsfrakturen (➤ 7.4) besteht die Gefahr von Begleitverletzungen des Plexus brachialis, des N. axillaris und der A. axillaris.

Eingestauchte oder nur gering dislozierte Frakturen (ca. 75 % der Fälle) werden für etwa eine Woche im Gilchrist- oder Desault-Verband (➤ 3.2.3) ruhig gestellt. Danach erfolgt eine frühzeitige aktive Mobilisation des Schultergelenks unter physiotherapeutischer Anleitung (*Pendelübungen*).

Stark dislozierte Frakturen werden offen reponiert und mit Platte und Schrauben fixiert. Bei Abrissfrakturen des Tuberculum majus (➤ Abb. 7.8) fixiert der Chirurg das abgerissene Fragment mit einer Schraubenosteosynthese (➤ 7.5.6), da es ansonsten durch Muskelzug leicht disloziert. Als ultima ratio bei Trümmerfrakturen des Humeruskopfes oder bei Knochenmetastasen kann die Implantation einer Humeruskopfendoprothese indiziert sein.

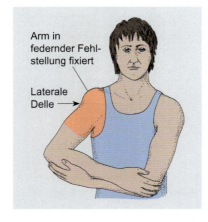

**Abb. 7.49** Klinisches Bild bei Schulterluxation. [L190]

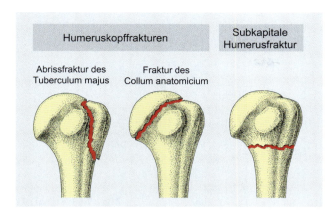

**Abb. 7.50** Proximale Humerusfrakturen. [L190]

## Humerusschaftfraktur

Eine **Humerusschaftfraktur** (*Oberarmschaftbruch*) tritt als Folge direkter und indirekter Gewalt auf. Dabei verursacht eine direkte Gewalteinwirkung, z. B. Schlag auf den Oberarm, meist eine Querfraktur, nach indirekter Gewalteinwirkung, z. B. Sturz auf den gestreckten Arm, kommt es typischerweise zur Spiralfraktur.

> Bei ca. 8 % aller Humerusschaftfrakturen ist der hier knochennah verlaufende N. radialis geschädigt. Dadurch kann es zu Sensibilitätsstörungen im Versorgungsgebiet des Nervs und zu motorischen Ausfällen bis hin zur Fallhand kommen, bei der der Patient die Hand nicht mehr gegen die Schwerkraft strecken kann.

Die meisten Humerusschaftfrakturen werden konservativ mit Ruhigstellung im Desault-Verband (➤ 3.2.3) oder **Hanging cast** (*Gipsverband mit Gewichtsextension*, ➤ Abb. 7.51) behandelt. Begleitende Gefäß- oder Nervenschädigungen sind eine Indikation zur operativen Stabilisierung der Fraktur durch Plattenosteosynthese oder Mark- bzw. Bündelnagelung (➤ 7.5.6). Offene Frakturen Grad II und III werden mit einem Fixateur externe versorgt.

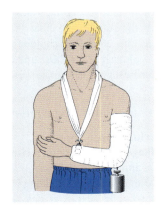

**Abb. 7.51** Hanging cast zur Behandlung einer Oberarmschaftfraktur. [L190]

## Distale Humerusfraktur

Eine **distale Humerusfraktur** entsteht oft durch Sturz auf den gestreckten Arm. Häufig ist das Ellbogengelenk beteiligt. Nicht dislozierte Frakturen können im Oberarmgips ruhig gestellt werden. Bei dislozierten Frakturen sowie Gefäß- oder Nervenverletzung, insbesondere des N. ulnaris, stabilisiert der Chirurg die Fraktur operativ.

### 7.11.4 Verletzungen des Ellbogengelenks und des Unterarms

## Ellenbogenluxation

Bei einem Sturz auf den gestreckten oder leicht gebeugten Arm kann es zur **humero-ulnaren Luxation** kommen, die sich in einer sichtbaren Fehlstellung des Gelenks mit schmerzhafter Bewegungseinschränkung zeigt. Die Reposition der Luxation erfolgt in Kurznarkose durch anhaltenden Längszug am Unterarm bei gleichzeitiger Fixation des Oberarmes. Danach wird der Arm ca. zwei bis drei Wochen im Oberarmgips ruhig gestellt, um mitverletzte Band- und Kapselstrukturen ausheilen zu lassen.

Die **radio-ulnare Luxation** tritt meist zusammen mit einer Schaftfraktur der Ulna auf (*Monteggia-Fraktur*).

Die **Subluxation des Radiusköpfchens** (*Chassaignac, Nurse made elbow*) tritt insbesondere bei Kleinkindern nach plötzlichem Längszug am gestreckten Arm des Kindes auf, etwa wenn die Mutter versucht, ein stürzendes Kind festzuhalten. Das Radiusköpfchen rutscht unter das Ringband und klemmt hier fest. Das Kind klagt über Schmerzen und kann den Arm nicht mehr aktiv beugen. Der Arzt reponiert die Luxation meist in Kurznarkose, indem er den Oberarm des Kindes festhält, das Ellenbogengelenk streckt, den Unterarm nach außen dreht und gleichzeitig gegen das Radiusköpfchen drückt.

## Olekranonfraktur

Ursache einer **Olekranonfraktur** (Olekranon = *Ellenhaken*) ist meist ein Sturz auf den gebeugten Ellenbogen. Das abgebrochene Olekranon wird durch den Zug des M. triceps nach oben gezogen, der Patient kann den Arm nicht kraftvoll strecken. Evtl. ist der Frakturspalt tastbar. Die Behandlung besteht fast immer in der offenen Reposition und Fixation des Olekranons mit einer Zuggurtungsosteosynthese (➤ Abb. 7.18). Danach sind frühzeitig Bewegungsübungen ohne Gipsbehandlung möglich.

## Radiusköpfchenfraktur

Ursache einer **Radiusköpfchenfraktur** ist meist ein Sturz auf die Hand bei gestrecktem Ellenbogen. Die Betroffenen klagen vor allem über starke Schmerzen bei der Unterarmdrehung. Nicht dislozierte Frakturen werden für eine Woche auf einer

Oberarmgipsschiene ruhig gestellt und frühfunktionell mit Physiotherapie behandelt. Trümmer- oder stark dislozierte Frakturen stabilisiert der Chirurg operativ. Ist eine Rekonstruktion nicht möglich, reseziert er das Radiusköpfchen.

### Unterarmschaftfrakturen

**Unterarmschaftfrakturen** der Ulna und des Radius können durch direkte und indirekte Gewalteinwirkung bedingt sein.

Die Fraktur nur *eines* Knochens zeigt sich oft lediglich durch Schmerzen. Bei Fraktur von Ulna *und* Radius sind in der Regel eine abnorme Beweglichkeit und eine schmerzhafte Bewegungseinschränkung bei Pro- und Supination vorhanden. Meist nimmt der Patient eine Stützhaltung ein, um den Unterarm zu schonen (> Abb. 7.52).

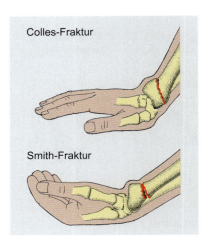

Abb. 7.53 Colles-Fraktur und Smith-Fraktur des distalen Radius. [L190]

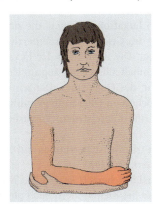

Abb. 7.52 Stützhaltung bei Unterarmfraktur: Der Patient hält den verletzten Arm typischerweise mit dem gesunden Arm fest. [L190]

Bei allen Unterarmschaftfrakturen besteht aufgrund der engen, straffen Muskellogen am Unterarm die Gefahr eines Kompartmentsyndroms (> 7.5.8), das eine *Volkmann-Kontraktur* zur Folge haben kann.

Nicht dislozierte Frakturen werden konservativ mit einem Oberarmgips behandelt. Dislozierte Frakturen werden operativ stabilisiert.

### Distale Radiusfraktur

**Verletzungsentstehung**
Bei der **distalen Radiusfraktur** werden unterschieden:
- Durch Sturz auf die überstreckte Hand kommt es zur **Colles-Fraktur** (*distale Radiusfraktur vom Extensionstyp*, Radiusfraktur loco typico = *am typischen Ort*, > Abb. 7.53) mit Einstauchung und Verschiebung des handgelenknahen Fragments nach dorsal
- Ein Sturz oder Anprall (z. B. mit dem Fahrrad) auf das gebeugte Handgelenk führt zur selteneren **Smith-Fraktur** (*distale Radiusfraktur vom Flexionstyp*).

Mit ca. 25 % aller Frakturen ist die Colles-Fraktur die häufigste Fraktur.

**Symptome, Diagnostik und Behandlung**
Leitsymptome sind Druckschmerz, Weichteilschwellung und Fehlstellung mit Beweglichkeitseinschränkung.

Distale Radiusfrakturen werden meist konservativ behandelt. Der Reposition (> Abb. 7.54) folgt eine mehrwöchige Ruhigstellung im Unterarmgips. Nur dislozierte Frakturen, die nach Reposition erneut abzurutschen drohen, werden operativ fixiert, z. B. durch transkutane Spickung, Plattenosteosynthese (ggf. mit einer winkelstabilen Platte) oder Fixateur externe (> 7.5.6).

## 7.11.5 Verletzungen der Hand

### Handwurzelfrakturen

Häufigste **Handwurzelfraktur** ist die **Kahnbeinfraktur** (*Os naviculare-Fraktur, Scaphoidfraktur*) durch Sturz auf die überstreckte Hand.

Die Fraktur zeigt sich durch Schwellung, schmerzhafte Bewegungseinschränkung im Handgelenk sowie einen umschriebenen Druckschmerz in der **Tabatière** (*bei Streckung und Abduktion des Daumens auftretende Vertiefung zwischen distalem Radius und Daumen*). Manchmal ist die frische Fraktur auch schmerzarm und wird leicht übersehen.

Die Therapie ist meist konservativ. Eine aufgrund der schlechten Blutversorgung des Kahnbeins häufige Komplikation ist die Ausbildung einer Pseudarthrose (> 7.5.8), die operativ mit einer Zugschraube oder einer Spongiosaplastik (> 7.5.6) nach *Matti-Russe* und anschließender Gipsbehandlung für zwei bis drei Monate versorgt wird.

### Mittelhand- und Fingerverletzungen

**Fingerluxation**
Eine **Fingerluxation** erfolgt meist im Fingermittelgelenk (**p**roximales **I**nter**p**halangealgelenk, **PIP**). Hinweisend ist eine typische bajonettartige Fehlstellung (> Abb. 7.55). In Lokalanästhesie reponiert der Arzt das Gelenk durch Längszug und

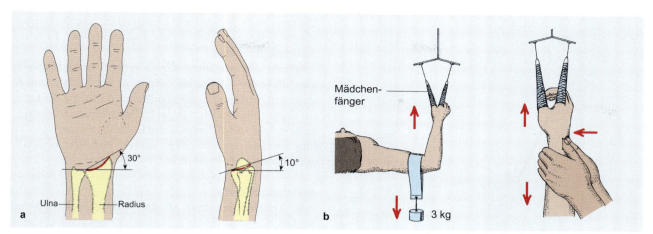

**Abb. 7.54** Reposition und Wiederherstellung der korrekten Gelenkwinkel bei Radiusfraktur. **a)** Der Winkel zwischen Radiusgelenkfläche und Ulnagelenkfläche beträgt normalerweise 30° bei einer Abkippung der Radiusgelenkfläche von 10° zur Handfläche hin. **b)** Gut geeignet zur Reposition einer distalen Radiusfraktur ist der Mädchenfänger, eine sich auf Längszug verengende Hülse aus Bast- oder Drahtgeflecht. Die manuelle Wiederherstellung der physiologischen Gelenkwinkel dient der Arthroseprophylaxe. [L190]

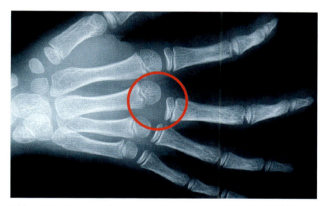

**Abb. 7.55** Röntgenbefund einer Fingerluxation, hier des Mittelfingergrundgelenks der rechten Hand. [M161]

bringt anschließend, bei intakter peripherer Durchblutung, Motorik und Sensibilität, eine Fingerschiene an, in der das Gelenk für zwei bis drei Wochen ruhig gestellt wird.

## Mittelhand- und Fingerfrakturen

**Mittelhandfrakturen** zeigen sich vor allem durch Druckschmerz und Schwellung am Handrücken sowie eine Fehlstellung, insbesondere einen Drehfehler bei Fingerbeugung. Nicht dislozierte Frakturen ohne Gelenkbeteiligung werden für ca. vier Wochen mit einer Gipsschiene ruhig gestellt. Gelenkfrakturen, dislozierte Frakturen und Serienfrakturen (*Fraktur von mindestens drei nebeneinander liegenden Fingern einer Hand*) versorgt der Chirurg mittels Osteosynthese, z. B. mit Kirschnerdrähten, Schrauben oder Platten.

Leitsymptome von **Finger(glied)frakturen** sind Schwellung, Schmerzen, Fehlstellung, Stufenbildung und abnorme Beweglichkeit. Meist ist die Ruhigstellung in einem Gips unter Einschluss des Nachbarfingers therapeutisch ausreichend.

## Band- und Sehnenverletzungen der Hand

### Ruptur des ulnaren Seitenbandes

Bei einer gewaltsamen Abknickung des Daumens im Grundgelenk, z. B. wenn der Daumen bei einem Sturz in der Schlaufe des Skistockes hängen bleibt, kann es zur **Ruptur des ulnaren Seitenbandes** (*Skidaumen*) kommen. Symptome sind ein schmerzhafter und kraftloser Schlüssel- und Spitzgriff (*wie beim Festhalten eines Schlüssels oder einer Nadel zwischen Daumen und Zeigefinger*). Bei der gehaltenen Röntgenaufnahme zeigt sich eine vermehrte Aufklappbarkeit (➤ 8.3.2) des ulnaren Grundgelenksspaltes. Die Therapie besteht in der operativen Bandnaht und anschließender Ruhigstellung im Daumenabduktionsgips für vier Wochen.

### Sehnenverletzungen

Alle Sehnenverletzungen werden möglichst frühzeitig operativ mit einer Sehnennaht versorgt. Ausnahme ist die geschlossene Strecksehnenruptur am Fingerendgelenk, die konservativ mit Ruhigstellung in einer *Stack-Schiene* für mindestens sechs Wochen behandelt werden kann.

Postoperativ darf die Naht bis zur Ausheilung nach ca. vier bis sechs Wochen nicht belastet werden. Dies bedeutet, dass der Patient nach einer Beugesehnennaht den Finger zwar aktiv strecken, aber nur passiv beugen darf. Dazu wird eine *Kleinert-Gipsschiene* (➤ Abb. 7.56) angelegt.

## Pflege

*Perioperative Pflege in der Orthopädie* ➤ 8.1.6
*Gips- und Kunststoffverbände* ➤ 3.2.1
*Schienenverbände* ➤ 3.2.2
*Spezielle Verbände* ➤ 3.2.3
*Pflege nach Eingriffen an der oberen Extremität* ➤ 8.13

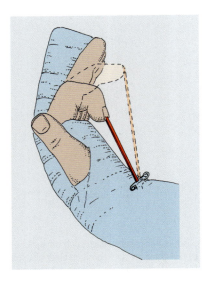

**Abb. 7.56** Kleinert-Gipsschiene zur Nachbehandlung einer Beugesehnennaht. Das Handgelenk ist in leichter Beugung fixiert, am Nagel des verletzten Fingers ist ein Gummizügel befestigt. Dieser erlaubt zwar das aktive Strecken des Fingers, hält ihn ansonsten jedoch (passiv) in Beugestellung. [L190]

### 7.11.6 Verletzungen des Beckens

*Erkrankungen des Beckens und der unteren Extremität* ➤ 8.14

#### Beckenfrakturen

Bei den **Beckenfrakturen** werden Beckenrand-, Beckenring- und Azetabulumfrakturen unterschieden.

#### Beckenrandfraktur

Bei der **Beckenrandfraktur** (➤ Abb. 7.57) bleibt die Kontinuität des Beckenrings erhalten (im Gegensatz zur Beckenringfraktur), deshalb ist die statische Funktion des Beckens nicht beeinträchtigt. Leitsymptome sind Druckschmerz und Hämatom (evtl. mit Prellmarke) über der Fraktur.

#### Beckenringfraktur

Bei sehr starken Gewalteinwirkungen (z. B. Sturz aus großer Höhe, Einquetschung zwischen schweren Maschinen) kann es zu einer **Beckenringfraktur** kommen (➤ Abb. 7.58). Dabei ist die Kontinuität des Beckenrings unterbrochen und infolge dessen die statische Funktion des Beckens beeinträchtigt. Vordere Beckenringfrakturen sind viel häufiger als hintere, da der vordere Beckenringanteil schwächer ist.

> Beckenringfrakturen gehen sehr häufig mit Begleitverletzungen einher, insbesondere der unteren Harnwege. Bei Verdacht auf eine Begleitverletzung der ableitenden Harnwege (Miktionsstörungen oder Hämaturie, ➤ 12.2.1, ➤ 12.2.3) wird grundsätzlich ein urologisches Konsil angeordnet.

**VORSICHT**
Bei Beckenringfrakturen kann es durch den erheblichen Blutverlust (bis zu 5.000 ml) schnell zu einem Volumenmangelschock kommen (➤ 3.3.1).

Einfache, nicht dislozierte vordere und hintere Beckenringfrakturen behandelt der Chirurg konservativ (➤ 8.4.1) wie Beckenrandfrakturen.

Symphysensprengungen werden operativ durch Plattenosteosynthese (➤ 7.5.6) stabilisiert, wenn die Spaltbreite mehr als 25 mm beträgt oder gleichzeitig eine Verletzung des hinteren Beckenrings vorliegt. Doppelte Beckenringfrakturen sind meist instabil und disloziert. Diese Frakturen versorgt der Chirurg ebenfalls operativ, meist mittels Plattenosteosynthese oder Fixateur externe (➤ 7.5.6).

#### Azetabulumfraktur

Eine **Azetabulumfraktur** (*Fraktur der Hüftgelenkspfanne*, ➤ Abb. 7.58) entsteht am häufigsten als Folge von Auffahrunfällen: Das Knie prallt gegen das Armaturenbrett (*dashboard injury*). Die Kraft des Aufpralls wird über Patella und Femur auf die Hüftgelenkpfanne übertragen, die dann meist am dorsalen Pfannenrand frakturiert. Der Femurkopf luxiert dabei ganz überwiegend nach hinten.

Der Patient hat Schmerzen, insbesondere einen Trochanterdruck- und -klopfschmerz. Er kann die Hüfte kaum bewegen, oft steht das Bein in fixierter Rotationsfehlstellung.

Die Behandlung besteht in der möglichst frühzeitigen Reposition des Hüftkopfes. Die Retention erfolgt meist durch Osteosynthese, selten durch eine Extensionsbehandlung über maximal sechs bis zwölf Wochen.

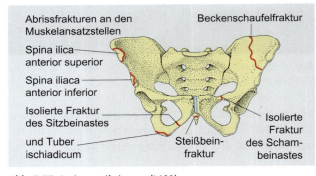

**Abb. 7.57** Beckenrandfrakturen. [L190]

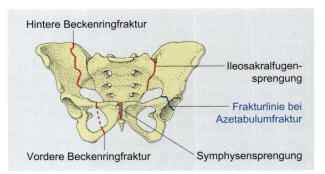

**Abb. 7.58** Beckenringfrakturen. Die Kombination von vorderer Beckenringfraktur oder Symphysensprengung *plus* hinterer Beckenringfraktur oder Ileosakralfugensprengung wird als **Malgaigne-Fraktur** (*doppelte Vertikalfraktur*) bezeichnet. Eine vordere Beckenringfraktur links *und* rechts nennt man **Schmetterlingsfraktur**. [L190]

## 7.11.7 Verletzungen des Hüftgelenks und des Oberschenkels

*Erkrankungen des Beckens und der unteren Extremität* ➤ 8.14

### Hüftgelenkluxation

Häufigste Ursache einer **traumatischen Hüftgelenkluxation** ist eine starke Gewalteinwirkung mit Stauchung oder Hebelung des Oberschenkels.

Der Patient klagt über heftige Schmerzen. Der Untersucher stellt eine Fehlstellung des Beines und eine federnde Fixation (➤ 7.4) im Hüftgelenk als Zeichen der Luxation fest.

Das luxierte Gelenk muss möglichst bald in Narkose und unter Muskelrelaxation reponiert werden, da infolge der Fehlstellung Nerven und Gefäße überdehnt und (irreversibel) geschädigt werden können. Je später die Reposition erfolgt, desto größer ist die Gefahr einer Hüftkopfnekrose infolge der Minderdurchblutung des Hüftkopfs.

### Luxation von Hüft-Endoprothesen

Zur Implantation eines künstlichen Hüftgelenks muss der Chirurg das Gelenk eröffnen und luxieren sowie die Gelenkkapsel resezieren (➤ 8.14.7). Durch diese Maßnahmen ist die Führung des Gelenks postoperativ sehr viel schwächer als normal und das Gelenk kann leichter luxieren. Um dies zu verhindern, müssen bestimmte Bewegungen (Innenrotation und Adduktion) des Beins unbedingt vermieden werden. Dies geschieht in der Regel durch die Lagerung (in einer Schiene und ggf. zusätzlich mit Spreizkeil). Wenn der Patient nach sechs bis acht Wochen vollständig mobilisiert ist, sind Luxationen nur noch selten.

Der Patient bemerkt die Luxation der Hüft-Endoprothese im Rahmen einer Falschbewegung (z. B. Schuhe binden, Hinsetzen, Beine übereinander schlagen) meist sofort. Er hat Schmerzen und kann das Bein nicht mehr bewegen. Der Chirurg reponiert die luxierte Hüft-Endoprothese umgehend in Kurznarkose, um Komplikationen zu vermeiden (➤ 7.4).

Bei mehrfachen Luxationen muss an eine operative Sanierung gedacht werden, z. B. Pfannenranderhöhung, Kopfwechsel oder Veränderung des Torsionswinkels der Pfanne.

### Schenkelhalsfrakturen

#### Verletzungsentstehung und -einteilung

Die **Schenkelhalsfraktur** (*SHF*) ist eine typische Fraktur älterer Menschen (➤ Abb. 7.59). Da bei ihnen der Knochen meist osteoporotisch verändert ist, führt bereits ein verhältnismäßig leichter Sturz auf die Hüfte zur Fraktur. Bei normaler Knochenfestigkeit sind Schenkelhalsfrakturen selten.

Die Schenkelhalsfrakturen werden nach ihrer Lokalisation eingeteilt:
- Bei den seltenen **lateralen Schenkelhalsfrakturen** liegt die Frakturlinie außerhalb der Gelenkkapsel.

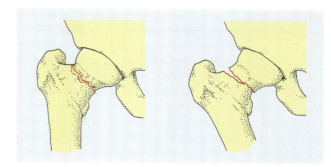

**Abb. 7.59** Schenkelhalsfrakturen. Links: Abduktionsfraktur mit eingestauchten Fragmenten. Rechts: Adduktionsfraktur mit dislozierten Fragmenten. [L190]

- Bei den häufigen **medialen Schenkelhalsfrakturen** liegt die Frakturlinie innerhalb der Gelenkkapsel. Abhängig vom Winkel zwischen Frakturlinie und Horizontale werden die medialen Schenkelhalsfrakturen nach *Pauwels* in Grad I–III unterteilt (➤ Abb. 7.60).

> Je steiler die Frakturlinie einer Schenkelhalsfraktur verläuft, desto größer ist die Gefahr einer Dislokation.

#### Symptome, Befund und Diagnostik

Der Patient hat Schmerzen in der Leiste sowie bei Druck auf den Trochanter und kann die Hüfte nicht belasten. Typischerweise ist das betroffene Bein verkürzt und nach außen rotiert. Der Diagnosesicherung dienen Röntgenaufnahmen des Hüftgelenks in zwei Ebenen und eine Beckenübersichtsaufnahme.

#### Behandlung

Eingestauchte Abduktionsfrakturen können konservativ mit ein bis zwei Tagen Bettruhe und dann zunehmender Mobilisation und Belastung behandelt werden. Alle anderen Schenkelhalsfrakturen werden operativ versorgt (➤ Abb. 7.61).

Bei Patienten über 65 Jahren erfolgt die Versorgung der Schenkelhalsfraktur üblicherweise mit einer Hüft-Endoprothese (➤ 8.14.7). [7]

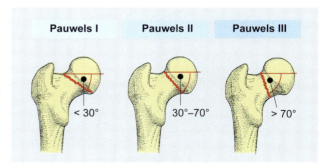

**Abb. 7.60** Klassifikation der medialen Schenkelhalsfrakturen nach Pauwels. [L190]

# 7 Pflege von Menschen mit traumatologischen Erkrankungen

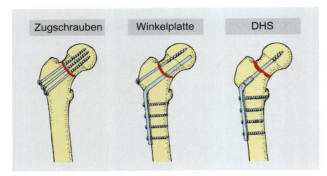

Abb. 7.61 Osteosynthese bei Schenkelhalsfrakturen. [L190]

**Pflege**
*Pflege vor, während und nach Operationen* ➤ Kap. 4
*Perioperative Pflege in der Orthopädie* ➤ 8.1.6
*Pflege nach Operationen an der Hüfte* ➤ 8.14.7

## Pertrochantäre und subtrochantäre Femurfraktur

**Pertrochantäre** und **subtrochantäre Femurfrakturen** entstehen in erster Linie durch leichte Gewalteinwirkung auf den durch Osteoporose veränderten Knochen (➤ Abb. 7.62). Damit sind sie – wie auch die Schenkelhalsfrakturen – typische Frakturen älterer Menschen, da diese häufig unter Osteoporose leiden.

Das betroffene Bein ist verkürzt und außenrotiert, der Patient klagt über eine schmerzhafte Bewegungseinschränkung sowie Klopf- und Druckschmerz am Trochanter major. Die Behandlung pertrochantärer Frakturen besteht fast immer in einer Osteosynthese mittels Gammanagel oder DHS (*dynamische Hüftschraube*).

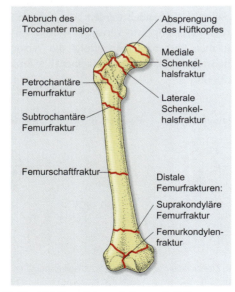

Abb. 7.62 Überblick über die Femurfrakturen. [L190]

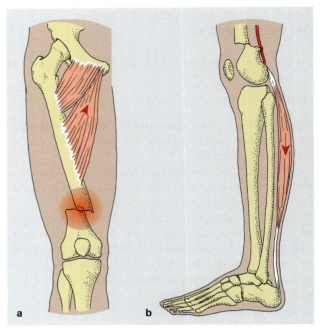

Abb. 7.63 Typische Begleitverletzungen einer distalen Femurfraktur: Durch Muskelzug am proximalen Fragment können erhebliche Weichteilverletzungen entstehen, durch Muskelzug am distalen Fragment Verletzungen von Blutgefäßen und Nerven. [L190]

## Femurschaftfrakturen

**Femurschaftfrakturen** sind Folge einer kräftigen, direkten oder indirekten Gewalteinwirkung, z. B. durch Verkehrsunfall oder Sturz aus großer Höhe.

In der Regel sind sichere Frakturzeichen nachweisbar (➤ 7.5.2). Hauptkomplikationen sind Begleitverletzungen (➤ Abb. 7.63) von Gefäßen, Nerven und Weichteilen sowie ein hoher Blutverlust mit Volumenmangelschock.

Eine konservative Therapie durch Extension – typischerweise als *Overhead-Extension* mit Heftpflastern oder auf dem *Weber-Tisch* (➤ Abb. 7.64) – ist nur bei Kindern bis zum Alter von ca. vier Jahren möglich. Ältere Kinder erhalten eine konventionelle Extension. Alternativ kommt eine Plattenosteosynthese oder ein Fixateur externe in Betracht, insbesondere bei mehrfachverletzten Kindern sowie bei offenen Frakturen.

Beim Erwachsenen wird immer operiert. Osteosynthese der Wahl ist häufig eine Marknagelung, fast immer mit Verriegelung (➤ Abb. 7.18).

## Distale Femurfrakturen

**Distale Femurfrakturen** entstehen meist durch direkte Traumen, häufig im Rahmen von Verkehrsunfällen (*dashboard-injury*, ➤ 7.11.7). Zu den distalen Femurfrakturen gehören die **suprakondyläre Femurfraktur** und die **Femurkondylenfraktur** (➤ Abb. 7.63).

Meist lassen sich sichere Frakturzeichen nachweisen (➤ 7.5.2). Oft bestehen zusätzlich erhebliche Fehlstellungen und Weichteilschäden sowie Gefäß- oder Nervenverletzungen.

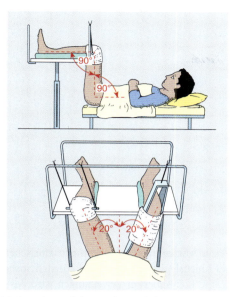

**Abb. 7.64** Extension auf dem Weber-Tisch bei einem Kind mit Femurschaftfraktur. Am gesunden Bein ist eine Pflasterzügelextension angebracht. [L190]

Aufgrund dieser Symptome ist es in den meisten Fällen notwendig, die Fraktur sofort osteosynthetisch zu stabilisieren.

Nur Frakturen bei Kindern und Jugendlichen sowie nicht dislozierte diakondyläre (*durch die Kondylen hindurch verlaufende*) und wenig dislozierte suprakondyläre Frakturen können konservativ durch Ruhigstellung im Oberschenkelgips für sechs Wochen behandelt werden. Hier muss jedoch besonders an die erhöhte Thrombosegefahr gedacht werden.

## 7.11.8 Verletzungen des Knies und des Unterschenkels

*Erkrankungen des Knies* ➤ 8.14.9, ➤ 8.14.10, ➤ 8.14.11, ➤ 8.14.12, ➤ 8.14.13

### Patellaluxation

**Traumatische Patellaluxationen** sind selten. Viel häufiger sind **habituelle Luxationen** (➤ 7.4) auf dem Boden einer Gelenkdysplasie (*Gelenkfehlbildung*).

Häufig reponiert sich die Patella spontan. Ist sie bei der Untersuchung des Patienten noch luxiert, ist eine Blickdiagnose ausreichend: die Patella liegt lateral vom Knie.

Der Arzt ordnet zunächst eine Schmerzmittelgabe an, danach reponiert er die luxierte Patella manuell bei gestrecktem Knie. Nach traumatischen Luxationen wird anschließend ein MRT gemacht oder eine Arthroskopie durchgeführt, um intraartikuläre Begleitverletzungen auszuschließen. Danach wird das Knie im Gipstutor oder einer Orthese (Mecronschiene®, ➤ Abb. 7.65) für ca. drei bis vier Wochen ruhig gestellt. Bei habituellen Luxationen ist meist eine Operation zur Korrektur der Gelenkdysplasie angezeigt.

### Patellafraktur

Eine **Patellafraktur** ist überwiegend Folge eines direkten Sturzes aufs Knie oder eines Knieanpralls bei gebeugtem Kniegelenk.

Das Knie ist geschwollen und schmerzt. Der Patient kann es nicht aktiv strecken. Meist liegt auch ein (blutiger) Gelenkerguss vor. Wichtigste Differentialdiagnose ist eine angeborene **Patella bipartita** (*zweigeteilte Patella*), die radiologisch einer Fraktur sehr ähneln kann.

Eine nicht dislozierte Längsfraktur kann konservativ und frühfunktionell behandelt werden. Bei allen anderen Frakturen ist eine Operation indiziert (➤ Abb. 7.66). [8]

### Rupturen des Kniestreckapparates

Durch plötzliche, heftige Anspannung des M. quadriceps kann es zur **Ruptur des Kniestreckapparates** kommen. Bei der *Patellarsehnenruptur* ist der Kniestreckapparat unterhalb der Patella gerissen, bei der *Quadrizepssehnenruptur* oberhalb der Patella.

Bei beiden Rupturformen kann der Patient das Bein im Kniegelenk nicht gegen Widerstand strecken. Bei der Patellarsehnenruptur ist meist eine Delle unterhalb der Patella zu tasten. Bei der Quadrizepssehnenruptur ist eine Delle oberhalb der Patella zu tasten, radiologisch steht die Patella tief.

Infolge der Dehiszenz (*Auseinanderweichen*) des Streckapparates ist die Therapie in beiden Fällen operativ mit Ruhigstellung für sechs Wochen.

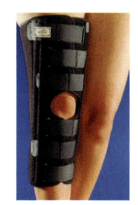

**Abb. 7.65** Mecronschiene. [V524]

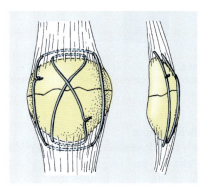

**Abb. 7.66** Versorgung einer Patellaquerfraktur mit Zuggurtosteosynthese. [L190]

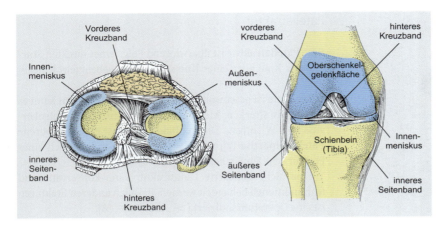

Abb. 7.67 Kniegelenk mit Bändern und Menisken. [L190]

## Bandrupturen

### Verletzungsentstehung

**Bandrupturen** sind am häufigsten Folge von Sportverletzungen. Es können die Seitenbänder oder die Kreuzbänder betroffen sein. Oft sind Bandrupturen mit Meniskusläsionen kombiniert (➤ Abb. 7.67).

### Symptome, Befund und Diagnostik

Der Patient hat Schmerzen, das Knie schwillt an und es bildet sich ein Kniegelenkerguss. Typisch sind ein spontanes Wegknicken des Kniegelenks (*giving-way*) und ein Instabilitätsgefühl. Oft ist eine Restbelastungsfähigkeit vorhanden.

Bei Seitenbandrupturen besteht eine abnorme seitliche Aufklappbarkeit des Kniegelenks. Kreuzbandrupturen lassen sich durch den *Schubladentest* nachweisen (➤ Abb. 7.68). Dabei untersucht der Arzt das rechtwinklig gebeugte Knie. Bei vorderer Kreuzbandruptur kann die Tibia weit nach vorn verschoben werden, bei der hinteren Kreuzbandruptur weit nach hinten.

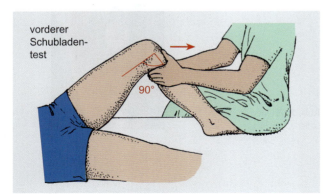

Abb. 7.68 Schubladentest zur Diagnostik einer Kreuzbandruptur. Am rechtwinklig gebeugten Knie untersucht der Arzt die Verschieblichkeit der Tibia. [L190]

### Behandlung

Bei einer Kreuzbanddehnung oder Teilruptur sowie bei älteren Patienten und länger zurückliegender Verletzung ist die Behandlung meist konservativ, z. B. mit Kniegelenksorthese (➤ 8.4.3) und Muskeltraining zur kompensatorischen Stabilisierung des Kniegelenks. Bei jüngeren Patienten, insbesondere Sportlern, und kombinierten Verletzungen wird das verletzte Kreuzband durch eine Plastik aus körpereigenen Sehnen ersetzt.

Eine **Kreuzbandersatzplastik** ist indiziert bei alten Verletzungen. Postoperativ ist es notwendig, den Bewegungsumfang des Kniegelenks zu begrenzen, damit das Transplantat nicht unter Spannung steht und gut einheilen kann. Dies erfolgt durch funktionelle Knieorthesen, z. B. eine Donjoy®-Schiene (➤ Abb. 3.18).

**Seitenbandüberdehnungen** werden konservativ behandelt mit Ruhigstellung des leicht angewinkelten Knies (30°-Beugestellung) in einer Tutorschiene. **Seitenbandrupturen** oder Abrisse behandelt der Arzt konservativ.

### Pflege

*Perioperative Pflege in der Orthopädie* ➤ 8.1.6
*Perioperative Pflege bei Operationen am Knie* ➤ 8.14.9
*Arthroskopie* ➤ 7.3.4

## Tibiakopffraktur

Ursache der **Tibiakopffraktur** (*Schienbeinkopfbruch*) ist meist eine Stauchung in Längsrichtung, etwa beim Sprung aus großer Höhe (➤ Abb. 7.69).

Leitsymptome sind Schmerzen, Schwellung, Bewegungs- und Belastungsunfähigkeit. Oft ist ein Kniegelenkerguss vorhanden. Eine konservative Therapie ist nur bei nicht dislozierten Frakturen möglich.

## Unterschenkelschaftfrakturen

**Unterschenkelschaftfrakturen** entstehen durch ein direktes Trauma, z. B. einen Tritt, oder ein indirektes Trauma, etwa eine Rotation bei fixiertem Fuß (z. B. Skiunfall). In der Mehrzahl der Fälle sind Tibia *und* Fibula gebrochen. Isolierte Frakturen von Tibia oder Fibula kommen jedoch auch vor.

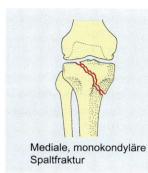 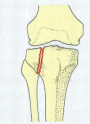 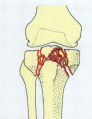 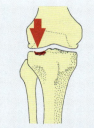

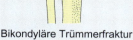

**Abb. 7.69** Tibiakopffrakturen. [L190]

Meist sind sichere Frakturzeichen (➤ 7.5.2) nachweisbar, oft sind Hämatome, Prellmarken und ausgedehnte Weichteilschäden vorhanden.

> Komplikation der Unterschenkelschaftfraktur ist ein Kompartmentsyndrom (➤ 7.5.8) des Unterschenkels (*Tibialis-anterior-Syndrom*). Die Pflegenden überprüfen deshalb regelmäßig Durchblutung, Motorik und Sensibilität der betroffenen Extremität (DMS-Kontrolle ➤ 3.2.1).

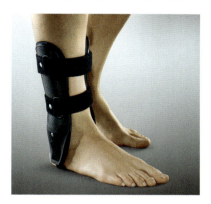

**Abb. 7.70** Arthrofix®-Air-Schiene zur Ruhigstellung des Sprunggelenks. [V115]

Eine konservative Behandlung im Oberschenkel- bzw. Sarmiento-Gips ist bei geschlossenen, nicht dislozierten Frakturen und bei Frakturen im Kindesalter möglich.

**Pflege**
*Gips- und Kunststoffverbände* ➤ 3.2.1
*Perioperative Pflege in der Orthopädie* ➤ 8.1.6

### 7.11.9 Verletzungen des Sprunggelenks und des Fußes

*Erkrankungen des Beckens und der unteren Extremität* ➤ 8.14

#### Bandverletzungen des Sprunggelenks

Ursache sowohl der **Sprunggelenkdistorsion** (*Zerrung der Sprunggelenksbänder*) als auch der **Außenbandruptur des Sprunggelenks** ist ein **Supinationstrauma** (*Umknicktrauma*).
Der Außenknöchel ist geschwollen und schmerzt. Meist zeigt sich zügig ein Hämatom im Fersenbereich.
Bei einer Sprunggelenkdistorsion mit Außenbandzerrung reichen ein ruhigstellender Verband (Bandage, Tapeverband oder Gipsschale), Schonung und Entlastung des Beines sowie Hochlagerung und Kühlung.
Bei nachgewiesener Bandruptur ist eine Knöchelschiene (z. B. Arthrofix Air® ➤ Abb. 7.70, Aircast®) erforderlich. Operiert wird insbesondere bei Sportlern oder deutlicher Instabilität.

#### Sprunggelenkfrakturen

**Sprunggelenkfrakturen** (*Malleolarfraktur, Knöchelfraktur*) entstehen am häufigsten durch „Umknicken" des Fußes.
Unterschieden werden **Frakturen des Außenknöchels** (eingeteilt nach Weber, ➤ Abb. 7.71) und **Frakturen des Innenknöchels**. Eine Fraktur von Außen- *und* Innenknöchel wird als **bimalleoläre Fraktur** bezeichnet, bei einer zusätzlichen Abrissfraktur der hinteren Tibiakante (*Volkmann-Dreieck*) spricht man von einer **trimalleolären Fraktur**.
Als **Maisonneuve-Fraktur** (*Sonderform der Weber-C-Fraktur*) wird eine hohe Fibulafraktur zusammen mit Läsionen der Membrana interossea (*Bindegewebe zwischen Tibia und Fibula*) bezeichnet.
Die (Außen-)Knöchelregion ist stark geschwollen, hämatomverfärbt und schmerzt.
Nicht dislozierte Weber-A-Frakturen können mit Unterschenkelgips für ca. sechs Wochen versorgt werden. Alle anderen Sprunggelenkfrakturen werden osteosynthetisch mittels Platten, Schrauben oder Zuggurtung stabilisiert. [10]

#### Kalkaneusfraktur

Die **Kalkaneusfraktur** (*Fersenbeinfraktur*) ist Folge einer Stauchung nach einem Sturz aus großer Höhe. Hierbei drückt sich der harte **Talus** (*Sprungbein*) in den „weicheren" **Kalkaneus** (*Fersenbein*).

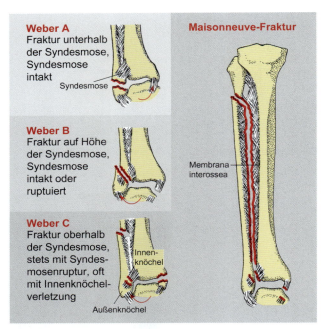

**Abb. 7.71** Sprunggelenkfrakturen. Klassifikation der Außenknöchelfrakturen nach Weber (Syndesmose = bandartige Verbindung zwischen Knochen). [L190]

Der Verletzte hat Schmerzen, kann den betroffenen Fuß nur eingeschränkt bewegen und nicht belasten. Der Fuß ist verkürzt, die Ferse nach medial verdreht. Die Verdachtsdiagnose wird radiologisch (Röntgenleeraufnahmen, ggf. CT) gesichert.

> Kalkaneusfrakturen sind insgesamt selten, stellen aber die Frakturform dar, die am häufigsten zu Rentenzahlungen durch die Berufsgenossenschaft führt.

Fersenbeinfrakturen werden offen reponiert und mit Schrauben und Platten osteosynthetisch stabilisiert.

### Achillessehnenruptur

Eine **Achillessehnenruptur** ist meist Folge einer plötzlichen Gewalteinwirkung auf die gespannte Achillessehne oder einer Anspannung der Wadenmuskulatur bei bestehender degenerativer Veränderung der Sehne. Der Patient kann mit der betroffenen Extremität nicht mehr auf den Zehenspitzen stehen. Oft ist eine deutliche Delle im Achillessehnenbereich tastbar. Bei ca. 70 % der Fälle gelingt ein sonographischer Rupturnachweis. Die Therapie ist überwiegend operativ.

### Mittelfußfrakturen

*Marschfrakturen* ➤ 7.5.1

**Mittelfußfrakturen** sind meist auf direkte Gewalteinwirkung zurückzuführen, z. B. Einquetschung des Fußes. Der Mittelfuß ist geschwollen und schmerzt beim Auftreten. Oft sind ein Hämatom und Fehlstellungen des Fußes sichtbar.

Die meisten Mittelfußfrakturen können konservativ durch Ruhigstellung im Unterschenkelgehgips oder einer Orthese (z. B. VACO®pedes, ➤ Abb. 7.72) für vier bis sechs Wochen behandelt werden. Osteosynthetisch stabilisiert werden üblicherweise dislozierte Frakturen des ersten und fünften Mittelfußknochens sowie dislozierte Serienfrakturen.

### Zehenfrakturen und -luxationen

**Zehenfrakturen** entstehen meist durch Anstoßen des Fußes oder dadurch, dass schwere Gegenstände auf den Fuß fallen. Klinische Zeichen sind Schmerzen und Schwellung. Der Fuß kann nicht abgerollt werden.

Dislozierte Zehenfrakturen und -luxationen werden durch Zug reponiert. Die Zehen 2 bis 5 werden mit einem Dachziegelpflasterverband ruhig gestellt. Diesen kann der Patient nach Unterweisung selbst wechseln. Ein subunguales Hämatom der Großzehe wird durch Zehennageltrepanation entlastet. Selten ist eine Osteosynthese, z. B. Miniplatte, erforderlich.

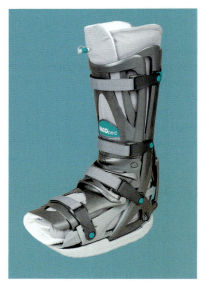

**Abb. 7.72** VACO® pedes zur Behandlung einer Mittelfußfraktur. [V527]

## Literatur und Kontaktadressen

**LITERATURNACHWEIS**
1. SGB VII (Gesetzliche Unfallversicherung): Veröffentlicht unter www.gesetze-im-internet.de Stand Juni 2008 (Letzter Zugriff am 11.9.2012).
2. Schwörer, Christa: Der apallische Patient. Elsevier Verlag, München, 2004.
3. Heuwinkel-Otter, Annette; Nümann-Dulke, Anke; Matscheko, Norbert: Menschen pflegen. Bd. 3; Springer Verlag, Berlin, Heidelberg, New York, 2007.
4. Larsen, Reinhard: Anästhesie und Intensivmedizin – für die Fachpflege. 7. Aufl., Springer Verlag, Berlin, Heidelberg, New York, 2007.

5. Gromeier, Joline: Das Schädelhirntrauma und der neurologische Rehabilitationsprozess. GRIN Verlag, München, 2010.
6. Hüter-Becker, Antje (et al:): Physiotherapie in der Neurologie. 3. Aufl., Thieme Verlag, Stuttgart, 2010.
7. Deutsche Gesellschaft für Unfallchirurgie/GDU (Hrsg): Leitlinie Schenkelhalsfraktur. www.awmf.org/uploads/tx_szleitlinien/012-001l_S2e_Schenkelhalsfraktur_des_Erwachsenen.pdf (Letzter Zugriff am 11.9.2012).
8. Deutsche Gesellschaft für Unfallchirurgie/GDU (Hrsg): Leitlinie Patellafraktur. www.awmf.org/uploads/tx_szleitlinien/012-017l_S1_Patellafraktur_2008.pdf (Letzter Zugriff am 11.9.2012).
9. Deutsche Gesellschaft für Unfallchirurgie/GDU (Hrsg): Leitlinie Distale Radiusfraktur. www.awmf.org/uploads/tx_szleitlinien/012-015l_S2_Distale_Radiusfraktur_2008.pdf (Letzter Zugriff am 11.9.2012).
10. Deutsche Gesellschaft für Unfallchirurgie/GDU (Hrsg): Leitlinie Sprunggelenkfraktur. www.awmf.org/uploads/tx_szleitlinien/012-003l_S1_Sprunggelenkfraktur_2008.pdf (Letzter Zugriff am 11.9.2012).
11. Hasse, Frank M.; Nürnberger, Hartwig; Pommer, Axel: Klinikleitfaden Chirurgie. 4. Auflage, Elsevier Verlag, München, 2006.

### KONTAKTADRESSE

- Bundesarbeitsgemeinschaft „Mehr Sicherheit für Kinder e. V.": www.kindersicherheit.de
- Deutsches Kuratorium für Sicherheit in Heim und Freizeit e. V. (*DSH*) – Aktion „Das sichere Haus" e. V.: www.das-sichere-haus.de
- Forum Verkehrsprävention – Aktion „Gib Acht im Verkehr": www.gib-acht-im-verkehr.de
- Bundeszentrale für gesundheitliche Aufklärung: www.bzga.de
- David e. V. – Interessengemeinschaft von Unfallopfern und deren Angehörigen: www.david-ev.de
- Deutsche Interessensgemeinschaft für Verkehrsunfallopfer (dignitas) e. V.: www.verkehrsunfallopfer-dignitas.de
- Verkehrsopferhilfe e. V.: www.verkehrsopferhilfe.de
- REHADAT – Informationssystem zur beruflichen Rehabilitation: www.rehadat.de
- Otto Bock HealthCare GmbH (Hersteller von Prothesen, Orthesen, Rehahilfsmittel, Rollstühlen): www.ottobock.de
- Servomed GmbH (Händler von Hilfsmitteln für Gesundheit und Rehabilitation): www.servo-med.de
- Dr. Paul Koch GmbH (Hersteller von Lagerungszubehör und Pflegehilfsmitteln): www.dr-koch.de
- Amputierten-Selbsthilfe e. V. (*AS*): www.as-ev.de
- Amputierten Initiative e. V.: www.amputierteninitiative.de
- Schädel-Hirnpatienten in Not e. V.: www.schaedel-hirnpatienten.de
- Patienten im Wachkoma (*PIW*) e. V.: www.piw-ev.de
- Fördergemeinschaft der Querschnittsgelähmten in Deutschland e. V.: www.fgq.de
- Bundesverband Selbsthilfe Körperbehinderter e. V.: www.bsk-ev.org
- Bundesverband für Körper- und Mehrfachbehinderte e. V.: www.bvkm.de
- Deutsche Gesellschaft für Unfallchirurgie e. V.: www.dgu-online.de

# KAPITEL 8

# Pflege von Menschen mit orthopädischen Erkrankungen

| | | | |
|---|---|---|---|
| 8.1 | **Pflege in der Orthopädie** .............. 296 | 8.9 | **Rheumatoide Arthritis** ................ 313 |
| 8.1.1 | Betroffene Menschen ..................... 296 | | |
| 8.1.2 | Prävention ................................. 297 | 8.10 | **Morbus Bechterew** ..................... 314 |
| 8.1.3 | Rehabilitation ............................ 297 | | |
| 8.1.4 | Patientenberatung ....................... 297 | 8.11 | **Knochen-, Gelenk- und Weichteilinfektionen** ........... 314 |
| 8.1.5 | Beobachten, Beurteilen und Intervenieren .... 297 | 8.11.1 | Unspezifische Osteomyelitis ............ 314 |
| 8.1.6 | Perioperative Pflege in der Orthopädie ...... 298 | 8.11.2 | Infizierter Gelenkersatz ................. 316 |
| | | 8.11.3 | Eitrige Arthritis .......................... 316 |
| 8.2 | **Hauptbeschwerden und Leitsymptome bei orthopädischen Erkrankungen** ....... 299 | 8.11.4 | Spondylitis und Spondylodiszitis ........ 317 |
| 8.2.1 | Schmerzen, Schwellung und Bewegungseinschränkung ............. 299 | 8.12 | **Erkrankungen von Kopf, Wirbelsäule und Rumpf** .... 317 |
| 8.2.2 | Haltungsfehler ........................... 299 | 8.12.1 | Morbus Scheuermann .................. 317 |
| 8.2.3 | Hinken ................................... 300 | 8.12.2 | Skoliose .................................. 318 |
| 8.2.4 | Beinlängendifferenz ..................... 300 | 8.12.3 | Spondylolyse und Spondylolisthesis ...... 321 |
| | | 8.12.4 | Nervenwurzelsyndrome: Bandscheibenvorfall ...... 321 |
| 8.3 | **Der Weg zur Diagnose in der Orthopädie** ........ 301 | | |
| 8.3.1 | Anamnese und körperliche Untersuchung .... 301 | 8.13 | **Erkrankungen der oberen Extremität** .... 324 |
| 8.3.2 | Bildgebende Diagnostik ................. 301 | 8.13.1 | Supraspinatussehnensyndrom .......... 324 |
| | | 8.13.2 | Tendinitis calcarea, Bursitis subacromialis .... 324 |
| 8.4 | **Behandlungen bei orthopädischen Erkrankungen** ........ 303 | 8.13.3 | Schultersteife ............................ 325 |
| 8.4.1 | Konservative Therapieverfahren ......... 303 | 8.13.4 | Omarthrose .............................. 325 |
| 8.4.2 | Operative Therapieverfahren ............ 303 | 8.13.5 | Tennis- und Golferellenbogen ........... 326 |
| 8.4.3 | Orthopädietechnik ....................... 305 | 8.13.6 | Karpaltunnelsyndrom ................... 326 |
| | | 8.13.7 | Morbus Dupuytren ...................... 326 |
| 8.5 | **Angeborene Knochenerkrankungen** ...... 306 | 8.13.8 | Sonstige Erkrankungen der oberen Extremität ...... 327 |
| 8.5.1 | Dysmelien ................................ 306 | | |
| 8.5.2 | Osteogenesis imperfecta ................. 307 | 8.14 | **Erkrankungen des Beckens und der unteren Extremität** ...... 327 |
| 8.6 | **Systemische Knochen- und Gelenkerkrankungen** ........ 307 | 8.14.1 | Angeborene Hüftdysplasie .............. 327 |
| 8.6.1 | Osteoporose ............................. 307 | 8.14.2 | Coxa vara und Coxa valga ............... 329 |
| 8.6.2 | Morbus Paget ............................ 309 | 8.14.3 | Epiphyseolysis capitis femoris ........... 329 |
| 8.6.3 | Osteomalazie ............................ 309 | 8.14.4 | Morbus Perthes .......................... 329 |
| | | 8.14.5 | Idiopathische Hüftkopfnekrose des Erwachsenen ...... 329 |
| 8.7 | **Knochentumoren** ....................... 309 | 8.14.6 | Coxitis fugax ............................. 330 |
| 8.7.1 | Primäre Knochentumoren ............... 309 | 8.14.7 | Koxarthrose ............................. 330 |
| 8.7.2 | Ausgewählte gutartige Knochentumoren ... 310 | 8.14.8 | Genu varum und Genu valgum .......... 333 |
| 8.7.3 | Ausgewählte bösartige Knochentumoren ... 310 | 8.14.9 | Gonarthrose ............................. 333 |
| 8.7.4 | Knochenmetastasen ..................... 310 | 8.14.10 | Meniskuserkrankungen ................. 334 |
| | | 8.14.11 | Femoropatellares Schmerzsyndrom ..... 335 |
| 8.8 | **Arthrosen** ............................... 311 | | |

# 8 Pflege von Menschen mit orthopädischen Erkrankungen

8.14.12 Osteochondrosis dissecans ........... 336
8.14.13 Morbus Osgood-Schlatter ........... 336
8.14.14 Fersensporn ........................ 337
8.14.15 Angeborener Klumpfuß .............. 337
8.14.16 Hallux valgus ....................... 337
8.14.17 Hammer- und Krallenzehen .......... 339
8.14.18 Weitere Fußdeformitäten ............ 339

Literatur und Kontaktadressen ............ 341

> **Orthopädie** (griech. orthos = *gerade/richtig* und paideia = *Erziehung*): Medizinisches Fachgebiet, das sich mit der Entstehung, Verhütung, Erkennung und Behandlung angeborener sowie erworbener Form- oder Funktionsfehler des Bewegungsapparates und der Rehabilitation des Patienten befasst.

Die Grundprinzipien in der **Orthopädie** beruhen auf physikalischen Gesetzen, die im menschlichen Organismus gelten. Eine Erkrankung des Bewegungs- und Haltungsapparats darf nicht örtlich isoliert gesehen werden. Ein bewegungseingeschränktes Gelenk wirkt sich meist auch auf die Nachbargelenke aus. Durch die Schmerzen kommt es zusätzlich zu einer Fehlhaltung mit Muskelverspannungen. Durch die dauerhafte muskuläre Verspannung ergeben sich Probleme an den Sehnenansätzen, Bändern und Kapseln. Die Komplexität der Biomechanik zeigt, wie wichtig die ganzheitliche Behandlung von orthopädischen Krankheitsbildern ist, um einen langfristigen Therapieerfolg zu erzielen.

Die Behandlungsmöglichkeiten in der Orthopädie bestehen aus operativen und konservativen Verfahren. Zu den häufigen orthopädischen Operationen zählen Prothesenimplantationen (z. B. bei Hüft- und Kniegelenksarthrose), Umstellungsosteotomien (z. B. bei X-, O-Bein oder Hallux valgus) und Wirbelsäulenoperationen (z. B. bei Bandscheibenvorfall oder Skoliose). Das Gebiet der konservativen Orthopädie reicht sehr weit – von physikalischen bis zu medikamentösen Therapien.

## 8.1 Pflege in der Orthopädie

Da orthopädische Krankheitsbilder immer mehr oder weniger stark die Bewegungsfähigkeit des Patienten einschränken, liegt der entscheidende Aspekt der orthopädischen Pflege im Bereich der Mobilitätserhaltung und -förderung. Neben medizinischen Kenntnissen benötigen Pflegende in der Orthopädie spezifisches Wissen zu
- Lagerungen
- Mobilisationstechniken und Bewegungsübungen
- Verbänden und Hartverbänden
- Physikalischen Anwendungen, z. B. Wärme, Kälte, Elektrotherapie
- Orthopädietechnischen Versorgungen, z. B. Prothesen, Orthesen, Korsetts, Schienenapparaten, Einlagen
- Orthopädischen Hilfsmitteln, z. B. Unterarmgehstützen, Greifhilfen, Rollstühlen.

In der Orthopädie arbeiten Pflegende häufig mit anderen Berufsgruppen (z. B. Physiotherapeuten [➤ Abb. 8.1], Ergotherapeuten, Orthopädietechnikern) zusammen. Das verlangt Kooperationsbereitschaft von allen Beteiligten. Pflegende sind meist für die Organisation der Zusammenarbeit dieser Berufsgruppen verantwortlich.

### 8.1.1 Betroffene Menschen

Orthopädische Patienten können in der Bewegungsfähigkeit nur leicht eingeschränkt oder ganz und gar auf Hilfsmittel oder die Hilfe anderer angewiesen sein. Häufig sind ein selbstständiges Leben oder eine Berufstätigkeit nicht oder nur eingeschränkt möglich. Hinzu kommt, dass ein Großteil der Erkrankungen Schmerzen verursacht, die nicht selten chronisch sind. Das ist z. B. bei allen degenerativen Erkrankungen der Fall. Schmerzen reduzieren zusätzlich die Lebensqualität und werden häufig zum „Lebensinhalt" des Betroffenen. Folgen von chronischen Schmerzen können sein: Appetit- und Schlaflosigkeit, Depression, soziale Isolation und Berufsunfähigkeit.

#### Altersgruppen

Orthopädische Erkrankungen können bei Menschen jeden Alters vorkommen. Angeborene Gliedmaßendefekte und Fehlbildungen betreffen Patienten schon im Kindesalter. Durch Operationen lassen sich viele dieser Fehlbildungen gut korrigieren. Auch orthopädietechnische Versorgungen wirken ausgleichend. Knochentumoren und -metastasen kommen ebenfalls bei Menschen jeden Alters vor. Die Häufigkeit von degenerativen Erkrankungen der Gelenke und der Wirbelsäule steigt mit zunehmendem Alter.

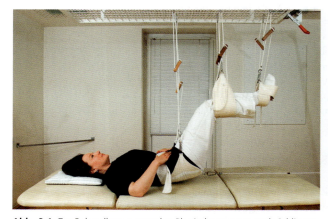

**Abb. 8.1** Zur Behandlung verwenden Physiotherapeuten auch Schlingentische. Die Vorrichtung hebt die Wirkung der Schwerkraft auf und ermöglicht so besonders schonende Bewegungen. [K115]

## 8.1.2 Prävention

Eine Primärprävention von orthopädischen Erkrankungen ist nur bedingt möglich. Gesundheitsbewusstes Verhalten in der Schwangerschaft und die Vermeidung von erbgutschädigenden Noxen, z. B. Drogen, Alkohol, Nikotin und Medikamente, sind wesentliche Maßnahmen der Prävention.

Ein Ziel der Vorsorgeuntersuchungen im Kindesalter (*U-Untersuchungen*) ist auch, Erkrankungen am Bewegungsapparat frühzeitig festzustellen. Durch Ultraschallkontrollen während der Schwangerschaft werden ausgedehnte Gliedmaßen- oder Wirbelsäulendefekte meist früh erkannt. Die körperliche Untersuchung nach der Geburt durch einen Kinderarzt hat auch das Ziel, Miss- und Fehlbildungen bzw. Geburtsverletzungen festzustellen. Die wohl bekannteste Untersuchung ist die Ultraschalluntersuchung der Hüfte zum Zeitpunkt der U 3, um eine angeborene Hüftdysplasie zu diagnostizieren (> 8.14.1).

In Deutschland ist für Neugeborene eine Rachitisprophylaxe empfohlen. Ab dem 5. Lebenstag sollen die Kinder während eines Jahres täglich eine Tablette Vitamin D 500 I. E. mit ¼ mg Fluorid (zur Kariesprophylaxe) erhalten. Kinder, die im Herbst und Winter geboren wurden, sollen das Vitamin D bis ins übernächste Frühjahr bekommen.

Im Erwachsenenalter spielt die Prävention von verschleißbedingten Erkrankungen am Bewegungsapparat eine große Rolle. Es ist u. a. die Aufgabe der Berufsgenossenschaften, durch konkrete Vorgaben in der Arbeitssicherheit die Gesundheit von Arbeitnehmern in besonders gefährdeten Bereichen zu schützen.

## 8.1.3 Rehabilitation

Die Hauptaufgabe der Pflegenden liegt im Bereich der medizinischen Rehabilitation. Rehabilitative Pflege wird nach den Grundsätzen der „aktivierenden Pflege" und der „Hilfe zur Selbsthilfe" durchgeführt. Dabei ist wichtig, dass alle Pflegenden zu jeder Zeit nach rehabilitativen Gesichtspunkten arbeiten.

Der Expertenstandard „Entlassungsmanagement in der Pflege" verleiht der Pflege zusätzlich eine entscheidende Rolle im Rehabilitationsprozess, nämlich durch die Verantwortung für die Organisation eines „individuellen Entlassungsmanagements zur Sicherung einer kontinuierlichen bedarfsgerechten Versorgung". Damit soll verhindert werden, dass Patienten mit einem poststationären Pflege- und Unterstützungsbedarf einen Versorgungseinbruch erleben. [1]

## 8.1.4 Patientenberatung

Patienten in der Orthopädie benötigen Beratung, Anleitung und Förderung der Mobilität. Da Bewegung oft ganz neu gelernt werden muss bzw. in der ersten postoperativen Phase nach spezifischen Prinzipien erfolgt, ist es wichtig, dass Pflegende ihnen den Sinn aller Maßnahmen sowie das praktische Vorgehen sorgfältig erläutern.

Alle degenerativen und chronischen Erkrankungen sind mehr oder weniger stark durch die Lebensweise des Betroffenen beeinflusst. Pflegende informieren über Risikofaktoren und erklären, wie durch eine Änderung der Lebensführung die Krankheit gelindert bzw. die medizinische Therapie unterstützt werden kann. Ggf. ziehen sie weitere Berufsgruppen hinzu, z. B. Diätassistenten.

## 8.1.5 Beobachten, Beurteilen und Intervenieren

### Bewegung

**Beobachten**
- **Haltung.** Nimmt der Patient eine Schonhaltung ein oder liegt ein Haltungsfehler vor?
- **Gangbild.** Ist es z. B. hinkend (etwa bei Hüftgelenkserkrankungen) oder schleppend (etwa bei Peronaeusläsionen)?
- **Beweglichkeit.** Sind alle Gelenke in ihren Bewegungsgraden beweglich? Sind die Bewegungen geschmeidig?
- **Schmerzen,** v. a. bei Bewegung.

**Lagerung**
Bei der **Lagerung** ist zu beachten:
- Spezielle Lagerungen so präzise wie möglich durchführen
- Patienten in physiologischer Mittelstellung lagern, sofern es die Gelenke des Patienten erlauben und keine anders lautende Arztanordnung vorliegt
- Lagerung und Umlagerung immer mit dem Patienten abstimmen
- Bei Schmerzen rechtzeitig vor dem Umlagern Analgetika verabreichen (Arztanordnung)
- Patienten auffordern, nicht ruhig gestellte Gelenke so oft wie möglich eigenständig zu bewegen
- Bei dementen oder „schwierigen" Patienten die Lagerung häufiger kontrollieren.

**Mobilisation**
*Postoperative Mobilisation* > 4.5.7

Mit der **Mobilisation** wird so früh wie möglich begonnen. Sie beugt nicht nur Komplikationen, z. B. Pneumonien, Dekubiti oder Kontrakturen vor, sondern kann auch die Motivation und das Selbstwertgefühl des Patienten steigern, wenn er dadurch Fortschritte zu mehr Selbstständigkeit erzielt. Wann und wie ein Patient mobilisiert werden darf, entscheidet der Arzt.

### Haut

Orthopädische Patienten benötigen häufig Hilfe bei der Körperpflege und beim Anziehen, v. a. bei Erkrankungen und Operationen an den oberen Extremitäten und der Wirbelsäule. Aber auch nach Operationen an der Hüfte und den Beinen sind v. a. ältere Menschen oft nicht in der Lage, Beine, Gesäß und

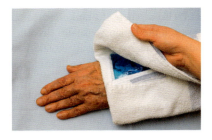

Abb. 8.2 Kühlung (hier mit einem Gelkissen) beschleunigt nach Verletzungen die Abschwellung des Gewebes. [K115]

Rücken selbst zu waschen. Die Pflegenden unterstützen die Patienten unter Berücksichtigung der Ressourcen.

### Ernährung

Übergewicht belastet die Gelenke und gilt auch als eine Ursache für Arthrose. Übergewichtige Patienten werden auf die Notwendigkeit einer Gewichtsreduktion hingewiesen, ggf. stellen Pflegende den Kontakt zu einer Diätberatung her.

### Schmerzen

Viele orthopädische Patienten leiden unter Schmerzen. Manche Rheuma-, Arthrose- oder Bandscheibenpatienten haben deshalb schon eine lange Behandlungsgeschichte hinter sich. Wichtigstes Prinzip im Umgang mit Schmerzpatienten ist, dass Schmerzen immer subjektiv empfunden werden. Der Vergleich mit einem anderen Menschen ist unzulässig. Auch müssen Schmerzen umgehend und bestmöglich gelindert werden.

Die Pflegenden schätzen die aktuelle Schmerzsituation systematisch bei der Aufnahme ein und wiederholen die Kontrollen in individuell festgelegten Abständen. Sie benutzen dafür geeignete Skalen und beachten, dass die Selbsteinschätzung des Patienten immer vor der Fremdeinschätzung rangiert. Sie beurteilen beim Schmerz die Intensität, die Lokalisation, die Qualität, die Schmerzdauer, das zeitliche Verlaufsmuster, verstärkende und lindernde Faktoren sowie die Auswirkungen auf das Alltagsleben. [4]

Die Pflegenden sprechen den Arzt auf eine adäquate Schmerzbehandlung an.

Bei akuten und entzündlichen Geschehen können Kälteanwendungen Schmerzen lindern (➤ Abb. 8.2). Wärme wirkt durchblutungsfördernd und muskelentspannend und wirkt gut bei chronischen Krankheitsgeschehen.

## 8.1.6 Perioperative Pflege in der Orthopädie

*Pflege vor, während und nach Operationen* ➤ *Kap. 4*

### Präoperative Pflege

**Aufnahme des Patienten**
Die Pflegenden achten bei der Zimmerbelegung darauf, dass Patienten mit septischen Wunden nicht mit Patienten zusammen liegen, die eine aseptische Wunde haben bzw. zur Operation kommen.

**Einüben postoperativer Fähigkeiten**
V. a. nach Operationen an der unteren Extremität sind postoperativ oft über eine längere Zeit Unterarmgehstützen oder andere Hilfsmittel zum Gehen notwendig. Lässt es die Schmerzsituation präoperativ zu, üben Pflegende oder Physiotherapeuten den Umgang mit Gehhilfen und die Mobilisation im Bett oder aus dem Bett schon vor der Operation.

**Körperreinigung und Haarentfernung**
Sie erfolgt nach hausinternen Standards. Da Patienten v. a. nach großen orthopädischen Operationen eine ganze Weile nicht duschen können, sollte ihnen das präoperativ noch einmal ermöglicht werden (➤ Abb. 8.3).

**Nahrungsabbau und Darmreinigung, Ausscheidung**
Orthopädische Patienten bleiben am Operationstag nüchtern. Ggf. werden nach Klinikstandard Abführmaßnahmen durchgeführt. Vor Operationen an Hüfte oder Wirbelsäule kann das Legen eines transurethralen Blasenverweilkatheters sinnvoll sein, da die Benutzung einer Bettschüssel und die häufige Mobilisation in den ersten Tagen schmerzhaft sind.

**Thrombembolieprophylaxe**
Nach Arztanordnung verabreichen die Pflegenden schon am Operationsmorgen Heparin s. c. Sie ziehen dem Patienten medizinische Thromboseprophylaxestrümpfe an, die sie vorher ausgemessen haben. Ein zu operierendes Bein bleibt selbstverständlich ohne Strumpf. Nach der Operation führen die Pflegenden die Maßnahmen der Thromboseprophylaxe (➤ 4.1.7) konsequent durch.

### Postoperative Pflege

**Überwachung**
Die Pflegenden führen die postoperative Überwachung nach Klinikstandard durch (➤ 4.5.5). Sie legen einen besonderen Überwachungsschwerpunkt auf den Wundverband und die Drainagen. Ist ein Hartverband angelegt worden, führen sie die Kontrollen auf Durchblutung, Motorik und Sensibilität durch (Gipskontrolle ➤ 3.2.1). Wird eine Extremität auf einer Schiene gelagert, achten die Pflegenden auf die korrekte Position und die Vermeidung von Druckstellen.

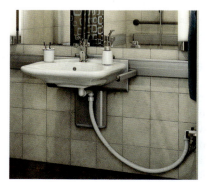

Abb. 8.3 Höhenverstellbares Waschbecken. Über den Handgriff rechts neben dem Becken kann der Rollstuhlfahrer die Höhe einstellen. [V309]

## 8.2 Hauptbeschwerden und Leitsymptome

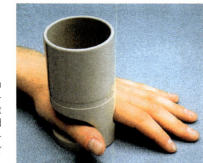

**Abb. 8.4** Für Patienten mit Rheuma und Querschnittslähmungen steht eine Reihe von Ess- und Trinkhilfen zur Verfügung. Hier ein spezieller Trinkbecher … [V143]

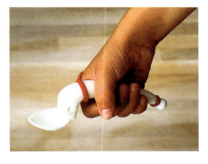

**Abb. 8.5** … und hier ein Löffelgriff. [V458]

### Kostaufbau
*Postoperativer Kostaufbau* ➤ 4.5.8
Abhängig von der Art der Narkose darf der Patient meist schon am Operationstag wieder essen (➤ Abb. 8.4, ➤ Abb. 8.5).

### Schmerztherapie
*Postoperative Schmerztherapie* ➤ 4.5.9
Orthopädische Operationen bedingen oft starke Schmerzen, v. a. wenn am Knochen operiert oder ein Gelenk ersetzt wurde. Eine adäquate und ausreichende Schmerztherapie ist auch deshalb wichtig, weil die Patienten schnell mobilisiert werden sollen.

Nach großen Operationen, z. B. Umstellungsosteotomie, Knie-TEP, erhalten die Patienten in vielen Kliniken eine PCA-Pumpe, mit der sie die Schmerzmittelzufuhr selbst steuern können. Weitere Maßnahmen im Rahmen der Schmerzprophylaxe und -therapie sind Lagerungen, Mobilisationstechniken und die intermittierende Kryotherapie mit Cold-Packs oder Eis.

### Transfusionen und Infusionstherapie
*Verfahren zur Vermeidung von Fremdblut* ➤ 4.5.11
*Infusionstherapie und parenterale Ernährung* ➤ 4.5.12
V. a. bei Operationen an der Hüfte und der unteren Extremität kann es zu einem erheblichen Blutverlust kommen. Hat der Patient vor der Operation Eigenblut gespendet, erhält er bei Bedarf diese Konserven.

Das Infusionsprogramm beschränkt sich meist auf Elektrolytlösungen, ggf. werden auch Plasmaersatzlösungen infundiert. Der venöse Zugang wird belassen, so lange der Patient Schmerzmittel i. v. benötigt.

### Drainagen, Verbandswechsel, Fäden ziehen
*Pflegerische Maßnahmen bei liegenden Drainagen* ➤ 4.5.14
*Verbandswechsel bei Operationswunden* ➤ 4.5.15
*Entfernung von Nahtmaterial* ➤ 4.5.16
Die Patienten haben meist eine oder mehrere Redon-Drainagen. Diese werden, je nach Fördermenge, etwa am 3. postoperativen Tag entfernt.

Der erste Verbandswechsel wird vom Arzt am 2. oder 3. postoperativen Tag durchgeführt, danach von den Pflegenden täglich oder zweitägig.

Fäden werden, je nach Alter des Patienten und operierter Körperregion, am 7.–12. postoperativen Tag gezogen. Bei starker Wundspannung, z. B. wenn die Naht über einem Gelenk liegt, entfernt der Arzt zunächst Teilfäden (➤ 4.5.16). Bei Amputationswunden oder Intrakutannähten (➤ 4.4.7) werden die Fäden oft länger belassen.

## 8.2 Hauptbeschwerden und Leitsymptome bei orthopädischen Erkrankungen

### 8.2.1 Schmerzen, Schwellung und Bewegungseinschränkung

**Schmerzen, Schwellung** und **Bewegungseinschränkung** sind wesentliche Leitsymptome in der Orthopädie. Sie stehen in enger Wechselbeziehung und können nicht getrennt voneinander betrachtet werden.

> Werden Gelenke längere Zeit wenig oder gar nicht bewegt (etwa bei Ruhigstellung, schmerzbedingter Schonhaltung oder lähmungsbedingtem Muskelungleichgewicht), droht die dauerhafte Verkürzung von Muskeln, Sehnen und Bändern mit der Folge einer bleibenden **Kontraktur** (*Gelenkversteifung*).
> Die **Prophylaxe von Kontrakturen** fußt vor allem auf der korrekten Lagerung und Umlagerung sowie regelmäßigen Bewegungsübungen.

### 8.2.2 Haltungsfehler

> **Haltungsfehler:** Pathologische Krümmung der Wirbelsäule nach lateral (*Skoliose*, ➤ 8.12.3), ventral (*Lordose*) oder dorsal (*Kyphose*). Im Vergleich zum **Haltungsschaden** meist durch Muskeltraining voll ausgleichbar.

Hauptursache für **Haltungsfehler** (➤ Abb. 8.6) sind eine mangelhafte Gewohnheitshaltung oder eine Schwäche der Rücken- und Bauchmuskulatur, v. a. in Zeiten raschen Skelettwachstums. Das Ausmaß ist sehr variabel und wird von vielen Faktoren, z. B. Alter, Psyche, Muskulatur und Skelettform beeinflusst.

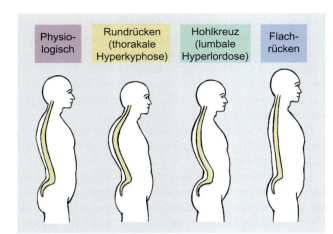

**Abb. 8.6** Physiologische Haltung und Haltungsfehler in der Sagittalebene. [L190]

### Einteilung der Haltungsfehler

Es werden drei **Haltungsfehler** unterschieden:
- **Rundrücken** (*thorakale Hyperkyphose*)
- **Hohlkreuz** (*lumbale Hyperlordose*)
- **Flachrücken.**

Haltungsfehler können auch kombiniert auftreten, z. B. als hohlrunder Rücken (*Kypho-Lordose*).

Pathologische Krümmungen der Wirbelsäule nach lateral sind in der Frontalebene erkennbar und werden als **skoliotische Fehlhaltung** (*rückbildungsfähige Skoliose*) bezeichnet.

### Behandlung

Als Therapie kommen Sport, v. a. regelmäßiges Schwimmen, Haltungsturnen oder Physiotherapie in Betracht. Bei schweren Haltungsfehlern sollen täglich physiotherapeutische Übungen durchgeführt werden.

## 8.2.3 Hinken

**Hinken:** Störung von Rhythmus und Symmetrie des Gangbildes.

Der gesunde Mensch hat ein gleichmäßiges, symmetrisches Gangbild. Eine der häufigsten Gangstörungen ist das **Hinken**.

### Verkürzungshinken

Bei größeren Beinlängendifferenzen (> 8.2.4) oder Beugekontrakturen des Hüft- oder Kniegelenks kommt es zum **Verkürzungshinken**. Der Körper des Patienten senkt sich dabei zum verkürzten Bein.

### Schonhinken

Das **Schonhinken** ist durch Schmerzen bedingt und wird deshalb auch als *Schmerzhinken* bezeichnet. Häufig berühren die Patienten den Boden zuerst mit den Zehen, anstatt mit den Fersen.

### Hüfthinken

Beim Gesunden steht das Becken während des Einbeinstandes waagerecht. Bei einer Insuffizienz der Hüftabduktoren, etwa durch Muskellähmung oder Hüftgelenksluxation, ist dies nicht mehr möglich: Steht der Patient auf dem Bein der erkrankten Seite, kippt das Becken zur gesunden Seite (*Trendelenburg-Zeichen*). Kompensatorisch neigt der Patient den Rumpf zur erkrankten Seite (*Duchenne-Zeichen*). Beim Gehen resultiert ein watschelndes Gangbild, das als **Hüfthinken** (*Insuffizienzhinken*) bezeichnet wird.

## 8.2.4 Beinlängendifferenz

**Beinlängendifferenz** (*BLD*): Angeborener oder erworbener Längenunterschied der Beine. Etwa 75 % der Bevölkerung sind betroffen. Funktionell bedeutsam ab einer Beinlängendifferenz von 1–2 cm beim Erwachsenen.

### Krankheitsentstehung und Einteilung

Unterschieden wird die **funktionelle** (*scheinbare*) **Beinverkürzung**, etwa bei einer Kontraktur, von der **reellen** (*echten*) **Beinverkürzung,** die anatomisch bedingt ist.

Häufige Ursachen erworbener Beinlängendifferenzen sind z. B. fehlverheilte Frakturen oder Epiphysenschädigungen während des Wachstums (> 7.5.1).

### Symptome, Befund und Diagnostik

Geringe Beinlängendifferenzen bleiben häufig unbemerkt. Größere Differenzen zeigen sich durch Hinken (*Verkürzungshinken,* > 8.2.3) sowie Wirbelsäulen- und Hüftbeschwerden im Erwachsenenalter, die Folge der abnormen Statik sind. Die Diagnose wird durch die Beinlängenmessung und Röntgenaufnahmen gestellt.

**Beinlängenmessung**
Für die Messung der Beinlänge gilt, dass auch bei genauem Vorgehen ein Messfehler von ± 1 cm möglich ist:
- **Direkte Messung.** Der Patient liegt in Rückenlage auf der Untersuchungsliege. Mit einem Maßband wird die Entfernung zwischen Spina iliaca anterior superior und Außenknöchel gemessen
- **Indirekte Messung.** Der Patient steht aufrecht, der Untersucher schiebt Brettchen unterschiedlicher Dicke unter das kürzere Bein, bis der Beckenschiefstand ausgeglichen ist.

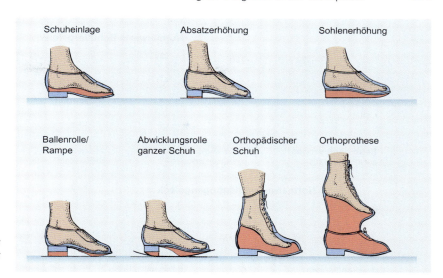

**Abb. 8.7** Schuhzurichtungen, orthopädischer Schuh und Orthoprothese zum Ausgleich einer Beinlängendifferenz. [L190]

### Behandlung

Empfohlen werden bei Beinverkürzungen (➤ Abb. 8.7):
- Bis 1,5 cm: Absatzerhöhung oder Einlage
- Von 1,5–3 cm: Kombinierte Zurichtungen am Konfektionsschuh (z. B. Absatz- oder Sohlenerhöhung, Einlage, Ballenrolle, evtl. Absatzerniedrigung der Gegenseite)
- Von 3–7 cm: orthopädischer Schuh
- Von 7–12 cm: orthopädischer Schuh mit Innenschuh
- Von mehr als 12 cm: Orthoprothese (*Etagenschuh*).

Ab einer Beinlängendifferenz von ca. 3 cm (abhängig von der Ursache und von Begleitstörungen) werden operative Maßnahmen erwogen, v. a. *Verlängerungsosteotomien* mittels *Distraktionsapparaten* (extremitätenverlängernde Eingriffe ➤ 8.4.2).

## 8.3 Der Weg zur Diagnose in der Orthopädie

### 8.3.1 Anamnese und körperliche Untersuchung

Bei der **Anamnese** fragt der Orthopäde nach den aktuellen Beschwerden des Patienten und nach dem Erfolg bisheriger Therapien. Bei der persönlichen Anamnese sind besonders frühere Unfälle (Spätfolgen?) und Tumoren von Bedeutung, bei der Sozialanamnese Arbeitshaltung und -belastung, bevorzugte Sportarten, Minderung der Erwerbstätigkeit und ob bereits ein Rentenantrag gestellt wurde.

Zu der **Untersuchung** gehören:
- **Inspektion.** Hier achtet der Orthopäde v. a. auf Haltung (➤ 8.2.2), Körperbau, Deformitäten, Muskelatrophien, Lähmungen, Bewegungsabläufe und Gangbild
- **Palpation.** Der Arzt ertastet z. B. Schmerzpunkte und Schwellungen, erfühlt Hauttemperatur, Muskeltonus und -verhärtungen und prüft, ob ein Gelenkerguss vorliegt oder ob sich ein Gelenk abnorm verschieben lässt
- **Funktionsprüfungen.** Dazu zählen z. B. die Messung des Finger-Boden-Abstands beim Vornüberbeugen und die Prüfungen, ob der Patient Kniebeugen machen, auf den Zehenspitzen stehen oder die Hände hinter dem Nacken und der Lendenwirbelsäule zusammenbringen kann (Nacken- und Rückengriff, ➤ Abb. 8.8)
- Prüfung der **Gelenkbeweglichkeit.** Der Untersucher misst die Bewegungsfähigkeit mit einem Winkelmesser (➤ Abb. 8.9)
- Prüfung der **Wirbelsäulenbeweglichkeit.** Ein Maß für die Gesamtbeweglichkeit ist der **Finger-Boden-Abstand** (*FBA*, ➤ Abb. 8.10)
- Orientierende **neurologische Untersuchung** und **Gefäßstatus.**

### 8.3.2 Bildgebende Diagnostik

Häufig werden zuerst **Röntgennativaufnahmen** angefertigt, meist in zwei Ebenen. Bei Extremitäten wird oft auch eine Aufnahme der nicht betroffenen Extremität angefertigt, da eine Unterscheidung zwischen harmlosen Normvarianten und pathologischen Befunden oft nur im Seitenvergleich möglich ist.

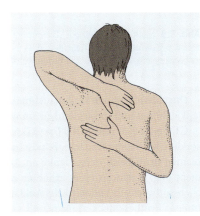

**Abb. 8.8** Beim Nacken- und Rückengriff wird überprüft, wie weit sich die Daumen im Schulterbereich nähern. Dadurch erhält der Arzt Auskunft über die Schulterbeweglichkeit. [L190]

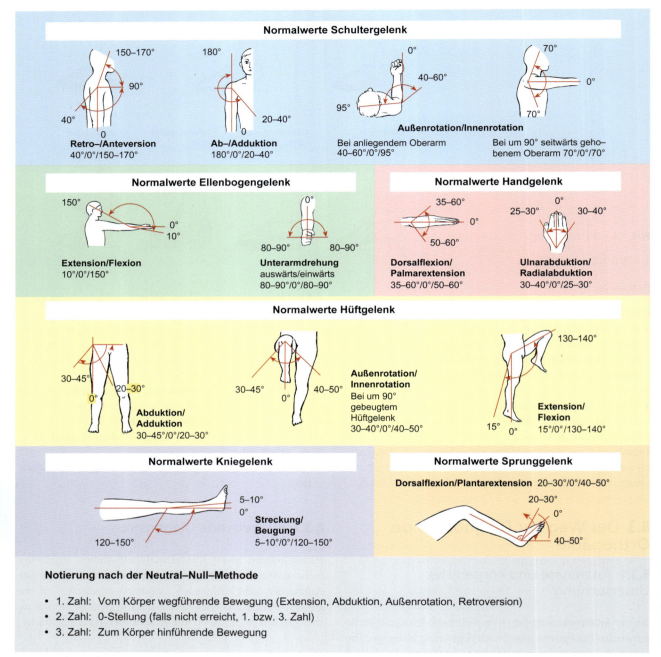

**Abb. 8.9** Neutral-Null-Methode. Die Beweglichkeit jedes Gelenks wird mit drei Gradzahlen, getrennt durch zwei Schrägstriche, angegeben. Für das Kniegelenk z. B. würde 0/0/100 bedeuten, dass es sich nicht über die Nullstellung hinaus strecken lässt und eine Beugung nur bis 100° möglich ist. Für das Ellenbogengelenk würde 0/10/130 bedeuten, dass es sich nicht völlig strecken lässt und eine Beugung nur bis 130° möglich ist. [L190]

**Durchleuchtungen** sind manchmal zur Beurteilung von Gelenkstabilität und -beweglichkeit sinnvoll.

**CT** (➤ 1.3.6) und **MRT** (➤ 1.3.6) ordnet der Arzt insbesondere bei Tumorverdacht, Bandscheibenprozessen und Problemen im Bereich der Gelenke an. Die **Knochenszintigrafie** dient dem Nachweis eines erhöhten oder verminderten Knochenstoffwechsels und wird zur Abklärung von Knocheninfektionen, Prothesenlockerungen und bösartigen Tumorerkrankungen eingesetzt.

Die **Sonografie** hat v. a. bei der Beurteilung von Weichteilen (z. B. Gelenkkapseln, Muskeln, Sehnen, Bänder) und bei Säuglingen zur Beurteilung des Hüftgelenks (kongenitale Hüftdysplasie, ➤ 8.14.1) Bedeutung.

Die Knochendichte zur Erfassung des Frakturrisikos bei Osteoporose lässt sich mit Hilfe der **Knochendensitometrie** (*Knochendichtemessung*) nachweisen (➤ 8.6.1).

## 8.4 Behandlungen bei orthopädischen Erkrankungen

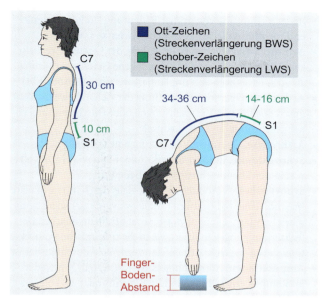

Abb. 8.10 Ott-Zeichen, Schober-Zeichen und Finger-Boden-Abstand. [L190]

### 8.4 Behandlungen bei orthopädischen Erkrankungen

#### 8.4.1 Konservative Therapieverfahren

*Extensionsbehandlung* ➤ 7.5.4

#### Lagerung

Die **Lagerung** des Patienten bzw. eines Körperabschnitts kann den Heilungsverlauf positiv beeinflussen. Lagerungen dienen der Ruhigstellung und sollen die Schmerzsituation verbessern. So gehen Entzündungen und Ergüsse in Gelenken zurück, wenn die Extremität ruhig gestellt und hoch gelagert wird.

#### Verbände

*Gips- und Kunststoffverbände* ➤ 3.2.1
*Schienenverbände* ➤ 3.2.2
*Spezielle Verbände* ➤ 3.3.3

**Verbände** dienen der therapeutischen Ruhigstellung eines Körperabschnitts, um den Heilungsprozess zu fördern.

#### Quengelverband

Die langsame Aufdehnung von Gelenkkontrakturen kann mit Hilfe von **Quengelverbänden** erreicht werden. Dazu werden Kunststoff- oder Gipsschienen distal und proximal des betroffenen Gelenks angebracht, die mit einem mechanischen Scharniergelenk miteinander verbunden sind (➤ Abb. 8.11). Am Scharniergelenk wird der Winkel eingestellt in Richtung Flexion (*Beugung*) oder Extension (*Streckung*) und allmählich gesteigert. Dadurch entsteht ein Dauerzug auf das Gelenk, der die Fehlstellung korrigiert.

#### Redression

Mit der **Redression** korrigiert der Arzt Deformierungen, indem er die betroffene Muskulatur lockert, dann die Gelenke vorsichtig in die normale Stellung bringt und sie anschließend mittels Schiene oder Gipsverband fixiert (*Retention*, ➤ 7.5.3). Insbesondere bei der Behandlung von Klumpfüßen erfolgt die Redression oft schrittweise (*Etappen-Redression*).

#### Stoßwellentherapie

*ESWL* ➤ 12.5.3

Die von den Urologen seit vielen Jahren eingesetzte **Stoßwellentherapie** (➤ Abb. 8.12) hat sich in den vergangenen Jahren auch in der Orthopädie bewährt. Die elektrisch erzeugten, hochenergetischen Stoßwellen wirken schmerzlindernd.

#### Physiotherapie

Die **Physiotherapie** ist in der Orthopädie ein wesentlicher Bestandteil von Prophylaxe, Behandlung und Rehabilitation und wird bei vielen orthopädischen Erkrankungen verordnet.

### 8.4.2 Operative Therapieverfahren

*Extensionsbehandlung* ➤ 7.5.4
*Osteosynthese* ➤ 7.5.6

Viele orthopädische Erkrankungen lassen sich nur durch eine oder mehrere Operationen langfristig bessern oder heilen. Oft stehen verschiedene Operationsverfahren zur Verfügung, und

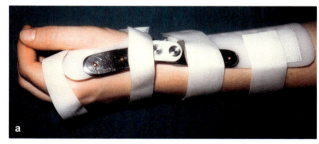

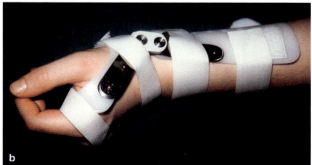

Abb. 8.11 Handquengelschiene a) in Palmarflexion, b) in Dorsalextension. [M161]

# 8 Pflege von Menschen mit orthopädischen Erkrankungen

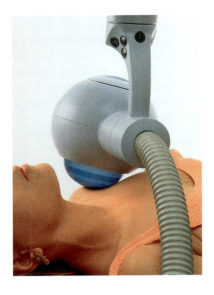

**Abb. 8.12** Stoßwellentherapie bei Supraspinatussehnensyndrom der linken Schulter (➤ 8.13.1). [V137]

es muss für jeden Einzelfall genau überlegt werden, welche Methode für den Patienten die beste Lösung darstellt.

## Operationsmethoden

- **Knochenresektion.** Knochentumoren oder krankhafte Knochenvorsprünge (z. B. Fersensporn) können eine Resektion, d. h. die operative Entfernung des kranken oder überschüssigen Gewebes erfordern
- **Osteotomie.** Operative Durchtrennung des Knochens. Hierdurch können Knochen gegeneinander verschoben bzw. aufgeklappt werden, wodurch eine Änderung der knöchernen Achsstellung entsteht
- **Verlängerungsosteotomien.** Extremitätenverlängernde Eingriffe, die vorwiegend bei Beinlängendifferenz (➤ 8.2.4) durchgeführt werden (➤ Abb. 8.13)
- **Osteosynthese.** (➤ 7.5.6) Zusammenführung und Stabilisierung von Knochenfragmenten sowohl nach iatrogener Knochendurchtrennung, etwa im Rahmen einer Umstellungsosteotomie, als auch nach (unfallbedingten) Frakturen
- **Endoprothese.** Ersatz erkrankten oder zerstörten Gewebes durch Fremdmaterial, das in den Körper eingebracht wird.

In der Orthopädie von großer Bedeutung sind die **Gelenkendoprothesen,** also „künstliche" Gelenke (➤ 8.8)

- **Arthroplastik.** Operative Herstellung der Gelenkbeweglichkeit. Dabei können sowohl körpereigene Gewebe verwendet, als auch Endoprothesen implantiert werden (➤ Abb. 8.14)
- **Arthrolyse.** Operative Herstellung der Gelenkbeweglichkeit durch Lösung von Verwachsungen oder Durchtrennung einer geschrumpften Gelenkkapsel
- **Arthrodese.** Operative Versteifung eines Gelenks
- **Synovektomie.** Entfernung erkrankter Synovialis. Dies ist v. a. in der Rheumachirurgie von Bedeutung
- **Synoviorthese.** Verödung der Synovialis durch intraartikuläre Injektion einer radioaktiven (*Radiosynoviorthese*) oder chemischen Substanz. Die Synoviorthese ist bei rheumatischen Gelenkserkrankungen indiziert, wenn die chirurgische Synovektomie, etwa wegen Kontraindikationen, nicht durchführbar ist
- **Amputationen.** Abtrennung eines Körperteils. Entweder im Rahmen eines chirurgischen Eingriffs oder als Folge eines Unfalls (*traumatische Amputation,* ➤ 7.6).

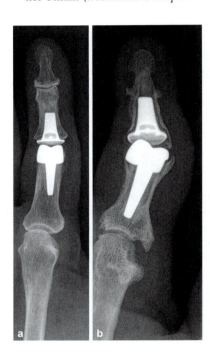

**Abb. 8.14** Arthroplastik des Zeigefingermittelgelenks, hier durch Implantation von Endoprothesen bei einem Rheumatiker. [F426]

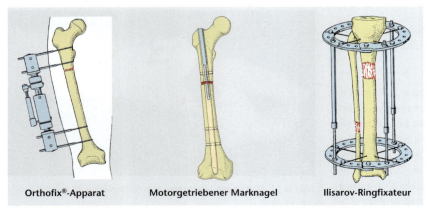

**Abb. 8.13** Distraktionsapparate zur Verlängerungsosteotomie. [L190]

## 8.4.3 Orthopädietechnik

**Orthopädietechniker** versorgen konservativ oder operativ behandelte Patienten mit orthopädischen Hilfsmitteln, die sie selbst herstellen und individuell anpassen.

### Hilfsmittel

> **Hilfsmittel:** Körperersatzstücke, orthopädische oder andere Geräte zum Ausgleich oder zur Vorbeugung einer Behinderung oder zur Sicherung einer Heilbehandlung (Definition der gesetzlichen Sozialversicherung).

Zu den **Hilfsmitteln** gehören z. B. Gehhilfen (Prothesen, Orthesen, Gehstöcke, Gehwagen) und Rollstühle.

Das Hilfsmittel wird vom Arzt verordnet. Die Verordnung wird zusammen mit einem Kostenvoranschlag des Leistungserbringers, z. B. des Sanitätshauses, an die Krankenkasse gerichtet. Diese genehmigt das Hilfsmittel oder auch nicht. Ist ein Hilfsmittel nur für einen befristeten Zeitraum erforderlich, kann es auch ausgeliehen werden.

### Orthesen

> **Orthese:** Hilfsmittel zum Ausgleich fehlender Funktionen des Bewegungsapparates.

**Orthesen** haben als äußere Kraftträger zahlreiche Funktionen (➤ Abb. 8.15):
- **Stützung,** z. B. Abstützung des Fußlängsgewölbes durch eine Einlage
- **Fixation,** z. B. der Wirbelsäule nach einer Operation durch Anpassung eines Stützmieders (➤ Abb. 8.16)
- **Stabilisierung,** z. B. der unteren Extremität durch **Lähmungsapparate** (*teilfixierende Schienen*) oder der Wirbelsäule durch Korsetts (➤ Abb. 8.16)
- **Redression,** d. h. Korrektur einer Deformierung, z. B. einer Skoliose (➤ 8.12.3) durch ein Korsett oder eines Klumpfußes (➤ 8.14.14) durch Redressionsschienen
- **Entlastung,** z. B. des Kniegelenks bei Arthrose oder Kreuzbandläsion durch eine Kniegelenksorthese (➤ Abb. 8.15b)

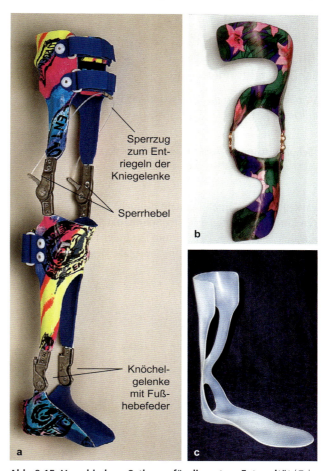

Abb. 8.15 Verschiedene Orthesen für die untere Extremität (© by Otto Bock HC). [V164, M161] **a)** Lähmungsapparat mit sperrbarem Kniegelenk; **b)** Kniegelenksorthese; **c)** Peronaeusschiene.

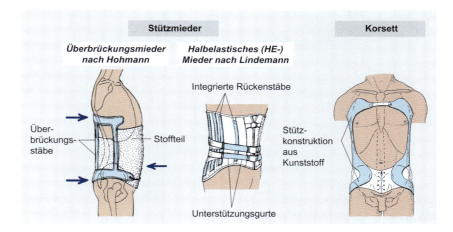

Abb. 8.16 Stützmieder und Korsett. [L190]

oder des Hüftgelenks bei Morbus Perthes durch einen Thomassplint, der am Tuber ischiadicum ansetzt und das gesamte Bein entlastet
- **Mobilisierung**, z. B. bei einer Peronaeusläsion mit Fußheberschwäche oder -ausfall und Steppergang durch eine Peronaeus-Orthese, z. B. die Peronaeusschiene (➤ Abb. 8.15c)
- **Längenausgleich** bei Beinlängendifferenz.

### Schuhzurichtungen

*Schuhzurichtungen und orthopädische Schuhe bei Beinlängendifferenz ➤ 8.2.4*

> **Schuhzurichtung:** Modifikation am Konfektionsschuh bei orthopädischen Erkrankungen.

Patienten, die Konfektionsschuhe nicht beschwerdefrei tragen können, benötigen häufig **Schuhzurichtungen**. Sie passen den Schuh dem Fuß an und verändern die Stellung des Fußes im Schuh, sodass eine normale Bewegung möglich wird (➤ Abb. 8.7).

Schuhzurichtungen sind wesentlich preiswerter als **orthopädische Maßschuhe**.

## 8.5 Angeborene Knochenerkrankungen

### 8.5.1 Dysmelien

> **Dysmelie:** Fehlbildungen der Extremitäten.
> **Fehlbildung:** Angeborene Anomalie mit funktioneller und sozialer Bedeutung, die durch eine Störung in der pränatalen Entwicklung bedingt ist. Häufigkeit ca. 2–5 % aller Neugeborenen.

Vermutlich haben die Mehrzahl der **Dysmelien** (➤ Abb. 8.17) endogene Faktoren, seltener sind exogene Schädigungen (z. B. Röntgenstrahlen, Medikamente).

Die Klassifikation der Dysmelien ist nicht einheitlich. Unterschieden werden meist **Plusbildungen** (*Überschussvarianten*), z. B. überzählige Finger (*Polydaktylie*) und **Minusbildungen** (*Mangelvarianten*). Nach dem klinischen und anatomischen Befund werden die Minusbildungen in **transversale Defekte** („Amputationen") und **longitudinale Defekte** (*Ektromelien*, „verstümmelte" Gliedmaßen) unterteilt (➤ Abb. 8.18).

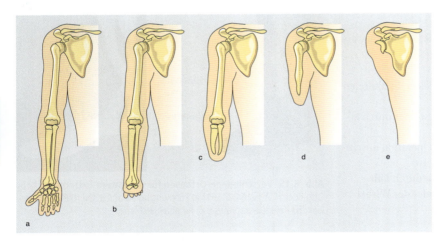

Abb. 8.17 Skelettveränderungen aufgrund von Dysmelien am Arm in unterschiedlicher Ausprägung. [L106] **a)** Brachydaktylie; **b)** Brachydaktylie; **c)** Peromelie; **d)** Peromelie; **e)** Amelie.

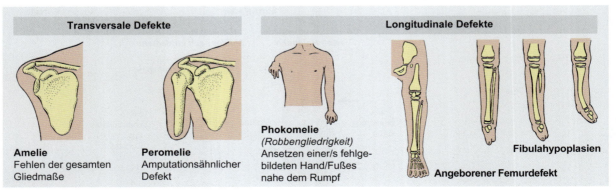

Abb. 8.18 Einteilung der Gliedmaßenfehlbildungen. [L190]

## 8.5.2 Osteogenesis imperfecta

**Osteogenesis imperfecta** (*Glasknochenkrankheit*): Erblich bedingte Gruppe von Erkrankungen mit dem Leitsymptom einer erhöhten Knochenbrüchigkeit. In Deutschland leben 4.000–6.000 Erkrankte.

Infolge eines genetischen Defekts ist die Kollagensynthese bei Patienten mit **Osteogenesis imperfecta** gestört, was zu einer erhöhten Knochenbrüchigkeit führt.

Die Typen I–IV unterscheiden sich in ihrem Ausprägungsgrad und in ihren Begleitstörungen (z. B. Zahndefekte, Blaufärbung der Skleren). In schwersten Fällen erleiden die Kinder bereits bei der Geburt zahlreiche Spontanfrakturen und Deformierungen und sterben kurze Zeit später. In leichten Fällen besteht eine mäßig ausgeprägte Frakturneigung, die nach der Pubertät nachlässt. Die operative Therapie besteht in der Geradestellung und Stabilisierung der deformierten Knochen, z. B. mittels *Teleskopnägeln*, die während des Wachstums bis zu einem gewissen Grad mit dem Knochen wachsen. Eine kausale Therapie der Osteogenesis imperfecta ist nicht möglich.

## 8.6 Systemische Knochen- und Gelenkerkrankungen

### 8.6.1 Osteoporose

**Osteoporose:** Generalisierte Knochenerkrankung mit Verminderung der Knochenmasse und erhöhtem Frakturrisiko. Mit ca. 8 Mio. Osteoporosepatienten eine in Deutschland häufige Erkrankung. Die WHO hat die Osteoporose zu den zehn bedeutendsten Erkrankungen dieses Jahrhunderts erklärt.

Die sozialen Folgen der **Osteoporose** sind enorm (> Abb. 8.19). Jede dritte Frau ab dem 60. Lebensjahr und jeder 5. Mann ab dem 50. Lebensjahr ist betroffen. Schätzungsweise 70.000 Schenkelhalsfrakturen (> 7.11.7) sind jährlich in Deutschland Folge der Osteoporose. Viele der meist älteren Patienten bleiben in ihrer körperlichen Beweglichkeit eingeschränkt oder sogar dauerhaft pflegebedürftig.
Die zwei häufigsten Formen der Osteoporose sind:
- Osteoporose der Frau in und nach den Wechseljahren (*postmenopausale Osteoporose*)
- Osteoporose des Mannes ab dem 60. Lebensjahr.

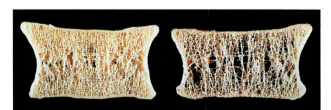

**Abb. 8.19** Makroskopisches Präparat zweier Wirbelkörper. Links Normalbefund, rechts deutlicher Abbau der Knochenbälkchen bei Osteoporose. [O136]

Weitere Formen der Osteoporose:
- Folge medikamentöser Therapien
- Folge anderer Krankheiten
- Folge von Operationen (z. B. Transplantationsosteoporose)
- Osteoporose bei Kindern.

### Krankheitsentstehung und Risikofaktoren

Die Ursachen für eine Osteoporose:
- Gesteigerte Aktivität der Osteoklasten (*Knochenabbauzellen*)
- Verminderte Aktivität der Osteoblasten (*Knochenaufbauzellen*)
- Verminderte Aktivität des Knochenstoffwechsels.

Nach der Menopause und den damit verbundenen Veränderungen im Hormonhaushalt steigt bei Frauen der Verlust der Knochenmasse auf bis zu 4–5 % jährlich, sodass es bis zum 70. Lebensjahr zu einem Verlust von bis zu 40 % kommen kann. Beim Mann beträgt der Verlust in diesem Zeitraum etwa 12 %. [1]
Die Risikofaktoren sind zu unterscheiden in:
- **Nicht beeinflussbare Risiken**
  - **Vererbung.** 80 % der Knochendichte sind durch Vererbung vorgegeben
  - **Rasse.** Europäer und Nordamerikaner weisen die niedrigste Knochenmasse auf
  - **Geschlecht und Alter.** Ab dem 40. Lebensjahr nimmt die Knochenmasse physiologischerweise ab. Frauen haben nach der Menopause ein deutlich erhöhtes Risiko für eine Osteoporose
  - **Knochenbruch.** Bei einem bereits bestehenden Wirbelkörperbruch steigt das Risiko für einen weiteren Bruch um das Fünffache
  - **Schwangerschaft** und **Stillzeit.** Beim Stillen werden täglich ca. 500 mg Kalzium in die Muttermilch abgegeben. Der vorübergehende Rückgang der Knochendichte wird nach der Stillzeit wieder ausgeglichen
- **Beeinflussbare Risiken**
  - **Bewegungsmangel.** Bewegung regt den Knochenstoffwechsel an. Bettlägerigkeit führt schon innerhalb kurzer Zeit zu einem erheblichen Verlust der Knochenmasse
  - **Ernährung, Untergewicht.** Bei zu niedriger Kalziumaufnahme durch die Nahrung wird Kalzium aus den Knochen abgebaut
  - **Alkohol.** Bei Alkoholabusus besteht ein fünf- bis zehnfach erhöhtes Knochenbruchrisiko.
  - **Nikotin.** Hemmt die Osteoblasten und mindert die Durchblutung der Knochen
  - **Medikamente.** Zahlreiche Medikamente beeinflussen den Knochenstoffwechsel negativ, z. B. Kortison, Antibiotika, Antikonvulsiva, Chemotherapeutika, Immunsuppressiva, aluminiumhaltige Antazida, Antihypertonika, Antidepressiva, Diuretika, Heparin, Schilddrüsenhormone
  - **Erkrankungen,** z. B. rheumatoide Arthritis, Gastrektomie, Morbus Crohn, Colitis ulcerosa, Hyperthyreose, chronische Niereninsuffizienz, Organtransplantationen, Diabetes mellitus Typ-I.

## Symptome und Befund

Viele Osteoporose-Erkrankte sind beschwerdefrei, sie weisen aber trotzdem typische Krankheitszeichen auf: Abnahme der Körpergröße, nach vorn gebeugte Haltung, Verlagerung des Körperschwerpunktes nach vorn „Witwenbuckel"/Rundrücken, Osteoporose-„Bäuchlein", untere Rippen berühren den Beckenknochen, die Arme sind im Vergleich zum Oberkörper zu lang. Auch Rückenschmerzen durch die Wirbelsäulenverformung sind möglich.

Typische Frakturen, die durch Osteoporose verursacht werden sind: Oberschenkelhalsbruch, Wirbelkörperbruch der Brustwirbelsäule oder am Übergang der Brust- zur Lendenwirbelsäule, Bruch des handgelenknahen Unterarms, Bruch des Oberarms in der Nähe des Schultergelenks, Rippenbruch, Beckenbruch/Sitzbeinbruch.

## Diagnostik und Differentialdiagnose

Die Diagnose der manifesten Osteoporose wird durch Röntgennativaufnahmen gestellt (➤ Abb. 8.20). Sie zeigt eine verminderte Knochendichte sowie Wirbelkörperdeformierung. Allerdings ist eine Osteoporose in der normalen Röntgenaufnahme erst ab einem Knochendichteverlust von ca. 30 % erkennbar, sie eignet sich deshalb nicht zur Früherkennung.

Hierzu ist eine Knochendichtemessung (*Knochendensitometrie*) erforderlich, die für Risikopatienten empfohlen wird.

Der Abgrenzung zur **Osteomalazie** (*zu weicher Knochen mit Verbiegungstendenz, meist durch Störung des Vitamin-D-Stoffwechsels,* ➤ 8.6.3), zu Knochentumoren und anderen Gelenkerkrankungen dienen Blutuntersuchungen (v. a. Bestimmung von Kalzium, Phosphat, alkalischer Phosphatase und Parathormon), Skelettszintigrafie (➤ 1.3.6), CT und MRT.

> Bis vor wenigen Jahren wurde die Osteoporose als schicksalhafte Krankheit älterer Frauen betrachtet. Inzwischen kann sie mithilfe einer klaren Risikoanalyse bereits frühzeitig erkannt und gut behandelt werden. [1]

## Behandlung

Es stehen verschiedene Medikamente zur Verfügung: Bisphosphonate, selektive Östrogen-Rezeptor-Modulatoren (SERM), Parathormon und Strontiumranelat. Diese wirken mittels unterschiedlicher Mechanismen und sollen die Knochenbildung fördern und den Knochenabbau hemmen. Die gängigste Therapie ist die Gabe von Vitamin D/Kalzium/Biphosphonaten mit stufenweise Beginn der Therapie, abhängig von Klinik und Knochendichte. [3]

Bei einer klinisch manifesten Osteoporose ist eine medikamentöse Schmerzbekämpfung, z. B. mit NSAR (z. B. Voltaren®), oft nicht zu umgehen. Physikalische Maßnahmen (z. B. Massagen, warme Bäder), physiotherapeutische Übungen und das Anpassen eines Mieders bei Wirbelkörperdeformierungen und Frakturen sind weitere Maßnahmen.

Die sehr häufigen osteoporosebedingten Schenkelhalsfrakturen werden in der Regel operativ versorgt (➤ 7.11.7), während Wirbelsäulenfrakturen meist konservativ behandelt werden.

## Pflege und Patientenberatung

- **Ernährung.** Eine ausgewogene „knochenfreundliche" Ernährung ist eine wichtige Säule. „Kalziumräuber" sind: Kaffee, Zucker, Salz, Alkohol, große Eiweißmengen, Phosphate (in Fleisch- und Wurstwaren), Fette, Oxalsäure (in Rote Bete, Rhabarber, Spinat, Nüssen, Kakao). Kalzium steht an erster Stelle für die Knochendichte und Stabilität. 1.500 mg sollten täglich aufgenommen werden. Als Richtwert gilt: 1 l Milch enthält 1.200 mg Kalzium. Gute Kalziumquellen sind neben Milch auch (Hart-)Käse, grüne Gemüsesorten, Mohn, Sesam, Feigen und kalziumreiche Mineralwässer
- **Muskelkraft und Koordination.** Eine regelmäßige körperliche Betätigung erhält die Muskelkraft und fördert die Koordination. Bewegung ist außerdem wichtig für den Knochenaufbau. Pflegende stellen diese Tatsachen den Betroffenen deutlich dar. Körperliche Aktivitäten machen v. a. in der Gruppe Spaß. Viele Sportvereine, Fitnessstudios und

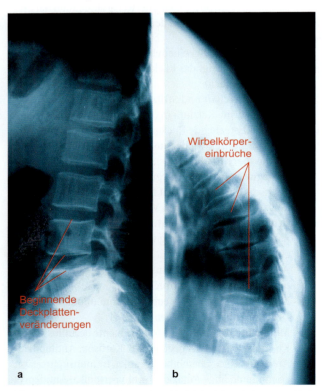

**Abb. 8.20** Osteoporose der Lendenwirbelsäule **(a)** und der Brustwirbelsäule **(b)** in der seitlichen Röntgenaufnahme. Die Wirbelkörper erscheinen zart und durchsichtig; in der Brustwirbelsäule sind sie so porös, dass sie teilweise in sich zusammengestürzt sind. [T170]

physiotherapeutische Praxen bieten inzwischen Osteoporosegruppen an [2]
- **Sturzprophylaxe.** Ab dem 70. Lebensjahr wird eine jährliche Sturzanamnese empfohlen, bei der die Sturzrisikofaktoren identifiziert werden. *Umgebungsbedingte Risikofaktoren* sind z. B. ungeeignete Schuhe, schlechte Beleuchtung, mangelnde Haltemöglichkeiten, lose Möbel, kleinteilige Teppiche, unbekannte Räume [5]
- Anleitung zu knochenschonendem **Aufstehen aus dem Bett.** Das Aufstehen über die Seitenlage vermindert Schmerzen im Rücken
- Beratung zu **rückenschonendem Heben** von Lasten
- Information über **Selbsthilfegruppen.**

### Prognose

Ist die Osteoporose einmal vorhanden, lässt sich der Knochen nur noch unvollständig aufbauen.

## 8.6.2 Morbus Paget

> **Morbus Paget** (*Osteodystrophia deformans*): Lokalisierte Knochenerkrankung mit übermäßigem Knochenumbau und dadurch bedingter mechanischer Minderwertigkeit des Knochens. Betrifft Männer häufiger als Frauen, Altersgipfel bei ca. 60 Jahren.

### Symptome, Befund und Diagnostik

Häufiges Symptom des **Morbus Paget** sind aufgrund der bevorzugten Lokalisation in Becken und LWS ziehende Schmerzen in diesem Bereich, die oft als „rheumatisch" oder „ischiasbedingt" angesehen werden. Bei Befall des Schädels kann es sein, dass der Patient darüber klagt, dass ihm seine Hüte wegen des zunehmenden Schädelumfangs nicht mehr passen. Manchmal treten kompressionsbedingt neurologische Krankheitszeichen auf, z. B. Hirndrucksymptome (> 7.7.2). In fortgeschrittenen Stadien sind die Knochen teils erheblich deformiert („Säbelscheidentibia" mit Verbiegung der Tibia nach vorn), und es treten pathologische Knochenfrakturen auf. Ca. ein Drittel aller Betroffenen sind aber beschwerdefrei.

Die Röntgenaufnahme zeigt einen charakteristischen grobsträhnigen Knochenumbau. Die Knochenszintigrafie deckt asymptomatische Krankheitsherde auf. Ein wichtiger Laborparameter für die Krankheitsaktivität ist die erhöhte alkalische Phosphatase.

### Behandlung

Die medikamentöse Behandlung besteht in der Gabe von Kalzitonin (z. B. Karil®) und Biphosphonaten (z. B. Diphos®) zur Hemmung des Knochenabbaus. Physikalische Therapiemaßnahmen und die Anpassung von Orthesen oder Korsetts können die Schmerzen des Patienten lindern und Deformierungen hinauszögern.

## 8.6.3 Osteomalazie

> **Osteomalazie** (*Knochenerweichung*): Knochenmineralisationsstörung bei Erwachsenen. Die Knochen verlieren dadurch an Festigkeit und werden deformiert.

### Krankheitsentstehung

Häufigste Ursache ist ein Mangel an Vitamin $D_3$ durch zu geringe UV-Bestrahlung oder nicht ausreichende Vitamin-D-Zufuhr mit der Nahrung. Beim wachsenden Skelett wird hierdurch die **Rachitis** verursacht. Weitere Ursachen sind mangelhafte Vitamin-D-Metabolisierung bei Resorptionsstörungen im Darm sowie Nieren- oder Lebererkrankungen.

### Symptome und Befund

Generalisierte Knochenschmerzen, Muskelschwäche mit rascher Ermüdung und Gehstörungen. Allmählich treten Deformierungen an den belasteten Knochen auf (z. B. Kyphose der Wirbelsäule, O-Beine, X-Beine).

### Diagnostik

Die Nativröntgenaufnahmen zeigen unscharfe Konturen und fleckförmige Entkalkungen. Typisch sind **Pseudofrakturen,** schleichende Frakturen (*Looser-Umbauzonen*) an Stellen starker Belastung sowie **Fischwirbel-** und **Keilwirbeldeformierungen** der Wirbelsäule.

### Behandlung

Beim reinen Vitamin D-Mangel: Substitution mit 400–500 IE Vit. $D_3$/tgl., bei Malabsorption sind höhere Dosen erforderlich. Indikationen zur Korrekturosteotomie ergeben sich bei Beinachsenfehlstellungen.

## 8.7 Knochentumoren

### 8.7.1 Primäre Knochentumoren

> **Primäre Knochentumoren:** Insgesamt seltene Tumoren, die vom Knochengewebe ausgehen (ca. 1 % aller Tumoren). Häufiger gut- als bösartig.

Das klinische Bild bei **Knochentumoren** ist oft uncharakteristisch. Im Vordergrund stehen Schwellungen des Knochens bzw. der Extremität, (lokale) Schmerzen, Bewegungseinschränkungen und Spontanfrakturen. Viele Tumoren bereiten keine Beschwerden und werden zufällig entdeckt.

Erste diagnostische Maßnahme bei Verdacht auf einen Knochentumor ist die Röntgennativaufnahme. Meist sind weitere Untersuchungen erforderlich, um zu klären, ob der

Tumor gut- oder bösartig ist. Es folgen die Röntgenaufnahme des Thorax (Lungenmetastasen?), Sonografie sowohl der erkrankten Region als auch des Abdomens (Metastasen?), Knochenszintigrafie (> 8.3.2), CT und häufig auch MRT (Tumorlokalisation und -ausbreitung?) sowie ggf. Angiografie (> 9.3.4). Letzter und entscheidender Schritt in der Diagnostik ist die Biopsie, die fast immer die endgültige Diagnose liefert.

Die optimale Therapie maligner Tumoren ist von der Histologie und Ausdehnung des Tumors abhängig. Operation, Strahlen- und Chemotherapie kommen als Behandlungsschema einzeln oder in Kombination in Frage.

### 8.7.2 Ausgewählte gutartige Knochentumoren

#### Exostose

Häufigster Knochen„tumor" ist die **solitäre Exostose** (*Osteochondrom*). Sie entwickelt sich aus versprengten Ossifikationskeimen der Epiphysenfuge bevorzugt an Knie und Oberarm und ist eher eine Wachstumsstörung als ein Tumor im Sinne einer Gewebeneubildung.

Meist bleibt die solitäre Exostose symptomlos und wird nur zufällig diagnostiziert. Eine operative Entfernung ist nur bei Beschwerden, Kompression von Nerven oder Gefäßen sowie raschem Wachstum erforderlich. Eine maligne Entartung ist äußerst selten.

**Multiple kartilaginäre** (*knorpelige*) **Exostosen** (*Exostosenkrankheit, Osteochondromatose*) führen in der Regel zu deutlicheren Symptomen, z. B. Genu valgum (> 8.14.8). Die Entartungsgefahr ist höher als bei der solitären Exostose.

#### Enchondrom

Das **Enchondrom** (*Chondrom*) besteht aus Knorpelgewebe und macht ca. 10 % der gutartigen Knochentumoren aus. Die meisten Patienten haben keine Beschwerden. Sichtbare Auftreibungen an Händen und Füßen sowie Spontanfrakturen sind aber möglich. Therapie der Wahl ist meist die Kürettage mit anschließender Spongiosaauffüllung des Defekts. Insbesondere bei stammnaher Lokalisation besteht Entartungsgefahr zum *Chondrosarkom* (> 8.7.3).

#### Juvenile Knochenzyste

Die **juvenile Knochenzyste** (*solitäre Knochenzyste*) gehört zu den tumorähnlichen Knochenläsionen und tritt bevorzugt bei 10–15-Jährigen auf. Sie ist meist am proximalen Oberarm oder Oberschenkel lokalisiert und wird häufig erst nach Auftreten einer Spontanfraktur diagnostiziert. Die operative Behandlung besteht meist in einer Kürettage mit Spongiosaauffüllung.

### 8.7.3 Ausgewählte bösartige Knochentumoren

#### Osteosarkom

Das **Osteosarkom** ist der häufigste primäre bösartige Knochentumor und zeichnet sich durch aggressives Wachstum mit teils schweren Knochen- und Gelenkschäden aus. Es metastasiert frühzeitig in die Lunge; zum Zeitpunkt der Diagnosestellung haben bereits etwa 20 % der Patienten Metastasen. Der Altersgipfel liegt um die Pubertät, das männliche Geschlecht ist häufiger betroffen. Bevorzugte Lokalisation sind die langen Röhrenknochen (kniegelenksnaher Bereich und proximaler Humerus).

Die Therapie beginnt mit einer mehrwöchigen Chemotherapie, um den Tumor präoperativ zu verkleinern (*Downstaging*) und eine Verbesserung der Operabilität zu erzielen. Darauf folgt die Operation.

#### Ewing-Sarkom

Beim **Ewing-Sarkom** handelt es sich um den zweithäufigsten primären bösartigen Knochentumor. Es ist hochmaligne und zeigt auf dem Röntgenbild mottenfraßartige Knochendestruktionen. Der betroffene Knochen kann zu starken Schmerzen führen und weist in manchen Fällen eine Schwellung, Rötung oder Überwärmung auf. Bei ca. 25 % der Patienten sind zum Zeitpunkt der Diagnose bereits Fernmetastasen (Lunge und Knochen) nachweisbar. Der Altersgipfel liegt zwischen dem 10.–15. Lebensjahr. Hauptlokalisation sind die untere Extremität, Becken, Humerus und Rippen.

Das Behandlungskonzept sieht für die meisten Patienten eine prä- und postoperative Chemotherapie, eine Operation mit vollständiger Tumorentfernung und eine Strahlentherapie vor. Die Langzeitüberlebensrate liegt bei Behandlung vor Metastasenbildung bei ca. 50–60 %.

#### Chondrosarkom

Das **Chondrosarkom** ist ein bösartiger Knochentumor, dessen Zellen Knorpelsubstanz bilden. Da der Tumor langsam wächst und lange Zeit symptomlos bleiben kann, ist die Anamnese durchschnittlich länger als beim Osteosarkom oder Ewing-Sarkom. Außerdem tritt es im Gegensatz zu Osteosarkom und Ewing-Sarkom im höheren Alter auf (4.–7. Lebensjahrzehnt). Hauptlokalisation sind Becken und proximaler Femur sowie Schultergürtel und proximaler Humerus.

Die Behandlung besteht in einer radikalen Entfernung des Tumors. Chemo- und Strahlentherapie sind wirkungslos. Gelingt der Eingriff, liegt die Langzeitüberlebensrate bei ca. 80 %.

### 8.7.4 Knochenmetastasen

**Knochenmetastasen:** Durch Metastasenbildung entstandene, sekundäre Knochenmalignome. Sie sind die häufigsten Knochentumoren.

Prinzipiell können alle bösartigen Tumoren **Knochenmetastasen** bilden. Besonders oft aber metastasieren Mamma-, Prostata-, Lungen-, Nieren- und Schilddrüsenkarzinome in das Skelett. Häufigster Sitz der Metastasen ist die Wirbelsäule. Knochenmetastasen können **osteoblastisch** (*knochenbildend*), **osteolytisch** (*knochenauflösend*) oder als Mischformen in Erscheinung treten.

### Symptome und Befund

- **Schmerzen,** die bei noch unbekanntem Primärtumor oft als „rheumatisch" oder „ischiasbedingt" gedeutet werden
- **Neurologische Ausfälle** durch Kompression z. B. der Spinalnervenwurzeln bei *osteoblastischen Metastasen*
- **Spontanfrakturen,** insbesondere bei *osteolytischen Metastasen*. Diese können im Bereich der Wirbelsäule durch Zusammenbruch des Wirbelkörpers mit nachfolgender Kompression des Rückenmarks zu neurologischen Ausfällen bis zum Querschnittssyndrom (➤ 7.8.2) führen.

### Behandlung

Therapieziel bei Knochenmetastasen sind v. a. die Beschwerdelinderung und Komplikationsvermeidung. Ein kuratives Behandlungsziel ist die Ausnahme. Je nach zu Grunde liegendem Tumor und Allgemeinzustand des Patienten gelangen Strahlen-, Hormon- oder Chemotherapie, aber auch operative Maßnahmen zur Knochen- bzw. Frakturstabilisierung (z. B. Verbundosteosynthese, ➤ 7.5.6; Endoprothese, ➤ 8.4.2) zur Anwendung.

## 8.8 Arthrosen

*Koxarthrose* ➤ 8.14.7
*Gonarthrose* ➤ 8.14.9

> **Arthrose** (*Arthrosis deformans*): Schmerzhafte, degenerative Gelenkerkrankung mit Zerstörung des Gelenkknorpels und Entzündung der Innenschicht der Gelenkkapsel, die zur völligen Einsteifung eines Gelenks führen kann. Bei älteren Menschen sind v. a. die Hüft- und Kniegelenke betroffen (*Kox-* bzw. *Gonarthrose*).

### Krankheitsentstehung

Bei der häufigeren **primären** (*idiopathischen*) **Arthrose** ist die Ursache nicht bekannt. Die **sekundäre Arthrose** ist Folge angeborener oder erworbener Deformierungen und daraus resultierender unphysiologischer Gelenkbelastung (z. B. bei angeborener Hüftdysplasie, ➤ 8.14.1; X- oder O-Beinen, ➤ 8.14.8). Ist die Arthrose Folge einer Verletzung (z. B. einer fehlverheilten Fraktur), spricht man von einer **posttraumatischen Arthrose.**

Begünstigende Faktoren sind v. a. Übergewicht, extreme Sportarten, z. B. Marathonlauf, sowie Schwerstarbeit.

### Symptome und Befund

Anfangs fällt dem Patienten ein Steifegefühl an den befallenen Gelenken auf. Es folgen Schmerzen *zu Beginn* einer Belastung (*Anlaufschmerz,* „eingerostete Gelenke"), die sich über einen *ständigen* Belastungsschmerz zum *Dauerschmerz* auch in Ruhe und während der Nacht steigern.

Besonders eindrücklich ist das klinische Bild bei einer **aktivierten Arthrose,** bei der es durch vermehrten Anfall von Knorpelabriebprodukten z. B. durch Überanstrengung zu einer entzündlichen Reizung der Synovialis kommt: Das betroffene Gelenk ist durch einen Erguss geschwollen und entzündlich überwärmt, der Patient hat starke Schmerzen (➤ Abb. 8.21).

### Diagnostik und Differentialdiagnose

Das Röntgenbild zeigt typische Veränderungen:

- **Gelenkspaltverschmälerung** durch den Verlust des Gelenkknorpels in der Tragzone des Gelenks
- **Osteophyten.** Dabei handelt es sich um eine Knochenneubildung – bei der Arthrose in Form von *Randzacken* – in den nicht beanspruchten Randzonen des Gelenks. Die Phyten sind ein Versuch des Gelenks, die Oberfläche zu vergrößern und die Druckverteilung im Gelenk zu verbessern. Au-

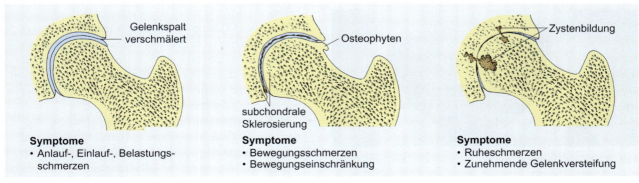

**Abb. 8.21** Typische Veränderungen und Symptome bei fortschreitender Arthrose am Beispiel des Hüftgelenks. [L190]

ßerdem können dadurch etwaige Instabilitäten behoben werden
- **Subchondrale Sklerosierung** und **Zystenbildung** an der Stelle des größten Drucks.

### Behandlung

Zunächst werden konservative Therapiemaßnahmen eingesetzt. Medikamentös sind dies vor allem *NSAR*, z. B. Voltaren®, Imbun® oder Felden® (➤ Tab. 4.4) oder COX-2-Hemmer (z. B. Celebrex®, Cave: kardiales Risiko) zur Schmerzlinderung und Entzündungshemmung.

Bei fortgeschrittener Arthrose (➤ Abb. 8.22) der unteren Extremität kann eine orthetische Versorgung hilfreich sein, die das betroffene Gelenk entlastet, z. B. eine Kniegelenksorthese (➤ 8.4.3) bei Gonarthrose.

In sehr schweren Fällen ist eine Operation notwendig. Dabei kommen **gelenkerhaltende Operationen**, z. B. Umstellungsosteotomien zur Korrektur von Gelenkfehlstellungen, **Gelenkplastiken** mit Ersatz der zerstörten Gelenkfläche durch körpereigenes Gewebe (*autologe Chondrozytentransplantation*), **Gelenkendoprothesen** oder in sehr seltenen Fällen **Arthrodesen** zur Anwendung.

### Pflege und Patientenberatung

- **Regelmäßige Bewegung.** Sie ist Voraussetzung, damit die Knorpel mit Nährstoffen versorgt und die Gelenke nicht steifer werden. Außerdem kräftigt sie die Muskulatur, die dann die Gelenke besser stützen kann. Bewegung kontrolliert das Körpergewicht und verbessert das Lebensgefühl. Geeignet sind belastungsarme Bewegungsformen wie Gymnastik, Radfahren, Schwimmen, Gehen oder Walking, Tanzen, Skilanglauf, Inlineskaten, Krafttraining mit isokinetischen Geräten. Ungeeignet sind Sportarten, bei denen es zu abrupten Bewegungen, Drehbewegungen und Stopps kommt. Das Benutzen von Gehstöcken ist zu empfehlen, da sie die Gelenke entlasten. Das Gehen auf weichen Böden ist besser als auf harten. Auch Gummieinlegesohlen oder Luftpolstersohlen machen das Gehen angenehmer. Ggf. können auch speziell angefertigte Absätze (z. B. Pufferabsätze) oder Abrollhilfen (➤ Abb. 8.7) zur Belastungsregulierung sinnvoll sein
- **Körperliche Schonung** nur bei akuten Entzündungen oder starken Schmerzzuständen
- **Gewichtskontrolle, Gewichtsreduktion.** Der Zusammenhang zwischen Übergewicht und Arthrose ist nachgewiesen. Jedes Kilogramm Gewicht, das der Patient abnimmt, entlastet seine Hüft- und Kniegelenke
- **Ernährung.** Es gibt keine Arthrosediät. Die Ernährungsforschung hat festgestellt, dass viel Fleisch, v. a. Schweinefleisch, Gelenkentzündungen fördert, während der Verzehr von Gemüse sie hemmt. Längerfristiger Verzehr von 10 g Gelatine täglich kann die Belastbarkeit und Stabilität des Knorpels verbessern [6]
- **Umgang mit Schmerzen.** Es wird immer wieder Phasen geben, in denen die Schmerzen stärker sind. Hier ist die medikamentöse Behandlung besonders wichtig. In dieser Zeit brauchen die Gelenke mehr Phasen der Regeneration und Erholung. Der Betroffene soll den Tag so organisieren, dass er immer wieder Ruhepausen hat. Eine positive Grundeinstellung und Entspannungstechniken, z. B. Autogenes Training, Tai Chi, Muskelentspannung nach Jacobson oder Medikation helfen, mit den Schmerzen besser umzugehen
- **Wärme- und Kälteanwendungen.** Wärmeanwendungen sind bei Schmerzen aufgrund steifer Gelenke oder muskulärer Verspannungen geeignet. Kälte reduziert die Beschwerden in einer akuten Phase. Letztlich entscheidet der Patient, was ihm wann gut tut. Auch Massagen oder Elektrotherapie werden oft als wohltuend erlebt
- **Gute Körperhaltung.** Eine korrekte Körperhaltung trägt dazu bei, die Gelenke zu schonen. Aufrechtes Stehen und Sitzen, richtiges Bücken, Heben und Tragen schützen vor weiterer Schädigung durch Fehlhaltung und Überlastung
- **Selbsthilfegruppen.** Das Gespräch in der Gruppe, der Erfahrungsaustausch mit anderen Betroffenen und das ge-

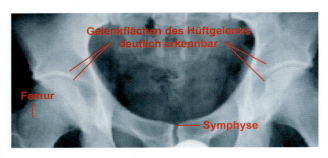
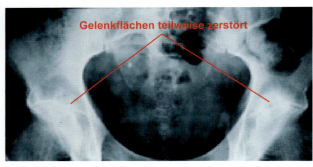
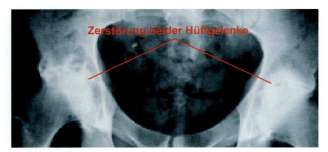

**Abb. 8.22** Diese Röntgenaufnahmen dokumentieren den Verlauf einer primären Koxarthrose über drei Jahre. Die fortschreitende Zerstörung der Hüftgelenke sowie die zunehmende Verschmälerung des Gelenkspaltes sind deutlich zu erkennen. [M114]

meinsame Ergreifen bestimmter Maßnahmen, z. B. regelmäßiges Bewegungstraining, helfen im Umgang mit der chronischen Erkrankung. [6]

## 8.9 Rheumatoide Arthritis

> **Rheumatoide Arthritis** (auch *chronische Polyarthritis*): Die häufigste rheumatische Erkrankung. Sie ist durch eine chronische Entzündung der Synovialis von Gelenken, Sehnenscheiden und Schleimbeutel gekennzeichnet. Der Verlauf ist schubweise progredient und führt zu tumorähnlicher Proliferation der Synovialis und Zerstörung der Gelenke. Frauen sind im Verhältnis 3 : 1 häufiger betroffen als Männer.
> **Rheuma:** Sammelbegriff für zahlreiche entzündliche, degenerative artikuläre und extraartikuläre Erkrankungen des Stütz- und Bewegungsapparats. Die Abgrenzung zur Arthrose ist fließend.

### Symptome und Befund

Morgensteifigkeit vor allem der kleinen Gelenke, im Prodromalstadium häufig Schwitzen und Ermüdbarkeit, später symmetrische Schwellungen der Gelenke an Händen und Füßen. Die rheumatoide Arthritis verläuft in vier Stadien:
- **Exsudation** mit Gelenkergussbildung
- **Proliferation** der Synovialis, tumorähnliches Wachstum
- **Destruktion** von Gelenkknorpel und Ligamenten
- **Degeneration** ist der Endzustand. Man spricht auch von „ausgebrannter Polyarthritis", da jetzt keine Entzündungsschübe mehr auftreten. Die befallenen Gelenke können einsteifen, aber auch hypermobil und subluxiert sein.

Charakteristische klinische Erscheinungsbilder sind die ulnare Deviation der Finger in den Grundgelenken, Knopfloch- und Schwanenhalsdeformität der Finger (➤ Abb. 8.23). An den Füßen entwickelt sich ein Spreizfuß mit Hallux-valgus-Bildung, Hammer- und Krallenzehen. Am Kniegelenk entwickelt sich häufig eine Valgusdeformität infolge Bandinstabilität.

### Diagnostik

In den Röntgenaufnahmen finden sich initial typische Knochenusuren (*umschriebener Gewebeverlust am Knochen*) am Ansatz der Synovialis am Knochen, später die typischen Deformierungen. Laborchemisch lassen sich erhöhte Entzündungsparameter (BSG, Alpha-2- und γ-Globuline) nachweisen. Rheumafaktoren können positiv sein. Auch die Zusammensetzung kann Hinweise auf ein rheumatisches Geschehen liefern.

### Behandlung

Die Behandlung ist abhängig von der Erkrankungsphase und zielt in den Entzündungsphasen auf die Unterdrückung der Entzündungsreaktion durch NSAR, Glukokortikoide und Basistherapeutika (Chloroquin, Immunsuppressiva). In fortgeschrittenen Stadien chirurgische Synovektomie oder Synovioorthese. Sind die Gelenke stark degeneriert, empfiehlt sich der Gelenkersatz. Begleitend sind in allen Stadien Physio-, Ergo- und Balneotherapie empfohlen.

### Pflege

> Zentrales Problem der meisten Rheumapatienten ist die schmerzhaft eingeschränkte Beweglichkeit, die alle Lebensbereiche beeinflusst. Aufgrund der Chronizität der Erkrankung ist das Hauptziel, die Beweglichkeit und damit die Selbstständigkeit des Betroffenen durch eine aktivierende Pflege zu erhalten.

**Situation des Patienten**

Patienten mit Rheuma leiden immer wieder unter akuten Schüben, die häufig mit einer Verschlechterung ihrer körperlichen Verfassung einhergehen. Sie leiden unter der Deformierung der Hände und erleben den Verlust von Körperkraft, Einschränkungen der Selbstständigkeit oder die Aufgabe von Beruf und Hobby als besonders belastend.

**Bewegung**

Trotz Schmerzen, Bewegungseinschränkungen und Kontrakturen darf der Patient nicht auf Bewegung verzichten. Deshalb gilt es,
- Alle Maßnahmen, bei denen eine aktive Mitarbeit des Patienten erforderlich ist, so zu planen, dass sie zeitlich mit der größtmöglichen Bewegungsfähigkeit des Betroffenen zusammenfallen. So sollte z. B. die Körperpflege wegen der Morgensteifigkeit später geplant werden
- Evtl. rechtzeitig vor den Maßnahmen ein Schmerzmittel zu verabreichen
- Rheumamedikamente schon frühmorgens zu verabreichen, z. B. mit einem Stück Brot. Nach ca. 1 Std. tritt meist eine deutliche Besserung der Beweglichkeit ein
- Die Patienten zu den täglichen physiotherapeutischen Übungen zu motivieren
- Ggf. passive Bewegungsübungen zu unterstützen
- Die Patienten über geeignete Hilfsmittel, z. B. Spezialbesteck, zu beraten (Selbsthilfegruppen können dazu wertvolle Tipps geben).

**Ernährung**

Viele Patienten berichten über positive Einflüsse auf den Verlauf der Krankheit durch eine Ernährungsumstellung (Ernäh-

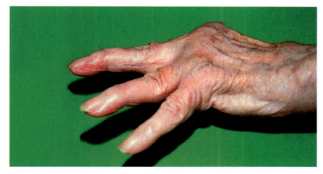

**Abb. 8.23** Typische Handform einer Patientin mit fortgeschrittener rheumatoider Arthritis. Zu erkennen ist die Schwanenhalsdeformität: Die Finger sind im Mittelgelenk überstreckt und im Endgelenk gebeugt. [M114]

rung bei Arthrose ➤ 8.8). Sie benötigen Hilfe beim Öffnen von Flaschen, Dosen, Marmeladendöschen. Häufig ist auch Unterstützung beim Schneiden von Fleisch notwendig.

## 8.10 Morbus Bechterew

> **Morbus Bechterew** (*Spondylitis ankylosans*): Chronisch verlaufende, schmerzhafte, entzündlich-rheumatische Erkrankung, die hauptsächlich die Wirbelsäule befällt. Durch die Entzündung der Wirbelgelenke kommt es im Verlauf zu einer knöchernen Überbrückung und im Endstadium zur Versteifung.

### Krankheitsentstehung

Meistens wird der **Morbus Bechterew** zwischen dem 15.–30. Lebensjahr diagnostiziert.

Die Entstehung ist ein multifaktorielles Geschehen. Außerdem zeigt sich eine familiäre Häufung. Die Patienten sind meist HLA-B27-Träger. Hierbei handelt es sich um die Variante eines Proteins, das nahezu auf allen Zellen des Organismus vorkommt und mit bestimmten Autoimmunerkrankungen in Verbindung gebracht wird. Meist kommt es zum Ausbruch der Erkrankung im Rahmen einer Entzündung, z. B. am Darm.

### Symptome und Befund

Das häufigste Symptom ist der Rückenschmerz, der auch in Ruhe und nachts auftreten kann. Oft berichten die Patienten über eine Morgensteifigkeit sowie Gesäßbeschwerden.

Ein Teil der Erkrankten (25–30 %) beklagt zusätzlich eine Beteiligung der Augen, die sich durch Rötung, Lichtempfindlichkeit und Schmerzen bemerkbar macht.

### Diagnose

Neben der wichtigen körperlichen Untersuchung, die eine Einschränkung der Beweglichkeit der Wirbelsäule zeigt, stützt sich die Diagnostik auf die Familienanamnese, bildgebende Verfahren sowie Laboruntersuchungen.

### Behandlung

Der Morbus Bechterew ist nicht heilbar, aber gut behandelbar. Die Beweglichkeit der Wirbelsäule und der Gelenke zu erhalten ist das wichtigste Therapieziel. Daher ist die konsequente Physiotherapie ein wesentlicher Baustein der Behandlung. Zur medikamentösen Therapie eignen sich am besten Medikamente, die Entzündungsreaktionen und Schmerzen lindern. Hierzu gehören die NSAR (z. B. Diclofenac, Ibuprofen), Steroide und Biologicals (Tumornekrose-Faktor-Alpha-Rezeptor-Antagonisten). Eine weitere Möglichkeit besteht in der Injektion von Glukokortikoiden direkt in den schmerzenden Wirbelsäulenbereich. Bei weit fortgeschrittenen chronischen Entzündungen mit starker Gelenkzerstörung kann ein Gelenkersatz Teil der Therapie werden.

## 8.11 Knochen-, Gelenk- und Weichteilinfektionen

### 8.11.1 Unspezifische Osteomyelitis

Akute Osteomyelitis

> **Osteomyelitis** (*Knochenmarkentzündung*): Entzündung, an der meist auch die übrigen Knochenstrukturen beteiligt sind.

### Krankheitsentstehung und Einteilung

Zwei Formen der **akuten Osteomyelitis** sind zu unterscheiden (➤ Abb. 8.24):
- **Endogene Osteomyelitis** durch hämatogene Aussaat der Erreger im Rahmen einer Allgemeininfektion oder von einem Streuherd aus, z. B. bei einem Infekt im HNO-Bereich (Hauptentstehungsweg bei Kindern)
- **Exogene Osteomyelitis** durch Eindringen der Erreger von außen, etwa während einer Operation oder einer Verletzung (Hauptentstehungsweg bei Erwachsenen). Besonders groß ist das Risiko bei offenen Frakturen (➤ 7.5.1).

Haupterreger sind Staphylokokken und Streptokokken.

Ob es zu einer Gelenkbeteiligung kommt, hängt von der Gefäßversorgung des Knochens ab. Bei Kindern besteht durch die gefäßlose Epiphysenfuge eine „natürliche" Grenze zwischen Knochen und Gelenk. Eine Ausbreitung der Infektion auf das Gelenk ist daher eher selten. Bei Säuglingen (Epiphysenfuge durch Gefäße überbrückt) und Erwachsenen (Epiphysenfuge knöchern durchbaut) besteht ein solches Ausbreitungshindernis nicht, sodass die Gelenke wesentlich stärker gefährdet sind.

### Symptome, Befund und Diagnostik

Die Patienten haben Fieber, fühlen sich schlecht und klagen über Schmerzen in der betroffenen Körperregion. Insbesondere bei Gelenkbeteiligung nehmen sie eine schmerzlindernde Schonhaltung ein. Der Untersucher stellt die klassischen (lokalen) Entzündungszeichen Druckschmerz, Rötung, Überwär-

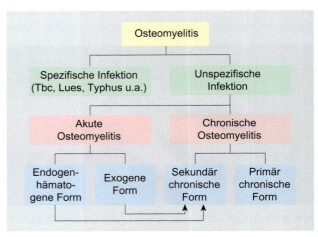

**Abb. 8.24** Einteilung der Osteomyelitiden.

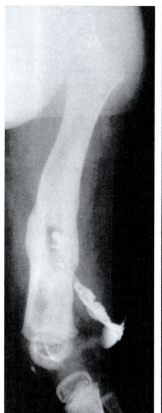
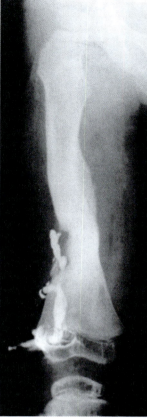

**Abb. 8.25** Osteomyelitis mit Fistelung. Der Fistelgang wurde mit Kontrastmittel dargestellt. [E463]

mung und Schwellung fest. Manchmal ist die Venenzeichnung vermehrt, und es liegt ein Gelenkerguss vor.

Der Diagnosesicherung dienen:
- **Blutuntersuchungen.** BSG und CRP sind stark erhöht (➤ 1.3.4)
- **Tuberkulin-Test** zum Ausschluss einer Tbc
- **Bildgebende Verfahren.** Häufig kann die Infektion im MRT früh erkannt werden
- **Mikrobiologische Untersuchungen.** Wichtig ist der Erregernachweis möglichst *vor* Beginn der Antibiose.

#### Komplikationen
- Bildung eines **Sequesters**. Infolge schlechter Durchblutungsverhältnisse stirbt ein Knochenstück ab und ist völlig vom vitalen Knochengewebe abgetrennt (*demarkiert*). Eine dadurch entstehende Aussparung im Knochen mit typischen reaktiven Veränderungen (*Randsklerose*) wird als **Totenlade** bezeichnet
- **Abszedierung**
- **Fistelung**, d. h. Durchbrechen durch die Haut nach außen (➤ Abb. 8.25)
- **Pathologische Fraktur** (➤ 7.5.1)
- **Gelenkempyem** (➤ 8.11.3, ➤ Abb. 8.26)
- **Sepsis** durch hämatogene Aussaat der Erreger
- **Chronische** oder **rezidivierende Osteomyelitis.**

Spätfolgen sind in erster Linie Fehlstellungen, bleibende Gelenkschäden sowie Wachstumsstörungen bei Kindern durch Schädigung der Epiphysenfuge.

#### Behandlung
Grundpfeiler jeder Osteomyelitisbehandlung sind die Ruhigstellung des erkrankten Knochens und die Antibiotikatherapie.

Bei einer *hämatogen entstandenen Osteomyelitis* steht eine hoch dosierte, intravenöse Antibiotikagabe über mindestens zwei bis vier Wochen an erster Stelle. Nach deutlichem Rückgang der Entzündungsparameter und klinischer Besserung kann die Antibiose oral fortgesetzt werden (ebenfalls über mehrere Wochen).

Bei einer **exogenen Osteomyelitis** ist die Therapie der Wahl die (abermalige) Operation. Bei dieser werden zunächst Nekrosen entfernt und die Wunde gespült. Stabile Osteosynthesen werden belassen, instabile entfernt und durch einen Fixateur externe (➤ 7.5.6) fern der Infektion ersetzt. Dann werden entweder **PMMA-Ketten** oder **Refobacinschwämme** zur lokalen Antibiose eingelegt (Ketten aus bis zu 60 Kugeln bzw. Schwämme, die kontinuierlich Antibiotika abgeben), oder es wird eine **Spül-Saugdrainage** eingebracht. Ist eine primäre Defektdeckung nicht möglich, erfolgt eine offene Wundbehandlung (➤ 2.9.5).

#### Pflege
Die Patienten müssen strenge Bettruhe einhalten. Die betroffene Extremität wird in einer Schiene ruhig gestellt (➤ 7.5.5)
- Abhängig von der individuellen Situationen unterstützen die Pflegenden den Patienten bei den Alltagsaktivitäten
- Konsequente Durchführung aller notwendigen Prophylaxen
- Patienten mit Osteomyelitis sind septisch. Sie liegen in einem Einzelzimmer, auf keinen Fall mit einem Patienten mit einer aseptischen Wunde zusammen. Bei allen Pflegemaßnahmen am Patienten tragen die Pflegenden Schutzkittel und Handschuhe, bei Verbandwechseln zusätzlich einen Mund-Nasen-Schutz. Die Pflegeutensilien verbleiben im Zimmer. Gebrauchte Verbandsmaterialien und Bettwäsche werden als infektiös behandelt. Die Pflegenden

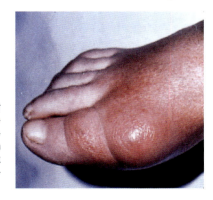

**Abb. 8.26** Klinischer Befund mit überwärmtem, stark geschwollenem und schmerzhaftem Großzehengrundgelenk bei einem Gelenkempyem. [E284]

führen nach jedem Kontakt eine hygienische Händedesinfektion durch
- Da die Behandlung einer Osteomyelitis langwierig ist, zeigen die Pflegenden Verständnis für Angst, Niedergeschlagenheit, Reizbarkeit oder Unmut. Sie geben Tipps zur Tagesgestaltung.

**Spül-Saugdrainage**
Durch Spülen mit bis zu 5 l Ringer-Lösung täglich (evtl. mit Antibiotika- oder Antiseptikazusatz) wird die infizierte Wundhöhle mechanisch gereinigt. In der Regel wird ca. eine Woche lang gespült (➤ Abb. 8.27). Die Pflegenden beachten Folgendes:
- Es handelt sich um eine septische Wunde (➤ 2.4.1). Häufig wird die Spülflüssigkeit nicht komplett über die Redon-Drainage abgesaugt, sondern fließt teilweise auch durch den Wundspalt in den Verband. Bei diesen Patienten für eine saugfähige, wasserdichte Unterlage sorgen und den durchfeuchteten Verband bei Bedarf wechseln
- Angeordnete Einlaufgeschwindigkeit der Spülmenge (ca. 3–5 l/24 Std.) beachten (Infusionspumpe verwenden) und regelmäßig kontrollieren
- Dreimal täglich auf Durchgängigkeit prüfen: kleinere Menge Spülflüssigkeit zügig einlaufen lassen, bei guter Durchgängigkeit erscheint die Lösung nach kurzer Zeit in der Sekretflasche
- Ein- und auslaufende Flüssigkeit bilanzieren. Bestehen große Abweichungen, kann das System verstopft sein oder es entleert sich viel Lösung neben dem System. Spüllösung sofort abstellen und Arzt informieren
- Farbe und Beimengungen der ablaufenden Lösung beobachten und dokumentieren
- Auf Schwellung des Wundgebietes/der Extremität achten, ggf. zwei- bis dreimal täglich Umfang messen
- Nach Arztanordnung Abstriche aus Spülflüssigkeit entnehmen (nicht sinnvoll, wenn mit Antibiotika- oder Antiseptikazusatz gespült wird).

Zu- und Ableitungssystem und Sekretauffangflasche einmal in 24 Std. wechseln. Wechsel der Redon-Flasche (➤ 4.4.6).

### Chronische Osteomyelitis

Die **chronische Osteomyelitis** entsteht meist sekundär nach nicht ausgeheilter akuter exogener Osteomyelitis.

Leitsymptome sind Schmerzen (auch in Ruhe und nachts), Fistelbildung und die klassischen lokalen Entzündungszeichen in unterschiedlicher Ausprägung. Die Diagnose wird durch Laboruntersuchungen, Röntgenaufnahmen und mikrobiologische Untersuchungen gesichert.

Zur Therapie dient die operative Sanierung, bei schweren Verlaufsformen muss die Extremität amputiert werden, was heute nur noch selten der Fall ist.

Auch nach scheinbarer Gesundung des Patienten können jederzeit Rezidive auftreten, teils noch nach Jahrzehnten. Spätfolgen der chronischen Osteomyelitis sind v. a. Fehlstellungen, Beinlängendifferenz und – insbesondere nach langjährigem Verlauf – eine **Amyloidose** (*Ablagerung eines Proteins, des Amyloids, im Gewebe mit nachfolgenden Stoffwechselstörungen*) oder **Fistelkarzinome.**

### 8.11.2 Infizierter Gelenkersatz

> **Infizierter Gelenkersatz:** Bakterielle Infektion einer implantierten Gelenkendoprothese. Schwerwiegende Komplikation mit drohendem Verlust der Gelenkfunktion.

Eine **Frühinfektion** (innerhalb der ersten drei Monate postoperativ) ist durch intraoperative oder frühe postoperative Kontamination der Wunde bedingt. Einen häufigen Nährboden für Bakterien bilden Hämatome. Hingegen ist eine **Spätinfektion** (später als drei Monate postoperativ) meist durch eine Bakteriämie oder eine Aktivierung ruhender Keime bei Abwehrschwäche bedingt.

Leitsymptome von Frühinfektionen sind postoperativ persistierendes oder nach einem freien Intervall wiederkehrendes Fieber, Schmerzen oder starke, evtl. übel riechende Wundsekretion. Spätinfektionen zeigen sich in erster Linie durch Schmerzen und Prothesenlockerung.

### 8.11.3 Eitrige Arthritis

> **Eitrige Arthritis** (*septische* oder *infektiöse Arthritis*): Akut verlaufende, bakterielle Gelenkentzündung, oft mit Eiteransammlung in der Gelenkhöhle (*Gelenkempyem*). Wegen drohender Gelenkzerstörung ist dies ein orthopädischer Notfall.

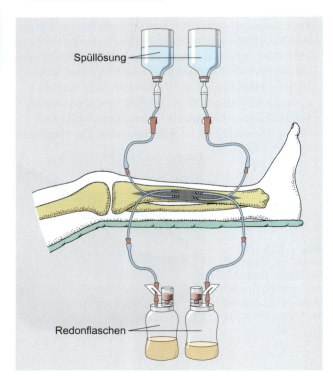

**Abb. 8.27** Technik der Spül-Saugdrainage. [L190]

## Krankheitsentstehung

Eine **eitrige Arthritis** kann auf drei Wegen entstehen:
- Exogen durch Keimeinschleppung von außen, etwa bei Verletzung, Gelenkpunktion oder -injektion
- Fortgeleitet von gelenknahen bakteriellen Entzündungen, etwa einer Osteomyelitis (➤ 8.11.1)
- Hämatogen durch Erregeraussaat mit dem Blutstrom.

Begünstigend wirken bestehende Gelenkerkrankungen und Grunderkrankungen, die mit einer Abwehrschwäche einhergehen, z. B. Diabetes mellitus oder Suchtkrankheiten.

Unbehandelt führt die eitrige Arthritis innerhalb kurzer Zeit zur Zerstörung von Gelenkknorpel und Knochen. Folgen sind häufig Subluxationen und Luxationen (➤ 7.4) sowie im weiteren Verlauf schwere Arthrosen oder Gelenkeinsteifung.

## Symptome, Befund und Diagnostik

Die eitrige Arthritis verläuft meist akut und hochschmerzhaft: Das betroffene Gelenk ist geschwollen, gerötet und überwärmt, seine Funktion ist eingeschränkt. Zusätzlich bestehen oft die Zeichen einer Allgemeininfektion.

Die Diagnose wird durch Blutuntersuchungen (BSG-, CRP-Erhöhung, Leukozytose) und Gelenkpunktion mit bakteriologischer und mikroskopischer Untersuchung des Punktats gestellt.

## Behandlung

Entscheidend ist ein *frühestmöglicher* Behandlungsbeginn:
- Durch **Arthrotomie** (*operative Gelenköffnung*) oder Arthroskopie mit Spülung und Einlegen einer Spül-Saugdrainage wird das Gelenk gereinigt und die Keimzahl reduziert. Bei erkennbarer Entzündung der Synovialis muss diese zum Teil entfernt werden (*Synovektomie*)
- Gleichzeitig erfolgt eine parenterale Antibiotikabehandlung für bis zu zwölf Wochen, bei fehlendem Rückgang der Entzündungsparameter auch länger
- Unterstützend werden NSAR verabreicht.

## Pflege

*Pflege bei Osteomyelitis* ➤ 8.11.1

Kälteanwendungen lindern meist die Beschwerden des Patienten und wirken entzündungshemmend. Postoperativ wird das Gelenk zunächst passiv, z. B. mittels elektrischer Bewegungsschienen (➤ Abb. 8.57), nach Drainageentfernung aktiv bewegt.

## 8.11.4 Spondylitis und Spondylodiszitis

> **Spondylitis:** Osteomyelitis eines Wirbelkörpers.
> **Spondylodiszitis:** Bakterielle Entzündung der Bandscheibe und der benachbarten Deck- und Grundplatte.

## Symptome und Befund

**Spondylitis** und **Spondylodiszitis** sind seltene Erkrankungen, die sich durch persistierende Rückenschmerzen (auch nachts), Bewegungseinschränkung der Wirbelsäule, evtl. lokale Rötung und Überwärmung sowie unterschiedlich stark ausgeprägte Zeichen der Allgemeininfektion zeigen.

## Diagnostik

Die Diagnose wird durch Blutuntersuchungen, Röntgenaufnahmen, Szintigrafie und Punktion gestellt. Das bildgebende Verfahren der 1. Wahl ist die MRT.

## Behandlung

Im Frühstadium ist eine konservative Behandlung mit konsequenter Ruhigstellung der Wirbelsäule durch Bettruhe – gelegentlich auch einer Gipsschale oder Stützmieder über sechs bis acht Wochen – sowie einer intravenösen Antibiotikagabe über mindestens vier bis sechs Wochen möglich. Bei Erfolglosigkeit der konservativen Behandlung, neurologischen Komplikationen oder schwerer Knochendestruktion wird der Infektherd operativ ausgeräumt und der erkrankte Wirbelsäulenabschnitt durch autologe Knochentransplantate oder z. B. einen Fixateur interne (➤ 7.8.1) stabilisiert und versteift.

## 8.12 Erkrankungen von Kopf, Wirbelsäule und Rumpf

*Schädel-Hirn-Trauma* ➤ 7.7.2
*Spondylodiszitis* ➤ 8.11.4
*Wirbelsäulenverletzungen* ➤ 7.8.1

### 8.12.1 Morbus Scheuermann

> **Morbus Scheuermann** (*Adoleszentenkyphose*): Wachstumsstörung an Grund- und Deckplatten der Wirbelkörper, insbesondere der Brustwirbelsäule, mit nachfolgender Kyphose durch Keilwirbelbildung. Häufigste Wirbelsäulenerkrankung bei Jugendlichen, röntgenologisch bei ca. 20 % nachweisbar.

## Krankheitsentstehung

Die Ätiologie des **Morbus Scheuermann** ist unklar. Infolge einer reduzierten Belastbarkeit der Wirbelkörper bricht Bandscheibengewebe in den Wirbelkörper ein (*Schmorl-Knötchen*), es kommt zur Schädigung der Bandscheiben, zur Wirbeldeformierung (*Keilwirbel*) und zur Entwicklung einer fixierten Kyphose (➤ Abb. 8.28).

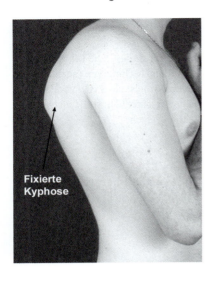

**Abb. 8.28** Klinisches Bild des Morbus Scheuermann. [E859]

### Symptome, Befund und Diagnostik

Die Verdachtsdiagnose erfolgt klinisch: Es besteht eine fixierte Kyphose, meist im Brustwirbelsäulenbereich (➤ Abb. 8.29). Nur ca. ⅓ der Betroffenen hat Beschwerden. Eine Röntgenaufnahme sichert die Diagnose.

### Behandlung

Bei leichten Formen reichen physiotherapeutische Übungen aus. Bei schweren Formen wird ein Korsett angepasst. Eine Operation ist nur selten indiziert, etwa bei Beeinträchtigung der Herz-Lungen-Funktion durch die Kyphose.

## 8.12.2 Skoliose

**Skoliose:** Fixierte seitliche Krümmung der Wirbelsäule in der Frontalebene mit Rotation und Strukturveränderungen (➤ Abb. 8.30).

Schwere **Skoliosen** beeinträchtigen durch die Thoraxdeformierung die Lungenfunktion und führen über die Entwicklung eines **Cor pulmonale** (*Herzinsuffizienz infolge des erhöhten Drucks im Lungenkreislauf*) zur Einschränkung der Lebenserwartung.

### Krankheitsentstehung und Einteilung

Ungefähr 90 % aller Skoliosen sind *idiopathisch,* also ursächlich ungeklärt. Bei Skoliosen mit bekannter Ursache werden unterschieden (➤ Abb. 8.31):

- **Neuropathische Skoliosen,** z. B. bei Meningomyelozele (*Spina bifida,* angeborene Fehlbildung von Wirbelsäule und Rückenmark)
- **Myopathische Skoliosen,** aufgrund von Muskelerkrankungen, z. B. bei Duchenne Muskeldystrophie Typ Duchenne
- **Osteopathische Skoliosen,** z. B. bei Morbus Scheuermann (➤ 8.12.2)
- **Metabolische Skoliosen,** z. B. bei Osteogenesis imperfecta (➤ 8.5.2)
- **Missbildungsskoliosen,** z. B. bei Wirbelfehlbildungen.

### Symptome, Befund und Diagnostik

Die meisten Skoliosen bereiten keine Beschwerden und werden – wenn sie nicht sehr auffällig und kosmetisch störend sind – zufällig entdeckt, oft im 10.–12. Lebensjahr.

Bei der Inspektion fallen eine Seitendifferenz des Schulter- und evtl. auch des Beckenstandes, unterschiedlich geformte Taillendreiecke sowie beim Vorbeugen je nach Lokalisation der Skoliose ein Rippenbuckel oder Lendenwulst auf (➤ Abb. 8.30). Das genaue Ausmaß der Skoliose wird anhand von Röntgenaufnahmen festgestellt.

### Behandlung

Die Behandlung einer Skoliose richtet sich nach dem Schweregrad, dem Alter des Patienten und der Progredienz der Erkrankung.

**Konservative Therapie**
Ca. 90 % aller Skoliosen können konservativ behandelt werden:
- Bei leichten Skoliosen reicht Physiotherapie (z. B. Muskelaufbau, Haltungsschule) aus. Physiotherapeutische Übungen verbessern die Beweglichkeit der Wirbelsäule und sollen dadurch einer Progredienz der Skoliose vorbeugen

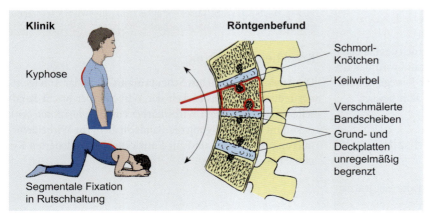

**Abb. 8.29** Klinische und radiologische Zeichen bei Morbus Scheuermann. [L190]

## 8.12 Erkrankungen von Kopf, Wirbelsäule und Rumpf

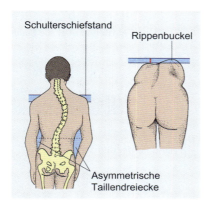

Abb. 8.30 Klinische Zeichen der Skoliose. [L190]

lich. Viele Patienten benötigen anfangs Hilfe und Anleitung beim An- und Ausziehen des Korsetts. Die Pflegenden achten auf gute Hautpflege am Rumpf und informieren die Patienten darüber, dass sie zur Vorbeugung von Druck- und Scheuerstellen unter dem Korsett keine gerippten Shirts oder Unterhemden mit Nähten tragen sollen.

> Die exakte Anpassung des Korsetts und die Anleitung des Patienten sowie seiner Angehörigen sind Voraussetzung dafür, dass der Patient das Korsett auch tatsächlich trägt und nicht ungenutzt lässt.

- Bei mäßigen Skoliosen ist zusätzlich die Anpassung eines Korsetts erforderlich, das den überwiegenden Teil des Tages und nachts getragen werden muss (18 bis 23 Std. täglich).

**Operative Therapie**

Bei schweren Skoliosen, insbesondere bei zu erwartender weiterer Progredienz und Erfolglosigkeit der konservativen Behandlung, ist eine Operation indiziert. Es stehen mehrere Verfahren zur Verfügung, deren Ziel die Korrektur und Stabilisation der verkrümmten Wirbelsäule ist.

Bei einigen Operationsverfahren wird dem Patienten nach der Operation ein Rumpfkorsett oder eine Wirbelsäulenorthese (*Stützmieder*, ➤ Abb. 8.16) angepasst, um die Wirbelsäule für sechs bis neun Monate zusätzlich zu stabilisieren.

### Pflege bei konservativer Behandlung

Bei konservativer Therapie ist für die Korsettanpassung manchmal ein ein- bis zweitägiger Klinikaufenthalt erforder-

### Perioperative Pflege bei Eingriffen an der Wirbelsäule

*Perioperative Pflege in der Orthopädie* ➤ 8.1.6

Entscheidend für die postoperative Pflege nach Eingriffen an der Wirbelsäule ist die Frage der Stabilität. Unterschieden werden:
- **Instabilität.** Eine vollständige postoperative Instabilität ist zwar selten, kann aber vorliegen, wenn die Wirbelsäule im ersten Eingriff nicht endgültig fixiert wurde und ein Zweiteingriff vorgesehen ist
- **Drehstabilität.** Der Patient kann zu Pflegemaßnahmen auf die Seite gedreht werden. Dabei soll er sich möglichst „steif im Rücken" machen (*en-bloc-Drehung*)
- **Lagerungsstabilität.** Der Patient darf in Seiten- oder Rückenlage gelagert werden. Unmittelbar postoperativ ordnet der Operateur meist zunächst die flache Rückenlagerung an
- **Mobilisationsstabilität.** Der Patient kann nach einigen Tagen mit Hilfsmitteln aufstehen, die die Stabilität weiter erhöhen, z. B. Korsett, Bandagen oder Mieder
- **Belastungsstabilität.** Der Patient kann in den ersten postoperativen Tagen ohne Hilfsmittel aufstehen.

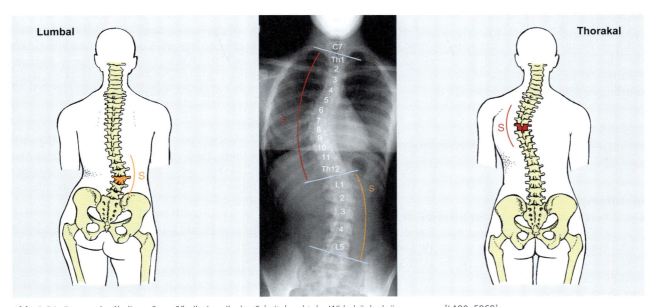

Abb. 8.31 Formen der Skoliose. Das „S" gibt jeweils den Scheitelpunkt der Wirbelsäulenkrümmung an. [L190, E969]

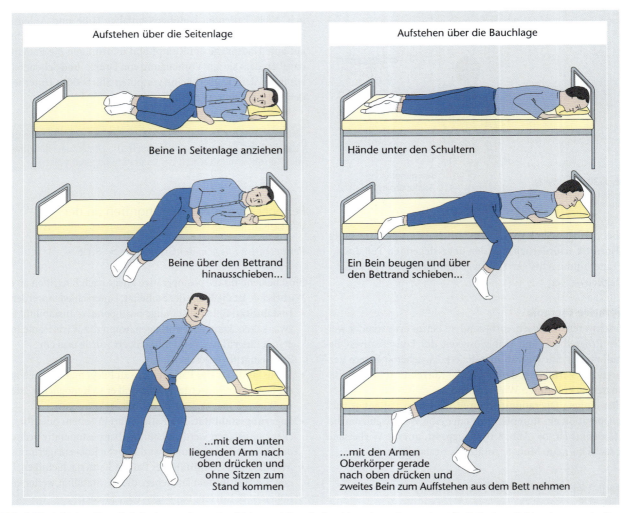

**Abb. 8.32** Aufstehen über die Seitenlagen mit geradem Rücken und über die Bauchlage, besonders geeignet für Patienten mit Erkrankungen oder Operationen an der Wirbelsäule. [L190]

### Lagerung
Bei Instabilität der Wirbelsäule empfiehlt sich eine Lagerung auf Spezialbetten (z. B. Sandwichbetten, ➤ Abb. 7.41). Hier ist die Umlagerung einfacher und sicherer als im Normalbett. Prinzipiell muss nach jeder Wirbelsäulenoperation angeordnet werden, wie der Patient gelagert werden darf.

> **VORSICHT**
> Bei instabiler Wirbelsäule dürfen keine Weichlagerungsmatratzen verwendet werden.

### Mobilisation
Der Patient wird so früh wie möglich mobilisiert, wobei die Wirbelsäule meist durch Mieder oder Korsett stabilisiert bleibt. Patienten nach Eingriffen an der HWS können durch Schanzkrawatten oder Zervikalstütze (➤ Abb. 7.36), Minerva-Gips oder mit Halo-Fixateur zusätzlich stabilisiert werden.

### Beobachtung
Die Pflegenden überprüfen regelmäßig Motorik und Sensibilität (nach Eingriffen an der HWS der Arme und Beine, nach Eingriffen an der BWS/LWS der Beine) und achten auf Blasen- und Darmfunktion. Engmaschige Verbands- und Drainagekontrollen sind wegen der Nachblutungsgefahr erforderlich.

### Ausscheidung
Bei Wirbelsäuleneingriffen kann es, obwohl das Abdomen nicht eröffnet wurde, reflektorisch zu einer Magen-Darm-Atonie kommen. Deshalb sollte der postoperative Kostaufbau langsam stattfinden, um sicher zu gehen, dass die Magen-Darm-Passage funktioniert.

> Patienten nach Wirbelsäulenoperationen können bei Flachlagerung nur an die Zimmerdecke blicken. Damit sie trotzdem sehen können, was um sie herum geschieht, gibt es *große, fahrbare Spiegel*, die Pflegende im Blickfeld des Patienten aufstellen. Auch *fahrbare Lesetische* mit durchsichtiger Tischplatte können für diese Patienten hilfreich sein (➤ Abb. 8.33).

## 8.12 Erkrankungen von Kopf, Wirbelsäule und Rumpf

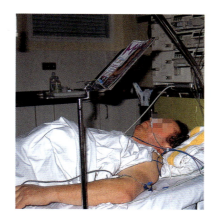

Abb. 8.33 Ein Lesetisch ermöglicht dem Patienten, der flach auf dem Rücken liegen muss, die Lektüre von Zeitungen, Zeitschriften und Büchern. [M161]

tungsabhängige Rückenschmerzen. Bei Kompression von Nervenwurzeln (➤ 8.12.5) treten neurologische Ausfälle hinzu.

Der Untersucher tastet bei ausgeprägtem Gleiten eine Stufenbildung zwischen den Dornfortsätzen. Die Diagnose wird durch verschiedene Röntgenaufnahmen der Wirbelsäule gestellt.

### Behandlung

Bei Erfolglosigkeit der konservativen Therapie (z. B. Physiotherapie), raschem Fortschreiten der Erkrankung oder neurologischen Ausfällen ist eine operative Stabilisierung der Wirbelsäule, z. B. mit dorsaler Spondylodese oder Fixateur interne (➤ 7.8.1), erforderlich.

### 8.12.3 Spondylolyse und Spondylolisthesis

**Spondylolyse:** Spaltbildung im Wirbelbogen zwischen oberem und unterem Gelenkfortsatz. Ein- oder doppelseitig möglich.
**Spondylolisthesis** (*Wirbelgleiten*): Abgleiten des Wirbels nach ventral, in der Regel im unteren LWS-Bereich.
**Spondyloptose:** Schwerste Form der Spondylolisthesis mit völligem Abrutschen eines Wirbels nach ventral.

### 8.12.4 Nervenwurzelsyndrome: Bandscheibenvorfall

**Nervenwurzelsyndrom:** Typische Symptomkombination bei Schädigung einer Nervenwurzel.
**Bandscheibenvorfall** (*Bandscheibenprolaps, Diskusprolaps, Nucleus Pulposus Prolaps/NPP*): Vorwölbung bzw. Austritt von Bandscheibengewebe in die Zwischenwirbellöcher oder den Wirbelkanal mit Kompression der Spinalnervenwurzeln oder des Rückenmarks (➤ Abb. 8.35). Häufigste Ursache eines Nervenwurzelsyndroms.

### Krankheitsentstehung

Eine **Spondylolyse** kann angeboren oder als Folge von degenerativen, entzündlichen, traumatischen oder Tumorerkrankungen der Wirbelsäule auftreten. Die **Spondylolisthesis** ist wahrscheinlich durch ein Zusammenspiel mechanischer Faktoren (Überlastung) und anlagebedingter Fehlbildung des Wirbelbogens verursacht (➤ Abb. 8.34).

### Symptome, Befund und Diagnostik

Die Spondylolyse bereitet dem Patienten meist keine Beschwerden und wird nur zufällig diagnostiziert. Bei der Spondylolisthesis klagt der Patient oft über lage- und belas-

### Krankheitsentstehung

Beim **Bandscheibenvorfall** wölbt sich wegen eines Missverhältnisses zwischen (Fehl-)Belastung und Belastbarkeit im Zusammenspiel mit Alterungsvorgängen der Bandscheibe (Abnahme des Flüssigkeitsgehalts und der Elastizität des Nucleus pulposus, Rissbildung im Anulus fibrosus) der Anulus fibrosus vor (*Protrusion*) oder treten Anteile des Nucleus pulposus in die Zwischenwirbellöcher oder den Spinalkanal (*Prolaps*) und komprimieren die Nervenwurzeln bzw. das Rückenmark (➤ Abb. 8.36). Es kann sich auch ein Teil der Bandscheibe ganz lösen (*Sequester*).

Am häufigsten tritt ein Bandscheibenvorfall an der Lendenwirbelsäule zwischen L 4 und L 5 sowie zwischen L 5 und S 1 auf (*lumbaler Prolaps*).

### Symptome und Befund

Oft wird das Krankheitsbild durch eine ruckartige Bewegung ausgelöst, insbesondere plötzliches Drehen, oder schweres Heben bei gebeugtem Rumpf.

Die Krankheitszeichen beim **lumbalen Prolaps** sind:
- Akute Rückenschmerzen mit Ausstrahlung in das Versorgungsgebiet der betroffenen Wurzel (L 5: Außenseite Unterschenkel, Fußrücken, Großzehe, S 1: Fußaußenrand), die sich bei Husten, Pressen oder Niesen verstärken
- Bandartige Sensibilitätsstörungen im betroffenen Gebiet

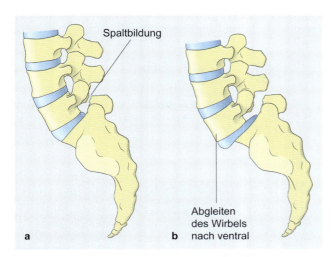

Abb. 8.34 a) Spondylolyse, b) Spondylolisthesis. [L190]

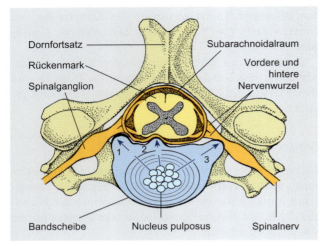

**Abb. 8.35** Abhängig von der Richtung des Bandscheibenvorfalls (1: medio-lateral, 2: medial, 3: lateral) werden unterschiedliche Strukturen komprimiert und in ihrer Funktion beeinträchtigt. Die häufigen Vorfälle im Lendenwirbelbereich gefährden meist nicht das Rückenmark, sondern die Cauda equina, da das Rückenmark bei L2 endet. [L190]

- Parese von **Kennmuskeln** (*Muskeln, deren Lähmung auf die Schädigung eines bestimmten Rückenmarksegments hinweist*), z. B. bei L 5 der Fußhebermuskeln oder bei S 1 der Fußsenkermuskeln. In schweren Fällen einer Fußheberparese lässt der Patient den Fuß beim Gehen auf dem Boden schleifen (➤ Abb. 8.37).
- Abschwächung oder Ausfall von Knie- oder Achillessehnenreflex.

Bei der Untersuchung fallen zusätzlich eine Schonhaltung (➤ Abb. 8.38), eingeschränkte Beweglichkeit und Klopfschmerz über der Wirbelsäule auf. Oft besteht ein positives **Lasègue-Zeichen:** Der flach auf dem Rücken liegende Patient hat Rückenschmerzen beim Anheben des gestreckten Beins.

Analog bestehen bei **zervikalen Bandscheibenvorfällen** Schmerzen und neurologische Ausfälle an Schulter, Arm und Hand.

> **VORSICHT**
> Bei Kompression der **Cauda equina** (*Nervenfaserbündel im untersten Teil des Wirbelsäulenkanals*) entwickelt sich ein **Kaudasyndrom** mit Sensibilitätsstörungen in der Analregion und an der Oberschenkelinnenseite (*Reithosenanästhesie*), schlaffen Lähmungen der unteren Extremitäten, Blasen- und Mastdarm- sowie bei Männern Potenzstörungen. Dies ist ein neurologischer Notfall und die Patienten müssen unverzüglich in eine neurochirurgische oder orthopädische Klinik verlegt und umgehend operiert werden, da die Schäden sonst irreversibel sind.

| Sensibilitätsstörung | Befallene Nervenwurzel | Abschwächung oder Ausfall von | Funktionseinschränkung bei |
|---|---|---|---|
| L4 | L4 | Patellasehnenreflex | Hebung und Supination des Fußes, Fersenstand |
| L5 | L5 | Tibialis-posterior-Sehnenreflex | Großzehenhebung gegen Widerstand, Fersenstand |
| S1 | S1 | Achillessehnenreflex | Zehenstand |

**Abb. 8.37** Neurologische Symptome bei Bandscheibenvorfall im LWS- und Kreuzbeinbereich in Abhängigkeit von der betroffenen Nervenwurzel. [L190]

### Diagnostik

Die Diagnose wird gesichert durch MRT, evtl. auch CT und **Myelografie** (*Kontrastmitteldarstellung des spinalen Subarachnoidalraums*), die Bandscheibenvorfall und Wurzelkompression darstellen.

Eine Röntgenleeraufnahme der Wirbelsäule wird zum Ausschluss von Knochenmetastasen und zur Diagnose von Verschleißerscheinungen der Wirbelsäule angefertigt, durch die in den Zwischenwirbellöchern Druck auf die Spinalnerven entstehen könnte.

### Behandlung

#### Konservative Behandlung
Falls keine oder nur geringfügige neurologische Ausfälle vorliegen, ist die Behandlung konservativ mit

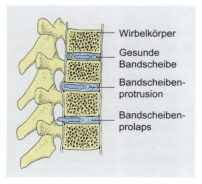

**Abb. 8.36** Gesunde Bandscheibe (oben), Protrusion (Mitte) und Prolaps (unten). [L190]

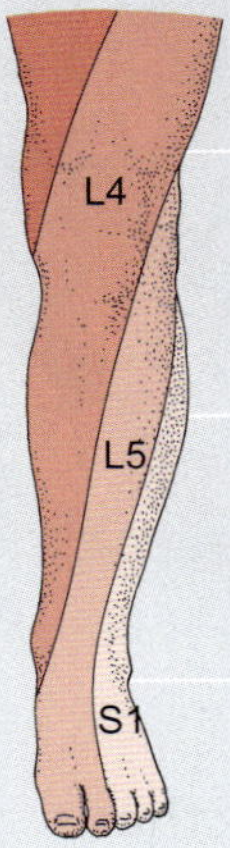

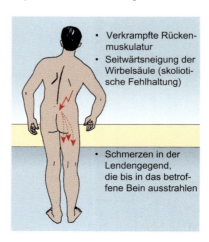

**Abb. 8.38** Typische Fehlhaltung bei lumbalem Bandscheibenvorfall. [L215]

- **Bettruhe** mit Lagerung im Stufenbett (➤ Abb. 8.39)
- **Schmerzmitteln,** möglichst solchen mit gleichzeitiger entzündungshemmender Wirkung (in erster Linie NSAR, z. B. in Voltaren®)
- **Muskelentspannenden Medikamenten,** z. B. Diazepam (Valium®), Tetrazepam (Musaril®)
- **Physikalischen Maßnahmen,** z. B. Fangopackungen, Massagen; nach Abklingen der akuten Beschwerden Physiotherapie zur Stabilisierung und zum Muskelaufbau
- Evtl. **Lokal-** oder **Regionalanästhesieverfahren** (➤ 4.3.3).

Operiert wird, wenn die konservative Behandlung erfolglos bleibt oder ausgeprägte Lähmungserscheinungen auftreten.

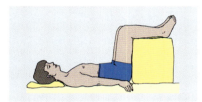

Abb. 8.39 Stufenbettlagerung bei lumbalem Bandscheibenvorfall. [L215]

### Interventionelle Behandlung

Bei der **periradikulären Therapie** (*PRT*) werden unter CT-Kontrolle schmerzstillende, entzündungshemmende und gewebeverändernde Medikamente (Lokalanästhetikum und Kortison) punktgenau an die Nervenwurzel injiziert. Dadurch kommt es zu einer Reduktion der entzündlichen Reaktion mit Schrumpfung des Bandscheibengewebes. Dieser Eingriff stellt keinen Ersatz für eine Operation dar, kann aber bei therapieresistenten Schmerzen und geringgradigen neurologischen Symptomen als Alternative herangezogen werden.

### Operative Behandlung

Eine reine Protrusion wird meist nicht operiert. Operiert wird, wenn die konservative Behandlung erfolglos bleibt, die neurologischen Ausfälle progredient sind oder ausgeprägte Lähmungserscheinungen auftreten.
- **Mikrochirurgische Verfahren.** Resektion des Bandscheibenvorfalls unter Einsatz des Mikroskops. Dies ist bei unkomplizierten Bandscheibenvorfällen an der Lendenwirbelsäule indiziert
- **Offene Chirurgie.** Der Vorfall kann ganz oder teilweise entfernt werden
- **Bandscheibenprothese.** Die Prothese soll die Funktion der Bandscheibe imitieren und vor allem vor der gefürchteten Wirbelsäuleninstabilität schützen. Hier fehlen bislang ausgiebige Langzeitstudien.

## Pflege

### Pflege bei konservativer Behandlung

- Die früher häufig verordnete Bettruhe wird heute eher zurückhaltend eingesetzt, vielmehr wird der Patient zur dosierten Bewegung angehalten. Im Liegen hat sich beim lumbalen Prolaps die Stufenbettlagerung (➤ Abb. 8.39) bewährt. In dieser Position erfahren die Bandscheiben die beste Entlastung. Falls der Patient diese Lagerung nicht toleriert, kann versucht werden, ihn die günstigste Körperposition selbst herausfinden zu lassen
- Je nach individueller Verträglichkeit werden Kälte- oder Wärmebehandlungen (z. B. Fango) der betroffenen Rückenpartien nach Arztanordnung durchgeführt
- Initial können Massagen helfen. Mit Besserung der akuten Beschwerden rückt die Physiotherapie in den Vordergrund
- Während des gesamten Krankenhausaufenthalts beobachten die Pflegenden die Bewegungen des Patienten und machen ihn auf ungünstige Bewegungsabläufe aufmerksam (Rückenschule).

> **VORSICHT**
> Wenn der Patient auf einmal sagt, die Schmerzen seien verschwunden, kann dies auch einen Sensibilitätsausfall durch Nervenschädigung – und damit eine Verschlechterung des Krankheitsbildes – anzeigen.

### Pflege bei operativer Behandlung

*Perioperative Pflege in der Orthopädie* ➤ 8.1.6
*Perioperative Pflege bei Eingriffen an der Wirbelsäule* ➤ 8.12.3
An der Lendenwirbelsäule operierte Patienten werden am Operationstag flach auf dem Rücken gelagert. Ab dem ersten postoperativen Tag ist auch eine kurzzeitige Seitenlagerung erlaubt, falls der Patient das „En-bloc-Drehen" beherrscht. Das Schlafen in Seitenlage oder mit erhöhtem Oberkörper sollte in den ersten zwei Wochen nach der Operation vermieden werden. Wann der Patient mobilisiert werden darf, hängt von der Operationsmethode ab und wird vom Arzt angeordnet. Insbesondere (längeres) Sitzen ist für mehrere Wochen nicht erlaubt. Stattdessen soll der Patient am hochgefahrenen Nachttisch im Stehen essen, schreiben oder lesen.

### Patientenberatung

Auch nach der Krankenhausentlassung sollen die Patienten längeres Stehen oder Sitzen vermeiden. Sport ist frühestens sechs Wochen nach der Operation erlaubt, wirbelsäulenbelastende Sportarten (z. B. Tennis) erst nach sechs Monaten. Heben von Lasten über 5–10 kg ist nach ca. drei Monaten möglich.
- **Sitzen.** Am besten auf einem Stuhl, Hüft- und Kniegelenk im rechten Winkel, die Füße nebeneinander auf dem Boden. Ein keilförmiges Sitzkissen ist empfehlenswert. Die Höhe des Schreibtisches muss so gewählt werden, dass der Patient die korrekte Sitzposition beibehalten kann. Bandscheibenpatienten sollen wissen: Langes Sitzen ist schädlich, schlechtes Sitzen ist es noch viel mehr
- **Stehen.** Bei Arbeiten im Stehen soll die Arbeitsfläche so hoch sein, dass der Patient mit geradem Rücken stehen kann. Flache Schuhe sind Voraussetzung für einen guten Stand
- **Heben und Tragen von Lasten.** Lasten möglichst körpernah aufnehmen und tragen. Beim Anheben soll der Betroffene in die Knie gehen und die Last mit geradem Rücken anheben

- **Bewegung und Sport.** Das oberste Gebot für die Gesunderhaltung der Wirbelsäule und der Bandscheiben heißt „Bewegung".
- **Schlafen.** Obwohl Menschen einen großen Teil des Lebens im Bett verbringen, genießt die Bedeutung von geeigneten Matratzen und Lattenrosten wenig Aufmerksamkeit. Ein Teil der morgendlichen Rückenschmerzen ist durch ungeeignete Schlafmöbel verursacht. [7]

## 8.13 Erkrankungen der oberen Extremität

### 8.13.1 Supraspinatussehnensyndrom

> **Supraspinatussehnensyndrom:** (*Impingement-Syndrom*) Reizzustand der Sehne des M. supraspinatus mit bewegungsabhängigen Schulterschmerzen.

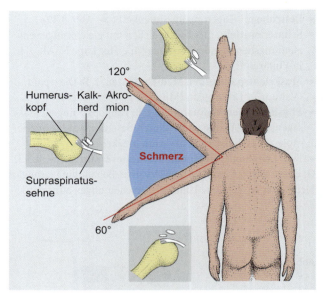

Abb. 8.40 Der schmerzhafte Bogen (*Painful arc*). Die Abduktion des Armes schmerzt nur zwischen 60 und 120°. [L190]

#### Krankheitsentstehung

Mechanische Überbeanspruchung und primär vorhandene Minderdurchblutung am Sehnenansatz führen zu degenerativen Veränderungen und einem Reizzustand der Supraspinatussehne und evtl. der Bursa subacromialis, dem **Supraspinatussehnensyndrom.** Die Minderdurchblutung wird durch Tätigkeiten in Abduktion des Armes > 90° verstärkt.

#### Symptome, Befund und Diagnostik

Leitsymptom ist ein bewegungsabhängiger Schulterschmerz (auch nachts). Typischerweise schmerzen die Abduktion gegen Widerstand und das Anheben (*Elevation*) des Armes. Häufig ist der **Painful arc** (*schmerzhafter Bogen,* ➤ Abb. 8.40).
Der Patient kann den Arm nicht in 90°-Abduktion bei gleichzeitigem Druck von oben halten (*Supraspinatustest*). Die Sonografie stellt eventuell eine Verdünnung der Sehne dar. Eine MRT kann zum Ausschluss z. B. einer Rotatorenmanschettenruptur oder anderer degenerativer Erkrankungen der Schulterregion erforderlich sein.

#### Behandlung

Meist genügt eine konservative Behandlung:
- (Vorübergehende) Belastungsreduktion an der Schulter
- Kälteanwendungen im akuten bzw. Wärmeanwendungen im chronischen Stadium
- Elektrotherapie
- Physiotherapeutische Übungen
- Evtl. Gabe nichtsteroidaler Antiphlogistika (➤ Tab. 4.4) und Infiltrationen von Medikamenten in den Hauptschmerzpunkt.

Als operative Maßnahme kommt die Dekompression der Supraspinatussehne in Frage.

### 8.13.2 Tendinitis calcarea, Bursitis subacromialis

> **Tendinitis calcarea:** Reaktive Kalkablagerungen in Sehnenansätzen bei Minderdurchblutung der Rotatorenmanschette des Schultergelenks (in 90 % Supra- und Infraspinatussehne).
> **Chronische Bursitis subacromialis:** Ausdehnung des Kalkherdes bis an die Oberfläche des Sehnenspiegels und mechanische Irritation der Bursa subacromialis.
> **Akute Bursitis subacromialis:** Durchbrechen des Kalkdepots in die Bursa.

#### Symptome, Befund und Diagnostik

Die **Tendinitis calcarea** bereitet phasenweise (z. B. in der Verkalkungs- und Resorptionsphase) starke Beschwerden. Bei der **chronischen Bursitis subacromialis** klagt der Patient über chronisch-rezidivierende Schmerzen ähnlich denen bei einem Supraspinatussehnensyndrom (➤ 8.13.1).
Bei einer **akuten Bursitis subacromialis** hat der Patient einen starken Dauer- und Druckschmerz in der gesamten Schulterregion (➤ Abb. 8.41). Er bewegt die Schulter schmerzbedingt kaum. Die Gelenkkonturen sind evtl. verstrichen, und die Haut ist überwärmt. Der Painful arc- und der Supraspinatustest (➤ 8.13.1) sind schmerzbedingt kaum durchzuführen.
Meist genügt eine Sonografie, um die Diagnose zu stellen. Röntgenaufnahmen (Kalkherde?), Arthrografie und evtl. MRT werden ergänzend durchgeführt.

## Behandlung

Bei der chronischen Bursitis werden physikalische Therapiemaßnahmen, Ultraschall und lokale Injektionen eingesetzt. Bei Erfolglosigkeit kann eine Stoßwellenbehandlung (> 8.4.1) erwogen werden

Bei der akuten Bursitis sind Kälte- und Elektrotherapie angezeigt. Medikamentös werden starke Analgetika (z. B. Tramal®) und NSAR (z. B. Voltaren®, > Tab. 4.4) gegeben.

Verflüssigt sich der Kalkherd (röntgenologisch erkennbar an seiner Weichzeichnung), hilft oft eine Punktion und Spülung der Bursa (*Needling*) unter Bildverstärkerkontrolle, evtl. mit nachfolgender Injektion z. B. von Lokalanästhetika (ggf. mit Glukokortikoidzusatz).

Eine operative Entfernung des Kalkherdes und Erweiterung des subakromialen Raums ist bei Erfolglosigkeit der konservativen Therapie geraten.

### 8.13.3 Schultersteife

**Schultersteife** (*Frozen shoulder, capsulitis adhesiva*): Fibrosierung und Schrumpfung der Gelenkkapsel mit schmerzhafter Bewegungseinschränkung des Gelenks. Altersgipfel 40.–60. Lebensjahr.

## Krankheitsentstehung

Bei der **primären** (*idiopathischen*) **Schultersteife** ist die Ätiologie unbekannt. Häufiger ist die **sekundäre Schultersteife**, die als Folge z. B. einer Tendinitis calcarea (> 8.13.2), einer **Omarthrose** (*Arthrose des Schultergelenks,* > 8.13.4), eines Traumas oder nach Immobilisation auftritt.

## Symptome, Befund und Diagnostik

Die primäre Schultersteife nimmt einen typischen, stadienhaften Verlauf mit Schmerzen in der Frühphase und zunehmender Bewegungseinschränkung bei abnehmenden Schmerzen in der Spätphase, bevor die Beweglichkeit der Schulter langsam zurückkehrt.

Die Diagnose wird durch klinischen Befund und, falls erforderlich, zusätzlich durch bildgebende Diagnostik gestellt.

## Behandlung

Die Schultersteife wird konservativ behandelt, meist mit an das Krankheitsstadium angepassten physiotherapeutischen Übungen und manueller Therapie. Evtl. kürzt eine schonende Mobilisation des Gelenks in Narkose (Allgemeinanästhesie mit Relaxierung) mit nachfolgenden Bewegungsübungen den Krankheitsverlauf ab.

### 8.13.4 Omarthrose

**Omarthrose:** Primär (*idiopathisch*) oder sekundär entstandener Verschleiß des Schultergelenks.

Die **Omarthrose** kann als Folge von Traumen oder degenerativen Erkrankungen des Weichteilmantels der Schulter entstehen. Die Patienten klagen über schmerzhafte Bewegungseinschränkungen im Schultergelenk. Alltagsbewegungen, z. B. Haare kämmen oder Schürze binden, sind nicht mehr ausführbar. Die Röntgenaufnahme zeigt die typischen Arthrosebefunde.

Nach Ausschöpfung der antiphlogistischen und physiotherapeutischen Behandlungsmöglichkeiten wird das Gelenk häufig durch eine Endoprothese ersetzt.

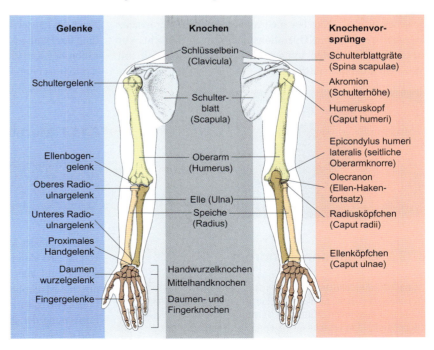

**Abb. 8.41** Die Knochen der oberen Extremität, links Ansicht von vorn, rechts von hinten. [L190]

## 8.13.5 Tennis- und Golferellenbogen

**Tennisellenbogen** (*Epicondylitis [humeri] radialis*): Schmerzsyndrom am Ursprung der Hand- und Fingerstrecker.
**Golferellenbogen** (*Werferellenbogen, Epicondylitis [humeri] ulnaris*): Schmerzsyndrom am Ursprung der Hand- und Fingerbeuger.

### Krankheitsentstehung

**Tennis-** und **Golferellenbogen** sind meist Folge einer Überbeanspruchung (monotone Tätigkeiten) mit Degeneration der entsprechenden Muskelansätze und nachfolgender Bildung eines degenerativen Granulationsgewebes.

### Symptome, Befund und Diagnostik

Die Patienten klagen über Schmerzen an den Humerusepikondylen. Schmerzausstrahlung in den ellenbogennahen Ober- und Unterarm ist möglich. Die Schmerzen können durch bestimmte Bewegungen provoziert werden:
- Beim Tennisellenbogen treten die Schmerzen bei Pronation und Handgelenksstreckung sowie bei der Mittelfingerstreckung gegen Widerstand auf
- Beim Golferellenbogen rufen Supination und Handgelenksbeugung gegen Widerstand die Schmerzen hervor.

### Behandlung

Die Behandlung ist primär konservativ mit Meiden der auslösenden Noxe, physikalischen Maßnahmen, Salbenverbänden und Infiltrationen des Sehnenansatzes mit einem Lokalanästhetikum-Glukokortikoid-Gemisch. Zusätzlich kann eine Epikondylitisspange (➤ Abb. 8.42) den Heilungsvorgang unterstützen, weil sie v. a. eine lokale Zugentlastung des Sehnengewebes bewirkt. Nur bei mehrmonatiger Therapieresistenz kommen verschiedene Operationsmethoden in Betracht. Vor einer Operation sollte immer ein Behandlungsversuch mit Stoßwellentherapie stattfinden.

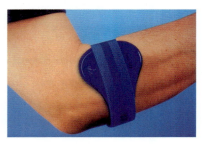

Abb. 8.42 Epikondylitisspange. [M160]

## 8.13.6 Karpaltunnelsyndrom

**Karpaltunnelsyndrom** (*Medianuskompressionssyndrom*): Durch Kompression des N. medianus im Karpaltunnel hervorgerufene sensible und motorische Störung im Versorgungsgebiet des Nerven im Handbereich. Die Ursache der Kompression bleibt meist unklar.

### Symptome, Befunde und Diagnostik

Das **Karpaltunnelsyndrom** (➤ Abb. 8.43) beginnt mit leichten Kribbelparästhesien und Hypästhesie der Fingerspitzen (v. a. des Zeige- und Mittelfingers) und dadurch beeinträchtigter Greiffunktion. In der Folgezeit entwickelt sich das typische Bild nächtlicher Armschmerzen und Parästhesien. Der Patient wacht nachts auf, weil die Hand kribbelt und schmerzt. Die Schmerzen können bis zur Schulter ausstrahlen. Reiben, Schütteln und Massieren bringen zwar kurzfristig Erleichterung, doch kehren die Beschwerden nach erneuter Ruhe zurück.

Bei der Untersuchung provoziert der Arzt die typischen Symptome durch verschiedene Manipulationen. Zur Objektivierung der Störung misst er die Nervenleitungsgeschwindigkeit des N. medianus und fertigt evtl. ein EMG an.

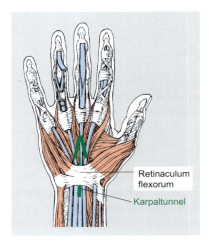

Abb. 8.43 Hohlhand. Unter dem Retinaculum flexorum liegt der Karpaltunnel, durch den die Beugesehnen, aber auch der N. medianus verlaufen (Pfeil). [L190]

### Behandlung

Zeigt die konservative Behandlung mit nächtlicher Ruhigstellung des Handgelenks auf einer Schiene und die Kortisoninfiltration des Karpaltunnels nicht den gewünschten Erfolg, wird das Retinaculum flexorum operativ gespalten und der N. medianus entlastet.

## 8.13.7 Morbus Dupuytren

**Morbus Dupuytren** (*Dupuytren-Kontraktur*): Knoten- und Strangbildung der Palmaraponeurose mit zunehmender Beugekontraktur der Finger. Betrifft Männer wesentlich häufiger als Frauen, Altersgipfel nach dem 50. Lebensjahr.

Die Ursache des **Morbus Dupuytren** (➤ Abb. 8.44) ist unklar. Häufig tritt sie in Kombination mit alkoholbedingtem Leberschaden auf, aber Vorsicht: nicht jeder Patient mit Morbus Dupuytren ist alkoholkrank.

Die einzig wirksame Behandlung besteht in der operativen Entfernung der Palmaraponeurose (*Fasziektomie*). Zusätzlich sind intensive physiotherapeutische Bewegungsübungen erfor-

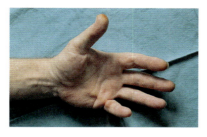

**Abb. 8.44** Morbus Dupuytren. Von der Beugekontraktur besonders betroffen sind Digitus IV (Ringfinger) und Digitus V (kleiner Finger). [E860]

derlich, um die Handbeweglichkeit während der mehrmonatigen Narbenbildung zu erhalten.

### 8.13.8 Sonstige Erkrankungen der oberen Extremität

#### Ganglion

> **Ganglion** (*Überbein*): Häufige, gutartige Geschwulst der Hand, bevorzugt am Handrücken über dem Mondbein. Betrifft Frauen häufiger als Männer, Altersgipfel 20–30 Jahre.

Das **Ganglion** ist ein ätiologisch ungeklärter, gutartiger Weichteiltumor, der von der Grenzschicht der Synovialmembran aus zur Gelenkkapsel, zum Band oder zur Sehne geht.

Das klinische Bild ist sehr unterschiedlich. Einigen Patienten fällt nur eine prallelastische Vorwölbung des Handrückens auf (➤ Abb. 8.45), andere haben heftige belastungsabhängige Schmerzen und evtl. Sensibilitätsstörungen infolge einer Nervenkompression. Bei anhaltend ausgeprägten Beschwerden sollte eine operative Therapie mit Ganglionexstirpation erwogen werden (Rezidivrate ca. 10 %).

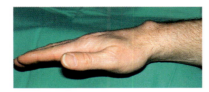

**Abb. 8.45** Ganglion des rechten Handgelenks. [M160]

#### Schnellender Finger

> **Schnellender Finger:** Ruckartiges, teilweise schmerzhaftes Schnappen des Fingers bei Beugung und Streckung.

Durch Überlastung oder degenerative Veränderung verdickt sich die Sehne der Fingerbeuger über dem Fingergrundgelenk in Höhe des Ringbandes, das die Sehnenscheide für die Fingerbeuger bildet. Dadurch wird die Gleitfähigkeit der Sehne an dieser Stelle behindert. Beim Beugen und anschließendem Strecken des Fingers tritt ein Widerstand auf, der nur durch stärkeren Sehnenzug überwunden werden kann. Dann kommt es zu dem typischen Schnapp-Phänomen, und der Patient hat Schmerzen an der Mittelhand.

Die Diagnose wird klinisch gestellt. Bleiben Injektionen mit einem Lokalanästhetikum-Glukokortikoid-Gemisch erfolglos, wird die Enge operativ beseitigt (*Ringbandspaltung*).

#### Tendovaginitis de Quervain

> **Tendovaginitis de Quervain** (*Quervain-Krankheit, Tendovaginitis stenosans de Quervain*): Schmerzhafte Einengung der gemeinsamen Sehnenscheide von Daumenstrecker (M. extensor pollicis brevis) und Daumenabspreizer (M. abductor pollicis longus). Betrifft v. a. Frauen im mittleren Lebensalter.

Bei der **Tendovaginitis de Quervain** handelt es sich um eine durch Überbelastung (v. a. monotone manuelle Tätigkeiten) hervorgerufene Sehnenscheidenentzündung des Daumens. Die Patienten klagen über belastungs- und bewegungsabhängige Schmerzen an der radialen Seite der Mittelhand mit Ausstrahlung in den Daumen und den proximalen Unterarm, insbesondere beim festen Halten und Zugreifen.

Eine Entlastung der Sehnen durch operative Spaltung der einengenden Sehnenscheide kann erforderlich sein.

#### Pflege nach Eingriffen an der oberen Extremität

*Perioperative Pflege in der Orthopädie* ➤ 8.1.6

- Die operierte Extremität wird so lange hoch gelagert, bis die operationsbedingte Schwellung abgeklungen ist. Dafür eignet sich ein Schaumstoffkissen oder eine Armschiene in Form eines Keils. Manches Mal wird bereits im Operationssaal ein ruhigstellender Verband, z. B. eine Gipsschiene angelegt (➤ 3.2.1)
- Die Pflegenden kontrollieren die operierte Extremität regelmäßig auf Durchblutung, Motorik und Sensibilität (➤ 3.2.1)
- Abhängig von der individuellen Situation unterstützen die Pflegenden den Patienten bei den Aktivitäten des täglichen Lebens
- Pflegende platzieren Nachtschränkchen und Utensilien so, dass der Patient alles gut erreichen kann.

## 8.14 Erkrankungen des Beckens und der unteren Extremität

*Arthrosen* ➤ 8.8

### 8.14.1 Angeborene Hüftdysplasie

> **Angeborene Hüft(gelenk)dysplasie:** Entwicklungsstörung der Hüftpfanne mit postnataler Entwicklung einer (Teil-)Luxation des Hüftgelenks. Mit ca. 4 % häufigste angeborene Skelettfehlentwicklung. Mädchen : Jungen = 6 : 1. In ca. 40 % beidseits auftretend.

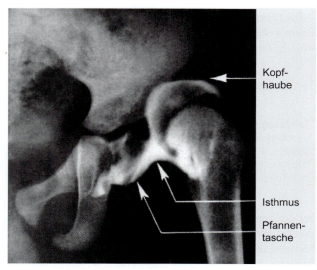

Abb. 8.46 Arthrografie der Hüfte eines 2-jährigen Mädchens. Die Hüftluxation ist daran zu erkennen, dass der Hüftkopf die Pfanne vollständig verlassen hat. [R110–19]

## Krankheitsentstehung

Die **angeborene Hüftdysplasie** ist höchstwahrscheinlich multifaktoriell bedingt, d.h. auf eine Kombination endogener (z. B. erbliche Veranlagung) und exogener (z. B. Beckenendlage, besonders große Kinder, Mehrlingsschwangerschaften) Faktoren zurückzuführen.

Beim Neugeborenen ist in der Regel nur die Dysplasie der Hüftpfanne vorhanden; sie ist zu flach und insgesamt zu steil, der Hüftkopf aber nur selten schon luxiert. Erst im Verlauf der ersten Lebensjahre kommt es durch die fehlende Zentrierung des Hüftkopfes (➤ Abb. 8.46) in der Gelenkpfanne unter Einfluss von Muskelzug und (später) statischer Belastung zu einer weitergehenden Deformierung der Gelenkpfanne und einer zunehmenden (Teil-)Luxation.

## Symptome, Befund und Diagnostik

Die wichtigsten klinischen Untersuchungsbefunde bei Neugeborenen und jungen Säuglingen sind:
- **Ortolani-Zeichen,** d. h. ein spür- und hörbares Schnappen, wenn die erkrankte Hüfte in Beugung, Außenrotation und Abduktion passiv bewegt wird
- **Abspreizbehinderung** der erkrankten Hüfte
- **Faltenasymmetrie** an Oberschenkel und Gesäß (➤ Abb. 8.47)
- **Beinverkürzung.**

Die Diagnose wird sonografisch gesichert. Röntgenuntersuchungen sind zur Verlaufskontrolle sowie bei Kindern über einem Jahr erforderlich.

## Behandlung

> Entscheidend ist der frühe Behandlungsbeginn. Je jünger das Kind, desto weniger invasiv die Therapie und desto besser die Prognose. Therapieziel ist, durch die Zentrierung des Hüftkopfes die Ausbildung einer normalen Gelenkpfanne zu ermöglichen.

Je nach Ausprägung einer Dysplasie wird der Säugling für ein bis sechs Monate mit einer **Spreizhose** oder **Pavlikbandage** versorgt, die Strampelbewegungen erlaubt, aber den Hüftkopf in der Pfanne zentriert und dadurch die Ausbildung einer normalen Pfanne fördert. Diese Maßnahme wird durch physiotherapeutische Übungen (z. B. Vojta-Therapie) ergänzt.

Liegt bereits eine (Sub-)Luxation vor, muss der Hüftkopf zunächst durch Extensionsverfahren reponiert werden, z. B. bei Kindern im ersten Lebensjahr mittels *Overhead-Extension,* die einen stationären Aufenthalt erfordern (➤ Abb. 8.48). Die anschließende Retention erfolgt durch Gipsverbände oder Schienen.

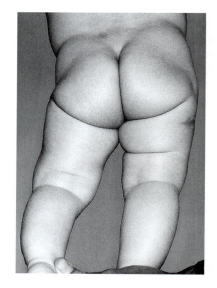

Abb. 8.47 Die Asymmetrie der Fettfalten an der Rückseite des kindlichen Gesäßes gelten als klinisches Zeichen für eine Hüftdysplasie. [R110–19]

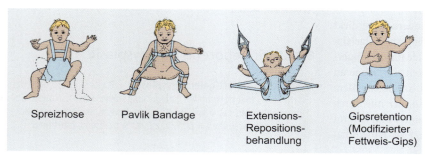

Abb. 8.48 Therapieformen bei Hüftdysplasie bzw. -luxation. [L190]

Operative Maßnahmen sind v. a. bei verspäteter Diagnose und nicht reponierbarem Hüftkopf erforderlich.

### 8.14.2 Coxa vara und Coxa valga

**Coxa valga:** Steilstellung der Schenkelhalsachse über 140° beim Erwachsenen (➤ Abb. 8.49). Häufig in Kombination mit einer angeborenen Hüftdysplasie.
**Coxa vara:** Zu geringer Schenkelhalswinkel unter 120° beim Erwachsenen (➤ Abb. 8.49).

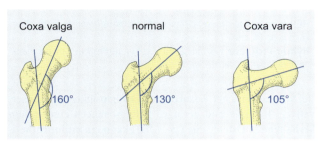

**Abb. 8.49** Normaler Schenkelhals-Schaft-Winkel (Mitte) sowie Winkel bei Coxa valga (links) und Coxa vara (rechts). [L190]

Die Diagnose einer **Coxa vara** oder **valga** durch Röntgenaufnahmen des Beckens mit Bestimmung des Schenkelhals-Schaft-Winkels (*Centrum-Collum-Diaphysen-Winkel, CCD-Winkel*) gestellt. Ob eine Therapie erforderlich ist, hängt vom Alter des Patienten, von der Ausprägung der Deformität und der eventuell bestehenden Grunderkrankungen ab. In schweren Fällen sind Korrekturosteotomien am Femur zur Verhütung einer Koxarthrose indiziert.

### 8.14.3 Epiphyseolysis capitis femoris

**Epiphyseolysis capitis femoris** (*Hüftkopf-Epiphysen-Lösung*): In der Pubertät auftretende Verschiebung in der Epiphysenfuge zwischen Hüftkopf und Schenkelhals mit Entwicklung einer Coxa vara (➤ 8.14.2). Je nach zeitlichem Verlauf werden die seltenere **akute Form** und die häufigere, langsam verlaufende **Lenta-Form** unterschieden. Jungen sind häufiger betroffen als Mädchen.

Die betroffenen Jugendlichen sind oft auffällig groß, adipös und in ihrer Geschlechtsentwicklung eher zurückgeblieben. Bei der **Lenta-Form** sind die Beschwerden mit rascher Ermüdbarkeit, Hinken, Leisten- und Knieschmerz anfangs diskret. Im weiteren Krankheitsverlauf kommt es zu einer zunehmenden Außenrotation und Verkürzung des erkrankten Beines. Die **akute Form** zeigt sich durch plötzlich einsetzende, belastungsabhängige Hüftschmerzen mit Schonhinken. Bei größeren Verschiebungen der Hüftkopfkappe kann eine Verkürzung und Außendrehung des Beines erkennbar sein.

Die Diagnose wird radiologisch gesichert. Die Behandlung ist grundsätzlich operativ.

**VORSICHT**
Die akute Epiphysenlösung ist ein orthopädischer Notfall. Nach sofortiger Bettruhe, absolutem Belastungsverbot und evtl. kurzzeitiger Extensionsbehandlung wird schnellstmöglich operiert. Es besteht die Gefahr von Gefäßverletzungen mit nachfolgender Hüftkopfnekrose.

### 8.14.4 Morbus Perthes

**Morbus Perthes** (*Morbus Legg-Calvé-Perthes, juvenile Hüftkopfnekrose*): Ischämische Nekrose des Hüftkopfs, meist bei Jungen zwischen 3–10 Jahren. Häufigste aseptische Knochennekrose.

Eine ursächlich unklare Durchblutungsstörung führt zur Nekrose des Knochenkerns mit nachfolgendem Abbau des nekrotischen Knochens und Wiederaufbau. Bei Beteiligung der Epiphysenfuge kommt es zur Wachstumsstörung (➤ Abb. 8.50).

Die Kinder klagen über belastungsabhängige Hüft- und Knieschmerzen. Es folgen ein (Schon-)Hinken und eine schmerzhafte Bewegungseinschränkung. Diagnose und Stadieneinteilung erfolgen klinisch und radiologisch.

Die Behandlung des Morbus Perthes ist nach wie vor umstritten. Im Allgemeinen wird bei leichten Formen abwartendes Verhalten und evtl. Physiotherapie empfohlen. Bei schweren Formen besteht die Behandlung je nach Alter des Kindes entweder in einer Hüft-Entlastungsorthese (z. B. Thomassplint) oder in einer Operation (meist Varisierungsosteotomie).

### 8.14.5 Idiopathische Hüftkopfnekrose des Erwachsenen

**Idiopathische Hüftkopfnekrose:** Aseptische Hüftkopfnekrose bei Erwachsenen. Meist bei Männern im mittleren Lebensalter und in 50 % der Fälle beidseitig auftretend.

Die Ursache der Durchblutungsstörung, aus der die **idiopathische Hüftkopfnekrose** entsteht, bleibt häufig unklar. Bekannte Risikofaktoren sind z. B. hoch dosierte Glukokortikoidtherapie, Alkoholabusus oder Gefäßerkrankungen. Der Hüftkopf bricht in der Belastungszone ein, es kommt zu einer Deformierung und sekundären Koxarthrose.

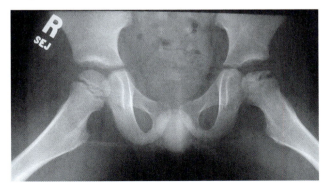

**Abb. 8.50** Morbus Perthes links. [E959]

Die Patienten klagen über belastungsabhängige Leistenschmerzen mit Bewegungseinschränkung in der Hüfte. Die Diagnose wird durch Röntgenaufnahmen oder – in Frühstadien – MRT gesichert. Die Behandlung ist stadienabhängig und in fortgeschritteneren Stadien meist operativ mittels Endoprothese.

### 8.14.6 Coxitis fugax

> **Coxitis fugax** (*Hüftschnupfen*): Flüchtige sterile Entzündung der Hüftgelenkkapsel, oft im Anschluss an einen (viralen) Infekt.

Die **Coxitis fugax** zeigt sich durch Hüft- und Knieschmerzen mit Bewegungseinschränkung der Hüfte bei ungestörtem Allgemeinbefinden. Die Diagnose wird mittels Sonografie, ggf. auch Hüftpunktion gestellt.

Therapeutisch reichen kurzzeitige Bettruhe sowie die Gabe von NSAR und Analgetika über wenige Tage aus. Das Problem besteht in der Abgrenzung zu ernsthaften Erkrankungen, insbesondere einer eitrigen Arthritis (➤ 8.11.3) und einem Morbus Perthes im Frühstadium.

### 8.14.7 Koxarthrose

> **Koxarthrose** (*Coxarthrose*): Sammelbezeichnung für degenerative Veränderungen des Hüftgelenks mit schmerzhafter Funktionsminderung.

#### Krankheitsentstehung und Einteilung

**Primäre Koxarthrosen** machen ca. ⅓ aller Fälle aus. Die Patienten sind bei Krankheitsbeginn meist über 50 Jahre alt. Bei den übrigen ⅔ handelt es sich um **sekundäre Koxarthrosen**. Sie sind häufiger einseitig und beginnen früher als die primären Formen.

#### Symptome, Befund und Diagnostik

Die Patienten klagen über zunehmende Schmerzen in der Leisten-, Trochanter- und Gesäßregion sowie über Bewegungseinschränkungen. Die Schmerzen strahlen oft in die Oberschenkel und Knie aus. Da die Patienten auf die Beugekontraktur der Hüfte mit einer *Hyperlordose* der Lendenwirbelsäule reagieren, treten nicht selten Schmerzen im LWS-Bereich hinzu.

Die klinische Untersuchung zeigt ein typisches Hinken (➤ 8.2.3), einen Klopf- und Druckschmerz in der Leiste und am Trochanter major sowie eine Bewegungseinschränkung der Hüfte, wobei die Innenrotation besonders früh beeinträchtigt ist. In der Beckenübersichtsaufnahme sind die typischen Arthrosezeichen (➤ 8.8) nachweisbar. Blutuntersuchungen können zur Abgrenzung gegenüber entzündlichen Prozessen erforderlich sein.

#### Behandlung

Operative Therapien werden in der Regel erst nach Ausschöpfung aller konservativen Möglichkeiten eingesetzt. Insbesondere bei sekundären Koxarthrosen jüngerer Patienten wird versucht, eine Schmerzlinderung und Funktionsverbesserung durch **hüftgelenkerhaltende Operationen** zu erzielen.

**Endoprothetischer Gelenkersatz**

> **TEP: T**otal**e**n**do**prothese mit sowohl künstlichem Gelenkkopf als auch künstlicher Gelenkpfanne.
> **HEP** (*Kopfendoprothese*): **H**emi-**E**ndo**p**rothese (hemi = *halb*) ohne künstliche Pfanne.
> **Hybrid-Prothese:** Ein Teil der Prothese ist zementfrei, z. B. die Pfanne, der Schaft ist zementiert.

Bei fortgeschrittener Koxarthrose, Erfolglosigkeit der konservativen Therapie und geringen Erfolgschancen einer gelenkerhaltenden Osteotomie (➤ 8.4.2) kann ein **endoprothetischer Gelenkersatz** (➤ Abb. 8.51) die Lebensqualität des Patienten verbessern. Die zerstörten Gelenkstrukturen werden entfernt und durch ein „künstliches" Gelenk ersetzt. Bei beidseitiger Koxarthrose wird zunächst die schmerzhaftere Seite operiert. Die Gegenseite wird ggf. in einem späteren Eingriff ersetzt.

Als Richtlinien für die Prothesenwahl gelten:
- Eine **zementierte TEP** (mit Einbringen eines Knochenzements zwischen Prothese und Knochen zur Festigung der Verbindung) wird meist bei Patienten über 65 Jahren, fortgeschrittener Osteoporose oder Unfähigkeit zu einer mehrwöchigen Teilentlastung gewählt. Das Problem ist die mit ca. 10(–15) Jahren begrenzte Lebensdauer der Prothese mit dem relativ hohen Risiko einer **aseptischen Prothesenlockerung.** Vorteilhaft ist, dass der Patient das operierte Bein meist sofort nach der Operation voll belasten darf
- Eine **zementfreie TEP** (der Knochen soll in die Prothese „einwachsen") ist eher bei jüngeren, rüstigen Patienten zu empfehlen
- Eine **HEP,** bei der nur der Hüftkopf ersetzt wird, ist nur bei älteren Patienten mit Schenkelhalsfraktur, aber ohne nennenswerte Koxarthrose angezeigt.

Zementierte und zementfreie Hüftendoprothesen werden, falls vom Operateur nicht anders festgelegt, unter Volllast nachbehandelt. Folgende Bewegungen sind für acht Wochen postoperativ untersagt:
- Hüftbeugung über 90°
- Übermäßige Innenrotation
- Beine überkreuzen
- Kombinierte Bewegungen wie Hüftbeugung mit Rotation.

Da es sich um Eingriffe mit evtl. hohem Blutverlust handelt, erfolgt nach Möglichkeit vor der Operation eine Eigenblutspende (➤ 4.5.11).

Hauptkomplikationen bei Endoprothesenimplantationen sind:

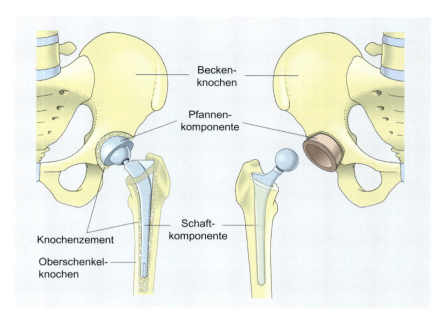

**Abb. 8.51** Verschiedene Formen der Totalendoprothese eines Hüftgelenks. Links: zementierte Hüft-TEP, rechts: zementfreie Hüft-TEP. [L190]

- Gefäß- und Nervenverletzungen (v. a. des N. ischiadicus und N. femoralis)
- Protheseninfektionen (➤ 8.11.2)
- Luxationen, d. h. der Gelenkkopf „springt" aus der Pfanne
- **Periartikuläre Ossifikationen,** d. h. radiologisch nachweisbare Verkalkungen, die die Beweglichkeit einschränken
- **Aseptische Prothesenlockerung,** d. h. ein Lockerwerden der Prothese *ohne* Bestehen eines Infekts.

### Pflege

*Perioperative Pflege in der Orthopädie* ➤ 8.1.6

#### Beobachtung
Neben der Beobachtung auf Durchblutung, Motorik und Sensibilität ist v. a. die Beobachtung des Verbands und der Redon-Drainagen wichtig, da die Nachblutungsgefahr hoch ist. Ein evtl. angelegter Druckverband wird nach Arztanordnung entfernt, meistens am 1. postoperativen Tag. Pflegende kontrollieren außerdem mehrmals am Tag die korrekte Lagerung des Beines in der Schiene.

#### Wundversorgung
Patienten nach TEP der Hüfte haben oft große Hämatome in der Umgebung der Wunde bis in den Intimbereich. Zur Nachblutungs- und Hämatomprophylaxe wird meist ein Kompressionsverband angelegt und intermittierend gekühlt. Männer erhalten bei Hämatom im Skrotalbereich ein Hodenbänkchen.

#### Lagerung
Die Lagerung des Beines erfolgt in einer Beinflachlagerungsschiene (U-Schiene). Die Pflegenden achten konsequent darauf, dass die Prinzipien der Schienenlagerung genau eingehalten werden. (➤ 7.5.5). Besonders wichtig ist die ständige Abduktion des operierten Beines, sonst droht die Gefahr einer Luxation. Die Abduktionslagerung kann ggf. durch einen Keil gewährleistet werden, der zwischen die Beine gelegt wird. Die Schiene kann mit einem Bettgitter oder einem schweren Sandsack vor dem Herausfallen gesichert werden. Eine 15–30°-Seitenlage, z. B. zur Druckentlastung, ist auch bei diesen Patienten möglich. Die Patienten werden darauf hingewiesen, dass wegen der Luxationsgefahr das Kopfende des Bettes in den ersten postoperativen Tagen maximal 45° hoch gestellt werden darf. Das Sitzen auf einem Stuhl mit einer 90°-Beugung im Hüftgelenk ist erst nach acht Wochen erlaubt.

> Das Nachtschränkchen steht immer auf der *operierten* Seite. Damit soll verhindert werden, dass der Patient das operierte Bein beim Hindrehen zum Nachtschränkchen adduziert. Pflegerische Maßnahmen werden von der *operierten* Seite durchgeführt.

#### Drehen
Die Pflegenden drehen den Patienten immer auf die *gesunde* Seite. Erst nach Ablauf eines Vierteljahres darf auf die operierte Seite gedreht oder gelagert werden. Frischoperierte Patienten sollten immer zu zweit gedreht werden. Zum Drehen wird die Schiene entfernt und das Bett flach gestellt. Operiertes Bein in Höhe Kniegelenk und Sprunggelenk fassen und in Abduktionsstellung ohne Innen- oder Außenrotation beim Drehen mitführen. Liegt der Patient auf der Seite, kann das operierte Bein mittels Kissen in der Stellung gehalten werden, es darf aber auf keinen Fall vor oder hinter das operierte Bein rutschen.

> **VORSICHT**
> Auf keinen Fall darf das operierte Bein nach außen rotiert, adduziert oder gar über das andere Bein gelegt werden. Es besteht **Luxationsgefahr**. Die Patienten sind eindringlich darauf hinzuweisen.

## Mobilisation

Sofern keine andere ärztliche Anordnung besteht, stehen TEP-Patienten am Abend des Operationstages oder am 1. postoperativen Tag auf (➤ Abb. 8.52). Etwaige Änderungen ordnet der Arzt an. Die Belastbarkeit des Beines ist ebenfalls durch den Arzt vorgegeben: zementierte Prothesen dürfen in der Regel belastet werden, zementfreie nicht. Das Aufstehen geschieht immer über die *operierte* Seite. Wichtig ist, dass der Patient feste Schuhe anhat, die einen sicheren Stand zulassen. Durch folgendes Vorgehen wird eine 90°-Beugung im Hüftgelenk verhindert:

- Kopfteil des Bettes auf 45° erhöhen, Bett auf Arbeitshöhe stellen
- Patient soll Patientenaufrichter fassen und das gesunde Bein aufstellen
- Pflegekraft fasst das operierte Bein unter dem Kniegelenk und am Sprunggelenk
- Patient rutscht jetzt zum Bettrand der operierten Seite, während die Pflegekraft das Bein in korrekter Stellung mitführt. So „setzt" sich der Patient an den Bettrand. Wichtig: operierte Hüfte darf dabei nicht gebeugt werden. Das Sitzen am Bettrand ist mehr ein Anlehnen an den Bettrand. Auch jetzt muss die Abduktion des operierten Beines beibehalten werden.
- Bettniveau etwas senken, bis der Patient Bodenkontakt hat
- Patient Unterarmgehstützen (UAGS) oder Gehwagen geben
- Patient auffordern, sich über das gesunde Bein aufzurichten.

> **VORSICHT**
> Bei den ersten Aufsteh-Versuchen immer an die Gefahr der orthostatischen Dysregulation denken.

### Gehen mit oder ohne Belastung

- **Zweipunktgang.** So geht der Patient, wenn er das operierte Bein *nicht* belasten darf:
  - Beide UAGS nach vorn stellen
  - Operiertes Bein nach vorn bringen, nicht belasten
  - Schritt mit dem gesunden Bein machen
- **Dreipunktgang.** So geht der Patient, wenn er das operierte Bein *teilweise* belasten darf:
  - Beide UAGS nach vorn stellen
  - Operiertes Bein nach vorn bringen – abrollen nur mit Sohlenkontakt oder angeordneter Belastung (➤ 7.5.6)
  - Schritt mit dem gesunden Bein nach vorn machen
- **Vierpunktgang.** So geht der Patient, wenn beide Beine *belastet* werden dürfen und er die UAGS z. B. zum sicheren Gehen benötigt:
  - Rechte UAGS und linkes Bein nach vorn bringen
  - Linke UAGS und rechtes Bein nach vorn bringen.

Auch kleine Strecken müssen immer mit UAGS gegangen werden, wenn der Arzt das angeordnet hat. Auch beim Gehen

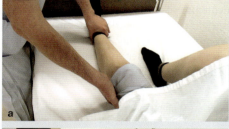
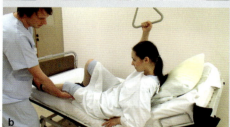
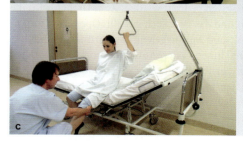
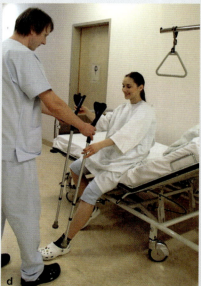
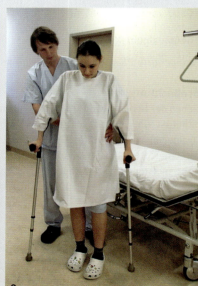

**Abb. 8.52 Mobilisation einer hüftoperierten Patientin** (Situation nachgestellt). [M294]
**a)** Die Pflegekraft fasst das operierte linke Bein unter dem Kniegelenk und am Sprunggelenk. **b)** Die Patientin fasst den Patientenaufrichter, stellt das gesunde rechte Bein auf, rutscht zum Bettrand an ihrer operierten linken Seite und die Pflegekraft führt das Bein in korrekter Stellung mit. Das Kopfteil des Bettes ist auf 45° erhöht. **c)** Die Patientin richtet sich am Bettrand auf, ohne die operierte Hüfte zu beugen. **d)** Die Pflegekraft senkt das Bettniveau, bis die Patientin guten Bodenkontakt hat und reicht ihr die Unterarmgehstützen (UAGS). **e)** Die Patientin richtet sich über das gesunde Bein auf und die Pflegekraft unterstützt die Standsicherheit von hinten.

muss der Hüft-Operierte darauf achten, dass das operierte Bein weder nach außen rotiert noch adduziert wird.

**Sitzen**
An der Hüfte operierte Patienten dürfen erst sitzen, wenn der Arzt dies ausdrücklich erlaubt hat. Das gilt auch für das Sitzen auf der Toilette oder am Waschbecken. Mit Sitzen ist hier die 90°-Beugung im Hüftgelenk gemeint. Eine Toilettensitzerhöhung oder ein Arthrodesenstuhl sollen diese Beugung verhindern (➤ Abb. 8.53).

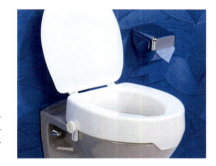

**Abb. 8.53** Eine Toilettensitzerhöhung erleichtert das Setzen und Aufstehen. [V121]

**Prophylaxen**
Die Pflegenden führen individuell notwendige Maßnahmen der Dekubitus-, Thrombose- und Kontrakturenprophylaxe durch.

## 8.14.8 Genu varum und Genu valgum

> **Genu varum** *(O-Bein):* In leichter Ausprägung bei Säuglingen physiologisch.
> **Genu valgum** *(X-Bein):* In leichter Ausprägung im 2.–5. Lebensjahr physiologisch.

Beim **Genu varum** (➤ Abb. 8.54) sowie dem **Genu valgum** (➤ Abb. 8.55) handelt es sich um angeborene oder erworbene Beinachsenfehlstellungen. Therapeutisch sind bei geringen Fehlstellungen das Ausüben geeigneter Sportarten (z. B. Schwimmen), evtl. physiotherapeutische Übungen und Schuhaußen- bzw. -innenranderhöhung zu empfehlen. In ausgeprägten Fällen sind Korrekturosteotomien erforderlich.

## 8.14.9 Gonarthrose

> **Gonarthrose:** Arthrose des Kniegelenks. Häufigste Arthrose der großen Gelenke (fast jeder über 70-Jährige hat arthrotische Veränderungen der Kniegelenke).

### Krankheitsentstehung und Einteilung

Neben Alterungsprozessen sind folgende Faktoren an der Entstehung einer **Gonarthrose** beteiligt:
- **Achsenfehlstellungen,** z. B. X- oder O-Bein (➤ 8.14.8) mit einseitiger Belastung des Kniegelenks
- **Chronische Instabilität** des Kniegelenks, z. B. nach Bandruptur
- **Entzündungen,** z. B. bei rheumatoider Arthritis.

Die Gonarthrose ist bevorzugt medial oder lateral im Gelenk lokalisiert. Bei **Retropatellararthrose** (retro = *dahinter*) ist hauptsächlich die Gelenkfläche zwischen Femur und Patella betroffen, bei **Pangonarthrose** (pan = *vollständig*) sind alle drei Gelenkanteile verändert.

### Symptome, Befund und Diagnostik

Die Patienten klagen über Gelenksteife und uncharakteristische Gelenkschmerzen, die langsam zunehmen. Oft sind die Beschwerden wetterabhängig.

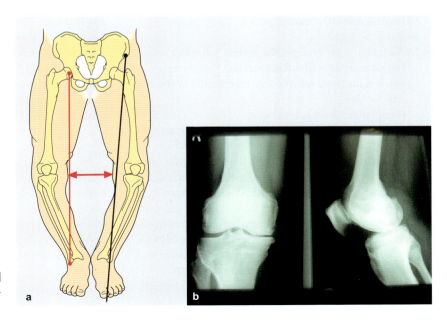

**Abb. 8.54 a)** Patient mit Genua vara. [L106] **b)** Varusgonarthrose rechts im Röntgenbild. [M561]

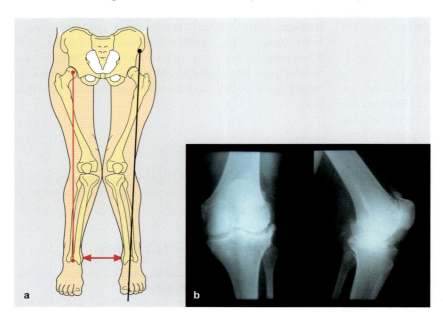

Abb. 8.55 a) Patient mit Genua valga. [L106]
b) Valgusgonarthrose im Röntgenbild. [M561]

Stets muss eine (gleichzeitig vorhandene) Hüfterkrankung ausgeschlossen werden, da ca. 20 % der Patienten mit Hüfterkrankungen primär über Kniebeschwerden klagen (bei Kindern ist die Zahl höher).

### Behandlung

In der Orthopädie werden derzeit folgende operative Verfahren angewandt:
- **Arthroskopische Gelenkspülung** zum Ausspülen von Zell- und Gewebetrümmern aus dem Gelenk. Wird vorwiegend im Frühstadium der Erkrankung durchgeführt
- **Gelenktoilette** (*Knorpelshaving*) zur Abtragung von zerstörten Knorpelanteilen oder Knochenneubildungen etwa in Form von Höckern oder Randzacken
- **Gelenknahe Osteotomien** (> 8.4.2) zur Korrektur von Varusstellungen (O-Stellung) oder Valgusstellungen (X-Stellung, > 8.14.8)
- Implantation einer **Endoprothese ohne Scharnier** z. B.:
  - **Monokondylärer Gleitflächenersatz** (*Schlittenprothese*), mit dem die Gelenkoberflächen medial oder lateral ersetzt werden
  - **Kompletter Gleitflächenersatz,** der die medialen und lateralen Gelenkflächen ersetzt. Er wird meist zementiert implantiert (> Abb. 8.56)
  - **Gleitachsengelenk,** bei dem die Implantate tiefer im Knochen verankert (meist zementiert) werden und stärker gewölbt sind, wodurch die Endoprothese stabiler ist
- **Endoprothesen mit Scharnier** (*Scharniergelenk*) sind in sich stabil und können deshalb auch bei instabilem Bandapparat implantiert werden. Sie haben lange intramedulläre Schäfte, um die Prothese im Knochen zu stabilisieren und werden insbesondere bei Rheumatikern eingesetzt
- **Arthrodese** bei anderweitig nicht behandelbarer Instabilität des Gelenks.

## 8.14.10 Meniskuserkrankungen

**Meniskuserkrankungen:** Degenerative Schädigung oder traumatisch bedingter Einriss der Menisken im Kniegelenk.

### Krankheitsentstehung

Die meisten **Meniskuserkrankungen** entstehen auf dem Boden degenerativer Veränderungen der Menisken. Traumatisch bedingte Meniskusverletzungen sind v. a. bei jüngeren Menschen zu beobachten, die häufigste Schädigung betrifft das Hinterhorn des Innenmeniskus.

### Symptome, Befund und Diagnostik

Die Patienten klagen über belastungsabhängige Schmerzen im Knie, Streckhemmung und teilweise Einklemmungserscheinungen bei bestimmten Bewegungen. Bei Kniegelenkserguss geben sie häufig ein Spannungsgefühl um die Kniescheibe herum oder in der Kniekehle an.

Die zuverlässigste Methode zur Diagnose von Meniskusschäden ist eine MRT.

### Behandlung

Wird bei der Arthroskopie ein Meniskusriss (> Abb. 8.57) festgestellt, erfolgt fast immer in gleicher Sitzung die Therapie. Je nach Befund wird eine **partielle Meniskektomie** (*Meniskusteilresektion*), eine **subtotale Meniskektomie** (bei ausgedehnten Verletzungen) oder eine **Meniskusrefixation** (*Annähen des Meniskus bei basisnahen Meniskusabrissen*) durchgeführt.

## 8.14 Erkrankungen des Beckens und der unteren Extremität

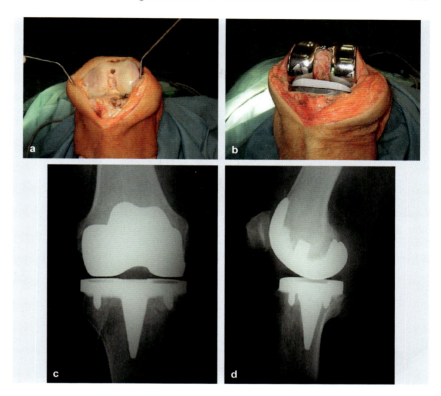

Abb. 8.56 a) Intraoperativer Befund vor Prothesenimplantation. b) Intraoperativer Befund nach Implantation eines bikondylären Oberflächenersatzes. c–d) Postoperatives Röntgenbild in 2 Ebenen. [M561]

### Perioperative Pflege bei Operationen am Knie

*Perioperative Pflege in der Orthopädie* ➤ 8.1.6

#### Präoperative Pflege
Besonders wichtig: Kühlung und Hochlagerung des betroffenen Beines bis zur Operation.

#### Postoperative Pflege
Hochlagerung des operierten Beines auf einer Beinhochlagerungsschiene (➤ 7.5.5)
- Kühlung des Knies
- Frühmobilisation, Belastung des operierten Beins gemäß den Anordnungen des Operateurs. Oft darf der Patient ab dem 2. postoperativen Tag voll belasten
- Schulung des Patienten im Gebrauch von Gehstützen, die er auch nach der Krankenhausentlassung bis zur Vollbelastung benutzen soll

- Bewegungsübungen am operierten Bein durch Physiotherapeuten ab dem ersten postoperativen Tag. Alternativ wird das Bein intermittierend in einer Motorschiene bewegt (➤ Abb. 8.58)
- Nach Meniskusrefixation erhält der Patient häufig eine Kniegelenksorthese (➤ 8.4.3, ➤ Abb. 8.59) zur Entlastung des Gelenks. Der Arzt ordnet das erlaubte Bewegungsausmaß des Kniegelenks an
- Entlassung, wenn das Knie bis 90° gebeugt werden kann. Dies ist bei günstigem Verlauf am 3.–4. postoperativen Tag erreicht.

### 8.14.11 Femoropatellares Schmerzsyndrom

**Femoropatellares Schmerzsyndrom** (*Chondropathia patellae, Chondromalacia patellae*): Sehr häufige, ätiologisch nicht vollständig geklärte Erkrankung (v. a. des Jugendalters) mit Schmerzen im Bereich der Kniescheibe.

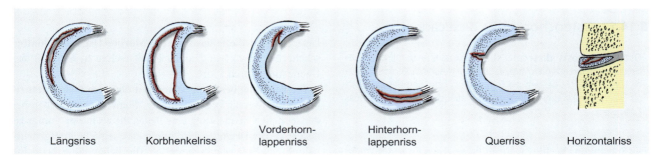

Abb. 8.57 Typische Meniskus-Läsionen. Meist reißt der kaum verschiebliche Innenmeniskus ein. [L190]

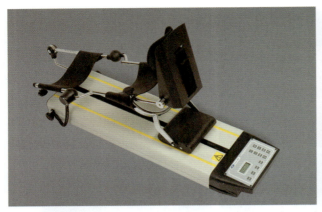

**Abb. 8.58** Motor- oder Bewegungsschiene zum passiven Strecken und Beugen des Kniegelenks. Das Gerät wird entsprechend der Dauer der Bewegungsübungen und dem Bewegungsausmaß eingestellt. [V459]

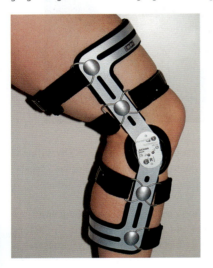

**Abb. 8.59** Patient mit Kniegelenksorthese. [F427]

Jugendliche mit **femoropatellarem Schmerzsyndrom** klagen über meist beidseitige Schmerzen bei oder nach Treppensteigen oder längerer Kniebeugung, z. B. nach einem Kinobesuch. Nachgeben des Knies oder Blockierungsphänomene sind nicht selten.

Die Behandlung ist primär konservativ; die Patienten sollten längeres Sitzen mit gebeugten Knien und sportliche Überlastung vermeiden. In seltenen Fällen wird eine Operation erwogen.

## 8.14.12 Osteochondrosis dissecans

> **Osteochondrosis dissecans** (*OD*): Lokalisierte aseptische Knochennekrose mit scharfer Abgrenzung zum gesunden Knochengewebe (*Dissektion*). Es besteht die Gefahr der Abstoßung des *Dissekats* als freier Gelenkkörper (*Gelenkmaus*). Häufigste Lokalisation ist das Kniegelenk.

Die Erkrankung befällt v. a. Jugendliche gegen Ende des Wachstumsalters. Die Betroffenen haben uncharakteristische, belastungsabhängige Knieschmerzen, evtl. mit Knieschwellung und -erguss. Plötzliche Einklemmungen nach Abstoßung der Knochennekrose sind typisch. Die Diagnose wird durch Röntgenaufnahmen, MRT und Arthroskopie gestellt (➤ Abb. 8.60).

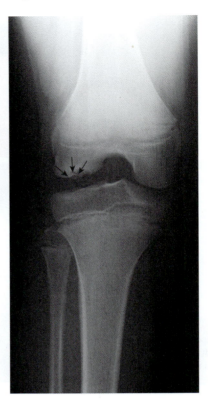

**Abb. 8.60** Osteochondrosis dissecans mit Dissekat („Gelenkmaus") an der lateralen Femurkondyle. [M332]

In frühen Erkrankungsstadien ist die Behandlung konservativ mit Analgetika, Entlastung (z. B. durch Gehstützen oder Gipstutor) für sechs bis zehn Wochen, körperlicher Schonung und Sprungverbot. In späteren Stadien wird zur Operation geraten.

Die Osteochondrosis dissecans tritt nicht nur am Kniegelenk, sondern z. B. auch am Hüftgelenk, Sprunggelenk, Ellenbogengelenk und an der Schulter auf.

## 8.14.13 Morbus Osgood-Schlatter

> **Morbus Osgood-Schlatter** (*Apophyseopathie der Tuberositas tibiae*): Gehäuft bei 10–14-jährigen Jungen auftretende, aseptische Knochennekrose der Tibiaapophyse (Ansatz der Patellarsehne).

Ursächlich für die Entstehung des **Morbus Osgood-Schlatter** scheint ein verstärkter Zug der Patellarsehne zu sein, z. B. bei Überlastung durch Sport.

Die Patienten beklagen Schmerzen über der Tuberositas tibiae. Knien verstärkt den Schmerz. Manchmal sieht man bei der seitlichen Betrachtung eine Beule, die als harter Tumor zu tasten ist. Die Diagnose wird durch eine seitliche Röntgenaufnahme des Kniegelenks bestätigt. Die Behandlung beim Jugendlichen ist stets konservativ.

## 8.14.14 Fersensporn

**Fersensporn** (*Calcaneussporn*): Dornartige, verknöcherte Ausziehung am Fersenbein, die sich durch Reizung entzünden und schmerzhaft werden kann. Häufige (ca. 10 % der Bevölkerung) degenerative Erkrankung. Deshalb nimmt die Häufigkeit mit steigendem Alter zu.

### Krankheitsentstehung

Ein **Fersensporn** bildet sich am Sehenansatz der Muskeln am Fersenbein. Infolge von Druck- und Zugbelastung kommt es zu Mikroverletzungen, die der Körper durch Einlagerung von Knochenmaterial in den Sehenansatz repariert. Später kommt es zu einer zunehmenden Verknöcherung des Sehnenansatzes.

### Symptome und Befund

Fersensporne können über lange Zeit bestehen, ohne Beschwerden zu machen. Typische Symptome sind:
- Stechende Schmerzen beim Auftreten
- Anlaufschmerz
- Dumpfe, unregelmäßige Schmerzen auch ohne Belastung
- Druckempfindlichkeit am Sehenansatz

Die Diagnose wird mittels Röntgen, Sonografie oder MRT gestellt.

### Behandlung

Abhängig vom Befund kommen verschiedene Behandlungsmöglichkeiten in Frage:
- Orthopädische Einlagen, die im Bereich des Fersensporns zur Entlastung eine Aussparung haben
- Nichtsteroidale Antirheumatika (z. B. Voltaren®, ➤ Tab. 4.4) und Cortisoninjektionen an der entzündeten Stelle
- Extrakorporale Stoßwellentherapie
- Operation. Dabei meißelt der Operateur den Fersensporn ab, entfernt den entzündeten Schleimbeutel und durchtrennt ggf. Nerven. Nach einigen Tagen ohne Belastung wird die Sehne noch etwas sechs Wochen mit einem Spezialschuh entlastet.

### Prognose

In 90 % der Fälle lässt sich Beschwerdefreiheit oder deutliche Verbesserung erreichen. Der Erfolg hängt auch davon ab, inwieweit der Patient den Fuß schont. Allerdings neigt der Fersensporn zu Rezidiven.

## 8.14.15 Angeborener Klumpfuß

**Klumpfuß** (*Pes equinovarus adductus et excavatus*): Angeborene, passiv nicht ausgleichbare, komplexe Fußdeformität, die aus folgenden Einzelfehlstellungen zusammengesetzt ist:

- **Spitzfuß** (➤ 8.14.17) durch verstärkte Plantarflexion im oberen Sprunggelenk (*Pes equinus*). Fast immer ist die Achillessehne verkürzt
- **Supination** des Fersenbeins (O-Stellung = *Pes varus*)
- **Sichelfuß** (➤ 8.14.17) durch Adduktion des Vorfußes (*Pes adductus*)
- **Hohlfuß** (➤ 8.14.17) durch verstärktes Fußlängsgewölbe (*Pes excavatus*).

In 50 % der Fälle tritt der angeborene Klumpfuß beidseitig auf.

Bei ausgeprägten **Klumpfüßen** ist eine Blickdiagnose möglich (➤ Abb. 8.61). Röntgenaufnahmen dienen der Verlaufskontrolle (➤ Abb. 8.62).

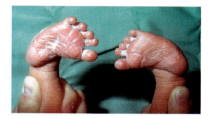

**Abb. 8.61** Angeborene Klumpfüße. [T135]

### Behandlung

Entscheidend sind die Frühbehandlung unmittelbar nach der Geburt und die weitere konsequente Therapie bis zum Wachstumsabschluss.

Zunächst wird der Klumpfuß vorsichtig mit der Hand ein kleines Stück in Richtung normale Fußform gebracht (*manuelle Redression*). Danach wird das Korrekturergebnis mittels Redressionsgips gehalten (➤ Abb. 8.63). Einige Tage später wird der Gips entfernt und der Fuß ein Stück weiter redressiert. Auf diese Weise gelingt es in ca. 50 % der Fälle, die Fehlstellung im Mittel- und Vorfuß zu korrigieren. Diese Phase dauert etwa acht bis 12 Wochen.

Da sich die Spitzfußstellung aufgrund der verkürzten Achillessehne und Wadenmuskulatur häufig nicht befriedigend korrigieren lässt, ist ca. im 3.–6. Lebensmonat die Achillessehnenverlängerung nötig, evtl. mit Eröffnung der hinteren Gelenkkapsel. Falls sich intraoperativ keine befriedigende Stellung erzielen lässt, sind weitere Weichteileingriffe zur Lösung der Kontrakturen erforderlich.

Nachdem eine physiologische Fußform erreicht ist, muss eine weitere Behandlung erfolgen, z. B. mit Lagerungsschienen aus Kunststoff (mehrere Modelle auf dem Markt) sowie begleitender aktiver und passiver Physiotherapie. Bei inkonsequenter Behandlung droht ein Rezidiv des Klumpfußes (*rebellischer Klumpfuß*).

## 8.14.16 Hallux valgus

**Hallux valgus:** Sehr häufige, meist erworbene Zehendeformität, bei der die Großzehe im Grundgelenk zur Fußaußenseite abweicht (*Ballenfuß*)

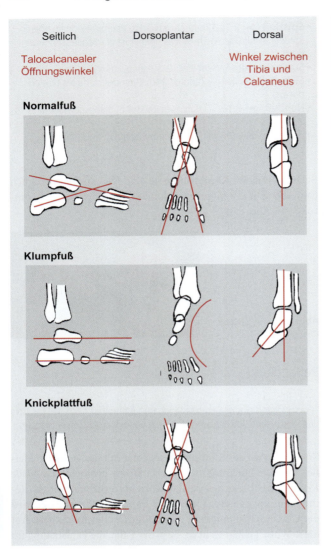

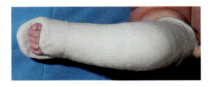

**Abb. 8.62** Die röntgenologische Darstellung der Fußknochen beim Neugeborenen (Schemazeichnung) zeigt die komplexe Deformität bei Klumpfuß. [L190]

**Abb. 8.63** Redressionsgips bei Klumpfuß. [T135]

und das Großzehenendglied quer unter oder über den anderen Zehen liegt. Hauptsächlich betroffen sind Frauen mittleren und höheren Lebensalters.

Der **Hallux valgus** (➤ Abb. 8.64) ist im späteren Krankheitsverlauf passiv nicht mehr auszugleichen. Durch die Subluxationsstellung der Großzehenbasis steht das Mittelfußköpfchen nach medial vor, sodass es beim Tragen von Schuhen mehr Druck abbekommt mit der Folge einer *Pseudoexostose* und später einer Arthrose im Großzehengrundgelenk.

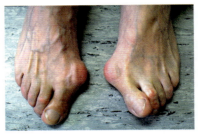

**Abb. 8.64** Hallux valgus beidseits. [M158]

### Symptome, Befund und Diagnostik

Die Patienten kommen meist zum Arzt, weil sie Schmerzen an der Pseudoexostose haben oder weil ihnen auch weite Schuhe nicht mehr passen. Der chronische Druck auf die Pseudoexostose führt zu einer Bursitis, die sich bei Entstehung einer Drucknekrose durch Eindringen von Bakterien zu einer eitrigen Bursitis ausweiten kann.

Die Diagnose wird klinisch gestellt und durch eine Röntgenaufnahme im Stehen ergänzt. Wichtig für die Therapieentscheidung ist die Beurteilung des Großzehengrundgelenks mit der Frage, ob bereits eine Arthrose vorliegt. Viele Patienten wünschen aber auch aus praktischen oder kosmetischen Gründen die (oft ambulant durchgeführte) Operation.

### Behandlung

Beschwerdefreiheit ist auf Dauer meist nur durch eine Operation zu erzielen. Hier gibt es zahlreiche Techniken. Grundsätzlich kann man unterscheiden zwischen **gelenkerhaltenden Eingriffen** und **Resektions-Interpositions-Arthroplastiken**, bei denen die Gelenkfläche teilweise entfernt wird.

### Pflege

Vor der Operation wird eine sorgfältige Fußpflege (Zehenzwischenräume) vorgenommen oder ein desinfizierendes Fußbad durchgeführt.

Nach der Operation wird der Fuß in einer Unterschenkelgipsschiene hoch gelagert und bis zum Abklingen der Schwellung gekühlt. Um zur Toilette zu gehen, darf der Patient ohne Belastung des operierten Fußes kurz mit Unterarmgehstützen aufstehen. Alternativ kann zur Mobilisation ein Vorfußentlastungsschuh (➤ Abb. 8.65) eingesetzt werden, der die Belastung der Ferse bei gleichzeitiger Entlastung des Vorfußes ermöglicht.

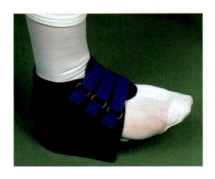

**Abb. 8.65** Vorfußentlastungsschuh. [M160]

Ragen Spickdrähte (> 7.5.6) aus der Wunde, entspricht der Verbandswechsel dem bei Fixateur externe (> 7.5.6).

### 8.14.17 Hammer- und Krallenzehen

**Hammerzehe** (*Hallux malleus*): Beugung des Zehenendgelenks bei gleichzeitiger Streckung im Zehengrundgelenk, sodass die Zehenkuppe verstärkt auf den Boden drückt.
**Krallenzehe:** Überstreckung im Zehengrundgelenk bis zur (Sub-)Luxation bei Beugung des Mittel- und Endgliedes, dadurch keine Bodenberührung mehr. Anfangs noch ausgleichbare Fehlstellungen, später Kontraktur der Zehen II – V.

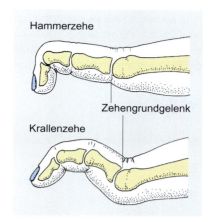

Abb. 8.66 Hammer- und Krallenzehe. [L190]

#### Krankheitsentstehung

**Hammer-** und **Krallenzehen** (> Abb. 8.66) entstehen meist als sekundäre Deformität bei einem Spreizfuß.

#### Symptome, Befund und Diagnostik

Die Patienten bekommen meist Hühneraugen (*Clavi*) und Schwielen auf den Zehen und klagen dann über starke Schmerzen. Das Tragen von Konfektionsschuhen ist oft nicht mehr möglich.
Die Blickdiagnose klärt den Befund. Röntgenaufnahmen der Zehen dienen vorwiegend zur Beurteilung der Subluxationen und Luxationen in den Zehengelenken und sind in der Regel erst im Rahmen der Operationsvorbereitung nötig.

#### Behandlung

Bei starkem Leidensdruck, Kontrakturen oder (Sub-)Luxationen kann Beschwerdefreiheit nur durch eine Operation erzielt werden.

### 8.14.18 Weitere Fußdeformitäten

#### Spreizfuß

**Spreizfuß** (*Pes transversoplanus*): Häufigste erworbene Fußdeformität mit Verbreiterung des Vorfußes und Abflachung der Querwölbung.

Patienten mit **Spreizfuß** klagen über Schmerzen am Vorfuß. Der Druck auf die Metatarsaleköpfchen ist schmerzhaft, die Fußsohlenbeschwielung in diesem Bereich deutlich vermehrt. Das Zusammenpressen der Zehen in orthopädisch ungünstigen Konfektionsschuhen führt zu schmerzhaften Krallen- und Hammerzehen, Hühneraugen (*Clavi*) sowie am Großzeh zum Hallux valgus. Die Diagnose wird radiologisch gesichert.
Bei nicht beherrschbaren Schmerzen unter konservativer Therapie mit Einlagen und Physiotherapie sind die operative Entlastung der Mittelfußköpfchen oder die Korrektur der begleitenden Zehendeformitäten angezeigt.

#### Knickfuß

**Knickfuß** (*Pes valgus*): Erworbene Fußdeformität mit Valgusstellung des Rückfußes; in schweren Fällen mit Abflachung des Fußlängsgewölbes (*Knick-Plattfuß*) und Vorfußabweichung nach medial (*Vorfußadduktion*).

Patienten mit **Knickfuß** (> Abb. 8.67) klagen oft über brennende Schmerzen in der Knöchelregion und an der Fußsohle. Die Diagnose wird radiologisch gesichert.
Bei Kindern reichen meist Fußgymnastik und Schuhe mit integriertem Fußbett aus. Bei Beschwerden im Erwachsenenalter werden Einlagen verordnet. Selten, vor allem beim neurogenen Knickfuß, ist eine Operation indiziert.

#### Hohlfuß

**Hohlfuß** (*Pes cavus*): Meist erworbene Deformität des Fußes mit Verstärkung des Fußlängsgewölbes (Gegenteil vom Plattfuß). Häufig Folge einer neurologischen Grunderkrankung, z. B. Friedreich-Ataxie.

Patienten mit **Hohlfuß** (> Abb. 8.67) klagen über Schmerzen und Schwielen am Ballen. Bei der Untersuchung findet sich neben der typischen Erhöhung des Längsgewölbes häufig auch eine Supination des Rückfußes bei gleichzeitiger Vorfußpronation. Die Zehen sind oft ebenfalls deformiert. Eine Röntgenaufnahme sichert die Diagnose.

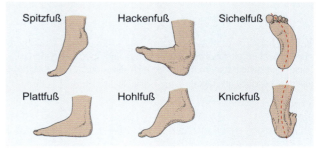

Abb. 8.67 Fußdeformitäten (Klumpfuß > 8.14.14). [L190]

In leichten Fällen ist eine orthopädietechnische Versorgung ausreichend. Oft ist jedoch durch konservative Therapie das Fortschreiten der Deformierung nicht aufzuhalten und wegen der Beschwerden eine Operation sinnvoll.

## Spitzfuß

> **Spitzfuß** (*Pes equinus*): Meist erworbene fixierte Plantarflexion des Fußes im oberen Sprunggelenk. Dadurch berührt die Ferse nicht den Boden. Einen durch Fußheberlähmung (z. B. bei einer Schädigung des N. peroneus) entstandenen Spitzfuß bezeichnet man auch als **Hängefuß**.

Beim Gehen kann der Fuß nicht aktiv angehoben werden. Beim kontrakten **Spitzfuß** (> Abb. 8.67) wird das Bein „zu lang", und der Patient müsste „auf den Zehenspitzen" laufen. Bei einer schlaffen Lähmung (*Hängefuß*) hängt der Fuß herab, und der Patient hebt das Knie bei jedem Schritt stark an, um so das Schleifen des Fußes auf dem Boden zu verhindern (*Steppergang*).

Vielfach ist der Spitzfuß durch konservative Maßnahmen beeinflussbar, z. B. aktive und passive Mobilisation, manuelle Redression, Lagerungsschalen, Muskeldehnungstechniken oder physiotherapeutische Übungen. Ein Hängefuß wird mit einer Orthese versorgt, die verhindert, dass der Fuß in der Schwungphase des Gehens nach unten klappt, z. B. mit einer *Peronaeusschiene* (> Abb. 8.15).

Bei erfolgloser konservativer Therapie oder einer Restdeformität kann ein Spitzfuß operativ behandelt werden.

> Zur Prophylaxe eines lagerungsbedingten Spitzfußes sind folgende Maßnahmen sehr wichtig:
> - Passive und aktive Bewegungsübungen, z. B. Füße beugen und strecken, Füße kreisen lassen
> - In Rückenlage: Lagerung des oberen Sprunggelenks in Neutralstellung (90° im Sprunggelenk), indem die Füße gegen eine weiche Fußstütze (Schaumstoffkissen oder -quader) gestellt werden. Ausnahmen – etwa nach Achillessehnen-Operation am operierten Fuß – ordnet der Arzt ausdrücklich an
> - Druck der Bettdecke auf die Füße vermeiden: Bettdecke über das Fußende hängen lassen, Bettbogen benutzen, je ein Kissen rechts und links neben die Füße legen
> - (Früh-)Mobilisation
> - Sitzen im Stuhl mit komplettem Kontakt der Fußsohlen zum Boden.

**VORSICHT**
Bei Patienten mit erhöhtem Muskeltonus und Spastikneigung (z. B. beim Querschnittssyndrom) können sich diese durch eine Spitzfußprophylaxe noch verstärken.

## Plattfuß

> **Plattfuß** (*Pes planus*): Meist erworbene Abflachung des Fußlängsgewölbes mit medialseitigem Aufliegen der Fußsohle. Dabei steht der Vorfuß in Adduktion und der Rückfuß in Valgusstellung.
> **Senkfuß:** Leichtere Ausprägung eines Plattfußes.

Das Fußlängsgewölbe ist abgeflacht. Der Fußinnenrand liegt teilweise dem Boden auf und wölbt sich nach medial. Die Diagnose wird durch eine Röntgenaufnahme gesichert.

Krankheitswert hat ein **Plattfuß** (> Abb. 8.67) nur, wenn er Beschwerden verursacht.

Behandlungsziel ist eine Schmerzreduktion durch bessere Druckverteilung und Entlastung der mehr belasteten Fußanteile. Hierzu dient aktive Fußgymnastik, meist in Kombination mit Einlagen. Lassen sich die Schmerzen trotz konservativer Therapie nicht lindern, können operative Maßnahmen indiziert sein.

## Sichelfuß

> **Sichelfuß** (*Pes adductus*): Sichelförmig in Adduktion stehender, kontrakter Vorfuß mit Abflachung des Längsgewölbes.

Beim **Sichelfuß** (> Abb. 8.67) besteht eine kontrakte, c-förmige Krümmung des Fußes. In schweren Fällen steht der Fuß in typischer *Bajonettstellung*. Die Diagnose wird durch eine Röntgenaufnahme gesichert.

Behandlungsziel ist der frühzeitige Ausgleich der Deformierung, um eine normale Entwicklung des Fußes zu ermöglichen. Die Behandlung erfolgt mittels Redression (> 8.4.1). In schweren Fällen werden Nachtlagerungsschalen und fersenumfassende Sichelfußeinlagen mit vorgezogenem Innenrand angefertigt. Bei verspätetem Behandlungsbeginn kann – selten – eine Operation erforderlich sein.

## Hackenfuß

> **Hackenfuß** (*Pes calcaneus*): Fehlstellung des Fußes in Richtung Fußrücken, dadurch deutliches Vorstehen der Ferse, die nun tiefster Punkt des Beines ist.

Bei der Untersuchung steht der Fuß „nach oben geschlagen", wobei der Fußrücken die Vorderseite des Unterschenkels berühren kann (> Abb. 8.67). Die Diagnose wird radiologisch gesichert.

Der angeborene **Hackenfuß** korrigiert sich meist innerhalb weniger Wochen nach der Geburt spontan. Unterstützend wirkt eine manuelle Redressionsbehandlung. Lediglich in ausgeprägten Fällen ist eine Gips- oder Schienenbehandlung nötig.

Beim veralteten Hackenfuß muss evtl. eine Fußbettung in einem orthopädischen Schuh erfolgen. Operationen sind nur selten erforderlich.

# Literatur und Kontaktadressen

## LITERATURNACHWEIS

1. Deutsches Netzwerk für Qualitätsentwicklung in der Pflege (Hrsg.): Expertenstandard Entlassungsmanagement in der Pflege. Fachhochschule Osnabrück, 2004.
2. Usinger, Diethard M.: Osteoporose, Ratgeber für Betroffene, Angehörige und medizinisches Fachpersonal. Schulz-Kirchner Verlag, Idstein, 2007.
3. Dachverband der deutschsprachigen osteologischen Fachgesellschaften/DVO (Hrsg.): DVO-Leitlinie 2009 zur Prophylaxe, Diagnostik und Therapie der Osteoporose bei Erwachsenen. Veröffentlicht unter: www.dv-osteologie.org/uploads/leitlinien/DVO-Leitlinie%20 2009;%20Langfassung_Druck.pdf (Letzter Zugriff am 6.11.2012).
4. Deutsches Netzwerk für Qualitätsentwicklung in der Pflege: Expertenstandard Schmerzmanagement in der Pflege. Fachhochschule Osnabrück, 2005.
5. Deutsches Netzwerk für Qualitätsentwicklung in der Pflege: Expertenstandard Sturzprophylaxe in der Pflege. Fachhochschule Osnabrück, 2006.
6. Rümelin, Alexander: Kursbuch Arthrose – Erkrankungen der Gelenke effektiv vorbeugen und typgerecht behandeln. Südwest Verlag, München, 2006.
7. Oldenkott, Paul Theo (et al.): Bandscheiben-Leiden – Was tun? Trias Verlag, Stuttgart, 2005.

## KONTAKTADRESSEN

- Berufsgenossenschaft für Gesundheitsdienst und Wohlfahrtspflege: www.bgw-online.de
- Arbeitsgemeinschaft der Wissenschaftlichen Medizinischen Fachgesellschaften: www.awmf-online.de
- Bundesarbeitsgemeinschaft für Rehabilitation: www.bar-frankfurt.de
- Deutsche Gesellschaft für medizinische Rehabilitation: www.degemed.de
- Bundesverband für Rehabilitation und Interessenvertretung Behinderter e. V.: www.bdh-reha.de
- Kuratorium Knochengesundheit e. V.: www.osteoporose.org
- Bundesselbsthilfeverband für Osteoporose e. V.: www.osteoporose-deutschland.de
- Netzwerk-Osteoporose e. V.: www.netzwerk-osteoporose.de
- Deutsches Netzwerk für Qualitätsentwicklung in der Pflege (*DNQP*): www.dnqp.de
- Webadresse für barrierefreies Wohnen: www.nullbarriere.de
- Deutsche Arthrose-Hilfe e. V.: www.arthrose.de
- Deutsches Arthrose-Forum (Internet-Selbsthilfegruppe von Arthrosebetroffenen): www.deutsches-arthrose-forum.de
- Deutsche Rheuma-Liga e. V.: www.rheuma-liga.de
- Deutsche Gesellschaft für Rheumatologie: www.dgrh.de
- Deutsche Vereinigung Morbus Bechterew e. V.: www.bechterew.de
- Deutscher Orthopäden-Verband e. V.: www.dov-online.de

# KAPITEL 9

# Pflege von Menschen mit Erkrankungen der Gefäße

| | | | | |
|---|---|---|---|---|
| 9.1 | Pflege in der Gefäßchirurgie | 343 | 9.4.3 | Arteriosklerose/Arterielle Verschlusskrankheit ... 354 |
| 9.1.1 | Betroffene Menschen | 343 | 9.4.4 | Periphere arterielle Verschlusskrankheit ... 354 |
| 9.1.2 | Prävention | 344 | 9.4.5 | Akuter Verschluss einer Extremitätenarterie ... 358 |
| 9.1.3 | Rehabilitation | 344 | | |
| 9.1.4 | Patientenberatung | 344 | 9.4.6 | Durchblutungsstörungen der Eingeweidearterie ... 359 |
| 9.1.5 | Beobachten, Beurteilen und Intervenieren | 344 | | |
| | | | 9.4.7 | Nierenarterienstenose ... 360 |
| 9.2 | Hauptbeschwerden und Leitbefunde bei Erkrankungen der Gefäße | 346 | 9.4.8 | Aneurysmen ... 360 |
| | | | 9.4.9 | Durchblutungsstörungen der hirnversorgenden Arterien ... 362 |
| 9.2.1 | Schmerzen | 346 | | |
| 9.2.2 | Schwellung und Ödem | 346 | 9.4.10 | Raynaud-Syndrom ... 363 |
| 9.2.3 | Ulcus cruris venosum | 347 | 9.4.11 | Lungenembolie ... 363 |
| 9.2.4 | Ulcus cruris arteriosum | 347 | | |
| | | | 9.5 | Erkrankungen der Venen ... 364 |
| 9.3 | Der Weg zur Diagnose in der Gefäßchirurgie | 348 | 9.5.1 | Perioperative Pflege ... 364 |
| | | | 9.5.2 | Gefäßtraining bei venösen Erkrankungen ... 366 |
| 9.3.1 | Anamnese und körperliche Untersuchung | 348 | 9.5.3 | Chronisch venöse Insuffizienz ... 366 |
| 9.3.2 | Funktions- und Belastungstests | 348 | 9.5.4 | Tiefe Venenthrombose ... 369 |
| 9.3.3 | Doppler- und Duplexsonografie | 349 | | |
| 9.3.4 | Angiografie | 349 | 9.6 | Arteriovenöse Fisteln und Dialyse-Shunts ... 371 |
| 9.3.5 | Digitale Subtraktionsangiografie | 350 | | |
| 9.3.6 | Phlebografie | 350 | 9.7 | Gefäßverletzungen ... 372 |
| 9.3.7 | Computertomografie und Kernspintomografie | 351 | 9.7.1 | Arterienverletzungen ... 372 |
| | | | 9.7.2 | Venenverletzungen ... 373 |
| 9.4 | Erkrankungen der Arterien | 351 | | |
| 9.4.1 | Perioperative Pflege | 351 | | Literatur und Kontaktadressen ... 374 |
| 9.4.2 | Gefäßtraining bei arteriellen Erkrankungen | 353 | | |

> **Gefäßchirurgie:** Eigenständiges chirurgisches Fachgebiet, das sich mit diagnostischen und operativen Maßnahmen im arteriellen und venösen Gefäßsystem befasst.

## 9.1 Pflege in der Gefäßchirurgie

Neben Kenntnissen der perioperativen Pflege benötigen Pflegende in der Gefäßchirurgie auch Wissen über die Pflege bei internistischen und neurologischen Erkrankungen, z. B. Diabetes mellitus, Hypertonie, Apoplex oder Niereninsuffizienz. Menschen mit arteriellen Erkrankungen sind nicht selten Langzeitpatienten. Aufgrund der schlechten Durchblutung sind Wundheilungsstörungen und Wundinfektionen häufig.

Schwierig und anspruchsvoll ist die Wundbehandlung bei venösen und arteriellen Ulzerationen. Pflegende brauchen nicht nur aktuelles Wissen zur modernen Wundbehandlung, sie müssen auch begleitende Maßnahmen kennen und durchführen können. Da die Wundbehandlung langwierig ist, sind die Betroffenen nicht selten ungeduldig, mutlos oder auch wütend. Schmerzen beeinflussen die Situation zusätzlich negativ.

### 9.1.1 Betroffene Menschen

Menschen mit arteriellen Erkrankungen sind meist schon in internistischer Behandlung gewesen, ehe sie zur Gefäßoperation in die Chirurgie verlegt werden. Die Beschwerden haben nach und nach so weit zugenommen, dass eine Operation unumgänglich geworden ist. Bei der Anamnese stellt man schnell fest, dass die meisten der Betroffenen einen oder mehrere klassische Risikofaktoren aufweisen (➤ 9.4.3). Besonders dramatisch ist die Situation für Patienten mit einer pAVK, wenn eine Amputation notwendig ist.

Dem gegenüber stehen die akuten Arterienerkrankungen und -verletzungen, die fast immer einen gefäßchirurgischen Notfall darstellen. V. a. die Lungenembolie ist für den betroffenen Menschen dramatisch, weil sie unvorhergesehen auftritt und akut lebensbedrohlich ist.

Bei Venenpatienten stellt man ebenfalls schnell fest, dass sehr häufig die typischen Risikofaktoren vorliegen (➤ 9.5.3).

## 9.1.2 Prävention

Herz-Kreislauf-Erkrankungen sind die häufigste Todesursache in den Industrieländern. Dabei ließen sich die Arteriosklerose und die chronisch venöse Insuffizienz mit der Ausschaltung der typischen Risikofaktoren weitgehend vermeiden. Krankenkassen und Initiativen starten immer wieder Kampagnen, die die Bevölkerung auf die Vermeidbarkeit von Gefäßerkrankungen hinweisen. Dieses Ziel verfolgt auch die Deutsche Liga zur Bekämpfung von Gefäßerkrankungen e. V. Auf ihrer Homepage und in der Zeitschrift „Gefäß Report" erfahren Leser, wie Arteriosklerose vermieden bzw. verbessert werden kann. Auch die Stiftung Deutsche Schlaganfall-Hilfe informiert Interessierte und Betroffene über Risikofaktoren und deren Vermeidung (➤ Abb. 9.1).

Auf der Homepage der Deutschen Venenliga e. V. erfahren Leser, wie der Volkskrankheit Venenleiden vorzubeugen ist. Die Venenliga veranstaltet bundesweit „Venenscreenings", bei denen Interessierte innerhalb von wenigen Minuten einen Untersuchungsbefund zu ihrer Beinvenensituation erhalten.

## 9.1.3 Rehabilitation

Pflegende beginnen unmittelbar nach der Operation mit der **Rehabilitation.** Ein Schwerpunkt ist, so schnell wie möglich die Mobilität des Operierten zu erreichen. Dazu leiten Pflegende die Patienten an, ihre Ressourcen bestmöglich zu nutzen. Die Patienten sollen nicht überfordert, aber so schnell wie möglich unabhängig werden. V. a. Patienten mit arteriellen Gefäßerkrankungen sind dazu oft schwer zu aktivieren, weil die Krankheitseinsicht fehlt oder die geistigen Fähigkeiten auf Grund des zerebralen Gefäßleidens eingeschränkt sind.

Nach schwerwiegenden Eingriffen oder Erkrankungen, z. B. Amputation oder Schlaganfall, erstreckt sich die Rehabilitation häufig über eine lange Zeit. Meist werden die Betroffenen dazu aus der Akutklinik in ein Rehabilitationszentrum verlegt.

## 9.1.4 Patientenberatung

Gefäßpatienten können viel dazu beitragen, den Behandlungserfolg zu sichern und ein Fortschreiten bzw. ein Rezidiv der Erkrankung zu verhindern. Das ist den Patienten eindringlich zu erläutern, manchmal auch mit deutlichen Aussagen wie: „Wenn Sie nicht das Rauchen einstellen und Ihren Blutzucker in den Normbereich bringen, droht Ihnen ein Schlaganfall oder die Beinamputation".

### Lebensgewohnheiten ändern

Rauchen, tierische Fette und Bewegungsmangel begünstigen die Entwicklung und das Fortschreiten einer peripheren arteriellen Verschlusskrankheit (➤ 9.4.3, ➤ 9.4.4) sowie weitere durch Arteriosklerose bedingte Erkrankungen, z. B. Schlaganfall und Herzinfarkt. Die Betroffenen sollten die genannten Risikofaktoren ausschalten und vor allem Übergewicht abbauen. Die Einstellung einer Hypertonie, eines Diabetes mellitus und einer Hypercholesterinämie auf Normalwerte ist ein weiterer Aspekt in der Behandlung einer Arteriosklerose.

An den Venen Erkrankte sollten Alkohol meiden, da dieser die Blutgefäße erweitert, sodass z. B. im Stehen noch mehr Blut in den Venen „versackt". Unbedingt notwendig ist auch eine längerfristige Kompressionstherapie (➤ 9.5.1, ➤ 9.5.2).

Zu einer gesunden Lebensführung gehört bei Gefäßpatienten auch die ausreichende körperliche Bewegung, am besten natürlich an der frischen Luft. Hervorzuheben ist hierbei vor allem das **Ausdauertraining,** das bei konsequenter Durchführung nach einiger Zeit zu einer Entlastung des Herz-Kreislauf-Systems führt.

Die Angehörigen des Patienten können wichtige Motivationsgeber sein. Viele Patienten profitieren auch von einer Selbsthilfegruppe. [1]

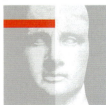

Abb. 9.1 Die Stiftung Deutsche Schlaganfall-Hilfe mit Sitz in Gütersloh bringt Betroffene mit Experten zusammen und vermittelt überdies umfassende Informationen. [W287]

## 9.1.5 Beobachten, Beurteilen und Intervenieren

### Ernährung

Zur Unterstützung der Therapie von Kreislauf- und Gefäßerkrankungen sollten Patienten stets Übergewicht abbauen und einen ggf. vorhandenen Diabetes optimal einstellen.

Die Pflegenden organisieren für den Betroffenen eine Ernährungsberatung. Häufig ist es sinnvoll, die nächsten Angehörigen daran teilnehmen zu lassen, denn meist lohnt es sich, die Ernährungsgewohnheiten der ganzen Familie umzustellen.

Die Pflegenden weisen die Gefäßpatienten auch auf die Notwendigkeit einer ausreichenden Flüssigkeitszufuhr hin. Bei Herz- und Niereninsuffizienz sprechen sie die tägliche Trinkmenge mit dem behandelnden Arzt ab.

Die Pflegenden erfragen die Art der Getränke, die der Patient hauptsächlich zu sich nimmt. Häufig werden über zuckerhaltige Säfte, Cola und gezuckerte Tees erhebliche Kalorienmengen aufgenommen. Der Verzicht darauf stellt einen wichtigen Beitrag zum Abbau von Übergewicht dar.

### Bewegung

Die richtige **Lagerung** ist bei Gefäßerkrankungen eine wichtige therapeutische Maßnahme. Grundsätzlich gilt:
- Bei **peripherer arterieller Verschlusskrankheit** (*pAVK*) sind die Beine tief zu lagern
- Bei **Varizen** und **chronisch venöser Insuffizienz** sind die Beine flach, besser noch erhöht zu lagern (➤ 9.4.1, ➤ 9.5.1).

Bestehen bei einem Patienten gleichzeitig eine arterielle und venöse Gefäßerkrankung, ist der Unterstützung der arteriellen Durchblutung der Vorrang zu geben. Die Beine werden flach und intermittierend tief gelagert. Im Einzelfall, z. B. wenn die venöse Stauung überwiegt, ordnet der Arzt gelegentlich eine zeitlich befristete Hochlagerung an.

> **VORSICHT**
> Bei Patienten mit peripherer arterieller Verschlusskrankheit dürfen die Beine nie ohne Arztanordnung hochgelagert werden, auch das Tragen von medizinischen Thromboseprophylaxestrümpfen muss abgesprochen werden.

Patienten mit pAVK sind aufgrund der verminderten arteriellen Durchblutung an den Füßen und Beinen extrem dekubitusgefährdet. Sie tolerieren Druckeinwirkung nicht annähernd so lange wie arteriengesunde Menschen. Deshalb muss Druck auf Fersen, Zehen, Innen- und Außenknöchel unbedingt vermieden werden. Sind die Beine auf einem Kissen gelagert, muss trotzdem eine Beintieflagerung gewährleistet bleiben, z. B. indem das Fußteil des Bettes nach unten gestellt wird oder durch eine schiefe Ebene fußwärts.

Die Pflegenden erläutern den Betroffenen und ihren Angehörigen die Zusammenhänge und die Wichtigkeit von **Bewegung** und **Gefäßtraining**. Abhängig von der individuellen Situation leiten sie die Patienten zu geeigneten Maßnahmen an (➤ 9.4.2, ➤ 9.5.2). Sie überlegen gemeinsam, wie und wann diese Maßnahmen in den Alltag zu integrieren sind.

### Haut

Eine angepasste und sorgfältige **Körper- und Hautpflege** ist im Bereich der betroffenen Arterien und Venen eine ganz ent-

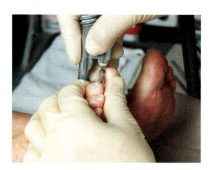

**Abb. 9.2** Professionelle Fußpflege mit einem Nagelschleifer. [K115]

scheidende Maßnahme. Besonders Venenpatienten haben oft eine trockene oder ekzematös veränderte Haut.

Sowohl bei venösen als auch bei arteriellen Erkrankungen ist die Verwendung von heißem Wasser kontraindiziert. Werden Reinigungsmittel eingesetzt, sollten sie einen sauren pH-Wert haben und sorgfältig von der Haut entfernt werden.

Die Hautpflege erfolgt nach der vorgefundenen Hautsituation. Trockene Altershaut benötigt eine W/Ö-Emulsion. Ist die Haut extrem trocken, sind harnstoffhaltige Emulsionen empfohlen.

> **VORSICHT**
> Reine Fettsalben sind als Pflegemittel nicht geeignet, da sie nicht einziehen, sondern lediglich die Hautporen verschließen und die Hautatmung behindern.

Der **Fußpflege** kommt besondere Bedeutung zu. Sowohl bei arteriellen als auch bei venösen Gefäßerkrankungen heilen selbst kleine Wunden schlecht. Infektionen können sich in minderdurchblutetem Gewebe schnell ausbreiten. Bei der Fußpflege gehen die Pflegenden sehr sorgfältig vor, um auch kleinste Verletzungen zu vermeiden. Problematische Situationen, z. B. eingewachsene Fußnägel und Hyperkeratosen, sollten von professionellen Fußpflegern (➤ Abb. 9.2) oder Podologen behandelt werden. Bei einigen Erkrankungen kann professionelle Fußpflege auch vom Arzt verordnet werden.

Muss der Patient medizinische Kompressionsstrümpfe oder einen Kompressionsverband tragen, werden diese mindestens einmal täglich ausgezogen bzw. entfernt. Nach der Hautreinigung und -pflege erhält der Patient neue Strümpfe bzw. einen neuen Kompressionsverband mit sauberen Binden.

Die **Kleidung** von Gefäßpatienten soll aus Naturfasern (z. B. Baumwolle, Wolle, Seide) bestehen, denn diese ermöglichen eine gute Schweißaufnahme bzw. -abgabe und Hautatmung. Kleidung und Schuhe sind so zu wählen, dass sie nicht die arterielle Durchblutung und den venösen Rückfluss behindern. Daher sind auch Strümpfe und Wäsche unbedingt zu vermeiden, die einengen.

Patienten mit pAVK leiden unter ständig kalten Füßen. Direkte Wärmeanwendungen (z. B. Wärmflasche, Heizdecke, Fußbad) sind nicht erlaubt (➤ 9.4.1). Pflegende beraten die Patienten, die Beine mit Woll- oder Angorasocken warm zu halten. Im Bett sind auch Schaffelle gut geeignet, die Restwärme zu erhalten.

## 9.2 Hauptbeschwerden und Leitbefunde bei Erkrankungen der Gefäße

### 9.2.1 Schmerzen

Wird ein Gewebe oder Organ ungenügend mit Sauerstoff versorgt, kommt es meist zu Schmerzen. Ursächlich ist die Behinderung des zellulären Stoffwechsels mit nachfolgendem Absterben der Zellen und Gewebeuntergang. Man spricht von der „Ischämie" (griech. „isch-" für „Halt"; häma = Blut). Dafür verantwortlich ist meist entweder eine Verengung der Blutgefäße oder der Verschluss eines Blutgefäßes.

#### Akute Beinschmerzen

- Beim klassischen Fall eines *Arterienverschlusses* am Bein hat der Patient plötzlich einsetzende, starke, oft als stechend beschriebene Schmerzen in der betroffenen Extremität. Häufig wird zudem über ein Schwäche- und Druckgefühl geklagt. Das Bein ist blass und kalt, die Fußpulse sind nicht tastbar (➤ 9.4.5)
- Schmerzen durch *Venenverschlüsse* beginnen eher schleichend und sind meist nicht so stark ausgeprägt wie die Schmerzen bei arteriellen Verschlüssen. Insbesondere Schmerzen in der Wadenmuskulatur, die beim Auftreten zu- und bei Hochlagerung abnehmen, weisen auf eine tiefe Beinvenenthrombose hin
- Auch ein **Kompartmentsyndrom** (➤ 7.5.8) infolge eines massiven postoperativen Ödems kann akute Beinschmerzen hervorrufen.

Diese Symptome sind Notfallsituationen und bedürfen einer sofortigen Intervention. Die Ischämie wird nur über eine gewisse Zeitspanne vom Gewebe toleriert (an den Extremitäten bis zu 12 Std.) bevor eine dauerhafte Gewebeschädigung eintritt. Diese kann eine Beinamputation notwendig machen.

#### Intermittierende Beinschmerzen

*Stadien der peripheren arteriellen Verschlusskrankheit* ➤ 9.4.4

Intermittierende, d. h. wiederkehrende Beinschmerzen treten charakteristischerweise unter Belastung auf und verschwinden in Ruhe. Typisches Beispiel ist die **Claudicatio intermittens,** auch „Schaufensterkrankheit" genannt. Patienten gehen eine gewisse Strecke, bis die Schmerzen in Fuß oder Wade beginnen, und bleiben dann stehen. In dieser Ruhephase erholt sich das minderdurchblutete Gewebe, die Schmerzen lassen nach und sie können erneut ein weiteres Stück gehen. Wie bei einem Schaufensterbummel ist der Gehrhythmus also in „stop and go" eingeteilt.

#### Abdominalschmerzen

Ein Leitsymptom für die chronische arterielle Verschlusskrankheit intraabdomineller organversorgender Gefäße ist der **Abdominalschmerz** nach Nahrungsaufnahme (*postprandialer Schmerz*). Die durch die Nahrungsaufnahme bedingte Belastung des Magen-Darm-Trakts führt zu einem höheren Sauerstoffbedarf, der wegen der eingeengten Arterien nicht gedeckt werden kann. Es entstehen anfallsartige, stärkste Bauchschmerzen (*Angina abdominalis,* ➤ 9.4.6).

Eine wichtige Differentialdiagnose der Angina abdominalis ist der akute Verschluss einer Eingeweidearterie (*Mesenterialinfarkt,* ➤ 9.4.6). Dabei kommt es zu einer akuten Minderdurchblutung des betroffenen Magen-Darm-Abschnitts mit Gewebenekrose.

> **VORSICHT**
> Akut einsetzende Schmerzen im unteren Abdomen, Rücken und Beckenbereich bis in die Oberschenkel ausstrahlend sind die Leitsymptome einer drohenden oder bereits erfolgten abdominellen Aortenruptur.

### 9.2.2 Schwellung und Ödem

*Tiefe Venenthrombose* ➤ 9.5.4

Die **akute Schwellung** einer Extremität ist Leitsymptom einer tiefen Bein- oder Beckenvenenthrombose. Klinisches Erscheinungsbild:
- Hautverfärbung (mäßige Zyanose, Rötung)
- Umfangsvermehrung
- Schwere- oder Spannungsgefühl
- Fußsohlen- bzw. Wadendruckschmerz
- Gefüllte oberflächliche Venen als Ausdruck eines Kollateralkreislaufs.

> **VORSICHT**
> Lokale Thrombosen (v. a. am Unterschenkel) können ohne Symptome (z. B. Beinschwellung) einhergehen.

Andere Ursachen einer Beinschwellung sind:
- Venöse Blutstauung durch Varizen (➤ 9.5.3)
- Lymphödeme
- Rechtsherzinsuffizienz (fast immer beide Beine betroffen)
- Operationen
- Verletzungen
- Infektionen (z. B. Erysipel, ➤ 2.7.8).

**Beinumfangsmessung**

Bei Verdacht auf eine Thrombose sowie zur Verlaufsbeurteilung von Ödemen wird der Extremitätenumfang gemessen:
- Für vergleichbare Ergebnisse Messpunkte am Patienten mit wasserfestem Stift markieren
- Mindestens zwei Markierungen in unterschiedlicher Höhe anbringen (z. B. Unterschenkelumfang 15 cm oberhalb des Innenknöchels, Oberschenkelumfang 20 cm oberhalb der Kniescheibe)

- Maßband eng, aber ohne Zug anlegen
- Für Seitenvergleich stets beide Seiten messen
- Messung stets in der gleichen Position des Patienten vornehmen (z. B. immer flach liegend).

### 9.2.3 Ulcus cruris venosum

> **Ulcus cruris** (*Unterschenkelgeschwür*): Hautdefekt am Unterschenkel, der mindestens bis in die Lederhaut reicht. Die Ursache sollte grundsätzlich abgeklärt werden. Einzeln oder multipel auftretend, zu 80 % venös, selten arteriell bedingt.
> **Ulcus cruris venosum** („*Offenes Bein*"): Venös bedingtes Ulcus cruris. Es stellt das Stadium 4 einer chronischen venösen Insuffizienz (CVI) dar (➤ 9.5.3).

#### Lokalisation und Symptome

80 % aller venösen Ulzerationen befinden sich oberhalb des Innenknöchels (➤ Abb. 9.3). Dort ist der hydrostatische Druck in der V. saphena magna am größten. Es sind auch Ulzerationen am Außenknöchel (V. saphena parva) möglich. Geht der Defekt zirkulär um den Unterschenkel herum, spricht man von einem *Gamaschenulkus*.

Meist zeigt ein venöses Ulkus mäßig bis viel Sekret, der Wundgrund ist häufig gelblich-weißlich belegt. Die Beine sind warm und ödematös geschwollen. Häufig sieht man eine gelblich-bräunliche Hyperpigmentierung der Haut, chronische Entzündung und Verhärtung der Dermis und Subkutis und Ekzeme in der Wundumgebung. Die Schmerzen sind im Vergleich zum arteriellen Ulkus häufig weniger stark.

#### Behandlung

Die Verbesserung des venösen Rückflusses ist das oberste Ziel der Behandlung. Dafür stehen konservative und operative Maßnahmen zur Verfügung (➤ 9.5.2).

Daneben ist die Ausschaltung der individuellen Risikofaktoren (➤ 9.5.2) eine wichtige Maßnahme und sichert nach der Akutbehandlung den langfristigen Erfolg.

#### Wundbehandlung

Die lokale Ulkustherapie basiert auf einer phasengerechten **Wundbehandlung** mit hydroaktiven Wundauflagen (➤ 2.9.7).

Ist die Ulkuswunde sauber und zeigt sie Granulationsgewebe, kann eine Hauttransplantation die Wundheilung beschleunigen. Während der Wundbehandlung sind ein phlebologischer Kompressionsverband oder medizinische Kompressionsstrümpfe (➤ 9.5.1) unbedingt notwendige unterstützende Maßnahmen. Beine hoch lagern, Venengymnastik und Gefäßtraining unterstützen und fördern ebenfalls die Wundheilung. [2] [11]

### 9.2.4 Ulcus cruris arteriosum

> **Ulcus cruris arteriosum:** Aufgrund von Ischämie (*Sauerstoffmangel*) abgestorbener Gewebebezirk (*ischämische Nekrose*). Ursache ist meist ein akuter Verschluss einer Extremitätenarterie (➤ 9.4.5) oder das Endstadium der peripheren arteriellen Verschlusskrankheit (pAVK IV) (➤ 9.4.4).
> **Gangrän:** Durch Verdunstungs- und Schrumpfungsprozesse (*Mumifikation*) entwickelt sich ein blau-schwarzes Areal, das sich vom gesunden Gewebe abgrenzt (*Demarkation*). Ist der abgestorbene Bezirk trocken und hart, spricht man von der **trockenen Gangrän.** Es handelt sich hierbei um eine kontaminierte Wunde. Besiedelt sich die Nekrose mit Bakterien, v. a. Anaerobier und Fäulnisbakterien, zersetzen diese allmählich das abgestorbene Gewebe. Es entstehen matschig-schmierige Beläge mit üblem, fauligem Geruch und der Gefahr der Sepsis und des Gasbrandes. Eine **feuchte Gangrän** ist entstanden. Hierbei handelt es sich um eine infizierte Wunde.

#### Lokalisationen und Symptome

Ein **Ulcus cruris arteriosum** findet man typischerweise im Endbereich der Arterien, also an den Fersen und Zehen (➤ Abb. 9.4). Begleitende Symptome sind eine kühle, blasse oder marmorierte Haut, Schmerzen in Ruhe oder bei Belastung und abgeschwächte oder fehlende Fuß- bzw. Beinpulse. Liegt gleichzeitig eine ausgeprägte Neuropathie vor, verspüren die Patienten nur wenig oder gar keine Schmerzen.

#### Behandlung

Vor bzw. mit Beginn der Wundbehandlung ist eine Verbesserung der arteriellen Durchblutung durch konservative Maßnahmen, Katheterverfahren oder Operation (➤ 9.4.4) notwendig. Eine trockene, demarkierte Gangrän wird chirurgisch entfernt durch eine Nekrosenabtragung, eine Grenzzonenamputation oder eine weitergehende Amputation.

Bei einer feuchten Gangrän erhält der Patient systemisch ein Antibiotikum.

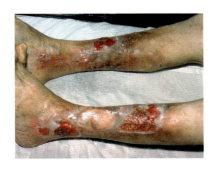

**Abb. 9.3** Ulcus cruris venosum. Typisch sind die Lokalisation und die braun-gelben Hautverfärbungen in der Ulkusumgebung. [T195]

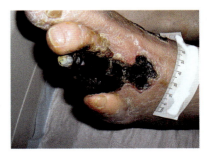

**Abb. 9.4** Ulcus cruris arteriosum. Typisch ist die Lokalisation im Bereich der Zehen. [M291]

## Wundbehandlung

> Trockene und feuchte Gangrän sind trocken zu halten. Es gelten die Prinzipien des septischen Verbandswechsels.

Nach der Reinigung mit Kochsalz- oder Ringer-Lösung und der Desinfektion mit einem Schleimhautdesinfektionsmittel wird der Gangränbereich sorgfältig getrocknet, v. a. zwischen den Zehen. Bei einer trockenen Gangrän kann auf die Reinigung und Desinfektion verzichtet werden. Dann werden sterile Kompressen zwischen die Zehen gelegt und locker mit einer Mullbinde fixiert. Ein Watteverband polstert den Fuß, schützt vor Verletzung und erhält die Restwärme.

**VORSICHT**
Folgende Maßnahmen zur Behandlung eines arteriellen Gangräns sind ungeeignet oder falsch:
- Fußbäder
- Enzymatische Salben
- Lokale Antibiotikabehandlung
- Hydroaktive Verbände.

Erst nach der Nekrosenentfernung oder Amputation führen die Pflegenden eine phasengerechte Wundbehandlung (> 2.9.5) mit hydroaktiven Wundauflagen durch.

## 9.3 Der Weg zur Diagnose in der Gefäßchirurgie

### 9.3.1 Anamnese und körperliche Untersuchung

#### Anamnese

Bei der **Anamneseerhebung** erfragt der Chirurg insbesondere:
- Schmerzen
- Kältegefühl
- Risikofaktoren
- Sensibilitätsstörungen
- Motorische Schwäche
- Sehstörungen
- Familienanamnese (z. B. Hypertonus, Diabetes mellitus, Hyperlipidämie, Gicht, pAVK, Herzinfarkt, Schlaganfall).

#### Körperliche Untersuchung

- Bei der **Inspektion** achtet der Chirurg besonders auf Blässe oder Marmorierungen, Rötung und Zyanose, Hyperpigmentierungen, schlecht verheilte oder infizierte Wunden, Ödeme, Pilzinfektionen (> 2.8.2), Varizen
- Bei der **Palpation** fühlt der Arzt die Pulse der oberen und der unteren Extremitäten (> Abb. 9.12) sowie die Hauttemperatur der Extremitäten jeweils im Seitenvergleich. Dabei achtet er auf Rhythmusstörungen. Er tastet die Venen ab und prüft die für die tiefe Beinvenenthrombose typischen Schmerzzeichen (> 9.5.4)
- Bei der **Auskultation** achtet der Arzt auf Strömungsgeräusche
- Blutdruckmessung im Seitenvergleich (Differenz über 30 mmHg ist pathologisch).

### 9.3.2 Funktions- und Belastungstests

**Funktions- und Belastungstests** sind geeignet, das Ausmaß einer Minderdurchblutung zu dokumentieren.

#### Funktionsprüfungen bei Verdacht auf arterielle Erkrankungen

- **Gehtest.** Beurteilt wird die Gehstrecke, die schmerzfrei zurückgelegt werden kann und die Lokalisation der dann auftretenden Schmerzen (z. B. Schmerz in der rechte Wade nach 150 m Gehstrecke)
- **Ratschow-Lagerungsprobe.** Gibt Auskunft über die Durchblutung der unteren Extremität. Der Patient liegt auf dem Rücken, hält die Beine senkrecht in die Höhe und kreist etwa 2 Min. lang mit den Füßen. Anschließend setzt er sich auf und lässt die Beine herabhängen (> Abb. 9.5). Bei Gefäßgesunden röten sich die Vorfüße nach 5 Sek. und die Fußrückenvenen füllen sich nach 10 Sek. Der Verdacht auf eine periphere arterielle Verschlusskrankheit (pAVK) besteht, wenn die Haut an Fußrücken und Fußsohlen während des Fußkreisens deutlich blasser wird und sich reaktive Hyperämie und Venenfüllung nach dem Aufsetzen nur verzögert einstellen
- **Faustschlussprobe.** Testet die Durchblutung der oberen Extremität. Der Patient schließt die Hand mit erhobenem Arm 15–20-mal kräftig zur Faust, während der hinter ihm stehende Untersucher die arterielle Blutzufuhr durch Hand-

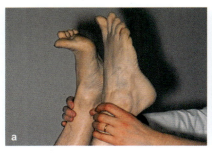
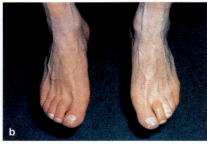

**Abb. 9.5** Lagerungsprobe der Beine nach Ratschow **(a)**. Deutlich zu sehen ist die Weißfärbung (*Ischämie*) der 3. Zehe links nach der Belastungsprobe **(b)**. [M180]

## 9.3 Der Weg zur Diagnose in der Gefäßchirurgie

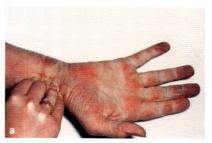
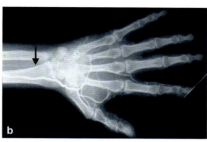

**Abb. 9.6** Allen-Test bei Verschluss der A. ulnaris. Unter der Faustschlussprobe mit Kompression der A. radialis wird eine Durchblutungsstörung mit zyanotischer Verfärbung der Fingerkuppen sichtbar **(a)**. Der klinische Befund bestätigt sich in der Angiografie **(b)**. Auf dem Bild ist der Verschluss der A. ulnaris zu erkennen. [M180]

gelenkskompression unterbindet. Beim Gesunden rötet sich die Haut an Handinnenfläche und Fingern unmittelbar nach Ende der Kompression, bei einer Durchblutungsstörung rötet sie sich entweder verzögert oder gar nicht
- **Allen-Test.** Testet die Blutversorgung der Hand. Der Untersucher komprimiert die A. radialis *oder* A. ulnaris am Handgelenk des Patienten, während der Patient ca. zehnmal die Hand zur Faust ballt und öffnet. Wird die Handfläche weiß, ist das nicht komprimierte Gefäß verengt oder verschlossen (➤ Abb. 9.6).

Funktionsprüfungen bei Verdacht auf venöse Erkrankungen

- **Trendelenburg-Test.** Testet die Klappenfunktion der Perforansvenen. Am liegenden Patienten streicht der Arzt die Venen aus und legt eine Staubinde distal der Leiste an der Mündungsstelle der V. saphena magna in die V. femoralis an. Dann steht der Patient mit angelegter Staubinde auf. Bei intakten Venenklappen füllt sich die V. saphena magna nicht oder nur langsam und von unten her (*Trendelenburg-Test negativ*). Sind die Perforansvenen funktionsunfähig, füllen sich die Varizen innerhalb von ca. 20 Sek. (*Trendelenburg-Test positiv*). Kommt es nach dem Lösen der Stauung zu einer raschen Füllung der V. saphena magna, ist deren Mündungsklappe in die V. femoralis insuffizient (doppelt positiver Trendelenburg-Test)
- **Perthes-Test.** Prüft die Klappenfunktion der tiefen Beinvenen bei Patienten mit einer Varikosis (➤ 9.5.3). Am stehenden Patienten legt der Arzt eine Staubinde oberhalb der Varizen an. Entleeren sich die Venen nach Umhergehen (durch Betätigung der Muskelpumpe), sind die tiefen Beinvenen durchgängig und die Perforansvenen funktionsfähig. Zunehmende Füllung der Venen und Schmerzen dagegen sprechen für einen Verschluss der tiefen Venen oder eine Insuffizienz der Perforansvenen (➤ Abb. 9.7).

### 9.3.3 Doppler- und Duplexsonografie

*Doppler- und Duplexsonografie* ➤ 1.3.6

Die **Doppler- und Duplexsonografie** sind nicht invasive (*unblutige*) Techniken zur Beurteilung von Blutgefäßen. Neben der Darstellung der Gefäße per Ultraschall geben sie Auskunft über Strömungsverhältnisse und -geschwindigkeit in Arterien und Venen. Bei der farbkodierten Duplexsonografie werden Flussrichtung und Flussgeschwindigkeit farblich dargestellt.

### 9.3.4 Angiografie

> **Angiografie:** Röntgenologische Darstellung von Blutgefäßen nach Injektion von Kontrastmittel (KM). Im klinischen Sprachgebrauch oft synonym zu *Arteriografie.*
> **Arteriografie:** Röntgenologische Darstellung von Arterien nach KM-Injektion
> **Phlebografie:** Röntgenologische Darstellung von Venen nach KM-Injektion

Zur (arteriellen) **Angiografie** punktiert der Arzt eine Arterie, meist die A. femoralis in der Leiste, legt eine Schleuse (*Führungskanüle*) ein und schiebt darüber einen Katheter unter Röntgenkontrolle nach proximal bis in die Körperregion, die untersucht werden soll. Dann injiziert er über den Katheter das Kontrastmittel.

Die wichtigsten Komplikationen sind:
- (Nach-)Blutungen und Hämatome an der Punktionsstelle
- Aneurysma spurium (*falsches Aneurysma,* ➤ Abb. 9.21)
- Infektionen
- Gefäßverletzungen
- Punktionsshunt

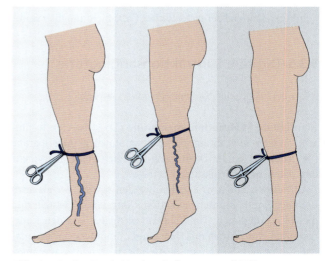

**Abb. 9.7** Perthes-Test bei intakten Perforansvenen. [L215]

- Thrombembolien
- Kontrastmittelunverträglichkeit bis hin zum anaphylaktischen Schock.

In der Gefäßchirurgie ist die Angiografie insbesondere zur Planung invasiver Therapiemaßnahmen erforderlich.

### Pflege

*Bildgebende Diagnoseverfahren* ➤ 1.3.6

- Anschließend: Bettruhe 4–6 Std.
- **D**urchblutung, **M**otorik und **S**ensibilität kontrollieren (DMS, ➤ Tab. 3.3)
- Einstichstelle beobachten, auf Blutung achten
- Auf ausreichend Flüssigkeitszufuhr achten
- Bei niereninsuffizienten Patienten nachfolgende Dialyse zum Ausschwemmen des Kontrastmittels notwendig
- Druckverband nach 6 Std. entfernen.

### Interventionelle angiologische Verfahren

*Pflege bei Angiografie* ➤ Tab. 1.2

Hochgradige Gefäßstenosen und kurzstreckige Verschlüsse können durch eine minimal-invasive **interventionelle Angioplastie** im Rahmen einer Angiografie behandelt werden. Ziel ist es, eine offene Operation und die damit verbundenen Belastungen für den Patienten zu vermeiden. Die häufigsten interventionellen Eingriffe sind:

- **PTA** (**p**erkutane **t**ransluminale **A**ngioplastie). Aufdehnen einer Stenose über einen an der Gefäßkatheterspitze angebrachten Ballon (➤ 9.4.4)
- **Stentimplantation.** Die mittels PTA gedehnte Stenose wird durch einen verbleibenden Stent (Gefäßstütze aus Metall) offen gehalten (➤ Abb. 9.8)
- **Lokale Lyse.** Injektion thrombenauflösender Medikamente direkt an den Ort des thrombogenen Gefäßverschlusses. Dabei werden lokal sehr hohe Medikamentenkonzentrationen erreicht, die bei systemischer Gabe nicht möglich sind.

## 9.3.5 Digitale Subtraktionsangiografie

*Pflege bei bildgebende Diagnoseverfahren* ➤ 1.3.6

Die **digitale Subtraktionsangiografie** (*DSA*) ist eine technische Weiterentwicklung der konventionellen Arteriografie (➤ Abb. 9.9). In der Darstellung sind die Gefäße nicht mehr durch knöcherne Strukturen überlagert.

Um diesen Effekt zu erzielen, werden sowohl *vor* als auch *nach* der Kontrastmittelapplikation Röntgenbilder erstellt und die Nativaufnahmen (*vor Kontrastmittelgabe*) von den Kontrastmittel-Aufnahmen mit Hilfe eines Computers gewissermaßen subtrahiert. So können die Gefäße nahezu überlagerungsfrei von anderen Strukturen dargestellt werden (➤ Abb. 9.10).

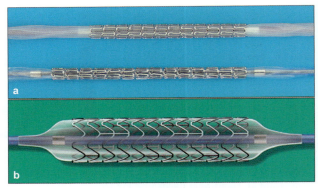

**Abb. 9.8** Der noch geschlossene Stent ist auf einen Ballonkatheter aufgefädelt **(a)**. Nachdem der Arzt die Katheterspitze und damit den Stent in die Stenose vorgeschoben hat, füllt er den Ballon. Dadurch entfaltet sich der Stent **(b)**. [E843]

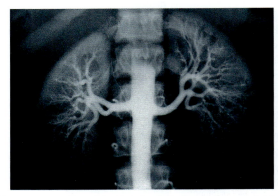

**Abb. 9.9** Angiografie in DSA-Technik mit Nachweis einer umschriebenen linksseitigen Nierenarterienstenose arteriosklerotischer Genese. [M181]

Bei der i.v.-DSA injiziert der Arzt das Kontrastmittel direkt oder über einen Katheter in eine Vene.

## 9.3.6 Phlebografie

*Pflege bei bildgebende Diagnoseverfahren* ➤ 1.3.6

Die **Phlebografie** (➤ Abb. 9.11) ist nach wie vor die sicherste Methode zur Beurteilung der tiefen Venen, insbesondere auch zum Nachweis oder Ausschluss von Thrombosen. Dabei injiziert der Arzt das Kontrastmittel in eine Fußrücken- oder Handvene, bevor Röntgenaufnahmen angefertigt werden, die das venöse Abflussgebiet darstellen.

Wie bei der Angiografie besteht auch bei der Phlebografie das Risiko einer Kontrastmittelunverträglichkeit bzw. -allergie. Außerdem ist die Strahlenbelastung während der Untersuchung relativ hoch. Nach der Untersuchung wird ein Kompressionsverband für 24 Std. angelegt, um das Kontrastmittel optimal aus der betroffenen Extremität zu schwemmen. Die Pflegenden halten den Patienten zur Mobilität an. Die zur Ausschwemmung des Kontrastmittels empfohlene Trinkmenge beträgt 3.000 ml.

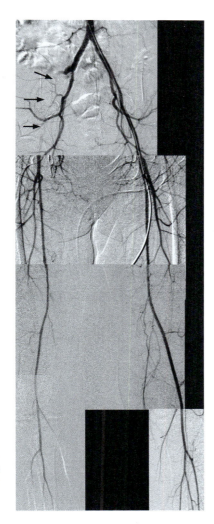

**Abb. 9.10** Digitale Subtraktionsangiografie: Links normale Durchblutung, rechts hochgradige Stenose der A. femoralis communis (Pfeile). [E856]

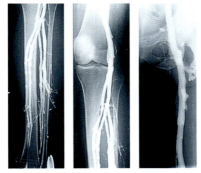

**Abb. 9.11** Phlebografie der linken Beinvenen. Normalbefund. [M180]

## 9.3.7 Computertomografie und Kernspintomografie

*Pflege bei bildgebende Diagnoseverfahren* ➤ 1.3.6

Je nach Fragestellung ist bei gefäßchirurgischen Erkrankungen, z. B. einem Aortenaneurysma oder einer symptomatischen Karotisstenose, eine **CT** zur Operationsplanung erforderlich. Zur besseren Differenzierung der Gewebestrukturen wird dabei meist Kontrastmittel appliziert (*Kontrastmittel-CT*). Moderne Untersuchungstechniken können computergestützt nach Kontrastmittelgabe selektiv Arterien darstellen und sind ein wichtiges diagnostisches Hilfsmittel bei der Suche nach Gefäßverletzungen oder -rupturen.

Der Vorteil der **MRT** liegt darin, dass sie ohne Röntgenstrahlen auskommt. Moderne Techniken machen eine Darstellung der Gefäße möglich, die qualitativ der einer Angiografie entspricht (daher auch die Bezeichnung *Magnetresonanzangiografie, MR-Angiografie*), jedoch nicht invasiv und damit für den Patienten nicht belastend ist.

## 9.4 Erkrankungen der Arterien

### 9.4.1 Perioperative Pflege

*Pflege vor, während und nach Operationen* ➤ Kap. 4

Präoperative Pflege

**Patientenaufnahme**
Zu den Besonderheiten bei der **Aufnahme von Patienten** mit Gefäßerkrankungen gehört die Blutdruckmessung am rechten und linken Arm, um Erkrankungen der herznahen Gefäße zu erkennen. Bei Krankheitsprozessen im Bereich des Aortenbogens (z. B. *Aortendissektion, Subclavian-steal-Syndrom*) ist eine Blutdruckdifferenz zwischen rechts und links feststellbar. Bei Patienten mit arterieller Hypertonie wird die Blutdruckkontrolle zweistündlich über 24 Std. durchgeführt, um die Blutdruckspitzen zu erkennen.

**Nahrungskarenz und Darmvorbereitung**
Die **Nahrungskarenz** ist abhängig von der geplanten Operation. Bei Operationen an den Beinen bleibt der Patient am Operationstag nüchtern. Betrifft die Operation den Thorax oder das Abdomen, ist, je nach Hausstandard, eine längere Nahrungskarenz erforderlich. Bei notfallmäßigen Operationen, z. B. nach akutem Arterienverschluss, kann u. U. keine Nahrungskarenz eingehalten werden. Der Anästhesist wird informiert, wann der Patient zuletzt gegessen hat.

Es sind keine besonderen Abführmaßnahmen notwendig. Nach Hausstandard wird ggf. ein Klysma verabreicht.

**Rasur**
Die **Rasur** umfasst bei Extremitätenoperationen, z. B. bei einem femoropoplitealen Bypass (➤ Abb. 9.18), die ganze Extremität einschließlich Leisten- und Schambehaarung. Bei abdominellen Eingriffen, etwa einem aortobifemoralen Bypass, wird von den Mamillen bis zu den Knien rasiert; bei Eingriffen im Bereich der Leiste vom Nabel bis zur Oberschenkelmitte. Ist eine Entnahme körpereigener Venen geplant, rasieren die Pflegenden zusätzlich die Entnahmeregion, also typischerweise ein Bein (hausinterne Standards beachten).

## Postoperative Pflege

### Lagerung

Um den arteriellen Blutfluss und damit die Sauerstoffversorgung zu verbessern, lagern die Pflegenden die Beine tief, entweder mittels schiefer Ebene oder indem das Fußteil des Bettes gesenkt wird. Gefäßabknickungen sind zu vermeiden, deshalb sollte der Patient nur wenig sitzen, das Kopfteil darf im Liegen max. 45° hochgestellt werden.

Fersen und Zehen sind aufgrund der Arteriosklerose extrem dekubitusgefährdet. Die Unterschenkel werden deshalb auf einem Kissen gelagert. Wichtig ist, dass die Beine trotz Kissen insgesamt tief gelagert sind. Die Bettdecke darf keinen Druck auf die Zehen ausüben, deshalb legen die Pflegenden die Bettdecke über das Fußteil, benutzen einen Bettbogen oder zwei Kissen außen seitlich an den Füßen.

> **VORSICHT**
> - Keine Hochlagerung der Beine ohne ärztliche Anordnung
> - Keine medizinischen Thromboseprophylaxestrümpfe oder Kompressionsverbände
> - Keine einengenden Schuhe, Strümpfe oder Hose.

### Bewegung

Frühmobilisation kann postoperativ bereits nach 6 Std. beginnen. Waren die Gefäßnähte z. B. wegen brüchiger Gefäßwände schwierig anzulegen, ordnet der Operateur eine vorsichtige Mobilisation am 1. postoperativen Tag an und dokumentiert, welche Bewegungen zu vermeiden sind. Bei der Mobilisation achten die Pflegenden auf ausreichende Analgesie, schonende Bewegungsabläufe und eine stabile Kreislaufsituation des Patienten. Ggf. führen sie vor der Mobilisation Maßnahmen zur Kreislaufanregung durch. Sie vermeiden ein Abknicken der operierten Gefäße. Liegen und Gehen ist erlaubt, nicht jedoch längeres Sitzen.

### Beobachtung

- **Vitalzeichen.** Die Pflegenden kontrollieren engmaschig Blutdruck, Puls und Temperatur. Der systolische Blutdruck darf nicht über 160 mmHg liegen, da die Gefahr besteht, dass die feinen Gefäßnähte reißen. Die Systole sollte nicht unter 120 mmHg sinken, da dann die Gefahr der arteriellen Minderdurchblutung und des Re-Verschlusses besteht
- **Durchblutung, Motorik, Sensibilität.** (➤ Kap. 3.2.1) Die mehrmalige tägliche Kontrolle und Dokumentation gehört zu den wichtigen postoperativen Überwachungsmaßnahmen
- **Fußpulse.** Nach intraabdominellen Gefäßoperationen oder Eingriffen an den Arterien der unteren Extremitäten werden die *Fußpulse* des Patienten regelmäßig kontrolliert, angezeichnet und dokumentiert. Dazu tasten Pflegende die Pulse der *A. dorsalis pedis* auf dem Fußrücken und der *A. tibialis posterior* dorsal des Innenknöchels (➤ Abb. 9.12). Wichtig ist es, das Vorhandensein (oder Fehlen) des Pulses zu beurteilen. Der Rhythmus steht nicht im Mittelpunkt.

> **VORSICHT**
> Nicht nach allen Revaskularisationen können periphere Pulse getastet werden. Zur sicheren Beurteilung ziehen Pflegende stets die Dokumentation aus Operationssaal und Aufwachraum hinzu.
> Bei Veränderungen informieren sie umgehend den Arzt – insbesondere, wenn gleichzeitig weitere Zeichen eines arteriellen Verschlusses vorliegen (➤ 9.4.5). Das Anschwellen der Wadenmuskulatur kann auf ein beginnendes Kompartmentsyndrom hinweisen. In diesem Fall ist eine rasche operative Kompartmentspaltung angezeigt (➤ 7.5.8).

### Haut

Bei komplikationslosem Verlauf werden am 1. oder 2. postoperativen Tag die Redon-Drainagen entfernt. Hautfäden werden nach Eingriffen am Hals nach fünf Tagen, nach abdominellen Eingriffen (oder an der Leiste) nach zehn Tagen und nach Eingriffen an den Extremitäten nach zehn bis zwölf Tagen entfernt (Ausnahme: Hautnähte über Gelenken werden länger belassen).

Bei Patienten mit pAVK ist die periphere Durchblutung nach der Operation (bis zu drei Monate) noch erheblich eingeschränkt. Es kommt im Vergleich zu gefäßgesunden Patienten eher zu Wundheilungsstörungen (➤ 2.2.3).

### Temperatur

Kälte führt zur zusätzlichen Verengung der Arterien. Patienten werden deshalb informiert, dass sie Kälteeinwirkung vermeiden müssen, z. B. keine langen Spaziergänge im Winter, keine Cold-Packs. Die Beine sollen ständig warm gehalten werden, z. B. mit Wollsocken, Wolldecken oder einem lockeren Watteverband. Warme Getränke halten den Körper ebenfalls warm.

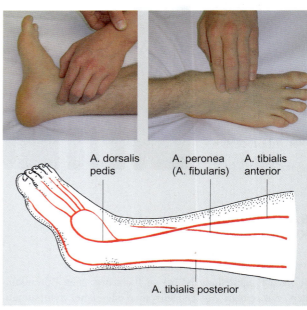

**Abb. 9.12** Tasten der Fußpulse. Der Puls der A. dorsalis pedis ist am Fußrücken zu tasten, der Puls der A. tibialis posterior dorsal am Innenknöchel. [L190, M161]

## 9.4 Erkrankungen der Arterien

> **VORSICHT**
> Lokale Wärmeanwendungen, z. B. Wärmflasche, Fußbäder und Heizdecke, sind verboten, weil sich nicht die kranken Arterien erweitern, sondern die gesunden. Das bedeutet, dass die Durchblutung in den erkrankten Arterien noch schlechter wird (*Steal-Phänomen*). Außerdem steigert direkte Wärme den Stoffwechsel und damit den Sauerstoffbedarf, der bei einer pAVK ohnehin nicht ausreichend gedeckt werden kann. Patienten mit pAVK leiden häufig unter Sensibilitätsstörungen, die Gefahr von Verbrennung ist groß.

### Ernährung

Nach extraabdominellen Eingriffen darf der Patient – falls keine anders lautenden Anordnungen vorliegen – sechs Std. nach der Operation trinken, bei Beschwerdefreiheit dann leichte Kost zu sich nehmen. Nach Eingriffen mit Eröffnung des Abdomens, z. B. einer aortobifemoralen Bypassoperation, wird mit dem Kostaufbau nach Wiedereinsetzen der Darmtätigkeit (2.–3. postop. Tag) begonnen. Meist darf der Patient am 1. postoperativen Tag trinken.

Ein Flüssigkeitsmangel führt zur Erhöhung des Hämatokrits und damit zu einer Verschlechterung der Durchblutung, v. a. in den kleinen Arterien. Die Pflegenden informieren den Patienten über die Notwendigkeit einer ausreichenden oder gesteigerten Flüssigkeitszufuhr. In den ersten postoperativen Tagen ist eine Flüssigkeitsbilanz sinnvoll.

### Ausscheidung

Nach intraabdominellen Eingriffen, insbesondere nach intraoperativem Abklemmen der A. renalis oder der Aorta oberhalb der A. renalis, kommt es zum Anstieg der Nierenwerte Kreatinin und Harnstoff. Postoperativ ordnet der behandelnde Arzt eine engmaschige Kontrolle der Nierenparameter an und erhöht die Diurese, um eine verbesserte Nierenspülung zu erzielen. Eine Flüssigkeitsbilanzierung ist erforderlich, um eine Störung der Nierenfunktion rechtzeitig zu erkennen.

Eine ausreichende Flüssigkeitszufuhr, ballaststoffreiche Ernährung, Bewegung und bei Bedarf Laxanzien sorgen dafür, dass der Patient regelmäßig weichen Stuhlgang hat. Starkes Pressen erhöht den intraabdominellen Druck und belastet die arteriellen Gefäßnähte.

### Patientenberatung

Die perioperative Thromboseprophylaxe erfolgt als Low-dose-Heparinisierung (➤ 9.5.4). Die poststationäre Antikoagulation wird vor der Entlassung mit dem Patienten besprochen, und eingeleitet. Die auf Dauer notwendige Antikoagulation mit ASS (z. B. ASS 100®) oder Clopidogrel (z. B. Plavix®) als Thrombozytenaggregationshemmer bzw. Phenprocoumon (z. B. Marcumar®) als Vitamin-K-Antagonist werden erst nach der unmittelbar postoperativen Phase, also ab dem 3. postoperativen Tag eingesetzt. Die orale Antikoagulation kann unter Umständen lebenslang erforderlich sein. Der Patient wird darauf hingewiesen, die verordneten Medikamente regelmäßig einzunehmen und dass regelmäßige Laborkontrollen notwendig sind.

> **VORSICHT**
> Entsteht nach einer Gefäßoperation kurzfristig ein erneuter Verschluss, kann auch eine HIT II (*heparininduzierte Thrombozytopenie*) zugrunde liegen, die eine weitere Diagnostik notwendig macht (➤ 4.5.6).

### 9.4.2 Gefäßtraining bei arteriellen Erkrankungen

Im Stadium I und II einer peripheren arteriellen Verschlusskrankheit ist das **Gefäßtraining** die wichtigste therapeutische Maßnahme.

Ziele des Gefäßtrainings:
- Kollateralgefäße sind ausgebildet und die Sauerstoffversorgung ist verbessert
- Der Patient hat seine schmerzfreie Gehstrecke verlängert
- Das Fortschreiten der pAVK ist verhindert.

Patienten mit **arteriellen Gefäßerkrankungen** sollten möglichst oft und regelmäßig an ihre individuelle Belastungsgrenze (keine heftigen Schmerzen!) gehen. Das Training in der freien Natur ist allen Maßnahmen in geschlossenen Räumen vorzuziehen, ein kontrolliertes Gehtraining kann jedoch auch auf dem Laufband erfolgen (➤ Abb. 9.13). Unter standardisierten Bedingungen kann hier der Erfolg der Therapie leicht an der zurückgelegten Wegstrecke abgelesen werden. Studien belegen,

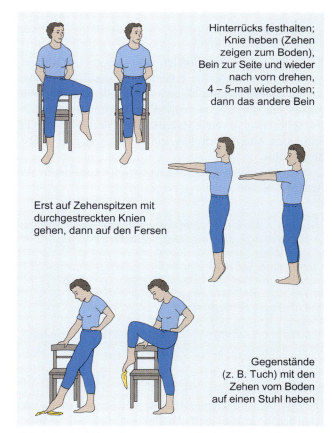

**Abb. 9.13** Empfohlene Übungen zum Gefäßtraining bei arteriell bedingten Erkrankungen. [L157]

dass besonders zu Anfang des Gefäßtrainings die Teilnahme an einer Gefäßsportgruppe unter fachlicher Anleitung effektiver und motivierender ist. Geeignete Sportarten sind Gehen, Nordic Walking, Schwimmen, Tanzen und Fahrrad fahren.

Außerdem eignen sich Übungen, die der Patient im Stehen durchführt (➤ Abb. 9.13), oder die Übung, bei der der Patient auf dem Rücken liegt und für ca. 30 Sek. mit in die Luft gestreckten Beinen kreisende Bewegungen ausführt oder den Vorfuß auf und ab bewegt. Anschließend setzt sich der Patient an den Bettrand. Dadurch kommt es zu einer stoßartigen Mehrdurchblutung der Beinarterien. [3]

> **VORSICHT**
> Im Stadium III und IV der pAVK sind Bewegungsübungen und Ausdauertraining kontraindiziert, da der Sauerstoffbedarf schon in Ruhe nicht ausreicht.

## 9.4.3 Arteriosklerose/Arterielle Verschlusskrankheit

> **Arteriosklerose** (Atherosklerose, „Arterienverkalkung"): Chronisch fortschreitende, degenerative Veränderungen der Gefäßinnenwand mit Wandverhärtung, Wanddeformierung und Einengung des Gefäßlumens. In den Industrieländern die häufigste Gefäßerkrankung.

### Krankheitsentstehung

Die Entstehung der **Arteriosklerose** ist komplex und wird unter Fachleuten kontrovers diskutiert. Grundsätzlich können sowohl größere als auch kleinere Arterien beteiligt sein. Sind größere und mittlere Arterien von der Arteriosklerose betroffen, spricht man von einer **Makroangiopathie,** sind kleine und sehr kleine Arterien betroffen, spricht man von einer **Mikroangiopathie.**

Die Arteriosklerose betrifft hauptsächlich Gabelungen von Arterien (➤ Abb. 9.14).

> Folge der arteriosklerotischen Gefäßverengungen und -verschlüsse ist die **relative** bis **absolute** (komplette) **Ischämie** der abhängigen Körperregionen, also die Verminderung bzw. Unterbrechung der Durchblutung. Eine absolute Ischämie führt nach einer gewissen Zeit zum ischämisch bedingten Gewebeuntergang, dem **Infarkt** (Gewebetod), wobei die verschiedenen Gewebe unterschiedlich empfindlich auf den Sauerstoffmangel reagieren (unterschiedliche Ischämietoleranz).
> Abhängig vom zeitlichen Verlauf werden **akute** und **chronische Prozesse** unterschieden (➤ Tab. 9.1).

### Risikofaktoren

Die Entwicklung der Arteriosklerose wird durch mehrere Faktoren begünstigt, die zum Teil beeinflussbar sind. Als wichtigste beeinflussbare Risikofaktoren sind das Rauchen, die arterielle Hypertonie, der Diabetes mellitus, Fettstoffwechselstörun-

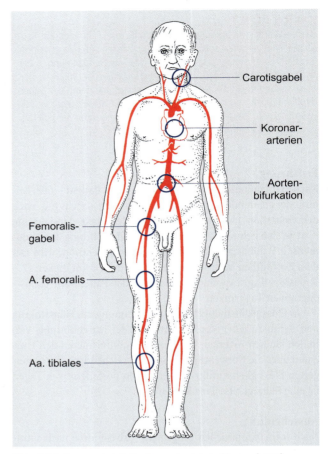

**Abb. 9.14** Bevorzugte Lokalisationen der Arteriosklerose. [L190]

gen (v. a. Hypercholesterinämie), Übergewicht, Bewegungsmangel, Stress, Östrogenmangel und die Erhöhung der Harnsäure zu nennen. Nichtbeeinflussbare Risikofaktoren sind z. B. die genetische Veranlagung, das Alter und das Geschlecht.

## 9.4.4 Periphere arterielle Verschlusskrankheit

> **Periphere arterielle Verschlusskrankheit** (pAVK): Arteriosklerotische Verengungen und Verschlüsse der Extremitätenarterien, in über 90 % in den Beinarterien lokalisiert. Männer sind viermal häufiger betroffen als Frauen.

### Symptome und Befund

Da fast immer die unteren Extremitäten betroffen sind, sucht der Patient den Arzt meist wegen Beinschmerzen auf (➤ 9.2.1). Typischerweise treten die Beinschmerzen unter Belastung auf (**Claudicatio intermittens,** intermittierendes Hinken). Erst in fortgeschrittenen Krankheitsstadien leiden die Patienten unter **Ruheschmerzen.** Im weiteren Verlauf kann eine Gangrän auftreten. Weitere typische Symptome sind Missempfindungen, Sensibilitätsstörungen, eine kalte Extremität unterhalb der Stenose, blasse oder marmorierte Haut, Pulsabschwächung bis hin zur Pulslosigkeit (bei Verengung von 90 % und mehr).

## 9.4 Erkrankungen der Arterien

**Tab. 9.1** Einteilung der arteriellen Verschlusskrankheit.

| Akut | | Chronisch |
|---|---|---|
| **Embolie** | **Thrombose** | **Arteriosklerotische Prozesse** |
| Von einer Streuquelle löst sich thrombotisches Material (*Embolus*) und gelangt auf dem Blutweg zu einer weiter entfernten Arterie. 90 % aller Embolien entstammen dem Herzen. „Gesundes Gefäßsystem – krankes Herz" Die Folge ist ein **akuter Arterienverschluss**. | Hierbei handelt es sich um ein lokales Gerinnsel in einer Arterie, z. B. nach Operationen an der Arterie oder bei bestehender Arteriosklerose. „Krankes Gefäßsystem – gesundes Herz" Die Folgen sind abhängig von der Größe des Thrombus. | Sie führen zu einer langsam fortschreitenden Verengung der Arterien, die irgendwann einen Verschluss verursacht. Je nach Lokalisation werden unterschieden: <br>• **Periphere arterielle Verschlusskrankheit** der Becken- und Beinarterien (*pAVK*, ➤ 9.4.4) → Amputation <br>• **Koronare Herzkrankheit** (➤ 13.6.1) → Herzinfarkt <br>• **Zerebrovaskuläre Insuffizienz** (TIA, PRIND) → **Schlaganfall** oder Multiinfarkt-Demenz (➤ 9.4.9) <br>• **Angina abdominalis** → Mesenterialinfarkt, (➤ 9.4.6) <br>• **Nierenarterienstenose** → Niereninsuffizienz → Nierenversagen |

### Einteilung der pAVK

Zur Einteilung nach der **Lokalisation** wird die untere Extremität in drei anatomische Bereiche (*Etagen*) gegliedert. Unterschieden werden eine pAVK vom **Becken-, Oberschenkel-** und **Unterschenkeltyp.** Viele Patienten leiden aufgrund einer generalisierten Arteriosklerose jedoch unter einer Kombination der verschiedenen Typen (*Mehretagenstenose* bzw. *-verschluss*). Die Schmerzen des Patienten sind fast immer eine Etage unterhalb der Stenose oder des Verschlusses lokalisiert (➤ Abb. 9.15)

Für den *Schweregrad* der Erkrankung hat sich für die untere Extremität die **Stadieneinteilung nach Fontaine** etabliert (➤ Tab. 9.2).

### Diagnostik und Differentialdiagnose

Die Diagnosestellung ist meist durch eine ausführliche Anamnese und körperliche Untersuchung mit den verschiedenen Funktionsprüfungen und diversen radiologischen Untersuchungsverfahren möglich (➤ 9.3).

### Behandlung

Die Behandlungsziele bei der pAVK sind:
- Hemmung einer Progression
- Senkung des Risikos für vaskuläre Ereignisse, z. B. einen arteriellen Verschluss
- Reduktion kardiovaskulärer und zerebrovaskulärer Ereignisse
- Verbesserung von Belastbarkeit, Gehleistung und Lebensqualität.

Die Maßnahmen können in konservative, interventionelle und operative Maßnahmen unterschieden werden.

### Konservative Behandlung

In den Stadien I und II ist das Vorgehen *konservativ* und umfasst folgende Maßnahmen: [13]
- Behandlung der Grunderkrankungen bzw. der Risikofaktoren, z. B. durch Nikotinkarenz, medikamentöse Einstellung der Hypertonie oder eines Diabetes mellitus oder Senkung erhöhter Blutfette
- Gewichtsreduktion; Trinkmenge nach Möglichkeit erhöhen

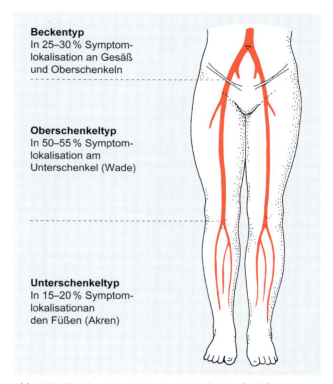

**Abb. 9.15** Einteilung der pAVK nach der Lokalisation. [L190]

**Tab. 9.2** Stadieneinteilung der pAVK nach Fontaine.

| Stadium | Klinik | |
|---|---|---|
| I | Keine Beschwerden, aber nachweisbare Veränderungen | |
| II | Claudicatio intermittens („*Schaufensterkrankheit*") | **IIa:** Schmerzfreie Gehstrecke > 200 m |
| | | **IIb:** Schmerzfreie Gehstrecke < 200 m |
| III | Ischämischer Ruheschmerz in Horizontallage | |
| IV | Nekrose/Gangrän mit oder ohne Ruheschmerz | **IVa:** trockene Gangrän |
| | | **IVb:** bakterielle Infektion, feuchte Gangrän |

- Gefäßtraining/Gehtraining zur Ausbildung von Kollateralen mind. 3-mal wöchentlich während 30–60 Minuten unter Anleitung. Bei Patienten mit Claudicatio intermittens sind überwachte Übungsprogramme zur Steigerung der Gehstre-

cke genauso effektiv wie interventionelle und operative Maßnahmen [13]
- Ggf. vasoaktive Substanzen, wenn Gefäßtraining nicht möglich ist und andere Maßnahmen nicht indiziert sind
- Hemmung der Thrombozytenaggregation zur Sekundärprävention von kardiovaskulären Ereignissen mit ASS (z. B. Aspirin®) oder Clopidogrel (z. B. Plavix®).

In den Stadien II b – IV kommt, wenn interventionelle oder operative Methoden nicht mehr möglich sind, der Versuch folgender konservativer Maßnahmen in Betracht:
- **Hämodilutionstherapie** (*Blutverdünnung*, ➤ 4.5.11) mit Dextran (z. B. Rheomacrodex®) oder Hydroxyäthylenstärke (z. B. HAES-steril 10 %®)
- Medikamentöse Therapie mit Prostaglandinen (z. B. Prostavasin®) zur Verbesserung der peripheren Durchblutung und Hemmung der Gerinnung und Thrombozytenaggregation.

### Interventionelle Behandlung: Katheterverfahren

Ziel der **interventionellen Behandlung** ist meist die Rekanalisation (*Wiederherstellung der Gefäßdurchgängigkeit*).

#### Perkutane transluminale Angioplastie
Bei der **perkutanen transluminalen Angioplastie** (*PTA*) führt der Arzt einen Katheter über eine periphere Arterie ein, an dessen Spitze sich ein Ballon befindet. Der Arzt schiebt die Katheterspitze bis in die Stenose vor und bläst dann den Ballon auf. Dadurch wird die Stenose gedehnt. Eine PTA ist hauptsächlich indiziert bei isolierten, kurzstreckigen Stenosen großer Stammgefäße und kann mit einer lokalen Lyse kombiniert werden.

**Hauptkomplikationen** der PTA sind eine Gefäßwandperforation und eine **Dissektion** des Gefäßes (*Spaltung der Arterienwand zwischen Intima und Media*, ➤ 9.4.8, ➤ 13.13). Bei der Dissektion kann die Dissektionsmembran in das Gefäßlumen einschlagen und dieses komplett verlegen. Dann kommt es distal der Dissektion zu einer akuten Ischämie.

#### PTCA, PTRA
Eine Ballondilatation der Herzkranzarterien wird auch als **perkutane transluminale koronare Angioplastie** (*PTCA*, ➤ 13.6.1) bezeichnet, eine solche im Bereich der Nierenarterien als **perkutane transluminale renale Angioplastie** (*PTRA*).

#### ITA
Die **intraoperative transluminale Angioplastie** (*ITA*) unterscheidet sich von der PTA lediglich durch den Zugang. Während bei der PTA der Katheter vom Angiologen perkutan (*durch die Haut*) vorgeschoben wird, erfolgt der Zugang bei der ITA durch den Gefäßchirurgen über das Operationsgebiet. Eine ITA ist also immer mit einer Gefäßoperation verbunden.

#### Stents
Nach erfolgreich durchgeführter Angioplastie kommt es bei einigen Patienten zu einer **Restenose** (*erneute Verengung*) des erkrankten Gefäßabschnitts. Um dies zu verhindern und die gedehnte Stenose längerfristig offen zu halten, kann der Angiologe/Gefäßchirurg einen **Stent** implantieren, ein elastisches Drahtgeflecht, das die Gefäßwand von innen stützt. Ein Stent wird v. a. bei Beckenarterienstenosen und langstreckigen Stenosen eingesetzt.

### Operative Behandlung

#### Thombendarteriektomie
Bei der **Thombendarteriektomie** (*TEA*) wird nach Eröffnung der Arterie die krankhaft veränderte Gefäßinnenwand ausge-

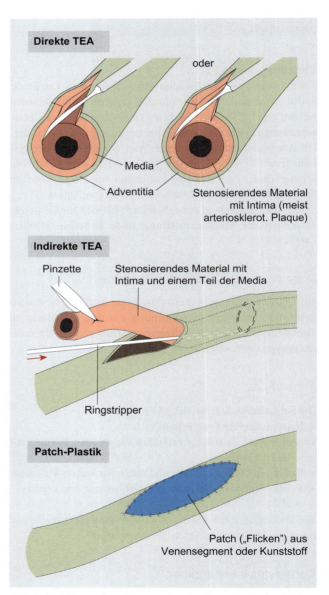

**Abb. 9.16** Offene und geschlossene Thrombendarteriektomie (TEA). Oben: Bei der offenen TEA eröffnet der Arzt die Arterie über die gesamte Stenosenlänge und schält das stenosierende Material, unter Mitnahme der Intima (rechts), mit einem Spatel aus. Mitte: Bei der geschlossenen TEA schält der Chirurg das stenosierende Material mit einem Ringstripper aus. Dabei kommt es zur teilweisen Mitnahme der Intima Unten: Gefäßverschluss nach offener TEA mit Patch-Plastik. Dadurch vergrößert sich der Querschnitt des Gefäßes und die Gefahr eines erneuten Verschlusses infolge Narbenbildung bei der Heilung sinkt. [L115]

schält. Gelegentlich ist beim Verschluss der Arterie eine Erweiterung des Gefäßes notwendig, dieses wird durch einen Patch (aus Kunststoff) erreicht (➤ Abb. 9.16).

### Bypass
Bei längerstreckigen Verschlüssen werden **Bypass-Operationen** notwendig. Hierbei werden die krankhaft veränderten Gefäßabschnitte durch eine Prothese aus Kunststoff (➤ Abb. 9.17) oder durch eine körpereigene Vene ersetzt oder überbrückt. Man unterscheidet zwischen einem anatomischen (der Bypass entspricht dem Verlauf des stenosierten Gefäßes, ➤ Abb. 9.18) oder einem extraanatomischen (anderer Verlauf) Bypass.

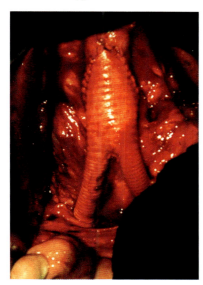

**Abb. 9.17** Implantierte Bifurkationsprothese. [T195]

### Interponat
Ein weiteres Verfahren ist die Implantation eines **Interponats.** Hierbei wird der krankhafte Gefäßabschnitt entfernt und durch ein Interponat werden die beiden Gefäßenden End-zu-End verbunden. Als Interponat wird Kunststoff oder eine körpereigene Vene verwendet (➤ Abb. 9.19).

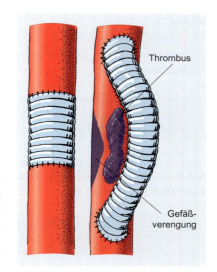

**Abb. 9.19** Das Interponat (links) wird anstelle des verengten Gefäßabschnitts eingesetzt. Rechts: Der Bypass umgeht die Engstelle. [L190]

### Amputation
Wenn alle anderen Behandlungsmethoden ausgeschöpft bzw. nicht möglich sind, ist eine **Amputation** das letzte Mittel. Die Amputationslinie richtet sich nach der Höhe des Gefäßverschlusses. Im Falle einer Unterschenkelamputation liegt sie ungefähr eine Handbreit unterhalb des Knies, für eine Oberschenkelamputation liegt sie in der Mitte des Oberschenkels. Insbesondere die Oberschenkelamputation ist ein Eingriff, der mit hohen Blutverlusten einhergehen kann. Somit sollten für diesen Eingriff immer Blutkonserven bereitgestellt werden.

### Nachsorge
Die Patienten müssen längerfristig Thrombozytenaggregationshemmer (ASS, Clopidogrel) einnehmen, ggf. auch in einer Kombination.

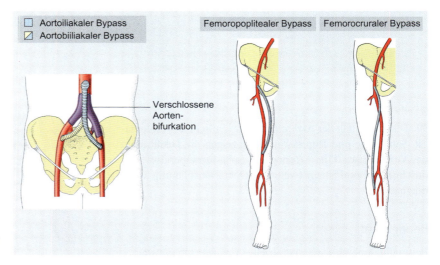

**Abb. 9.18** Häufige anatomische Bypässe an der unteren Extremität. [L190]

## Pflege

*Pflege vor, während und nach Operationen* ➤ Kap. 4
*Perioperative Pflege bei Operationen am arteriellen System* ➤ 9.4
*Amputation* ➤ 7.6

> Als autologes (*körpereigenes*) Bypassmaterial verwendet der Chirurg die V. saphena magna, selten die V. saphena parva. Varikös veränderte Venen (*Krampfadern*) eignen sich nicht als Bypassmaterial.

### 9.4.5 Akuter Verschluss einer Extremitätenarterie

> **Akuter Verschluss einer Extremitätenarterie:** Durch plötzliche Verlegung einer Arterie – meist der unteren Extremitäten – bedingter Durchblutungsstopp mit akuter Gefährdung der nachgeschalteten Organe bzw. Gewebe.

**VORSICHT**
Der akute arterielle Verschluss ist ein gefäßchirurgischer **Notfall**.

### Krankheitsentstehung

Etwa 90 % der **akuten arteriellen Verschlüsse** sind Folge einer (Thromb-)Embolie aus dem linken Herzen, z. B. bei Vorhofflimmern, Herzinfarkt oder Endokarditis. Im Herzen entstandene, wandständige Thromben lösen sich und „verstopfen" eine periphere Arterie. Die übrigen 10 % haben extrakardiale Ursachen, z. B. eine aufgepfropfte Thrombose bei Arteriosklerose oder Embolien aus arteriosklerotischen Gefäßen oder Aneurysmen, insbesondere der Aorta. Etwa 75 % der akuten arteriellen Verschlüsse treten unterhalb der Aortenbifurkation auf, 25 % in den Armarterien und 5 % in den Mesenterial- und Nierenarterien.

### Symptome und Befund

> **Typisch für einen akuten arteriellen Verschluss sind die 6 P**
> - **P**ain. Plötzlich einsetzender stärkster Schmerz
> - **P**aleness. Blässe des betroffenen Körperteiles
> - **P**araesthesia. Gefühlsstörungen
> - **P**ulslessness. Pulslosigkeit der Extremität
> - **P**aralysis. Bewegungseinschränkung oder -unfähigkeit
> - **P**rostration. Schock.

### Diagnostik

Die Diagnose stellt der Arzt anhand der klinischen Symptomatik. Sonografie und Duplexsonografie zeigen die Lokalisation des Verschlusses. Eine Arteriografie (evtl. intraoperativ) wird durchgeführt und ist zur (weiteren) Operationsplanung unabdingbar.

### Behandlung

Erstmaßnahmen bei einem arteriellen Gefäßverschluss sind:

- Analgesie
- Der Patient bleibt nüchtern und hält absolute Bettruhe ein
- Infusionstherapie zur Hämodilution (z. B. HAES-steril®)
- **Nach** der Anlage des Periduralkatheters kann die Vollheparinisierung (20.000 I. E. Heparin/d) systematisch über einen Perfusor begonnen werden
- Vitalzeichen und Durchblutung, Motorik und Sensibilität (➤ Tab. 3.3) engmaschig kontrollieren.

Die weitere Behandlung richtet sich in erster Linie nach der Ursache des Verschlusses und der raschen Verfügbarkeit einer Maßnahme: [13]

- Beim **embolischen Verschluss** ist die Operation innerhalb der ersten 6 Std. Methode der Wahl. Da das „eingeschleppte" Gerinnsel (noch) keine feste Verbindung zur Gefäßwand hat, ist die **Embolektomie** in der Regel unkompliziert. Bei einer inkompletten Ischämie peripherer Arterien kommt auch eine Lysetherapie in Betracht
- Beim **thrombotischen Verschluss** kommt je nach Thrombuslokalisation, Allgemeinzustand des Patienten und Logistik der Klinik (CT vorhanden?) eine Lyse, TEA oder Bypass-Operation in Frage. Die Operationsstrategie wird nach intraoperativer Angiografie festgelegt. [5]

#### Embolektomie bei Femoralisembolie

Bei einer **Embolektomie** wird die Arterie operativ freigelegt. Mittels eines kleinen Schnitts führt der Chirurg einen Ballonkatheter (z. B. Fogarty-Katheter) in die Arterie ein. Dieser wird ungeblockt über den Embolus geschoben, beim Zurückziehen wird der Ballon geblockt und dadurch der Embolus geborgen (➤ Abb. 9.20).

#### Lokale Lyse

Bei der lokalen Lyse injiziert der Arzt Urokinase, Aktilyse (*Plasminogenaktivatoren/rt-PA*), über einen arteriellen Katheter direkt an oder in den Thrombus, um diesen aufzulösen und so das verschlossene Gefäß zu öffnen. Parallel wird systemisch Heparin verabreicht. Die lokale Lyse kann interventionell im Rahmen einer Angiografie oder in gleicher Sitzung mit einer Gefäßoperation durchgeführt werden. Man unterscheidet eine **Kurzzeitlyse** (Dauer: Minuten bis wenige Stunden) von einer **Langzeitlyse** (Dauer: mehrere Stunden bis Tage).

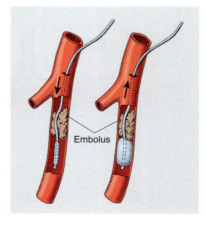

**Abb. 9.20** Embolektomie mit einem Fogarty-Ballonkatheter. Der Katheter wird über den Embolus hinaus eingeführt und dann in geblocktem Zustand zurückgezogen. [L190]

Vorbereitung und Nachsorge der Lysebehandlung entsprechen der bei Angiografie (➤ 9.3.4).

Zusätzlich sind nach dem Eingriff regelmäßige Kontrollen der Blutgerinnung, Quick, PTT und Fibrinogen erforderlich. DMS sind engmaschig zu kontrollieren und zu dokumentieren (➤ Tab. 3.3). Die betroffene Extremität ist vor Wärmeverlust und der Entstehung von Druckstellen zu schützen.

Pflege

> **VORSICHT**
> **Bei Verdacht auf akuten arteriellen Verschluss**
> - Keine i. m.-Injektionen, da diese eine Kontraindikation für eine evtl. Lyse darstellen können
> - Keine medizinischen Thromboseprophylaxestrümpfe, keine einschnürenden Socken oder Verbände anlegen.

**Einschätzen der Situation bei Verdacht auf akuten Verschluss einer Extremitätenarterie**
- Vitalzeichenkontrolle
- Genaue Lokalisation des Schmerzes erfragen
- Pulsstatus an der betroffenen Extremität überprüfen
- Feststellung, wo die Blässe und Kälte beginnt, ggf. mit Uhrzeit am Bein anzeichnen
- Patienten auffordern, Zehen und Fuß zu bewegen
- Sensibilität überprüfen; feststellen, in welcher Höhe die Sensibilitätsstörungen beginnen.

**Sofortmaßnahmen**
Die rasche Einleitung von Therapiemaßnahmen kann negative Folgen des Gefäßverschlusses begrenzen. Die Ischämietoleranz der unteren Extremität liegt bei 4–6 Std.

Pflegende lagern die Beine sofort tief. Ausnahme: der Patient ist im Schock, dann werden die Beine erhöht gelagert. Sie lagern außerdem die Beine weich bzw. hohl, wegen der hohen Dekubitusgefahr und erhalten die Restwärme z. B. mit einem Watteverband.

### 9.4.6 Durchblutungsstörungen der Eingeweidearterie

Akute Durchblutungsstörungen der Eingeweidearterien

> **Mesenterialinfarkt:** Thrombotischer oder embolischer Verschluss der A. mesenterica inferior und/oder superior. Die Prognose ist mit einer Letalität um 70 % ernst.

**Krankheitsentstehung**
Ursache des **Mesenterialinfarkts** ist entweder eine Thrombose auf dem Boden lokaler arteriosklerotischer Gefäßveränderungen oder eine arterielle Embolie.

**Symptome und Befund**
Der Patient klagt über Übelkeit und Erbrechen, stärkste Bauchschmerzen bis hin zum Vernichtungsschmerz (klinisches Bild des akuten Abdomens ➤ 3.3.2). In schweren Fällen zeigt der Patient Schocksymptome. Nach einer „fatalen Pause" („fauler Friede") von ca. 6–12 Std., in denen die Bauchschmerzen nachlassen, kann ein paralytischer Ileus (➤ 5.7.1) und eine Peritonitis aufgrund von Darmperforationen entstehen (➤ 5.8.1).

**Diagnostik und Differentialdiagnose**
Die Patienten haben meist einen über Tage andauernden Krankheitsverlauf. Die Blutuntersuchung zeigt eine Leukozytose und eine Laktatazidose. Die Abdomenleeraufnahme dient dem Nachweis eines Ileus, die Sonografie des Abdomens dem Ausschluss anderer Ursachen des akuten Abdomens. Zur Darstellung der Mesenterialgefäße eignet sich eine MR-Angiografie.

**Behandlung**
Patienten kommen in einem reduzierten, schwerkranken Zustand in die Klinik. Folgende Erstmaßnahmen sind notwendig:
- Sofortige Nahrungskarenz
- Anlage eines zentralen Venenkatheters
- Sofortiger Beginn einer parenteralen Ernährung.

> **VORSICHT**
> Bei Verdacht auf Mesenterialinfarkt ist ein hoher Reinigungseinlauf kontraindiziert, weil der Darm schon nekrotisiert sein könnte und dann durch das Flüssigkeitsvolumen perforieren würde.

Kann die Diagnose rechtzeitig gestellt werden, besteht die Behandlung in der Entfernung des Embolus bzw. des Thrombus mittels Laparotomie (Eröffnung des Abdomens) und Embolektomie. Sind bereits Darmnekrosen vorhanden, müssen die betroffenen Darmabschnitte reseziert werden.

**Pflege**
*Pflege vor, während und nach Operationen* ➤ Kap. 4
War eine Resektion nekrotischer Darmabschnitte notwendig, muss der Patient aufgrund der Schwere der Erkrankung längerfristig auf der Intensivstation behandelt werden. Die weitere postoperative Pflege entspricht der nach einer Darmoperation (➤ 5.3.1, ➤ 5.7.6).

Konnte der Embolus mittels Embolektomie entfernt werden, ist eine Verlegung auf die Allgemeinstation meist in den ersten postoperativen Tagen möglich. Die weitere Pflege entspricht der nach Laparotomie (➤ 5.3.1).

Chronische Durchblutungsstörungen der Eingeweidearterien

**Krankheitsentstehung**
Von **chronischen Durchblutungsstörungen** sind überwiegend Menschen mit arteriosklerotisch veränderten Gefäßen betroffen. Durch die langsam zunehmende Gefäßeinengung

entsteht eine **Angina abdominalis** (*Angina intestinalis, Claudicatio intermittens abdominalis*, ➤ 9.4.6).

**Symptome und Befund**
Die Patienten klagen vor allem über Bauchschmerzen nach dem Essen: Der Darm benötigt zur Verdauung vermehrt Blut und Sauerstoff, erhält sie aber aufgrund der verengten Gefäße nicht ausreichend zur Verfügung gestellt. Essensvermeidung (wegen der Schmerzen) und Malabsorptionssyndrom aufgrund der Darmischämie führen zu Gewichtsverlust. Weitere Symptome sind Dauerschmerzen, Blut im Stuhl, und Ileus (➤ 5.7.1).

**Diagnostik und Behandlung**
Die Diagnostik und Therapie entsprechen der bei akuten Durchblutungsstörungen. Therapeutisch wird die Blutversorgung des Darmes, wenn irgend möglich, verbessert, z. B. durch Ballondilatation zur Weitung oder Umgehung der Engstelle mit einem Bypass. Postoperativ ist der Patient diätetisch zu beraten.

## 9.4.7 Nierenarterienstenose

> **Nierenarterienstenose:** Verengung der Nierenarterie (A. renalis); ein- oder beidseits auftretend. Gefährlich durch ihre Folgeerscheinungen. Möglich sind eine arterielle Hypertonie und ein Nierenfunktionsverlust.

### Krankheitsentstehung

Am häufigsten ist eine **Nierenarterienstenose** arteriosklerotisch bedingt. Betroffen sind Menschen aller Altersstufen. An zweiter Stelle der Ursachen steht die **fibromuskuläre Dysplasie**, bei der Muskulatur und Bindegewebe der Gefäßwand proliferieren („*wuchern*") und so die Nierenarterie einengen. Diese Form tritt typischerweise bei (jüngeren) Frauen auf.

### Symptome und Befund

Leitsymptom ist eine arterielle Hypertonie. Durch die Stenose kommt es zur Minderperfusion der Niere. Dies führt zur erhöhten Reninausschüttung der Nebenniere und somit zur Erhöhung des Blutdrucks, der typischerweise schlecht medikamentös therapierbar ist. Zudem kann durch die Minderdurchblutung der Niere eine Niereninsuffizienz mit Beginn einer Schrumpfniere bis hin zur Funktionslosigkeit entstehen (➤ 12.5.1).

### Behandlung

Die operative Therapie besteht meist in der Entfernung der Stenose und der Reimplantation der Nierenarterie in die Aorta. Nur in Einzelfällen ist eine PTA oder eine Stentimplantation sinnvoll. Bei schlecht therapierbarem Hypertonus kann die komplette Entfernung der Niere (*Nephrektomie*, ➤ 12.5) notwendig werden.

## 9.4.8 Aneurysmen

> **Aneurysma:** Arterienausweitung, am häufigsten der Bauchaorta (➤ 13.13). Ursache überwiegend erworbene, meist arteriosklerotisch bedingte, selten angeborene Gefäßveränderungen.

Die Formen der häufigsten Aneurysmen sind in ➤ Abb. 9.21 dargestellt und erklärt.

### Komplikationen

- **Größenzunahme** mit Verdrängung benachbarter Strukturen
- **Thrombose im erweiterten** Gefäßabschnitt. Im aneurysmatragenden Gefäßabschnitt ändern sich die Strömungsverhältnisse des Blutes. Im erweiterten Bereich wird nicht das gesamte Lumen des Aneurysmas durchflutet. Das Blut im Aneurysmasack kommt zum Stillstand. Dadurch wird die Bildung von Thromben begünstigt. Das Thrombosematerial im Aneurysma kann sich lösen und eine **arterielle Embolie** (➤ Tab. 9.1) hervorrufen. Mit dem Blutstrom schwimmen die Thromben in peripher gelegene Arterien, wo sie „stecken bleiben" und einen akuten Verschluss meist einer Extremitätenarterie (➤ 9.4.5) hervorrufen können
- Bei Leisten- (A. iliaca, femoralis) und Kniekehlenaneurysmen (A. poplitea) kommt es zu pulsierenden, stark schmerzenden **Schwellungen** im erkrankten Gefäßbereich
- **Ruptur** mit Blutung. Die geweitete Aneurysmawand ist nur noch so dünn, dass sie bei Blutdruckerhöhungen, etwa bei körperlicher Anstrengung, rupturieren kann und das Blut mit arteriellem Druck in die Umgebung strömt. Befindet sich die Ruptur an einer Stelle, an der das betroffene Gefäß mit stabilem Gewebe ummantelt ist, spricht man von einer gedeckten Ruptur. Diese muss sofort einer chirurgischen Behandlung zugeführt werden. Bei einem frei rupturierten Aortenaneurysma kann der Patienten innerhalb von Minuten innerlich verbluten
- Bei zerebralen Aneurysmen droht eine tödliche **Einblutung ins Gehirn.**

### Thorakales Aortenaneurysma

Das **thorakale Aortenaneurysma** (*TAA*) kommt im Verhältnis zum abdominellen Aortenaneurysma seltener vor (AAA : TAA = 10 : 1). Es ist aber die häufigste Erkrankung der thorakalen Aorta, die eine chirurgische Therapie erforderlich macht (➤ 13.12).

### Abdominelles Aortenaneurysma

> **Abdominelles Aortenaneurysma** (*AAA*): Aneurysma der Aorta zwischen dem Durchtritt durch das Zwerchfell und Gabelung der Aorta (ungefähr auf Höhe von LWK 4), am häufigsten unterhalb des Abgangs der Nierenarterien (*infrarenal*), aber auch oberhalb der Nierenarterien (*suprarenal*) möglich. Meist arteriosklerotisch bedingt mit einem Erkrankungsgipfel zwischen dem 60. und 80. Lebensjahr (➤ Abb. 9.22, ➤ Abb. 9.23).

## 9.4 Erkrankungen der Arterien

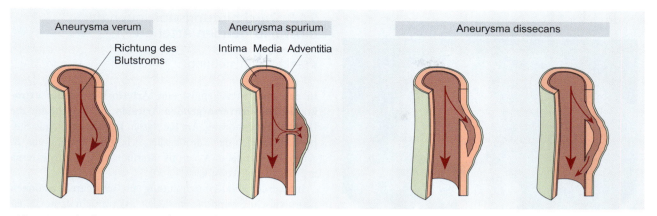

**Abb. 9.21** Die häufigsten Aneurysmaformen. Links: Aneurysma verum, Aussackung aller drei Wandschichten; Mitte: Aneurysma spurium, „Falsches Aneurysma", keine Aufspaltung oder Aufweitung, gesondertes Hämatom, welches durch Verbindungsstiel mit der Arterie verbunden ist; Rechts: Aneurysma dissecans, Längsspaltung der Arterienwand, hinter der sich durch den Bluteintritt ein Bluterguss (*Hämatom*) bildet. [L115]

### Aortendissektion

Bei der **Aortendissektion** handelt es sich um den häufigsten nichttraumatischen Notfall an der Aorta. Häufigste Ursache für das Entstehen ist die Aortenatheromatose als Folge langjähriger arterieller Hypertonie. Dabei kommt es zu einem Einriss der Intima.

**Symptome und Befund**
Akut auftretende, retrosternale Schmerzen, die in der Intensität ausgeprägter sind als bei einem akuten Herzinfarkt. Zusätzlich können aufsteigende Rückenschmerzen, eine hypertensive Krise sowie eine Hemi- oder Paraplegie entstehen.

> **VORSICHT**
> **Erstmaßnahmen bei Verdacht auf Aneurysmaruptur**
> - Sofort Arzt benachrichtigen (Notruf auslösen), Anästhesie- und Operations-Unterlagen bereithalten
> - Vitalzeichen und DMS (➤ Tab. 3.3) kontrollieren
> - Nahrungskarenz
> - Patienten strenge Bettruhe einhalten lassen
> - Schocklagerung
> - Laborparameter aktualisieren
> - Erythrozytenkonzentrate bestellen
> - Material zur Intubation und zur Reanimation bereitstellen
> - Nach Arztanordnung weitere Diagnostik oder sofortige OP.

**Diagnostik**
- Sonografie und Transösophageale Echokardiografie (*TEE*)
- Throrakale und abdominale CT
- Digitale Substraktionsangiografie (*DAS*).

**Behandlung**
Die Therapie ist abhängig von der Lage der Dissektion, man unterscheidet Typ A (*Entry im Ascendens oder Bogenbereich der Aorta*) und Typ B (*Entry im distalen Bogen oder Deszendensbereich der Aorta*) nach der Stanford-Klassifikation.

Eine Typ-A-Dissektion erfordert die sofortige Operation. Eine Typ-B-Dissektion muss nur bei Paresen, viszeralen Ausfällen sowie bei einer Ruptur notfallmäßig operativ versorgt werden. Ansonsten zunächst konservatives Vorgehen, Die Operation erfolgt im Intervall. Der Chirurg implantiert ein Kunststoff-Interponat.

**Pflege**
*Pflege vor, während und nach Operationen* ➤ Kap. 4
*Perioperative Pflege bei Operationen am arteriellen System* ➤ 9.4.1
*Perioperative Pflege bei Operationen am Magen-Darm-Trakt* ➤ 5.3.1

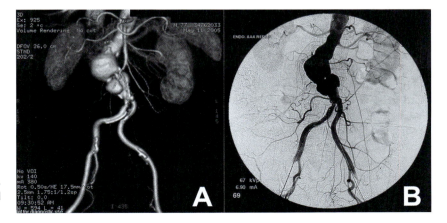

**Abb. 9.22** Bauchaortenaneurysma in der 3-D-Rekonstruktion (**A**) und Angiografie (**B**). Befund vor einer Stent-Implantation. [R222]

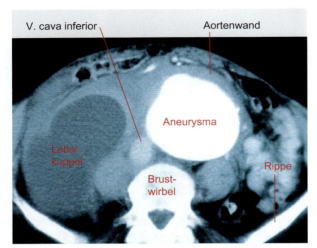

**Abb. 9.23** Großes Aneurysma der oberen Bauchaorta in der CT. Normalerweise hat die Aorta hier etwa den gleichen Durchmesser wie die V. cava inferior. Die massive Gefäßaussackung dieses Patienten lässt sich durch die Bauchdecke als pulsierender Tumor tasten. [T170]

### Präoperative Pflege

Der Patient wird informiert, dass er bis zur Operation jeglichen Blutdruckanstieg durch körperliche Tätigkeiten vermeiden muss. Ruhiges Gehen ohne Belastung ist erlaubt. Die Pflegenden kontrollieren mindestens dreimal am Tag den Blutdruck und informieren den Arzt, wenn die Systole 140 mmHg erreicht. Starkes Pressen beim Stuhlgang kann das Aneurysma zur Ruptur bringen, deshalb bekommen die Patienten ein leichtes Abführmittel zur Obstipationspropyhlaxe.

Bei großen oder symptomatischen Aneurysmen ist bis zur Operation eingeschränkte Bettruhe erforderlich.

### Postoperative Pflege

Häufig werden die Patienten am Operationstag auf der Intensivstation überwacht. Bei komplikationslosem Verlauf erfolgt die Verlegung auf die Allgemeinstation meist am ersten postoperativen Tag.

**Prognose**
Patienten, die an einem Aneurysma operiert wurden, haben eine unveränderte Lebenserwartung. Bei einer **Aneurysmaruptur** versterben 70 % der Patienten, bevor die Notoperation beginnt.

### Poplitealaneurysma

**Poplitealaneurysmen** sind verhältnismäßig häufig und als Streuquelle für Embolien komplikationsträchtig. Oft ist ein akuter Gefäßverschluss mit Unterschenkel- und Fuß-Ischämie das erste Symptom des Aneurysmas. Durch wiederholte Mikroembolien kann es zu Verschlüssen kleinerer Arterien mit den typischen Symptomen einer pAVK kommen. Die Therapie der Wahl ist eine Bypassoperation mit Unterbindung der Arterie unmittelbar proximal und distal des Aneurysmas.

## 9.4.9 Durchblutungsstörungen der hirnversorgenden Arterien

### Krankheitsentstehung

In den meisten Fällen ist eine **Arteriosklerose der extrakraniellen, hirnversorgenden Arterien** die Ursache für die Durchblutungsstörung. Am häufigsten kommt es zu einer Stenose im Bereich der Karotisgabel, d. h. am Übergang von A. carotis communis in A. carotis interna und A. carotis externa in Höhe des Kieferwinkels.

Infolge der Minderdurchblutung von Gehirnarealen können neurologische Symptome entstehen. Man spricht dann von einer *symptomatischen Karotisstenose.*

### Symptome und Befund

Welche Symptome sich entwickeln, hängt vom Versorgungsgebiet der hochgradig stenosierten Arterie und der gefäßbedingten Minderperfusion ab. Leitsymptome bei den häufigen Störungen im Karotisstromgebiet sind Sehstörungen (*Amaurosis fugax*), arm- und gesichtsbetonte sensible (Parästhesie, Hyperästhesie, Anästhesie) und motorische Ausfälle (Schwäche, Lähmung) auf einer Körperseite sowie evtl. eine Aphasie (*zentral bedingte Sprachstörung*) durch Ausfall im Mediastromgebiet.

Entsprechend dem Schweregrad der Ischämie werden fünf Erkrankungsstadien unterschieden (> Tab. 9.3), wobei die Nomenklatur nicht einheitlich ist.

### Diagnostik

Lokalisation und Ausmaß einer Karotisstenose kann durch eine farbkodierte Duplex-Sonografie diagnostiziert werden. Eine zusätzliche Angiografie ist nur in speziellen Fällen notwendig. Bei einer symptomatischen Karotisstenose wird präoperativ eine Schädel-CT (CCT) zum Nachweis bzw. Ausschluss einer Blutung oder eines Hirninfarkts durchgeführt.

**Tab. 9.3** Einteilung der arteriellen Verschlusskrankheit hirnversorgender Gefäße.

| Stadium | Symptome |
|---|---|
| I | Gefäßstenose ohne Beschwerden |
| IIa | **TIA (transitorische ischämische Attacke):** neurologische Ausfälle, die sich innerhalb von Minuten bis max. 24 Std. vollständig zurückbilden |
| IIb | **PRIND (prolongiertes reversibles ischämisches neurologisches Defizit):** neurologische Ausfälle, deren Rückbildung ≥ 24 Std. dauert, aber vollständig ist |
| III | **PS (progressive stroke):** fortschreitender Hirninfarkt, neurologische Ausfälle teilweise reversibel |
| IV | **CS (complete stroke):** Schlaganfall mit nicht reversiblen neurologischen Defiziten unterschiedlicher Ausprägung |

## Behandlung

Die Behandlung erfordert eine enge Zusammenarbeit von Gefäßchirurgen und Neurologen bzw. Internisten.

Bei Patienten in frühen Krankheitsstadien ist die Behandlung bis auf Ausnahmen konservativ durch Thrombozytenaggregationshemmung, da die Prognose hierunter mit einem Schlaganfallrisiko von 2–5 % jährlich verhältnismäßig günstig ist. Zeigen jedoch die regelmäßigen (halbjährlichen) Doppleruntersuchungen eine rasche Zunahme der Stenose oder treten TIA (> Tab. 9.3) auf, wird der Patient dem Gefäßchirurgen vorgestellt, der dann über die Indikation zur Operation entscheidet.

„Klassische" Operationsindikationen sind gefäßbedingte Minderperfusionen im Stadium IIa und IIb (Schlaganfallrisiko ca. 15 % jährlich). Die operative Therapie besteht in einer Karotis-TEA (*Karotis-Ausschälplastik*), bei gefäßwandbedingter Lumenverengung wird eine Patch-Plastik (> Abb. 9.16) angelegt, um den drohenden Schlaganfall zu verhindern.

## Pflege

*Pflege vor, während und nach Operationen* > Kap. 4
*Perioperative Pflege bei Operationen am arteriellen System* > 9.4.1

**Präoperative Pflege**
Präoperativ rasieren die Pflegenden die zu operierende Halsseite, ggf. auch ein Bein zur Venenentnahme. Am Tag der Operation bleibt der Patient nüchtern. Kontinuierliche Kontrolle der DMS (> Tab. 3.3) und der Vitalzeichen ist notwendig. Die Pflegenden dokumentieren neurologische Defizite und Auffälligkeiten differenziert, damit ein postoperativer Vergleich möglich ist.

**Postoperative Pflege**
Die wichtigsten postoperativen Komplikationen sind eine Nachblutung aus der Gefäßnaht und eine Restenose der A. carotis, die jeweils eine sofortige Revision erfordert. Um diese Komplikationen rechtzeitig zu erkennen, wird der Patient postoperativ 6 Std. auf der Intensivstation versorgt. Die Pflegenden achten besonders auf Nachblutung, Vitalzeichen (Grenzen für den systolischen Blutdruck legt der Operateur fest), die DMS (> Tab. 3.3) und auf Auffälligkeiten, z. B. verwaschene Sprache, Sehstörungen.

> **VORSICHT**
> Neurologische Veränderungen nach einer Karotis-TEA können erste Anzeichen einer Restenose sein – deshalb auch bei nur geringen Veränderungen, z. B. leichtem Kribbeln in den Fingern, umgehend den Arzt informieren.

Bei allen Patienten ist eine Frühmobilisation noch am Abend des Operationstages oder am Morgen des ersten postoperativen Tages möglich. Bei komplikationslosem Verlauf darf der Patient am Abend des Operationstages trinken und ab dem ersten postoperativen Tag seine übliche Kost zu sich nehmen. Nach einer Karotis-TEA erhält der Patient lebenslang Thrombozytenaggregationshemmer, z. B. ASS 100 mg täglich, wenn keine Notwendigkeit zur Hemmung der Blutgerinnung durch andere Arzneimittel wegen schwerwiegender anderer Erkrankungen vorliegt.

### 9.4.10 Raynaud-Syndrom

> **Raynaud-Syndrom:** Anfallsweise Minderdurchblutung der Finger, seltener auch der Zehen. Zu 80 % sind Frauen betroffen.

Das **primäre Raynaud-Syndrom** ist funktionell bedingt, d. h. es ist keine organische Ursache für die vorübergehenden Spasmen der Gefäße zu finden. Bei den Anfällen werden die Finger der Patienten blass und kalt, die Schweißabsonderung ist vermehrt (> Abb. 9.24). Die Anfälle werden oft durch Kälte ausgelöst. Diese Art des Raynaud-Syndroms ist harmlos.

Das **sekundäre Raynaud-Syndrom** hingegen tritt im Rahmen bestimmter Grunderkrankungen auf, z. B. einer Sklerodermie, eines systemischen Lupus erythematodes, einer Arteriosklerose mit Gefäßverschlüssen an den Akren (*Finger, Zehen*) oder bei einigen Medikamenten. Die Anfälle treten öfter auf und dauern länger an als beim primären Raynaud-Syndrom. Die Finger der Patienten werden zunächst weiß, kalt und schmerzen, es folgt eine Blauverfärbung (*Zyanose*) und zuletzt eine Rötung. Durch die Ernährungsstörung des Gewebes entwickeln sich punktförmige Nekrosen an den Finger- bzw. Zehenkuppen.

Die **Therapie** ist beim primären Raynaud-Syndrom sowie in Frühstadien des sekundären Raynaud-Syndroms konservativ. In fortgeschrittenen Fällen des sekundären Raynaud-Syndroms können die intraarterielle Gabe des Antihypertonikums Reserpin und eine thorakale *Sympathektomie* die Beschwerden bessern.

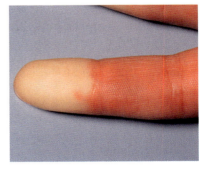

**Abb. 9.24** Raynaud-Syndrom. Der Vasospasmus führt nach einem Fingerbad in warmem Wasser zu einer Blässe der Fingerkuppe. [E273]

### 9.4.11 Lungenembolie

> **Lungenembolie** (*LE*): Plötzliche oder schrittweise Verlegung von Lungenarterien durch Thromben aus dem venösen Gefäßsystem. Gefürchtete Komplikation bei Bettlägerigkeit oder nach Operationen, inzwischen durch die medikamentöse und physikalische Thromboseprophylaxe wesentlich seltener auftretend.

## Krankheitsentstehung

Die **Lungenembolie** ist fast immer Folge einer tiefen Bein- oder Beckenvenenthrombose. Thrombusmaterial löst sich und gelangt über das rechte Herz in die Lungenstrombahn, wo es eine Lungenarterie verlegt.

## Symptome, Befund und Diagnostik

Leitsymptome einer Lungenembolie sind Atemnot, Zyanose, Husten (evtl. mit blutigem Sputum) und atemabhängige Thoraxschmerzen. Herz- und Atemfrequenz sind erhöht, als Zeichen einer zentralvenösen Druckerhöhung sind die Halsvenen gestaut. Der Patient ist ängstlich und unruhig. In schweren Fällen kommt es zu einem Schock (RR systolisch < 100 mmHg, HF > 100/Min) bis hin zum Herz-Kreislauf-Stillstand. Zusätzlich bestehen meist die Symptome einer tiefen Beinvenenthrombose.

In der laborchemischen Diagnostik ist die Bestimmung der D-Dimere wichtig. Ein unauffälliger Wert macht eine Lungenembolie sehr unwahrscheinlich. Bei niedriger klinischer Wahrscheinlichkeit und normalen D-Dimeren ist deshalb keine weitere Diagnostik notwendig. [14]

Bei erhöhtem Wert kann eine LE vorliegen, aber auch eine andere Erkrankung des Blutgerinnungssystems, eine Leberzirrhose, Tumorerkrankung, Leukämie oder Schwangerschaft.

Die CT-Angiografie in Mehrschicht-Spiraltechnik ist geeignet eine LE nachzuweisen oder auszuschließen. Das gilt auch für die Lungenventilations- und -perfusionsszitigrafie. Die Pulmonalisangiografie in Subtraktionstechnik (DSA) hat durch die anderen Verfahren wesentlich an Bedeutung verloren. [14]

## Behandlung

**Behandlung in der Akutphase**

- **Vollheparinisierung.** Der sofortige Beginn senkt die Mortalität und die Morbidität deutlich. Es stehen sowohl unfraktionierte als auch niedermolekulare Heparine zur Verfügung. Sie wird über mindestens 5 Tage durchgeführt bzw. so lange beibehalten bis unter Einnahme von Phenprocoumon eine INR größer 2,0 über mindestens 24 Std. erreicht wurde
- **Systemische Thrombolyse.** Mittels Streptokinase, Urokinase sowie rekombinanter Gewebe-Plasminogenaktivator (rtPA) wird innerhalb kurzer Zeit die Thrombusmasse deutlich reduziert
- Ggf. kommt auch eine Operation mit Herz-Lungenmaschine oder eine kathetergestützte Embolektomie in Frage
- **Schock- und Schmerztherapie.** Abhängig von der Patientensituation erfolgen die allgemeinen Therapiemaßnahmen wie Sauerstoffzufuhr, Analgesie (ggf. mit Morphinpräparaten), Schocktherapie, evtl. auch Beatmung
- Hämodynamisch instabile Patienten haben eine schlechte Prognose, wenn der rechte Ventrikel nicht schnell eine Entlastung erfährt.

**Rezidivprophylaxe**

Nach dem Akutstadium soll eine Antikoagulation, meist mit Cumarinen (z. B. Marcumar®), Rezidiven vorbeugen, da wiederholte Lungenembolien zu einer chronischen Rechtsherzinsuffizienz führen können. Bei rezidivierenden Lungenembolien trotz adäquater Antikoagulation kann ein in die untere Hohlvene implantierter **Cavaschirm** einen Embolus abfangen.

## Pflege bei Lungenembolie

*Pflege bei tiefer Beinvenenthrombose* ➤ 9.5.4

> **VORSICHT**
> **Erstmaßnahmen bei (Verdacht auf) Lungenembolie**
> - Vitalzeichen kontrollieren. Oberkörper hochlagern. Bei Schockzeichen (Blutdruckabfall, Pulsanstieg) Beine auf Herzniveau anheben, dabei leichte Oberkörperhochlagerung belassen. Keine Kopftieflage als Schocktherapie, da die Volumenverschiebung zu einem akuten Herzversagen führen kann
> - Über die Rufanlage Hilfe holen. Arzt benachrichtigen, Patienten möglichst nicht allein lassen
> - Patienten absolute Bettruhe einhalten lassen
> - Fenster öffnen, bei Atemnot entsprechende Hilfestellung leisten, evtl. nach Arztanordnung $O_2$ über Sauerstoffmaske geben (> 6 l/Min.)
> - Bei massiver Atemnot Materialien zur Intubation vorbereiten
> - Materialien für einen venösen Zugang mit Blutabnahme, eine BGA, einen zentralvenösen Katheter und die oben genannten medikamentösen Maßnahmen vorbereiten
> - Keine i.m.-Injektionen applizieren
> - Verlegung auf die Intensivstation organisieren.

Da einer ersten Lungenembolie häufig weitere, eventuell schwerwiegendere Lungenembolien folgen, ist bereits im Verdachtsfall die Verlegung auf die Intensivstation geboten.

## 9.5 Erkrankungen der Venen

### 9.5.1 Perioperative Pflege

*Pflege vor, während und nach Operationen* ➤ Kap. 4

### Präoperative Pflege

Der Patient bleibt am Operationstag nüchtern. Die Rasur erfolgt nach Hausstandard. Bei der Rasur gehen die Pflegenden sehr vorsichtig vor, da die Verletzungsgefahr bei ausgeprägten Varizen groß ist (➤ Abb. 9.25).

Die Pflegenden planen die präoperativen Maßnahmen (z. B. Rasur, Bad) so, dass sie beendet sind, bevor der Arzt den Patienten zum Anzeichnen der Venenverläufe aufsucht (wasserfester Stift). Nach dem Anzeichnen darf der Patient das betroffene Bein nicht mehr waschen.

Der Patient erhält für das nicht zu operierende Bein einen medizinischen Thromboseprophylaxestrumpf.

9.5 Erkrankungen der Venen

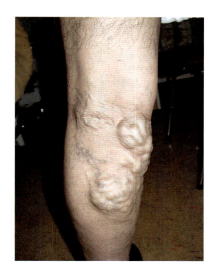

Abb. 9.25 Patient mit ausgeprägter Varikosis. Die erweiterten, geschlängelten Venen sind deutlich zu erkennen. [F429]

- Beine so oft wie möglich hochlagern
- In stehenden Berufen und während der Schwangerschaft Kompressionsstrümpfe tragen
- Ausreichend trinken, um die Fließeigenschaft des Blutes zu verbessern
- Alkohol vermeiden
- Beengende Kleidung und Schuhe vermeiden, Schuhe mit flachen Absätzen tragen
- Regelmäßige körperliche Bewegung und Gefäßtraining
- Auf lange Sonnenbäder und heiße Fußbäder verzichten
- Gewissenhafte Hautpflege und Pediküre, um Verletzungen mit nachfolgenden Entzündungen zu vermeiden.

## Postoperative Pflege

### Lagerung und Mobilisation

Nach Operationen an Venen wird das Fußteil des Bettes hochgestellt. Der Patient kann in Rücken- und Seitelage liegen. Alternativ können die Beine auch auf einer Hochlagerungsschiene gelagert werden.

Der Patient wird am Abend des Operationstages mobilisiert. Er wird aufgefordert, häufig zu gehen oder zu liegen. Längeres Stehen oder Sitzen sollte er vermeiden.

### Beobachtung

Die Pflegenden achten auf Vitalzeichen, Nachblutungen, DMS (➤ Tab. 3.3) und Schmerzen (z. B. bei zu straffem Verband, Durchblutungsstörungen) und auf den korrekten Sitz des intraoperativ angelegten Kompressionsverbands am operierten Bein.

### Thrombose- und Varizenprophylaxe

Der Patient soll für mindestens sechs bis acht Wochen Kompressionsstrümpfe der Klasse 2 tragen, bei Ödemen auch Klasse 3. Um entsprechend wirken zu können, müssen die Kompressionsstrümpfe maßgefertigt sein. Bei ausgeprägten Ödemen werden die Strümpfe erst nach dem Abschwellen ausgemessen, bis dahin erhält der Patient einen phlebologischen Kompressionsverband. Um das Behandlungsergebnis dauerhaft zu sichern, muss der Betroffene mögliche Risikofaktoren ausschalten:

- Übergewicht reduzieren
- Obstipation vorbeugen bzw. behandeln
- Langes Sitzen und Stehen vermeiden, regelmäßige Bewegungsübungen, z. B.:
  - Auf der Stelle laufen
  - Zehenstände machen
  - Füße im Sitzen auf und ab bewegen
  - Beine nicht übereinander schlagen
  - Höhenverstellbare Stühle und Tische sowie Stehhilfen benutzen

> Die **Kompression der Venen** von außen hilft, die insuffizienten Venenklappen (z. B. bei Varikosis) zu schließen. Sie verhindert so das Versacken des venösen Blutes. Zudem beschleunigt sich der venöse Rückfluss, auch weil vermehrt Blut über die Perforansvenen aus dem oberflächlichen ins tiefe Venensystem gedrückt wird. Die Kompression verhindert außerdem den Austritt von Flüssigkeit ins Gewebe bzw. sorgt dafür, dass Wasser aus dem Gewebe ins Gefäßsystem zurück tritt. Die Ödeme nehmen ab.
>
> Für den **phlebologischen Kompressionsverband** (PKV) verwenden Pflegende Kurzzugbinden, die eine Dehnbarkeit von 50–90 % haben. Kurzzugbinden erzeugen einen niedrigen Ruhedruck durch das wenig elastische Bindenmaterial und einen hohen Arbeitsdruck (Druck, den die kontrahierten Muskeln gegen den Kompressionsverband ausüben). [7]
>
> **Medizinische Kompressionsstrümpfe oder -strumpfhosen** (MKS) werden individuell angepasst und sind v. a. für zuhause wesentlich geeigneter. Es gibt vier Kompressionsklassen. Der Arzt verordnet die Kompressionsklasse abhängig vom Befund:
> - Klasse I: Leichte Varikosis ohne Ödembildung
> - Klasse II: Varikosis mit Ödembildung, postoperativ nach Sklerosierung, Varizenstripping
> - Klasse III: Schwere Varikosis, leichtes Lymphödem (➤ Abb. 9.26)
> - Klasse IV: Lymphödem, Elephantiasis. [6]
>
> Eine Kompression bei Venenerkrankungen ist sowohl zur Behandlung wie zur Rezidivprophylaxe unerlässlich.

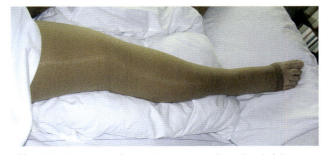

Abb. 9.26 Patientin nach einer Varizen-Operation. Hier sind Kompressionsstrümpfe Klasse 3 notwendig. [M161]

## 9.5.2 Gefäßtraining bei venösen Erkrankungen

> **„S-L-Faustregel" für Venenkranke**
> **S** wie **S**tehen und **S**itzen ist **s**chlecht.
> **L** wie **L**aufen und **L**iegen ist gut.

### Venengymnastik

Pflegende leiten den Patienten zu einfacher **Venengymnastik** im Liegen, Sitzen, Stehen oder Gehen an:

- **Im Liegen** Füße beugen und strecken, Füße kreisen, Beine anziehen und strecken, Rad fahren; im Liegen gehen: Beine anstellen, Gesäß anheben und abwechselnd mit den rechten und linken Bein auf der Stelle gehen
- **Im Sitzen** Füße kreisen, Füße beugen und strecken
- **Im Stehen** auf der Stelle gehen, Zehenspitzenstand
- **Im Gehen** laufen wie ein Storch, d. h. Knie so weit hochziehen, wie es geht, einen Moment verharren, dann anderes Bein hochziehen.

Geeignete Sportarten für Venenpatienten sind: Schwimmen, Spazieren gehen, Wandern, Rad fahren, Tanzen.

### Anwendungen nach Sebastian Kneipp

Diese **Anwendungen** trainieren durch die Temperaturunterschiede die Muskulatur der Gefäße. Sie sind einfach in der Durchführung und können vom Venenpatienten auch gut zuhause durchgeführt werden. Voraussetzung für Kneippsche Anwendungen: der Körper muss vollständig warm sein. Am Ende werden die Beine nicht abgetrocknet, da der mechanische Reiz den Kältereiz überlagern würde.

- **Kalter Kniguss.** Brausekopf abschrauben; Wassertemperatur auf 20 °C einstellen; am Außenfuß beginnen → außen am Bein/Wade nach oben bis in die Kniekehle, 5 Sekunden dort bleiben und über die Innenseite des Beins nach unten → anderes Bein → Innenfuß → über das Schienbein zur Kniescheibe, 5 Sekunden dort bleiben und über das Innenbein nach unten → anderes Bein
- **Wechselfußbad.** Eine Wanne mit einer Wassertemperatur von 38–40 °C und eine Wanne mit einer Wassertemperatur von 20–25 °C herrichten; Beine zunächst ins warme Wasser stellen, so lange bis ein deutliches Wärmegefühl eintritt; dann die Beine für ca. 15 Sek. in das kalte Wasser stellen; Vorgang dreimal wiederholen und mit dem kalten Wasser aufhören, nicht abtrocknen
- **Wassertreten,** z. B. in der Badewanne. Wassertemperatur 15–20 °C.; Beine sollen bis zur Wade in kaltem Wasser stehen; wenn sich die Haut deutlich rötet oder ein Kälteschmerz auftritt, muss das Wassertreten beendet werden. Beine erwärmen lassen und Wassertreten zweimal wiederholen. [4]

Oder noch einfacher: Im Anschluss an ein Dusch- oder Wannenbad die Beine kalt abduschen

> **VORSICHT**
> Bei gleichzeitig bestehender peripherer arterieller Verschlusskrankheit sollten die Kneippschen Anwendungen vorher mit dem Arzt abgesprochen werden.

## 9.5.3 Chronisch venöse Insuffizienz

> **Varizen** (*Krampfadern*): Erweiterte Venen des *oberflächlichen* Venensystems, am häufigsten an den Beinen auftretend. Hauptsächlich zwei Venen sind betroffen: die V. saphena magna und die V. saphena parva.
> **Varikosis** (*Krampfaderleiden*): Ausgedehnte Varizen der Beine.
> **Chronisch venöse Insuffizienz** (*CVI*): Folgeerscheinungen und Symptome einer dauerhaften venösen Abflussstörung.

Jeder dritte Mensch entwickelt im Laufe seines Lebens **Varizen.** Frauen erkranken viermal häufiger als Männer.

### Krankheitsentstehung und Risikofaktoren

Bei der **primären Varikosis** (*idiopathische Varikosis*) sind eine Venenwandschwäche oder eine Klappeninsuffizienz für die Venenerweiterung verantwortlich. Fast immer liegt eine familiäre Belastung vor. Begünstigt wird die Manifestation der Varikosis z. B. durch hauptsächlich stehende oder sitzende Tätigkeit, Immobilität und mangelnde Bewegung, Übergewicht, Schwangerschaft, Obstipation, beengende Kleidung und enge Schuhe mit hohen Absätzen.

Die **sekundäre Varikosis** entsteht als Folge anderer Venenerkrankungen (z. B. einer tiefen Beinvenenthrombose, ➤ 9.5.4), die zu einer Abflussbehinderung im tiefen Venensystem (➤ Abb. 9.27) oder Zerstörung der Venenklappen führen. Die oberflächlichen Venen müssen dann mehr Blut transportieren und sind damit langfristig überlastet.

Selten sind Varizen Folge anderer Erkrankungen, z. B. von Tumoren, die den Blutrückfluss behindern.

### Arten von Varizen

- Sind nur ganz kleine, in der Haut gelegene Venen erweitert, spricht man von **Besenreiservarizen.** Typisch ist ihre netz- oder kranzartige Anordnung. Sie sind meist harmlos, stellen aber für den Betroffenen ggf. ein kosmetisches Problem dar
- **Retikuläre Varizen** liegen im Subkutangewebe. Die Perforansvenen (*Verbindungsvenen zwischen tiefen und oberflächlichen Venen,* ➤ Abb. 9.27) sind funktionsfähig. Bei **Perforansinsuffizienz** hingegen sind die Perforansvenen erweitert und die Klappen undicht, sodass Blut aus den tiefen zurück in die oberflächlichen Venen fließt
- **Seitenastvarizen** betreffen Nebenäste der V. saphena magna und V. saphena parva
- Sehr häufig sind aber die V. saphena magna und V. saphena parva selbst betroffen (*Stammvarikosis*). Diese **Stammvarizen** liegen an der Innenseite von Ober- und Unterschenkel bzw. Rück- und Außenseite des Unterschenkels. Häufig sind gleichzeitig die Perforansvenen oder die Mündungsklappe der V. saphena magna in die V. femoralis funktionsunfähig.

## 9.5 Erkrankungen der Venen

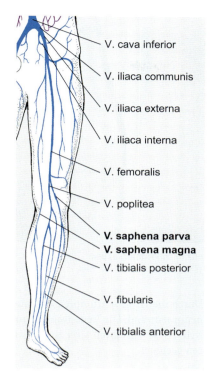

Abb. 9.27 Schematische Darstellung des **oberflächlichen** und tiefen Venensystems am Bein. Perforansvenen verbinden die beiden Ebenen, indem sie durch die Faszie hindurchtreten (*perforieren*) und Blut aus dem **oberflächlichen** System ins tiefe überführen. [L190]

Tab. 9.4 Einteilung der chronisch venösen Insuffizienz nach Widmer.

| Grad | Beschreibung |
|---|---|
| 1 | • **Reversible Ödeme, Corona phlebectatica** („Warnvenen", dunkelblaue Hautvenenveränderung am inneren und äußeren Fußrand) |
| 2 | • **Fortbestehende Ödeme, Hämosiderose** (*Purpura jaune d'ocre*) (gelblich-bräunliche Hyperpigmentierung der Haut durch Einlagerung des eisenhaltigen Proteinkomplex Hämosiderin)<br>• **Atrophie blache** (weiße Atrophie, weiße Areale, die oft von Hyperpigmentierungen umgeben sind)<br>• **Stauungsdermatitis** (Auftreten von Ekzemen im Bereich der Unterschenkel)<br>• **Dermatoliposklerose** (chronische Entzündung der Haut und Unterhaut: die Haut ist verhärtet und gegen die darunterliegenden Faszien nicht mehr verschiebbar, die Haut lässt sich nicht mehr in Falten abheben, häufig ist das untere Unterschenkeldrittel panzerartig eingeengt) |
| 3 | • **Ulcus cruris venosum**<br>– Grad 3 a: abgeheiltes Ulcus cruris venosum<br>– Grad 3 b: bestehendes Ulcus cruris venosum (➤ Abb. 9.3) |

Hämodynamisch und damit medizinisch bedeutsam sind vor allem Perforans- und Stammvarizen.

### Symptome und Befund

Eine Varikosis kann lange symptomlos bleiben und die Patienten nur in kosmetischer Hinsicht stören. Der Patient klagt am Anfang über punktuelle, intermittierend auftretende, stechende Schmerzen, die sich über den gesamten Verlauf der betroffenen Venen ausbreiten können. Durch die venöse Stauung kommt es zum Auspressen von Flüssigkeit durch die Venenwand und zur Ödembildung. Schwellneigung, Schwere- und Spannungsgefühl der Beine sowie nächtliche Muskelkrämpfe sind die Folge. Da die Varizen im Liegen entstauen (*leer laufen*), untersucht der Arzt den Patienten immer im Stehen.

Der **Schweregrad** einer CVI lässt sich u.a. nach Widmer (modifiziert nach Marshall) einteilen (➤ Tab. 9.4, ➤ Abb. 9.28). [8]

Eine weitere Einteilung der CVI kann nach der **CEAP-Klassifikation** vorgenommen werden. Der Begriff stammt aus dem Englischen und ist die Abkürzung für:
- **C** = clinical condition (klinischer Befund)
- **E** = etiology (Ätiologie, Ursache)
- **A** = anatomic location (anatomische Lokalisation)
- **P** = pathophysiology (Pathophysiologie).

Diese Einteilung ist eher für den Arzt von Interesse, weniger für die Pflegenden.

### Komplikationen

- Thrombophlebitis (*Entzündung einer oberflächlichen Vene*)
- Blutung aus geplatzten Varizen (*Varizenruptur*)
- Bei langjähriger Varikosis eine chronisch-venöse Insuffizienz, evtl. mit trophischen Hautstörungen und Ulzera.

### Diagnostik

- Inspektion und Anamnese
- Funktionstests (➤ 9.3.2): Perthes-Test (➤ Abb. 9.7), Trendelenburg-Test
- Doppler-Untersuchung und Duplexsonografie (➤ 9.3.3), insbesondere zum Nachweis von Klappeninsuffizienzen und venösem Blutfluss
- Evtl. Phlebografie (➤ 9.3.6) bei geplanter operativer Varizenentfernung
- **ABI** (*Ankle-Brachial-Index, Knöchel-Arm-Index*), um eine zusätzliche pAVK auszuschließen, die eine Kontraindikation für eine Kompressionsbehandlung ist. Der Knöchel-Arm-Index ist der Quotient aus den am Unterschenkel und am Oberarm gemessenen systolischen Blutdrücken. Ein Quotient von 0,9–1,2 gilt als normal. Je kleiner der Quotient, desto größer ist das Maß der arteriellen Durchblutungsstörung. Werte unter 0,9 definieren eine pAVK, Werte unter 0,5 sprechen für eine pAVK Stadium III bis IV
- Ausschluss bzw. Feststellung einer begleitenden Lymphabflussstörung
- Differentialdiagnostische Beurteilung von Hautveränderungen.

### Behandlung

Die Ziele der Behandlung sind:
- Normalisierung oder Besserung der venösen Hämodynamik
- Besserung oder Beseitigung von Stauungsbeschwerden

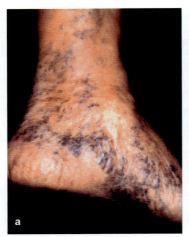 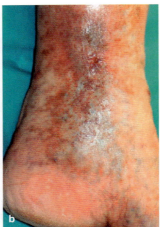 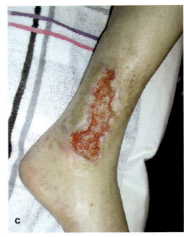

Abb. 9.28 Klinisches Bild der Stadien einer chronisch venösen Insuffizienz nach Widmer. **a)** Beim Grad 1 sind Hautverfärbungen sichtbar. [E840] **b)** Beim Grad 2 treten u. a. Ödeme, Hyperpigmentierung und Hautatrophie auf. [E851] **c)** Beim Grad 3 kommt es zum Ulcus cruris venosum. [M291]

- Abheilung bzw. Senkung der Rezidivrate von venösen Ulzerationen und anderen trophischen (auf die Ernährung bezüglich) der Haut
- Verhinderung von Komplikationen.

Als therapeutische Möglichkeiten stehen zur Verfügung:
- Konservative Maßnahmen (Kompression und Gefäßtraining)
- Sklerosierung
- Endoluminale Verfahren
- Transkutane Lasertherapie
- Operative Verfahren.

Die Wahl des Behandlungsverfahrens ist im Einzelfall zu entscheiden. In der Regel ist eine Kombination verschiedener Maßnahmen notwendig. Eine Sanierung der erkrankten Venenabschnitte wird in der Regel angestrebt.

### Sklerosierung

Bei der ambulant durchführbaren **Sklerosierung** (*Verödung*) injiziert der Arzt ein Verödungsmittel (vorzugsweise *Aethoxysklerol*) in die Varizen, das ausschließlich die Veneninnenwand schädigt. Anschließend legt er einen Kompressionsverband an und lässt den Patienten zügig umhergehen. Der Kompressionsverband wird für ca. zwei Wochen belassen.

**Komplikationen** der Sklerosierung sind Nekrosen bei paravenöser Injektion, Hautpigmentierungen und allergische Reaktionen. Die Sklerosierung wird in erster Linie bei Besenreiservarizen, retikulären Varizen und Seitenastvarizen angewendet.

### Endoluminale Verfahren

Bei den **endoluminalen Verfahren** wird die kranke Vene von innen heraus mittels Wärmeenergie behandelt, die in Form von Licht (Laser), Mikrowellen oder Wasserdampf an der Spitze einer Sonde freigesetzt wird. Dazu wird die kranke Vene über einen Mikrozugang von 1,5 mm mit einer Sonde aufgesucht, über deren Spitze dann die Wärmeenergie verabreicht wird, während die Sonde langsam herausgezogen wird.

Durch die Hitze schrumpfen die Eiweißmoleküle an der Veneninnenwand. Die Venenwand trombosiert und verschließt sich. Diese Verfahren sind zur Behandlung von Stammvarizen geeignet.

### Transkutane Lasertherapie

Die Verabreichung von **Laser** (Licht mit extrem hoher Energie auf kleinstem Raum durch Bündelung der Lichtstrahlen) durch die Haut ist eine Methode, die bei Besenreisern und retikulären Varizen eingesetzt wird. Eine Venenpunktion ist nicht notwendig.

### Operative Verfahren

Das Prinzip der **operativen Behandlung** besteht in der Unterbrechung des venösen Rückflusses am proximalen (körpernah) und distalen (körperfern) Insuffizienzpunkt. Dadurch soll eine dauerhafte Normalisierung des venösen Blutflusses erreicht werden. Es stehen verschiedene Operationsverfahren zur Verfügung:

- **Crossektomie.** Am Übergang der V. saphena magna in die V. femoralis kommen weitere oberflächliche Venen hinzu. Sie bilden oberhalb des Leistenbandes einen Kreuzpunkt, die **Crosse**. Bei der Stammvarikosis ist die Crosse erweitert, die Einmündungsklappe schließt nicht vollständig. Das venöse Blut fließt in das Bein zurück. Verhindert man diesen Rückfluss, füllt sich die V. saphena magna nicht mehr so stark mit Blut. In örtlicher Betäubung macht der Chirurg einen kleinen Schnitt unterhalb des Leistenbandes und unterbindet dort die V. saphena magna. Restvarizen werden später verödet
- **Mündungsnahe Unterbindung** der V. saphena parva. Sie mündet im Bereich des Knies in die V. poplitea (Varianten sind möglich) und wird an dieser Stelle unterbunden
- **Perforansligatur** (*Ausschaltung insuffizienter Perforansvenen*). Durch gezielte Unterbindung der Perforansvenen wird der venöse Rückfluss vom tiefen ins oberflächliche Ve-

nensystem unterbrochen. Dies kann durch eine direkte Unterbrechung von außen geschehen oder unter endoskopischer Sicht
- **Entfernung erkrankter Stammvenenabschnitte.** Eine operative Varizensanierung ist hauptsächlich indiziert bei der Stammvarikosis der V. saphena magna und nur erlaubt, wenn das tiefe Beinvenensystem eindeutig durchgängig ist (Prüfung durch Phlebografie oder Doppler-Untersuchung). Gesunde Venenabschnitte sollen erhalten bleiben, denn die komplette Entfernung einer Stammvene hat häufig Sensibilitätsstörungen zur Folge. Angewendet wird eine der zahlreichen Modifikationen der **Babcock-Operation** (*Varizenstripping*, ➤ Abb. 9.29). Dazu legt der Chirurg die Stammvene ober- und unterhalb des erkrankten Abschnitts frei. Er durchtrennt das Gefäß und fädelt es auf eine Sonde (Stripper). Anschließend zieht er die Sonde samt dem erkrankten Venenabschnitt fußwärts heraus
- **Entfernung erkrankter Seitenäste.** Über kleine Hautschnitte werden Seitenäste entfernt. Die Kombination mit einer nachfolgenden Sklerosierung kann sinnvoll sein.

### 9.5.4 Tiefe Venenthrombose

*Perioperative Thromboseprophylaxe* ➤ 4.1.7
*Postoperative Beschwerden und Komplikationen* ➤ Tab. 4.3
*Lungenembolie* ➤ 9.4.11

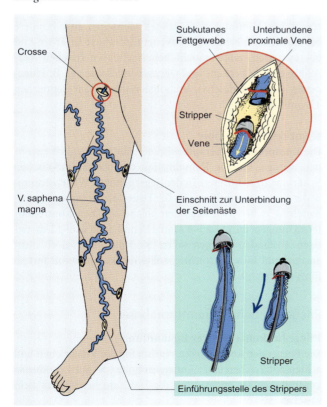

**Abb. 9.29** Eine Variante der Babcock-Operation zur Varizenentfernung (*Varizenstripping*). [L215]

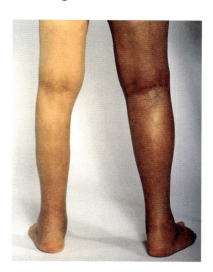

**Abb. 9.30** Tiefe Beinvenenthrombose am rechten Bein. Die Extremität ist diffus geschwollen und rötlich verfärbt. [E273]

> **Thrombose:** Lokale intravasale Gerinnung (*Blutpfropfbildung*).
> **Tiefe Venenthrombose** (*Phlebothrombose, TVT*): Inkompletter oder kompletter Verschluss einer (tiefen) *Leit-* und *Muskelvene* durch Gerinnsel mit der Gefahr der Ablösung eines Embolus (➤ Abb. 9.30). Dieses kann zu einer Lungenembolie führen.
> **Embolie:** Gefäßverschluss durch einen **Embolus,** d.h. in die Blutbahn verschleppter Substanzen, die sich nicht im Blut lösen, z.B. Thromben (Thrombembolie, häufigste Form), Luft, Fremdkörper oder Bakterien.

### Krankheitsentstehung

Die Pathogenese der **Venenthrombose** beruht meist auf drei Risikofaktoren, die die Entstehung begünstigen können. Diese typische Kombination heißt **Virchow-Trias:**
- **Verlangsamung des Blutflusses,** z.B. durch Immobilität, Lähmungen, Gipsverband, Flüssigkeitsmangel, Herzinsuffizienz, CVI, pathologische Zellvermehrung
- **Veränderung der Gefäßinnenwände,** z.B. durch Verletzung, Operation, altersbedingte Veränderung, Varikosis, Venenentzündung
- **Heraufgesetzte Gerinnungsfähigkeit des Blutes,** z.B. nach Operationen und Verletzungen, bei schweren Entzündungen und Sepsis, in Schwangerschaft und Wochenbett, bei hormonellen Kontrazeptiva, Kortison, Rauchen, malignen Tumoren. [10]

Nach einer Thrombose kommt es zu einer Rekanalisation sowie häufig zu einer Zerstörung der Venenklappen. Dies führt im weiteren Verlauf zu einer Venenklappeninsuffizienz und zeigt sich als Varikosis.

### Symptome und Befund

Häufig beklagen Patienten mit einer tiefen Venenthrombose eine Schwellung, Schweregefühl des Beines sowie eine bläuliche Verfärbung. Meist ist eine Umfangsdifferenz zu erkennen. Bei einer Thrombose im Bereich des Unterschenkels ist meist nur der Knöchel geschwollen. Eine tiefe Becken-Beinthrombose führt meist zu einer Schwellung des gesamten Beines (➤ Tab. 9.5).

Ein wichtiger Untersuchungsbefund sind Schmerzen an der Wade bei Dorsalflexion (*Homans-Zeichen*), und die druckschmerzhafte Fußsohle (*Payr-Zeichen*). Leider verläuft die TVT oft aber asymptomatisch und wird nicht oder erst bei Komplikationen diagnostiziert.

Bei V. a. eine tiefe Venenthrombose wird eine Duplexsonografie durchgeführt, ggf. auch eine Phlebografie. Außerdem fragt der Arzt nach Risikofaktoren (Virchow-Trias).

Als Laboruntersuchung werden die D-Dimere (Spaltprodukt des Fibrins) bestimmt. Ein Anstieg der D-Dimere im Plasma ist eine Folge der Aktivierung der Blutgerinnung und der damit einhergehenden Gerinnselauflösung (*Fibrinolyse*). D-Dimere können aber auch bei anderen Erkrankungen erhöht sein, sodass bei einem erhöhten Wert nicht zwingend auf eine TVT zu schließen ist. Ist der Wert nicht erhöht, kann eine TVT aber mit hoher Wahrscheinlichkeit ausgeschlossen werden.

## Komplikationen

Die größte Gefahr stellt die Lungenembolie dar. Außerdem kann es zu einer chronisch venösen Insuffizienz sowie einem Rezidiv kommen.

**Spätkomplikation: Postthrombotisches Syndrom**
Bei ca. 50 % der Patienten entwickelt sich im Laufe vieler Jahre ein **postthrombotisches Syndrom** als Spätkomplikation (*chronisch-venöse Insuffizienz*). Infolge des Blutstaus in der betroffenen Vene steigt der Blutdruck im venösen Schenkel der Kapillaren und in den Venolen, die damit auf Dauer überlastet sind. Folge ist eine Ödembildung in der Knöchelregion, die sich im Stehen verstärkt und im Liegen bessert (venöse Claudicatio mit nachfolgender Berufsunfähigkeit) Unbehandelt kommt es bei 85 % der Patienten im Laufe von Jahren zur Sklerose der Haut mit Pigmenteinlagerung und im Endstadium zum Ulcus cruris (*Unterschenkelgeschwür*, ➤ 9.2.3, ➤ 9.2.4).

**Tab. 9.5** Bestimmung der klinischen Wahrscheinlichkeit einer tiefen Venenthrombose nach Wells. [9]

| Klinische Zeichen | Punkte |
|---|---|
| Aktives Malignom | 1 |
| Lähmung, kürzliche Immobilisation z. B. durch Gips | 1 |
| Kürzliche Bettlägerigkeit > drei Tage oder große Operation | 1 |
| Schwellung des ganzen Beines | 1 |
| Differenz der Unterschenkeldurchmesser > 3 cm | 1 |
| Eindrückbares Bein | 1 |
| Sichtbare oberflächliche nicht-variköse Kollateralvenen | 1 |
| Alternative Diagnose wahrscheinlicher als TVT | –2 |

Score-Auswertung:
Geringe Wahrscheinlichkeit < 1; mittlere Wahrscheinlichkeit 1–2; hohe Wahrscheinlichkeit ≥ 3

## Behandlung

Ziele der Behandlung:
- Verhinderung einer Lungenembolie
- Vermeidung eines weiteren Thrombuswachstums sowohl nach zentral als auch peripher
- Beseitigung der akuten klinischen Symptomatik (Beinschwellung und Stauungsschmerz)
- Verhinderung einer erneuten Thrombose
- Verringerung des Auftretens eines postthrombotischen Syndroms.

**Antikoagulation**
Bei hoher Wahrscheinlichkeit oder beim Nachweis einer TVT wird sofort eine **Antikoagulation** mit Heparin begonnen und während mindestens 5 Tagen durchgeführt.

Sofort nach der Diagnosestellung beginnt die Therapie mit Phenprocoumon. Der Arzt setzt das Heparin ab, wenn der INR-Wert zwischen 2,0 und 3,0 liegt.

Ziel der weiteren längerfristigen Antikoagulanzientherapie ist, die Rekanalisation der verschlossenen Venen zu fördern und Thromboserezidive zu verhindern. Bei isolierter Unterschenkelvenenthrombose wird Phenprocoumon über drei Monate, bei Mehretagenthrombosen wird Phenprocoumon für 12 Monate verordnet. [9]

**Operative und interventionelle Behandlung**
Die **Thrombektomie,** z. B. mittels eines Fogarty-Katheters (➤ 9.5.4), kommt v. a. bei jungen Menschen, insbesondere bei isolierter frischer Beckenvenenthrombose in Frage und bei schweren, anders nicht beherrschbaren frischen Verschlüssen von Becken- und Oberschenkelvenen (z. B. Phlegmasia coerulea dolens), embolisierenden oder septischen Thromben.

**Kompressionstherapie**
Die **Kompressionstherapie** wird so früh wie möglich begonnen werden, um die Komplikation des postthrombotischen Syndroms zu reduzieren. In der Regel genügen Wadenstrümpfe der Kompressionsklasse II. Die Dauer der Kompressionsbehandlung richtet sich nach den phlebologischen Kontrolluntersuchungen, die nach 3–6 Monaten und dann in 6–12-monatigen Abständen erfolgen sollen. Sind die Venen noch nicht ausreichend funktionstüchtig, sollte die Kompression fortgeführt werden. [9]

### Pflege bei tiefer Venenthrombose

**Pflege bei konservativer Behandlung**
Die Pflegenden kontrollieren regelmäßig die Vitalzeichen und achten auf Zeichen einer Lungenembolie (➤ 9.4.11). Ebenso kontrollieren sie engmaschig die DMS am betroffenen Bein (➤ Tab. 3.3)

Patienten mit TVT werden heute in der Regel nicht mehr immobilisiert, außer zur Linderung starker Schmerzen. Pflegende beraten den Patienten zur Mobilisation in Verbindung mit der Kompressionstherapie und der Antikoagulation. Im Bett wird das Bein hochgelagert

**Pflege bei Thrombektomie**
*Perioperative Pflege bei Operationen am venösen Gefäßsystem* ➤ 9.5.1
**Präoperativ** muss der Patient Bettruhe einhalten. Nach Arztanordnung wickeln die Pflegenden das betroffene Bein. Fast immer ordnet der Arzt die Bereitstellung von 2–4 Erythrozytenkonzentraten an. Zum Eingriff bleibt der Patient nüchtern. Die Pflegenden rasieren das betroffene Bein nach Hausstandard.

Noch während des Krankenhausaufenthalts (sobald das betroffene Bein abgeschwollen ist) werden dem Patienten Kompressionsstrümpfe angepasst, die mindestens sechs Monate lang zu tragen sind.

## 9.6 Arteriovenöse Fisteln und Dialyse-Shunts

### Arteriovenöse Fistel

> **Arteriovenöse Fistel** (*AV-Fistel*): Angeborene oder erworbene, krankhafte Kurzschlussverbindung zwischen arteriellem und venösem Gefäßsystem.

- Da das Blut nicht durch das kapillare Stromgebiet, sondern durch den Kurzschluss von der Arterie direkt in eine Vene fließt, werden die hinter dem Shunt gelegenen Gewebe weniger durchblutet, und es können sich die Zeichen einer peripheren Minderdurchblutung (z. B. trophische Störungen, Belastungsschmerz) entwickeln
- Die Vene hinter der Fistel muss eine unphysiologisch hohe Blutmenge bei unphysiologisch hohem Druck transportieren. Sie erweitert sich und pulsiert
- Bei angeborenen oder früh erworbenen Fisteln kann es durch Stimulation des Längenwachstums zu lokalem Riesenwuchs (meist einer Extremität) kommen
- Bei großen AV-Fisteln kann das Herz-Zeit-Volumen erheblich gesteigert sein. Folgen sind eine Tachykardie und belastungsabhängige Dyspnoe, bei langem Bestehen der Fistel eine Herzinsuffizienz durch Volumenüberlastung.

### Diagnostik und Behandlung
Die Verdachtsdiagnose wird durch Klinik und Auskultation („Maschinengeräusch") gestellt und durch Doppler- oder farbkodierte Duplexsonografie sowie Angiografie gesichert.

Therapeutisch versucht der Chirurg, einen Verschluss der Fistel zu erreichen, z. B. durch Ligatur oder Resektion der beteiligten Gefäße oder eine interventionelle *Embolisation*.

### Dialyse-Shunts

> **Dialyse-Shunt** (Shunt = *Nebenschluss*): Operativ angelegte Verbindung zwischen einer Arterie und einer Vene zur Herstellung eines großkalibrigen Gefäßzugangs zur Langzeitdialyse.

Die Anlage eines **Dialyse-Shunts** ist indiziert bei einer dialysepflichtigen Niereninsuffizienz (➤ 12.5.2). Meist erhalten die Patienten einen **Brescia-Cimino-Shunt** (➤ Abb. 9.31), bei dem der Chirurg die V. cephalica und die der A. radialis mittels einer End-zu-Seit-Anastomose verbindet, d. h. er unterbindet die V. cephalica komplett und näht sie seitlich an die A. radialis. Bei schlechten Venenverhältnissen verbindet er die beiden Gefäße durch Implantation einer Kunststoffprothese (*Prothesenshunt*). Den Eingriff führt der Arzt meist in Lokal- oder Regionalanästhesie durch. [12]

Der Shunt wird möglichst an dem Arm angelegt, den der Patient weniger benutzt, also z. B. am linken Arm bei Rechtshändern.

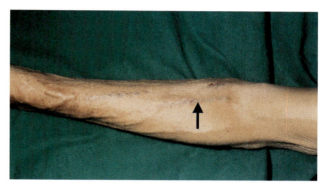

**Abb. 9.31** Brescia-Cimino-Shunt am Unterarm. Die erweiterte Vene ist deutlich zu erkennen. [O157]

### Perioperative Pflege
**Präoperative Pflege**
Die Pflegenden achten darauf, dass am zur Operation vorgesehenen Arm keine Injektionen, Infusionen oder Blutentnahmen durchgeführt werden. Sie rasieren den Arm einschließlich der Achselhöhle nach Hausstandard.

**Postoperative Pflege**
- **Lagerung.** Shuntarm auf ein Kissen hochlagern
- **Beobachtungen.** Nachblutungskontrolle, Vitalzeichen, DMS (➤ Tab. 3.3)
- **Funktionsprüfung des Shunts.** Um die Strömungsaktivität in dem künstlich angelegten Gefäß festzustellen, kontrollieren die Pflegenden mehrmals täglich am Tag den Shunt:
  - Inspektion
  - Palpation (leichtes Auflegen der Fingerspitzen); der Blutfluss muss zu spüren sein
  - Auskultation mit dem Stethoskop: ein „Rauschen" oder „Schwirren" muss deutlich zu hören sein

- **Pflege des Shunts.** Shunts funktionieren über Jahre hinweg, wenn sie sorgfältig gepflegt werden
  - Sorgfältige Desinfektion vor der Punktion
  - Vorsichtige Reinigung des Shuntarms mit klarem Wasser oder mit Waschlotion mit saurem pH-Wert, Hautpflege an dialysefreien Tagen
  - Shuntarm vor Verletzungen schützen
- **Shunttraining.** Dadurch nehmen der Durchmesser des Shunts und die Durchblutung zu. So verbessern sich die Bedingungen für die regelmäßige Punktion und der Shunt wird „widerstandsfähiger". In der Regel wird am 1. postoperativen Tag (Arztanordnung) mit dem Shunttraining begonnen. Es sollte mindestens für zwei Monate durchgeführt werden:
  - Shuntarm herunterhängen lassen
  - 20-mal Faustschluss gegen einen Widerstand, z. B. Gummiball oder Schwamm, nicht zu schnell, fünf- bis zehnmal am Tag
  - Verstärkt wird das „pumpende Auspressen" durch eine Blutdruckmanschette am Oberarm, die auf 60–80 mmHg aufgepumpt wird.

> Optimalerweise beginnt der Patient schon zwei bis drei Monate vor der Shuntanlage mit dem Shunttraining.

Die erste Shuntpunktion zur Dialyse ist meist zwei bis drei Wochen nach der Anlage möglich.

> **VORSICHT**
> **Shuntarm schonen**
> Keine Blutdruckmessung, Blutabnahme oder komprimierenden Verbände am Shuntarm (Ausnahme: Druckverband bei Shuntblutung). Der Patient soll Kleidung mit engen Ärmeln und einengenden Schmuck meiden. Er darf mit dem Shuntarm keine schweren Lasten tragen.

## 9.7 Gefäßverletzungen

### 9.7.1 Arterienverletzungen

**Arterienverletzungen** sind für den Patienten weitaus gefährlicher als Venenverletzungen, da das Blut mit hohem (arteriellem) Druck ausströmt und der Patient innerhalb kurzer Zeit sehr viel Blut verlieren kann.

#### Krankheitsentstehung und Einteilung

**Direkte Arterienverletzungen**
- **Scharfe Arterienverletzungen** (➤ Abb. 9.32) entstehen durch Stich-, Schnitt-, Schuss- oder Pfählungstraumata sowie durch ärztliche Maßnahmen (z. B. Punktionen). Die Wandschichten des Gefäßes werden *von außen nach innen* durchtrennt
- **Stumpfe Arterienverletzungen** (➤ Abb. 9.32) als Folge von Prellungen, Quetschungen, Luxation oder Frakturen. Betrifft vor allem nah an Knochen liegende Arterien. Durch das Trauma werden die Gefäßwandschichten verletzt. Durch die Schädigung retrahieren (*sich zurückziehen, verkürzen*) sich Intima und Media. Dadurch verkleinert sich die Gefäßlichtung. An der Verletzungsstelle können sich Thromben bilden und die Arterie verlegen.

**Indirekte Arterienverletzungen**
Von **indirekten Arterienverletzungen** spricht man, wenn die Verletzung eine Folge *indirekter Gewalteinwirkung* ist. Typisches Beispiel ist das Zerreißen der Aorta bei einem frontalen Autozusammenstoß (*Dezelerationstrauma* bei plötzlicher Beschleunigungsänderung).

#### Symptome und Befund

**Scharfe Gefäßverletzungen**
**Scharfe Gefäßverletzungen** führen in der Regel zu hellroten, pulsierenden Blutungen nach außen und sind dann leicht zu erkennen. Manchmal blutet es aber nicht nach außen, sondern in die Weichteile bzw. umgebenden Organe. Dann bildet sich ein Hämatom. Durch den Blutverlust kann der Patient rasch in einen Volumenmangelschock geraten (Symptome ➤ 3.3.1).

> Leitsymptom der **scharfen Arterienverletzung** ist die Blutung nach außen oder innen.

Bei einer glatten Durchtrennung von Gefäßen kann die anfängliche Blutung fehlen, da sich die Intima zusammenrollt und das Gefäß so (vorübergehend) abdichtet.

**Stumpfe Gefäßverletzungen**
Bei **stumpfen Gefäßverletzungen** fehlt die Blutung meist (bei Verletzungen Schweregrad III kann es geringfügig aus der Arterie bluten). Vielmehr kann sich an der verletzten Intima ein Thrombus bilden und die Arterie akut verschließen. Dann zeigt der Patient die Zeichen des akuten arteriellen Verschlusses (auch „6P", ➤ 9.4.5): Kälte, Blässe, Pulslosigkeit der betroffenen Extremität, Schmerzen und beginnende, später bestehen bleibende, neurologische Ausfälle.

> Leitsymptom der **stumpfen Arterienverletzung** ist die Ischämie.

#### Diagnostik

Bei direkten scharfen Verletzungen mit pulsierender Blutung nach außen ist keine weitere Diagnostik notwendig, wenn der Zusammenhang zwischen Wunde und Blutung eindeutig ist.

Ansonsten können Doppler- und farbkodierte Duplexsonografie die Verdachtsdiagnose oft bestätigen. Zur sicheren Lokalisation eines arteriellen Verschlusses sowie zur Operationsplanung ist eine Angiografie sinnvoll, die jedoch bei akuter Ischä-

## 9.7 Gefäßverletzungen

| Art der Verletzung | Ursachen | Schweregrade | Symptomatik | |
|---|---|---|---|---|
| | | | Blutung nach außen | Periphere Ischämie |
| Scharfe Arterienverletzung 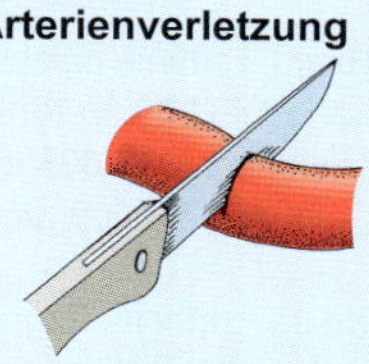 | Schnitt-, Stich-, Schussverletzungen; iatrogene Verletzungen (Punktionen, Angiographie, OPs) | 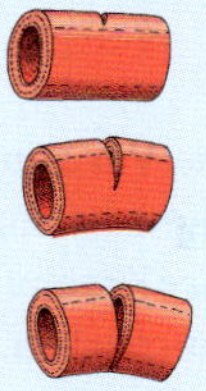 I | Nein | Nein |
| | | II | Sehr stark | Möglich |
| | | III | Stark | Immer |
| Stumpfe Arterienverletzung 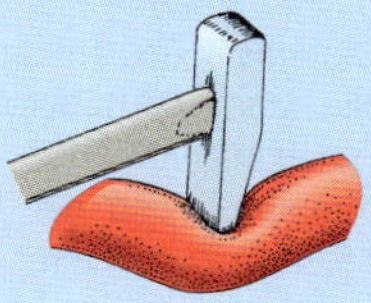 | Prellungen, Quetschungen, Luxationen, Frakturen, einschnürende Verbände | 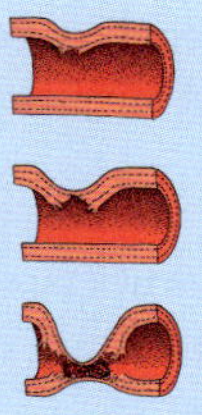 I | Nein | Selten |
| | | II | Nein | Häufig |
| | | III | Gering | Immer |

**Abb. 9.32** Schweregrade von scharfen und stumpfen Arterienverletzungen. [L190]

mie im Operationssaal durchgeführt wird (Diagnostik bei akutem arteriellem Verschluss ➤ 9.4.5).

Bei Verdacht auf Gefäßverletzungen im Thorax oder Abdomen stehen die Sonografie des Abdomens, eine Röntgenleeraufnahme des Thorax und möglichst auch eine Thorax- bzw. Abdomen-CT/MRT im Vordergrund. Besteht danach weiter der Verdacht einer Gefäßverletzung, ist eine notfallmäßige diagnostische Laparotomie bzw. Thorakotomie unumgänglich.

### Behandlung

> **VORSICHT**
> **Erstmaßnahmen bei Arterienverletzungen**
> - Offene Blutungen keimfrei abdecken und mittels Kompression provisorisch stillen:
>   – Druckverband anlegen (z. B. mit Blutdruckmanschette, ➤ Abb. 9.33)
>   – Bei sehr starken Blutungen notfalls zuführende Arterie mit Fingern oder Faust komprimieren (z. B. A. femoralis in der Leiste bei Blutungen am Oberschenkel). Keinesfalls blutende Gefäße mit scharfen Klemmen fassen (eher mit den Fingern), da dies die Aussichten einer operativen Gefäßwiederherstellung durch Gefäßwandschädigung erheblich verschlechtert
> - Bei (mutmaßlichen) geschlossenen Blutungen Blutungsquelle suchen (Weichteilschwellungen?) und – falls möglich – zuführendes Gefäß komprimieren
> - Vitalzeichen, DMS (➤ Tab. 3.3) und Bewusstsein engmaschig kontrollieren, ggf. Schock bekämpfen und Kreislauf stabilisieren (großlumige venöse Zugänge und Volumenersatzlösungen verabreichen, Materialien zur Intubation und Beatmung richten)
> - Notfall-Operation einleiten.

Da sich infolge einer arteriellen Blutung rasch ein lebensbedrohlicher Blutverlust entwickeln kann, behandelt der Chirurg den Verletzten nach provisorischer Blutstillung (➤ Abb. 9.33) und Diagnostik schnellstmöglich operativ. Bei der Versorgung

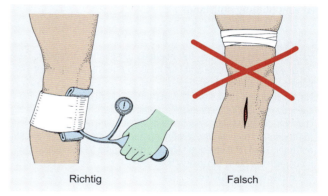

**Abb. 9.33** Links: Korrekte provisorische Blutstillung bei einer Arterienverletzung: Der großflächige Kompressionsdruck verhindert zusätzliche Gefäßschäden. Rechts: Die Anwendung von Staubinden oder Stauschläuchen zur Blutstillung ist obsolet. Es kommt dadurch zu Nervenschädigungen, venösen Stauungen und Schäden an den Gefäßwänden. [L190]

von **polytraumatisierten Patienten** (*Mehrfachverletzungen*) haben Arterienverletzungen oberste Priorität.

### 9.7.2 Venenverletzungen

**Venenverletzungen** entstehen durch die gleichen Mechanismen wie arterielle Verletzungen, sind jedoch seltener und vom klinischen Bild weniger dramatisch. Typisch ist das langsame, kontinuierliche Austreten dunklen Blutes. Nach ausgedehnter Quetschung oder längerer Kompression (z. B. beim Abbinden einer arteriellen Blutung) können sich Thromben in dem verletzten Gefäß bilden und zu einer Lungenembolie führen.

Größere Venenverletzungen versorgt der Chirurg mit einer Gefäßnaht, bzw. wenn dies nicht spannungsfrei möglich ist, mit Einsetzen eines Interponats. Haben sich bereits Thromben im verletzten Gefäß gebildet, ist eine Thrombektomie

(➤ 9.5.4) notwendig. Selten wird außerdem eine AV-Fistel angelegt, um einen ausreichenden Blutfluss zu gewährleisten.

## Varizenblutung

Eine besondere Form der venösen Blutung ist die **Varizenblutung.** An den Beinen treten Varizenblutungen meist unfall- oder verletzungsbedingt auf. Ist die Haut über einer Krampfader bereits sehr dünn, kann eine Bagatellverletzung ausreichen. Seltener kommt es zu spontanen Varizenrupturen. Im Stehen spritzt das Blut plötzlich, fast wie bei einer arteriellen Verletzung, aus der Wunde. Ein größerer Blutverlust ist möglich.

**Sofortmaßnahmen und Therapie**
- Betroffener soll sich hinlegen, um den Venendruck zu senken
- Druckverband über der blutenden Stelle anlegen
- Bein erhöht lagern.

Bei normaler Gerinnung kommt es meist nach wenigen Minuten zum Blutungsstillstand.

**VORSICHT**
Varizenblutung auf keinen Fall oberhalb der Blutung abbinden. Dadurch wird lediglich eine Stauung ins Bein erreicht, die zu einer Zunahme der Blutung führt.
Nach der Ersten Hilfe sollte der Betroffene ein Krankenhaus aufsuchen, da ggf. die Verletzungsstelle unter örtlicher Betäubung umstochen werden muss. Auch die Behandlung der Varizen sollte durchgeführt werden, da eine Varizenblutung auch unbemerkt in der Nacht auftreten kann. Patienten mit Varizen sollten die Verletzungsgefahr im Bereich der Beine bestmöglich reduzieren, z. B. Gartenarbeit nicht mit kurzer Hose ausführen.

## Literatur und Kontaktadressen

### LITERATURNACHWEIS
1. Anderson, Michael: Arterien- und Venenleiden erfolgreich behandeln: Arteriosklerose, Krampfadern, Thrombose. 4. Aufl., Oesch Verlag, Thalwil-Zürich, 2004.
2. Protz, Kerstin: Moderne Wundversorgung. 6. Aufl., Elsevier Verlag, München, 2011.
3. DGA-Ratgeber: Arterielle Erkrankungen. Veröffentlicht unter www.dga-gefaessmedizin.de (Letzter Zugriff am 18.9.2012).
4. DGA-Ratgeber: Venenerkrankungen. Veröffentlicht unter www.dga-gefaessmedizin.de (Letzter Zugriff am 18.9.2012).
5. Deutsche Gesellschaft für Gefäßchirurgie/DGG (Hrsg.): Leitlinie – Der akute periphere Arterienverschluss. Version Oktober 2008. Veröffentlicht unter www.gefaesschirurgie.de/fileadmin/websites/dgg/download/LL_akuter_Arterienverschluss_2011.pdf (Letzter Zugriff am 6.11.2012).
6. Deutsche Gesellschaft für Phlebologie (Hrsg.): Leitlinie medizinischer Kompressionsstrumpf (MKS). Version Oktober 2006. Veröffentlicht unter www.awmf.org/uploads/tx_szleitlinien/037-004_S2_Medizinischer_Kompressionsstrumpf__MKS__10-2006_10-2011.pdf (Letzter Zugriff am 6.11.2012).
7. Deutsche Gesellschaft für Phlebologie (Hrsg.): Leitlinie phlebologischer Kompressionsverband (PKV), Version Juni 2009. Veröffentlicht unter www.awmf.org/uploads/tx_szleitlinien/037-005_S2_Phlebologischer_Kompressionsverband__PKV__06-2009_06-2014.pdf (Letzter Zugriff am 6.11.2012).
8. Deutsche Gesellschaft für Phlebologie (Hrsg.): Leitlinie Diagnostik und Therapie der Krampfadererkrankung. Veröffentlicht unter www.phlebology.de/leitlinien-der-dgp-mainmenu/280-leitlinie-zur-diagnostik-und-therapie-der-krampfadererkrankung (Letzter Zugriff am 6.11.2012).
9. Deutsche Gesellschaft für Angiologie: Diagnostik und Therapie der Venenthrombose und der Lungenembolie. Stand 2010. Veröffentlicht unter www.awmf.org/uploads/tx_szleitlinien/065-002_S2_Diagnostik_und_Therapie_der_Venenthrombose_und_der_Lungenembolie_06-2010_06-2015.pdf (Letzter Zugriff am 6.11.2012).
10. Neander, Klaus-Dieter; Zegelin, Angelika; Gerlach, Andreas: Thrombose, Grundlagen – Prophylaxe – Therapie. Ullstein Mosby Verlag, Wiesbaden, 2001.
11. Deutsche Gesellschaft für Phlebologie: Leitlinie Diagnostik und Therapie des Ulcus cruris venosum. Stand 8/2008. Veröffentlicht unter www.awmf.org/uploads/tx_szleitlinien/037-009_S3_Diagnostik_und_Therapie_des_Ulcus_cruris_venosum_lang_08-2008_08-2013.pdf (Letzter Zugriff am 6.11.2012).
12. Deutsche Gesellschaft für Gefäßchirurgie (Hrsg.): Leitlinie Shuntchirurgie. Version 9/2008. Veröffentlicht unter www.gefaesschirurgie.de/fileadmin/websites/dgg/download/LL_Shuntchirurgie_2011.pdf (Letzter Zugriff am 6.11.2012).
13. Deutsche Gesellschaft für Angiologie und Gefäßmedizin: Leitlinie zur Diagnostik und Therapie der peripheren arteriellen Verschlusskrankheit. Veröffentlicht unter www.awmf.org/uploads/tx_szleitlinien/065-003_S3_Diagnostik_und_Therapie_der_peripheren_arteriellen_Verschlusskrankheit__PAVK__Methodenreport_03-2009_05-2012.pdf (Letzter Zugriff am 11.9.2012).
14. Deutsche Gesellschaft für Angiologie: Leitlinie Diagnostik und Therapie der Venenthrombose und der Lungenembolie. Veröffentlicht unter www.dggg.de/fileadmin/public_docs/Leitlinien/1-7-3-diag-ther-bein-beckenvenenthrombose-lungenembolie.pdf (Letzter Zugriff am 11.9.2012).

### KONTAKTADRESSEN
- Deutsche Gesellschaft für Angiologie/Gesellschaft für Gefäßmedizin e. V.: www.dga-gefaessmedizin.de
- Deutsche Gesellschaft für Phlebologie: www.phlebology.de
- Deutsche Venenliga e. V.: www.venenliga.de
- Deutsche Gefäßliga e. V.: www.deutsche-gefaessliga.de
- Deutsche Adipositas-Gesellschaft e. V.: www.adipositas-gesellschaft.de
- Deutsche Gesellschaft für Ernährung e. V.: www.dge.de
- Stiftung Deutsche Schlaganfall-Hilfe: www.schlaganfall-hilfe.de
- Deutsche Gesellschaft für Gefäßchirurgie: www.gefaesschirurgie.de

# KAPITEL 10
# Pflege von Menschen mit Erkrankungen der Atemwege und der Lunge

| | | | | | |
|---|---|---|---|---|---|
| **10.1** | **Pflege in der Thoraxchirurgie** | 376 | **10.6** | **Erkrankungen der Brustwand** | 397 |
| 10.1.1 | Betroffene Menschen | 376 | 10.6.1 | Fehlbildungen der Brustwand | 397 |
| 10.1.2 | Prävention | 376 | 10.6.2 | Entzündliche Erkrankungen der Brustwand | 397 |
| 10.1.3 | Rehabilitation | 376 | 10.6.3 | Brustwandtumoren | 398 |
| 10.1.4 | Patientenberatung | 376 | | | |
| 10.1.5 | Beobachten, Beurteilen und Intervenieren | 377 | **10.7** | **Erkrankungen der Pleura** | 398 |
| | | | 10.7.1 | Pleuritis | 398 |
| **10.2** | **Hauptbeschwerden und Leitsymptome bei Erkrankungen der Atemwege und der Lunge** | 377 | 10.7.2 | Pleuraerguss | 399 |
| | | | 10.7.3 | Pleuraempyem | 400 |
| 10.2.1 | Dyspnoe | 377 | 10.7.4 | Pleuratumoren | 402 |
| 10.2.2 | Zyanose | 377 | 10.7.5 | Pneumothorax | 402 |
| 10.2.3 | Sputum | 379 | | | |
| 10.2.4 | Atemgeräusche | 380 | **10.8** | **Infektiöse Erkrankungen der Lunge** | 404 |
| 10.2.5 | Husten | 380 | 10.8.1 | Lungenabszess | 404 |
| 10.2.6 | Hautemphysem | 381 | 10.8.2 | Aspergillom | 404 |
| | | | 10.8.3 | Lungentuberkulose | 405 |
| **10.3** | **Der Weg zur Diagnose in der Thoraxchirurgie** | 382 | **10.9** | **Lungenemphysem** | 406 |
| 10.3.1 | Anamnese und körperliche Untersuchung | 382 | | | |
| 10.3.2 | Bildgebende Diagnostik | 382 | **10.10** | **Bronchiektasen** | 407 |
| 10.3.3 | Lungenfunktionsdiagnostik | 383 | | | |
| 10.3.4 | Blutgasanalyse | 384 | **10.11** | **Bronchial- und Lungentumoren** | 407 |
| 10.3.5 | Endoskopische Untersuchungen | 385 | 10.11.1 | Gutartige Bronchial- und Lungentumoren | 407 |
| 10.3.6 | Pleurapunktion | 385 | 10.11.2 | Primäre Lungenmalignome: Bronchialkarzinome | 408 |
| 10.3.7 | Diagnostische Thorakotomie | 386 | 10.11.3 | Sekundäre Lungenmalignome | 410 |
| **10.4** | **Pflege bei Erkrankungen der Atemwege und der Lunge** | 386 | **10.12** | **Erkrankungen des Mediastinums** | 410 |
| 10.4.1 | Pflege bei Sauerstofftherapie | 386 | 10.12.1 | Mediastinitis | 410 |
| 10.4.2 | Pflege bei Pleuradrainage | 388 | 10.12.2 | Mediastinaltumoren | 411 |
| 10.4.3 | Perioperative Pflege in der Thoraxchirurgie | 393 | **10.13** | **Erkrankungen der Trachea** | 412 |
| | | | 10.13.1 | Trachealstenose und Tracheomalazie | 412 |
| **10.5** | **Operationen an der Lunge** | 395 | 10.13.2 | Trachealperforation | 413 |
| 10.5.1 | Thorakotomie | 395 | 10.13.3 | Tracheobronchiale Fisteln | 413 |
| 10.5.2 | Lungenresektion | 396 | | | |
| 10.5.3 | Lungentransplantation | 396 | | Literatur und Kontaktadressen | 414 |

*Thoraxverletzungen* ➤ 7.9

**Thoraxchirurgie:** Teilgebiet der Chirurgie und insbesondere der Herzchirurgie; befasst sich mit Diagnostik und operativer Therapie von chirurgischen Erkrankungen und Fehlbildungen der Brustwand, der Pleura, des Bronchialsystems, der Lunge, des Mediastinums und des Zwerchfells.

## 10.1 Pflege in der Thoraxchirurgie

Thoraxchirurgische Eingriffe sind mit vielen Risiken behaftet. Ursache dafür ist die Grunderkrankung des Patienten, die praktisch immer mit einer eingeschränkten Lungenfunktion einhergeht. Zusätzlich beeinträchtigen auch die Eingriffe die Lungenfunktion. So reduziert z. B. eine **Thorakotomie** (*Eröffnung der Brusthöhle*) ohne Lungenresektion die Funktion des betroffenen Lungenflügels temporär um mindestens 30 %. Darüber hinaus ist bei vielen Patienten auch die Herzleistung vermindert, etwa durch ein chronisches *Cor pulmonale*. Tritt eine Komplikation auf, welche die Lungen- oder Herzfunktion zusätzlich einschränkt, z. B. eine Pneumonie oder Lungenembolie, gerät der Patient schnell in einen lebensbedrohlichen Zustand, weil die Restfunktion der Lunge oder des Herzens oft nicht mehr ausreicht, um den Körper ausreichend zu versorgen.

### 10.1.1 Betroffene Menschen

Menschen mit Erkrankungen der Lunge und der Atemwege stammen aus allen Altersgruppen. Manche Patienten kommen notfallmäßig in Krankenhaus, z. B. wenn bei einem Unfall Lunge, Trachea, Mediastinum oder Pleura verletzt worden sind.

Bösartige Erkrankungen der Atmungsorgane werden leider meist erst spät diagnostiziert. Häufig so spät, dass der Patient nicht mehr mit einer Heilung rechnen kann.

Eine dritte Gruppe der Patienten in der Thoraxchirurgie leidet an einer chronischen Erkrankung der Atemwege, die nicht primär tödlich ist. Die dauerhafte und fortschreitende Einschränkung der Atemfunktion beeinträchtigt aber die körperliche Leistungsfähigkeit so stark, dass nicht selten Beruf und Hobbys aufgegeben werden müssen.

Eine Einschränkung oder Behinderung der Atemfunktion stellt objektiv immer eine vitale Bedrohung dar. Die Betroffenen erleben das auch subjektiv. Die Folge ist Angst bis hin zur Todesangst. Die Befürchtung, keine Luft zu bekommen und ersticken zu müssen, ist für den Betroffenen furchtbar.

### 10.1.2 Prävention

Die klassische Prävention von Lungenerkrankungen heißt „Nicht rauchen".

Erfahrungsgemäß beginnen die meisten Raucher bereits als Jugendliche mit dem Nikotinmissbrauch. Junge Menschen

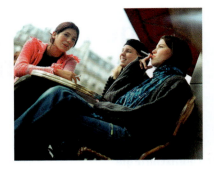

**Abb. 10.1** Menschen, die schon in jungem Alter mit dem Rauchen beginnen, werden schneller abhängig und gehen ein hohes Risiko ein, an Lungenkrebs oder Arteriosklerose zu erkranken. [J787]

werden schneller abhängig und tragen deshalb ein hohes Risiko für Folgeschäden (➤ Abb. 10.1).

Politiker und Gesundheitsorganisationen setzen darauf, Jugendliche durch Informationskampagnen vom Einstieg in die Nikotinsucht abzuhalten. Das **Aktionsbündnis Nichtrauchen** (*ABNR*) ist ein Zusammenschluss von zehn großen, nichtstaatlichen Gesundheitsorganisationen, die ihre Aktivitäten zur „Förderung des Nichtrauchens und Schutz vor Gefahren des Passivrauchen" bündeln.

Von vielen kontroversen Diskussionen begleitet ist das **Gesetz zum Schutz vor den Gefahren des Passivrauchens** (*Nichtrauchergesetz*) am 1. September 2007 in Kraft getreten. Mit ihm wurde u. a. die Altersgrenze für die Abgabe von Tabakwaren an Jugendliche von 16 auf 18 Jahre erhöht.

Arbeitnehmer, die in lungengefährdenden Bereichen arbeiten, werden durch das Arbeitsschutzgesetz und berufsgenossenschaftliche Regelungen und Vorgaben geschützt.

### 10.1.3 Rehabilitation

Die Rehabilitation nach lungenchirurgischen Eingriffen beginnt unmittelbar nach der Operation durch die Pflegenden und Physiotherapeuten. Ziele sind:
- Verbesserung und Stabilisierung der Grunderkrankung
- Verbesserung der Atemfunktion
- Stabilisierung und Verbesserung des Allgemeinbefindens und der psychischen Situation
- Aufbau der Muskulatur und Leistungsfähigkeit.

### 10.1.4 Patientenberatung

Die Pflegenden motivieren den Patienten, das Rauchen aufzugeben; ungünstig ist auch das Passivrauchen. Patienten mit obstruktiver Lungenerkrankung sollen Kälte (auch kalte Getränke und Nebel) meiden, da diese Faktoren die Obstruktion verstärken. Patienten mit Lungenerkrankungen sollten Übergewicht reduzieren, da es Atmung und allgemeine Beweglichkeit erschwert. Bei fortgeschrittener chronisch obstruktiver Lungenerkrankung muss Untergewicht vermieden werden.

Alle Patienten mit Lungenerkrankungen oder Operationen an der Lunge sollten sich regelmäßig sportlich (im Rahmen ihrer Leistungsfähigkeit) betätigen. Viele Lungenpatienten vertreten die Einstellung, sich schonen zu müssen, um einer Belastungsdyspnoe vorzubeugen. Die Pflegenden informieren die Betroffenen, dass sportliche Aktivität die allgemeine Belastbarkeit steigert und die Thoraxbeweglichkeit fördert. Geeignet sind regelmäßige Physiotherapie, Spaziergänge sowie der Besuch einer **Lungensportgruppe.**

Patienten nach Lungenoperationen sollten Atemwegsinfektionen vermeiden, da diese die Atemsituation akut und drastisch verschlechtern können. Die Pflegenden informieren die Betroffenen über Maßnahmen der Prophylaxe, z. B. Kontakt mit Kranken/große Menschenansammlungen meiden, Grippeschutzimpfung, besonders vitaminreiche Ernährung in der kalten Jahreszeit, sorgfältige Hygiene im Umgang mit Inhalationsgeräten. Grundsätzlich soll der Patient einen Sekretstau in den Atemwegen vermeiden, da Sekrete als guter Nährboden für Keime dienen und die Atmung zusätzlich verschlechtern. Die Pflegenden erläutern dem Patienten deshalb Maßnahmen zur Verflüssigung der Atemwegssekrete und leiten ihn im produktiven Abhusten an (➤ 10.2.5).

Lungenoperierte Menschen sollten mehrmals täglich und dauerhaft atemgymnastische Übungen durchführen.

## 10.1.5 Beobachten, Beurteilen und Intervenieren

### Atmung

Der Beobachtungsschwerpunkt bei thoraxchirurgischen Patienten ist auf die Atmung gerichtet. Die Pflegenden beobachten den überwiegenden Atemtyp (z. B. Kostal- oder Abdominalatmung, Einsatz der Atemhilfsmuskulatur), die Atemfrequenz in Beziehung zur Atemtiefe (*Atemintensität*), den Atemrhythmus, Atemgeräusche, Atemgeruch, Husten und Sputum. Die Beobachtung und Beurteilung der Atmung erfolgt regelmäßig, mindestens dreimal täglich. Zusätzlich fragen die Pflegenden den Patienten auch nach subjektiven Beschwerden.

Die *Atemskala nach Christel Bienstein* (➤ Tab. 10.1) ermöglicht, das Risiko von Pneumonien und Atelektasen einzuschätzen. [6]

Pflegerische Interventionen bei Patienten in der Thoraxchirurgie verfolgen im Wesentlichen vier Ziele:
- Lungenbelüftung/Gasaustausch erhalten bzw. verbessern
- Sekretverflüssigung, -mobilisation, -entleerung unterstützen
- Aspiration vorbeugen
- Infektionen der Atemwege vermeiden.

### Herz-Kreislauf-Funktion, Temperatur

Lunge und Herz-Kreislauf-System stehen in einem engen anatomischen und physiologischen Zusammenhang. Die Überwachung von Blutdruck und Puls ist deshalb ebenfalls eine wichtige pflegerische Maßnahme.

Ein postoperativer Temperaturanstieg kann Hinweis auf eine Wundinfektion bzw. eine beginnende Pneumonie sein. Deshalb überwachen die Pflegenden die Körpertemperatur des Patienten regelmäßig.

## 10.2 Hauptbeschwerden und Leitsymptome bei Erkrankungen der Atemwege und der Lunge

### 10.2.1 Dyspnoe

**Dyspnoe** (*Atemnot*): Erschwerte Atmung mit dem subjektivem Empfinden, nicht genug Luft zu bekommen.
**Belastungsdyspnoe:** Atemnot bei körperlicher Anstrengung.
**Ruhedyspnoe:** Atemnot auch in Ruhe.
**Orthopnoe:** Zustand höchster Atemnot, bei der der Betroffene nur noch sitzend und unter Inanspruchnahme der Atemhilfsmuskulatur atmen kann.

### VORSICHT
**Erstmaßnahmen bei Atemnot**
- Ruhe bewahren und sicher handeln
- Über die Rufanlage Alarm auslösen. Patienten nicht allein lassen, Ruhe und Geborgenheit vermitteln und Ängste auffangen
- Oberkörper erhöht, bei bekannter Herzinsuffizienz zusätzlich Beine tief lagern (*Herzbettlagerung*); Arme leicht vom Brustkorb abgespreizt auf Kissen oder den gepolsterten Ausziehtisch des Nachtschränkchens legen lassen (➤ Abb. 10.2). Alternativ Kutschersitz (vornübergebeugt, Ellbogen auf Knien abgestützt)
- Auf Arztanordnung oder wenn Bedarfsanordnung besteht Sauerstoff geben (➤ 10.4.1). **Vorsicht:** Wird der Patient dann nicht nur ruhiger, sondern somnolent (*schläfrig*), kann dies ein Hinweis auf einen Kohlendioxidanstieg mit $CO_2$-Narkose sein. Dieses Risiko besteht besonders bei Patienten mit chronischen Lungenerkrankungen (*Atemlähmung durch Sauerstoffgabe*, ➤ 10.4.1)
- Beengende Kleidung entfernen, evtl. Fenster öffnen
- Patienten zur ruhigen Atmung oder dosierten Lippenbremse (Asthmatiker ➤ Abb. 10.3) anleiten
- Bewusstsein, Hautfarbe, Atmung, Blutdruck und Pulsfrequenz engmaschig kontrollieren
- Bei Sekretverhalt Absaugung herrichten
- Je nach Zustand Notfallwagen bereithalten, Intubation oder Verlegung des Patienten auf die Intensivstation vorbereiten.

### 10.2.2 Zyanose

**Zyanose:** Bläulich-rote Verfärbung der Haut und der Schleimhäute durch verminderten Sauerstoff- sowie vermehrten Gehalt an reduziertem Hämoglobin im Blut. Besonders gut sichtbar im Bereich der Lippen und der Akren (Fingerspitzen, Zehenspitzen, Nasenspitze).

Zwei häufige Formen der **Zyanose** werden unterschieden:
- **Zentrale (*pulmonale*) Zyanose.** Die arterielle $O_2$-Sättigung ist vermindert, d. h. die Erythrozyten sind nicht vollständig mit Sauerstoff besetzt. Häufige Ursachen sind Lungenerkrankungen mit Behinderung des Gasaustausches oder Verlegungen der Lungenstrombahn (z. B. bei der Lungen-

**Tab. 10.1** Die Atemskala nach Bienstein (hier leicht modifiziert) gestattet eine detaillierte Beurteilung der Atemsituation des Patienten nach 15 Kategorien. Vorteil der Skala ist die standardisierte und reproduzierbare Einschätzung. Bei 7–15 Punkten ist der Patient gefährdet, prophylaktische Maßnahmen sind erforderlich. Bei 16–45 Punkten ist der Patient stark gefährdet, maximale prophylaktische Maßnahmen sind erforderlich. (Die Atemskala nach Bienstein wird in vielen Einrichtungen verwendet, ist aber kein wissenschaftlich validiertes Instrument.)

| Zu beurteilende Situation/Aktivität des Patienten | Mögliche Ausprägung der Situation/Aktivität und entsprechende Punktzahl | Erreichte Punkte |
|---|---|---|
| Bereitschaft zur Mitarbeit | • 0 – Kontinuierliche Mitarbeit<br>• 1 – Mitarbeit nach Aufforderung<br>• 2 – Nur nach Aufforderung<br>• 3 – Keine Mitarbeit | |
| Akute Atemwegserkrankung | • 0 – Keine<br>• 1 – Leichter Infekt (in Nase oder Rachen)<br>• 2 – Bronchialinfekt<br>• 3 – Lungenerkrankung | |
| Frühere Lungenerkrankungen | • 0 – Keine<br>• 1 – Leichte grippale Infekte<br>• 2 – Schwere Lungenerkrankungen<br>• 3 – Schwere Lungenerkrankungen mit bleibender Atmungseinschränkung | |
| Immunschwäche | • 0 – Keine<br>• 1 – Leicht (z. B. lokale Infektion)<br>• 2 – Erhöht<br>• 3 – Vollständig | |
| Raucher/Passivraucher | • 0 – Nichtraucher, geringfügiges Passivrauchen<br>• 1 – Pro Tag 6 Zigaretten (< 10 mg Teer/Kondensat)/regelmäßiges Passivrauchen<br>• 2 – Pro Tag 6 Zigaretten (10–13 mg Teer/Kondensat)/regelmäßiges Passivrauchen<br>• 3 – Pro Tag mehr als 6 Zigaretten (> 13 mg Teer/Kondensat)/ständiges Passivrauchen | |
| Schmerzen | • 0 – Keine<br>• 1 – Leichte (Dauer-)Schmerzen<br>• 2 – Mäßige Schmerzen, atmungsbeeinflussend<br>• 3 – Starke Schmerzen, erheblich atmungsbeeinflussend | |
| Schluckstörungen | • 0 – Keine<br>• 1 – Bei flüssiger Nahrung<br>• 2 – Bei breiiger Nahrung<br>• 3 – Massive Schluckstörung (auch Speichel) | |
| Manipulative oro-tracheale Maßnahmen | • 0 – Keine<br>• 1 – Nasen- und Mundpflege<br>• 2 – Oro-nasale Absaugung<br>• 3 – Oro-nasale Absaugung sowie durch Tubus/Trachealkanüle | |
| Mobilitätseinschränkungen | • 0 – Keine<br>• 1 – Gehhilfen<br>• 2 – Hauptsächlich Bettruhe<br>• 3 – Völlige Immobilität | |
| Berufstätigkeit mit Lungengefährdung | • 0 – Keine<br>• 1 – < 1–2 Jahre<br>• 2 – 2–10 Jahre<br>• 3 – > 10 Jahre | |
| Intubationsnarkose/Beatmung | • 0 – Keine in den vergangenen 3 Wochen<br>• 1 – Kurz (< 2 Std.)<br>• 2 – Länger dauernd (> 2 Std.)<br>• 3 – Lang dauernd (> 12 Std.) | |
| Bewusstsein | • 0 – Keine Einschränkung<br>• 1 – Leichte Einschränkung (adäquate Reaktion auf Ansprache)<br>• 2 – Inadäquate Reaktion auf Ansprache<br>• 3 – Keine Reaktion auf Ansprache | |
| Atemanstrengung (Zwerchfell- und Thoraxatmung) | • 0 – Ohne Anstrengung<br>• 1 – Mit Anstrengung<br>• 2 – Mit erheblicher Hilfe<br>• 3 – Keine Zwerchfell- und Thoraxatmung möglich | |

## 10.2 Hauptbeschwerden und Leitsymptome

Tab. 10.1 Die Atemskala nach Bienstein (hier leicht modifiziert) gestattet eine detaillierte Beurteilung der Atemsituation des Patienten nach 15 Kategorien. Vorteil der Skala ist die standardisierte und reproduzierbare Einschätzung. Bei 7–15 Punkten ist der Patient gefährdet, prophylaktische Maßnahmen sind erforderlich. Bei 16–45 Punkten ist der Patient stark gefährdet, maximale prophylaktische Maßnahmen sind erforderlich. (Die Atemskala nach Bienstein wird in vielen Einrichtungen verwendet, ist aber kein wissenschaftlich validiertes Instrument.) *(Forts.)*

| Zu beurteilende Situation/ Aktivität des Patienten | Mögliche Ausprägung der Situation/Aktivität und entsprechende Punktzahl | Erreichte Punkte |
|---|---|---|
| Atemfrequenz | • **0** – 14–20 Atemzüge/Min.<br>• **1** – Unregelmäßige Atmung<br>• **2** – Brady- oder tachypnoeische Atmung<br>• **3** – Sehr unregelmäßige Atmung | |
| Medikamente mit atemdepressiver Wirkung | • **0** – Keine<br>• **1** – Unregelmäßige Einnahme, geringe Atemdepression<br>• **2** – Regelmäßige Einnahme, mäßige Atemdepression<br>• **3** – Regelmäßige Einnahme von Medikamenten mit atemdepressiver Wirkung (z. B. Opiate, Barbiturate) | |
| **Summe der Punkte:** | | |

embolie). Auch Herzfehler, bei denen es über einen **Shunt** (*Kurzschlussverbindung zwischen arteriellem und venösem Gefäßsystem*, ➤ Tab. 13.2) zu einer Vermischung von venösem (*sauerstoffarmem*) und arteriellem (*sauerstoffreichem*) Blut kommt, können eine zentrale Zyanose hervorrufen. Typisch ist, dass auch gut durchblutete Organe, z. B. die Zunge, zyanotisch sind (➤ Abb. 10.4).

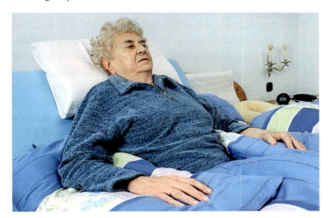

Abb. 10.2 Lagerung bei Dyspnoe (Herzbettlagerung): Oberkörper möglichst aufrecht, Arme leicht vom Brustkorb abgespreizt und erhöht, Beine tiefer. [K115]

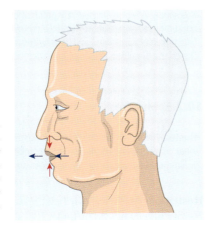

Abb. 10.3 Dosierte Lippenbremse. Die Ausatmung durch die locker geschlossenen Lippen erzeugt einen erhöhten exspiratorischen Widerstand in den Atemwegen. [L138]

- **Periphere Zyanose.** Das Blut wird in der Lunge ausreichend mit Sauerstoff angereichert, doch wird ihm im Gewebe vermehrt Sauerstoff entzogen (*erhöhte Sauerstoffausschöpfung*). Eine periphere Zyanose tritt bei Erkrankungen auf, die mit einer verlangsamten Blutzirkulation einhergehen (z. B. Herzinsuffizienz, Schock) sowie bei einem erhöhten Sauerstoffbedarf der Gewebe. Ein lokal verringertes Sauerstoffangebot, etwa bei einem durch pAVK (➤ 9.4.4) minderdurchbluteten Fuß, führt zu einer *lokalen Zyanose*.

### Pflege

*Erstmaßnahmen bei Atemnot* ➤ 10.2.1

Die Pflegenden achten bei allen Maßnahmen auf eine (zunehmende) Zyanose. Am besten können Veränderungen der Haut und Schleimhäute während der Ganzkörperwäsche beurteilt werden. Da Patienten mit einer Zyanose häufig frieren, sorgen die Pflegenden für ausreichende Wärmezufuhr.

### 10.2.3 Sputum

**Sputum** (*Auswurf, Expektorat*): Ausgehustetes Bronchialsekret. Abgesehen von geringen Mengen glasig-hellen Sputums immer pathologisch.
**Hämoptyse:** Aushusten von blutigem Sputum oder geringen Blutmengen.
**Hämoptoe:** Aushusten größerer Blutmengen.

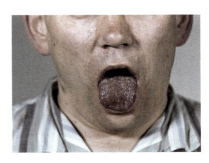

Abb. 10.4 Blaufärbung der Zunge bei einem Patienten mit zentraler Zyanose infolge einer chronisch-obstruktiven Lungenerkrankung. [M537]

Lungenerkrankungen gehen meist mit vermehrter Produktion von **Sputum** einher. Gewöhnlich wird morgens die größte Menge abgehustet. Farbveränderungen sind immer pathologisch. Insbesondere postoperativ ist das Sputum häufig durch altes Blut bräunlich gefärbt, was jedoch unbedenklich ist und sich bei normalem postoperativem Verlauf innerhalb weniger Tage normalisiert.

Eine postoperativ nicht nachlassende Sputummenge, hellrote Blutbeimengungen, ein Sekretverhalt oder eitrige Färbung des Sputums weisen auf Komplikationen hin und sind diagnostisch abzuklären. Besonders alarmierend ist neu aufgetretenes blutiges Sputum nach Operationen an der Lunge.

> **VORSICHT**
> **Erstmaßnahmen bei Hämoptoe**
> - Arzt sofort benachrichtigen
> - Oberkörper hochlagern
> - Patienten beruhigen, nicht allein lassen
> - Blut auffangen, z. B. in Nierenschale
> - Evtl. Sekret absaugen
> - Auf Arztanordnung Sauerstoff verabreichen
> - Material für großlumigen peripheren Zugang und Kreuzblutentnahme richten (lassen)
> - (Material zur) Intubation vorbereiten.

### Sputumgewinnung, Sputumdiagnostik

In der Thoraxchirurgie werden **Sputumuntersuchungen** hauptsächlich zum präoperativen Nachweis eines Malignoms (*zytologische Untersuchung*) sowie zum Erregernachweis (*bakteriologische Untersuchung*) bei Pneumonie- oder Tuberkuloseverdacht durchgeführt.

Zur Untersuchung von Sputum auf Erreger oder Zellen eignet sich am besten **Morgensputum** (*Nüchternsputum*), d. h. Sekret, das der Patient vor dem Frühstück und vor dem Zähneputzen in ein steriles Gefäß abhustet. Wichtig ist, dass der Patient keinen Speichel ausspuckt, sondern Sekret aus den unteren Abschnitten der Luftwege abhustet. Alternativ kann Sputum durch endotracheales Absaugen gewonnen werden.

### Umgang mit Sputum

> **VORSICHT**
> Sputum ist grundsätzlich als infektiös anzusehen.

- Bei (möglichem) Kontakt mit Sputum immer Handschuhe tragen
- Sich nicht direkt vom Patienten anhusten lassen. Bei starkem Husten mit Auswurf und bei infektiösen Atemwegserkrankungen bzw. Verdacht auf diese Erkrankungen Mund-Nasen-Schutz tragen
- Bei Kontamination mit Sputum die betroffenen Hautpartien und Flächen desinfizieren
- Papiertücher/Zellstoff und Abwurf immer in Reichweite des Patienten lagern.

## 10.2.4 Atemgeräusche

### Stridor

**Stridor** (lat. *Zischen, Pfeifen*) ist ein pfeifendes Atemgeräusch, das bei verengten Atemwegen entsteht. Da verengte Atemwege den Luftstrom behindern, leidet der Patient mit Stridor meist gleichzeitig an einer Dyspnoe.

Ist das Geräusch jeweils während der Einatmung hörbar, spricht man von einem **inspiratorischen Stridor.** Er tritt auf bei Verengung oder Verlegung der oberen Luftwege, z. B. durch Schleim oder Fremdkörper. Auch eine vergrößerte Schilddrüse, welche die Trachea von außen zusammendrückt, kann einen inspiratorischen Stridor verursachen (➤ 11.3.4).

Ein **exspiratorischer Stridor** ist während der Ausatmung hörbar und meist Folge von verengten Bronchien, z. B. beim Asthma bronchiale oder bei chronisch obstruktiver Bronchitis.

Auch ein kombinierter in- und exspiratorischer Stridor ist möglich.

### Rasselgeräusche

**Rasselgeräusche** (*RG*) sind pathologische Atemgeräusche im Bereich der Bronchien. Der Arzt unterscheidet auskultatorisch (*durch Abhören*) trockene und feuchte Rasselgeräusche.

**Trockene Rasselgeräusche** entstehen, wenn Schleimfäden in den Luftwegen schwingen. Sie treten bei chronisch obstruktiver Bronchitis oder Asthma bronchiale auf. Je nach Klangqualität werden *Pfeifen, Giemen* und *Brummen* unterschieden.

**Feuchte Rasselgeräusche** sind Folge einer Flüssigkeitsansammlung in den Luftwegen oder in den Alveolen. Durch die strömende Atemluft kommt es zur Blasenbildung. Feuchte Rasselgeräusche sind am ehesten mit dem Perlen von Mineralwasser zu vergleichen, können aber auch brodelnden Charakter haben. Feuchte, brodelnde Atemgeräusche durch Sekret in den größeren Luftwegen sind oft schon aus einiger Entfernung zu hören, z. B. beim Betreten des Patientenzimmers. Manchmal ist die Sekretansammlung auch mit der flach auf die Brustwand gelegten Hand zu spüren.

> **VORSICHT**
> Brodelnde Atemgeräusche in Kombination mit Atemnot und evtl. schaumig-serösem Sputum sind Leitsymptome des **Lungenödems** (*Flüssigkeitsansammlung im Lungeninterstitium oder in den Alveolen*). Die Erstmaßnahmen entsprechen denen bei Atemnot (➤ 10.2.1).

## 10.2.5 Husten

> **Husten** (*Tussis*): Lebenswichtiger Schutzmechanismus, der die Atemwege und Lunge von Schleim und Fremdkörpern befreit. Husten kann willkürlich oder reflektorisch ausgelöst werden.

**Husten** ohne Auswurf wird als *trockener* oder *unproduktiver Husten* bezeichnet. Man findet ihn als Reizhusten nach dem

Einatmen von Staub und Gasen, aber auch typisch bei Bronchialtumoren, Pleuritis oder Keuchhusten.

Husten mit wenig Auswurf wird als *feuchter Husten* bezeichnet. Er ist z. B. typisch für eine akute oder chronische Bronchitis.

Werden große Mengen Sputum abgehustet, dann spricht man vom *ergiebigen* oder *produktiven Husten*. Er ist typisch bei Bronchiektasen, Lungenabszess oder Lungengangrän.

Die Behandlung von Husten besteht in der Therapie der Grunderkrankung sowie der Gabe von Antitussiva. Der Wirkstoff Codein ist ein Bestandteil des Opiums und dämpft den Hustenreflex zentral. Alternativ kommen pflanzliche Wirkstoffe zum Einsatz, z. B. Efeublätter, Thymiankraut, Primelwurzel, Süßholzwurzel, Spitzwegerichkraut.

Sekretolytika (z. B. Acetylcystein), Inhalation und ausreichende Flüssigkeitszufuhr verflüssigen die Atemwegssekrete und erleichtern das Abhusten.

> **VORSICHT**
> Antitussiva sind nicht bei produktivem Husten geeignet, da die Hemmung des Hustenreflexes zu einem Sekretstau in der Lunge führt.

### Pflege

**Produktives Abhusten: Huffing**
**Produktives Abhusten** will gelernt sein, deshalb leiten Pflegende die Patienten dazu an.

Das Sekret ist vorher zu verflüssigen. Den Patienten nach Möglichkeit in eine sitzende Position bringen (mit leicht nach vorn gebeugtem Oberkörper). In dieser Haltung kann die Bauchpresse besser eingesetzt werden.

Patienten auffordern, ein- bis zweimal schnell auf die Silbe „huff" auszuatmen. Dadurch werden die Hustenrezeptoren gereizt. Dann für zwei bis drei Sekunden die Luft anhalten und anschließend kräftig abhusten.

**PEP-Husten**
PEP bedeutet **positive expiratory pressure** (*positiver Ausatemdruck*). Durch das Husten gegen einen Widerstand kann das Abhusten gefördert werden. Der Patient hustet mit der dosierten Lippenbremse (➤ Abb. 10.3) oder gegen den Fausttunnel (Hand wird so zur Faust gemacht, dass ein kleiner Tunnel entsteht). Alternativ können auch einfache PEP-Geräte (z. B. BA®-Tube) eingesetzt werden

**Abhusten nach operativen Eingriffen**
Die Pflegenden erklären dem Patienten die Notwendigkeit des produktiven Abhustens. Sie achten darauf, dass er dazu ausreichend mit Schmerzmittel versorgt ist. Der Patient wird aufgefordert, Gegendruck auf die Wunde auszuüben, ggf. übernimmt das die Pflegekraft.

**Hustenhilfe bei Reizhusten**
Verschiedene Maßnahmen können den Reizhusten dämpfen:

- Patient etwas Warmes trinken lassen
- Luft anhalten, dann oberflächlich atmen lassen; Vorgang so lange wiederholen, bis der Hustenreiz nachlässt
- Bonbon lutschen lassen.

### 10.2.6 Hautemphysem

> **Hautemphysem** (*Emphysem subcutaneum*): Einlagerung von Luft in die Subkutis (*Unterhaut*) mit teils massiven Schwellungen, die unter typischem Knistern wegdrückbar sind. Bei Ausdehnung der Lufteinlagerungen in tiefere Schichten, z. B. Muskulatur, spricht man auch vom **Weichteilemphysem**. Beim **Mediastinalemphysem** gelangt die Luft ins Mediastinum (*Mittelfellraum*).

Ein **Hautemphysem** kann nach verletzungsbedingter oder spontaner Eröffnung lufthaltiger Organe entstehen oder auch als Folge von diagnostischen und therapeutischen Maßnahmen, bei denen Körperhöhlen und -räume mit Luft/Gas gefüllt wurden. In der Folge verteilt sich die Luft subkutan über eine große Körperoberfläche. Die so entstehenden massiven Schwellungen sind für den Patienten schmerzhaft und verursachen ein unangenehmes Spannungsgefühl. Bei Ausdehnung in Hals und Kopf wird außerdem die Sprache näselnd, die Patienten hören schlechter und können wegen der Lufteinlagerung in die Augenlider die Augen kaum noch öffnen (➤ Abb. 10.5).

Das Hautemphysem beunruhigt die Betroffenen zwar sehr, ist im Grunde aber harmlos und bildet sich ohne Folgen zurück. Aus den Augenlidern lässt sich die Luft kurzfristig wegdrücken, sodass die Patienten sehen können.

Die Ursache des Hautemphysems jedoch, z. B. eine undichte Stelle in der Pleura oder ein Bronchuseinriss, kann sehr bedrohlich für den Patienten sein, insbesondere dann, wenn durch die Verletzung ein Ventilmechanismus an der Pleura entstanden ist, durch den sich der intrathorakale Druck stetig erhöht (*Ventil-* oder *Spannungspneumothorax*, ➤ 10.7.5).

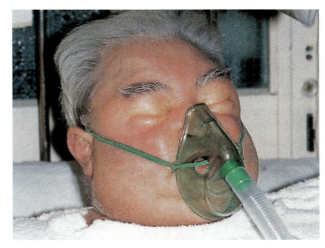

**Abb. 10.5** Durch dieses extreme Hautemphysem sind die Konturen des Gesichtes verstrichen. Der Patient kann seine Augen nicht öffnen. [E316]

## 10.3 Der Weg zur Diagnose in der Thoraxchirurgie

### 10.3.1 Anamnese und körperliche Untersuchung

**Anamnese**

In der Anamnese erfragt der Arzt insbesondere:
- Aktuelle Beschwerden und mögliche Risikofaktoren, die auf die Erkrankung hinweisen, z. B. Rauchen als Risikofaktor eines Bronchialkarzinoms oder bösartige Tumoren als mögliche Ursache für Lungenmetastasen
- Begleiterkrankungen, die das Operationsrisiko erhöhen
- Medikamente, die der Patient derzeit einnimmt
- Allergien (z. B. Heuschnupfen).

**Körperliche Untersuchung**

**Inspektion**
Durch die Inspektion erkennt der Arzt beispielsweise:
- **Thoraxdeformitäten**, z. B. eine Trichterbrust (➤ 10.6.1)
- **Seitendifferente Atembewegungen**, z. B. bei Atelektasen
- **Paradoxe Atmung.** Die betroffene Thoraxhälfte wird beim Einatmen kleiner und beim Ausatmen größer, z. B. bei Rippenserienfraktur mit instabilem Thorax (➤ Abb. 7.44).

**Auskultation**
Bei der **Auskultation** (*Abhören*) der Lunge mit dem Stethoskop ist beim Gesunden während der Einatmung ein leises, rauschendes Atemgeräusch zu hören, das **Vesikuläratmen**. Pathologische Befunde sind:
- **Abgeschwächte** oder **fehlende Atemgeräusche**, z. B. über kollabierten Lungenabschnitten oder Ergüssen
- **Bronchialatmen** (fauchendes Atemgeräusch, beim Gesunden nur über Trachea und Hauptbronchien zu hören), z. B. bei Pneumonie
- **Rasselgeräusche** (➤ 10.2.4).

**Perkussion**
Durch die **Perkussion** und Prüfung des **Stimmfremitus** (*fühlbare Vibration der Brustwand beim Sprechen*) lassen sich die Ursachen eines abgeschwächten Atemgeräusches weiter differenzieren. Beim Pneumothorax z. B. ergibt die Perkussion einen „hohleren" Ton als normal (*hypersonorer Klopfschall*), beim Erguss ist der Ton gedämpft (*Schenkelschall*).

> Nach thoraxchirurgischen Eingriffen und bei liegenden Pleuradrainagen sind der Auskultations- und Perkussionsbefund nie normal und daher nur eingeschränkt (z. B. zur Verlaufskontrolle) verwertbar. Deshalb sind regelmäßige Röntgenkontrollen erforderlich.

### 10.3.2 Bildgebende Diagnostik

Konventionelle Röntgenverfahren

**Röntgenleeraufnahme in zwei Ebenen**
Die häufigste radiologische Untersuchung zur Diagnostik von Lungenerkrankungen ist die **Röntgenleeraufnahme des Thorax** in zwei Ebenen (p. a. und seitlich, ➤ Abb. 10.6). Dabei sollte der Patient stehen, da sich die Lunge dann besser darstellen und beurteilen lässt.

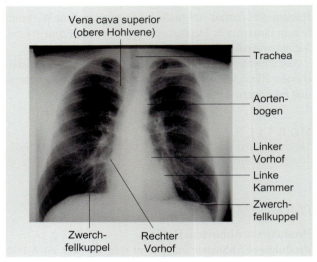

**Abb. 10.6** Röntgenbild des Thorax, p. a.-Aufnahme. Normalbefund. [M137]

Computer- und Kernspintomografie

**Computertomografie**
Die **Computertomografie** (*CT*) ist zu einer Standarduntersuchung in der Thoraxchirurgie geworden. Sie stellt Weichteilstrukturen, Organgrenzen und die Binnenstruktur von Raumforderungen (z. B. Tumoren) besser dar als die konventionelle Röntgendiagnostik. Für die Beurteilung des Mediastinums und zum Nachweis auch kleinster Veränderungen des Lungenparenchyms ist die CT deshalb unentbehrlich.

**Kernspintomografie**
Die **Kernspintomografie** (*MRT*, ➤ 1.3.6) erlaubt im Gegensatz zur CT Schichtdarstellungen in fast jeder Ebene. In der Thoraxchirurgie ist die MRT bei speziellen Fragen erforderlich, z. B. wenn zu klären ist, ob Tumoren in den Plexus brachialis oder in mediastinale Gefäße infiltriert sind.

Nuklearmedizinische Untersuchungen

**Lungenperfusions- und Lungenventilationsszintigrafie**
Die **Lungenperfusionsszintigrafie** macht die Lungendurchblutung sichtbar und wird in erster Linie bei Verdacht auf Lungengefäßerkrankungen eingesetzt (z. B. Lungenembolie).

Die **Lungenventilationsszintigrafie** stellt die Belüftung der Lunge dar. Dazu atmet der Patient die radioaktive Substanz ein. Eine Lungenventilationsszintigrafie kann zusätzlich zu einer Lungenperfusionsszintigrafie indiziert sein, da eine mangelhafte Belüftung der Lunge reflektorisch zu einer Minderdurchblutung der betreffenden Lungenabschnitte führt.

**Skelettszintigrafie**
Eine **Skelettszintigrafie** stellt Bereiche vermehrten Knochenumbaus dar, z. B. Metastasen oder auch Arthrosen. In der Thoraxchirurgie ist sie evtl. vor Operationen maligner Tumoren zum Ausschluss von Knochenmetastasen notwendig.

**Positronenemissionstomografie**
Bei der **Positronenemissionstomografie** (*PET*) injiziert der Arzt dem Patienten radioaktiv markierte Zuckermoleküle, die sich v. a. in schnell wachsenden (und deshalb viel Energie verbrauchenden) Geweben anreichern. Damit ermöglicht die PET eine Abgrenzung benigner von malignen oder entzündlichen Prozessen. Zur PET muss der Patient nüchtern sein.

Sonografie

*Sonografie* ➤ 1.3.6

Die **thorakale Sonografie** verwendet der Arzt hauptsächlich zur Diagnostik und gezielten Punktion von Pleuraergüssen sowie zur Festlegung des günstigsten Zugangs für Pleuradrainagen oder die Instrumente bei einer videoassistierten Operation (➤ 1.4.3).

Eine **intraoperative Sonografie** beantwortet z. B. die Frage, ob ein Tumor bereits in Gefäße oder in einen Herzvorhof infiltriert ist oder nicht.

## 10.3.3 Lungenfunktionsdiagnostik

Die **Lungenfunktionsprüfung** (*Lufu*) dient der Messung der Leistungsfähigkeit der Lunge. Sie wird eingesetzt zur Diagnose und Verlaufskontrolle von Lungenerkrankungen und zur Beurteilung der Operabilität.

Vorbereitung

Die Pflegenden messen und dokumentieren Größe, Geschlecht und Gewicht des Patienten, weil davon alle genannten Ventilationsgrößen und damit die exakte Auswertung der Untersuchung abhängig sind.

Spirometrie

Mit Hilfe der **Spirometrie** können die verschiedenen Lungenvolumina (➤ Abb. 10.7) und Ventilationsgrößen gemessen werden. Das forcierte exspiratorische bzw. inspiratorische Volumen (*FEV1 = Einsekundenkapazität*) gibt an, wie viel Luft der Patient in einer Sekunde maximal aus- bzw. einatmen kann (normal > 2 l/Sek.). Wird das forcierte exspiratorische Volumen auf die Vitalkapazität bezogen (*FEV1/VC*), ergibt sich der **Tiffeneau-Wert**, der beim Gesunden bei ca. 70 % liegt. Beide Werte sind insbesondere bei Verengungen der Atemwege verändert, z. B. beim Asthma bronchiale. Durch Testwiederholung nach Inhalation eines $\beta_2$-Sympathomimetikums (z. B. Salbutamol®) wird geprüft, ob sich die verengten Atemwege erweitern können (*Spasmolysetest*).

Ganzkörperplethysmografie

Die **Ganzkörperplethysmografie** (➤ Abb. 10.8) gehört zur Standarddiagnostik in der Thoraxchirurgie. Sie ermöglicht ne-

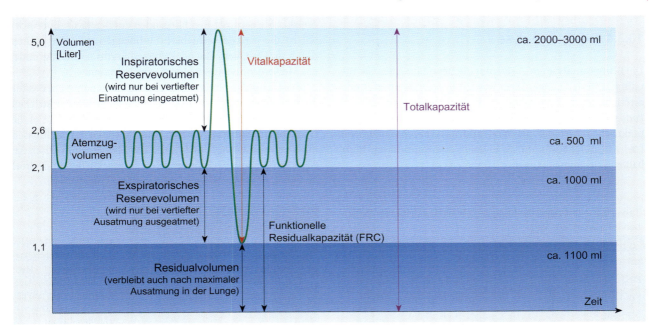

**Abb. 10.7** Lungenvolumina des gesunden Erwachsenen.

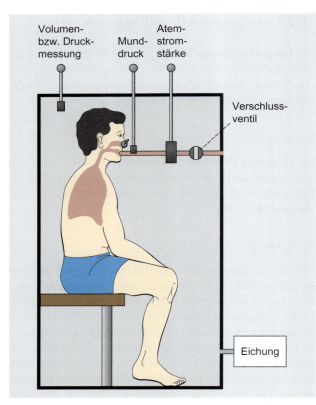

Abb. 10.8 Patient bei der Ganzkörperplethysmografie. [L106]

**Hypoxämie:** Erniedrigung des Sauerstoffpartialdrucks im arteriellen Blut ($p_aO_2$) auf Werte unter 70 mmHg (9,5 kPa; altersabhängig).
**Hypoxie:** Erniedrigung des Sauerstoffgehalts in einzelnen Körperregionen oder im Gesamtorganismus. Ursachen können z. B. Durchblutungsstörungen, Anämie oder Hypoxämie sein.
**Hyperkapnie:** Erhöhung des Kohlendioxidpartialdrucks im arteriellen Blut ($p_aCO_2$) auf über 45 mmHg. Hervorgerufen durch respiratorische Insuffizienz mit Hypoventilation oder metabolische Alkalose mit respiratorischer Kompensation.
**Hypokapnie:** Erniedrigung des Kohlendioxidpartialdrucks im arteriellen Blut ($p_aCO_2$) unter 35 mmHg (4,7 kPa). Durch Hyperventilation oder metabolische Azidose mit respiratorischer Kompensation bedingt.
**Azidose:** Absinken des pH-Werts unter 7,35. Ursache ist eine zu geringe Abatmung von Kohlendioxid (*respiratorische Azidose*) oder ein vermehrter Anfall von sauren Stoffwechselprodukten (*metabolische Azidose*).
**Alkalose:** Ansteigen des pH-Wertes über 7,45. Ursache ist eine vermehrte Abatmung von Kohlendioxid (*respiratische Alkalose*), Verlust von Magensäure und anderen sauren Stoffwechselprodukten (*metabolische Alkalose*).

ben der Berechnung des Atemwegswiderstandes (*Resistance*) und der Lungenvolumina eine genauere Differenzierung zwischen den verschiedenen Ursachen einer eingeschränkten Lungenfunktion. Zur Untersuchung sitzt der Patient in einer geschlossenen Kammer; Kammerdruck und Atemstrom am Mund des Patienten werden ständig gemessen.

### 10.3.4 Blutgasanalyse

Die **Blutgasanalyse** (*BGA*) erlaubt die Beurteilung des Gasaustausches in der Lunge. Dazu werden in arteriellem Blut oder arterialisiertem Kapillarblut die **Partialdrücke,** d. h. die *Teilkonzentrationen* der Atemgase gemessen. Zusätzlich werden praktisch immer der pH-Wert und das *Standardbikarbonat* (➤ Tab. 10.2) bestimmt, da Blutgase und Säure-Basen-Haushalt eng zusammenhängen.

### Arterielle Blutentnahme

Nach der Punktion der A. radialis oder A. femoralis verschließt der Arzt das gefüllte BGA-Röhrchen (➤ Abb. 10.9) sofort luftdicht. Eine Pflegende komprimiert die Punktionsstelle für mindestens 5 Min. Alternativ wird arterielles Blut über eine liegende arterielle Kanüle (auf der Intensivstation zur invasiven Blutdruckmessung) abgenommen.

Hat ein Patient Fieber, muss die aktuelle Temperatur auf dem Begleitschein notiert werden. Die Blutgasanalyse muss dann schnellstmöglich ausgewertet werden.

### Abnahme von arterialisiertem Kapillarblut

Diese Abnahmemethode ist technisch einfach und komplikationslos. Sie wird von den Pflegenden durchgeführt. Ein Nachteil ist die geringe verfügbare Blutmenge. Außerdem gehen durch starkes Quetschen oder Pressen Erythrozyten zugrunde; das Messergebnis kann dadurch verfälscht sein.

Meist wird das Blut am Ohrläppchen abgenommen, das für 5–10 Minuten mit einer hyperämisierenden Salbe bestrichen wird. Lanzette in das Ohr einstechen, austretendes Blut in die Glaskapillare aufsteigen lassen. Das Eintreten von Luftblasen muss vermieden werden, da sonst das Messergebnis falsch ist. Glaskapillare mit zwei Gummistopfen verschließen und sofort im Labor analysieren lassen, da das Blut schnell gerinnt.

Tab. 10.2 Normwerte der Blutgase, pH-Wert und Standardbikarbonat im arteriellen Blut.

| Blutgaswert | Normwert |
|---|---|
| pH art. | 7,36–7,44 |
| PaO₂ (art. pO₂) | 70–110 mmHg (9,5–14,5 kPa) |
| PaCO₂ (art. pCO₂) | 35–45 mmHg (4,6–6,1 kPa) |
| Standardbikarbonat (HCO₃⁻) | 22–26 mmol/l |

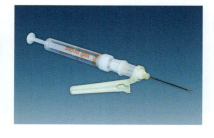

Abb. 10.9 BGA-Röhrchen mit aufgesteckter Sicherheitskanüle. Nach der Blutentnahme Luftblasen entfernen und das Röhrchen luftdicht verschließen. [V153]

## 10.3.5 Endoskopische Untersuchungen

### Bronchoskopie

Untersucht der Arzt den Patienten mit einem starren Bronchoskop, ist meist eine Vollnarkose erforderlich, wählt er das flexible Fiberendoskop, genügt bei kooperativen Patienten eine Lokalanästhesie, ggf. kombiniert mit einer milden Sedierung.
- Die **diagnostische Bronchoskopie** wird in erster Linie bei Verdacht auf bösartige Tumoren durchgeführt; entsprechend ist sie oft mit einer Biopsie kombiniert
- Eine **therapeutische Bronchoskopie** führt der Arzt in erster Linie durch, um Fremdkörper zu entfernen, endobronchiale Blutungen zu behandeln oder bösartige Tumoren (z. B. mittels Laser) zu verkleinern.

**Pflege**

*Bildgebende Diagnoseverfahren: Endoskopische Untersuchungen* ➤ 1.3.6
Vor der Untersuchung müssen die Röntgenaufnahme des Thorax, die arterielle BGA, Gerinnungsstatus, Blutbild, Blutgruppe und der Befund der Lungenfunktionsprüfung vorliegen.

Zur Bronchoskopie bleibt der Patient nüchtern. Nach längeren Untersuchungen ist meist eine Bettruhe von wenigen Stunden angebracht. Die Pflegenden kontrollieren engmaschig die Vitalzeichen, v. a. die Atmung und das Allgemeinbefinden des Patienten. Bis zum völligen Abklingen der Lokalanästhesie nach ca. 2 Std. darf der Patient wegen der Aspirationsgefahr nicht essen und trinken. Nach einer Vollnarkose dauert die Nahrungskarenz länger (Anordnung im Anästhesieprotokoll beachten).

### Mediastinoskopie und Videomediastinoskopie

Die **Mediastinoskopie,** die endoskopische Untersuchung des Mediastinums (➤ 10.3.5), kann bei Vergrößerung der paratrachealen Lymphknoten oder bei Erkrankungen des Mediastinums (➤ 10.12) angezeigt sein. Die Mediastinoskopie wird in Intubationsnarkose durchgeführt. Komplikationen, etwa eine Blutung, sind zwar sehr selten, erfordern jedoch eine Notfallsternotomie zur Blutstillung. Bei der **Videomediastinoskopie** wird das Bild auf einem Monitor dargestellt und kann auch vergrößert werden.

Der Patient bleibt am Untersuchungstag nüchtern.

### Thorakoskopie und videoassistierte Thorakoskopie

Als **Thorakoskopie** wird die endoskopische Untersuchung der Pleurahöhle bezeichnet. Indiziert ist sie bei
- Unklaren Pleuraergüssen
- Oberflächlichen Veränderungen der Pleura im Mediastinum, an Zwerchfell, Brustwand oder Lunge.

Bei der **videoassistierten Thorakoskopie** (*VAT,* ➤ Abb. 10.10) werden die Bilder mit Hilfe einer Kamera auf einen Monitor übertragen.

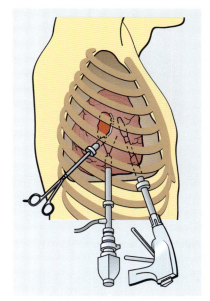

**Abb. 10.10** Platzierung der Instrumente für eine videoassistierte Thorakoskopie (VAT). [L106]

**Pflege**

*Bildgebende Diagnoseverfahren: Endoskopische Untersuchungen* ➤ 1.3.6
Fast immer ordnet der Chirurg eine Vorbereitung des Patienten wie zur Thorakotomie an (➤ 10.5.1). Auf jeden Fall bleibt der Patient am Untersuchungstag nüchtern. Nach der Untersuchung überwachen die Pflegenden engmaschig die Vitalzeichen, v. a. die Atmung. Meist darf der Patient essen und trinken, sobald er wieder bei vollem Bewusstsein ist.

## 10.3.6 Pleurapunktion

Eine **diagnostische Pleurapunktion** führt der Arzt durch, um Art und Ursache eines Pleuraergusses zu klären. Kann anhand von Aussehen, Menge und zytologischer Untersuchung des abpunktierten Sekrets die Diagnose nicht eindeutig gestellt werden, ist evtl. eine thorakoskopische oder videoassistierte Pleurabiopsie erforderlich.

**Therapeutische Pleurapunktionen** dienen dem Ablassen eines Ergusses oder der Instillation von Medikamenten, z. B. zur Pleurodese (➤ 10.7.2). Nach erfolgloser Punktion oder bei nachlaufendem Erguss legt der Arzt eine Drainage ein oder veranlasst eine operative Pleurodese (➤ 10.7.2).

Die Hauptkomplikationen der Pleurapunktion sind ein Pneumothorax (➤ 10.7.5), Blutungen aus der Punktionsstelle in die Pleurahöhle und Infektionen.

### Pflege

Die Pflegenden richten folgende Materialien (➤ Abb. 10.11):
- Steril abgepacktes Punktionsset (darin enthalten: Punktionskanüle, Sekretbeutel mit Dreiwegehahn und Anschluss zur Punktionskanüle, 50-ml-Spritze)

# 10 Pflege von Menschen mit Erkrankungen der Atemwege und der Lunge

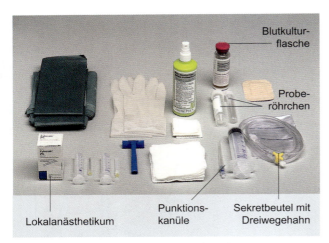

Abb. 10.11 Materialien zur Pleurapunktion. [K183]

- Hautdesinfektionsmittel (gefärbt), sterile Tupfer und Kompressen, steriles Abdecktuch
- Materialien zur Lokalanästhesie
- Sterile Handschuhe, Mund-Nasen-Schutz, evtl. Haube, Kittel
- Drei beschriftete Untersuchungsröhrchen (je eins für klinische Chemie, Pathologie und Mikrobiologie), nach Anordnung Blutkulturflaschen (anaerob und aerob)
- Verbandsmaterial, evtl. auch Nahtmaterial
- Ggf. Codein bei starkem Hustenreiz (Arztanordnung)
- Ggf. Prämedikation nach Arztanordnung.

Die Punktionsstelle liegt am Rücken zwischen hinterer Axillarlinie und Skapularlinie, meist zwischen dem 5. und 6. Interkostalraum. Zur Punktion sitzt der Patient mit leicht nach vorn gebeugtem Oberkörper am Bettrand und stützt die angehobenen Arme auf der gepolsterten Nachttischplatte ab. Alternativ liegt der Patient im Bett auf der Seite und hat den oben liegenden Arm über den Kopf gelegt (➤ Abb. 10.12).

Nach der Desinfektion und Lokalanästhesie sticht der Arzt am Oberrand einer Rippe ein (➤ Abb. 10.13). Während der Punktion soll der Patient nicht husten oder pressen.

Nach der Untersuchung lagern die Pflegenden den Patienten mit leicht erhöhtem Oberkörper. Der Arzt ordnet ggf. Bettruhe oder Lagerungswechsel an. Obligat ist eine Röntgenaufnahme des Thorax zum Ausschluss eines Pneumothorax (➤ 10.7.5).

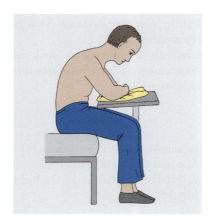

Abb. 10.12 Lagerung des Patienten zur Pleurapunktion. Durch Vorbeugen des Oberkörpers weiten sich die Zwischenrippenräume. [L190]

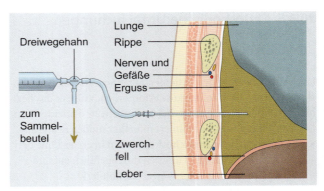

Abb. 10.13 Lage der Pleurapunktionsnadel. Der Arzt aspiriert die Ergussflüssigkeit in die Spritze, stellt den Dreiwegehahn um und injiziert das Punktat in den Sekretbeutel. [L190]

Die Pflegenden überwachen engmaschig Atmung, Puls und Blutdruck und kontrollieren regelmäßig den Wundverband. Durch die Reexpansion (*Wiederausdehnung*) der Lunge entsteht ein pleuraler Reiz mit ggf. hartnäckigem Husten, der durch Codeinpräparate gelindert werden kann (Arztanordnung).

> **VORSICHT**
> Werden große Ergussmengen (über 1.000 ml) abpunktiert, besteht die Gefahr eines Lungenödems bzw. der Hypovolämie durch die Versackung von Blut in der aufgedehnten Lunge.

### 10.3.7 Diagnostische Thorakotomie

Gelingt es mit den genannten diagnostischen Maßnahmen nicht, die Ursache der Erkrankung zu klären, bleibt als letzte diagnostische Maßnahme die operative Freilegung des Krankheitsprozesses mittels **Thorakotomie** (➤ 10.5.1). Wenn möglich, erfolgt in gleicher Narkose die endgültige Operation. Zeigt sich bei der Thorakotomie ein inoperabler Befund, entnimmt der Chirurg lediglich Biopsien und beendet den Eingriff.

## 10.4 Pflege bei Erkrankungen der Atemwege und der Lunge

### 10.4.1 Pflege bei Sauerstofftherapie

Bei vielen (Lungen-)Erkrankungen mit vermindertem Sauerstoffgehalt des Blutes verordnet der Arzt Sauerstoff, um eine ausreichende **Oxygenierung** (*Sauerstoffversorgung*) des Patienten sicherzustellen.

> **Medizinischer Sauerstoff** ($O_2$) ist Sauerstoff in einer Konzentration von 100 %. Er ist ein Medikament und darf nur auf ärztliche Anordnung verabreicht werden.
> Ausnahme: Im Notfall dürfen Pflegende, die z. B. im Rahmen einer Reanimationsfortbildung Kenntnisse über die Gefahren einer Sauerstofftherapie erworben haben und denen der Arzt dies bestätigt hat, dem Patienten bis zum Eintreffen des Arztes Sauerstoff geben.

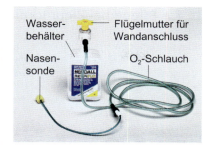

Abb. 10.14 System für einen Sauerstoffwandanschluss. Der Sauerstoff strömt durch den mit destilliertem Wasser gefüllten Einmalbehälter, von dort über Verbindungsschlauch und Nasensonde zum Patienten. [K183]

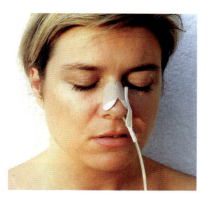

Abb. 10.15 Sauerstoffsonde. Die Fixierung besteht aus zwei Teilen, sodass es auch bei häufigem Verbandswechsel nicht zu Hautschäden kommt. [U131]

## Sauerstoffquellen

Auf chirurgischen Stationen ist Sauerstoff fast immer über Wandanschlüsse in den Patientenzimmern verfügbar (> Abb. 10.14). Sie sind an das **zentrale Sauerstoffreservoir** der Klinik angeschlossen. Alternativ bzw. während eines Krankentransports kommen **Sauerstoffflaschen** (gasförmiger Sauerstoff) oder Flüssigsauerstoff (Sauerstoff durch Abkühlung auf ca. −183 °C verflüssigt) in speziellen Tanks zum Einsatz. Dieser Sauerstoff hat eine Reinheit von fast 100 %. Eine weitere Sauerstoffquelle ist der Sauerstoffkonzentrator, der aus der Umgebungsluft den Stickstoff herausfiltert. Je nach eingestelltem Flow liefern diese Geräte 90–95-prozentigen Sauerstoff.

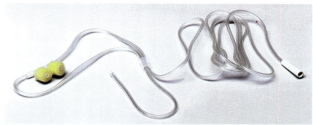

Abb. 10.16 Sauerstoffbrille. [K183]

> Um Verwechslungen auszuschließen, sind Sauerstoffflaschen nach DIN EN ISO 1089–3 mit einer weißen Schulter versehen. Der Flaschenmantel ist ebenfalls weiß, da es sich um ein medizinisches Gas handelt. Die Stecker und Wandanschlüsse haben eine **sechseckige** Form.

## Applikationsmöglichkeiten und Grundsätze

Am häufigsten wird Sauerstoff über eine **Sauerstoffsonde** (> Abb. 10.15) verabreicht. Über diese Sonde können bis zu 5 l $O_2$/Min. fließen; die Sauerstoffkonzentration in der Einatmungsluft beträgt dann 30–40 %.

Alternativ wird eine **Sauerstoffbrille** ($O_2$-Brille, > Abb. 10.16, > Abb. 10.17) verwendet. Über Sauerstoffbrillen können bis zu 8 l $O_2$/Min. gegeben werden. Die damit erreichte Sauerstoffkonzentration der Einatmungsluft liegt bei 30–50 %.

Die **Sauerstoffmaske** (> Abb. 10.18) wird locker auf Nase und Mund aufgesetzt und mit einem Gummiband am Hinterkopf befestigt. Mit ihr können 6–10 l $O_2$/Min. verabreicht werden. Damit steigt die Sauerstoffkonzentration in der Einatemluft auf ca. 60 %.

Sauerstoffkonzentrationen bis annähernd 100 % sind nur durch $O_2$-Masken mit Nichtrückatem-Ventil und Reservoirbeutel zu erzielen (> Abb. 10.18).

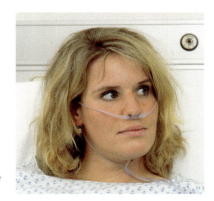

Abb. 10.17 Angelegte Sauerstoffbrille. [K115]

> **VORSICHT**
> Sauerstoffmasken nur bei Patienten einsetzen, die mindestens 6 l $O_2$/Min. erhalten. Bei einer Sauerstoffdosierung < 6 l/Min. kann es zu einem $CO_2$-Stau in der Maske kommen.

- Um eine Schädigung der Schleimhaut durch Austrocknen zu vermeiden, wird der Sauerstoff mit destilliertem Wasser angefeuchtet. Ab einer Dosierung von 6 l/Min. wird der Sauerstoff zusätzlich angewärmt, z. B. mit einem zuschaltbarem Heizgerät
- Pflegende verwenden für jeden Patienten ein neues Schlauchsystem und wechseln das Gefäß mit dem destillierten Wasser täglich. Ausnahmen stellen Einmalartikel wie Aqua-Pack® dar, die länger benutzt werden können (Herstellerangaben beachten)
- Der Patient sollte während der Sauerstoffgabe durch die Nase atmen, deshalb lassen die Pflegenden den Patienten vor sowie regelmäßig während der Sauerstoffgabe die Nase schnäuzen.

## Überwachung von Patienten mit Sauerstofftherapie

- Atmung
- Pulsfrequenz und Blutdruck (Tachykardie? Hypertonie?)
- Bewusstsein
- Haut (Zyanose? Druckstellen?)

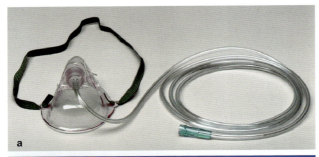

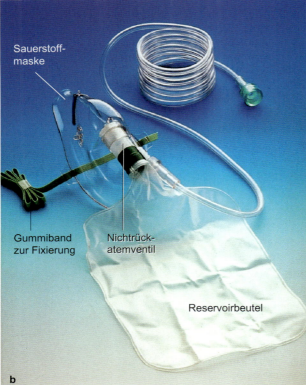

Abb. 10.18 **Sauerstoffmasken. a)** Einfache Sauerstoffmaske. [K183] **b)** Maske mit Reservoir, die eine Sauerstoffkonzentration von annähernd 100 % ermöglicht. [U244]

- Sauerstoffdosierung, Sondenlage und Aqua-dest.-Menge
- Nasen- und Mundschleimhaut.

### VORSICHT

Bei Patienten mit einer chronischen respiratorischen Globalinsuffizienz hat sich der Körper an den ständig erhöhten $CO_2$-Gehalt im Blut „gewöhnt". Den einzigen *Atemantrieb* stellt der Sauerstoffmangel im Blut dar. Wird dieser durch die Sauerstofftherapie behoben, entfällt der letzte Atemreiz und die Atemintensität nimmt ab. Dies kann zu einem extremen $CO_2$-Anstieg mit nachfolgender **Atemlähmung** („$CO_2$-Narkose") führen, die eine Intubation erfordert und, wenn sie nicht bemerkt wird, tödlich ist. Besonders gefährdet sind Patienten mit chronisch-obstruktiven Lungenerkrankungen. Trübt ein Patient unter Sauerstofftherapie ein, muss dies als Zeichen einer (beginnenden) $CO_2$-Narkose gewertet werden. Pflegende rufen in diesem Fall umgehend den Arzt und stellen auf seine Anordnung hin sofort die $O_2$-Zufuhr ab.

### 10.4.2 Pflege bei Pleuradrainage

**Pleuradrainagen** (*Thoraxdrainagen*): Drainagen, die im Pleuraspalt, d. h. zwischen Pleura parietalis (*Rippenfell*) und Pleura viszeralis (*Lungenfell*) liegen. Als Punktionsstelle wählt man
- Zum Absaugen von Luft den 2. oder 3. ICR (*Interkostalraum*) in der mittleren Klavikularlinie (*Monaldi-Position, Monaldi-Drainage*)
- Zum Absaugen von Sekreten den 5.–7. ICR in der mittleren Axillarlinie (*Bülauposition, Bülaudrainage*).

### Ziele von Pleuradrainagen

**Pleuradrainagen** (*Thoraxdrainagen*) dienen der Ableitung von Blut (*Hämatothorax*, ➤ 10.7.2), Sekreten (*Pyo-, Serothorax*, ➤ 10.7.2) oder Luft (*Pneumothorax*, ➤ 10.7.5) aus der Pleurahöhle.

### Pleuradrainagesysteme

**Pleuradrainagesysteme** werden unterschieden in:
- Wieder verwendbare (resterilisierbare) Systeme (➤ Abb. 10.19)
- Einmalsysteme (z. B. Pleur-evac®-System, Sentinel Seal®).

Eine weitere Unterscheidung ist:
- Drainage mittels Schwerkraft (➤ Abb. 10.20)
- Drainage mittels Sog (➤ Abb. 10.19).

### Schwerkraftdrainage

Die **Schwerkraftdrainage** wird auch als *Heberdrainage* bezeichnet und ist eine Einflaschen-Drainage mit Wasserschloss (➤ Abb. 10.20). Funktionsprinzip:
- Saugen und Sammeln von Sekret in einer Flasche
- Ableitung erfolgt aufgrund der Schwerkraft: je größer die Höhendifferenz zwischen Thoraxdrainage und Sekretauffangflasche, desto stärker ist die Drainagewirkung.

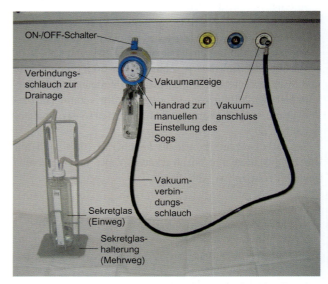

Abb. 10.19 Resterilisierbares Pleuradrainagesystem (Zweiflaschen-Drainage mit Sog). [M161]

## 10.4 Pflege bei Erkrankungen der Atemwege und der Lunge

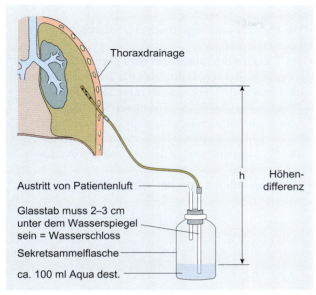

**Abb. 10.20** Schematische Darstellung der Funktion einer Schwerkraft-Drainage (Einflaschen-Drainage). [L190]

### Pflege
- Sekretauffangflasche mit 100 oder 200 ml Aqua dest. füllen (Menge ist bei der Sekretbilanz abzuziehen)
- Flasche verschließen. Der Verschluss enthält ein kurzes Belüftungsrohr, über das die abgeleitete Luft entweichen kann sowie ein langes Rohr, das mit der Thoraxdrainage zu verbinden ist
- Spitze des langen Rohrs 2 cm unter die Wasseroberfläche schieben (*Wasserschloss*). Steigt der Druck im Pleuraspalt über 2 cm $H_2O$, fließen Luft oder Sekret aus dem Pleuraspalt in die Flasche. Wenn sich das Rohr nicht unter der Wasseroberfläche befindet, gelangt v. a. während der Inspiration Luft in den Pleuraspalt. (Blickkontrolle: Das System funktioniert, wenn während der Inspiration die Wassersäule im Rohr steigt und während der Exspiration fällt).

Nachteile der Drainage mittels Schwerkraft:
- Keine Messung und Kontrolle des Sogs möglich
- Nur geringe Saugwirkung
- Mit Zunahme der Sekretmenge in der Flasche nimmt die Drainageleistung ab, Rohr muss immer wieder bis auf 2 cm zurückgezogen werden.

### Zweiflaschen-Drainage mit Sog

Genügt eine Schwerkraftdrainage nicht, ist eine Drainage mittels Sog indiziert. Die einfachste Variante ist die **Zweiflaschen-Drainage** (➤ Abb. 10.21). Funktionsprinzip:
- Eine Flasche dient als Sogkontrollflasche und ist mit einer Sogeinstellkapillare (*Sogregulierstab*) oder einem Handrad zur manuellen Einstellung des Sogs ausgestattet. Mit ihr kann nach Arztanordnung der gewünschte *Feinsog* eingestellt werden. Ist die Sogeinstellkapillare z. B. 20 cm tief unter den Wasserspiegel in der Flasche eingetaucht, erbringt das System einen Sog von 20 cm $H_2O$, mit dem es Luft oder

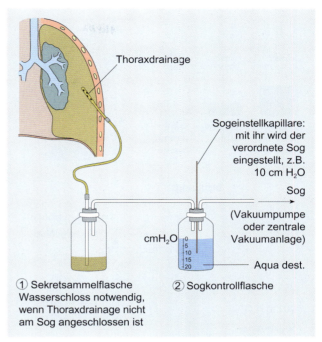

**Abb. 10.21** Schematische Darstellung der Funktion eines Zweiflaschen-Systems. [L190]

Sekret aus dem Pleuraspalt saugt. Durch Herausziehen bzw. Hineinschieben lässt sich der Sog jederzeit verändern
- Die zweite Flasche ist die Sekretauffangflasche. Sie kann mit 100 oder 200 ml Aqua dest. gefüllt werden (*Wasserschloss*).

> **VORSICHT**
> Befindet sich die Pleuradrainage dauerhaft am Sog, ist kein Wasserschloss notwendig, da die Luft nicht gegen den Sog in den Pleuraspalt gelangen kann. Wird die Drainage vom Sog genommen, z. B. für einen Transport, muss unbedingt ein Wasserschloss vorhanden sein.

### Pflege
- Sogkontrollflasche bis zum Füllungsstand „0" mit Aqua dest. füllen
- Sogeinstellkapillare auf den gewünschten Feinsog einstellen
- Sogkontrollflasche mit der Sekretauffangflasche verbinden, dann Sekretauffangflasche mit der Pleuradrainage verbinden
- Manometer zur *Grobsogeinstellung* so lange langsam öffnen, bis Luftblasen in der Sogkontrollflasche gut sichtbar und einzeln aufsteigen (ca. eine Blase pro Sekunde). Dies ermöglicht eine Blickkontrolle der Funktionstüchtigkeit der Drainage. Die Blasen dürfen auf keinen Fall zu schnell entstehen, da in diesem Fall der Grobsog weit über dem gewünschten Feinsog liegt.

Der Nachteil dieses Systems liegt darin, dass eine Überprüfung des tatsächlich anliegenden Sogs nicht möglich ist.

# 10 Pflege von Menschen mit Erkrankungen der Atemwege und der Lunge

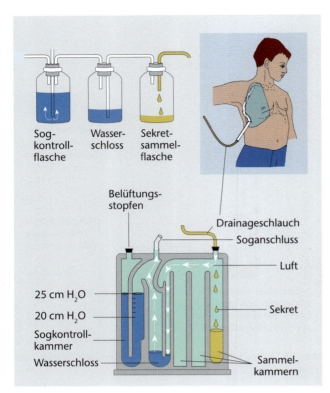

**Abb. 10.22** Das Prinzip der Pleuradrainage (Dreiflaschen-Drainage mit Sog). Die weißen Pfeile zeigen, wie die aus dem Thorax abgesaugte Luft das Pleuradrainagesystem verlässt. [L215]

## Dreiflaschen-Drainage mit Sog

Funktionsprinzip (➤ Abb. 10.22):
- Eine Flasche wird als Sekretauffangflasche verwendet
- Die zweite Flasche enthält das Wasserschloss
- Die dritte Flasche ist die Sogkontrollkammer mit dem Sogregler bzw. der Sogeinstellkapillare. Die Sogkontrollkammer erlaubt eine Bewertung des in der Sekretkammer und im Pleuraspalt herrschenden Unterdrucks nach dem Prinzip der kommunizierenden Röhren
- Diese Drainage ist als wieder verwendbares Flaschensystem oder als Einmalsystem (Pleur-evac®-System, Sentinel-Seal®, Thora-Seal®) (➤ Abb. 10.23) erhältlich.

## Pflege

- Wasserschlossflasche mit 100 oder 200 ml Aqua dest. füllen (Wasserschlosskammer bis zur Markierung). Mit dieser Flasche allein ist eine Schwerkraftdrainage möglich
- Sogkontrollkammer bzw. -flasche bis zur Markierung „0" mit Aqua dest. füllen.
- Pleuradrainage mit der Sekretsammelkammer bzw. -flasche verbinden
- Vakuumquelle (z. B. zentraler Wandanschluss) mit der Sogkontrollkammer bzw. -flasche verbinden
- Grobsog herstellen
- Über den Sogregler bzw. die Sogeinstellkapillare den gewünschten Feinsog einstellen.

Vorteile des Einmalsystems:
- Das Einmalsystem ist praktisch in der Handhabung, v. a. beim Transport
- Ein Transport des Patienten ist ohne Pneumothoraxgefahr möglich, da das System den Sog 3 Std. lang aufrechterhält, ohne dass es an einer Sogquelle angeschlossen ist
- Kontrolle des tatsächlich vorhandenen Sogs möglich
- Über ein Belüftungsventil kann ein zu starker Sog (erkennbar an der Sogkontrollkammer) abgelassen werden. Der Sog kann jederzeit auf das eingestellte Niveau gebracht werden
- Das System arbeitet ohne störendes Blubbern der Luftblasen. [1] [2] [3]

> **VORSICHT**
> Die verschiedenen Einmaldrainagesysteme unterscheiden sich in der Handhabung erheblich, daher immer die Gebrauchsanweisung des Herstellers beachten.

## Anlage einer Pleuradrainage

Das Legen einer Pleuradrainage erfordert eine kleine *Thorakotomie* (➤ 10.5.1). Diese erfolgt meist auf der Intensivstation, im Operationssaal oder in der Ambulanz.

**Vorbereitung**
- Benötigtes Material richten:
  - Hautdesinfektionsmittel
  - Lokalanästhetikum mit Spritze und Kanülen zur Infiltrationsanästhesie
  - Steriles Lochtuch, sterile Handschuhe, Haube und Mund-Nasen-Schutz
  - Instrumente (Skalpell, Kornzange, chirurgische und anatomische Pinzette, Klemme, Präparierschere, Schere, Nadelhalter und Faden)
  - Pleuradrainage
  - Vakuumanschluss (alternativ: Saugpumpe) und Pleuradrainagesystem
  - Verbandsmaterial
- Drainagesystem vorbereiten
- Aktuelle Röntgenaufnahme des Thorax und aktuelle Laborwerte bereitlegen, insbesondere Blutbild und Gerinnungsstatus
- Patienten vorbereiten. Angeordnete Medikamente verabreichen (z. B. Analgetikum und Hustendämpfer). Patienten nach Möglichkeit flach auf den Rücken lagern. Ist dies z. B. wegen Atemnot nicht möglich, Patienten halbsitzende Lagerung einnehmen lassen. Den Arm der betroffenen Seite über den Kopf zur gegenüberliegenden Seite hin lagern.

**Nachsorge**
- Drainage steril verbinden (➤ Abb. 10.24)

## 10.4 Pflege bei Erkrankungen der Atemwege und der Lunge

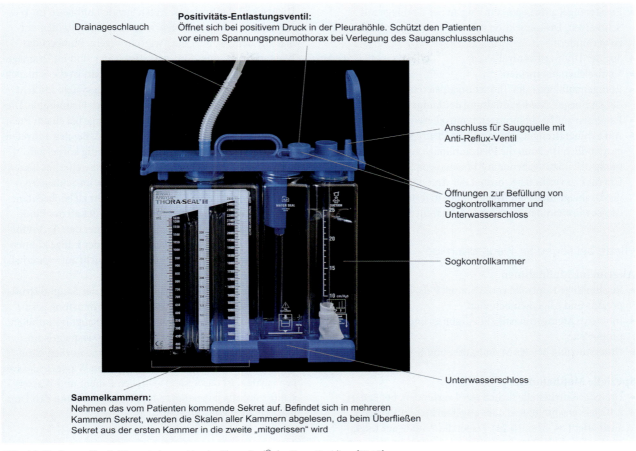

**Abb. 10.23** System für die Pleuradrainage; hier das Thora-Seal® der Firma Covidien. [K115]

Beschriftungen:
- **Drainageschlauch**
- **Positivitäts-Entlastungsventil:** Öffnet sich bei positivem Druck in der Pleurahöhle. Schützt den Patienten vor einem Spannungspneumothorax bei Verlegung des Sauganschlussschlauchs
- **Anschluss für Saugquelle mit Anti-Reflux-Ventil**
- **Öffnungen zur Befüllung von Sogkontrollkammer und Unterwasserschloss**
- **Sogkontrollkammer**
- **Unterwasserschloss**
- **Sammelkammern:** Nehmen das vom Patienten kommende Sekret auf. Befindet sich in mehreren Kammern Sekret, werden die Skalen aller Kammern abgelesen, da beim Überfließen Sekret aus der ersten Kammer in die zweite „mitgerissen" wird

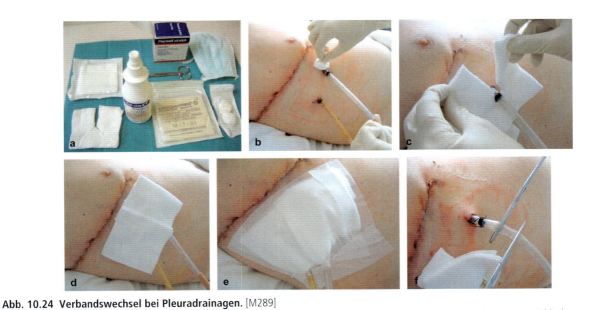

**Abb. 10.24 Verbandswechsel bei Pleuradrainagen.** [M289]
Materialien zum Verbandswechsel richten, hier: sterile Handschuhe, Desinfektionsspray, Mund-Nasen-Schutz, sterile Kompressen, Schlitzkompressen, sterile Tupfer, Schere, elastisches Klebevlies **(a)**. Alten Verband vorsichtig entfernen, Drainageaustrittsstellen kontrollieren und desinfizieren **(b)**. Schlitzkompressen versetzt um die Drainage herum legen **(c)**, mit steriler Kompresse abdecken **(d)** und mit elastischem Klebevlies fixieren **(e)**. Zum Wechseln des Drainagesystems oder zur Dichtigkeitsprüfung den Drainageschlauch mit zwei Klemmen versetzt abklemmen **(f)**. Ausnahme: Bei einem Spannungspneumothorax (> 10.7.5) darf der Schlauch nicht oder nur ganz kurz abgeklemmt werden.

- Pflasterzügel anbringen, um Zug an der Drainage mit Schmerzen, Diskonnektion und evtl. Ausreißen des Fadens zu verhindern
- Sog der Drainage kontrollieren
- Vitalzeichen überprüfen
- Röntgenaufnahme des Thorax organisieren (korrekte Lage der Drainage? Wiederentfaltung der Lunge?)
- Patienten auf Nachblutungen kontrollieren
- Auf Schmerzfreiheit achten. Da die Pleura sehr schmerzempfindlich ist, kann die Pleuradrainage zu einer Schonatmung mit unzureichendem Abhusten von Sekret führen. Um dies zu verhindern, ordnet der Arzt nach der Einlage der Drainage meist ein Analgetikum in festen Zeitabständen sowie atemtherapeutische Maßnahmen an.

Pflege bei liegender Pleuradrainage

**Allgemeine Maßnahmen**
- Regelmäßige Kontrolle von Atmung, Puls, Blutdruck, Temperatur und Allgemeinbefinden
- Intensive Atemgymnastik, Pneumonie- und Thromboseprophylaxe
- Unterstützung bei der Mobilisation und Körperpflege.

**Spezielle Maßnahmen**
- Drainageeintrittstelle täglich steril verbinden, bei Bedarf, z. B. bei verschmutztem oder angefeuchtetem Verband, auch öfter (> Abb. 10.24). Dabei die Wunde auf Infektionszeichen (z. B. Rötung) und Zeichen einer Blutung oder eines Hautemphysems (> 10.2.6) kontrollieren. Insbesondere bei neben der Drainage auslaufendem Sekret oder einer Wundinfektion kann es notwendig sein, den Verband mehrmals täglich zu wechseln
- Schlauchverbindungen regelmäßig auf festen Sitz, Durchgängigkeit und Dichtigkeit kontrollieren
- Drainageschlauch so sichern, dass er nicht in Schleifen durchhängt, da sich die Sogstärke verringert, wenn sich in den Schleifen Sekret ansammelt
- Menge und Beschaffenheit des Sekretes (z. B. Wundsekret, Blut, Eiter) beobachten und dokumentieren, Sekretmenge in der Flüssigkeitsbilanz berücksichtigen
- Bei selbstständigen Patienten Schläuche so fixieren, dass der Patient sein Bett ohne Hilfe verlassen kann und Patienten hierzu anleiten.

> **VORSICHT**
> Ist ein Einmalsystem umgekippt, wird es gründlich überprüft und im Zweifelsfall ausgetauscht, da bei Flüssigkeitsübertritt zwischen den Kammern die Funktion nicht mehr gewährleistet ist.

Am Drainagesystem folgende Parameter regelmäßig überprüfen:
- **Sogstärke.** Es unabdingbar, sich in den Herstellerangaben darüber zu informieren, wie am jeweiligen System die Sogstärke zu kontrollieren ist
- **Dichtigkeit des Systems.** Aufsteigende Luftblasen im Wasserschloss sind nur bei Mehrweg-Drainagesystemen normal, die den Sog über ein Steigrohr regeln. Blubbert das Wasserschloss eines Einwegsystems oder sind im Drainageschlauch wandernde Luftblasen erkennbar, ist die Schlauchverbindung zwischen Patient und Absaugsystem undicht oder es besteht ein **Luftleck** innerhalb der Pleurahöhle. Dies ist z. B. nach Einlegen einer Pleuradrainage bei einem Pneumothorax (> 10.7.5) anfänglich normal. Bei neu auftretenden Luftblasen im Wasserschloss kurzzeitig körpernah (*dicht am Wundverband*) abklemmen. Ist weiterhin Blasenbildung zu beobachten, nach einem Leck im Schlauchsystem suchen. Ist keine Blasenbildung mehr zu beobachten, ist das Leck innerhalb der Pleurahöhle oder an der Punktionsstelle lokalisiert. In diesem Fall immer den Arzt informieren (bei massiven Luftverlusten aus der Lunge können manche Systeme den eingestellten Sog nicht aufrechterhalten)
- **Wasserstand im Wasserschloss und in der Saugkontrollkammer.** Ist der Wasserstand durch Verdunstung gesunken, Flüssigkeit nur bei unterbrochener Saugung auffüllen. Atemsynchrone Schwankungen des Wasserspiegels im Wasserschloss oder Drainageschlauch sind normal. Sind keine atemsynchronen Schwankungen im Wasserschloss zu beobachten, ist das System zwischen Patient und Wasserschloss eventuell verstopft oder abgeknickt. Dann den Drainageschlauch kontrollieren.

> **VORSICHT**
> - Bei bestehendem Luftleck die Drainage nicht oder nur ganz kurz, etwa zum Wechseln des Drainagesystems, unter Überwachung des Patienten abklemmen, da sich in kürzester Zeit ein Hautemphysem (> 10.2.6) oder ein lebensbedrohlicher Spannungspneumothorax (> 10.7.5) entwickeln kann
> - Bei versehentlicher Diskonnektion des Schlauchsystems sofort die Schlauchenden desinfizieren, zusammenstecken und den Arzt informieren
> - Ist die Drainage versehentlich herausgerutscht, Arzt informieren (lassen) und sofort luftdichten Verband anlegen, z. B. mit Salbenkompresse, Folienverband oder breitem Pflasterstreifen. Falls ein Zuziehfaden liegt, diesen zuvor verknoten und den Patienten währenddessen zum Pressen auffordern (*Valsalva-Manöver*).

> Trotz guter Drainagefunktion ist es möglich, dass keine atemsynchronen Schwankungen im Wasserschloss festzustellen sind. Dies ist insbesondere dann der Fall, wenn die Lunge vollständig ausgedehnt ist. Dann prüft der Arzt anhand einer Röntgen-Thoraxaufnahme, ob die Drainage entfernt werden kann.

**Transport von Patienten mit Pleuradrainagen**
- Einmalsysteme zum Transport von der Saugquelle trennen und am Patienten belassen. Die verschiedenen Systeme halten den Sog unterschiedlich lange aufrecht (bis zu 3 Std.; genaue Angaben in der Herstellerinformation). Bei ausgeprägtem Luftleck ggf. eine Akku-Vakuumpumpe anschließen (Arztrücksprache)

- Mehrwegsysteme sind nicht zum Transport geeignet. Muss der Patient aus dem Krankenzimmer gefahren werden, Mehrwegsystem gegen ein Einwegsystem austauschen
- Nur auf ausdrückliche ärztliche Anordnung Drainage zum Transport abklemmen
- Zu Transporten außerhalb der Klinik Rettungswagen mit Absaugmöglichkeit anfordern.

### Entfernen der Pleuradrainage

Der Arzt entfernt die Drainage, wenn kein Luftleck mehr besteht und nur noch wenig Sekret gefördert wird (< ca. 200 ml/Tag).

Ausnahme: Soll eine **Pleurodese** (➤ 10.7.2) erreicht werden, z. B. bei einem Pneumothorax oder einem chronischen Erguss, belässt der Arzt die Drainage trotz geringer Sekretmenge evtl. einige Tage länger.

**Vorbereitung**
Bevor der Arzt die Pleuradrainage entfernt, ordnet er nochmals eine Röntgenaufnahme des Thorax an. Abhängig vom Befund dieser Aufnahme und den Gepflogenheiten der Klinik entfernt er die Drainage danach entweder sofort oder klemmt sie für 12–24 Std. ab, ordnet nochmals eine Röntgenaufnahme an (Lunge weiterhin ausgedehnt?) und entfernt die Drainage danach.

**Durchführung**
Zum Entfernen der Drainage liegt der Patient je nach Lokalisation der Drainage auf dem Rücken oder in 30°-Seitenlage in leichter Oberkörperhochlage.

Der Arzt entfernt den Verband und löst die Fixationsnaht. Danach bittet er den Patienten, tief einzuatmen und die Luft anzuhalten oder forciert auszuatmen. Hierbei entsteht ein Überdruck im Thorax, der einen Lufteintritt in den Pleuraspalt während des Drainagezugs verhindert. Dabei entfernt er die Drainage und verschließt ihre Eintrittstelle mit Hilfe des Zuziehfadens. Anschließend legen die Pflegenden einen sterilen Verband an und fixieren ihn dachziegelartig mit Pflaster. Dieser Verband wird für 72 Std. belassen, um ein sicheres Verkleben der Wundränder sicherzustellen.

In den ersten Stunden nach dem Entfernen der Drainage wird dem Patienten geraten, Bettruhe einzuhalten. Die Pflegenden überwachen das Allgemeinbefinden und die Kreislaufparameter engmaschig, um Komplikationen, z. B. einen (wiederauftretenden) Pneumothorax, rechtzeitig zu erkennen.

### 10.4.3 Perioperative Pflege in der Thoraxchirurgie

*Pflege vor, während und nach Operationen* ➤ Kap. 4

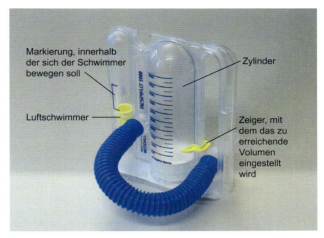

**Abb. 10.25** SMI-Trainer (RESPIFLO® 5000). Am Zeiger lässt sich das Zielvolumen einstellen. Der Patient atmet langsam ein, sodass der gelbe Luftschwimmer innerhalb der Markierungen bleibt und seine Oberkante den oberen Strich langsam erreicht. Dann hält der Patient die Luft für 2 Sek. an und atmet langsam aus. [U244]

### Präoperative Pflege

**Einüben postoperativer Fertigkeiten**
Da die Belüftung nach der Operation um 25–50 % gemindert ist, soll das Leistungsvermögen der gesunden Lunge schon präoperativ trainiert werden. Die Maßnahmen müssen mehrmals am Tag durchgeführt werden. Die Pflegenden informieren den Patienten, dass seine Mitarbeit ganz entscheidend den Erfolg der Operation mitbestimmt. Angewandt werden hauptsächlich:

- Einfache Atemübungen, Kontaktatmung, Atmen gegen Widerstand, Atemstimulierende Einreibung
- SMI-Trainer (**S**ustained-**M**aximal-**I**nspiration-Trainer), z. B. Triflo II®, RESPIFLO® 5000, mit denen der Patient langsames und tiefes Einatmen übt. SMI-Trainer dienen der bestmöglichen Lungenbelüftung und dem Offenhalten der Alveolen (➤ Abb. 10.25)
- Geräte zur endobronchialen Perkussion (*endobronchiale Vibrationsbehandlung*), z. B. VRP1-Flutter oder Solvet zwo® (➤ Abb. 10.26)
- IPPB (**I**ntermittend **P**ositive **P**ressure **B**reathing) bedeutet „unterbrochene positive druckunterstützte Atmung". Der Patient atmet mit dem Mund über ein Gerät ein und aus, ggf. mit Nasenklemme. Er muss mit der Einatmung einen eingestellten Widerstand (*Trigger*) überwinden, d. h. einen

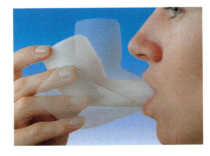

**Abb. 10.26** Mit Vario-Resistance-Pressure-Geräten (VRP-Geräte; hier Flutter VRP 1) wird die Ausatemluft in Schwingungen versetzt. Dadurch können sich Bronchialsekrete lösen. [U244]

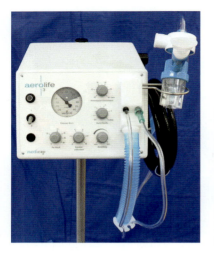

Abb. 10.27 Überdruck-Inhalationsgeräte, hier der Aerolife®, bauen während der Inspiration des Patienten einen stufenlos einstellbaren Überdruck auf. Dadurch gelingt es, auch periphere Lungenabschnitte gut zu belüften und Atelektasen zu eröffnen. [V521]

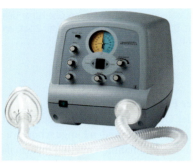

Abb. 10.28 Der Cough Assist® unterstützt die Lockerung der Sekrete und den Transport in Richtung Hauptbronchien bei Patienten, die aufgrund geringer Muskelkraft nur unzureichend abhusten können. [V084]

Unterdruck erzeugen. Dann unterstützt das Gerät die weitere Einatmung bis eine eingestellte Druckgrenze erreicht ist. Danach öffnet sich das Ausatemventil und der Patient kann ausatmen (➤ Abb. 10.27).
- **CPAP** (**C**ontinuous **P**ositive **A**irway **P**ressure) bedeutet „kontinuierlicher positiver Atemwegsdruck". Der Patient atmet über eine Maske. Das Gerät gibt einen kontinuierlichen Flow ab, d. h. auch während der Ausatmung herrscht ein positiver Druck in der Lunge. Dadurch sollen Atelektasen verhindert und der Gasaustausch in der Lunge verbessert werden
- **CoughAssist®**. Die ständige Umschaltung von Überdruck auf Unterdruck (*mechanische Insufflation – Exsufflation*) erzeugt einen künstlichen Hustenstoß. So werden Sekrete bei Patienten, die nicht eigenständig abhusten können, nach oben befördert. Der CoughAssist® kann mit Maske, Mundstück oder über eine Trachealkanüle/Tubus benutzt werden (➤ Abb. 10.28). [4]

> **VORSICHT**
> Anwender von elektrischen Geräten müssen laut Medizinprodukte-Gesetz (*MPG*) fachgerecht in die Handhabung eingewiesen sein.

### Körperreinigung und Rasur
Der Patient erhält am Tag vor der Operation die Möglichkeit zum Duschen. Die Rasur erfolgt nach Hausstandard.

### Nahrungsabbau und Darmreinigung
Am Vorabend der Operation erhält der Patient leichte Kost. Ab 6 Stunden vor dem Eingriff darf er nichts mehr essen, bis 2 Stunden vorher darf er aber noch Wasser und ungesüßten Tee trinken.

Ist eine Allgemeinanästhesie geplant, bekommt der Patient ggf. am Vorabend ein Klysma oder ein Abführzäpfchen. Bei kleineren Eingriffen sind keine Abführmaßnahmen notwendig.

## Postoperative Pflege

*Pflege bei Pleuradrainage* ➤ 10.4.2

Patienten nach thoraxchirurgischen Eingriffen werden häufig postoperativ für 24 Std. auf einer Intensivstation überwacht.

### Lagerung
Die Lagerung erfolgt grundsätzlich atemerleichternd, d. h. sobald der Patient aus der Narkose erwacht ist, wird das Kopfteil langsam höher gestellt, bis er sich nach 6 Std. in einer halbsitzenden bis sitzenden Position befindet.

Nach 6 Std. lagern die Pflegenden den Patienten regelmäßig alle 2 Std. um:
- Nach **Pneumonektomie**: Lagerungswechsel zwischen Oberkörperhochlage und Lagerung auf der operierten Seite. Ziel ist die Verbesserung der Ventilation auf der gesunden (nicht-operierten Seite)
- Nach **Lobektomie, Segmentresektion**: Lagerungswechsel zwischen Oberkörperhochlage und Lagerung auf der nicht-operierten Seite. Ziel ist die Verbesserung der Entfaltung und Ventilation der Restlunge.

### Mobilisation
Die Mobilisation beginnt in der Regel am Operationstag mit dem Sitzen an der Bettkante. Bei komplikationslosem Verlauf kann der Patient ab dem 1. postoperativen Tag schrittweise mobilisiert werden. Die Mobilisation muss langsam stattfinden, da die Gasaustauschfläche verkleinert ist und sich der Körper erst an die neue Situation anpassen muss.

Nach Arztrücksprache kann die Thoraxdrainage ggf. zur Mobilisation vom Sog genommen und mit Schwerkraft und Wasserschloss betrieben werden.

### Atmung und Herz-Kreislauf-System
Die Pflegenden überwachen Puls, Blutdruck und v. a. die Atmung engmaschig in den ersten Tagen. Neben der Patientenbeobachtung wird die Sauerstoffsättigung mittels Pulsoxymetrie gemessen. Bei Bedarf werden arterielle oder kapilläre Blutgasanalysen durchgeführt (➤ 10.3.4).

Die Pflegenden achten auf alle Veränderungen, die auf Komplikationen hinweisen können. Dies sind insbesondere:
- Fieber als Zeichen einer Wundinfektion oder Pneumonie
- Nachblutung aus der Wunde oder Drainagen
- Verschlechterung des Allgemeinzustands oder ungewöhnlich langsame Erholung nach der Operation

- Zunehmende Belastungsdyspnoe oder Lippenzyanose, z. B. beim Waschen oder während der Mobilisation als Zeichen einer Herz- oder respiratorischen Insuffizienz, Pleuraerguss, Pneumothorax, Bronchusstumpfinsuffizienz
- Arrhythmien (➤ 13.7)
- Ödeme an den Unterschenkeln als Zeichen einer Herzinsuffizienz
- Vermehrtes Sputum, anhaltender unproduktiver Husten, Rasselgeräusche beim Durchatmen
- Schlafstörungen oder nächtliche Verwirrtheit (oft erstes Zeichen einer Hypoxie und häufig als Zerebralsklerose oder Alkoholentzug fehlgedeutet).

Sobald der Patient ausreichend wach und ansprechbar ist, beginnen die Pflegenden mit den präoperativ eingeübten Maßnahmen der Atemgymnastik und -therapie.

Zusätzlich inhaliert der Patient mehrmals am Tag mit Sekretolytika oder Bronchospasmolytika (Arztanordnung). Lagerungen zur Dehnung der Lunge und zu Drainage von Sekreten unterstützen die Maßnahmen.

> **VORSICHT**
> Durch die erhöhte Rechtsherzbelastung nach Pneumonektomie kommt es am 3.–5. postoperativen Tag häufig zu **supraventrikulären Tachykardien** (➤ 13.7.2), die schnell zu einer Herzinsuffizienz führen können und das Herzinfarktrisiko erhöhen. Beim Auftreten von Herzrhythmusstörungen informieren die Pflegenden umgehend den Arzt.

### Schmerz
In der Regel erhält der Patient eine Basismedikation, typischerweise eine Kombination von peripheren Analgetika und Opiaten, die in regelmäßigen Zeitabständen rund um die Uhr verabreicht wird und für weitgehende Schmerzfreiheit sorgt. Treten zwischenzeitlich trotzdem Schmerzen auf, erhält der Patient als Bedarfsmedikation zusätzlich ein rasch wirksames Analgetikum.

### Ernährung und Ausscheidung
Am Abend des Operationstages erhält der Patient schluckweise Tee. Nachdem er abgeführt hat, wird die Kost rasch aufgebaut. Blähende Speisen sollten vermieden werden, da sie einen Zwerchfellhochstand hervorrufen können, der die Atmung zusätzlich behindert.

V. a. nach einer Pneumonektomie kann eine zu hohe Flüssigkeitszufuhr eine Überlastung des Lungenkreislaufs mit der Gefahr eines Lungenödems auslösen. Die Pflegenden führen eine Flüssigkeitsbilanz. Hat der Patient einen ZVK, messen sie mindestens zweimal am Tag den zentralen Venendruck.

Um starkes Pressen beim Stuhlgang zu vermeiden, verabreichen die Pflegenden bei Bedarf ein mildes Abführmittel und führen individuelle Maßnahmen zur Obstipationsprophylaxe durch.

### Haut
Die Pflegenden beobachten den Wundverband und ggf. eingelegte Redon- und Zieldrainagen auf Nachblutung.

Sie beobachten den Thorax-, Hals- und Schulterbereich auf das Auftreten eines Hautemphysems als Zeichen einer pathologischen Verbindung zwischen Bronchialsystem oder Pleura und Haut bzw. Unterhaut. Zur Verlaufskontrolle zeichnen sie die Randzonen des Emphysems mit einem Stift an.

Die Pflegenden kontrollieren mindestens dreimal täglich die Pleuradrainage (➤ 10.4.2):
- Nach Pneumonektomie: 5 cm $H_2O$; wegen der drohenden Mediastinalverschiebung darf der Sog nicht höher sein, ggf. wird nur mittels Schwerkraft drainiert oder mit intermittierendem Sog
- Nach Lobektomie, Segmentresektion: 15–25 cm $H_2O$; der höhere Sog fördert den Sekretablauf auf der operierten Seite und damit die Ausdehnung der Restlunge.

### Patienteninformation
Patienten nach Lungenresektionen sollten auch nach Abschluss der stationären Behandlung alles vermeiden, was die angegriffene Lunge weiter schädigen könnte. Die Patienten sollten absolute Nikotinkarenz einhalten. Vielfach empfiehlt sich eine Fortführung der Atemübungen auch nach der Entlassung aus dem Krankenhaus. In Einzelfällen verordnet der Arzt eine Anschlussheilbehandlung.

## 10.5 Operationen an der Lunge

### 10.5.1 Thorakotomie

> **Thorakotomie:** Operative Eröffnung der Brusthöhle.

Eine **Thorakotomie** (➤ Abb. 10.29, ➤ Abb. 10.30) ist nicht nur zu Lungenoperationen, sondern auch zu Herzoperationen (➤ 13.5) und zu Eingriffen am Ösophagus erforderlich

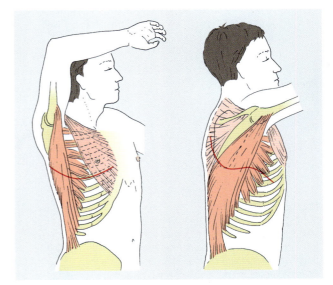

**Abb. 10.29** Thorakotomie. Links die anterolaterale Thorakotomie, rechts die posterolaterale Thorakotomie. [L190]

(➤ 5.5.6). In thoraxchirurgischen Zentren werden inzwischen bis zu 50 % aller Thorakotomien videoassistiert als **Thorakoskopie** (*VAT*) vorgenommen (➤ 10.3.5). Diese Technik ermöglicht einen wesentlich schonenderen Zugang zum Thorax als die konventionelle (offene) Thorakotomie.

## 10.5.2 Lungenresektion

*Trachealresektion* ➤ 10.13.1

**Lungenresektion:** Operative Entfernung von Lungengewebe (➤ Tab. 10.3).

Eine schwerwiegende und schwer behandelbare Komplikation ist die **Bronchusstumpfinsuffizienz.** Dabei öffnet sich der intraoperativ verschlossene Bronchusstumpf spontan und sowohl Luft als auch Atemwegssekret und Keime können in den Pleuraraum eindringen. Es kommt zu einem Pneumothorax (➤ 10.7.5) *und* Pleuraempyem (➤ 10.7.3).

## 10.5.3 Lungentransplantation

*Transplantationen* ➤ 1.4.6

Bei verschiedenen Erkrankungen, z. B. Mukoviszidose (*angeborene Stoffwechselstörung mit abnorm zähem Bronchialse-*

**Tab. 10.3** Verschiedene Lungenresektionsverfahren in der Übersicht (*Dekortikation* ➤ 10.7.3). [L190]

| Definition | Schemazeichnung | Indikationen (Beispiele) |
|---|---|---|
| **Keilresektion** (Entfernung eines keilförmigen Lungenabschnitts unabhängig von den anatomischen Grenzen) | | • Biopsien, z. B. bei generalisierten Lungenerkrankungen wie etwa Fibrosen<br>• Kleine gutartige Tumoren<br>• Metastasen |
| **Segmentresektion** (Entfernung eines oder mehrerer Lungensegmente) | | • Entzündungen/Narben zum histologischen Ausschluss eines Malignoms<br>• Isolierte Bronchiektasen<br>• Gutartige Tumoren<br>• Metastasen<br>• Bösartige Primärtumoren bei eingeschränkter Lungenfunktion |
| **Lobektomie** (Entfernung eines oder zwei Lungenlappen/Bilobektomie) | | • Ausgedehnte Entzündungen<br>• Bronchiektasen<br>• Bösartige Tumoren (häufigste Operationsstrategie beim Bronchialkarzinom) |
| **Pneumonektomie** (Flügelresektion) | | • Bösartige Tumoren, insbesondere zentrale Bronchialkarzinome |
| **Manschettenresektion** (Resektion eines Bronchus- oder Trachealabschnitts mit den abhängigen Lungenlappen [Manschetten-Lobektomie] oder des Lungenflügels [Manschetten-Pneumonektomie] und Reanastomosierung der verbliebenen Lunge) | | • Bösartige Tumoren, die auf den Bronchus oder die Trachea übergegriffen haben (mit kurativem Ziel). Meist um Pneumonektomie zu vermeiden |

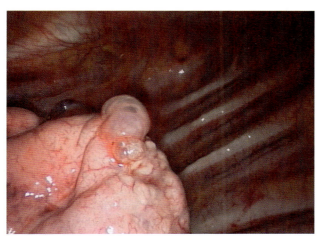

**Abb. 10.30** Intraoperativer Situs bei einem Patienten mit Spontanpneumothorax. [O624]

kret), Lungenemphysem (➤ 10.9) oder Lungenfibrose, kann sich trotz maximaler konservativer Therapie die Lungenfunktion so sehr vermindern, dass dem Patienten nur noch eine **Lungentransplantation** helfen kann.

Unterschieden werden drei Techniken der Lungentransplantation:

- Bei der **unilateralen Lungentransplantation** entfernt der Arzt einen Lungenflügel des Patienten (*Pneumonektomie*) und transplantiert einen Spender-Lungenflügel. Im Gegensatz zu den anderen Verfahren ist zur unilateralen Lungentransplantation meist keine Herz-Lungen-Maschine (➤ 13.5.1) zur Operation erforderlich
- Bei der **bilateralen Lungentransplantation** entfernt der Arzt die gesamte Lunge des Patienten und transplantiert zwei Lungenflügel
- Bei der **Herz-Lungen-Transplantation** entfernt der Arzt Lunge und Herz des Patienten und transplantiert die Spenderorgane en bloc. Diese Methode ist besonders für Patienten geeignet, deren Lungenerkrankung bereits eine (Rechts-)Herzinsuffizienz verursacht hat.

**Hauptkomplikation** einer Lungentransplantation ist die häufig auftretende *Bronchiolitis obliterans,* eine Entzündung der kleinsten Bronchien infolge einer chronischen Abstoßungsreaktion (➤ 1.4.6).

## 10.6 Erkrankungen der Brustwand

### 10.6.1 Fehlbildungen der Brustwand

Bei **Fehlbildungen der Brustwand** handelt es sich meist um angeborene Deformitäten, die mit dem Wachstum immer deutlicher hervortreten. Diese sichtbaren Veränderungen sind für die meisten Patienten der Grund, einen Thoraxchirurgen aufzusuchen.

#### Trichterbrust

Die **Trichterbrust** (*Pectus excavatum*) ist die häufigste Thoraxdeformität (➤ Abb. 10.31). Das Sternum ist tief eingesunken, die Rippenknorpel seitlich des Brustbeins stark abgeknickt. Durch die Verdrängung der Mediastinalorgane, insbesondere des Herzens, können Störungen der Atem- und Herz-Kreislauf-Funktion auftreten.

#### Kielbrust

Bei der **Kielbrust** (*Hühnerbrust, Pectus carinatum*) ist das Sternum kielförmig nach vorne gewölbt und die Rippenknorpel beidseits des Brustbeins sind deutlich eingesunken. Diese Deformität ist wesentlich seltener als die Trichterbrust, die Operationsindikation ist fast ausschließlich kosmetisch.

### 10.6.2 Entzündliche Erkrankungen der Brustwand

#### Radionekrose der Brustwand

> **Radionekrose:** Nekrose infolge ionisierender Strahlung. Die (chronische) Radionekrose der Brustwand betrifft insbesondere Frauen, die – meist Jahre zuvor – wegen eines Mammakarzinoms bestrahlt wurden.

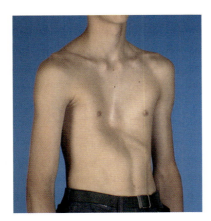

**Abb. 10.31** Trichterbrust bei einem Erwachsenen. [O624]

**Symptome und Befund**
Der betroffene Hautbezirk ist atrophisch und erhöht verletzlich, die Blutgefäße sind erweitert, meist liegen Pigmentstörungen vor. Die schlecht heilenden Ulzerationen können sehr schmerzhaft sein. Falls die betroffenen Patientinnen wegen eines Tumorrezidivs wiederholt bestrahlt wurden, findet sich oft auch Tumorgewebe.

**Behandlung**
Therapeutisch reseziert der Chirurg den betroffenen Brustwandanteil radikal im Gesunden. Mitbetroffene Rippen- oder Sternumanteile werden ebenfalls entfernt. Den so entstandenen Defekt deckt der Arzt mittels myokutaner, d. h. aus Muskel und Haut bestehender Lappen (➤ 1.4.6). Dieses Vorgehen führt

## 10.6.3 Brustwandtumoren

> **Brustwandtumoren** (*Thoraxwandtumoren*): In den Weichteilen oder dem Skelett der Brustwand lokalisierte Tumoren. Mit Ausnahme der Mammatumoren, die ein eigenständiges Krankheitsbild darstellen, insgesamt selten. Etwa die Hälfte aller Brustwandtumoren ist benigne, die andere Hälfte maligne.

### Einteilung

Zu den **benignen Brustwandtumoren** gehören z. B. Lipome, Chondrome, Osteome, Neurofibrome, Hämangiome, Neurinome und Leiomyome.

**Maligne Brustwandtumoren** werden unterteilt in *primäre* und *sekundäre* Brustwandmalignome:

- Die seltenen **primären Brustwandmalignome,** z. B. die Sarkome, die fibrösen Histiozytome, Hämangioperizytome und peripheren neuroektodermalen Tumoren (*PNET*) gehen von Strukturen der Brustwand aus
- Häufiger sind **sekundäre Brustwandmalignome,** die von benachbarten Strukturen in die Brustwand eingewachsen oder Metastasen weiter entfernt lokalisierter Tumoren sind.

### Symptome und Befund

Die zwei häufigsten Symptome bei Brustwandtumoren sind eine sichtbare Vorwölbung der Brustwand und Schmerzen, wobei letztere hauptsächlich auftreten, wenn der Tumor Kontakt zu den Rippen oder der Pleura hat. Etwa die Hälfte der Patienten hat jedoch keinerlei Beschwerden.

### Diagnostik

Zur Diagnostik der Tumorausdehnung und einer eventuellen Tumorinfiltration in umgebende Strukturen ordnet der Arzt meist eine CT oder MRT (➤ 1.3.6) an. Ggf. sind zusätzlich eine Angiografie oder eine Skelettszintigrafie erforderlich, z. B. um eine Gefäß- oder Knocheninfiltration zu klären sowie zur Metastasensuche. Bei Malignomverdacht nimmt der Arzt entsprechende Untersuchungen zum Tumorstaging (➤ 1.4.7) vor.

### Behandlung

Wichtigste therapeutische Maßnahme ist die Resektion des Brustwandtumors. Daneben kommen Bestrahlung und Chemotherapie zur Anwendung.

#### Brustwandmalignome

Die **primären Brustwandmalignome** haben auch nach radikaler Resektion eine hohe Rezidivneigung. Die Behandlung ist vom Ergebnis der histologischen Untersuchung abhängig. Ergibt sie ein Malignom, wird präoperativ zunehmend eine Chemo- oder Radiotherapie eingesetzt, um den Tumor zu verkleinern. Abhängig vom erreichten Sicherheitsabstand und dem Tumortyp wird die Radiotherapie postoperativ als adjuvante Therapie fortgesetzt.

**Sekundäre Brustwandmalignome** lassen sich meist ohne weitere Vorbehandlung vollständig im Gesunden entfernen. Allerdings muss der Arzt dazu ggf. größere Abschnitte der knöchernen Brustwand und der Weichteile mitresezieren. Große, die Brustwand infiltrierende Bronchialkarzinome sowie Karzinome, die Gefäße und Nerven der oberen Thoraxapertur oder die Wirbelsäule erfasst haben (*Pancoast-Tumoren,* ➤ 10.11.2), werden vor der Resektion mit einer Radiochemotherapie (*Kombination aus Strahlen- und Chemotherapie*) behandelt.

#### Gutartige Brustwandtumoren

**Gutartige Brustwandtumoren** entfernt der Thoraxchirurg ebenso radikal wie bösartige primäre Brustwandtumoren.

### Pflege

*Perioperative Pflege in der Thoraxchirurgie* ➤ 10.4.3

Die speziellen Maßnahmen bei Brustwandresektion hängen insbesondere davon ab, ob die Wunde primär oder durch eine plastische Defektdeckung verschlossen wurde.

Die Patienten sollen in den ersten postoperativen Tagen größere Bewegungen des Schultergelenks auf der betroffenen Seite vermeiden, insbesondere das Heben oder das Abspreizen des Armes. Deshalb entfernen die Pflegenden den Patientenaufrichter am Bett. Der Arzt ordnet Art und Dauer der Bewegungseinschränkungen individuell an, manchmal auch das Fixieren des Armes mittels Bauchbinde am Oberkörper.

## 10.7 Erkrankungen der Pleura

### 10.7.1 Pleuritis

> **Pleuritis** (*Brustfellentzündung* oder [anatomisch nicht ganz korrekt] *Rippenfellentzündung*): Entzündung der Pleura.

#### Krankheitsentstehung und Einteilung

Eine **Pleuritis** entsteht meist *sekundär* infolge einer Pneumonie, einer Lungentuberkulose, eines Lungeninfarkts oder eines Malignoms der Lunge oder der Pleura (*Pleuritis carcinomatosa* infolge *Pleurakarzinose,* ➤ 10.7.4). Aber auch ein Herzinfarkt, eine Pankreatitis (➤ 6.6.2) oder Kollagenosen können eine Pleuritis verursachen.

Zu Beginn handelt es sich meist um eine **Pleuritis sicca** (*Pleuritis fibrinosa, trockene Rippenfellentzündung*), die „trockene" Form der Pleuritis ohne Erguss. Aus ihr entwickelt sich in der Folge oft eine **Pleuritis exsudativa** (*feuchte Rippenfellentzündung*) mit einem *Pleuraerguss* (➤ 10.7.2).

## Symptome, Befund und Diagnostik

Patienten mit einer Pleuritis haben atemabhängige Thoraxschmerzen, die so stark sein können, dass es zu einer ausgeprägten Schonatmung kommt. Typisch für eine Pleuritis sicca ist das „Pleurareiben" oder „Lederknarren" bei der Auskultation der Lunge. Beim Übergang einer Pleuritis sicca in eine Pleuritis exsudativa lassen die Schmerzen oft nach. Dann treten Druckgefühl im Thorax und Dyspnoe in den Vordergrund, die mit größer werdendem Erguss zunehmen. Zusätzlich bestehen die Symptome der Grunderkrankung.

Hauptkomplikationen sind die Infektion des Ergusses (*Pleuraempyem*, ➤ 10.7.3) sowie die Verdickung und Verwachsung beider Pleurablätter, die **Pleuraschwarten.**

Zur Diagnostik dienen insbesondere Blut- und Röntgenuntersuchungen sowie ein Tuberkulin-Test (➤ 10.8.3). Häufig ergeben auch die Untersuchungen des gewonnenen Materials aus Ergusspunktion und Pleurabiopsie entscheidende Hinweise auf die Grunderkrankung.

## Behandlung

Wichtigste therapeutische Maßnahmen sind die Behandlung der Grunderkrankung und die Punktion oder Drainage des Ergusses bei Pleuritis exsudativa.

Liegt ein Pleuraempyem vor, ist eine Pleuradrainage oder eine Operation erforderlich.

## 10.7.2 Pleuraerguss

**Pleuraerguss:** Flüssigkeitsansammlung in der Pleurahöhle.

### Krankheitsentstehung und Einteilung

Je nach Art der Flüssigkeit werden unterschieden:
- **Seröser Pleuraerguss** (*Serothorax*, ➤ Abb. 10.32). Klares, gelbliches Sekret. Entsteht im Rahmen einer Herzinsuffizienz, einer unspezifischen, nicht infektiösen Pleuritis oder im Verlauf einer Pneumonie (*parapneumonischer Erguss*). Aus dem serösen Pleuraerguss kann sich bei hohem Fibringehalt ein fibrinöser, zäher Erguss (*fibrinöse Pleuritis*) oder bei Keimbesiedelung ein Pleuraempyem entwickeln
- **Pleuraempyem** (*Pyothorax*, ➤ 10.7.3). Eitriger Erguss, z. B. bei bakterieller Pneumonie oder sekundärer Keimbesiedelung eines Pleuraergusses
- **Hämatothorax** (*Blut im Pleuraraum*). Meist durch Verletzungen (vor allem Rippenfrakturen) hervorgerufen, aber auch als *hämorrhagischer Erguss* bei Pleurakarzinose (➤ 10.7.4) auftretend
- **Chylothorax.** Milchig-trübes Sekret durch den Austritt von Lymphflüssigkeit in den Pleuraraum infolge Lymphabfluss-Störungen, z. B. bei Pleurakarzinose, großen Tumoren oder malignen Lymphomen sowie durch Verletzungen des Ductus thoracicus im Rahmen einer Operation oder eines Unfalls (etwa bei Wirbelkörperfrakturen).

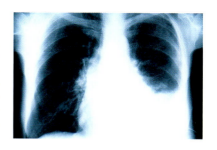

**Abb. 10.32** Röntgenaufnahme des Thorax bei Pleuraerguss links. Typisch für einen Pleuraerguss ist das seitliche Ansteigen der glatt begrenzten Verschattung. [T170]

### Symptome, Befund und Diagnostik

Leitsymptome eines (ausgedehnten) Pleuraergusses sind Atemnot und atemabhängige Schmerzen im Brustkorb. Der Klopfschall über dem Erguss ist gedämpft, das Atemgeräusch ist mit dem Stethoskop nur leise oder gar nicht hörbar.

Der Arzt sichert die Diagnose durch Röntgenleeraufnahmen des Thorax, Ultraschalluntersuchung und diagnostische Pleurapunktion (➤ 10.3.6).

### Behandlung

**Behandlung bei therapierbarer Grunderkrankung**
- **Entzündliche Ergüsse:** antiinfektiöse Therapie, bei einer Pleuropneumonie z. B. die Gabe eines Antibiotikums. Ansonsten entspricht die Behandlung der bei einer Pleuritis exsudativa (➤ 10.7.1)
- **Verletzungsbedingten Ergüsse:** meist *Hämathothorax*. Dieser wird im Rahmen einer videoassistierten Thorakoskopie (*VAT*) abgesaugt, da die Blutkoagel die Pleuradrainage verstopfen würden. Handelt es sich nicht um einen Hämatothorax, reicht meist eine Pleuradrainage
- **Chylothorax:** initial konservative Therapie mit Pleuradrainage und triglyzeridfreier Diät oder (selten) parenteraler Ernährung. Lässt die Drainagemenge, die über zwei Liter pro Tag betragen kann, unter dieser Behandlung nicht nach, ist eine Operation mit Ligatur des Ductus thoracicus oder Pleurodese erforderlich
- **Kardial bedingte Ergüsse:** häufig infolge einer Herzinsuffizienz; werden meist medikamentös behandelt. Zusätzlich können Pleurapunktionen zur Linderung der akuten Dyspnoe sinnvoll sein.

**Behandlung bei nicht therapierbarer Grunderkrankung: Pleurodese, Pleurektomie**

**Pleurodese:** Künstlich herbeigeführte Verklebung der Pleurablätter.
**Pleurektomie:** Operative Entfernung eines Anteils der Pleura parietalis (*Rippenfell*).

Bei der **Pleurodese** bringt der Arzt Medikamente (z. B. Fibrinkleber, Tetrazykline, Zytostatika, Talkum) in den Pleuraspalt ein, die eine Entzündungsreaktion der Pleura mit anschließendem Verkleben der beiden Pleurablätter hervorrufen. Die Medikamente injiziert er entweder direkt, über eine liegende Pleuradrainage oder thorakoskopisch in den Pleuraspalt.

Bei der **Pleurektomie** zieht der Operateur Teile der Pleura parietalis ab. Dadurch verklebt das verbliebene innere Pleurablatt mit der Wundfläche an der inneren Brustwand. Dieser Eingriff ist nur im Rahmen einer videoassistierten Thorakoskopie (➤ 10.3.5) möglich. Aufgrund der zuverlässigeren Wirkung wird die Pleurektomie häufig der Pleurodese vorgezogen. Nachteilig ist jedoch die hohe Nachblutungsrate.

### Pflege bei Pleuraerguss

*Endoskopische Untersuchungen: Thorakoskopie* ➤ 10.3.5
*Pleurapunktion* ➤ 10.3.6
*Pflege bei Pleuradrainage* ➤ 10.4.2

Solange der Erguss nicht punktiert oder drainiert ist, leiden die Patienten meist unter Dyspnoe. Um diese zu lindern, lagern die Pflegenden den Patienten mit erhöhtem Oberkörper, verabreichen Sauerstoff nach Arztanordnung und achten darauf, dass der Patient keinen zusätzlichen Belastungen ausgesetzt ist (z. B. Nachtstuhl neben das Bett stellen).

Das abpunktierte bzw. ablaufende Sekret wird mit Menge und Beschaffenheit dokumentiert und bilanziert.

## 10.7.3 Pleuraempyem

**Pleuraempyem** (*Pyothorax, eitriger Pleuraerguss*): Ansammlung eitrigen Exsudats im Pleuraspalt.

### Krankheitsentstehung

In ca. 60 % der Fälle entsteht ein **Pleuraempyem** als Komplikation einer entzündlichen Lungenerkrankung. Gelegentlich ist ein Pleuraempyem erstes Symptom eines Bronchialkarzinoms, das durch Verschluss eines Bronchusastes zu einer poststenotischen Pneumonie (*Retentionspneumonie*) geführt hat.

### Symptome und Befund

Neben den Symptomen der Grunderkrankung bestehen Fieber, Abgeschlagenheit und Dyspnoe. Das Atemgeräusch auf der betroffenen Seite ist deutlich abgeschwächt, die Atemexkursionen sind geringer als auf der gesunden Seite. Bei längerer Erkrankungsdauer schrumpft die betroffene Thoraxhälfte infolge der Vernarbung durch die sich bildende Pleuraschwarte. Die Interkostalräume verschmälern sich. Da es sich beim Pleuraempyem um eine konsumierende Erkrankung mit starken Abbauvorgängen im Körper – ähnlich wie bei anhaltend hohem Fieber – handelt, können Patienten mit chronischem Krankheitsverlauf ebenso abmagern wie bei fortgeschrittenen Malignomen.

Üblicherweise wird das Pleuraempyem je nach Krankheitsdauer in drei Stadien (➤ Tab. 10.4) eingeteilt. Diese Stadieneinteilung ist entscheidend für die thoraxchirurgische Behandlung.

**VORSICHT**
Abhängig von Erreger und Abwehrlage des Patienten kann ein akutes Pleuraempyem unbehandelt schnell zum lebensbedrohlichen septischen Schock führen.

### Diagnostik

Die Röntgenleeraufnahme des Thorax zeigt eine Verschattung. In der Sonografie sind der Erguss sowie ab Stadium II (➤ Tab. 10.4) evtl. auch Septen und Pleuraschwarten (➤ 10.7.1) zu sehen. Die sonografisch kontrollierte Pleurapunktion mit Nachweis eines infizierten Ergusses oder von Eiter bestätigt die Verdachtsdiagnose.

Mittels Bronchoskopie schließt der Arzt eine poststenotische Pneumonie als Ursache des Empyems aus.

Eine CT erleichtert die Abgrenzung des Pleuraempyems von einem Lungenabszess (➤ 10.8.1) und ermöglicht die Beurteilung der Dicke einer evtl. vorhandenen Pleuraschwarte (➤ 10.7.1).

### Behandlung

Je früher und konsequenter die Behandlung einsetzt, desto größer ist die Chance auf eine rasche Ausheilung. Behandlungsziele sind die Entfernung des Empyeminhalts und die möglichst vollständige Ausdehnung der Restlunge, um Empyemresthöhlen und Funktionseinschränkungen der Lunge zu vermeiden.

Die Behandlung erfolgt abhängig vom Stadium des Empyems (➤ Tab. 10.4):

**Tab. 10.4** Stadien des Pleuraempyems.

| Stadium | Zeitraum | Ausprägung des Pleuraempyems |
|---|---|---|
| I | Woche 1–3 | **Akute** oder exsudative **Phase** mit flüssigem, nicht gekammertem, aber infiziertem Exsudat |
| II | Woche 4–8 | **Subakute** oder fibropurulente **Phase** mit Eindickung des Exsudats, Fibringerinnsel- und Septenbildung |
| III | > 9 Wochen | **Chronisches Empyem** mit bindegewebiger Abkapselung des Empyems und sekundärer narbiger Schrumpfung der Pleuraschwarte |

- Im Stadium I drainiert der Arzt das Empyem
- Im Stadium II setzt sich in den vergangenen Jahren immer mehr die thorakoskopische Empyemhöhlenrevision durch, ggf. mit anschließender kurzzeitiger Spül-Saug-Behandlung. Diese Behandlung löst die früher übliche (alleinige) Spül-Saug-Drainage oder die *Frühdekortikation* zunehmend ab

- Im Stadium III steht die *Dekortikation* im Vordergrund. Bei nicht sanierbaren Empyemresthöhlen, zu kleiner oder zerstörter Restlunge kommt eine Thorakoplastik, besonders bei reduziertem Allgemeinzustand auch ein Thoraxfenster in Betracht.

### Spül-Saug-Behandlung

Bei der **Spül-Saug-Behandlung** wird die Thoraxhöhle kontinuierlich mit Kochsalzlösung gespült. Eine Pleuradrainage dient als Zulauf, eine weitere als Ablauf. Die Menge der Spülflüssigkeit liegt bei ca. 4 l täglich. Ist die Empyemhöhle sehr klein oder liegt nur eine Pleuradrainage, wird mittels wiederholter Instillationen von Kochsalzlösung – evtl. mit antiseptischen oder fibrinolytischen Zusätzen – gespült.

Die Spülung erfolgt diskontinuierlich (z. B. zweimal täglich) mit ca. 1.000 ml NaCl 0,9 %-Lösung oder Ringer-Lösung. Gespült wird solange, bis sich in den Drainageabstrichen keine Keime mehr nachweisen lassen.

### Empyemhöhlenrevision

Bei der thorakoskopischen **Empyemhöhlenrevision** eröffnet der Chirurg die Empyemhöhle über drei Zugänge. Mit einem großlumigen Saugrohr saugt er das zähe Sekret ab, löst die Verklebungen zwischen Lunge und Brustwand und entfernt die fibrinösen Beläge. Danach spült er die Brusthöhle mit mehreren Litern Kochsalzlösung.

### Dekortikation

Bei der **Dekortikation** entfernt der Thoraxchirurg die Pleuraschwarten, damit sich die Lunge entfalten kann. Bevor der Chirurg den Thorax verschließt, legt er eine oder mehrere Pleuradrainagen ein.

Die Dekortikation ist selten thorakoskopisch möglich; meist ist eine Thorakotomie (➤ 10.5.1) erforderlich.

### Thorakoplastik

Lassen sich die Empyemresthöhlen mittels Spül-Saugdrainage oder Dekortikation nicht sanieren oder besteht die Gefahr von Rezidiven, etwa bei einer (Rest-)Lunge, welche die Thoraxhöhle nicht mehr auszufüllen kann, oder bei fehlendem Lungenflügel, z. B. nach Pneumonektomie, ist eine **Thorakoplastik** indiziert. Dazu reseziert der Chirurg die Rippen über der Empyemhöhle. Dadurch wird die Thoraxwandmuskulatur mobil und legt sich von außen der Lunge an, sodass keine Höhlenbildung zwischen den Pleurablättern mehr möglich ist.

### Thoraxfenster

Ein **Thoraxfenster** (➤ Abb. 10.33) ist indiziert bei Patienten in sehr schlechtem Allgemeinzustand, bei denen eine Dekortikation oder Thorakoplastik wegen des damit verbundenen großen Blutverlusts ein zu großes Risiko wäre.

Dabei entfernt der Chirurg nur Teile der Rippen, die über der Empyemhöhle liegen. Anstatt aber die eröffnete Haut samt Unterhautgewebe zu resezieren, vernäht er sie nach innen, so-

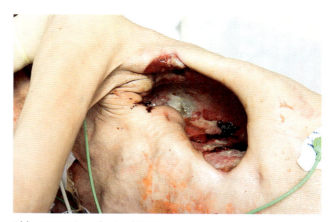

**Abb. 10.33** Thoraxfenster. [K115]

dass saubere Wundränder entstehen. Auf diese Weise überführt der Chirurg die geschlossene Höhle in eine offene Wunde, die gut zu drainieren und leicht zu reinigen ist. Höhle und Thoraxfenster verkleinern sich über Monate und Jahre durch narbige Schrumpfung und können, nachdem der Patient sich gut erholt hat, verschlossen werden.

### Pflege

*Endoskopische Untersuchungen: Thorakoskopie* ➤ 10.3.5
*Pleurapunktion* ➤ 10.3.6
*Pflege bei Pleuradrainage* ➤ 10.4.2
*Perioperative Pflege in der Thoraxchirurgie* ➤ 10.4.3

In den ersten Tagen nach Behandlungsbeginn achten die Pflegenden auf Entzündungszeichen, da diese auf nicht ausreichend drainierte Empyemhöhlen hinweisen.

Um eine rasche Ausdehnung der Lunge und damit einen schnellen Heilungsverlauf zu erreichen, beginnt die Atemtherapie so früh wie möglich. Die Pflegenden achten außerdem auf eine ausreichende Schmerztherapie.

Nach einer **Thorakoplastik** ist die Brustwand auf der operierten Seite instabil. Dies erschwert das Abhusten zusätzlich. Hier helfen die Pflegenden, indem sie den betroffenen Brustwandabschnitt von außen komprimieren, z. B. mit den Handflächen oder einem dicken, zusammengefalteten Tuch. Dies kann der Patient evtl. auch selbstständig während des Hustens gegen die Brustwand drücken.

Bei einem **Thoraxfenster** müssen die in die Wunde eingelegten (Bauch-)Tücher alle ein bis drei Tage gewechselt werden, bei starker Wundsekretion auch mehrmals am Tag. Dieser Verbandswechsel ist für den Patienten sehr schmerzhaft, weshalb die Pflegenden dem Patienten rechtzeitig vorher ausreichend Analgetika verabreichen (Arztanordnung); bei manchen Patienten ist auch eine Narkose erforderlich. Die neu einzubringenden Tücher werden mit Kochsalzlösung oder Antiseptika angefeuchtet und locker eingelegt. Bei starker Wundsekretion bedarf es zusätzlich flüssigkeitsundurchlässiger saugfähiger Wundauflagen.

## 10.7.4 Pleuratumoren

> **Primäre Pleuratumoren:** Von der Pleura ausgehende benigne oder maligne Tumoren. Bei den primären malignen Pleuratumoren dominiert das *Pleuramesotheliom*.
> **Sekundäre Pleuratumoren:** Metastasen von nicht in der Pleura liegenden Primärtumoren.

### Primäre, benigne Pleuratumoren

**Primäre, benigne Pleuratumoren** wie Fibrome, Lipome und Pleurazysten sind selten.

Meist verursachen sie keine Beschwerden und werden zufällig bei Röntgenuntersuchungen entdeckt. Große Tumoren können dann die Lunge, das Herz und die großen Gefäße komprimieren und dadurch Beschwerden verursachen, z. B. Druckgefühl, Schmerzen oder Luftnot.

Da zum Zeitpunkt der Diagnose die Malignität des Tumors nicht sicher ausgeschlossen werden kann, entfernt der Chirurg benigne Pleuratumoren grundsätzlich. Bei kleinen Tumoren ist eine videoassistierte thorakoskopische Entfernung möglich, große Tumoren erfordern eine Thorakotomie (➤ 10.5.1) zur Resektion.

### Primäre, maligne Pleuratumoren: Pleuramesotheliome

> **Pleuramesotheliom:** Hochmaligner, von der Pleura ausgehender Tumor, der meist flächenhaft die gesamte Pleura befällt und in die Lunge infiltriert. Gehäuftes Auftreten nach Asbestexposition.

**Krankheitsentstehung**
**Pleuramesotheliome** sind zu ca. 65 % durch Asbest bedingt, das früher vor allem bei Bauarbeiten als Isoliermaterial und in der Autoindustrie verwendet wurde. Männer erkranken bevorzugt, da sie häufiger als Frauen in asbestverarbeitenden Berufen tätig waren. Schätzungen gehen davon aus, dass etwa 3 % aller asbestexponierten Arbeiter ein Pleuramesotheliom entwickeln. Dabei beträgt die Latenzzeit (symptomfreie Phase) zwischen Asbestexposition und Auftreten der Erkrankung etwa 30 Jahre. Deshalb ist derzeit eine deutliche Zunahme der Erkrankung bei älteren Patienten zu verzeichnen.

> Das Pleuramesotheliom ist als Berufskrankheit anerkannt und meldepflichtig.

**Symptome, Befund und Diagnostik**
Leitsymptome des Pleuramesothelioms sind – neben allgemeinen Tumorsymptomen wie Leistungsknick oder Gewichtsverlust – zunehmende Dyspnoe, hartnäckiger Husten, Schmerzen der Brustwand und Zeichen eines Pleuraergusses (➤ 10.7.2).

Zur Diagnosesicherung führt der Arzt eine Pleurapunktion durch oder entnimmt thorakoskopisch eine Pleurabiopsie.

Dennoch ist die Abgrenzung gegen eine chronische Pleuritis oder eine Pleurakarzinose (➤ 10.7.4) manchmal schwierig. Dann sind die Anamnese und der klinische Verlauf für die Diagnose ausschlaggebend.

**Behandlung**
Trotz des sicher malignen Verhaltens hat das Pleuramesotheliom einen vergleichsweise langsamen Spontanverlauf. Ohne Therapie zeigen sich Überlebenszeiten von 4–18 Monaten.

Meist erfolgt eine prophylaktische, örtliche Bestrahlung nach Durchführung einer Punktion oder Thorakoskopie. Ein anderer Ansatz ist die Chemotherapie, die meist als Kombinationstherapie (Cisplatin, Gemcitabin) verabreicht wird.

Falls sich die Erkrankung im Frühstadium befindet, ist auch die Möglichkeit einer Operation gegeben.

**Prognose**
Die Prognose des Pleuramesothelioms ist hauptsächlich vom histologischen Typ des Tumors abhängig. Insgesamt ist die Prognose mit einer Überlebenszeit von 6–18 Monaten nach Diagnosestellung jedoch sehr schlecht.

### Sekundäre Pleuratumoren

Bei **sekundären Pleuratumoren** liegt immer eine Pleurakarzinose vor. Meist gehen sekundäre Pleuratumoren von einem Primärtumor der Lunge, der Mamma, der Ovarien oder des Magens aus. Die Tumorzellen erreichen die Pleura auf dem Blut- oder Lymphweg oder durch kontinuierliche Ausbreitung des Primärtumors in die Pleurahöhle.

## 10.7.5 Pneumothorax

*Thorax- und Lungenverletzungen ➤ 7.9*

> **Pneumothorax:** Ansammlung von Luft im Pleuraspalt, dem Raum zwischen den beiden Pleurablättern. Dadurch Aufhebung des Unterdrucks im Pleuraspalt mit teilweisem oder komplettem Kollaps des betroffenen Lungenflügels, der nur noch vermindert oder gar nicht mehr am Gasaustausch teilnimmt.

### Krankheitsentstehung und Einteilung

**Spontanpneumothorax**
Die häufigste Form des Pneumothorax ist der **Spontanpneumothorax**. Betroffen vom **idiopathischen Spontanpneumothorax** sind typischerweise ansonsten gesunde junge Menschen von asthenischer Konstitution, häufig Raucher. Mögliche Ursache ist die Ruptur einer direkt unter der Pleura gelegenen Emphysemblase (meist im Bereich der Lungenspitze), häufig ist das Luftleck aber nicht lokalisierbar.

## Traumatischer Pneumothorax

- **Offener Pneumothorax,** bei dem ein Brustwanddefekt besteht mit offener Verbindung zwischen Pleuraspalt und Außenwelt, z. B. durch eine Stichverletzung (> Abb. 10.34). Durch diesen Brustwanddefekt tritt bei jeder Einatmung Luft in den Pleuraspalt ein und bei der Ausatmung aus
- **Geschlossener Pneumothorax,** bei dem die Brustwand geschlossen, die Pleura jedoch verletzt ist, z. B. durch Fragmente einer Rippenfraktur. Dadurch besteht eine Verbindung zwischen den Atemwegen und dem Pleuraspalt (> Abb. 10.34). Durch diese Verbindung tritt während der Einatmung Luft in den Pleuraspalt ein, meist jedoch nur solange, bis der Lungenflügel der betroffenen Seite kollabiert ist. In manchen Fällen strömt Luft während der Einatmung in den Pleuraspalt ein und während der Ausatmung aus.

Meist liegt beim traumatischen Pneumothorax ein *Hämatopneumothorax* vor, d. h. es besteht eine Kombination aus Pneumothorax und Hämatothorax (> 10.7.2).

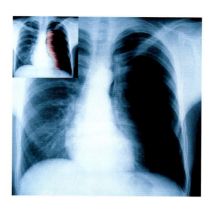

**Abb. 10.35** Spannungspneumothorax links. Die linke Lunge ist kollabiert und grenzt sich am linken Herzrand als Verschattung ab (rosa). Die Röntgenstrahlen werden nicht mehr teilweise vom Lungengewebe absorbiert und schwärzen den Film stärker. Das Mediastinum und das Herz sind zur rechten Seite hin verdrängt. [T197]

### Spannungspneumothorax

*Sofortmaßnahmen bei Spannungspneumothorax* siehe Kasten
Der **Spannungspneumothorax** (*Ventilpneumothorax*) ist ein lebensbedrohlicher Notfall, bei dem die Luft infolge eines Ventilmechanismus zwar in den Pleuraspalt gelangt, aber nicht mehr aus dem Pleuraspalt entweichen kann. Mit jedem Atemzug wird die betroffene Pleurahöhle mehr „aufgepumpt" und das Mediastinum zur gesunden Lungenseite verdrängt. Dadurch verschlechtern sich der Blutrückfluss zum Herzen, die Herzfunktion und die Funktion der gesunden Lunge mit jedem Atemzug, und der Patient gerät schnell in eine lebensbedrohliche Atem- und Herz-Kreislauf-Insuffizienz (> Abb. 10.35).

### Symptome und Befund

Die Symptome sind – abhängig von der Form des Pneumothorax und von der Lungenfunktion des Patienten – unterschiedlich stark ausgeprägt. In leichten Fällen hat der Patient evtl. überhaupt keine Beschwerden. Die meisten Patienten klagen über einen akut einsetzenden, einseitig stechenden Thoraxschmerz, der zur Schulter ausstrahlt und häufig mit Hustenreiz bei tiefem Durchatmen verbunden ist. Ist die Lungenfunktion des Patienten reduziert, z. B. aufgrund einer bestehenden Lungenerkrankung, treten zusätzlich eine Dyspnoe mit Tachypnoe und eine Zyanose auf.

### Diagnostik und Differentialdiagnose

Die Diagnose wird durch eine Röntgenaufnahme des Thorax gesichert. Ein EKG ist zum Ausschluss kardialer Erkrankungen, eine BGA (> 10.3.4) zur Einschätzung der respiratorischen Situation erforderlich.

Eine Thorax-CT kann notwendig sein, um ein ausgeprägtes Lungenemphysem mit großen Emphysemblasen von einem partiellen Pneumothorax zu unterscheiden.

### Behandlung

Behandlungsziele sind die rasche Ausdehnung der Lunge mit Normalisierung der Atemfunktion und eine möglichst geringe Rezidivquote.

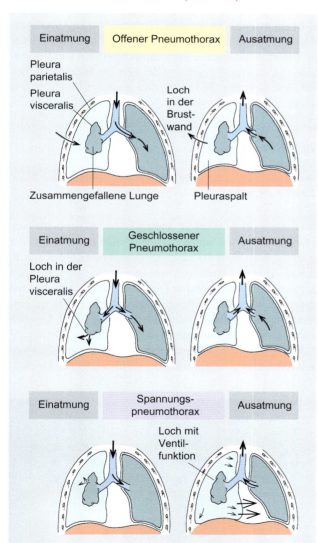

**Abb. 10.34** Verschiedene Formen des Pneumothorax. Am gefährlichsten ist der Spannungspneumothorax. [L190]

Um dies zu erreichen, ist fast immer die Einlage einer Pleuradrainage (➤ 10.4.2) indiziert. Der Sog an der Pleuradrainage wird so lange aufrechterhalten, bis Röntgenaufnahmen eine voll entfaltete Lunge zeigen und kein Luftaustritt über die Drainage mehr erkennbar ist. Anschließend belässt der Arzt die Drainage noch für einen oder mehrere Tage, damit sich das Leck sicher verschließt und die beiden Pleurablätter miteinander verkleben können. Die durchschnittliche Liegedauer der Pleuradrainage beträgt somit insgesamt etwa fünf bis zehn Tage.

Eine Operation ist indiziert, wenn trotz Drainagebehandlung eine Luftfistel bestehen bleibt, die Lunge sich nicht vollständig ausdehnt oder ein Rezidiv auftritt.

### Pflege

*Pflege bei Thoraxdrainage* ➤ 10.4.2
*Perioperative Pflege in der Thoraxchirurgie* ➤ 10.4.3

> **VORSICHT**
> **Erstmaßnahmen beim Spannungspneumothorax**
> Lebensrettende Sofortmaßnahme ist die möglichst rasche Umwandlung des Spannungspneumothorax in einen offenen Pneumothorax, im Idealfall mittels Thoraxdrainage. Ist dies nicht möglich, z. B. weil keine Zeit zur Vorbereitung besteht, führt der Arzt als Erstmaßnahme eine interkostale Inzision mit Skalpell und Schere oder einer dicken Kanüle durch, um eine Druckentlastung zu erreichen und damit die Funktion des Herzens und der gesunden Lunge zu stabilisieren. Anschließend legt er zur endgültigen Versorgung eine Pleuradrainage ein.

## 10.8 Infektiöse Erkrankungen der Lunge

### 10.8.1 Lungenabszess

**Lungenabszess:** Eitrige Einschmelzung von Lungengewebe.

#### Krankheitsentstehung

**Lungenabszesse** (➤ Abb. 10.36) entstehen am häufigsten als Komplikation einer Pneumonie, an zweiter Stelle steht die Aspiration (➤ Tab. 4.3). *Multiple* Abszesse der Lunge finden sich vorwiegend, wenn die Erreger aus einem Sepsisherd mit dem Blut in die Lunge gelangt sind (*hämatogene Streuung*).

#### Symptome, Befund und Diagnostik

Zu den Leitsymptomen des Lungenabszesses gehören Abgeschlagenheit, Fieber, atemabhängige Schmerzen und Dyspnoe. Hat der Abszess Anschluss an das Bronchialsystem gefunden, hustet der Patient viel eitriges, übel riechendes Sputum ab.

In der Röntgenaufnahme und eventuell auch der Ultraschalluntersuchung des Thorax sowie in der CT ist eine Raumforderung durch den Abszess erkennbar.

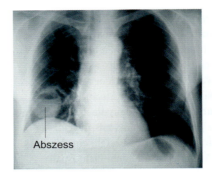

**Abb. 10.36** Röntgenbefund bei Lungenabszess. Deutlich sichtbar ist die typische Spiegelbildung im Abszess (Luft steigt auf und setzt sich oberhalb der Flüssigkeit ab). [T197]

#### Behandlung

Die Behandlung erfolgt primär konservativ mit Antibiotika. Bildet sich der Abszess darunter nicht zurück, bestehen bronchiale Stenosen oder ein Tumor als Ursache der Erkrankung, ist die chirurgische Therapie indiziert. Große, pleuranahe Abszesse, insbesondere wenn sie spontan in die Pleurahöhle perforiert sind, behandelt der Thoraxchirurg wie ein Pleuraempyem (➤ 10.7.3).

Ist ein Bronchialkarzinom die Ursache für den Abszess, erfolgt die Behandlung wie in 10.12.2 dargestellt. Erweist sich das Bronchialkarzinom eines Patienten mit perforiertem Lungenabszess als inoperabel, versorgt der Arzt den Patienten mit einer Pleuradrainage, die meist für die restlichen Lebensmonate des Patienten belassen wird.

### 10.8.2 Aspergillom

**Aspergillom:** Sekundäre Pilzinfektion eines bestehenden Hohlraums in der Lunge.

Beim **Aspergillom** infizieren Aspergillen, die zu den Schimmelpilzen zählen, einen bestehenden Hohlraum in der Lunge, der aufgrund eines anderen Krankheitsprozesses entstanden ist, z. B. eine tuberkulöse Kaverne oder eine Lungenzyste. Dort bilden die Aspergillen ein entzündliches Pilzgeflecht, das kugelförmig frei in der Höhle liegt und im Röntgenbild als Verschattung mit charakteristischem Luftsaum sichtbar ist (➤ Abb. 10.37). Betroffen sind hauptsächlich abwehrgeschwächte Patienten.

Wegen möglicher Komplikationen, insbesondere einer tödlich verlaufenden Blutung oder des Durchbruchs des Aspergil-

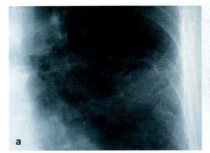 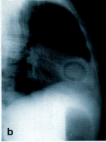

**Abb. 10.37** Aspergillom der Lunge in der Zielaufnahme **(a)** und in der Tomografie **(b)**. [T170]

loms in die Pleurahöhle, wird ein Aspergillom grundsätzlich entfernt. Sind bereits Hämoptysen aufgetreten, ist die Wahrscheinlichkeit von lebensbedrohlichen Blutungen groß.

### 10.8.3 Lungentuberkulose

**Tuberkulose** (*Tb, Tbc, Schwindsucht*): Weltweit verbreitete, bakterielle Infektionskrankheit mit chronischem Verlauf. Meist in den Atmungsorganen lokalisiert, jedoch grundsätzlich Befall aller Organe möglich. Besonders gefährdet sind ältere, alkoholkranke und abwehrgeschwächte Menschen. Meldepflichtig im Erkrankungs- und Todesfall.

#### Krankheitsentstehung

Erreger der **Tuberkulose** (➤ Abb. 10.38) ist das sehr widerstandsfähige Stäbchenbakterium *Mycobacterium tuberculosis*. Die Lungentuberkulose entsteht am häufigsten als postprimäre Organtuberkulose. Einzelheiten diesbezüglich sind entsprechenden Lehrbüchern der Mikrobiologie oder Inneren Medizin zu entnehmen.

#### Offene und geschlossene Tuberkulose

Die Unterscheidung zwischen offener und geschlossener Tuberkulose ist für die Einschätzung des Infektionsrisikos wichtig. Bei einer **offenen Tuberkulose** sind z. B. in Sputum, Magensaft, Liquor oder Urin Tuberkulosebakterien nachweisbar. Bei einer **geschlossenen Tuberkulose** ist dies nicht der Fall.

#### Symptome, Befund und Diagnostik

*Sputumgewinnung* ➤ 10.2.3

Die postprimäre Lungentuberkulose verläuft meist symptomarm und wenig charakteristisch. Evtl. bemerkt der Patient ei-

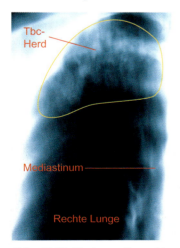
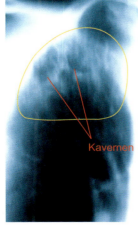

**Abb. 10.38** Oberlappen-Tbc rechts mit Kavernenbildung. Die beiden Schichtaufnahmen zeigen einen Tbc-Herd im rechten Oberlappen. Durch entzündliche Einschmelzung des Lungengewebes haben sich Kavernen (Hohlräume) gebildet, deren Wände durch Kalkeinlagerung im Röntgenbild sichtbar sind. [T197]

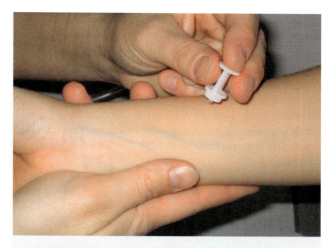
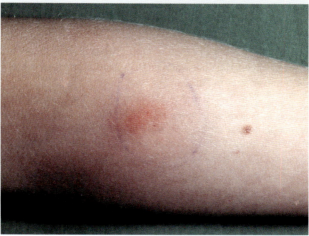

**Abb. 10.39 Tuberkulin-Test.**
**a)** Der Arzt spannt mit der rechten Hand die Haut am Unterarm des Patienten, mit der linken Hand drückt er den Multistempel (*Teststempel*) ein. Bis zum Ablesen soll der Patient dieses Hautareal nicht waschen. [U210] **b)** Die Kontrolle erfolgt am 3.–7. Tag nach dem Test. Dabei tastet der Untersucher die Teststelle ab. Das Testergebnis ist positiv, wenn eine Induration (*Gewebeverhärtung*) von mind. 2 mm Durchmesser tastbar ist. Der Test wird erst ca. sechs Wochen nach einer Infektion positiv. [O530]

nen Leistungsabfall oder hat subfebrile Temperaturen, Nachtschweiß, Husten, evtl. mit (blutigem) Sputum, sowie Thoraxschmerzen.

Einen ersten Anhalt kann ein Tuberkulin-Test geben (➤ Abb. 10.39). Eine sichere Diagnose ist jedoch nur durch Erregernachweis in Magensaft und Sputum möglich. Evtl. ist zum Keimnachweis eine bronchoalveoläre Lavage erforderlich.

#### Behandlung

**Konservative Therapie**
Die Behandlung der Tuberkulose ist primär konservativ. Sie wird über mehrere Monate mit einer Kombination tuberkulostatischer Medikamente behandelt. Unter dieser Therapie heilen die meisten Erkrankungen aus, sodass chirurgische Maßnahmen weit seltener erforderlich sind als früher.

**Chirurgische Therapie**
Bilden sich die (mutmaßlich) tuberkulösen Veränderungen unter einer adäquaten Therapie nicht zurück, muss eine histologische Untersuchung des Herdes erfolgen, da sich hinter jedem Rundherd prinzipiell auch ein Bronchialkarzinom oder ein in einem alten Tuberkel entstandenes *Narbenkarzinom* verbergen kann. Deshalb reseziert der Thoraxchirurg solche Herde über eine Thorakotomie oder videoassistierte Thorakoskopie und lässt das Gewebe anschließend histologisch untersuchen.

## Pflege

*Endoskopische Untersuchungen: Thorakoskopie* ➤ 10.3.5
*Perioperative Pflege in der Thoraxchirurgie* ➤ 10.4.3

Besteht bei einem Patienten der Verdacht auf eine **offene Lungentuberkulose** oder ist die Diagnose bereits gesichert, beachten die Pflegenden die Isolier- und Hygienemaßnahmen für Erkrankungen, die über Atemwegsaerosole übertragen werden nach hausinternem Standard.

Die Isolier- und Hygienemaßnahmen werden eingehalten, bis drei (an verschiedenen Tagen abgenommene) Sputumproben negativ sind. In der Praxis ist davon auszugehen, dass der Patient ca. drei Wochen nach Beginn einer effektiven tuberkulostatischen Therapie nicht mehr ansteckend ist.

> War die Tbc-Infektion eines Patienten nicht bekannt und wurden deshalb auch keine Schutzmaßnahmen ergriffen, müssen alle Mitarbeiter, die Kontakt mit dem Patienten hatten, dem Betriebsarzt der Klinik gemeldet werden, der die Betroffenen dann auf eine Ansteckung hin untersucht (*Umgebungsuntersuchung*). Die notwendigen Untersuchungen von Menschen, die mit dem Patienten Kontakt hatten, nicht aber in der Klinik arbeiten, veranlasst der Amtsarzt des Gesundheitsamtes, dem die Erkrankung ebenfalls gemeldet werden muss.

## 10.9 Lungenemphysem

> **Lungenemphysem:** Überblähung des Lungengewebes durch Zerstörung der Trennwände zwischen Alveolen und terminalen Bronchioli (➤ Abb. 10.40). Dadurch:
> - Verminderung der Gasaustauschfläche und Vergrößerung des Totraums. Endstadium: *respiratorische Insuffizienz*
> - Abnahme von Lungengefäßen, Druckerhöhung im Lungenkreislauf und erhöhter Rechtsherzbelastung. Endstadium: chronisches Cor pulmonale.

### Krankheitsentstehung

Meist liegt dem **Lungenemphysem** eine chronische Bronchitis durch langjähriges Rauchen zugrunde, selten ein erblicher $\alpha_1$-Antitrypsin-Mangel.

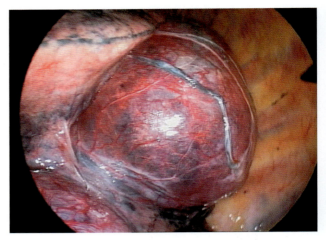

Abb. 10.40 Riesenbullae eines Lungenemphysems. [O624]

### Symptome und Befund

Leitsymptom des Lungenemphysems ist eine mit fortschreitendem Krankheitsprozess zunehmende Belastungsdyspnoe. Ist eine chronische Bronchitis Ursache des Emphysems, kommen die für diese Erkrankung typischen Symptome hinzu, z. B. Husten und Auswurf.

Je nach Stadium der Krankheit finden sich eine Zyanose und ein *Fassthorax* (➤ Abb. 10.41). Bei letzterem befinden sich die Rippen nahezu in der Horizontalen, d. h. der Thorax verharrt ständig in Inspirationsstellung. Dadurch sind nur geringe Atembewegungen möglich und die Atemzugvolumina beim Ein- und Ausatmen nehmen ab. Im Spätstadium der Erkrankung bestehen zusätzlich die Zeichen einer Rechtsherzinsuffizienz, insbesondere lagerungsabhängige Ödeme (*Anasarka*), Halsvenenstauung, Appetitlosigkeit und Übelkeit.

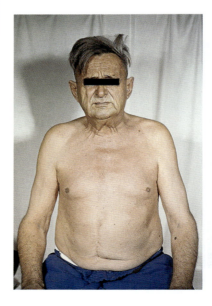

Abb. 10.41 Patient mit dem typischen Bild eines Fassthorax. [M537]

Chirurgische Behandlung

In Extremfällen, wenn die konservative Therapie versagt, kann dem Patienten eine Lungentransplantation (➤ 10.5.4) helfen.

**Lungenvolumenreduktion**
Am besten eignet sich die **Lungenvolumenreduktion** für Patienten, deren Emphysem nicht gleichmäßig über die Lunge verteilt, sondern in den kranialen oder kaudalen Lungenbezirken besonders ausgeprägt ist. Dann geht durch Resektion dieser Lungenbezirke wenig Gewebe verloren, das für den Gasaustausch wichtig ist.

Bei der etwas weniger invasiven bronchoskopischen Lungenvolumenreduktion werden Ventile in einzelne Bronchien der emphysematösen Lungenfelder eingesetzt. So wird der Lufteinstrom in diesen Lungenabschnitten verhindert und als Folge fällt die Lunge an der Stelle in sich zusammen (*Atelektase*). Trotzdem kann die eingeatmete Luft wieder ausgeatmet werden.

Pflege

*Pflege bei Pleuradrainage* ➤ 10.4.2
*Perioperative Pflege in der Thoraxchirurgie* ➤ 10.4.3

Die Pflegenden motivieren den Patienten, das Rauchen aufzugeben, weil nur so das Fortschreiten der Erkrankung verhindert werden kann; ungünstig ist auch das Passivrauchen. Patienten mit obstruktiver Lungenerkrankung sollen Kälte, auch kalte Getränke, und Nebel meiden, da sich hierdurch die Obstruktion verstärkt. Im fortgeschrittenen Stadium der Erkrankung ist evtl. die Verabreichung von Sauerstoff (Arztanordnung) erforderlich (➤ 10.4.1).

## 10.10 Bronchiektasen

**Bronchiektasen:** Irreversible Erweiterung von Bronchien. Angeboren oder Folge frühkindlicher Infektionen.

Symptome, Befund und Diagnostik

**Bronchiektasen** betreffen hauptsächlich die basalen Lungenabschnitte. In den erweiterten Bronchien sammelt sich Sputum, das im Krankheitsverlauf bakteriell besiedelt wird. Die Patienten husten vor allem morgens große Mengen Sputum ab, das als „maulvoll und übel riechend" charakterisiert wird. Oft leiden sie unter rezidivierenden Atemwegsinfektionen. Mit Fortschreiten der Erkrankung finden sich alle Zeichen einer respiratorischen Insuffizienz und in schwersten Fällen ein chronisches Cor pulmonale mit Ausbildung einer Rechtsherzinsuffizienz (➤ Abb. 10.42).

Im Röntgenbild weisen unspezifische, streifenförmige Verschattungen auf Bronchiektasen hin. Eine Bronchografie oder eine hochauflösende CT zeigen das genaue Ausmaß.

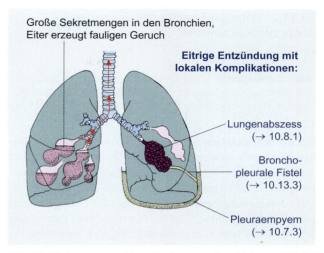

**Abb. 10.42** Symptome und Komplikationen von Bronchiektasen. [L215]

Behandlung

Die Behandlung ist primär konservativ. Sie umfasst konsequente Physiotherapie mit Sekretdrainage und frühzeitige Antibiotikatherapie bei Infekten.

Eine Lungenteilresektion, meist die Resektion eines Unter- oder Mittellappens oder der Lingula (unteres Ende des linken Oberlappens), ist indiziert, wenn der Patient unter rezidivierenden Atemwegsinfektionen leidet und die Bronchiektasen lokal begrenzt sind.

In verzweifelten Fällen kann eine Lungentransplantation erwogen werden. [5]

## 10.11 Bronchial- und Lungentumoren

Benigne **Bronchial- und Lungentumoren** sind selten, maligne hingegen die häufigsten Tumoren. Die malignen Lungentumoren werden unterteilt in primäre (*vom Bronchial- oder Lungengewebe ausgehende*) und sekundäre (*metastatische*) Tumoren.

### 10.11.1 Gutartige Bronchial- und Lungentumoren

**Gutartige Bronchial- und Lungentumoren,** z. B. Fibrome, Lipome, Neurinome oder Teratome, sind meist symptomlos und werden daher oft zufällig diagnostiziert. Wie bei den gutartigen Brustwand- oder Mediastinaltumoren ist es auch bei den gutartigen Bronchial- und Lungentumoren sehr schwierig, sie von den bösartigen Varianten abzugrenzen. Selbst die histologische Abgrenzung gelingt nicht immer. Außerdem können gutartige Bronchial- und Lungentumoren Komplikationen durch die Kompression benachbarter Organe verursachen. Deshalb reseziert der Thoraxchirurg grundsätzlich auch (mutmaßlich) gutartige Tumoren.

## 10.11.2 Primäre Lungenmalignome: Bronchialkarzinome

**Bronchialkarzinom** (*Lungenkarzinom, Lungenkrebs*): Maligner, vom Bronchialepithel ausgehender Tumor. Abhängig vom histologischen Bild werden verschiedene Typen unterschieden (➤ Tab. 10.5).

Das **Bronchialkarzinom** (➤ Abb. 10.43) ist weltweit die häufigste Krebstodesursache und betrifft Männer etwa dreimal so häufig wie Frauen. Infolge des zunehmenden Zigarettenkonsums der Frauen steigen hier sowohl die Rate der Lungenkrebs-Neuerkrankungen als auch die Zahl der Todesfälle durch Lungenkrebs um jährlich 3%. Der Altersgipfel der Erkrankung liegt bei 55–65 Jahren, zunehmend sind jedoch auch junge Patienten von häufig weit fortgeschrittenen und besonders aggressiven Tumoren betroffen. Pro Jahr erkranken in Deutschland etwa 42.000 Menschen, davon ca. 32.000 Männer. [7]

### Krankheitsentstehung und Einteilung

Bei der Entstehung des Bronchialkarzinoms spielen eingeatmete Noxen die entscheidende Rolle. Dabei ist an erster Stelle das (aktive) Tabakrauchen zu nennen. Weitere Risikofaktoren sind berufliche Karzinogene, z. B. Asbest, Chrom oder Kohlenteer. Ist ein Raucher beruflichen Karzinogenen ausgesetzt, so potenziert sich sein Bronchialkarzinomrisiko.

**Histologische Einteilung**
Wichtig für die Behandlung ist insbesondere die Unterscheidung zwischen **kleinzelligen** und **nicht-kleinzelligen Karzinomen.** Die WHO-Klassifikation (➤ Tab. 10.5) unterteilt die nicht kleinzelligen Bronchialkarzinome in vier histologische Typen, die weiter untergliedert werden können. Mischformen kommen vor.

### Symptome und Befund

> Die Erstsymptome des Bronchialkarzinoms sind in der Regel Spätsymptome.

Die Symptome und Befunde bei einem Bronchialkarzinom sind sehr variabel und hängen hauptsächlich von der Lokalisation und Ausdehnung des Tumors ab (➤ Abb. 10.44).

Dem Patienten fallen zunächst länger anhaltender, eher trockener Reizhusten oder Veränderungen seines „Raucherhustens" auf. Auch blutiges Sputum oder Atemnot können erste Zeichen der Erkrankung sein.

**Symptome invasiven Wachstums und Metastasierung**
Ein **Pancoast-Tumor** (*Karzinom der Lungenspitze,* ➤ Abb. 10.45) führt typischerweise durch Einwachsen in die Thoraxwand und Nervenreizung am Plexus brachialis zu hartnäckigen Thorax- und Armschmerzen sowie bei Infiltra-

**Tab. 10.5** WHO-Klassifikation der Bronchialkarzinome.

| Histologischer Tumortyp | Häufigkeit (ca.) |
|---|---|
| **Kleinzellige Karzinome** | 20 % |
| **Nicht-kleinzellige Karzinome** | |
| Plattenepithelkarzinom | 40 % |
| Adenokarzinom | 20 % |
| Großzelliges Karzinom | 10 % |
| Karzinoid, sonstige | 10 % |

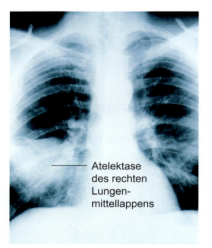

**Abb. 10.43** Röntgenaufnahme des Thorax bei einem 57-jährigen Patienten mit Bronchialkarzinom. Der Tumor hat den rechten Lappenbronchus verschlossen. Dadurch ist eine Atelektase (*Kollaps*) des rechten Mittellappens entstanden, die zu einer Verdichtung und verminderten Strahlendurchlässigkeit des entsprechenden Lungenareals geführt hat. [T127]

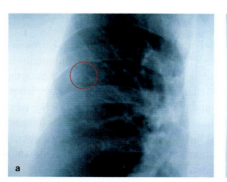
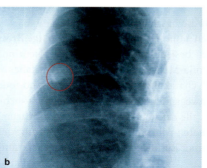
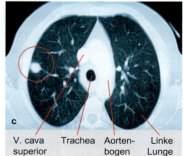

**Abb. 10.44 Peripheres Bronchialkarzinom.** [T197] **a)** Der Rundherd in der rechten Lunge ist fast nur zu erahnen. **b)** Erst im Vergleich mit dieser drei Monate später angefertigten Aufnahme kann der Rundherd als Anfangsstadium eines Bronchialkarzinoms gedeutet werden. **c)** Die Bestätigung des Tumors liefert die CT.

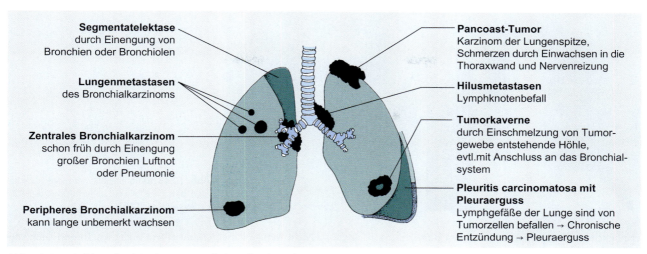

**Abb. 10.45** Mögliche Befunde in der Röntgenaufnahme des Thorax bei einem Bronchialkarzinom. [L215]

tion des Grenzstranges (Ganglion stellatum des N. sympathicus) zu einem **Horner-Syndrom** (*Trias aus Lidsenkung, Pupillenverengung und Zurücksinken des Augapfels*). Ein Horner-Syndrom, Heiserkeit durch Beeinträchtigung des N. laryngeus recurrens oder gestaute Halsvenen sind meist Zeichen organüberschreitenden Wachstums und damit der Inoperabilität.

Rückenschmerzen, Wesensänderungen, Kopfschmerzen oder Lähmungen können Ausdruck einer bereits erfolgten Knochen- oder Gehirnmetastasierung sein.

**Paraneoplastische Syndrome**
Insbesondere kleinzellige Bronchialkarzinome verursachen **paraneoplastische Syndrome.** Dies sind Krankheitserscheinungen, die im Rahmen maligner Tumoren auftreten, jedoch weder durch direkte Tumorinfiltration noch durch Metastasen bedingt sind und dem Tumornachweis auch vorangehen können. Sie entstehen häufig durch vom Tumor produzierte hormonähnliche Stoffe. So produziert z. B. das kleinzellige Bronchialkarzinom oft Substanzen mit ACTH-ähnlicher Wirkung, die zu einem Cushing-Syndrom führen können (➤ 11.5.1).

### Diagnostik
- Röntgen Thorax (zwei Ebenen)
- Thorax-CT
- Bronchoskopie und Histologiegewinnung (➤ 10.3.5)
- PET
- Tumormarker (➤ 1.3.4) zur Verlaufkontrolle (*NSE/neuronspezifische Enolase*), SCC (*squamous cell carcinoma antigen*), TPA (*tissue polypeptide antigen*) und CEA (*carcinoembryonales Antigen*).

Erst wenn der histologische Typ des Bronchialkarzinoms bekannt ist, kann eine spezifische Therapie erfolgen.

Ist die Tumordiagnose gesichert, klärt der Arzt ab, ob bereits Fernmetastasen vorliegen. Dazu dienen Ultraschalluntersuchungen des Abdomens, Schädel- und Abdomen-CT, Knochenszintigrafie und evtl. Mediastinoskopie.

### Behandlung
**Kurative Therapie**
Ob eine kurative Therapie möglich ist, hängt von der Größe und Art des Tumors sowie von der Lungenfunktion (➤ 10.3.3) des Patienten ab:
- Bei *nicht-kleinzelligen Karzinomen* ist die Behandlung primär operativ. Meist ist eine Lobektomie, manchmal auch eine Pneumonektomie notwendig (➤ Tab. 10.3). Ist das Bronchialkarzinom bereits in den Herzbeutel oder die Brustwand infiltriert, kann eine erweiterte Lobektomie oder Pneumonektomie mit Resektion des Herzbeutels oder eines Brustwandanteils erforderlich sein. Postoperativ erfolgt je nach histologischem Typ des Tumors (kleinzellige Anteile?) und dem Befall der Lymphknoten eine adjuvante Strahlen- oder Chemotherapie
- *Kleinzellige Karzinome* metastasieren sehr früh auf dem Blutweg, sodass zum Zeitpunkt der Diagnosestellung in aller Regel keine *lokale,* sondern eine *generalisierte* Tumorerkrankung anzunehmen ist. Eine Therapie mit kurativem Ziel ist daher nur bei einem geringen Teil der Patienten möglich und nie rein chirurgisch. In sehr frühen Erkrankungsstadien umfasst die Behandlung Operation, Chemo- und Radiotherapie.

**Palliative Therapie**
Bei der Mehrzahl der Patienten ist die Erkrankung zum Zeitpunkt der Diagnosestellung schon so weit fortgeschritten, dass eine kurative Therapie nicht mehr möglich ist. Dann können **palliative Therapien** wie Chemo- oder Strahlentherapie (➤ 1.4.7) den Tumor über Monate verkleinern oder sein Wachstum bremsen und so die Beschwerden des Patienten und seine Lebensqualität bessern und ihm eine Lebensverlängerung

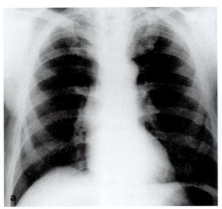
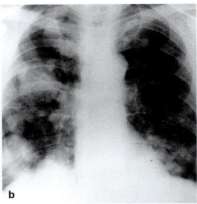

**Abb. 10.46 a)** Röntgenbild der Lunge ohne Befund. **b)** Röntgenbild der Lunge mit multiplen Lungenmetastasen. [E467]

ermöglichen. Eine *palliative Lungenresektion* kann z. B. angezeigt sein bei Tumorblutung oder Retentionspneumonie. Weitere palliative Maßnahmen sind die Laserrekanalisation (*Wiedereröffnung mittels Laser*) und die Implantation bronchialer Endoprothesen aus Silikon oder Metall (*Stents*, ➤ 10.13.1), welche die verengten Bronchien offen halten sollen.

### Pflege

*Perioperative Pflege in der Thoraxchirurgie* ➤ 10.4.3

Der Patient und seine Angehörigen müssen sich mit der Diagnose „Lungenkrebs" auseinander setzen und die damit verbundene hohe psychische Belastung aushalten. Die Pflegenden helfen dem Patienten, indem sie für seine Angst Verständnis zeigen, sich Zeit nehmen für Gespräche bzw. Gespräche mit dem Arzt vermitteln und – soweit die Krankenhaussituation dies ermöglicht – dem Kranken das Gefühl der Geborgenheit geben.

Prinzipielles Pflegeziel bei palliativ behandelten Patienten ist es, dem Patienten in der verbleibenden Zeit die größtmögliche Lebensqualität zu erhalten. Im Vordergrund stehen Maßnahmen zur Linderung der Symptome, z. B. atemerleichternde Lagerungen und die Gabe von Analgetika (Arztanordnung).

### Prognose

Nur bei den wenigen Patienten, deren Bronchialkarzinom noch keine Lymphknotenmetastasen verursacht hat und im Frühstadium erkannt und behandelt wird (*Tumorstadium T1N0*), ist die Prognose günstig. 90 % dieser Patienten können geheilt werden. Bei fortgeschrittenen, jedoch noch mit kurativer Zielsetzung behandelten Bronchialkarzinomen beträgt die Fünf-Jahres-Überlebensrate etwa 25 %, bei palliativ behandelten Tumoren unter 5 %.

## 10.11.3 Sekundäre Lungenmalignome

> **Sekundäre Lungenmalignome** (*Lungenmetastasen*): Bösartige Lungentumoren infolge Metastasierung anderer Karzinome (vor allem Mamma-, Nieren- und Prostatakarzinome) oder Sarkome.

Nicht wenige Patienten mit einem malignen Tumorleiden entwickeln im Krankheitsverlauf **sekundäre Lungenmalignome** (➤ Abb. 10.46). Während Lungenmetastasen bis vor wenigen Jahren als infaustes Tumorstadium angesehen wurden, gehen neuere Schätzungen davon aus, dass bis zu 30 % der Betroffenen von einer operativen Entfernung der Lungenmetastasen profitieren können.

### Behandlung

Eine kurative Therapie von Lungenmetastasen sollte nur dann versucht werden, wenn der Primärtumor und eventuelle Metastasen außerhalb der Lunge kurativ behandelt sind und die vollständige Entfernung aller computertomografisch sichtbaren Lungenmetastasen möglich erscheint. Maßgeblich sind dabei nicht nur die Zahl der Lungenmetastasen, sondern auch ihre Verteilung, und ein eventueller Lymphknotenbefall. Prinzipiell reseziert der Chirurg den metastasentragenden Lungenabschnitt möglichst parenchymsparend, meist mittels Keilresektion (*Lungenresektionsverfahren*, ➤ Tab. 10.3).

## 10.12 Erkrankungen des Mediastinums

### 10.12.1 Mediastinitis

> **Mediastinitis:** Akute oder chronische Entzündung des Bindegewebes im Mediastinum.

### Akute Mediastinitis

#### Krankheitsentstehung

Die lebensbedrohliche **akute Mediastinitis** ist meist Komplikation einer anderen Erkrankung (z. B. eines Bronchialkarzinoms), eines Unfalls (z. B. durch Verschlucken von Gräten oder Knochen bzw. eines sonstigen Thoraxtraumas) oder einer ärztlichen Maßnahme (z. B. einer Endoskopie). Dabei ist entweder das Tracheobronchialsystem oder der Ösophagus perforiert, sodass Erreger über die entstandene Öffnung ins Mediastinum eintreten können. Eine akute Mediastinitis kann aber auch durch kontinuierliche Erregerausbreitung bei Infektionen benachbarter Strukturen bedingt sein.

Im lockeren Bindegewebe des Mediastinums breiten sich die Erreger aus und rufen eine schwere Entzündung hervor, aus der sich innerhalb kürzester Zeit eine generalisierte Sepsis entwickelt.

**VORSICHT**
Die akute Mediastinitis ist ein thoraxchirurgischer Notfall.

**Symptome, Befund und Diagnostik**
Der Patient ist schwer krank und zeigt die typischen Zeichen einer Sepsis: hohes, evtl. intermittierendes Fieber, Leukozytose, Tachypnoe, Tachykardie und Hypotonie bis hin zum septischen Schock. Auf das Mediastinum als Ort der Infektion weisen retrosternale Schmerzen und Schluckstörungen hin, bei einer Gefäßkompression auch eine obere *Einfluss-Stauung*. Bei einem durch Perforation entstandenen **Mediastinalemphysem** entwickelt sich zusätzlich ein Hautemphysem im Hals- und Gesichtsbereich.

Die Anamnese weist auf mögliche Ursachen der Mediastinitis hin. Ein Mediastinalemphysem ist im Röntgenbild als Mediastinalverbreiterung zu sehen. Hat eine Tracheobronchial- oder Ösophagusperforation Anschluss an den Pleuraspalt erhalten, kommt ein (Sero-)Pneumothorax (➤ 10.7.5) hinzu.

Endoskopien sowie Röntgenuntersuchungen mit Kontrastmittel bestätigen die Verdachtsdiagnose und geben Auskunft über die Lokalisation und das Ausmaß einer evtl. ursächlichen Perforation.

**Behandlung**
Wegen der Schwere der Erkrankung muss der Patient meist bereits präoperativ auf der Intensivstation behandelt werden. Dort erhält er hochdosiert Antibiotika.

Eine Operation ist fast immer erforderlich. Bei frischen Verletzungen kann das durch die Perforation entstandene Leck meist erfolgreich verschlossen werden, bei älteren Verletzungen (> 24 Std.) entwickelt sich nach einigen Tagen meist ein neues Leck. Ältere Verletzungen haben daher eine relativ schlechte Prognose.

Bei Tumorperforationen ist ein operativer Verschluss nicht möglich. Eine Operation hat nur in den seltenen Fällen einen Sinn, in denen der Tumor insgesamt entfernt werden kann. Ansonsten versucht der Chirurg, das Sekret über Drainagen abzuleiten und so die septischen Auswirkungen zu mildern.

**Pflege**
*Perioperative Pflege in der Thoraxchirurgie* ➤ 10.4.3
Meist ist eine längerfristige Intensivpflege mit maschineller Beatmung erforderlich. Nach Verlegung des Patienten auf die Allgemeinstation stehen die Pneumonieprophylaxe und die Mobilisation des Patienten im Vordergrund.

Chronische Mediastinitis

Eine **chronische Mediastinitis** kommt nur selten vor. Sie ist Folge einer akuten Mediastinitis oder entwickelt sich auf dem Boden einer granulomatösen oder fibrosierenden Entzündung. Manchmal ist keine Ursache zu finden. Eine chirurgische Behandlung ist wegen der diffusen Veränderungen nicht möglich.

### 10.12.2 Mediastinaltumoren

Im Mediastinum können zahlreiche, histologisch völlig verschiedenartige Tumoren auftreten. Für die Einteilung dieser **Mediastinaltumoren** existieren vielfältige Schemata; hier ist eines dargestellt, das das Mediastinum in drei Bereiche gliedert (➤ Abb. 10.47). Die Lokalisation des Tumors ist ein wichtiges Kriterium für das diagnostische Vorgehen und die Wahl des Operationszugangs.

Symptome

Kleinere Tumoren sind meist asymptomatisch und werden nur zufällig bei Röntgenuntersuchungen entdeckt.

Größere Tumoren können je nach Lage und Größe benachbarte Strukturen komprimieren und dadurch Symptome hervorrufen, z. B. Dyspnoe oder Stridor durch Kompression der Trachea, Dysphagie durch Einengung des Ösopha-

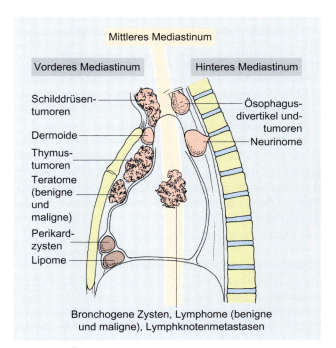

**Abb. 10.47** Überblick über die Mediastinaltumoren. Einzelne Tumorarten treten typischerweise nur in einem der Mediastinalabschnitte auf. Das Thymom beispielsweise ist nahezu ausschließlich im vorderen Mediastinum lokalisiert. Dies ermöglicht es dem Chirurgen, von der Lokalisation auf die Art des Tumors zu schließen. [L190]

gus oder eine obere Einfluss-Stauung durch Kompression der V. cava superior. Drückt der Tumor auf umgebende Nerven, z. B. den N. laryngeus recurrens, N. vagus oder N. phrenicus, können z. B. Husten, Heiserkeit, Singultus (*Schluckauf*), Herzrhythmusstörungen oder gastrointestinale Symptome auftreten.

### Diagnostik

Die Röntgenaufnahme des Thorax liefert die Verdachtsdiagnose und zeigt meist auch die Lokalisation und ungefähre Ausdehnung des Tumors. In Computer- oder Kernspintomografie sind die genaue Tumorausdehnung, Infiltrationen in Nachbarorgane oder in die Brustwand sowie bereits entstandene Metastasen zu sehen. Eine Szintigrafie erlaubt den Ausschluss einer intrathorakalen Struma (➤ 11.3.3).

Da die verschiedenen Mediastinaltumoren unterschiedlich behandelt werden, ist häufig eine Biopsie zur histologischen Artdiagnose des Tumors erforderlich.

### Behandlung

Maligne Lymphome und Lymphknotenmetastasen (etwa eines kleinzelligen Bronchialkarzinoms, ➤ 10.11.2), werden primär mit Radio- und Chemotherapie behandelt. Eine Operation zur Tumorreduktion (*Debulking*, ➤ 10.11.2) kann sinnvoll sein.

Bei allen anderen Tumoren bietet nur die Resektion Aussicht auf Heilung oder wesentliche Prognoseverbesserung:
- Benigne Tumoren können, auch wenn sie extrem groß sind, meist relativ problemarm und mit geringem Risiko entfernt werden
- Malignome werden abhängig von der Tumorgröße, dem (mutmaßlichen) Ansprechen des Tumors auf Radio- oder Chemotherapie und der Dringlichkeit der Operation entweder zuerst reseziert und dann ggf. mit einer Radio-Chemo-Therapie nachbehandelt oder erst nach einer Vorbehandlung mit Radio- und Chemotherapie reseziert.

Kleine benigne Tumoren können evtl. videoassistiert thorakoskopisch entfernt werden, möglichst bereits im Rahmen der ersten (diagnostischen) Thorakoskopie. Ansonsten ist der häufigste operative Zugang zum vorderen Mediastinum die mediane Sternotomie, bei lateral oder dorsal lokalisierten Tumoren eine laterale Thorakotomie (➤ Abb. 10.29).

**Myasthenia gravis und Thymustumoren**
Die **Myasthenia gravis,** eine Autoimmunerkrankung mit Antikörperbildung gegen die Azetylcholinrezeptoren der motorischen Endplatte, ist in bis zu 80 % der Fälle von einer Hyperplasie (*Vergrößerung durch Zunahme der Zellen*) des Thymus oder gar einem Thymustumor (*Thymom*) begleitet. Die Entfernung der Thymusdrüse einschließlich des umgebenden Fettgewebes kann, wenn die Operation im Frühstadium der Erkrankung erfolgt, bei bis zu 90 % der Patienten die Erkrankung heilen oder zumindest bessern.

### Pflege

*Perioperative Pflege in der Thoraxchirurgie* ➤ 10.4.3
*Pflege bei Pleuradrainage* ➤ 10.4.2

Insbesondere nach erweiterten Resektionen können Komplikationen auftreten, z. B. eine respiratorische Insuffizienz infolge einer Zwerchfellparese durch Resektion oder Schädigung des N. phrenicus, Herzrhythmusstörungen oder eine Perikardtamponade (➤ 13.12.1) nach Perikardresektionen oder eine obere Einfluss-Stauung nach prothetischem Ersatz der V. cava oder V. brachiocephalica. Deshalb werden die Patienten postoperativ zunächst auf der Intensivstation betreut.

Bei der Lagerung und bei der Mobilisation des Patienten achten die Pflegenden darauf, den Patienten stets achsengerecht zu bewegen, um eine Sternuminstabilität zu vermeiden. Diese kann schwerwiegende Infektionen, etwa des Sternums oder des Mediastinums sowie Störungen der Atemmechanik bis hin zur Ateminsuffizienz nach sich ziehen. Erster Hinweis auf diese Komplikation ist häufig eine **Krepitation** (*Knochenreiben*), die der Patient als „knackendes Geräusch" etwa während des Hustens oder bei Bewegungen wahrnimmt.

## 10.13 Erkrankungen der Trachea

### 10.13.1 Trachealstenose und Tracheomalazie

> **Trachealstenose:** Einengung der Luftröhre durch narbige Schrumpfung oder Kompression von außen.
> **Tracheomalazie:** Pathologische Erweichung eines oder mehrerer Tracheaknorpel. Dadurch entsteht ein Stabilitätsverlust der Trachealwand mit Einengung des Lumens bis zum Trachealkollaps.

### Krankheitsentstehung

Ein chronisches Trauma, meist eine Langzeitbeatmung, oder andere schädigende Einflüsse verursachen eine chronische Entzündung des betroffenen Trachealabschnitts, die dann entweder zur **Tracheomalazie** (*Knorpelerweichung*) oder durch narbige Schrumpfung zur starren **Trachealstenose** führt (➤ Abb. 10.48).

Seltener sind Stenosen durch endotracheal wachsende Tumoren und Kompressionsstenosen durch große Strumen (➤ 11.3.3).

### Symptome, Befund und Diagnostik

Leitsymptom ist eine Dyspnoe mit inspiratorischem Stridor.

In der Lungenfunktionsuntersuchung ist eine Erhöhung des Widerstands in den zentralen Atemwegen nachweisbar. Eine Laryngo-Tracheoskopie zeigt die Art, die Lokalisation und das Ausmaß der Schädigung.

### Behandlung

Die erfolgversprechendste Behandlung ist die Resektion des betroffenen Trachealsegments mit End-zu-End-Anastomose.

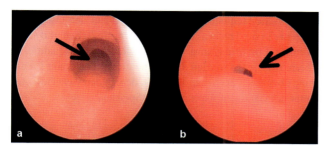

**Abb. 10.48 Trachealstenose in der endoskopischen Darstellung.**
a) Subglottische Trachealstenose; b) deutliche Verengung der Trachea direkt oberhalb der Carina. [F428]

Dies ist allerdings nur möglich, wenn nicht mehr als ca. 6–8 cm reseziert werden müssen. Bei sehr langen oder mehrfachen Stenosen, die langstreckige Resektionen erfordern würden, sowie bei inoperablem Befund sind verschiedene Strategien denkbar:
- Vorübergehend kann die Trachea mit einem Endotrachealtubus von innen geschient werden
- Zur längerfristigen Behandlung legt der Arzt endoskopisch einen *Trachealstent* ein ( ➤ Abb. 10.49), der die Trachea von innen stabilisiert
- Alternativ können stenosierende inoperable Tumoren oder kurzstreckige membranöse Stenosen mit Laserresektion behandelt werden. [6]

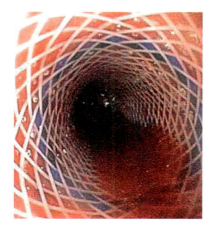

**Abb. 10.49** Eingelegter Ösophagusstent aus der Innenansicht. (Die Produktabbildung wurde freundlicherweise von Boston Scientific zur Verfügung gestellt. © 2012 Boston Scientific Corporation oder angeschlossene Unternehmen. Alle Rechte vorbehalten.) [V219]

### Pflege bei Trachealresektion

*Perioperative Pflege in der Thoraxchirurgie* ➤ 10.4.3

**Postoperativ** achten die Pflegenden darauf, dass der Kopf des Patienten nicht überstreckt, sondern leicht nach vorn gebeugt gelagert ist, um einen zu großen Zug auf die Anastomose zu vermeiden (Lagerung nach Ösophagusresektion ➤ 5.5.6). Außerdem informieren sie den Patienten darüber, dass er in den ersten postoperativen Wochen den Hals nicht überstrecken soll. Deshalb ist es auch sinnvoll, den Patientenaufrichter zu entfernen. Aufgrund der Schleimhautschwellung besteht nach einer Trachealresektion die Gefahr einer akuten Verlegung der Atemwege, entweder durch die Schwellung oder durch Trachealsekret. Die Pflegenden überwachen deshalb die Atmung des Patienten engmaschig und achten insbesondere auf einen Stridor. Außerdem führen sie regelmäßige Atemtherapie und Inhalationen durch (Arztanordnung).

> **VORSICHT**
> Bei neu auftretendem blutigem Sputum umgehend den Arzt informieren, da dies ein Hinweis auf eine beginnende Anastomoseninsuffizienz sein kann.

## 10.13.2 Trachealperforation

### Krankheitsentstehung

**Trachealperforationen** entstehen meist im Rahmen eines Thorax- oder Polytraumas, selten durch perforierende Verletzungen, z. B. Messerstich oder Schuss. Weitere Ursachen sind Tumoren oder Druckulzera, die z. B. durch Langzeitintubation entstanden sind.

Traumatisch bedingte Trachealperforationen sind meist am Hals, in der distalen Trachea oder im Bereich der Bifurkation lokalisiert. Die nicht traumatisch bedingten Perforationen können alle Abschnitte der Trachea betreffen.

### Symptome, Befund und Diagnostik

Bei unfallverletzten Patienten weisen ein progredientes Mediastinalemphysem, blutiges Trachealsekret und ein Pneumothorax ( ➤ 10.7.5) auf die Trachealperforation hin. Wichtigste diagnostische Maßnahme ist die Bronchoskopie, die fast immer unter schlechten Untersuchungsbedingungen durchgeführt werden muss.

Iatrogene Verletzungen werden entweder sofort bei der Entstehung bemerkt oder fallen durch ein Mediastinalemphysem oder eine Mediastinitis auf. Manchmal werden sie gar nicht diagnostiziert. Dann weist später nur eine narbige Stenose auf die Verletzung hin.

### Behandlung

Bei frischen Verletzungen und progredientem Mediastinalemphysem ist eine Operation indiziert. Abhängig vom bronchoskopischen und intraoperativen Befund übernäht der Thoraxchirurg die Perforation oder führt eine Trachealresektion ( ➤ 10.13.1) durch. Veraltete Rupturen sind technisch schwierig zu versorgen und können bei Patienten in stabilem Allgemeinzustand auch konservativ behandelt werden. Narbige Stenosen entfernt der Chirurg zu einem späteren Zeitpunkt operativ.

## 10.13.3 Tracheobronchiale Fisteln

> **Tracheobronchiale Fistel:** Angeborene oder erworbene pathologische Verbindung zwischen der Trachea oder dem Bronchialbaum und

einer anderen Körperhöhle oder einem Hohlorgan, z. B. einer Arterie (*arteriotracheale Fistel*) oder dem Ösophagus (*ösophagotracheale Fistel*).

## Ösophagotracheale Fisteln

Bei **ösophagotrachealen Fisteln** besteht eine pathologische Verbindung zwischen der Trachea und dem Ösophagus.

### Krankheitsentstehung und Einteilung

*Benigne* Fisteln zwischen Ösophagus und Trachea sind meist Folge von Druckschäden der Trachealwand durch einen Endotrachealtubus. Seltener bilden sie sich nach traumatischen Trachealeinrissen oder im Rahmen einer mediastinalen Lymphknotentuberkulose (➤ 10.8.3). Angeborene Fisteln treten häufig im Zusammenhang mit einer Ösophagusatresie (➤ 5.5.1) auf, seltener ohne gleichzeitige Veränderungen am Ösophagus als H-Fistel. Diese Bezeichnung beschreibt bildhaft die quere Fistelverbindung zwischen den beiden längs verlaufenden Organen. Angeborene Fisteln manifestieren sich meist sehr früh durch die begleitende Ösophagusfehlbildung sowie durch rezidivierende bronchopulmonale Infekte und Aspirationen.

*Maligne* Fisteln sind meist Folge eines fortgeschrittenen Ösophaguskarzinoms (➤ 5.5.6), seltener eines Malignoms des Tracheobronchialsystems oder der Schilddrüse.

### Symptome, Befund und Diagnostik

Bei beatmeten Patienten ist die Symptomatik sehr diskret. Oft fällt lediglich ein vermehrt notwendiges Absaugen auf, manchmal ist das abgesaugte Trachealsekret sichtbar mit Mageninhalt vermischt. Der nicht beatmete Patient leidet unter Husten, der jeweils unmittelbar nach dem Schlucken auftritt und durch die Aspiration ausgelöst wird. Diese wiederholten Aspirationen und der Reflux von Magensaft in das Bronchialsystem führen zu lebensbedrohlichen und schwer therapierbaren Pneumonien. Bronchoskopie, Ösophagoskopie und Röntgendarstellung mit Kontrastmittel sichern die Verdachtsdiagnose.

### Behandlung

Eine Operation ist nur dann erfolgversprechend, wenn sie bei stabilem Allgemeinzustand des Patienten durchgeführt wird. Gerade dies ist aber nur schwer zu erreichen, da die Fistel immer wieder zu Komplikationen (v. a. Pneumonien) führt, die eine Erholung des Patienten und damit eine Stabilisierung seines Allgemeinzustands verhindern.

Kleine, benigne Fisteln kann der Thoraxchirurg oft direkt verschließen. Größere benigne Wanddefekte erfordern eine Segmentresektion der Trachea (*Trachealresektion*, ➤ 10.13.1).

Bei malignen ösophagotrachealen Fisteln ist eine Trachealresektion nur in Ausnahmefällen möglich, die Behandlung ist ganz überwiegend palliativ. In günstigen Fällen kann eine endoskopische Stenteinlage (➤ Abb. 10.49) in den Ösophagus (seltener in die Trachea) die Fistelöffnung abdecken und so die normale Ernährung und eine erträgliche Lebensqualität sichern. Ansonsten werden diese Patienten mit enteraler Ernährung über eine PEG behandelt. Trotzdem leiden viele Patienten unter der ständigen Aspiration von Speichel.

## Literatur und Kontaktadressen

**LITERATURNACHWEIS**

1. Heide, Enrico: Thoraxsaugdrainage für Einsteiger. Prinzipien, Funktion und Systeme verständlich gemacht; Teil 1. In: Die Schwester/Der Pfleger 8/2004, S. 596–599.
2. Heide, Enrico: Thoraxsaugdrainage für Einsteiger. Prinzipien, Funktion und Systeme verständlich gemacht; Teil 2. In: Die Schwester/Der Pfleger 9/2004, S. 680–685.
3. Heide, Enrico: Thoraxsaugdrainage für Einsteiger. Prinzipien, Funktion und Systeme verständlich gemacht; Teil 3. In: Die Schwester/Der Pfleger 10/2004, S. 758–762.
4. Deutsche Gesellschaft für Pneumologie und Beatmungsmedizin (Hrsg.): Leitlinie nichtinvasive und invasive Beatmung als Therapie der chronischen respiratorischen Insuffizienz. Version 2009. Veröffentlicht unter www.awmf.org/uploads/tx_szleitlinien/020-008_S2_Nichtinvasive_und_invasive_Beatmung_als_Therapie_der_chronischen_respiratorischen_Insuffizienz_12-2009_12-2012.pdf (Letzter Zugriff am 6.11.2012).
5. Rademacher, Jessica; Welte, Tobias: Bronchiektasen – Diagnostik und Therapie. Veröffentlicht unter www.aerzteblatt.de/archiv/115015 (Letzter Zugriff am 6.11.2012).
6. Menche, Nicole (Hrsg.): Pflege heute. 5. Aufl., Elsevier Verlag, München, 2011.
7. Goeckenjan, G et al.: Interdisziplinäre S3-Leitlinie der Deutschen Gesellschaft für Pneumologie und Beatmungsmedizin und der Deutschen Krebsgesellschaft: Prävention, Diagnostik, Therapie und Nachsorge des Lungenkarzinoms, Thieme Verlag GmbH, Stuttgart, 2010.

**KONTAKTADRESSEN**

- Aktionsbündnis Nichtrauchen: www.aktionsbuendnis-nichtrauchen.de
- Deutsche Krebshilfe e. V.: www.krebshilfe.de
- Krebsinformationsdienst (*KID*) am Deutschen Krebsforschungszentrum Heidelberg: www.krebsinformation.de
- Tumorzentrum Ludwig Heilmeyer: www.tumorzentrum-freiburg.de
- Deutsche Atemwegsliga e. V.: www.atemwegsliga.de
- Deutsche Stiftung Organtransplantation: www.dso.de
- Bundesverband der Organtransplantierten e. V.: www.bdo-ev.de
- Informationsportal rund um die Organtransplantation: www.transplant-forum.de
- Deutsche Gesellschaft für Thorax-, Herz- und Gefäßchirurgie (*DGTHG*): www.dgthg.de
- Deutsche Gesellschaft für Thoraxchirurgie (*DGT*): www.dgt-online.de
- Deutsche Gesellschaft für Pneumologie: www.pneumologie.de
- Deutsche Lungenstiftung e. V.: www.lungenstiftung.de
- Nichtraucher-Initiative Deutschland e. V.: www.nichtraucherschutz.de
- Patientenliga Atemwegserkrankungen e. V.: www.patientenliga-atemwegserkrankungen.de
- Deutsche Atemwegsliga: www.atemwegsliga.de

# KAPITEL 11
# Pflege von Menschen mit endokrinologischen Erkrankungen

| | | | | | |
|---|---|---|---|---|---|
| 11.1 | Hauptbeschwerden und Leitsymptome bei Erkrankungen der Hormondrüsen .... 415 | | 11.4 | Erkrankungen der Nebenschilddrüsen .... | 422 |
| | | | 11.4.1 | Hyperparathyreoidismus ............... | 422 |
| | | | 11.4.2 | Hypoparathyreoidismus ............... | 423 |
| 11.2 | Der Weg zur Diagnose in der endokrinen Chirurgie ................. | 416 | 11.5 | Erkrankungen der Nebennieren ......... | 424 |
| 11.2.1 | Anamnese und körperliche Untersuchung .... | 416 | 11.5.1 | Überfunktion der Nebennierenrinde ...... | 424 |
| 11.2.2 | Blutuntersuchungen bei endokrinologischen Erkrankungen ....................... | 416 | 11.5.2 | Nebennierenrindeninsuffizienz .......... | 427 |
| | | | 11.5.3 | Überfunktion des Nebennierenmarks: Phäochromozytom ................... | 428 |
| 11.3 | Schilddrüsenerkrankungen ............. | 416 | | | |
| 11.3.1 | Perioperative Pflege bei Schilddrüsenoperationen ................. | 416 | 11.6 | Neuroendokrine Tumoren ............. | 429 |
| 11.3.2 | Schilddrüsendiagnostik ................ | 417 | 11.6.1 | Überblick .......................... | 429 |
| 11.3.3 | Operationen an der Schilddrüse .......... | 418 | 11.6.2 | Insulinom .......................... | 429 |
| 11.3.4 | Struma ............................ | 418 | 11.6.3 | Karzinoid .......................... | 429 |
| 11.3.5 | Euthyreote Struma ................... | 419 | 11.6.4 | Multiple endokrine Neoplasien .......... | 429 |
| 11.3.6 | Hyperthyreose ...................... | 420 | | | |
| 11.3.7 | Entzündliche Schilddrüsenerkrankungen .... | 421 | 11.7 | Adipositas ......................... | 429 |
| 11.3.8 | Schilddrüsenkarzinom ................ | 422 | | Literatur und Kontaktadressen ............ | 431 |

**Endokrines System** (*Endokrinium*): Funktionelle Einheit, bestehend aus allen hormonbildenden (*endokrinen*) Organen, ihren Steuer- und Regulationszentren.
**Endokrinologie:** Teilgebiet der inneren Medizin, das sich mit den Funktionen der Hormone und der hormonbildenden Organe sowie der Diagnostik und Therapie von Störungen des endokrinen Systems beschäftigt.
**Endokrine Chirurgie:** Spezialisierung innerhalb der Chirurgie; befasst sich mit der operativen Therapie des endokrinen Systems.

**Aufbau des Kapitels im Lehrbuch**
Das endokrine System beeinflusst durch seine Hormonproduktion so viele Ebenen im Körper, dass eine übersichtliche Darstellung von typischen Beschwerden wegen der Vielfalt kaum möglich ist. Auch die Pflege bei den verschiedenen Erkrankungen ist sehr unterschiedlich; eine Zusammenfassung der beeinträchtigten Lebensbereiche bei endokrinologischen Erkrankungen würde zu kurz greifen. Daher gibt dieses Kapitel lediglich einen Überblick über die Hauptbeschwerden und Leitbefunde. Die spezielle Pflege ist bei den entsprechenden Erkrankungen beschrieben und der Diagnostikteil beschränkt sich auf Anamnese, körperliche Untersuchung und eine Übersicht der Blutuntersuchungen.

Zum **endokrinen System** werden Organe wie die Hirnanhangsdrüse (*Hypophyse*), Schilddrüse, Nebenschilddrüsen, Nebennieren, endokrines Pankreas, Hoden, Eierstöcke und das neuroendokrine System (in verschiedenen Organen, v.a. Magen-Darm-Trakt, verstreut liegende hormonbildende Zellen) gezählt.

Gemeinsam haben sie alle die Fähigkeit, Hormone zu produzieren. Erkrankungen des endokrinen Systems werden hauptsächlich vom Allgemeinmediziner oder vom Internisten behandelt. Kann die Erkrankung mit konservativen Maßnahmen nicht ausreichend behandelt werden und ist eine Operation erforderlich, nimmt ein *Allgemein-* oder *Viszeralchirurg* den Eingriff vor. Operative Eingriffe im Bereich der Hypophyse oder des Hypothalamus gehören zum Aufgabengebiet des *Neurochirurgen*. Chirurgische Erkrankungen des Hodens behandelt der *Urologe* (> Kap. 12), solche der Eierstöcke der *Gynäkologe*.

## 11.1 Hauptbeschwerden und Leitsymptome bei Erkrankungen der Hormondrüsen

Insbesondere bei Erkrankungen der Schilddrüse zeigt sich eine große Spannbreite der Beschwerden: Schlafstörungen, Gewichtsab- oder -zunahme, Magen-Darm-Beschwerden, Hitzewallungen, Erschöpfung, Herzbeschwerden (z.B. Herzjagen) sowie psychische Veränderungen. Bei Frauen können Zyklusunregelmäßigkeiten auftreten. Ältere Menschen zeigen oft nur wenige Symptome.

Klagen Patienten über Blutdruckprobleme, Herzrhythmusstörungen, einen neu aufgetretenen Diabetes mellitus, erhebliche Kopfschmerzen oder sehr starkes Schwitzen, besteht die Möglichkeit, dass eine Erkrankung der Nebenniere vorliegt. Gelegentlich zeigt sich dies auch durch eine Dysbalance der Geschlechtshormone, sodass es bei Frauen durch zu viele männliche Hormone zu Zyklusstörungen, Akne u.a. kommen kann. Auch bei den Tumoren der Nebennieren können die Symptome sehr variabel sein, einerseits durch die lokalen Symptome, andererseits durch die Hormonproduktion.

## 11.2 Der Weg zur Diagnose in der endokrinen Chirurgie

### 11.2.1 Anamnese und körperliche Untersuchung

Bei der **Anamneseerhebung** erfragt der Chirurg *lokale Beschwerden*, z.B. Dysphagie (*Schluckstörungen*, ➤ 5.2.2) oder Dyspnoe (*Atemnot*) bei vergrößerter Schilddrüse, aber auch Veränderungen des *Allgemeinbefindens*:
- Schilddrüsenerkrankungen zeigen sich z.B. häufig durch *Wesensveränderungen*. Patienten mit einer Schilddrüsenunterfunktion (➤ 11.3.3) sind typischerweise antriebsarm und fühlen sich schwach. Patienten mit einer Schilddrüsenüberfunktion (➤ 11.3.5) wirken dagegen unruhig, hektisch und nervös
- Viele endokrinologische Erkrankungen beeinträchtigen *vegetative Funktionen*. Patienten mit Schilddrüsenüberfunktion klagen oft über Gewichtsverlust, Durchfälle, starkes Schwitzen und Herzrasen. Patienten mit einem Phäochromozytom leiden vielfach unter anfallsartigem Bluthochdruck mit Kopfschmerzen, Herzrasen und Schweißausbruch.

Bei der **körperlichen Untersuchung** achtet der Arzt insbesondere auf Veränderungen des *Körperbaus* und der Haut. Patienten mit einem Cushing-Syndrom (➤ 11.5.1) entwickeln oft eine *Stammfettsucht*, und durch die rasche Gewichtszunahme kommt es zu Hautstriae (*zunächst blaurote, später gelblichweiße Streifen*, ➤ Abb. 11.1, wie sie auch bei schwangeren Frauen an der Bauchhaut auftreten). Bei Kranken mit einer Nebennierenunterfunktion können *Hyperpigmentierungen* auftreten (➤ 11.5.2).

### 11.2.2 Blutuntersuchungen bei endokrinologischen Erkrankungen

> **Blutuntersuchungen** sind bei der Diagnostik endokrinologischer Erkrankungen von herausragender Bedeutung.

Für fast alle Hormone sind *Blutspiegelbestimmungen* verfügbar. Ergänzend können *Stimulations-* oder *Hemmtests* (➤ 11.3.2) zur besseren Differenzierung der Störung erforderlich sein. Dabei ist es wichtig, die vorgeschriebenen Zeiten zwischen den jeweiligen Blutabnahmen genau einzuhalten, da es sonst zu falschen Ergebnissen kommen kann. Ebenso ist auf die Tageszeit zu achten, da viele Hormone tageszeitabhängig produziert werden (z.B. liegt der Kortisolspiegel am frühen Morgen am höchsten, gegen Mitternacht am niedrigsten).

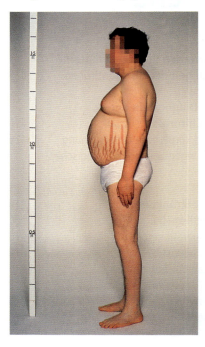

**Abb. 11.1** Die Striae (*Dehnungsstreifen*) an der Haut bei Morbus Cushing sind zunächst blaurot gefärbt. [E273]

## 11.3 Schilddrüsenerkrankungen

### 11.3.1 Perioperative Pflege bei Schilddrüsenoperationen

*Pflege vor, während und nach Operationen* ➤ Kap. 4

#### Präoperative Pflege

Es sind keine speziellen Maßnahmen der präoperativen Pflege notwendig. Die Rasur erfolgt nach Hausstandard. Vollbartträger müssen sich an der Kinnpartie rasieren.

#### Postoperative Pflege

**Lagerung und Mobilisation**
Der Patient wird mit erhöhtem Oberkörper gelagert, damit das Wundödem abschwellen und das Wundsekret besser abfließen kann. Der Kopf wird durch ein kleines Kissen oder eine Nackenrolle unterstützt, um Zug auf die Naht zu vermeiden.

Der Patient kann noch am Abend des Operationstages erstmals mobilisiert werden. Bei der Mobilisation soll der Patient ruckartige Körperbewegungen und das Drehen des Kopfes vermeiden. Ggf. kann er seinen Kopf beim Aufstehen mit beiden Händen fixieren.

## Beobachtung

Die Pflegenden überwachen den Patienten engmaschig auf **Anzeichen von Komplikationen** (➤ Tab. 11.2). In manchen Kliniken ist es üblich, in den ersten Stunden nach der Operation den Halsumfang regelmäßig zu kontrollieren, um etwaige Nachblutungen rechtzeitig zu erkennen. Um die Vergleichbarkeit der Messungen zu gewährleisten, markieren die Pflegenden die Lage des Maßbandes mit einem Stift auf dem Verband.

Die Pflegenden überprüfen die **Funktionsfähigkeit des N. recurrens,** indem sie den Patienten stimmhafte Wörter wie „Anna, Coca-Cola, Atmung" sprechen lassen. Ist die Rekurrensparese durch das Wundödem bedingt, nimmt die Heiserkeit innerhalb von Tagen ab.

> Unmittelbar postoperativ auftretende Rekurrensparesen bilden sich bei 50 % der Betroffenen spontan zurück.

Die Pflegenden fragen den Patienten nach **Parästhesien** perioral oder an den Fingern (z. B. Kribbeln, Ameisenlaufen). Sie achten auf tetanische Krämpfe mit Pfötchenstellung der Hände. Sie bitten den Patienten, sich bei diesen Symptomen sofort zu melden, da sie auf einen zu niedrigen Serumkalziumspiegel hindeuten, ausgelöst durch eine Verletzung oder (versehentliche) Entfernung der Nebenschilddrüsen.

## Ernährung

Der Patient kann am Abend unter Beobachtung schluckweise Tee trinken. Durch die Operation am Hals und dem damit verbundenen Wundödem besteht Aspirationsgefahr. Zeigt der Patient keine Schluckbeschwerden, kann er am nächsten Tag Normalkost bekommen. Ggf. benötigt er ein Schmerzmittel vor dem Essen.

## Haut

Die Redon-Drainagen entfernt der Arzt nach 24–48 Std. In der Regel erfolgt dabei auch der erste Verbandswechsel. Das Nahtmaterial entfernt der Arzt – im Gegensatz zu dem Vorgehen nach den meisten anderen Operationen – schon ab dem 4. postoperativen Tag, um eine kosmetisch möglichst günstige Narbe zu erzielen.

Die Patienten sollen bis zum vollständigen Abheilen der Wunde (zehn bis zwölf Wochen) keine Kleidung tragen, die Reibung an der Wunde verursacht.

## Patientenberatung

Die Pflegenden empfehlen dem Patienten ein Produkt, das die Narbenbildung reduziert, denn im sichtbaren Halsbereich werden kosmetisch unfällige Narben angestrebt. Solche Produkte gibt es als Pflaster (z. B. Cica-Care®, Hansaplast® med Narben Reduktion) oder Cremes (z. B. Kelofibrase® Sandoz Creme, Contratubex® Gel). Die Anwendung richtet sich nach der Herstellerinformation.

Die Pflegenden informieren den Patienten über die häufig lebenslang notwendige Einnahme von Schilddrüsenhormonen (z. B. L-Thyroxin®, Euthyrox®) und die zweimal jährlich notwendige Kontrolle des Hormonspiegels. Schilddrüsenhormone sollten morgens auf nüchternen Magen eingenommen werden und nicht gemeinsam mit Magensäure-hemmenden Präparaten, da hierdurch die Resorption beeinträchtigt werden kann.

### 11.3.2 Schilddrüsendiagnostik

#### Palpation der Schilddrüse

Im Rahmen der körperlichen Untersuchung palpiert der Chirurg bei Verdacht auf eine Schilddrüsenerkrankung die Schilddrüse. Dazu steht er hinter dem sitzenden Patienten und tastet die Schilddrüse sorgfältig auf Größe, Konsistenz und Knoten ab. Außerdem tastet er die Verschieblichkeit des Organs während des Schluckens und prüft, ob die Schilddrüse druckschmerzhaft ist. Abschließend tastet der Chirurg die regionären Lymphknoten und misst den Halsumfang.

#### Labordiagnostik

Die wichtigsten Parameter zur Einschätzung der Schilddrüsenfunktion sind der basale TSH-Wert (*TSH basal*), $T_3$ und $T_4$.

Bei einigen Schilddrüsenerkrankungen, z. B. Morbus Basedow (➤ 11.3.6) und Hashimoto-Thyreoiditis (➤ 11.3.7), sind im Blut **Schilddrüsen(auto)antikörper** nachweisbar.

#### Tumormarker
- **Thyreoglobulin** (*TG*) ist ein Protein, das an der Herstellung der Schilddrüsenhormone (Einbau von Jod) beteiligt ist und sich beim Gesunden im Blut nachweisen lässt, jedoch nicht mehr nach Entfernung der Schilddrüse. Es eignet sich daher bei Patienten mit follikulärem und papillärem Schilddrüsenkarzinom, deren Schilddrüse entfernt wurde, als Tumormarker zum Nachweis von Restgewebe oder Metastasen
- **Kalzitonin** (*Humanes Kalzitonin, HCT*) wird als Tumormarker für das von den calcitoninproduzierenden C-Zellen ausgehende medulläre Schilddrüsenkarzinom (➤ 11.3.8) genutzt.

#### Schilddrüsenszintigrafie

Zur **Schilddrüsenszintigrafie** injiziert der Arzt dem Patienten eine geringe Dosis radioaktiv markierten Technetiums (99mTc) oder Jods (123 J) intravenös. Aufnahmen mit der Gammakamera erlauben dann die zweidimensionale Darstellung des Schilddrüsengewebes. Während **kalte Knoten** das Radionuklid nicht aufnehmen, speichern **heiße Knoten** das Nuklid sehr intensiv, und das übrige Schilddrüsengewebe stellt sich abgeschwächt oder gar nicht dar.

> Heiße Schilddrüsenknoten sind stoffwechselaktiv und produzieren evtl. große Mengen Schilddrüsenhormon. Kalte Schilddrüsenknoten sind nicht stoffwechselaktiv und in der Regel karzinomverdächtig.

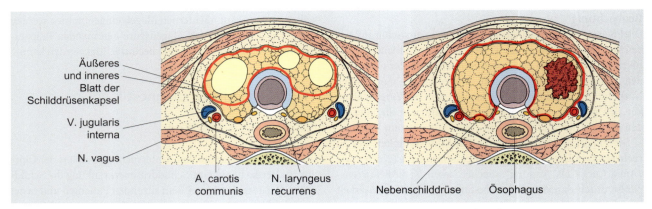

Abb. 11.2 Resektionsgrenzen bei subtotaler Strumaresektion (links) und Thyreoidektomie (rechts) im Vergleich. [L190]

### Sonografie

**Sonografische Untersuchungen** ermöglichen eine Volumenbestimmung der Schilddrüse und weisen Knoten und Zysten nach. Bei Verdacht auf ein Nebenschilddrüsenadenom kann der Arzt eventuell sonografisch die Lokalisation des Adenoms klären.

### Feinnadelpunktion der Schilddrüse

Eine **Feinnadelpunktion der Schilddrüse** ist indiziert bei karzinomverdächtigen Knoten zur weiteren Abklärung sowie bei großen Schilddrüsenzysten zur Entlastung.

### Laryngoskopie

Die präoperative **Laryngoskopie** mit Untersuchung der Stimmlippenfunktion wird – u. a. aus juristischen Gründen – vor einer Schilddrüsenoperation wegen einer intraoperativ möglichen Schädigung des N. recurrens generell empfohlen. Insbesondere bei auffälliger Stimme und nach Voroperationen im Halsbereich ist sie unerlässlich.

### 11.3.3 Operationen an der Schilddrüse

Die Indikation zur Schilddrüsenoperation stellen ein Malignitätsverdacht, lokale Beschwerden, dystope Lage oder eine konservativ nicht beherrschbare Überfunktion der Schilddrüse dar. Alternative therapeutische Optionen wie die Radiojodtherapie sollten bei der Indikationsstellung berücksichtigt werden. [5]
Die wichtigsten Operationen bzw. Resektionen sind:
- **Enukleation:** Ausschälung eines Knotens entlang seiner Kapsel
- **Knotenexzision:** Entfernung eines Knotens mit einem Saum normalen Schilddrüsengewebes
- **Isthmusresektion:** Resektion des prätrachealen Schilddrüsengewebes
- **Subtotale Lappenresektion:** Teilentfernung eines Schilddrüsenlappens mit einem Parenchymrest von 1 bis 4 ml
- **Fast-totale Lappenresektion:** Teilentfernung eines Schilddrüsenlappens mit einem Parenchymrest von weniger als 1 ml
- **Hemithyreoidektomie/Lappenresektion:** Die vollständige Entfernung eines Schilddrüsenlappens inklusive des Schilddrüsenisthmus und Lobus pyramidalis
- **Beidseits subtotale Resektion:** Teilentfernung beider Schilddrüsenlappen mit beidseitigen Parenchymresten von jeweils 1–4 ml
- **Fast-totale Thyreoidektomie:** Fast vollständige Entfernung der Schilddrüse mit Belassen eines einseitigen oder beidseitigen Parenchymrestes von insgesamt weniger als 2 ml (➤ Abb. 11.2)
- **(Totale) Thyreoidektomie:** Vollständige Entfernung beider Schilddrüsenlappen inklusive des Isthmus und des Lobus pyramidalis ohne Belassen von Parenchymresten (➤ Abb. 11.2).

### 11.3.4 Struma

**Struma** (umgangssprachlich „Kropf"): Vergrößerung der Schilddrüse. Rein *beschreibender* Begriff, der keine Aussage über Ursache der Vergrößerung oder Funktionslage der Schilddrüse zulässt.

### Krankheitsentstehung und Einteilung

In den allermeisten Fällen entsteht eine Struma durch Jodmangel. Seltene Ursachen sind Schilddrüsenmalignome (*bösartige Schilddrüsentumoren*, ➤ 11.3.8) oder eine Thyreoiditis (*Schilddrüsenentzündung*, ➤ 11.3.7).

#### Einteilung

Strumen können nach mehreren Kriterien eingeteilt werden. Meist werden sie nach ihrer Größe in Grad I – III (➤ Tab. 11.1), nach ihrer *Form und Struktur,* nach ihrer *Stoffwechsellage* oder nach ihrer *Dignität* unterschieden.
- Einteilung nach Form und Struktur:
  – Bei der **Struma diffusa** ist das Schilddrüsengewebe gleichmäßig vergrößert
  – Bei der **Struma nodosa** (*Knotenstruma*) sind meist mehrere Knoten vorhanden (*multinodöse Struma* ➤ Abb. 11.3), selten nur ein Knoten (*uninodöse Struma*)

## 11.3 Schilddrüsenerkrankungen

Tab. 11.1 Struma-Größenklassifikation nach WHO.

| Grad | Merkmale |
|---|---|
| Ia | tastbare Struma, die auch bei zurückgebeugtem Kopf nicht sichtbar ist, oder kleiner Strumaknoten |
| Ib | tastbare Struma, die jedoch nur bei zurückgebeugtem Kopf sichtbar ist |
| II | Struma, die auch bei normaler Kopfhaltung sichtbar ist |
| III | sehr große Struma, die auch aus einiger Entfernung sichtbar ist und Verdrängungserscheinungen hervorgerufen hat (z. B. obere Einflussstauung oder Verengung der Trachea) |

- Einteilung nach der Stoffwechsellage:
  - **Euthyreote Struma** (*blande Struma*) bezeichnet eine Schilddrüsenvergrößerung bei regelrechter Schilddrüsenstoffwechsellage (häufigste Form, ➤ 11.3.5)
  - **Hyperthyreote Struma.** Schilddrüsenvergrößerung mit Schilddrüsenüberfunktion
  - **Hypothyreote Struma.** Schilddrüsenvergrößerung mit Schilddrüsenunterfunktion
- Einteilung nach der Dignität
  - **Benigne Struma.** Struma bei gutartiger Grunderkrankung
  - **Maligne Struma.** Struma infolge eines bösartigen Schilddrüsentumors.

### 11.3.5 Euthyreote Struma

**Euthyreote Struma** (*blande Struma*): Schilddrüsenvergrößerung bei regelrechter Schilddrüsenstoffwechsellage. Häufigste Form der Struma und insgesamt häufige Erkrankung. 15–20 % v. a. der älteren Bevölkerung sind betroffen, Frauen viermal häufiger als Männer.

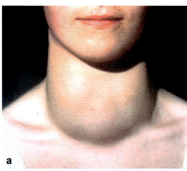

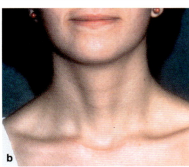

Abb. 11.3 20-jährige Patientin mit euthyreoter Knotenstruma (*Struma nodosa*) vor **(a)** und nach **(b)** der Operation. Außer einer Verdickung des Halses war der Patientin nichts aufgefallen. Präoperativ waren zwei hühnereigroße Seitenlappen und ein tischtennisballgroßer Knoten im Isthmus der Schilddrüse zu tasten. [T127]

### Krankheitsentstehung

Die weitaus häufigste Ursache einer euthyreoten Struma ist Jodmangel in der Nahrung. In vielen Gegenden Mitteleuropas enthält das Trinkwasser zu wenig Jod, sodass die Bewohner im Schnitt weniger als die erforderlichen 150–200 µg Jodid täglich aufnehmen.

### Symptome und Befund

Als erstes fällt dem Patienten zumeist eine Verdickung des Halses auf. Eventuell verspürt er auch ein Engegefühl im Halsbereich. Eine große Struma führt durch Druck auf Luft- und Speiseröhre zu *inspiratorischem Stridor* (➤ 10.2.4), Luftnot (➤ 10.2.1), Kloßgefühl (*Globusgefühl*) und Schluckbeschwerden. Bei der körperlichen Untersuchung tastet der Arzt die vergrößerte Struma und eventuell auch Knoten.

### Behandlung

**Konservative Therapie**

Die medikamentöse Behandlung besteht – je nach Alter des Patienten und Größe der Struma – in der Gabe von Jodid (z. B. Jodid 200®) bzw. (trotz des normalen Hormonspiegels) Schilddrüsenhormonen (z. B. Euthyrox®), um der Schilddrüse den Wachstumsreiz zu nehmen. Die besten Ergebnisse erzielt man mit der kombinierten Gabe von Jodid und Schilddrüsenhormon.

**Strumaresektion**

Eine beidseitige **subtotale Strumaresektion** ist angezeigt bei erheblichen Beschwerden des Patienten oder Erfolglosigkeit der medikamentösen Therapie.

Wichtigste Komplikation der Strumaresektion ist die **Rekurrensparese** mit Beeinträchtigung der Stimmbandbeweglichkeit durch intraoperative Schädigung des N. recurrens (➤ Tab. 11.2). Das Risiko einer Rekurrensparese ist bei der Operation einer Rezidiv-Struma deutlich erhöht.

**Radiojodtherapie**

Bei einer Rezidiv-Struma oder allgemeiner Inoperabilität besteht auch die Möglichkeit einer **Radiojodtherapie** (➤ 11.3.8), sofern das Strumavolumen nicht zu groß ist.

### Prognose und Patienteninformation

Etwa 1 % der Patienten haben nach der Strumaresektion eine bleibende einseitige Rekurrensparese (➤ Tab. 11.2).

Sehr selten bleibt eine postoperative Unterfunktion der Nebenschilddrüsen (*Hypoparathyreoidismus*, ➤ 11.4.2) dauerhaft bestehen. Dann ist langfristig die Gabe von Kalzium- und immer auch Vitamin-D-Präparaten (aktiviertes Vitamin D, z. B. Rocaltrol®) erforderlich.

Wichtig ist eine *Rezidivprophylaxe* mit Jodid bzw. Schilddrüsenhormonen, da das Schilddrüsenrestgewebe sonst erneut zu einer Struma auswachsen kann (*Rezidiv-Struma*).

Tab. 11.2 Komplikationen nach einer Schilddrüsenoperation.

| Komplikation | Symptome | (Erst-)Maßnahmen |
|---|---|---|
| **Nachblutung nach innen (in die Wundhöhle)** | • Stridor (> 10.2.4)<br>• Dyspnoe (Atemnot)<br>• Zunehmender Halsumfang | • Schnellstmögliche Intubation<br>• Operative Revision zur Blutstillung |
| **Nachblutung nach außen** | • Rasch zunehmende Blutmenge in den Redon-Flaschen<br>• Durchbluteter Verband<br>• Schockzeichen | • Kleine subkutane Hämatome können evtl. unbehandelt bleiben (resorbieren sich von selbst)<br>• Nach Arztanordnung Kühlelemente auflegen<br>• Ggf. operative Revision |
| **Rekurrensparese (durch intraoperative Irritation oder Verletzung des Nervs sowie durch lokales Wundödem)** | Einseitige Rekurrensparese:<br>• Heiserkeit nimmt postoperativ zu bzw. klingt nicht ab<br>• Sprechschwierigkeiten (Patient kann z. B. stimmhafte Worte wie Afrika oder Coca-Cola nicht deutlich aussprechen)<br>• Stimmlosigkeit | • Postoperative Stimmtherapie |
| | Beidseitige Rekurrensparese:<br>• Heiserkeit<br>• Schwere Dyspnoe (*Atemnot*) | • (Not-)Tracheotomie<br>• Falls bleibend: Lateralfixation der Stimmbänder zur Behebung der Atemnot |
| **Hypoparathyreoidismus (durch Verletzung oder Entfernung der Nebenschilddrüsen)** | • Sensibilitätsstörungen, z. B. Parästhesien perioral und an den Fingern (z. B. Kribbeln, Ameisenlaufen)<br>• Tetanische Krämpfe mit Pfötchenstellung der Hände<br>• Serumkalziumspiegel ↓ | • Kalziumzufuhr oral oder intravenös<br>• (Aktiviertes) Vitamin D |

## 11.3.6 Hyperthyreose

**Hyperthyreose** (*Schilddrüsenüberfunktion*): Überproduktion von Schilddrüsenhormonen. Häufige Erkrankung, meist aufgrund einer **Schilddrüsenautonomie** oder eines **Morbus Basedow**.

Die **Hyperthyreose** ist an keine Strumaform gebunden, sondern kann mit einer mehr oder weniger großen Struma diffusa oder Struma nodosa, aber auch ganz ohne Struma einhergehen.

### Krankheitsentstehung

Bei der **Schilddrüsenautonomie** haben sich abgegrenzte Knoten, meist gutartige **Adenome,** oder das gesamte Gewebe (diffus) der Kontrolle durch die übergeordneten Zentren entzogen und produzieren ungehemmt Schilddrüsenhormone.

Der **Morbus Basedow** ist eine chronische Autoimmunerkrankung. Die Autoantikörper besetzen die TSH-Rezeptoren und führen so zu einer ständigen Stimulation der hormonbildenden Zellen.

Seltener tritt eine Hyperthyreose im Anfangsstadium einer **Thyreoiditis** (*Schilddrüsenentzündung*, > 11.3.7), bei einem Schilddrüsenkarzinom (> 11.3.8) oder einer Überdosierung von Schilddrüsenhormonen auf.

### Symptome, Befund und Diagnose

- Psychische Veränderungen. Der Patient ist rastlos, nervös und leicht erregbar. Viele Kranke leiden unter Angst- und Schlafstörungen. In Extremfällen kann eine Psychose auftreten
- Erhöhte Herzfrequenz, evtl. Herzrhythmusstörungen
- Warme und gerötete Haut sowie dünnes, weiches Haar
- Wärmeempfindlichkeit mit leichtem Schwitzen
- Erhöhte Stuhlfrequenz bis hin zu Durchfällen
- Muskelschwäche und feinschlägiger Fingertremor (Zittern der Finger)
- Gewichtsverlust trotz eher reichlicher Nahrungsaufnahme infolge des gesteigerten Energiebedarfs.

> Vor allem bei älteren Patienten kann die Hyperthyreose symptomarm verlaufen und sich lediglich durch Gewichtsverlust, Schwäche oder Herzrhythmusstörungen zeigen.

Bei über 50 % der Patienten mit einem Morbus Basedow sind Zeichen einer ebenfalls immunbedingten **endokrinen Orbitopathie** zu beobachten. Der Augapfel tritt aus der Augenhöhle hervor (*Exophthalmus*), das Oberlid ist zurückgezogen und der Lidschlag zu selten (> Abb. 11.4). In schweren Fällen bestehen Augenmuskellähmungen mit Doppelbildern, in Extremfällen erblindet der Patient durch Druck auf den Sehnerv. Typisch für den Morbus Basedow ist außerdem das **prätibiale**

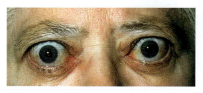

**Abb. 11.4** 53-jährige Patientin mit Morbus Basedow. Auffällig: Hervortretende Augen (*Exophtalmus*) mit zurückgezogenen Oberlidern und starrem Blick. [T127]

**Myxödem,** eine blaurote, grobporige Schwellung in der Schienbeinregion.

Die Diagnostik besteht in der Bestimmung der Schilddrüsenhormone, der für den Morbus Basedow typischen Autoantikörper (*TSH-Rezeptorantikörper*) und einer Sonografie. Eine Szintigrafie ist nur selten erforderlich.

### Behandlung

**Behandlung autonomer Adenome**

Die **Behandlung autonomer Adenome** erfolgt primär operativ. Dabei ist nicht immer eine subtotale Strumaresektion (➤ 11.3.3) erforderlich. Einzelne Adenome kann der Chirurg oft aus dem gesunden Gewebe ausschälen (*Enukleation* oder *Knotenexzision*, ➤ 11.3.3).

**Behandlung des Morbus Basedow**

Die **Behandlung bei Morbus Basedow** ist primär konservativ mit oralen Thyreostatika. Diese hemmen die Schilddrüsenhormonsynthese und ermöglichen so eine Normalisierung der Schilddrüsenfunktion und das Erreichen einer *Remission*.

Eine Operation ist indiziert, wenn die medikamentöse Therapie nach (meist) einem Jahr erfolglos bleibt, ausgeprägte unerwünschte Wirkungen auftreten oder gleichzeitig eine Struma besteht.

Eine Radiojodtherapie ist angezeigt bei Erfolglosigkeit oder starken Nebenwirkungen der medikamentösen Therapie und gleichzeitiger Inoperabilität des Patienten.

> **VORSICHT**
>
> Lebensbedrohliche Komplikation einer Hyperthyreose ist die **thyreotoxische Krise,** die bis zum Koma führen kann. Sie tritt spontan oder nach Jodexposition (z. B. durch Gabe jodhaltiger Kontrastmittel ohne entsprechende Vorsichtsmaßnahmen) auf. Ihre Letalität beträgt 30–50 %. Symptome:
> - Ausgeprägte Tachykardie, meist mit Herzrhythmusstörungen
> - Fieber
> - Durchfall
> - Erbrechen
> - Muskelschwäche
> - Erregung, später abgelöst von Somnolenz und Koma.
>
> **Erstmaßnahmen:** Sofortiger Therapiebeginn ist lebensrettend: bei Anzeichen einer thyreotoxischen Krise Arzt benachrichtigen, i. v.-Zugang legen und Transport auf die Intensivstation vorbereiten.

## 11.3.7 Entzündliche Schilddrüsenerkrankungen

> **Thyreoiditis:** Schilddrüsenentzündung. Seltene Erkrankung, je nach Verlauf unterschieden in **akute, subakute** und **chronische Thyreoiditis.**

### Krankheitsentstehung und Einteilung

Die häufigste Form ist die chronische **Hashimoto-Thyreoiditis,** die zu den Autoimmunerkrankungen gehört (bis zu 10 % der Bevölkerung, v. a. Frauen, in der 3.–6. Lebensdekade betroffen). Eine (extrem seltene) Sonderform ist die **eisenharte Riedel-Struma,** die durch Sklerosierung einer chronischen Thyreoiditis entsteht und die Schilddrüsenkapsel überschreiten kann.

Eine sehr seltene **akute eitrige Thyreoiditis** entsteht meist durch hämatogene Streuung, d. h. Bakterien aus einem anderen Infektionsherd gelangen auf dem Blutweg in die Schilddrüse.

Die ebenfalls seltene subakute **Thyreoiditis de Quervain** ist eine vermutlich virusbedingte Entzündung der Schilddrüse, bei der histologisch Riesenzellgranulome gefunden werden.

### Symptome, Befund und Diagnostik

Die chronische Hashimoto-Thyreoiditis äußert sich durch Beschwerden des Schilddrüsenhormonmangels, lokale Beschwerden treten in der Regel nicht auf. Die seltene akute oder subakute Thyreoiditis zeigt sich durch druckschmerzhafte Schwellung, Schmerzen, die manchmal in Kiefer oder Ohren ausstrahlen, und eventuell Schluckbeschwerden. Dazu kommen ein allgemeines Krankheitsgefühl und Fieber. Bei manchen Patienten sind geschwollene Halslymphknoten tastbar.

Die Schilddrüsensonografie kann Einschmelzungen im entzündeten Schilddrüsenbezirk zeigen. Im Schilddrüsenszintigramm stellen sich die betroffenen Areale als kalte Bezirke dar, da sie das Radionuklid nicht aufnehmen. Die Feinnadelpunktion (➤ 11.3.2) dient dem Erregernachweis und der zytologischen Untersuchung des Punktats. Autoantikörper (➤ 11.3.2) finden sich bei der Thyreoiditis de Quervain und bei der Hashimoto-Thyreoiditis.

### Behandlung

Die chronische Hashimoto-Thyreoiditis erfordert die lebenslange Schilddrüsenhormon-Substitution, jedoch kein chirurgisches Vorgehen. Bei der bakteriellen Thyreoiditis steht die Antibiose im Vordergrund, möglichst nach zuvor angefertigtem Antibiogramm. Eiteransammlungen drainiert der Chirurg, um zu verhindern, dass die Entzündung in die Trachea, das Mediastinum oder den Ösophagus durchbricht.

Bei der Thyreoiditis de Quervain und der Hashimoto-Thyreoiditis ist die Behandlung konservativ.

Die eisenharte Riedel-Struma wird operativ entfernt, sobald sie mechanische Komplikationen hervorruft, z. B. Schluckstörungen oder Atembeschwerden. Dann führt der Chirurg eine ausgedehnte Strumaresektion durch, bei der er möglichst viel sklerotisches Gewebe entfernt.

### Pflege

*Perioperative Pflege bei Schilddrüsenoperationen* ➤ 11.3.1

Bei der bakteriellen Thyreoiditis achten die Pflegenden darauf, dass der Patient sich schont und die verordnete Bettruhe einhält. Sie kontrollieren regelmäßig die Körpertemperatur. Bei Bedarf unterstützen sie die Wärmeabgabe durch Wadenwickel.

## 11.3.8 Schilddrüsenkarzinom

**Schilddrüsenkarzinom:** Bösartiger Schilddrüsentumor, mit insgesamt 0,5 % aller Malignome seltenes Krankheitsbild. Etwa 0,1 % der Schilddrüsenknoten sind maligne. Frauen sind etwa doppelt so häufig betroffen wie Männer.

### Krankheitsentstehung

Bei ca. 95 % aller Schilddrüsenmalignome handelt es sich um Karzinome. Dabei sind die vom Follikelepithel ausgehenden **differenzierten** (*follikulären* oder *papillären*) **Schilddrüsenkarzinome** mit etwa 80 % am häufigsten. Sie haben eine sehr gute Prognose. An zweiter Stelle (ca. 10 %) stehen die **undifferenzierten Karzinome** mit schlechter Prognose. Mit 5 % am seltensten sind die durch Entartung der calcitoninproduzierenden C-Zellen bedingten **medullären Karzinome** (*C-Zell-Karzinome*).

### Symptome, Befund und Diagnostik

Die Mehrzahl der Schilddrüsenkarzinome macht sich durch Schilddrüsenvergrößerung mit Knotenbildung bemerkbar. Verdächtig sind schnell wachsende, derbe oder schlecht verschiebliche Knoten. Wichtige Hinweise auf ein organüberschreitendes Wachstum des Schilddrüsenkarzinoms sind Schluckbeschwerden und Heiserkeit sowie das *Horner-Syndrom* (➤ 10.11.2), das auch beim Pancoast-Tumor der Lunge auftreten kann.

Die Diagnosestellung erfolgt durch Ultraschall, Szintigrafie und Feinnadelpunktion. Bei dann noch unsicherer Diagnose muss operiert werden.

### Behandlung

**Thyreoidektomie**
Standardeingriff bei einem Schilddrüsenkarzinom ist die **Thyreoidektomie** (*Entfernung der gesamten Schilddrüse*, ➤ Abb. 11.2) und die Entfernung der regionären Lymphknoten.

In fortgeschrittenen Stadien der Erkrankung ist zusätzlich eine Lymphadenektomie der zentralen Lymphknoten (parathyreoidal und paratracheal gelegene Lymphknoten) indiziert.

Bei den prognostisch ungünstigen undifferenzierten Schilddrüsenkarzinomen kann eine modifizierte oder radikale **neck-dissection** erforderlich sein. Dabei entfernt der Chirurg über einen Schnitt am Vorderrand des M. sternocleidomastoideus alle Halslymphknoten zwischen Schädelbasis und Thoraxeingang und falls erforderlich auch den M. sternocleidomastoideus sowie die V. jugularis interna samt dem umliegenden Fettgewebe en bloc.

Nach einer Thyreoidektomie muss der Patient lebenslang Schilddrüsenhormone einnehmen, nach einer Entfernung aller Nebenschilddrüsen zusätzlich Vitamin-D- oder Kalziumpräparate.

**Radiojodtherapie**
Die **Radiojodtherapie** (*RIT*) ist eine nuklearmedizinische Strahlentherapie (➤ 1.4.5). Sie ist bei einigen Formen der Hyperthyreose und bei differenzierten Schilddrüsenkarzinomen nach vollständiger Entfernung der Schilddrüse angezeigt. Als Radionuklid wird $^{131}$Jod benutzt. Dieses wird per os (als Kapsel oder flüssig) aufgenommen. Der Patient muss dazu einige Stunden nüchtern sein.

Beim Schilddrüsenkarzinom erfolgt die Radiojodtherapie einige Wochen nach der vollständigen Entfernung der Schilddrüse. In der Zeit zwischen Operation und Radiotherapie dürfen *keine* Schilddrüsenhormone oder Jodpräparate gegeben werden, um vorübergehend eine Schilddrüsenunterfunktion auszulösen, da die Metastasen sonst nur wenig oder gar kein (radioaktives) Jod aufnehmen. Anstatt des Weglassens von Schilddrüsenhormon über mehrere Wochen kann alternativ auch mit Thyrotropin (Thyrogen®) i. m. behandelt werden.

Die Radiojodtherapie wird aus Strahlenschutzgründen nur in nuklearmedizinischen Einheiten mit Strahlenschutzeinrichtungen (Bleiwände, Sammelbehälter für Ausscheidungen der Patienten) durchgeführt. [2]

Der Wirkungseintritt einer RIT ist nach etwa 2–3 Monaten zu erwarten. Nach der RIT muss die medikamentöse Behandlung angepasst werden. Zunächst sind engmaschige (2–6-wöchentlich) Hormonkontrollen notwendig, dann vierteljährlich und später jährlich. [2]

Die Bestimmung von Thyreoglobulin dient nach Entfernung der Schilddrüse als Tumormarker.

## 11.4 Erkrankungen der Nebenschilddrüsen

### 11.4.1 Hyperparathyreoidismus

**Hyperparathyreoidismus** (*HPT*): Überfunktion der Nebenschilddrüsen mit gesteigerter Sekretion von Parathormon (*PTH*). Betrifft vor allem Frauen in mittlerem bis höherem Lebensalter, Prävalenz bei postmenopausalen Frauen ca. 0,1 %.

### Krankheitsentstehung und Einteilung

Ursache des **primären Hyperparathyreoidismus** (*pHPT*) ist in ca. 80 % der Fälle ein *solitäres Nebenschilddrüsenadenom*, das unabhängig vom Blutkalziumspiegel Parathormon produziert. An zweiter Stelle steht die *Nebenschilddrüsenhyperplasie*. Seltene Ursachen sind *multiple Adenome* oder ein *Nebenschilddrüsenkarzinom* (< 1 %).

Ein familiär gehäuftes Auftreten des primären Hyperparathyreoidismus ist bei der multiplen endokrinen Neoplasie, v. a. Typ 1 (➤ 11.6.7), zu beobachten.

Beim **sekundären Hyperparathyreoidismus** (*sHPT*) ist die gesteigerte PTH-Sekretion Folge eines erniedrigten Kalziumspiegels im Blut, z. B. bei chronischer Niereninsuffizienz oder mangelnder Kalziumresorption im Magen-Darm-Trakt.

Der **tertiäre Hyperparathyreoidismus** (*tHPT*) entsteht aus dem sekundären Hyperparathyreoidismus. Durch die ständige Stimulation der Nebenschilddrüse entstehen autonome adenomatöse Wucherungen in der Drüse, die überschießend Parathormon bilden.

## Symptome und Befund

> Symptomtrias bei primärem Hyperparathyreoidismus: „Stein-, Bein und Magenpein".

Leitsymptome des primären Hyperparathyreoidismus sind:
- Weichteilverkalkungen und wiederholte Nierensteine („Steinpein") durch den erhöhten Blutkalziumspiegel
- Knochenschmerzen („Beinpein") infolge der Demineralisierung des Knochens
- Obstipation und Magenbeschwerden („Magenpein") bis hin zum Magen- oder Duodenalulkus (➤ 5.6.1) durch die gesteigerte Säuresekretion
- Polyurie, Polydipsie, Dehydratation
- Psychische Veränderungen, rasche Ermüdbarkeit und Muskelschwäche.

Die Patienten können aber auch beschwerdefrei sein.

Beim sekundären Hyperparathyreoidismus stehen die Knochenbeteiligung mit Knochenschmerzen und evtl. Spontanfrakturen sowie die Weichteilverkalkungen im Vordergrund. Zusätzlich bestehen die Symptome der Grunderkrankung.

## Diagnostik

Die Blutuntersuchung ergibt beim primären Hyperparathyreoidismus einen erhöhten Kalzium- und PTH-Spiegel sowie eine Erniedrigung des Phosphatspiegels. Bei Knochenbeteiligung ist die alkalische Phosphatase erhöht.

Beim sekundären Hyperparathyreoidismus kann der Serumkalziumspiegel normal oder erniedrigt sein. Bei einer Niereninsuffizienz ist der Phosphatspiegel erhöht.

Die Röntgenaufnahmen des Skeletts zeigen Entkalkungen, zystische Auftreibungen und Verformungen. Nierensteine können durch eine Ultraschalluntersuchung nachgewiesen werden (➤ 12.3.5).

Die Lokalisation der Adenome gelingt meist durch Ultraschalluntersuchung der Schilddrüsenregion und ein Sesta-MIBI-Szintigramm. Eine CT oder ein MRT ist nur selten erforderlich.

Ist eine präoperative Lokalisation mit den oben beschriebenen Methoden nicht möglich, wird die Diagnostik durch eine Szintigrafie erweitert, bei der mit Technetium markierte *Perfusionstracer* Verwendung finden.

## Behandlung

### Behandlung des primären Hyperparathyreoidismus

Bei einem zufällig diagnostizierten, *asymptomatischen* Hyperparathyreoidismus mit normalem Serumkalzium kann oft unter regelmäßiger ärztlicher Kontrolle abgewartet werden. Ansonsten (insbesondere bei hohen Kalziumwerten und jungen Patienten) ist die Behandlung des primären Hyperparathyreoidismus operativ mit Resektion des Epithelkörperchenadenoms.

Selten findet sich eine Hyperplasie aller Epithelkörperchen. Dann entfernt der Chirurg drei Epithelkörperchen und belässt vom vierten einen Rest.

Bei erhöhter Rezidivgefahr belässt der Chirurg die restliche halbe Drüse nicht an ihrer ursprünglichen Stelle, sondern transplantiert sie in den M. sternocleidomastoideus oder ins Muskelgewebe des Unterarms, um sie bei einer evtl. notwendigen Zweitoperation problemlos auffinden und weitere Teile resezieren zu können (Zweitoperationen in der Schilddrüsenregion sind besonders komplikationsträchtig).

> Sind zwei oder mehr Nebenschilddrüsen vergrößert, muss eine multiple endokrine Neoplasie (➤ 11.6.4) durch eine genetische Untersuchung ausgeschlossen werden.

### Behandlung bei Nebenschilddrüsenkarzinom

Standardtherapie beim seltenen Nebenschilddrüsenkarzinom ist eine Hemithyreoidektomie auf der betroffenen Seite mit Entfernung der regionären Lymphknoten.

## Pflege

*Perioperative Pflege bei Schilddrüsenoperationen* ➤ 11.3.1

Wurde Nebenschilddrüsengewebe in die Unterarmmuskulatur eingepflanzt, achten die Pflegenden darauf, an diesem Arm weder Blutdruckmessungen vorzunehmen noch Staumanschetten, etwa zur Blutentnahme, anzulegen.

> Ein unbehandelter Hyperparathyreoidismus kann zur **hyperkalzämischen Krise** führen, die sich durch unstillbares Erbrechen, massive Polyurie, Polydipsie und Exsikkose, Fieber und Bewusstseinstrübung bis zum Koma zeigt. Bei einem Patienten mit Verdacht auf Hyperparathyreoidismus sind daher engmaschige Kalziumkontrollen erforderlich. Treten Symptome auf, die auf eine hyperkalzämische Krise hinweisen, informieren die Pflegenden umgehend den Arzt. Zur Behandlung wird der Patient in aller Regel auf die Intensivstation verlegt.

## 11.4.2 Hypoparathyreoidismus

> **Hypoparathyreoidismus:** Unterfunktion der Nebenschilddrüsen mit Parathormonmangel. Meist Folge einer zu „radikalen" Schilddrüsen-, Nebenschilddrüsen- oder Kehlkopfoperation mit (versehentlicher) Entfernung aller Epithelkörperchen.

Klinisch kommt es beim **Hypoparathyreoidismus** als Folge des niedrigen Serumkalziumspiegels vor allem zu einer Übererregbarkeit der Nerven und der Muskulatur, die sich in gesteigerten Reflexen, Parästhesien und anfallsartigen Muskelkrämpfen (*Tetanie*) mit typischer Pfötchenstellung der Hände äußert.

Die Diagnose stellt der Arzt durch die Blutuntersuchung (zu niedriger Kalzium- und PTH-Spiegel bei erhöhtem Blutphosphat), die auch die Abgrenzung zur *Hyperventilationstetanie* ermöglicht. Nach einer Schilddrüsenresektion wird die Bestimmung der Kalziumkonzentration am 1. und 2. postoperativen Tag empfohlen und beim Auftreten von Symptomen.

Die Behandlung erfolgt medikamentös durch orale oder intravenöse Kalziumzufuhr in Kombination mit Vitamin-D-Präparaten. Hierzu muss aktiviertes Vitamin D (z. B. Doss® oder Rocaltrol®) eingesetzt werden, da „nomales" Vitamin D (Cholecalciferol) wegen des fehlenden Parathormons nicht wirksam genug ist.

## 11.5 Erkrankungen der Nebennieren

### 11.5.1 Überfunktion der Nebennierenrinde

Cushing-Syndrom und Morbus Cushing

> **Cushing-Syndrom:** Überfunktion der Nebennierenrinde mit Überproduktion von Glukokortikoiden, insbesondere Kortisol (*Hauptvertreter der Glukokortikoide*). Erkrankungsgipfel 30.–50. Lebensjahr, Frauen häufiger betroffen als Männer.

**Krankheitsentstehung und Einteilung**
Ein **Cushing-Syndrom** kann bedingt sein durch:
- Eine Störung der Hypophysen-Nebennieren-Achse. In 70–80 % **zentrales Cushing-Syndrom,** fast immer Folge (gutartiger) Tumoren des Hypophysenvorderlappens, die über eine ACTH-Mehrsekretion zu einer beidseitigen Nebennierenrindenhyperplasie mit Nebennierenrindenüberfunktion führen. In 20–30 % durch Nebennierenrindentumore bedingt (*adrenales Cushing-Syndrom*), wobei bei Erwachsenen die gutartigen **Nebennierenrindenadenome** ursächlich überwiegen
- Eine Glukokortikoid-Dauertherapie, man spricht auch vom **iatrogenen Cushing-Syndrom**
- Eine *paraneoplastische ACTH-Bildung,* vor allem bei kleinzelligem Bronchialkarzinom (➤ 10.11.2).

**Symptome und Befund**
Das Cushing-Syndrom (➤ Abb. 11.5) beginnt meist unspezifisch mit Leistungsabfall, Müdigkeit und Schwäche. Das Vollbild der Erkrankung ist sehr eindrücklich:
- Stammfettsucht, Vollmondgesicht und „Stiernacken" durch Gewichtszunahme und Fettumverteilung
- Gesichtsrötung, Hauteinblutungen und dunkelrote Striae (*Striae rubrae*) durch Eiweißabbau und Bindegewebsatrophie
- Muskelschwäche durch Eiweißabbau
- Buckelbildung und Knochenschmerzen durch erhöhten Knochenumbau und Osteoporose

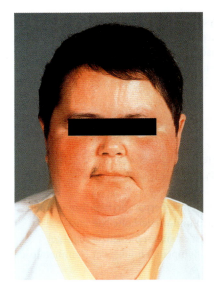

**Abb. 11.5** Die junge Patientin leidet am Morbus Cushing und zeigt die äußerlichen Merkmale in voller Ausprägung: dazu gehört vor allem ein „Vollmondgesicht" mit deutlicher Hautrötung. [E293]

- Psychische Veränderungen, meist Depressionen
- Zyklusstörungen bis hin zur Amenorrhö (Aussetzen der Regelblutung) bei Frauen, Potenzminderung bei Männern
- Fettige Haut, Akne und männlicher Schambehaarungstyp bei Frauen infolge Androgenwirkung (nur bei zentralem Cushing-Syndrom durch Mitstimulation der Zona reticularis oder bei Nebennierenrindenkarzinomen, die zusätzlich Androgene produzieren).

Viele Patienten berichten über erhöhte Infektanfälligkeit und Wundheilungsstörungen. Bei Kindern kommt es außerdem zu einer Wachstumsverminderung. Bei der Untersuchung stellt der Arzt häufig eine Hypertonie und Ödeme fest.

**Diagnostik und Differentialdiagnose**
Erste diagnostische Maßnahme ist die Blutuntersuchung. Dazu gehören das Plasmakortisoltagesprofil (typisch ist der fehlende Abfall der Werte gegen Abend, während bei einem Gesunden die höchsten Kortisolspiegel frühmorgens und die niedrigsten gegen Mitternacht gemessen werden), die Bestimmung von Kortisol im 24-Stunden-Urin sowie des ACTH-Spiegels im Blut. Bei der Blutuntersuchung zeigen sich außerdem oft eine diabetische Stoffwechsellage sowie deutliche Blutbildveränderungen.
Nächster Schritt ist die Funktionsdiagnostik mit:
- **Dexamethason-Kurztest.** Dazu erhält der Patient um 24 Uhr 1 mg Dexamethason oral. Sinkt der Plasma-Kortisolspiegel bis zum nächsten Morgen nicht oder nicht ausreichend, liegt ein Cushing-Syndrom vor. Dann erfolgt ein *Bestätigungstest* mit Dexamethason über drei Tage und nochmaliger Bestimmung des Kortisolspiegels
- **CRH-Stimulations-Test** (optional). Der Patient ruht 2 Std. und erhält danach intravenös CRH. 0, 15, 30, 45 und 60 Min. nach der Injektion wird Blut zur Hormonbestimmung entnommen. Bei ektoper (d. h. außerhalb des Hypophysenvorderlappens erfolgter) ACTH-Produktion kommt es **nicht** zum physiologischen Anstieg des ACTH- und Kortisolspiegels.

Der weiteren Lokalisationsdiagnostik dienen vor allem CT und MRT von Nebenniere oder Hypophyse, je nach Ergebnis der Hormonbestimmungen, anhand derer in der Regel eine Aussage getroffen werden kann, ob das Cushing-Syndrom durch eine Erkrankung der Hypophyse, der Nebenniere oder paraneoplastisch bedingt ist.

**Behandlung**
- Beim Morbus Cushing ist die Behandlung primär chirurgisch. Dabei versucht der Neurochirurg zunächst, den Hypophysentumor operativ zu entfernen. Gelingt es durch die Operation nicht, ACTH und Kortisol zu normalisieren, kann die beidseitige Entfernung der Nebennieren (*bilaterale Adrenalektomie*) oder eine Strahlenbehandlung der Hypophyse angezeigt sein
- Beim adrenalen Cushing-Syndrom entfernt der Chirurg bei Adenom oder Karzinom nur einer Nebenniere lediglich die tumortragende Nebenniere (*unilaterale Adrenalektomie*). Bei Befall beider Nebennieren führt er eine bilaterale Adrenalektomie durch, wodurch eine dauerhafte Einnahme von Hydrokortison erforderlich ist. Bei Karzinomen ist danach oft eine Nachbestrahlung sowie Chemotherapie oder Behandlung mit spezifischen Medikamenten (Lysodren®) erforderlich
- Für Patienten, die nicht operiert werden können oder bei denen die Operation nicht erfolgreich war, steht seit 2012 das Medikament Pasireotid (Signifor®) zur Verfügung
- Bei paraneoplastischem Cushing-Syndrom steht die Behandlung des Primärtumors im Vordergrund
- Bei bösartigen Erkrankungen, Inoperabilität des Patienten oder als Überbrückungsmaßnahme bis zur Operation kann eine medikamentöse Hemmung der Hormonsynthese versucht werden. Eingesetzt werden z. B. Ketoconazol (z. B. Nizoral®), Mitotan (etwa in Lysodren®), Metyrapon (etwa in Metopiron®) oder Aminoglutethimid (etwa in Orimeten®).

Nach unilateraler Adrenalektomie nimmt die verbliebene, zunächst noch supprimierte Nebenniere allmählich ihre Funktion auf, sodass die Glukokortikoidgabe mit zunehmender Eigenleistung der verbliebenen Nebenniere reduziert und später ausgeschlichen werden kann. Bei beidseitiger Nebennierenentfernung müssen Glukokortikoide (in „Normaldosierung", d. h. etwa 25 mg Hydrokortison in 2–3 Einzeldosen, z. B. 15-10-5 mg) und auch Mineralokortikoide (Astonin H®) lebenslang substituiert werden. Dies ist ganz wichtig, da sich sonst eine lebensbedrohliche Nebennierenkrise entwickelt. Bei fieberhaften Infekten ist eine vorübergehende höhere Dosierung (2–3-fache Tagesdosis) erforderlich, bei gastrointestinalen Erkrankungen mit Erbrechen muss Hydrokortison intravenös verabreicht werden. Den Patienten wird ein Notfallausweis ausgestellt.

---

Prinzipiell werden bei der Gabe von Glukokortikoiden zwei Therapieformen unterschieden:
- Am häufigsten ist die **pharmakodynamische Glukokortikoidtherapie**, etwa bei Autoimmunerkrankungen oder chronischen entzündlichen Darmerkrankungen (▶ 5.7.3). Für die Pflegenden in der Chirurgie sind zwei Aspekte wichtig:
  – Bei einer höher dosierten Glukokortikoidtherapie entwickelt sich langfristig ein iatrogenes Cushing-Syndrom (▶ Abb. 11.6), das besondere Pflegemaßnahmen erforderlich macht
  – Die von außen zugeführten Glukokortikoide hemmen die CRH- und ACTH-Sekretion und führen dadurch zu einer Verminderung der körpereigenen Glukokortikoidsekretion. Bei abruptem Absetzen der Glukokortikoide oder Stress-Situationen (z. B. Operation, Infektion) ist der Patient durch einen Glukokortikoidmangel gefährdet, da die unterdrückten Nebennieren den Bedarf nicht decken können. Deshalb beobachten die Pflegenden solche Patienten auch auf die Anzeichen eines Glukokortikoidmangels (▶ 11.5.2)
- Seltener ist die **Substitutionstherapie** zum Ausgleich eines körpereigenen Glukokortikoidmangels (etwa nach bilateraler Adrenalektomie). Bei korrekter Dosierung entwickelt sich hier kein Cushing-Syndrom. Bei diesen Patienten achten die Pflegenden vor allem auf die Symptome einer Nebennierenrindenunterfunktion (z. B. Schwäche, Gewichtsabnahme, Bauchschmerzen).

Alle Patienten unter Glukokortikoidtherapie sollten einen Notfallausweis erhalten, aus dem Indikation, Dauer und Dosierung der Medikamente hervorgehen. Nur wenn die Patienten den Ausweis ständig bei sich tragen, kann eine Gefährdung durch eine Nebennierenrindenkrise, z. B. bei Unfällen oder akuten Erkrankungen mit erhöhtem Bedarf an Hydrokortison, vermieden werden. Mögliche unerwünschte Wirkungen einer Glukokortikoid-Dauertherapie zeigt auch ▶ Abb. 11.6.

**Pflege bei pharmakodynamischer Glukokortikoid-Dauertherapie**
- Patienten auf das Auftreten von Cushing-Symptomen beobachten

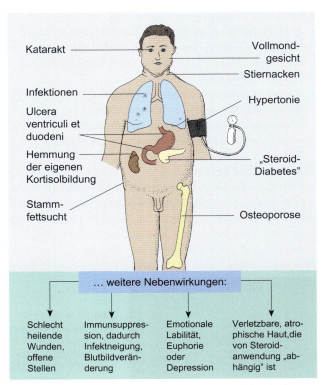

**Abb. 11.6** Mögliche unerwünschte Wirkungen einer Glukokortikoid-Dauertherapie. [L190]

- Eiweiß-, kalzium- und kaliumreiche, eher kalorien- und salzarme Kost geben, um den katabolen Wirkungen der Kortikoide und den evtl. Elektrolytverschiebungen sowie einer Gewichtssteigerung entgegensteuern zu können
- Wegen der Gefahr der Flüssigkeitsretention täglich Gewicht kontrollieren
- Unter Glukokortikoidtherapie kommt es oft zu blutenden Magen- und Zwölffingerdarmgeschwüren, ohne dass der Patient nennenswerte Beschwerden hat. Daher auf das Auftreten von Teerstuhl achten, ggf. Test auf okkultes Blut (➤ 5.3.2) durchführen
- Auch Infektionen können maskiert sein. Deshalb Temperatur regelmäßig kontrollieren und auf Krankheits- oder Entzündungszeichen achten.

**VORSICHT**
Nach einer bilateralen Adrenalektomie, bei zu rascher Reduktion oder Absetzen einer länger verabreichten Kortikoidmedikation kann eine **Addison-Krise** (*Nebennierenkrise*) auftreten (➤ 11.5.2). Deshalb den Patienten sorgfältig auf Zeichen der Nebennierenunterfunktion (➤ 11.5.2) beobachten.

## Hyperaldosteronismus

**Hyperaldosteronismus:** Überfunktion der Nebennierenrinde mit Erhöhung des Aldosterons. Erkrankungsgipfel im 30.–50. Lebensjahr, Frauen (etwas) häufiger betroffen als Männer.

### Krankheitsentstehung und Einteilung
- *Primäre* Überproduktion von Aldosteron (*Conn-Syndrom* ➤ Abb. 11.7) durch eine beidseitige Nebennierenrindenhyperplasie (⅔ der Fälle) oder gutartige Adenome der Nebennierenrinde (⅓ der Fälle)
- *Sekundäre* Mehrausschüttung von Aldosteron (*sekundärer Hyperaldosteronismus*) durch übermäßige Aktivierung des Renin-Angiotensin-Aldosteron-Systems, z. B. bei Diuretikatherapie oder bei Nierenarterienstenose (➤ 9.4.7).

### Symptome und Befund
Leitsymptom des Conn-Syndroms sind eine Hypertonie sowie evtl. bereits eingetretene Hypertoniefolgen. Manchmal bestehen Kopfschmerzen, Schwindel, Ohrensausen oder Schweißausbrüche. Viele Patienten klagen über Obstipation, Muskelschmerzen und -schwäche bis hin zu Lähmungen, tetanischen Muskelkrämpfen und Parästhesien (*Missempfindungen*) als Folge der Elektrolytstörungen (Hypokaliämie).

### Diagnostik und Differentialdiagnose
Bei der Blutuntersuchung zeigen sich bei ⅓ der Patienten typische Elektrolytveränderungen, z. B. erniedrigter Kaliumspiegel. Es besteht eine Alkalose (➤ 10.3.4). Beim Conn-Syndrom ist der Reninspiegel erniedrigt, beim sekundären Hyperaldosteronismus erhöht. Das Aldosteron ist erhöht. Die Lokalisation eines aldosteronproduzierenden Tumors gelingt meist mit Ultraschall, Szintigrafie, CT und MRT. Selten ist eine seitengetrennte Blutentnahme aus den Nebennierenvenen mit Aldosteronbestimmung erforderlich (Nebennierenvenenkatheter).

### Behandlung
*Nierenarterienstenose* ➤ 9.4.7
Bei Adenomen entfernt der Chirurg die betroffene Nebenniere operativ (*unilaterale Adrenalektomie*). Bei einer Nebennierenrindenhyperplasie muss die Aldosteronwirkung z. B. mit Aldosteronantagonisten (z. B. Spironolacton in Aldactone®) dauerhaft unterdrückt werden. Evtl. sind weitere Antihypertensiva erforderlich.

### Pflege
*Pflege vor, während und nach Operationen* ➤ Kap. 4
Vor dem Eingriff überwachen die Pflegenden engmaschig den Blutdruck des Patienten.

Bei den meisten Patienten bessern sich die Hypertonie und die Hypokaliämie innerhalb weniger Tage nach der Operation. Bis zur Normalisierung sind engmaschige Blutdruckkontrollen und evtl. mehrmals täglich Kontrollen der Elektrolyte erforderlich.

## Adrenogenitales Syndrom

**Adrenogenitales Syndrom** (*AGS*): Fehlfunktion der Nebennierenrinde mit Überproduktion von Androgenen.

### Krankheitsentstehung und Einteilung
Ursache des seltenen **angeborenen adrenogenitalen Syndroms** sind verschiedene Enzymdefekte in der Glukokortikoidsynthese. Um den Glukokortikoidmangel auszugleichen, wird vermehrt ACTH sezerniert. Die daraus resultierende Stimulation der Nebennierenrinde führt zu einer vermehrten Bildung von Androgenen (genauer: Androgenvorstufen). Sehr selten können auch (bösartige) Nebennierentumore zu einer vermehrten Androgenproduktion führen.

### Symptome, Befund und Diagnostik
Beim homozygoten adrenogenitalen Syndrom werden meist schon beim Ungeborenen vermehrt Androgene gebildet. Betroffene Mädchen zeigen bereits als Neugeborene eine Virilisierung (*Vermännlichung*) des äußeren Genitales, während

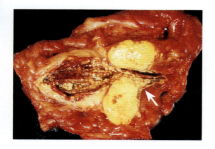

**Abb. 11.7** Aufgeschnittenes Operationspräparat bei Conn-Syndrom. Der Pfeil markiert das Adenom, links daneben ein normaler Abschnitt der Nebenniere mit Rinde und Mark. [R234–007]

Jungen zunächst meist unauffällig sind. Im weiteren Verlauf nimmt die Virilisierung bei den Mädchen zu, bei Knaben kommt es zur vorzeitigen Entwicklung männlicher Geschlechtsmerkmale bei gleichzeitig kleinen Hoden (*Pseudopubertät*). Die Kinder wachsen zunächst rasch, das Wachstum ist aber viel zu früh beendet, da die Wachstumsfugen sich verfrüht schließen.

Das heterozygote adrenogenitale Syndrom („late-onset" adrenogenitales Syndrom) zeigt sich erst im jungen Erwachsenenalter bei Mädchen und Frauen durch Haarausfall, männliche Körperbehaarung, Klitorishyperplasie und Amenorrhö (*Ausbleiben der Regelblutung*), bei Knaben und Männern durch vorzeitige Geschlechtsentwicklung, Hodenatrophie, Impotenz und Infertilität (➤ 12.8).

Meist kann der Arzt schon auf Grund der klinischen Symptome die Verdachtsdiagnose stellen. Die Diagnose wird dann durch Hormonanalysen gesichert (Nachweis des relativen Glukokortikoidmangels und der erhöhten Androgene).

**Behandlung**
Die Behandlung des angeborenen adrenogenitalen Syndroms ist konservativ mit einer lebenslangen Glukokortikoidsubstitution (➤ Abb. 11.6). Ausgeprägte Genitalfehlbildungen korrigiert der plastische Chirurg. Ein Androgen-bildender Tumor wird operativ entfernt.

### 11.5.2 Nebennierenrindeninsuffizienz

**Nebennierenrindeninsuffizienz:** Unterfunktion der Nebennierenrinde mit möglicherweise lebensbedrohlichem Mangel an Mineralo- und Glukokortikoiden. Betroffen sind vor allem junge Frauen. Eine Nebenniereninsuffizienz tritt auch iatrogen als Folge einer bilateralen Adrenalektomie auf.

#### Krankheitsentstehung und Einteilung

Der **primären Nebennierenrindeninsuffizienz** (*Morbus Addison*) liegt der Untergang von Nebennierenrindenzellen zugrunde. Dieser kann Folge sein von
- Autoimmun bedingter Zerstörung der Nebennieren (80 % der Fälle)
- Tuberkulöser Zerstörung der Nebennierenrinde (heute selten)
- Blutungen in die Nebenniere, z. B. bei Antikoagulanzientherapie, oder Tumoren (ebenfalls selten)
- Resektion beider Nebennieren.

Die *sekundäre Nebennierenrindeninsuffizienz* ist Folge einer verminderten Stimulation bei Hypothalamus- oder Hypophysenerkrankungen sowie Nebenwirkung einer Glukokortikoid-Dauertherapie durch Unterdrückung der Nebennieren.

#### Symptome und Befund

Infolge des Glukokortikoidmangels fühlen sich die Patienten müde und schwach. Oft bestehen Übelkeit und Erbrechen, sodass die Kranken an Gewicht verlieren. Auch Hypoglykämien sowie psychische Störungen wie Reizbarkeit oder Verwirrtheit können auftreten.

Beim Morbus Addison bestehen darüber hinaus mit Exsikkose, Hypotonie, evtl. Schwindel und Ohnmachtsanfällen sowie Salzhunger die Zeichen eines Mineralokortikoidmangels. Während der Untersuchung fällt beim Morbus Addison eine Hyperpigmentierung auch nicht sonnenbeschienener Hautbezirke auf, z. B. Handinnenflächen, Fußsohlen und Mundschleimhaut.

> **VORSICHT**
> Typische Erstmanifestation einer Unterfunktion der Nebennierenrinde ist die **Addison-Krise,** die bei bis dahin (gerade noch) kompensierter Insuffizienz durch zusätzliche Belastungen (z. B. Infekte, Unfälle) ausgelöst wird. Zusätzlich zu den oben aufgeführten Symptomen bestehen eine deutliche Exsikkose, ein Schock mit Oligurie und Bewusstseinsstörungen bis zum Koma und evtl. auch Erbrechen und Durchfälle. Lebensrettend ist dann die Intensivtherapie mit Kortisongabe und Volumensubstitution.

#### Diagnostik und Differentialdiagnose

Kortisol und Aldosteron im Blut sind vermindert, ACTH ist erhöht. Beim Morbus Addison besteht eine metabolische Azidose mit erhöhter Kalium- und erniedrigter Natriumkonzentration im Blut. ACTH-Bestimmung im Blut und ACTH-Test (*Kortisolbestimmung vor und nach Gabe von ACTH*) erlauben die Differenzierung zwischen Morbus Addison und sekundärer Nebennierenrindeninsuffizienz. Bei einem Morbus Addison muss nach Nebennieren-Autoantikörpern im Blut gesucht werden. Bei Verdacht auf tuberkulöse Genese sind ein Tuberkulin-Test und eine Abdomenleeraufnahme angezeigt (Verkalkungen in der Nebennierenregion?). Ultraschall und ggf. CT sind zum Tumorausschluss erforderlich.

#### Behandlung

Die Behandlung ist konservativ mit Substitution der fehlenden Hormone. Beim Morbus Addison müssen sowohl Gluko- als auch Mineralokortikoide (Hydrokortison und Fludrokortison, Astonin H®) ersetzt werden, bei der sekundären Nebennierenrindeninsuffizienz in aller Regel nur Glukokortikoide, da die Mineralokortikoide weitgehend unabhängig vom hypothalamisch-hypophysären Regelkreis sezerniert werden (➤ Abb. 11.6).

#### Pflege

In der Chirurgie tritt die Erkrankung insbesondere als Komplikation nach einer bilateralen Adrenalektomie auf oder – bei unilateraler Adrenalektomie – durch zu rasches Ausschleichen der postoperativen Glukokortikoidmedikation. Die Pflegenden beobachten daher den Patienten nach einer Adrenalektomie auf Zeichen einer lebensbedrohlichen Nebennierenkrise. In den Anfangsstadien sind dies insbesondere zunehmende Schwäche bei gleichzeitiger Unruhe, Übelkeit, Erbrechen und

Verminderung der Urinmenge. Wegen der dabei auftretenden Hypotonie sind regelmäßige Blutdruckkontrollen erforderlich.

## 11.5.3 Überfunktion des Nebennierenmarks: Phäochromozytom

> **Phäochromozytom:** Seltener, meist gutartiger Tumor, der intermittierend oder dauernd große Mengen Adrenalin und Noradrenalin produziert. Verantwortlich für ca. 0,1–0,5 % der Hypertonien.

### Krankheitsentstehung

Das **Phäochromozytom** (➤ Abb. 11.8) geht von den chromaffinen (*phäochromen*) Zellen aus, die in der Fetalzeit an vielen Stellen des Körpers, nach der Geburt aber fast nur noch im Nebennierenmark vorkommen. Extraadrenale Phäochromozytome werden als **Paragangliome** bezeichnet. In schätzungsweise 15 % der Fälle entartet das Phäochromozytom zum **malignen Phäochromozytom.**

Die folgenden Ausführungen beschränken sich auf das gutartige, adrenale Phäochromozytom.

### Symptome und Befund

Leitsymptom des Phäochromozytoms ist die anfallsartige oder dauerhafte Hypertonie (> 200 mmHg systolisch), die typischerweise mit Kopfschmerzen, Tachykardie, Schweißausbruch und Unruhe einhergeht. Die Haut ist weiß-zyanotisch und kaltschweißig. Die anfallsartige Hypertonie kann durch abdominellen Druck, etwa bei der körperlichen Untersuchung oder beim Pressen zum Stuhlgang, ausgelöst werden. Weitere Symptome sind Übelkeit, Erbrechen, Gewichtsverlust und Fieber, eventuell auch Bauchschmerzen.

### Diagnostik

Hauptsächlich durch Bestimmung der Katecholaminabbauprodukte (Metanephrine, Normetanephrine) im Blut und im 24-Std.-Sammelurin. Weniger genau ist die Messung von Adrenalin und Noradrenalin im 24-Std.-Sammelurin.

Bei erhöhten Blut- und Urinwerten sind Provokationstests indiziert. Am gebräuchlichsten ist der **Clonidintest,** bei dem unmittelbar vor und 3 Std. nach der Gabe von 300 µg Clonidin (z. B. Catapresan®) die Katecholamine im Plasma kontrolliert werden. Normalerweise fallen die Katecholaminspiegel ab. Ist dies nicht der Fall oder steigen die Spiegel sogar, weist dies auf ein Phäochromozytom hin.

Sonografie, CT, MRT und Aortografie mit selektiver Darstellung der Nebennierenarterien dienen der Lokalisation des Tumors. Lässt sich die Lokalisation anhand dieser Maßnahmen nicht sicher klären, ist eine Szintigrafie mit [131]Jod-Metajodbenzylguanidin angezeigt.

Außerdem müssen die Patienten sowie ggf. ihre Familienangehörigen auf das Vorliegen einer multiplen endokrinen Neoplasie (➤ 11.6.4) untersucht werden.

### Behandlung

Nach Möglichkeit entfernt der Chirurg den Tumor operativ (*uni- oder bilaterale Adrenalektomie,* ➤ 11.5.1). In den Wochen vor dem Eingriff erhält der Patient einen Alphablocker, vorzugsweise Phenoxybenzamin, z. B. in Dibenzyran®, sowie ggf. weitere blutdrucksenkende Medikamente. Der Alphablocker ist wichtig, da bei dem operativen Eingriff durch Druck auf den Tumor große Mengen Katecholamine freigesetzt werden können, die ohne Behandlung mit einem Alphablocker zu einer hypertensiven Krise führen können. Tritt unter Dibenzyran® eine Tachykardie oder Arrhythmie auf, verordnet der Arzt zusätzlich Betablocker, z. B. Dociton®. Ganz wichtig ist, dass die Verabreichung des Alphablockers vor der des Betablockers begonnen wird, da ansonsten eine hypertensive Krise auftreten kann.

### Pflege

*Pflege vor, während und nach Operationen* ➤ Kap. 4

Postoperativ wird der Patient für ein bis zwei Tage auf der Intensivstation versorgt. Dort erfolgen eine kontinuierliche Blutdruckkontrolle (über arterielle Kanüle und Monitor) sowie engmaschige Kontrollen des ZVD und der Flüssigkeitsbilanz.

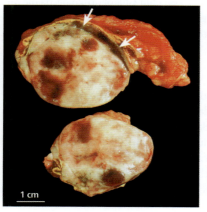
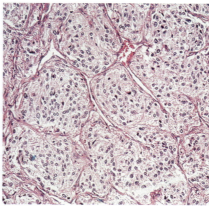

**Abb. 11.8** Präparat eines Phäochromozytoms. Die hier gelb dargestellte Nebennierenrinde (Pfeile) umschließt den Tumor. [T458]

## 11.6 Neuroendokrine Tumoren

*Medulläres Schilddrüsenkarzinom* ➤ 11.3.8
*Perioperative Pflege bei Operationen am Pankreas* ➤ 6.6.1
*Perioperative Pflege bei Operationen am Magen-Darm-Trakt* ➤ 5.4.1
*Perioperative Pflege in der Thoraxchirurgie* ➤ 10.4.3

### 11.6.1 Überblick

Hormone werden nicht nur in umschriebenen endokrinen Drüsen gebildet, sondern können auch in verstreut liegenden Zellen produziert werden. Herkunft und Bedeutung dieser Zellen sind nur teilweise geklärt, was sich in der Vielfalt ihrer Nomenklatur spiegelt. Sie werden zunehmend als **diffuses** (*disseminiertes*) **neuroendokrines System** (*DNES*) bezeichnet. Die disseminierten endokrinen Zellen des Magen-Darm-Trakts werden mit den endokrinen Langerhans-Inseln des Pankreas auch zum **gastro-entero-pankreatischen System** (*GEP*) zusammengefasst.

Wie von anderen Zellen, so können auch von den Zellen des diffusen endokrinen Systems gut- und bösartige Tumoren ausgehen. Viele dieser Tumoren schütten eines oder mehrere Hormone in die Blutbahn aus und führen dadurch zu typischen Symptomen. Die Tumoren können aber auch funktionell inaktiv sein und machen sich dann erst spät durch Lokalsymptome bemerkbar. Immunhistochemisch sind die Zellen durch die Ausschüttung von *Chromogranin A* und der *neuronenspezifischen Enolase* charakterisiert.

Die Tumoren des diffusen neuroendokrinen Systems werden überwiegend als neuroendokrine Tumoren (frühere Bezeichnung **Apudome**) bezeichnet oder – bei Lokalisation im Magen-Darm-Trakt – als *GEP-Tumoren*.

> Neuroendokrine Tumore sind sehr selten. Neben Insulinomen und Karzinoiden gibt es Glukagonome, Gastrinome und Vipome.

### 11.6.2 Insulinom

Ein typischer, jedoch sehr seltener neuroendokriner Tumor ist das insulinproduzierende **Insulinom**. Es ist ganz überwiegend im Pankreas, selten in Duodenum, Milzhilus oder Mesenterium lokalisiert. Nur 10 % der Tumoren sind maligne, in ebenfalls 10 % der Fälle liegen mehrere Tumoren vor.

Leitsymptom sind rezidivierende Hypoglykämien mit vegetativen Erscheinungen und oft auch neurologischen und psychischen Auffälligkeiten. Durch die vermehrte Nahrungsaufnahme (Heißhunger bei Hypoglykämie) nehmen die meisten Patienten an Gewicht zu.

Die Diagnose wird durch einen **Hungerversuch** (Nahrungskarenz über drei Tage mit mehrfacher Bestimmung von Blutzucker, Insulin und C-Peptid im Blut) bei Auftreten einer Hypoglykämie gesichert. Eine teils recht aufwändige Lokalisationsdiagnostik schließt sich an.

Die Behandlung besteht in der operativen Entfernung des Tumors. Dazu kann eine partielle oder totale Pankreatektomie erforderlich sein (➤ 6.6.6, ➤ Abb. 6.33). Bei metastasierenden Insulinomen kann palliativ eine Medikation z. B. mit Diazoxid (Proglicem®) oder Zytostatika versucht werden.

### 11.6.3 Karzinoid

Als **Karzinoide** werden serotoninproduzierende Tumoren des Magen-Darm-Trakts und der Lunge bezeichnet. *Serotonin* ist ein Übertragerstoff, dessen physiologische Bedeutung nicht ganz geklärt ist.

Die Tumoren zeigen sich durch Durchfälle und einen **Flush** mit rötlich-bläulicher Verfärbung insbesondere des Gesichts- und Halsbereichs. Im Magen-Darm-Trakt lokalisierte Tumoren bereiten oft lange Zeit keine Beschwerden, da das Serotonin in der Leber abgebaut wird. Erst wenn Lebermetastasen vorhanden sind, treten Symptome auf.

Ist eine operative Tumorentfernung nicht möglich, ist die Prognose trotz symptomatischer medikamentöser Behandlung schlecht.

### 11.6.4 Multiple endokrine Neoplasien

Bei der erblich bedingten, **multiplen endokrinen Neoplasie** (*MEN*, auch *multiple endokrine Adenomatose, MEA*) entwickeln die Betroffenen mehrere endokrine Tumoren in mindestens zwei Organen.

Die multiplen endokrinen Neoplasien werden je nach Kombinationsmuster der Veränderungen eingeteilt in:
- **MEN I** (*Wermer-Syndrom*). Hyperparathyreoidismus Hyperplasie oder Adenome der Nebenschilddrüse (bei ca. 95 % der Fälle, ➤ 11.4.1), weniger häufig endokrin aktive Pankreastumoren (Gastrinom, Insulinom, Vipom, Glukagonom) und Hypophysenadenome
- **MEN II** (*Sipple-Syndrom*). C-Zell-Karzinom der Schilddrüse (in 60 % der Fälle, ➤ 11.3.8), weniger häufig Phäochromozytom (➤ 11.5.3) und Nebenschilddrüsenhyperplasie oder neurokutane Veränderungen.

## 11.7 Adipositas

> **Adipositas** (*Fettleibigkeit, Fettsucht*): Übergewicht ≥ 10 % über dem Broca-Normalgewicht bzw. Bodymass-Index > 25 kg/m². In der Chirurgie ein wichtiger Faktor, der das Operationsrisiko deutlich erhöht und Wundheilungsstörungen begünstigt.

**Adipositas** beeinträchtigt nicht nur die Lebensqualität erheblich, z. B. durch eingeschränkte Leistungsfähigkeit oder soziale

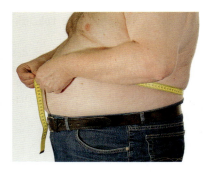

**Abb. 11.9** Höchstens 5 % der Menschen mit Adipositas leiden an hormoneller Dysbalance. Meist führen Fehlernährung und Bewegungsmangel zur Fettleibigkeit. [J787]

Isolation. Es kann auch schwerwiegende Folgeerkrankungen, etwa arterielle Hypertonie, Diabetes mellitus, Fettstoffwechselstörungen mit weiteren Komplikationen (Herzinfarkt, Schlaganfall) nach sich ziehen und dadurch die Lebenserwartung des Übergewichtigen herabsetzen.

> Ab einer Adipositas von > 20 % über dem Broca-Normalgewicht steigt das Risiko von Herz-Kreislauf-Erkrankungen, z. B. Schlaganfall und Herzinfarkt, deutlich.

### Krankheitsentstehung

Bei der Entstehung der Adipositas spielen genetische, metabolische und psychische Faktoren eine Rolle, deren Gewichtung jedoch umstritten ist. Für den Einzelnen ist entscheidend, dass er durch falsches Essverhalten und verminderte körperliche Bewegung mehr Energie zuführt, als er verbraucht. Nur bei ca. 3–5 % der Adipösen können organische Ursachen („hormonell bedingte Fettsucht"), z. B. Schilddrüsenunterfunktion (➤ 11.3.7), Cushing-Syndrom (➤ 11.5.1) oder Hypothalamustumor, gefunden werden (➤ Abb. 11.9).

### Symptome, Befund und Diagnostik

In der Praxis gibt der Vergleich des Patientengewichts mit dem **Normalgewicht nach Broca** (Körpergröße [cm] – 100) einen ersten Anhalt für das Ausmaß der Adipositas. Präziser ist die Berechnung des **Bodymass-Index** (Körpergewicht/Quadrat der Körpergröße [kg/m$^2$]), der eng mit der Fettmasse korreliert. Bei Adipösen liegt der BMI über 25 kg/m$^2$. Die Adipositas wird in 3 Grade eingeteilt: bei Grad I liegt der BMI zwischen 30 und 34,9 kg/m$^2$, bei Grad II zwischen 35 und 39,9 kg/m$^2$ und bei Grad III > 40 kg/m$^2$.

Im Rahmen der Diagnostik schließt der Arzt organische Erkrankungen als Ursache des extremen Übergewichts aus und untersucht den Patienten auf Zeichen von Folgeerkrankungen.

### Behandlung

Bei den meisten Patienten genügt die konservative Behandlung mit Reduktionskost oder Fastenkuren zur initialen Gewichtsreduktion. Danach muss der Patient seinen Lebensstil langfristig umstellen. Dazu gehören z. B. Änderung des Essverhaltens und verstärktes körperliches Training.

**Operative Verfahren bei Adipositas**

Eine operative Behandlung ist nur bei extremer Adipositas (Übergewicht > 80 % über dem Broca-Normalgewicht bzw. BMI > 40 kg/m$^2$) und nach Ausschöpfen aller Möglichkeiten einer konservativen Gewichtsreduktion angezeigt.

Derzeit gebräuchliche Operationsverfahren bei extremer Adipositas sind:

- Implantation eines **verstellbaren Magenbandes** (*gastric banding,* ➤ Abb. 11.10). Dabei legt der Chirurg – überwiegend laparoskopisch – einen Silikonschlauch so um den Magen herum, dass es den Magen in einen kleineren Anteil oberhalb des Bandes und einen größeren Anteil unterhalb des Bandes teilt. Zwischen den beiden Magenteilen bleibt nur eine kleine Öffnung bestehen. Das Magenband ist über einen dünnen Schlauch mit einem Reservoir verbunden, das der Chirurg am Ende des Eingriffs unter die Bauchhaut des Patienten platziert. Etwa zwei Wochen nach der Operation wird das Magenband unter Röntgenkontrolle durch Punktion und Füllen des unter der Haut liegenden Reservoirs erstmals enger gestellt. Nach der Implantation des Magenbandes, das bei komplikationslosem Verlauf mehrere Jahre im Körper verbleibt, vermag der Patient nur noch kleinste Mengen zu essen. Durchschnittlich verlieren die Patienten dadurch etwa 60 % ihres Übergewichts in den ersten beiden Jahren
- **Roux-Y-Magenbypass** (➤ Abb. 11.11). Dies ist mittlerweile die bevorzugte Operationstechnik, da langfristig bessere Ergebnisse zu verzeichnen sind als nach Anlage eines Magenbandes. Die Anlage eines Roux-Y-Magenbypasses ist eine Operationstechnik, bei dem durch eine Verkleinerung des Magens (Rest-Pouch mit einem Volumen von ca. 12 ml) eine Einschränkung der Nahrungsaufnahme erzeugt wird. Zusätzlich wird auch hier die Darmpassage verkürzt, sodass es zu einer Malabsorption kommen kann. Relativ gefürchtet beim Roux-Y-Magenbypass ist das Dumping-Syndrom mit Übelkeit nach dem Konsum größerer Mengen an Kohlenhydraten
- **Entfernung von überschüssigem Fettgewebe,** insbesondere im Bereich der Bauchdecke. Bei manchen Patienten ist eine Teilresektion der adipösen Bauchdecke oder des fettreichen Netzes angezeigt.

### Pflege

*Perioperative Pflege bei Operationen am Magen-Darm-Trakt* ➤ 5.3.1

Vor der Entlassung aus der Klinik erfolgt eine Diätberatung. Durch den kleinen „Vormagen" kann der Patient nur kleine Speisemengen zu sich nehmen, bei größeren Mengen kommt es zu Erbrechen. Trotz der kleinen Speisemengen tritt aber ein Sättigungsgefühl ein. Der Patient soll sich angewöhnen, gründlich zu kauen, damit nicht große Speisebrocken die Öffnung zwischen den beiden Magenteilen verlegen. Seine Trinkmenge soll der Patient nicht einschränken, jedoch auf hochkalorische

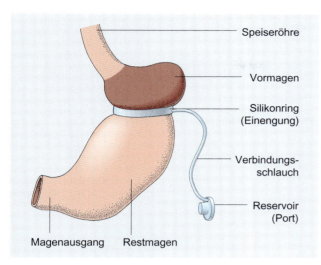

**Abb. 11.10** Magenband. [L190]

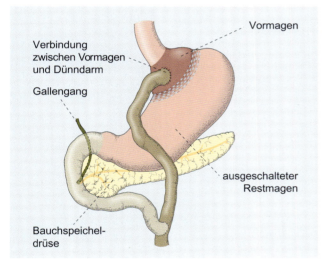

**Abb. 11.11** Magenbypass. [L190]

Getränke verzichten, da dies alle Bemühungen zunichte machen kann. Nach einem Magenbypass sollen die Patienten Essen und Trinken voneinander trennen (ca. halbe Stunde Abstand), da es ansonsten zu einer Aufdehnung des Rest-Magens mit anschließender Gewichtszunahme kommen kann.

Überwiegend kann der Patient die Klinik nach drei bis fünf Tagen verlassen. Unabdingbar für den Langzeiterfolg sind regelmäßige ambulante Kontrollen. Patienten mit einem Magenbypass müssen dauerhaft Vitamin substituieren (meist Multivitaminpräparate, Kalzium, Vitamin D und Vitamin $B_{12}$ i. m.), da es ansonsten zu schwerwiegenden Vitamin-Mangelerkrankungen kommen kann.

## Literatur und Kontaktadressen

### LITERATURNACHWEIS

1. Hehrmann, Rainer: Schilddrüsenerkrankungen. Elsevier Verlag, München 2002.
2. Deutsche Gesellschaft für Nuklearmedizin (Hrsg.): Leitlinie Radioiodtherapie (RIT) bei benignen Schilddrüsenerkrankungen. Version 7/2007. Veröffentlicht unter www.awmf.org/leitlinien/detail/ll/031-003.html (Letzter Zugriff am 6.11.2012).
3. Deutsche Gesellschaft für Nuklearmedizin (Hrsg.): Verfahrensanweisung für die Schilddrüsenszintigraphie. Version 6/2007. Veröffentlicht unter www.nuklearmedizin.de/leistungen/leitlinien/html/schild_szin.php?navId=53 (Letzter Zugriff am 6.11.2012).
4. Deutsche Adipositas-Gesellschaft (Hrsg.): Evidenzbasierte Leitlinie Prävention und Therapie der Adipositas, Version 2007. Veröffentlicht unter www.dge.de/pdf/ll/Adipositas-Leitlinie-2007.pdf (Letzter Zugriff am 6.11.2012).
5. Deutsche Gesellschaft für Allgemein- und Vizeralchirurgie, Chirurgische Arbeitsgemeinschaft Endokrinologie (Hrsg.): Operative Leitlinie Therapie benigner Schilddrüsenerkrankungen. Version 08/2012.

### KONTAKTADRESSEN

- Netzwerk Hypophysen- und Nebennierenerkrankungen e. V.: www.glandula-online.de
- Deutscher Diabetiker Bund e. V.: www.diabetikerbund.de
- Deutsche Diabetes-Gesellschaft e. V. (*DDG*): www.deutsche-diabetes-gesellschaft.de
- Deutsche Adipositas-Gesellschaft e. V.: www.adipositas-gesellschaft.de
- Weight Watchers® Deutschland: www.weightwatchers.de
- Deutsche Gesellschaft zur Bekämpfung von Fettstoffwechselstörungen und ihren Folgeerkrankungen e. V. (*DGFF/Lipidliga*): www.lipid-liga.de
- Adipositasverband International: www.adipositasverband-international.de
- Deutsche-Adipositas-Selbsthilfe e. V.: www.deutsche-adipositas-selbsthilfe.de
- Deutsche Gesellschaft für Endokrinologie e. V.: www.endokrinologie.net
- Schilddrüsenliga Deutschland e. V.: www.schilddruesenliga.de
- Die Schmetterlinge e. V. – Selbsthilfeorganisation für Patienten mit Schilddrüsenerkrankungen: www.schild-druese.de
- Schilddrüsen Forum e. V.: www.forum-schilddruese.de

# KAPITEL 12
# Pflege von Menschen mit urologischen Erkrankungen

| | | | | | |
|---|---|---|---|---|---|
| **12.1** | **Pflege in der Urologie** | 434 | **12.5** | **Erkrankungen der Nieren und Harnleiter** | 449 |
| 12.1.1 | Betroffene Menschen | 434 | 12.5.1 | Fehlbildungen von Nieren und Harnleitern | 449 |
| 12.1.2 | Prävention | 434 | 12.5.2 | Entzündliche Erkrankungen der Niere | 451 |
| 12.1.3 | Rehabilitation | 434 | 12.5.3 | Urolithiasis | 452 |
| 12.1.4 | Patientenberatung | 434 | 12.5.4 | Nierentransplantation | 454 |
| 12.1.5 | Beobachten, Beurteilen und Intervenieren | 435 | 12.5.5 | Nierentumoren | 455 |
| | | | 12.5.6 | Verletzungen der Niere | 457 |
| **12.2** | **Hauptbeschwerden und Leitsymptome bei urologischen Erkrankungen** | 435 | **12.6** | **Erkrankungen von Harnblase und Harnröhre** | 457 |
| 12.2.1 | Veränderungen der Miktion | 435 | 12.6.1 | Angeborene Harnröhrenstenosen | 457 |
| 12.2.2 | Veränderungen der Urinmenge | 436 | 12.6.2 | Harnwegsinfektionen | 457 |
| 12.2.3 | Urinbeimengungen | 437 | 12.6.3 | Harnblasenkarzinom | 458 |
| 12.2.4 | Schmerzen | 437 | | | |
| **12.3** | **Der Weg zur Diagnose in der Urologie** | 438 | **12.7** | **Erkrankungen der Prostata** | 460 |
| 12.3.1 | Anamnese und körperliche Untersuchung | 438 | 12.7.1 | Prostatitis | 460 |
| 12.3.2 | Uringewinnung zur Diagnostik | 438 | 12.7.2 | Prostatahyperplasie | 461 |
| 12.3.3 | Urinuntersuchungen | 439 | 12.7.3 | Prostatakarzinom | 463 |
| 12.3.4 | Blutuntersuchungen | 440 | | | |
| 12.3.5 | Sonografie | 441 | **12.8** | **Erkrankungen von Hoden und Nebenhoden** | 464 |
| 12.3.6 | Röntgendiagnostik | 441 | 12.8.1 | Lageanomalien des Hodens | 464 |
| 12.3.7 | Nuklearmedizinische Untersuchungen | 442 | 12.8.2 | Hoden- und Nebenhodenentzündung | 465 |
| 12.3.8 | Urodynamik | 443 | 12.8.3 | Hodentorsion | 466 |
| 12.3.9 | Endoskopische Untersuchungen | 443 | 12.8.4 | Varikozele und Hydrozele | 467 |
| 12.3.10 | Biopsien | 444 | 12.8.5 | Maligne Hodentumoren | 467 |
| **12.4** | **Pflege bei Erkrankungen der Nieren und der ableitenden Harnwege** | 444 | **12.9** | **Erkrankungen des Penis** | 468 |
| 12.4.1 | Pflege bei suprapubischer Blasenpunktion und -drainage | 444 | 12.9.1 | Fehlbildungen des Penis | 468 |
| | | | 12.9.2 | Phimose und Paraphimose | 469 |
| 12.4.2 | Pflege bei Nephrostomie | 445 | 12.9.3 | Balanitis | 470 |
| 12.4.3 | Pflege bei Ureterkatheter | 446 | 12.9.4 | Peniskarzinom | 470 |
| 12.4.4 | Pflege bei Urostoma | 447 | 12.9.5 | Verletzungen des Penis | 471 |
| 12.4.5 | Perioperative Pflege in der Urologie | 448 | | Literatur und Kontaktadressen | 471 |

**Urologie** (*Lehre von den Krankheiten der Harnorgane*): Medizinisches Fachgebiet, das in erster Linie Erkrankungen der ableitenden Harnwege und der männlichen Geschlechtsorgane zum Gegenstand hat. Umfasst auch die **Andrologie**. Sie ist das Fachgebiet, das sich mit den Fortpflanzungsfunktionen des Mannes und deren Störungen beschäftigt.

### Überschneidungen mit anderen Fachgebieten

Insbesondere bei Erkrankungen der Niere arbeiten Urologen eng mit Ärzten der **Nephrologie** zusammen, einem Teilgebiet der *inneren Medizin*, das sich hauptsächlich mit den konservativ zu behandelnden Nierenerkrankungen befasst.

Weitere Überschneidungen finden sich im Bereich der Neurologie und Neurochirurgie, da Erkrankungen wie Wirbelsäulentumoren, Hirntumoren, Querschnittlähmung eine neurogene Blasenfunktionsstörung zur Folge haben können.

## 12.1 Pflege in der Urologie

Die differenzierte urologische Diagnostik umfasst eine große Zahl von Urin- und Funktionsuntersuchungen, die z. T. von den Pflegenden durchgeführt bzw. vor- und nachbereitet werden. Bei urologischen Operationen sind neben den Wunddrainagen zahlreiche Drainagen zur Harnableitung gebräuchlich. Die Pflegenden benötigen diesbezügliches Wissen und müssen die notwendigen postoperativen Pflegemaßnahmen kennen.

Während der dreijährigen Ausbildung der Gesundheits- und Krankenpflege sind nicht alle Schüler auf einer urologischen Station eingesetzt, sodass viele Pflegende das praktische Wissen oft erst nach dem Examen erwerben.

### 12.1.1 Betroffene Menschen

Auf urologischen Stationen findet man mehr männliche Patienten als weibliche, da der Urologe auch Erkrankungen der männlichen Geschlechtsorgane behandelt.

Urologische Erkrankungen, auch die Tumoren, können Menschen jeden Alters betreffen. Erkrankungen der Prostata findet man typischerweise bei älteren Männern.

Menschen mit urologischen Erkrankungen werden häufig akut krank. Viele dieser Erkrankungen haben nach konservativer oder operativer Behandlung gute Prognosen. Das gilt auch für die bösartigen urologischen Erkrankungen.

Für viele Menschen mit urologischen Erkrankungen ist die Situation nicht einfach, denn Ausscheidung, Geschlechtsorgane und Potenz sind Tabuthemen. Patienten, aber auch Pflegenden und Ärzten fällt es häufig nicht leicht, unbefangen darüber zu reden. Außerdem tangieren urologische Erkrankungen immer auch die intimsten Regionen des menschlichen Körpers. Die Wahrung der Intimsphäre bei allen Maßnahmen der Diagnostik, Therapie und Pflege ist deshalb eine entscheidende pflegerische Maßnahme. Dazu gehört z. B., dass Gespräche in einem geschützten Rahmen geführt werden und (sofern möglich) eine geschlechtsgleiche Pflege ermöglicht wird.

Einige urologische Erkrankungen und deren Therapien können zu Impotenz und Erektionsstörungen führen. Das stellt v. a. für sexuell aktive Männer und Männer mit Kinderwunsch ein großes Problem dar.

Besonders schwierig ist die Situation für Menschen, die mit Verletzungen durch Sexualpraktiken in die Urologie kommen. Hier ist ebenfalls viel Feingefühl notwendig.

### 12.1.2 Prävention

Urologischen Tumorerkrankungen kann ganz allgemein durch eine gesunde Lebens- und Ernährungsweise vorgebeugt werden. Entscheidend ist auch die Früherkennung bösartiger Tumoren. Für Männer ab 45 Jahren gehört die rektale Untersuchung zur Krebsfrüherkennung. Leider nehmen nur 10 % der Männer dieses Angebot wahr.

Steinleiden stehen häufig in Verbindung mit der Ernährung. Eine Änderung der Ernährungsgewohnheiten kann Rezidiven vorbeugen.

Rezidivierende Harnwegsinfekte sind v. a. bei Frauen häufig. Hier kann meist eine Veränderung von Verhaltensweisen die Situation beheben.

Bei fast allen urologischen Patienten gilt der wichtige präventive Grundsatz: „viel trinken". Ausnahmen gelten für herz- und niereninsuffiziente Patienten.

### 12.1.3 Rehabilitation

Ein Großteil der urologischen Erkrankungen benötigt keine spezielle **Rehabilitation.** Die Pflegenden unterstützen den Patienten individuell im Sinne einer Aktivierung. Nach den meisten urologischen Operationen kann der Patient schnell mobilisiert werden und ist bald wieder selbstständig.

Nach tumorbedingten Operationen ist eine Anschlussheilbehandlung jedoch sinnvoll und notwendig. Patienten nach Urostoma-Anlage müssen den Umgang mit dem Versorgungssystem lernen. Die Forderung, sich aktiv an der Bewältigung der Krankheit zu beteiligen, gilt auch für Menschen, die dialysepflichtig sind oder sich mit einer Impotenz oder Erektionsstörung konfrontiert sehen. Selbsthilfegruppen können in diesem Zusammenhang eine wichtige Funktion einnehmen.

Besondere Betreuung brauchen auch Nierentransplantierte. Nach oft jahrelanger Dialyse setzen sie hohe Erwartungen in die neue Niere. Diese Patienten müssen lernen, trotz regelmäßiger Medikamenteneinnahme und Angst vor einer Abstoßung, ein möglichst normales Leben zu führen.

### 12.1.4 Patientenberatung

Pflegerische Beratung hat das Ziel, die Patienten zu Experten für ihre Erkrankung und deren Behandlung zu machen. Das ist auch deshalb sinnvoll, weil häufig eine Veränderung in den Lebens- und Ernährungsgewohnheiten notwendig ist. Bei vielen Krankheiten kann der Patient aktiv am Genesungsprozess mitwirken und diesen sogar beschleunigen. Ein Patient mit Stressinkontinenz wird z. B. über die Notwendigkeit der Beckenbodengymnastik informiert und zu den Übungen angeleitet. Führt er sie regelmäßig durch, dann kann er selbst die Inkontinenz verbessern.

Den Umgang mit Hilfsmitteln, z. B. Inkontinenzhilfsmittel, Urostomasysteme, harnableitende Systeme, müssen Patienten bzw. deren Angehörige ebenfalls lernen. Die Pflegenden führen die Schulungen so lange durch, bis der Patient im Umgang mit den Produkten sicher ist.

## 12.1.5 Beobachten, Beurteilen und Intervenieren

### Ausscheiden

Bei vielen urologischen Erkrankungen ist die Urinausscheidung beeinträchtigt oder die Urinbeschaffenheit verändert. Daher sind bei vielen Patienten eine genaue Dokumentation der Urinmenge und die Beobachtung des Urins auf Veränderungen (z. B. Farbe oder Geruch) erforderlich. Außerdem fragen die Pflegenden den Patienten gezielt nach Veränderungen, z. B. Schmerzen bei der Miktion.

Wird der Urin über Katheter oder Drainagen nach außen geleitet, übernehmen Pflegende die fachgerechte Katheter- und Drainagenversorgung und leiten den Patienten zum Umgang damit an.

### Essen und trinken

- Patienten mit Nierensteinen oder Entzündungen der ableitenden Harnwege sollen viel trinken. Ausnahmen sind Patienten, bei denen aufgrund von Begleiterkrankungen, z. B. einer Herzinsuffizienz, eine Trinkmengenbeschränkung erforderlich ist. Bei Patienten mit Nierensteinen kann zur Rezidivprophylaxe eine Diät sinnvoll sein, die sich nach der chemischen Zusammensetzung des Steins richtet (➤ 12.5.3)
- Patienten unter Nierenersatztherapie müssen eine strenge Trinkmengenbeschränkung und Diät einhalten. Die Einzelheiten sind abhängig von der Art der Nierenersatztherapie.

### Sexualität und Intimsphäre

Urologische Erkrankungen betreffen häufig den Intimbereich des Patienten. Bereits im Anamnesegespräch sollen die Patienten detaillierte Auskunft über intime Sachverhalte geben, die sie sonst allenfalls mit ihren Lebenspartnern oder sehr guten Freunden besprechen. Einigen hilft es, wenn Gespräche oder Maßnahmen, die den Intimbereich berühren, von Pflegenden bzw. Ärzten des gleichen Geschlechts durchgeführt werden und in einem geschützten Rahmen (z. B. bei Gesprächen keine Störungen, keine Zuhörer) stattfinden.

Viele Patienten schämen sich, einen für alle sichtbaren Urinbeutel zu tragen, und verlassen deshalb ihr Zimmer so wenig wie möglich. Hier können die Pflegenden helfen, indem sie den konventionellen Urinbeutel gegen einen Beinbeutel austauschen, der mit Klettverschlüssen am Bein zu befestigen ist und z. B. unter der Hose getragen werden kann (➤ Abb. 12.1).

Einige Erkrankungen und Behandlungsformen können zum bleibenden Verlust sexueller Funktionen führen. Jungen Männern, die ihre Familienplanung noch nicht abgeschlossen haben, bietet der Urologe vor der Behandlung die Möglichkeit der **Spermakryokonservierung** (*Tiefkühllagerung des Samens*) in einer Samenbank an.

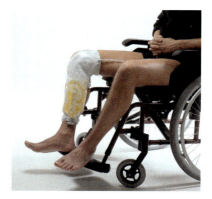

**Abb. 12.1** Moderne Urinbeutel lassen sich am Bein befestigen und fallen unter weit geschnittenen Hosen nicht auf. [V130]

Bei ursächlich nicht angeborenen Erektionsstörungen können Medikamente (Viagra®, Levitra®, Cialis®), Injektionen in den Schwellkörper und technische Hilfsmittel wie Vakuumpumpen oder eine implantierbare Penisprothese eine Hilfe sein.

## 12.2 Hauptbeschwerden und Leitsymptome bei urologischen Erkrankungen

### 12.2.1 Veränderungen der Miktion

#### Dysurie

> **Dysurie:** Erschwertes und schmerzhaftes Wasserlassen.

Eine **Dysurie** kann so stark sein, dass der Patient aus Angst vor Schmerzen kaum noch trinkt, um möglichst nicht auf die Toilette gehen zu müssen. Ist ein Harnwegsinfekt die Ursache, liegt oft gleichzeitig eine *Pollakisurie* vor. Tumoren der unteren Harnwege (Blase und Harnröhre) verursachen ebenfalls häufig ein unangenehmes Gefühl oder Schmerzen beim Wasserlassen.

#### Pollakisurie und Nykturie

> **Pollakisurie:** Häufiger Harndrang mit jeweils nur geringer Urinmenge bei meist normaler Urinmenge über 24 Std.
> **Nykturie:** Vermehrtes nächtliches Wasserlassen.

Typischerweise berichtet der Patient, dass er „ständig auf die Toilette müsse, aber immer nur für ein paar Tropfen". Häufige Ursachen einer **Pollakisurie** sind bei Frauen Harnwegsinfekte (➤ 12.6.2) oder eine *Reizblase* und bei älteren Männern die Prostatavergrößerung (➤ 12.7.2). Aber auch ein Blasentumor oder ein Harnleiterstein können sich dahinter verbergen.

Bei der **Nykturie** muss der Patient nachts *mehrfach* die Toilette aufsuchen und ist dadurch in seiner Nachtruhe gestört.

### Harnstrahlveränderung

> **Harnstrahlveränderung:** Meist Verringerung der Stärke des Harnstrahls.

Typisch für **Harnstrahlveränderungen** ist das Harnstolpern. Der Miktionsvorgang dauert länger und der Strahl wird schwächer. Ursachen für Harnstrahlveränderungen sind Prostatavergrößerung, Steine, Tumoren und Harnröhrenstrikturen.

Bei der Uroflowmetrie im Rahmen einer urodynamischen Untersuchung kann der Harnstrahl genau gemessen werden (➤ 12.3.8).

### Harnverhalt

> **Harnverhalt** (*Harnretention*): Unvermögen, Wasser zu lassen, obwohl die Harnblase prall und meist schmerzhaft gefüllt ist.

Beim **Harnverhalt** wird der Patient mit zunehmender Blasenfüllung meist unruhig und hat Schmerzen im Unterbauch. Ursache für einen *mechanischen* Harnverhalt sind bei älteren Männern oft eine Prostatavergrößerung sowie Tumoren der Harnröhre oder der Blase nahe der Harnröhrenmündung, welche die ableitenden Harnwege verlegen. Ein *neurogener* Harnverhalt wird durch Störungen der Harnblaseninnervation, z. B. durch einen Bandscheibenvorfall verursacht. Auch rückenmarksnahe Regionalanästhesien, z. B. die Spinalanästhesie (➤ 4.3.3), können einen Harnverhalt verursachen.

> Ständiges Urintröpfeln spricht nicht gegen einen Harnverhalt, da es hierzu auch durch „Überlaufen" der maximal gefüllten Blase (*Überlaufinkontinenz*) kommen kann.

### Harninkontinenz

> **Harninkontinenz:** Unwillkürlicher Urinabgang.

**Harninkontinenz** ist eine häufige Erkrankung, die Menschen aller Altersgruppen betreffen kann. Durch die Zunahme von Multimorbidität und Multimedikation im höheren Lebensalter ist der Anteil der älteren Menschen unter den Betroffenen deutlich erhöht.

#### Einteilung

- **Funktionelle Inkontinenz.** Der kontinente Mensch kann nicht rechtzeitig die Toilette erreichen, z. B. aufgrund eingeschränkter Kognition oder Mobilität
- Inkontinenz aufgrund veränderter **Speicher-** und **Entleerungsfunktion:**
  - **Belastungsinkontinenz** (*Stressinkontinenz*). Unwillkürlicher Urinabgang bei körperlicher Belastung, Niesen oder Husten. Es liegt eine Störung des Blasenverschlusses vor
  - **Dranginkontinenz** (*Urge-Inkontinenz*). Unwillkürlicher Urinabgang in Kombination mit Drangempfinden. Es kann z. B. eine Schädigung des zentralen Miktionszentrums vorliegen, ein Harnwegsinfekt, Blasensteine oder Stress
- **Mischinkontinenz.** Unwillkürlicher Urinabgang mit Drangempfinden und bei körperlicher Belastung
- **Inkontinenz bei chronischer Harnretention.** Aufgrund eines Abflusshindernisses, z. B. Prostatahypertrophie, kommt es zur unvollständigen Entleerung der Blase. Auch neurologische Erkrankungen, z. B. Querschnittslähmung, können für eine unvollständige Entleerung verantwortlich sein
- **Extraurethrale Inkontinenz.** Hier liegen anatomische Veränderungen vor
- **Unkategorisierbare Inkontinenz.** Die Symptome und Befunde lassen sicher keiner anderen Inkontinenzform eindeutig zuordnen. [10]

## 12.2.2 Veränderungen der Urinmenge

### Oligurie und Anurie

> **Oligurie:** Verminderung der Harnproduktion auf 100–500 ml/Tag (normal: 1.000–1.500 ml/Tag).
> **Anurie:** Harnproduktion ≤ 100 ml/Tag. Der Anurie geht oft eine Oligurie voraus.

**Oligurie** und **Anurie** sind die Leitsymptome des akuten Nierenversagens. Insbesondere bei alten Menschen ist eine Oligurie häufig Folge einer „inneren Austrocknung" (*Dehydratation*) durch zu geringe Trinkmenge, Durchfall oder Erbrechen.

Eine Oligurie oder Anurie kann aber auch nur scheinbar vorliegen, z. B. bei einer Harnabflussbehinderung. Dann zeigt der Patient mit einer (fast) fehlenden Urinausscheidung zwar das klinische Bild einer Oligurie oder Anurie, die zugrunde liegende Störung ist jedoch ein *Harnverhalt* (➤ 12.2.2).

> **VORSICHT**
> Oligurie oder Anurie bei liegendem Blasendauerkatheter: Katheter verstopft, abgeklemmt oder abgeknickt?

Eine Anurie ist ein Notfall, der sofort behandelt werden muss. Die Erstdiagnostik umfasst Urin- und Blutuntersuchungen, eine Einschätzung der Kreislaufsituation sowie die Sonografie der Nieren und Harnwege (➤ 12.3.5), die eine sofortige Abgrenzung von der scheinbaren Anurie beim Harnverhalt ermöglicht und erste Hinweise auf die Ursache geben kann.

## Polyurie

> **Polyurie:** Erhöhung der Urinmenge auf mehr als 3 l täglich, in Extremfällen auf 10–20 l täglich.

Häufigste Ursache einer **Polyurie** ist die Hyperglykämie bei Diabetes mellitus. Dabei scheiden die Nieren große Mengen Glukose aus, was ab einem bestimmten Blutzuckerspiegel nur noch in Verbindung mit großem Flüssigkeitsverlust geleistet werden kann.

Auch Phasen des akuten oder chronischen Nierenversagens sind durch eine Polyurie gekennzeichnet (➤ 12.5.4).

## 12.2.3 Urinbeimengungen

### Hämaturie

> **Hämaturie** („*Blut im Urin*"): Krankhafte Ausscheidung von Erythrozyten (*rote Blutkörperchen*) mit dem Urin.

- **Makrohämaturie,** bei der das Blut bereits mit bloßem Auge sichtbar ist (ab ca. 1 ml Blut/l Urin)
- **Mikrohämaturie,** bei der das Blut nur mit Tests (z. B. Teststreifen, mikroskopische Beurteilung des Urins, ➤ 12.3.3) nachweisbar ist.

Häufigste Ursachen einer Makro- oder Mikrohämaturie sind Tumoren, Steine und Entzündungen von Nieren und Blase. Die Ursache kann aber auch außerhalb des Harnsystems liegen, z. B. in einer erhöhten Blutungsneigung, etwa unter Antikoagulanzientherapie. Bei Frauen ist an eine Verunreinigung des (Spontan-)Urins durch gynäkologische Blutungen (auch Menstruation) zu denken.

> Jede Hämaturie, insbesondere jedoch die schmerzlose, gilt bis zum Beweis des Gegenteils als tumorverdächtig und muss abgeklärt werden, auch wenn sie bereits von selbst aufgehört hat.

### Leukozyturie und Pyurie

> **Leukozyturie:** Krankhafte Ausscheidung von Leukozyten (*weiße Blutkörperchen*) mit dem Urin.
> **Pyurie** (*Eiterharn*): Mit bloßem Auge sichtbare Eiterbeimengungen im Urin.

Einige wenige Leukozyten können auch im Urin des Gesunden vorkommen. Sind jedoch mehr als 10 Leukozyten/mm³ (= µl) Urin bzw. mehr als 6 Leukozyten pro Gesichtsfeld im Urinsediment vorhanden, liegt eine **Leukozyturie** vor. Die häufigste Ursache dafür ist ein Harnwegsinfekt (➤ 12.6.2).

Während die Leukozyturie erst durch eine Urinuntersuchung diagnostizierbar ist, bemerkt der Patient die **Pyurie,** den *Eiterharn,* selbst. Es kommt zu Schlieren und wolkigen Trübungen im Urin. Pyurie ist meist Folge einer schweren Entzündung der Nieren oder Harnwege.

### Proteinurie

> **Proteinurie:** Ausscheidung von mehr als 150–300 mg Eiweiß im Urin täglich.

Eine **Proteinurie** ohne Krankheitswert kann z. B. bei Fieber, Kälte, körperlicher Anstrengung (*Anstrengungsproteinurie*) sowie langem Stehen oder Laufen auftreten, klingt aber nach Beendigung der auslösenden Situation ab.

Eine krankhafte Proteinurie kann bei zahlreichen Erkrankungen auftreten, etwa bei einem erhöhten Bluteiweißspiegel (z. B. bei Hämolyse), einer Schädigung der Nierenkörperchen durch Entzündung oder einer tubulären Resorptionsstörung. Da je nach Ursache der Proteinurie unterschiedliche Eiweiße mit dem Urin ausgeschieden werden, ist eine Urin-Protein-Differenzierung bei Verdacht auf Proteinurie unabdingbar.

### Bakteriurie

> **Bakteriurie:** Vorhandensein von Bakterien im Urin.

Der Urin des Gesunden ist steril, d. h. frei von Bakterien und anderen Keimen. Beim Wasserlassen wird der Harn jedoch mit Bakterien aus den äußeren Anteilen der Harnröhre oder der Genitalorgane verunreinigt. Weder die nach genauen Regeln durchgeführte Gewinnung einer Spontanurinprobe (*Mittelstrahlurin,* ➤ 12.3.3) noch die sorgfältige Desinfektion vor der transurethralen Einmalkatheterisierung oder Blasenpunktion zur Uringewinnung können dies völlig verhindern.

Daher ist eine Bakteriurie erst dann **signifikant** (*bedeutsam*), wenn im Mittelstrahlurin 100.000 Keime/ml (= $10^5$/ml) oder mehr wachsen. Bei durch Einmalkatheterisierung gewonnenem Urin liegt die Grenze bei 1.000 Keimen/ml ($10^3$/ml), bei Blasenpunktionsurin ist sie mit zehn Keimen/ml ($10^1$/ml) am niedrigsten angesetzt.

## 12.2.4 Schmerzen

*Veränderungen der Miktion: Dysurie* ➤ 12.2.1

Urologische Erkrankungen können mit starken **Schmerzen** einhergehen. Dabei können *Lokalisation* und *Art des Schmerzes* auf die zugrunde liegende Erkrankung hinweisen:

- **Schmerzlokalisation.** Bei Erkrankungen der Niere und der oberen ableitenden Harnwege verspürt der Patient meist Schmerzen in den Flanken, bei Erkrankungen der unteren Harnwege (Harnblase und Harnröhre) sind die Schmerzen meist im Unterbauch lokalisiert

- **Schmerzcharakter**
  - Bei der Schwellung eines Organs durch Verletzung, Entzündung oder Tumor klagt der Patient über ein Druckgefühl und einen dumpfen **Dauerschmerz,** der eventuell in benachbarte Regionen ausstrahlt. Zusätzlich kann ein Druck- und Berührungsschmerz vorliegen. Dies ist z. B. bei der Orchitis ( ➤ 12.8.2) der Fall
  - Bei der Verlegung eines Hohlorgans, z. B. des Harnleiters durch Nierensteine, kommt es zu an- und abschwellendem, krampfartigem Schmerz, der **Kolik**. Oft strahlen die Schmerzen in den Rücken oder die Genitalien aus. Durch gleichzeitige Reizung des Peritoneums bestehen häufig Übelkeit, Erbrechen und eine reflektorische Darmatonie (*Ileus,* ➤ 5.7.1) sowie Kollapsneigung.

> Der Patient mit Dauerschmerz liegt eher ruhig, während sich der Patient mit einer Kolik unruhig windet und krümmt.

## 12.3 Der Weg zur Diagnose in der Urologie

### 12.3.1 Anamnese und körperliche Untersuchung

Anamnese

In der **aktuellen Anamnese** erfragt der Urologe detailliert die derzeitigen Beschwerden des Patienten, die ungefähre tägliche Trinkmenge sowie eventuell beobachtete Veränderungen der Miktion (z. B. „Schwächerwerden" des Urinstrahls bei Prostatavergrößerung) und des Urins (z. B. Beimengungen, ➤ 12.3.3). Zur Erhebung der **früheren Anamnese** erkundigt er sich nach urologischen Vorerkrankungen sowie nach Erkrankungen und Operationen außerhalb des Urogenitaltrakts, die Beschwerden an den Harn- und männlichen Geschlechtsorganen verursachen können, etwa Operationen am kleinen Becken (z. B. Rektumresektion oder gynäkologische Eingriffe), Strahlen- oder Chemotherapie. Außerdem fragt der Arzt nach früher oder derzeit eingenommenen Medikamenten.

Körperliche Untersuchung

Die **körperliche Untersuchung** berücksichtigt insbesondere urologische Aspekte:
- Palpation (Tastuntersuchung) und Perkussion (Klopfuntersuchung) beider Nieren sowie der Blase
- Inspektion und Palpation der äußeren Genitalorgane und der regionären Lymphknoten
- Bei Männern *rektale Untersuchung* zur Beurteilung der Prostata ( ➤ Abb. 12.2)
- Bei Frauen evtl. *vaginale Untersuchung,* da gynäkologische Erkrankungen auch die Harnorgane beeinträchtigen können (z. B. infiltrierende Tumoren oder Gebärmuttersenkung)

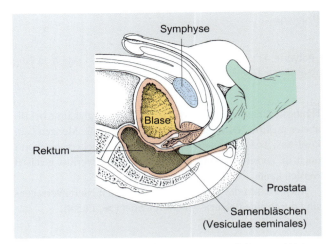

**Abb. 12.2** Die digitale Untersuchung von Prostata, Rektum und kleinem Becken ist nicht nur in der Urologie, sondern auch in der Allgemeinchirurgie bei Männern obligater Bestandteil der körperlichen Untersuchung, da der Arzt dabei nicht selten Prostatavergrößerungen und Rektumtumoren entdeckt. [L190]

- Beobachtung der Hautfarbe und des Geruchs des Patienten. Typisch für Kranke mit einer *Urämie* sind z. B. eine schmutzig-fahle Hautfarbe und *Uringeruch* in der Atemluft
- Blutdruckmessung, da der Blutdruck bei Nierenerkrankungen häufig erhöht ist.

> Zur rektalen Untersuchung Handschuhe, Fingerling und Gleitmittel bereithalten und darauf achten, dass während der Untersuchung nur unmittelbar Beteiligte den Raum betreten. Dem Patienten nach der Untersuchung Gelegenheit zur Säuberung geben.

### 12.3.2 Uringewinnung zur Diagnostik

Zur Diagnostik wird der Urin in sauberen Behältnissen, zu bakteriologischen Untersuchungen in sterilen Gefäßen aufgefangen. Nach Gewinnung leiten die Pflegenden die Urinprobe umgehend ins Labor weiter.

Spontanurin

Am häufigsten wird **Spontanurin** untersucht, d. h. der nach sorgfältiger Reinigung des äußeren Genitales – bei Männern mit zurückgestreifter Vorhaut – spontan gelassene Urin des Patienten.

Mittelstrahlurin

Zur Gewinnung von **Mittelstrahlurin** (*MSU*) wird ein Teil der mittleren Harnportion aufgefangen:
- Die erste Urinportion (etwa 50 ml) in die Toilette laufen lassen
- Ohne Unterbrechung des Harnstrahls die folgenden ca. 5–10 ml in einem vorbereiteten Gefäß auffangen
- Danach den restlichen Urin in die Toilette entleeren.

Die Pflegenden informieren den Patienten über die Notwendigkeit der Uringewinnung und leiten ihn an, den Urin korrekt zu gewinnen. Ggf. unterstützen sie ihn oder nehmen die Uringewinnung selbst vor.

## Sammelurin

Zur quantitativen Bestimmung von Urinbestandteilen, z. B. den mit dem Urin ausgeschiedenen Elektrolyten, ist es notwendig, den gesamten Urin des Patienten 24 Std. lang zu sammeln und eine Probe dieses **Sammelurins** zu untersuchen.

## Katheterurin und Blasenpunktionsurin

*Suprapubische Blasenpunktion* ➤ 12.4.1

Ist eine einwandfreie Gewinnung von Mittelstrahlurin nicht möglich, z. B. bei einer Phimose oder kognitiven Einschränkungen des Patienten, kann **Katheterurin** oder **Blasenpunktionsurin** untersucht werden:
- **Katheterurin** (*K-Urin*) wird entweder mittels Einmalkatheterismus gewonnen oder – bei liegendem Blasendauerkatheter – nach vorheriger Desinfektion mit steriler Spritze und Kanüle aus der Punktionsstelle am Ableitungsschlauch des geschlossenen Drainagesystems entnommen
- Zur Gewinnung von **Blasenpunktionsurin** führt der Arzt eine suprapubische Blasenpunktion durch (➤ 12.4.1).

## 12.3.3 Urinuntersuchungen

### Urinstatus mittels Streifen-Schnelltests

**Streifen-Schnelltests** geben rasch orientierende Hinweise auf viele urologische Erkrankungen. Dazu werden **Urin-Teststreifen** verwendet, hauptsächlich *Kombinationsteststreifen*, z. B. Combur®-Test, auf denen mehrere Testfelder aufgebracht sind

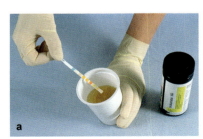
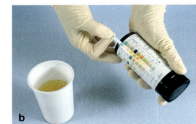

**Abb. 12.3 Streifen-Schnelltest.** [K115]
a) Teststreifen kurz in den Urin tauchen, sodass alle Testfelder benetzt sind.
b) Nach der vom Hersteller vorgegebenen Wartezeit die Testfelder mit der Farbskala auf dem Behälter vergleichen. Zu kurze oder zu lange Wartezeiten können das Ergebnis verfälschen.

(➤ Abb. 12.3). Kombinationsteststreifen ermöglichen den Nachweis von Blut (Hämoglobin/Erythrozyten), Nitrit, Leukozyten, Glukose, Bilirubin, Urobilinogen, Eiweiß und Ketonen. Außerdem erlauben sie die Bestimmung des Urin pH-Wertes, der normalerweise im sauren Bereich liegt (pH 5–7).

### Urinkultur

Bei Verdacht auf eine bakterielle Infektion der Nieren oder der ableitenden Harnwege dient die **Urinkultur** der Keimzahlbestimmung, der Keimdifferenzierung und der Resistenztestung der Keime gegen Antibiotika (➤ 2.5.2).

Zum Anlegen einer Urinkultur (➤ Abb. 12.4) stehen fertig vorbereitete Eintauchnährboden (z. B. Uricult®) zur Verfügung. Der benetzte Nährboden wird im sterilen Röhrchen für 24 Std. bei 37 °C bebrütet. Danach sind Bakterienkolonien als runde Herde auf dem Nährmedium erkennbar. Ihre Zahl wird anhand einer Vergleichstabelle geschätzt (➤ Abb. 12.4).

Bei pathologischem Befund wird der Nährboden anschließend im bakteriologischen Labor untersucht. Dort erfolgen der Erregernachweis und die Resistenzbestimmung der Keime (*Antibiogramm*, ➤ 2.5.2).

### Urinsediment

Ergibt der Streifen-Schnelltest einen positiven Befund, wird das **Urinsediment** untersucht, d. h. die festen Bestandteile des Urins. Dazu wird frisch gelassener Urin zentrifugiert und der Bodensatz (*Sediment*) unter dem Mikroskop ausgewertet:
- **Erythrozyten** (Hämaturie, ➤ 12.2.3)
- **Leukozyten** (Leukozyturie, ➤ 12.2.3)
- **Epithelzellen.** Abgeschilferte Zellen der Epithelgewebe von Nieren oder ableitenden Harnwegen dürfen nur vereinzelt vorkommen. Sie weisen bei vermehrtem Auftreten auf entzündliche Veränderungen hin
- **Zylinder.** Zylinder sind rollenförmige Zusammenballungen, die in den Nierentubuli entstehen. *Hyaline Zylinder* bestehen aus Eiweiß und sind auch beim Gesunden, z. B. nach Durst, in geringer Zahl zu beobachten. Hyaline Zylinder in großer Anzahl weisen auf eine krankhafte Proteinurie hin (➤ 12.2.3). Zylinder aus roten oder weißen Blutkörperchen (Erythrozyten- und Leukozytenzylinder) oder Epithelzellen sind immer pathologisch und weisen auf eine Nierenschädigung hin
- **Kristalle.** Die verschiedenen Kristalle sind meist ohne Krankheitswert, können aber auf eine Nierensteinerkrankung hinweisen.

### Urinkonzentration

Die **Urinkonzentration** kann festgestellt werden durch:
- Messung des **spezifischen Gewichts** (*der Massendichte*) **des Urins** mit Hilfe eines Urometers. Reines Wasser wiegt 1.000 g/l. Urin ist je nach Menge der in ihm gelösten Stoffe entsprechend schwerer als Wasser, wobei die Korrelation zwischen Uringewicht und Urinosmolalität nur locker ist.

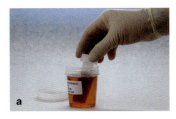
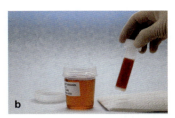
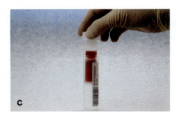
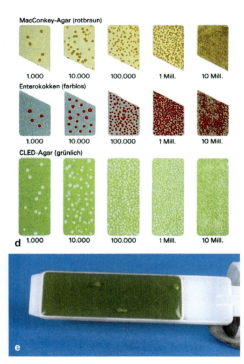

**Abb. 12.4 Anlegen einer Urinkultur.
a)** Eintauchnährboden in den steril aufgefangenen Urin tauchen. [K115] **b)** Eintauchnährboden abtropfen lassen. Dabei das Abtropfpapier nicht mit dem Eintauchnährboden berühren. [K115] **c)** Benetzten Nährboden in steriles Röhrchen stecken, fest verschließen und zum Brutschrank bringen. [K115] **d)** Auf der vom Hersteller des Eintauchnährbodens mitgelieferten Vergleichstafel lässt sich die ungefähre Keimzahl auf dem entsprechenden Nährboden ablesen. [U136] **e)** Beim hier verwendeten liegt die Keimzahl unter 1000/ml. [K183]

Der Normalwert für das Uringewicht liegt bei 1.010–1.025 mg/ml (= g/l = g/cm$^3$ = kg/m$^3$). Vielfach wird das spezifische Harngewicht auch auf das spezifische Gewicht des Wassers (1.000 g/cm$^3$) bezogen, sodass sich ein Normbereich von 1,010–1,025 ergibt
- Messung der **Urinosmolalität** durch Gefrierpunkterniedrigung. Diese Methode hat die Messung des spezifischen Gewichts weitgehend abgelöst. Der Normwert für die Urinosmolalität liegt bei mindestens 50 mosmol/kg und maximal bei etwa 1.200 mosmol/kg, nach Durstversuch sind Werte von 855–1.335 mosmol/kg bzw. ein Osmolalitätsverhältnis Urin : Serum ≥ 3 normal. Die Urinosmolalität spielt eine wichtige Rolle bei der Differenzierung der verschiedenen Polyurieformen.

## 12.3.4 Blutuntersuchungen

- **Kreatinin** (*Endprodukt des Muskelstoffwechsels*) und **Harnstoff** (*Endprodukt des Eiweißstoffwechsels*) sind **harnpflichtige Substanzen,** die nur durch die Nieren ausgeschieden werden und sich bei Nierenfunktionsstörungen im Blut anreichern
- Die **Serumelektrolyte**, v. a. das Kalium und das Natrium und der **Harnsäurespiegel** sind bei Nierenfunktionsstörungen oft verändert. Bei Nierensteinen kann eine Elektrolytbestimmung erste Hinweise auf die Steinzusammensetzung geben
- Die **Serumeiweißkonzentration** kann bei großen Eiweißverlusten über die Nieren mit starker Proteinurie (➤ 12.2.3) erniedrigt sein

- **Tumormarker** (➤ 1.3.4) ermöglichen eine Verlaufskontrolle bei Karzinomen des Urogenitaltrakts. Im Einzelnen sind dies:
  - **PSA** (**P**rostata-**s**pezifisches **A**ntigen) beim Prostatakarzinom
  - **AFP** (α-**F**eto**p**rotein), **HCG** (**H**umanes **C**horion**g**onadotropin) und **PlAP** (**pl**azentare **a**lkalische **P**hosphatase) bei bösartigen Hodentumoren.

### Kreatinin-Clearance

> **Clearance** (engl. *Reinigung, Klärung*): Menge an Blutplasma, die pro Zeiteinheit von einer bestimmten Substanz befreit („gereinigt") wird.

Bis zu einer Einschränkung der glomerulären Filtrationsrate von 50 % bleibt der Kreatininwert im Blut trotz gestörter Nierenfunktion normal. Erst wenn die glomeruläre Filtrationsrate unter 50 % sinkt, steigt der Serumkreatininspiegel. In diesem kreatininblinden Bereich erlaubt die Bestimmung der **Kreatinin-Clearance** (*CKrea*) die genaue Einschätzung der Nierenfunktion, da sie hier ungefähr der glomerulären Filtrationsrate entspricht.

Die Kreatinin-Clearance ist ein errechneter Wert aus den Werten Serum-Kreatinin, Urin-Kreatinin und Urinminutenvolumen. Dies bedeutet, dass zur Ermittlung eine Blutabnahme und ein Sammelurin (➤ 12.3.2) über 24 Std. erforderlich sind. Der Normwert der Kreatinin-Clearance sinkt mit zunehmendem Alter (➤ Tab. 12.1).

**Tab. 12.1** Um auch Einschränkungen der Nierenfunktion bei (noch) normalem Serumkreatinin zu erkennen, wird die Kreatinin-Clearance berechnet.

| Kreatinin-Clearance-Formel | Mindestwert für die Kreatinin-Clearance in ml/Min. (ml/Sek.) | | |
|---|---|---|---|
| | Alter | Männer | Frauen |
| $C_{KREA} = \dfrac{U}{P} \times V$ <br> **U** = Urin-Kreatinin <br> **P** = Serum-Kreatinin <br> **V** = Urinminutenvolumen (24 Std.-Gesamtmenge: 1.440 Min.) | < 50 J. <br> 50–59 J. <br> 60–69 J. <br> 70–79 J. <br> > 80 J. | 138 (2,3) <br> 120 (2) <br> 96 (1,6) <br> 90 (1,5) <br> 54 (0,9) | 90 (1,5) <br> 90 (1,5) <br> 84 (1,4) <br> 72 (1,2) <br> 54 (0,9) |

## 12.3.5 Sonografie

*Pflege bei Sonografie* ➤ 1.3.6

Die **Sonografie** (➤ Abb. 12.5) gibt z. B. Aufschluss über:
- Zahl, Form und Größe der Nieren
- Binnenstruktur der Nieren: Gestautes Nierenbecken? Zysten? Steine? Tumoren?
- Harnblasenfüllung: Nichtinvasive Restharnbestimmung (Restharn = *Blaseninhalt nach vorheriger maximaler Blasenentleerung*)
- Veränderungen der Prostata: Größe? Knoten oder Verkalkungen innerhalb der Prostata? Meist führt der Urologe die Sonografie der Prostata als transrektale Sonografie (*transrektaler Ultraschall, TRUS*) durch, d. h. er führt den Schallkopf ins Rektum ein
- Struktur der Hoden: Tumoren? Zysten?

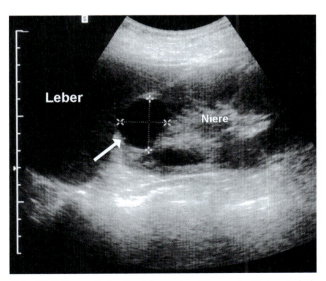

**Abb. 12.5** Sonografische Darstellung einer Nierenzyste. Zysten sind als schwarze, flüssigkeitsgefüllte Hohlräume zu sehen und deshalb meist leicht zu erkennen. [M504]

## 12.3.6 Röntgendiagnostik

Konventionelle Röntgenverfahren

*Bildgebende Diagnoseverfahren: Konventionelle Röntgendiagnostik* ➤ 1.3.6

### Nierenleeraufnahme

Eine **Nierenleeraufnahme** ist eine Abdomenübersicht des gesamten Bauchraums bis zum Schambein. Die Nieren sind als Schatten erkennbar. Kalkhaltige Steine der Nieren oder der ableitenden Harnwege stellen sich als röntgendichte Areale dar. Diese Leeraufnahme ist weitgehend durch die intravenöse Urografie abgelöst worden.

### Urografie

*Bildgebende Diagnoseverfahren: Röntgenverfahren mit Kontrastmittel* ➤ 1.3.6

> **Urografie:** Röntgenkontrastdarstellung der Nieren und der ableitenden Harnwege im Anschluss an eine Abdomenübersichtsaufnahme.

Für die **intravenöse Urografie** (*Ausscheidungsurografie* oder *i. v.-Pyeolgrafie*) injiziert der Arzt dem Patienten ein jodhaltiges Kontrastmittel intravenös, das über die Nieren ausgeschieden wird (➤ Abb. 12.6). Dann fertigt er in bestimmten (z. B. fünfminütigen) Zeitabständen Röntgenbilder an, auf denen man von Bild zu Bild erkennt, wie sich kontrastierter Harn im Nierenbecken sammelt und (bei normaler Nierenfunktion) nach 15–20 Min. weitgehend in der Blase angekommen ist. Bei Nierenfunktionsstörungen ist eine **Infusionsurografie** möglich, bei der eine größere Menge Kontrastmittel über einen längeren Zeitraum infundiert wird.

Beide Untersuchungen ermöglichen eine Aussage über Lage, Form und Funktion der Nieren und zeigen, ob der Harn regelrecht abfließt, oder ob Hindernisse, z. B. Steine oder Tumoren, die Passage beeinträchtigen und evtl. sogar zu einem Harnstau führen.

Die Urografie kann sowohl als konventionelles Röntgen oder als CT oder MRT durchgeführt werden.

# 12 Pflege von Menschen mit urologischen Erkrankungen

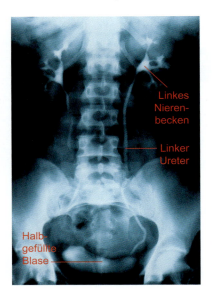

**Abb. 12.6** Normalbefund eines i. v.-Urogramms. Erkennbar sind beide Nierenbecken, die Ureteren und das in die Blase abgeflossene Kontrastmittel. [T170]

**Retrograde Kontrastmitteluntersuchungen**
Bei speziellen Fragen, z. B. Harnröhrenenge, bringt der Urologe das Kontrastmittel retrograd (*rückwärts*) über einen Katheter, z. B. Olivenkatheter oder UCG-Besteck, in die Harnröhre ein (*Urethrogramm*). Wird gleichzeitig die Blase gefüllt, z. B. zur Darstellung einer vergrößerten Prostata, spricht man von einem (**Urethro-**)**Zystogramm.** Stellt der Untersucher die Harnleiter bis hinauf in die Nierenbecken dar, z. B. bei Verdacht auf Harnleiterengen, handelt es sich um eine retrograde **Uretero-Pyelografie.** Dabei wird das Kontrastmittel nach Sondierung der Harnleiter mit einem Ureterkatheter im Rahmen einer Blasenspiegelung eingebracht; diese Untersuchung ist auch bei einer Kontrastmittel-Allergie möglich.

## Angiografie

Bei der **Angiografie** der Nierengefäße (meist als *digitale Subtraktionsangiografie, DSA,* ➤ 9.3.5) punktiert der Arzt die A. femoralis unterhalb der Leiste, schiebt den Angiografie-Katheter über die Aorta bis in die Nierenarterie und injiziert darüber das Kontrastmittel.
Die Kontrastmitteldarstellung der Nierengefäße zeigt:
- Die Gefäßversorgung innerhalb der Niere (wichtig vor Operationen, bei denen Teile der Niere entfernt werden müssen)
- Verengungen der Nierenarterie, die zu Nierenfunktionsstörungen und Hypertonie führen können (Nierenarterienstenose, ➤ 9.4.7)
- Die Gefäßversorgung unklarer Tumoren (hilft bei der Unterscheidung in gut- oder bösartig).

## Computer- und Kernspintomografie

**Computertomografie** (*CT*) und **Kernspintomografie** werden in erster Linie zur Steinlokalisierung, Tumordiagnostik und Verlaufskontrolle eingesetzt. Beide Verfahren dienen nicht nur der Tumorsuche, sondern auch dem *Tumorstaging,* d. h. der Einschätzung, wie weit sich der Tumor bereits ausgebreitet hat.

## 12.3.7 Nuklearmedizinische Untersuchungen

*Bildgebende Diagnoseverfahren: Nuklearmedizinische Untersuchungsverfahren* ➤ 1.3.6

Die wichtigsten nuklearmedizinischen Untersuchungen in der Urologie sind die **Nierensequenzszintigrafie** und die **Isotopennephrografie** (➤ Abb. 12.7). Beide Untersuchungen erlauben Aussagen über die Ausscheidungsleistung (*Clearance*) jeder einzelnen Niere.

**Nierenszintigrafie**
Zur **Nierenszintigrafie** injiziert der Arzt dem Patienten in der nuklearmedizinischen Abteilung eine radioaktiv markierte Substanz, die über die Nieren ausgeschieden wird, z. B. MAG-3 (*Mercaptoacetylglycin mit Technetium 99 markiert*). Bereits nach wenigen Sekunden zeigen die mit der Gammakamera angefertigten Darstellungen die Nierendurchblutung die Anreicherung des Radionuklids im Nierengewebe und danach die Ausscheidung der Substanz.

**Isotopennephrografie**
Bei der **Isotopennephrografie** wird während der Nierensequenzszintigrafie die Ausscheidungsleistung der einzelnen Nieren im zeitlichen Verlauf aufgezeichnet. So entsteht ein Aktivitäts-Zeitdiagramm (*Nephrogramm*), das die Nierenfunktion in Kurvenform zeigt.

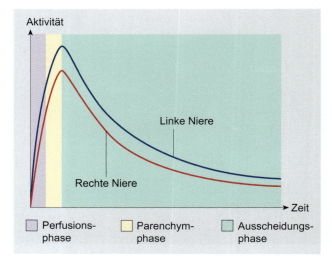

**Abb. 12.7** Normalbefund eines Isotopennephrogramms. Nach der Injektion des Radionuklids stellt sich die Nierenfunktion im zeitlichen Verlauf dar. Wie bei der Nierensequenzszintigrafie lassen sich drei Phasen unterscheiden. Hier ist der Kurvenverlauf für beide Nieren in allen Phasen regelrecht. [T165]

## 12.3.8 Urodynamik

Oft führen Veränderungen der Speicher- und Entleerungsfunktion (➤ 12.7.2) den Patienten zum Urologen. Zur Objektivierung dieser Beschwerden dient die **Urodynamik**, die sich in *Uroflowmetrie, Zystomanometrie* und *Urethradruckprofil* gliedert.

### Uroflowmetrie

Die **Uroflowmetrie** (*Harnflussmessung*) ist eine nichtinvasive, schmerzlose Untersuchung. Sie misst die ausgeschiedene Harnmenge pro Zeiteinheit sowie die Stärke des Harnstrahls.

Die Untersuchung erfolgt auf einem Urodynamik-Stuhl (➤ Abb. 12.8), einer Art Toilette mit Durchflussmesser. Sobald der Patient ein starkes Miktionsgefühl hat, entleert er die Blase vollständig in den Trichter des Urodynamik-Stuhls.

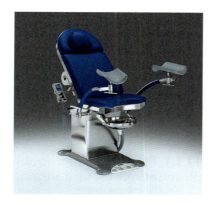

**Abb. 12.8** Urodynamik-Stuhl zur Differentialdiagnostik von Blasenentleerungsstörungen. [V522]

### Zystomanometrie

Zur **Zystomanometrie** (*Blasendruckmessung, Zystometrie,* ➤ Abb. 12.9) platziert der Urologe Drucksonden in Blase und Darm des Patienten. Anschließend setzt der Patient sich auf den Urodynamik-Stuhl und der Urologe füllt die Blase retrograd mit angewärmter Kochsalzlösung. Mit Beginn der Blasenfüllung startet der Urologe die computergesteuerte Messung des Blaseninnendrucks (*intravesikaler Druck*) und des intraabdominellen (*im Darm gemessenen*) Drucks. Der Arzt fordert den Patienten auf, mitzuteilen, wann er erstmals Harndrang verspürt, und alle 2–3 Min. zu husten. Kommt es während der Blasenfüllung zu unwillkürlichem Harnabgang, vermerkt der Urologe dies im Druck/Fluss-Protokoll. Der Arzt beendet die Blasenfüllung, wenn der Patient das Gefühl hat, den Urin nicht mehr halten zu können. Während der nachfolgenden Blasenentleerung zeichnet er dann in aller Regel ein Druck-Flow-Profil auf (Uroflowmetrie), prüft, ob der Patient den Harnstrahl willkürlich unterbrechen kann und bestimmt nach Entleerung der Blase den Restharn.

### Urethradruckprofil

Beim **Urethradruckprofil** (*Sphinktermanometrie, Urethrometrie*) misst der Urologe den Druck in der Urethra in Ruhe und während abdomineller Druckerhöhung (z. B. beim Husten). Die Messung kann während oder nach der Zystomanometrie erfolgen. Das Urethradruckprofil ermöglicht eine Einschätzung der Sphinkterfunktion (*Verschlussfunktion*) der Harnröhre. Dies ist vor allem zur Abgrenzung verschiedener Inkontinenzformen wichtig. [1]

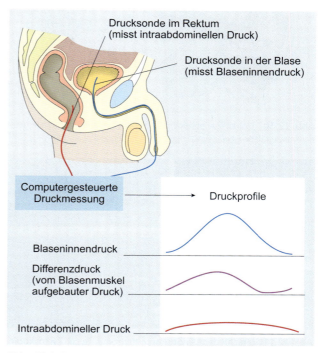

**Abb. 12.9** Zystomanometrie. Zur Messung des urethralen Verschlussdrucks wird evtl. noch eine dritte Drucksonde in der Harnröhre platziert. [L190]

## 12.3.9 Endoskopische Untersuchungen

*Bildgebende Diagnoseverfahren: Endoskopische Untersuchungen* ➤ 1.3.6

### Zystoskopie

Die **Zystoskopie** (*Blasenspiegelung*, ➤ Abb. 12.10, ➤ Abb. 12.11, ➤ Abb. 12.12) erlaubt die Betrachtung der Harnblase von innen und die Betrachtung der Harnröhre (*Urethrozystoskopie*). Mit Spezialendoskopen ist eine Beurteilung des Harnleiters und Nierenbeckens (*Ureteropyeloskopie*) möglich. Auch Biopsien, Steinentfernungen, Katheterplatzierungen sowie zahlreiche Operationen lassen sich auf diesem Weg ausführen.

### Pflege

Die Pflegenden führen vor der Untersuchung eine sorgfältige Intimpflege mit Wasser und Seife durch. Einen liegenden transurethralen Katheter entfernen sie nach Rücksprache mit dem Arzt. Nach Arztanordnung verabreichen sie dem Patienten eine Prämedikation.

Die Pflegenden weisen den Patienten nach dem Eingriff darauf hin, dass er bei sich Blutbeimengungen im Urin melden

## 12 Pflege von Menschen mit urologischen Erkrankungen

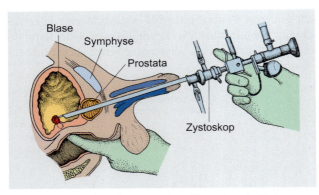

Abb. 12.10 Zystoskopie bei einem Mann. Hier entfernt der Urologe gerade eine auffällige Gewebeveränderung mit der Endoskopieschlinge. [L157]

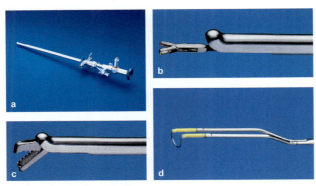

Abb. 12.11 Verschiedene Endoskopie-Instrumente zur Zystoskopie. [V221] **a)** Kompaktzystoskop, **b)** Biopsiezange, **c)** Steinfasszange, **d)** Diathermieschlinge.

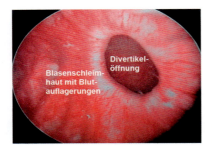

Abb. 12.12 Zystoskopisches Bild eines Blasendivertikels. [E511]

soll bzw. achten bei Patienten mit liegendem Blasenkatheter auf Zeichen einer Nachblutung.

### 12.3.10 Biopsien

*Biopsie* ➤ 1.3.5

### Prostatabiopsie

Hauptindikation für eine **Prostatabiopsie** (➤ Abb. 12.13) ist der Verdacht auf ein Prostatakarzinom (➤ 12.7.3). Dieses kann TRUS (transrektal ultraschall)-gesteuert oder perineal erfolgen.

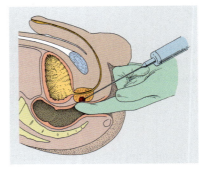

Abb. 12.13 Transperineale Prostatabiopsie. [L190]

### Pflege

Unmittelbar vor der Untersuchung bitten die Pflegenden den Patienten, nochmals die Blase zu entleeren und verabreichen ihm die Prämedikation nach Arztanordnung. Der Patient erhält am Vorabend und am Morgen der Punktion eine orale Antibiose.

Nach der Prostatabiopsie soll der Patient für 1–2 Std. Bettruhe einhalten.

## 12.4 Pflege bei Erkrankungen der Nieren und der ableitenden Harnwege

### 12.4.1 Pflege bei suprapubischer Blasenpunktion und -drainage

**Suprapubischer Blasenkatheter** (*suprapubische Blasendrainage, suprapubische Blasenfistel, Zystostomie, Pufi*): Harnableitung über einen dünnen Kunststoffkatheter, der durch die Bauchhaut in die Blase eingeführt wird. Es werden zwei Arten unterschieden: Pigtail-Katheter (dünner Katheter mit eingerollter Spitze und Augen an der Innenseite) und Standardkatheter (gerader Spitze und zentrale Öffnung). Sie werden an der Haut angenäht oder mittels Blockung intravesikal fixiert wird.

Die Anlage eines **suprapubischen Blasenkatheters** (➤ Abb. 12.14) ist eine ärztliche Aufgabe. Pflegende assistieren bei der Punktion.

### Indikationen

- **Diagnostische Indikationen:**
  - Gewinnung einer sterilen Urinprobe
  - Injektion von Kontrastmittel
- **Therapeutische Indikationen:**
  - Perioperative Harnableitung bei starker Immobilisation
  - Blasenentleerungsstörung
  - Harnabflussbehinderung
  - Bei kontraindiziertem transurethralen Blasenkatheter
- **Vorteile** des suprapubischen gegenüber dem transurethralen Blasenkatheter:

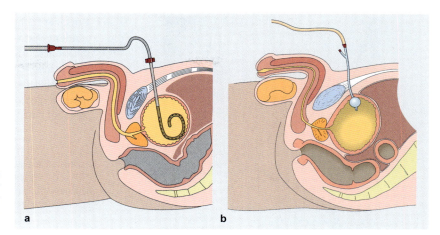

Abb. 12.14 Die zwei typischen Arten von suprapubischen Kathetern. a) Pigtail-Katheter (mit eingerollter Spitze) und b) Standardkatheter (gerade Spitze mit zentraler Öffnung und Möglichkeit zur Blockung). [L190]

- Keine Verletzungen der Harnröhre mit eventuell nachfolgenden Harnröhrenstrikturen (*Harnröhrenverengungen*)
- Geringere Infektionsrate
- Möglichkeit des Blasen- und Toilettentrainings (suprapubischer Blasenkatheter stört die Miktion bzw. den Schließmuskel nicht).

## Pflege

Die Pflegenden richten die benötigten Materialien. In der Regel kommen fertige Punktionssets (z. B. Cystofix®, Curity®) zum Einsatz. Benötigt werden außerdem eine Lokalanästhesie, ein geschlossenes Urinableitungssystem, sterile Handschuhe, ein steriles Lochtuch und Nahtmaterial, wenn kein blockbarer Katheter verwendet wird.

### Vorbereitung des Patienten
- Zur Punktion muss die Blase des Patienten gefüllt sein. Deshalb:
  - Patienten nach Arztrücksprache rechtzeitig vor der Punktion reichlich Flüssigkeit (500–1.000 ml Tee oder Mineralwasser) trinken lassen
  - Oder bevorzugt Blase über einen bereits liegenden transurethralen Dauerkatheter oder einen zu diesem Zweck gelegten Einmalkatheter retrograd mit 500 ml NaCl-Lösung füllen. Der Einmalkatheter wird nach dem Füllen entfernen, einen liegenden Dauerkatheter abklemmen und belassen, bis der suprapubische Blasenkatheter korrekt liegt und Urin fördert. Der Arzt kontrolliert die Blasenfüllung unmittelbar vor der Punktion mittels Ultraschall
- Haare am Unterbauch um die geplante Punktionsstelle herum kürzen
- Patienten flach auf dem Rücken lagern, ggf. Becken durch ein Kissen leicht unterstützen.

### Nachsorge
Die Pflegenden schließen das Urinableitungssystem an den Katheter an und bedecken die Punktionsstelle mit einem aseptischen Verband (➤ Abb. 12.15). Sie achten in den nächsten Stunden auf die Urinausscheidung und v. a. allem auf Durchgängigkeit und Blutbeimengungen.

### Komplikationen
Hauptkomplikation der suprapubischen Blasenpunktion sind Blutungen in die Harnblase. Selten sind Verletzungen des Darmes oder abdomineller Gefäße, eventuell mit nachfolgender Peritonitis (➤ 5.9.1), sowie Entzündungen des Punktionskanals oder der Blase.

### Blasentraining
Für das **Blasentraining** ist der suprapubische Blasenkatheter abgeklemmt. Bei Harndrang entleert der Patient spontan Urin. Danach kontrollieren die Pflegenden die *Restharnmenge,* indem sie den suprapubischen Katheter öffnen und den in der Blase verbliebenen Urin ablaufen lassen. Bei Restharnmengen unter 100 ml kann der Katheter meist entfernt werden.

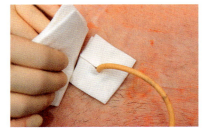

Abb. 12.15 Für den sterilen Verband eines suprapubischen Blasenkatheters (hier ein Katheter, der mittels Ballon in der Blase fixiert ist) verwenden Pflegende Schlitzkompressen und Tapetenpflaster. Die Haare am Unterbauch sind im Bereich des Verbands zu kürzen. [K115]

## 12.4.2 Pflege bei Nephrostomie

**Nephrostomie** (*Nierenfistel*): Perkutane oder intraoperative Punktion des Nierenbeckens und Einlegen eines **Nephrostomiekatheters,** der durch die Haut nach außen geleitet wird.

Die **Nephrostomie** hauptsächlich der Harnableitung bei Abflusshindernissen unterhalb des Nierenbeckens, ist manchmal

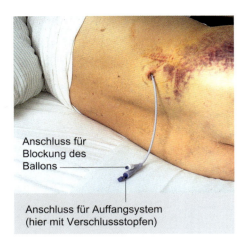

**Abb. 12.16** Nephrostomiekatheter. Die Katheterspitze liegt im Nierenbecken und ist dort mit einem blockbaren Ballon fixiert. Außen ist der Katheter mit der Haut vernäht. [K183]

aber auch zur Vorbereitung anderer diagnostischer oder therapeutischer Maßnahmen erforderlich.

- Legt der Urologe die Nephrostomie im Rahmen einer offenen Operation an (z. B. bei Nierenbeckenplastik, ➤ 12.5.1), eröffnet er das Nierenbecken unter Sicht, legt die Spitze des Nephrostomiekatheters ein und leitet den Katheter ähnlich einer Zieldrainage durch die Haut nach außen
- Bei der **perkutanen Nephrostomie** (*PNS*) punktiert der Urologe unter sonografischer Kontrolle das Nierenbecken durch das Nierengewebe und legt den Nephrostomiekatheter in Seldingertechnik, d. h. nach dem Einführen eines Führungsdrahtes, ins Nierenbecken ein.

Nach dem Einlegen blockt der Arzt den Katheter (➤ Abb. 12.16) und fixiert ihn mit einer Naht an der Haut. Ein zusätzlicher Zügel außerhalb des Verbands verhindert ein Ausreißen der Naht bei Zug auf den Katheter. Bei längerer Liegedauer und komplikationslosem Verlauf genügt es, den Nephrostomiekatheter alle vier bis sechs Wochen in einer urologischen Ambulanz oder Facharztpraxis zu wechseln.

## Pflege

Die Maßnahmen nach der Anlage sind:

- Lage und Durchgängigkeit des Katheters regelmäßig überprüfen. Bei Verdacht auf verstopften Katheter (Katheter fördert keinen Urin, Patient hat eventuell Schmerzen sowie ein Druckgefühl im Bereich der Niere) prüfen, ob der Katheter (unter dem Verband) abgeknickt ist. Ist dies der Fall, unverzüglich den Arzt informieren, der den Katheter mit physiologischer Kochsalzlösung spült
- Urinausscheidung regelmäßig kontrollieren (Menge, Geruch, Farbe, Beimengungen)
- Der Katheter kann Infektionen des Nierenbeckens hervorrufen. Deshalb den Patienten auf Zeichen einer Infektion, z. B. trüben Harn, Fieber oder Verschlechterung des Allgemeinbefindens beobachten
- Um einer Katheterverstopfung und einer Nierenbeckenentzündung vorzubeugen, Patienten – sofern keine Kontraindikationen, z. B. eine Herzinsuffizienz, vorliegen – zum reichlichen Trinken anhalten
- Bei komplikationslosem Verlauf den Verband alle zwei Tage unter sterilen Kautelen wechseln. Dabei die Katheteraustrittsstelle auf Entzündungszeichen (z. B. Rötung) beobachten.

> **VORSICHT**
> Nephrostomiekatheter nur nach ausdrücklicher ärztlicher Anordnung (z. B. vor der Entfernung) abklemmen. Die Maßnahme könnte (ebenso wie eine Katheterverstopfung) zu einem Überdruck im Nierenbecken und einem Harnaufstau ins Nierengewebe mit Sepsisgefahr führen.

### 12.4.3 Pflege bei Ureterkatheter

> **Ureterkatheter** (*UK, Splint, Schienungsdrain, Ureterenkatheter, Ureterenschienung*): Dünne Hohlsonde aus Kunststoff, die zu diagnostischen Zwecken oder zur inneren Schienung des Harnleiters (z. B. nach Einpflanzung in eine neu gebildete Harnblase oder bei Kompression des Harnleiters von außen) in den Harnleiter eingebracht wird.

Ein **Ureterkatheter** (➤ Abb. 12.17) kann entweder intraoperativ oder im Rahmen einer Zystoskopie (*Blasenspiegelung*, ➤ 12.3.9) eingelegt werden.

Unterschieden werden der innere und der äußere Splint:

- Der **innere Splint** leitet den Urin aus der Niere in die Harnblase. Hierzu legt der Arzt einen Pigtail-Katheter (*auch DJ-Katheter genannt*, ➤ Abb. 12.18) so ein, dass ein Katheterende im Nierenbecken und das andere in der Blase liegt. Die Enden des Pigtail-Katheters sind (*wie ein Schweineschwänzchen* = engl. pigtail) eingerollt, um Verletzungen

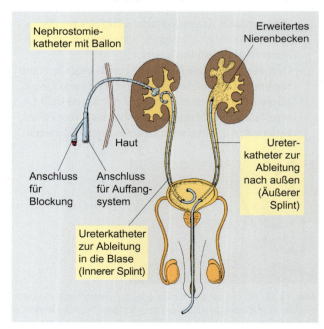

**Abb. 12.17** Häufige Katheter in der Urologie. [L190]

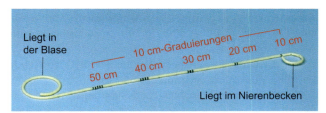

**Abb. 12.18** Pigtail-Katheter zur Ureterschienung. [K183]

der Schleimhaut zu vermeiden und den Katheter in seiner Lage zu halten
- Der **äußere Splint** leitet den Urin aus der Niere über Harnleiter, Harnblase und Harnröhre nach außen. Dazu schiebt der Arzt einen langen Ureterkatheter durch die Harnröhre und die Harnblase in den Ureter vor und platziert die Katheterspitze im oder unterhalb des Nierenbeckens. Liegt gleichzeitig ein herkömmlicher Blasendauerkatheter (zur Ableitung des Urins der anderen Niere), wird der Ureterkatheter mit Pflasterstreifen daran fixiert, sodass er nicht versehentlich herausrutschen kann. Liegt kein Blasendauerkatheter, wird das Ende des äußeren Splints mit Pflaster am Oberschenkel fixiert.

## Pflege

Bei liegendem äußerem Splint sind besondere Pflegemaßnahmen erforderlich:
- (Pflaster-)Fixierung des Ureterkatheters regelmäßig überprüfen und ggf. erneuern
- Ausscheidung engmaschig kontrollieren, Urinmenge aus Blasendauerkatheter bzw. Spontanurin und Ureterkatheter getrennt dokumentieren
- Urin aus dem Ureterkatheter auf Farbe und Beimengungen kontrollieren (Aussehen und Beschaffenheit des Urins im Vergleich zum Urin aus Blasendauerkatheter bzw. Spontanurin?)
- Katheterdurchgängigkeit regelmäßig überprüfen. Bei Verstopfung Arzt informieren, auf Anordnung Katheter vorsichtig mit 1–2 ml NaCl 0,9 % spülen
- Patienten mit äußerem Splint ggf. Bettruhe einhalten lassen (ist in vielen Kliniken zum Schutz vor Lageveränderungen des Katheters üblich)
- Patienten – sofern erlaubt – zur Förderung des Urinflusses reichlich trinken lassen

> **VORSICHT**
> Äußeren Ureterkatheter nicht abklemmen. Dadurch können ein Überdruck im Nierenbecken und ein Harnaufstau ins Nierengewebe mit Sepsisgefahr entstehen.

## 12.4.4 Pflege bei Urostoma

*Stomatherapie und -pflege* ➢ 5.4.4

**Tab. 12.2** Überblick über die Urostomaarten. [L190]

| Bezeichnung | Kurzcharakterisierung |
|---|---|
| **Uretero-stomia cutanea** (*Ureterokutaneostomie, Harnleiter-Haut-Fistel*) | • Implantation der Ureteren in die Bauchhaut. Wird ein Harnleiter mit dem anderen anastomosiert und nur ein Ureter durch die Haut ausgeleitet, spricht man von Transuretero-Ureterokutanostomie<br>• (inkontinentes Urostoma, das mit Klebebeutel versorgt wird und wegen der Komplikationsgefahr heute nur noch selten zur Anwendung kommt) |
| **Ileum-Conduit** (*Bricker-Blase*) | • Implantation der Harnleiter in ein ausgeschaltetes Dünndarmsegment (*) und Anlage eines Urostomas<br>• (inkontinentes Urostoma, das mit Klebebeutel versorgt wird) |
| **Kolon-Conduit** | • Implantation der Harnleiter in ein ausgeschaltetes Dickdarmsegment (*) und Anlage eines Urostomas<br>• (inkontinentes Urostoma, das mit Klebebeutel versorgt wird) |
| **Kock-Pouch, Mainz-Pouch-I** | • Bildung eines kugelförmigen Reservoirs aus einem ausgeschalteten Dünndarmsegment (*) (*Kock-Pouch*) oder Kolon-Ileum-Segment (*) (*Mainz-Pouch-I*) und Einnähen der Harnleiter in den Pouch. Invagination (*Einstülpen*) des intakten Darmanteils und Einnähen in die Bauchhaut (Urostoma mit Ventilfunktion, daher kein unwillkürlicher Urinabgang)<br>• (kontinentes Urostoma, dessen Reservoir durch [Selbst-]Katheterismus drei- bis viermal täglich entleert wird) |

(*) Bei den ausgeschalteten Darmsegmenten handelt es sich um völlig aus dem Darmverlauf entfernte Darmabschnitte, die zur Blutversorgung weiterhin am Mesenterium hängen.

> **Urostoma:** Operativ geschaffene Verbindung zwischen Ureteren und Bauchhaut (meist mit Zwischenschalten eines Darmstücks) zur Ableitung von Urin.

### Indikation

Hauptindikation für die Anlage eines **Urostomas** (➢ Tab. 12.2) ist die Zystektomie (hier: *Entfernung der Harnblase*) infolge eines Harnblasenkarzinoms (➢ 12.6.3). Weitere Indikationen sind z. B. eine Schrumpfblase oder die (temporäre)

# 12 Pflege von Menschen mit urologischen Erkrankungen

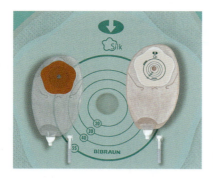

**Abb. 12.19** Einteilige Urostomiebeutel mit kompletter Hautschutzfläche. [U223]

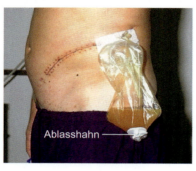

**Abb. 12.20** Perkutane Harnableitung in einen aufgeklebten Urostomiebeutel. [K183]

Harnableitung bei Fehlbildungen der harnableitenden Organe vor geplanter operativer Korrektur.

### Urostomaarten

*Weitere Möglichkeiten der Harnableitung nach Zystektomie* ➤ 12.6.3

Heute gebräuchlich sind **Conduits,** d. h. die Einpflanzung der Ureteren in ein ausgeschaltetes Darmstück, das wiederum (inkontinent) durch die Bauchhaut ausgeleitet wird, und **Pouch-Operationen,** bei denen der Urologe einen ausgeschalteten Darmabschnitt zu einem Reservoir formt, das durch Einmalkatheterisierung entleert wird. Äußerlich sehen diese Urostomata aus wie Enterostomata (➤ 5.4.4), da auch bei ihnen der Darm in die Bauchhaut eingenäht ist.

Wenn irgend möglich, legt der Urologe ein *kontinentes Urostoma* an, da die Lebensqualität des Patienten durch den Verzicht auf Urostomabeutel besser ist als bei *inkontinenten Urostomaformen.* [2]

### Präoperative Pflege

Ähnlich wie beim Enterostoma wird auch beim Urostoma die Stomalage präoperativ markiert. Die Kriterien der bestmöglichen Stomaplatzierung entsprechen denen beim Enterostoma (➤ 5.4.4).

### Postoperative Pflege

Die Versorgung des Urostomas entspricht ebenfalls weitgehend der eines Enterostomas. Auch zur Urostoma-Versorgung stehen ein- und zweiteilige Versorgungssysteme zur Verfügung (➤ Abb. 12.19, ➤ Abb. 12.20). Urostomiebeutel sind jedoch immer mit einem Ablassventil am unteren Beutelende versehen. Außerdem werden die Urostomiebeutel stets täglich gewechselt, um Infektionen vorzubeugen.

Bei inkontinenter Harnableitung demonstrieren die Stomatherapeutin oder die Pflegenden dem Patienten die Versorgung des Urostomas und helfen ihm beim Üben. Patienten mit Kock-Pouch oder Mainz-Pouch-I werden in der Technik des intermittierenden Selbstkatheterismus angeleitet (anfänglich zwei- bis dreistündlich, später vier- bis sechsmal täglich). Zwischen den Entleerungen kann das kontinente Urostoma mit einem kleinen Verband oder einer Stomakappe (➤ 5.4.4) abgedeckt werden.

## 12.4.5 Perioperative Pflege in der Urologie

*Pflege vor, während und nach Operationen* ➤ Kap. 4

### Präoperative Pflege

**Kostabbau und Darmreinigung**
Bei den meisten Eingriffen darf der Patient bis zum Abend des Operationsvortages essen und erhält am Vorabend der Operation ein Klysma.

Kann eine intraoperative Eröffnung des Darms nicht ausgeschlossen werden oder ist sie sogar geplant, sind eine längere Nahrungskarenz und eine orthograde Darmspülung notwendig.

**Rasur**
Die Rasur erfolgt nach Hausstandard.

### Postoperative Pflege

*Pflege bei suprapubischer Blasenpunktion und -drainage* ➤ 12.4.1
*Pflege bei Nephrostomie* ➤ 12.4.2
*Pflege bei Ureterkatheter* ➤ 12.4.3
*Pflege bei Urostoma* ➤ 12.4.4

**Lagerung und Mobilisation**
Postoperativ lagern die Pflegenden den Patienten mit leicht erhöhtem Oberkörper auf den Rücken. Nach Eingriffen im Bereich des äußeren Genitales ist gelegentlich eine Hodenhochlagerung notwendig. Bei den meisten Eingriffen ist eine Mobilisation am Abend des Operationstages oder am 1. postoperativen Tag möglich. Die Pflegenden erfragen die Schmerzsituation und verabreichen bei Bedarf rechtzeitig vor der Mobilisation ein Schmerzmittel.

**Ernährung**
Zum gründlichen „Spülen" der Harnwege ist nach urologischen Operationen reichliche Flüssigkeitszufuhr günstig. Sofern keine Kontraindikationen, z. B. eine Herzinsuffizienz, vorliegen, ordnet der Urologe für die ersten postoperativen Tage

großzügig Infusionen an. Danach achten die Pflegenden darauf, dass der Patient mindestens 2–3 l täglich trinkt.

Nach kleineren Operationen und komplikationslosem Verlauf können die Patienten bereits am Abend des Operationstages leichte Kost zu sich nehmen. Bei größeren Eingriffen *ohne* Eröffnung der Bauchhöhle erhalten sie am ersten postoperativen Tag leichte Kost, die je nach Verträglichkeit bis zur Vollkost gesteigert wird. Bei Eingriffen *mit* Eröffnung der Bauchhöhle erhalten sie vom 1.–3. postoperativen Tag an Tee und nach Einsetzen der Darmtätigkeit – meist nach Verabreichen eines Klysmas am 3.–4. postoperativen Tag – leichte Kost. Nach Operationen mit Darmresektionen gelten die in 5.4.1 dargestellten Regeln.

**Ausscheidung**
Die Überwachung der Urinausscheidung stellt eine wichtige pflegerische Maßnahme dar. Hat der Patient keinen Blasenkatheter oder eine andere Urinableitung, achten die Pflegenden darauf, dass er spätestens nach 6–8 Std. spontan Urin gelassen hat.

Hat der Patient verschiedene Urinableitungen, dokumentieren die Pflegenden Ausscheidungsmengen und Aussehen getrennt. Ggf. kann es sinnvoll sein, in den ersten Tagen die stündliche Urinausscheidung mittels Urimeter zu messen. Ein plötzliches Ausbleiben des Urinflusses kann Hinweis auf eine Verstopfung der Ableitung sein. Hat der Patient einen Spülkatheter, so bilanzieren die Pflegenden sowohl Einfuhr als auch Ausfuhr.

Redon-Drainage und Zieldrainage werden auf Zeichen einer Nachblutung kontrolliert. Meist entfernt der Arzt die Redon-Drainage am 2. postoperativen Tag, die retroperitoneal liegende Zieldrainage am 3.–5. postoperativen Tag.

**Patientenberatung**
Werden Patienten mit einem Blasenkatheter oder einer Nierenfistel entlassen, weisen Pflegende sie und ggf. die Angehörigen in die Versorgung und den Umgang mit den Produkten (ggf. auch einer Inkontinenzversorgung) ein.

Nach der Entlassung sollen urologische Patienten weiterhin viel trinken.

## 12.5 Erkrankungen der Nieren und Harnleiter

### 12.5.1 Fehlbildungen von Nieren und Harnleitern

Fehlbildungen der Niere (➤ Abb. 12.21) und der ableitenden Harnorgane gehören zu den häufigsten Fehlbildungen. Sie machen etwa ⅓ aller menschlichen Fehlbildungen aus. Symptomlose Fehlbildungen bedürfen keiner Therapie. Nur bei Auftreten von Folgeerkrankungen, z. B. wiederholten Infektionen oder Harnabfluss-Störungen, ist eine Operation erforderlich. Bei manchen Fehlbildungen ist nur eine symptomatische Therapie möglich.

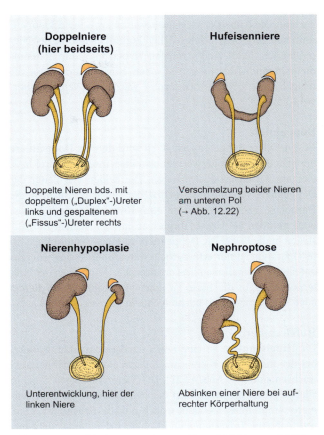

**Abb. 12.21** Die häufigsten angeborenen Nierenfehlbildungen. [L157]

### Fehlbildungen der Niere

*Nierenarterienstenose* ➤ 9.4.7

**Nierenagenesie**
Unter der **Nierenagenesie** versteht man das völlige Fehlen einer Niere (*unilaterale Nierenagenesie*) oder beider Nieren (*bilaterale Nierenagenesie*). Während bei der unilateralen Agenesie durch eine kompensatorische Vergrößerung der gegenseitigen Niere funktionelle Einbußen meist verhindert werden, ist die bilaterale Agenesie nicht mit dem Leben vereinbar. Eine kausale Therapie ist nicht möglich.

**Nierenaplasie**
Bei der **Nierenaplasie** ist die betroffene Niere nur rudimentär (*verkümmert*) angelegt. Die fehlgebildete Niere scheidet keinen Urin aus, ihr Ureter ist entweder gar nicht vorhanden oder endet blind. Die Niere der Gegenseite ist kompensatorisch vergrößert.

**Nierenhypoplasie**
Bei der **Nierenhypoplasie** handelt es sich um die Unterentwicklung einer (*unilaterale Nierenhypoplasie*) oder beider Nieren (*bilaterale Nierenhypoplasie*). Die hypoplastische Niere wiegt maximal 50 g (normal 100–200 g), ihre Urinausscheidung ist je nach Ausmaß der Hypoplasie reduziert bis

normal. Die Niere der Gegenseite ist entsprechend kompensatorisch vergrößert. Gelegentlich kommt es infolge der Nierenhypoplasie zu einem renalen Hypertonus durch Reninmehrsekretion der hypoplastischen Niere. Dann muss die fehlgebildete Niere entfernt werden (*Nephrektomie*, ➤ 12.5.5).

### Doppelniere
Ist eine Niere doppelt angelegt, so wird dies als **Doppelniere** bezeichnet. Der Träger verfügt also über insgesamt drei bzw. vier normal ausgebildete Nieren. Die beiden Harnleiter der Doppelniere vereinigen sich entweder vor dem Eintritt in die Harnblase (*gespaltener Ureter, auch Ureter bifidus oder fissus*) oder münden als **Ureter duplex** an jeweils eigenen Eintrittstellen in die Blase. Die Doppelniere ist meist symptomlos. Eine Operation ist nur erforderlich, wenn funktionslose Nierenanteile Komplikationen hervorrufen oder Anomalien der Uretermündung in die Blase zu einem vesikoureteralen Reflux oder Verengungen mit nachfolgendem Harnstau führen.

### Hufeisenniere
Die **Hufeisenniere** ist eine Form der **Verschmelzungsniere**, bei der die beiden Nieren am *unteren* Pol miteinander verwachsen sind (➤ Abb. 12.22). Die Nierenhili zeigen dabei in aller Regel nach *vorn*. In den meisten Fällen ist die Hufeisenniere symptomlos. Sie kann jedoch unklare Bauchschmerzen, rezidivierende Infektionen und Koliken bei Stauungsniere verursachen und bedarf dann einer Operation.

### Nierenektopie
Bei der meist einseitigen **Nierenektopie** liegt die Niere nicht an physiologischer Stelle, sondern z. B. im Becken (*Beckenniere*). Gefäße und Harnleiter verlaufen ebenfalls anomal, evtl. ist die Niere zusätzlich fehlgebildet.

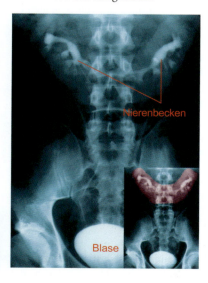

**Abb. 12.22** Hufeisenniere im i.v.-Urogramm. Die Nierenbecken sind nicht in Längsachse angeordnet, sondern wenden sich schräg zur Mittellinie. Die Konturen der beiden unteren Nierenpole verschmelzen vor der Wirbelsäule. [T170]

### Nephroptose
Bei der **Nephroptose** (*Senkniere, Wanderniere*) senkt sich eine Niere – meist die rechte – bei Änderung der Körperhaltung (vom Liegen zum Sitzen oder Stehen) um mehr als 5 cm unter ihre normale Lage. Dabei schlängelt sich der Harnleiter und es kann zum Harnstau auf der betroffenen Seite kommen. Bei ausgeprägten Beschwerden ist eine **Nephropexie** angezeigt, d. h. eine operative Fixierung der Niere durch „annähen" an umgebende Strukturen.

### Zystennieren
Bei den verschiedenen Formen der erblich bedingten **Zystennieren** ist die Niere von zahlreichen Zysten durchsetzt. Das funktionsfähige Nierenparenchym nimmt im Krankheitsverlauf ab, sodass sich eine chronische Niereninsuffizienz (➤ 12.5.4) mit Dialysepflicht entwickelt. Bei einigen Formen versterben die Betroffenen schon im Neugeborenenalter, andere Formen führen erst im mittleren Erwachsenenalter zur Niereninsuffizienz. Manchmal sind auch Zysten in anderen Organen vorhanden (z. B. an Blutgefäßen). Einzige Therapiemöglichkeit neben der symptomatischen Behandlung von Komplikationen (z. B. Blutungen, Infektionen) ist die Nierentransplantation nach Eintreten der terminalen Niereninsuffizienz.

## Fehlbildungen der oberen ableitenden Harnwege

Im Folgenden sind die wichtigsten kongenitalen (*angeborenen*) Fehlbildungen der oberen ableitenden Harnwege aufgeführt.

### Stenosen
**Stenosen** können an verschiedenen Stellen der ableitenden Harnwege lokalisiert sein: Eine **subpelvine Stenose** ist am Übergang vom Nierenbecken zum Harnleiter lokalisiert, eine **Ureterstenose** (*Harnleiterstenose*) im weiteren Verlauf des Harnleiters. In beiden Fällen entwickelt sich als Folge der Verengung ein Harnstau, der das Nierenbecken weitet und das Nierengewebe durch Druck zerstört. Es kommt zur **Hydronephrose** (*Wassersackniere*), auf die sich nicht selten Harnwegsinfekte aufpfropfen.

Nur eine operative Beseitigung der Stenose kann eine (weitere) Funktionseinschränkung der Niere sowie rezidivierende Harnwegsinfekte verhindern.

### Primärer vesikoureteraler Reflux
Beim **primären vesikoureteralen Reflux** fließt der Urin während der Miktion nicht nur in die Harnröhre, sondern auch zurück in den Harnleiter, im Extremfall bis zur Niere. Zugrunde liegt eine angeborene Fehleinmündung des Harnleiters in die Blase oder eine Reifungsstörung. Im Krankheitsverlauf kann sich der betroffene Harnleiter immer mehr erweitern. Im Extremfall bildet sich ein **Megaureter,** d. h. ein monströs erweiterter Harnleiter, und es kommt zu ständigen Harnwegsinfekten und einer Schädigung der Niere.

## 12.5.2 Entzündliche Erkrankungen der Niere

### Akute Pyelonephritis

**Pyelonephritis** (*Nieren-* und *Nierenbeckenentzündung*): Meist bakteriell (durch das Aufsteigen von Krankheitserregern beim unteren Harnwegsinfekt, ➤ 12.6.2) bedingte Entzündung des Nierenbeckens und Nierenparenchyms.

**Krankheitsentstehung**
In den meisten Fällen entwickelt sich die **akute Pyelonephritis** durch eine Keimwanderung von der Blase zur Niere. Ursächlich können ein vesikoureteraler Reflux (➤ 12.5.1) oder eine Harnabfluss-Störung, etwa bei Nierensteinen oder Harnleiterstenosen, sein. In den gestauten Harnwegen vermehren sich die Keime rasch und breiten sich im Nierenbecken und nachfolgend im Nierenparenchym aus. Auch eine gestörte Immunabwehr, etwa bei Diabetes mellitus, begünstigt die Entstehung einer Pyelonephritis.

**Symptome und Befund**
- Der Patient hat Fieber und ist in seinem Allgemeinbefinden stark beeinträchtigt. Oft bestehen Übelkeit und Erbrechen.
- Ein oder beide Nierenlager sind klopfschmerzhaft. Häufig hat der Patient schon in Ruhe Rücken- oder Flankenschmerzen.

Zusätzlich bestehen meist die Zeichen eines (unkomplizierten) Harnwegsinfekts (➤ 12.6.2). Verläuft dieser klinisch stumm, entsteht die Pyelonephritis scheinbar „aus heiterem Himmel".

**VORSICHT**
Bei jeder Pyelonephritis besteht das Risiko der Keiminvasion in die Blutbahn mit nachfolgender **Urosepsis**, die durch einen septischen Schock (➤ 3.3.1) zum Tode führen kann.

**Diagnostik**
Die Diagnose stellt der Arzt anhand des klinischen Bildes, der Urinuntersuchung (Leukozyten-, Erythrozyten- und Nitritnachweis) und der Urinkultur (Keimwachstum). Darüber hinaus sind erforderlich:
- Blutuntersuchung: Blutbild (Leukozytose?), CRP, Kreatininwertbestimmung (Nierenfunktionsverschlechterung?)
- Sonografie der Nieren: Größe der Nieren? Harnaufstau? Nierensteine? Abszessbildung?
- Suche nach begünstigenden Erkrankungen: Röntgenleeraufnahme (röntgendichte Steine?), CT-Abdomen, i. v.-Urogramm (Ausschluss von Abflussbehinderungen), verzögerte Ausscheidung.

**Behandlung**
Bei leichten Formen einer Pyelonephritis kann eine orale antibiotische Therapie erfolgen. Meist ist jedoch eine intravenöse Therapie notwendig. Vor Beginn der Behandlung wird eine Urinkultur abgenommen. Die antibiotische Therapie sollte 7–14 Tage dauern. Je nach Ergebnis des *Antibiogramms* (➤ 2.5.2) ist eventuell eine Umstellung auf ein anderes Antibiotikum notwendig. Parallel dazu oder nach Abklingen der akuten Symptome behandelt der Urologe eventuelle Grunderkrankungen, welche die Entstehung der Pyelonephritis begünstigt haben, z. B. Harnleiterobstruktion oder Nierensteine.

Symptomatisch kann eine Schmerzmittelgabe erforderlich sein. Bei fehlendem Therapieerfolg nach 72 Std. sollte eine CT oder MRT erfolgen, um eine fokale Nephritis oder andere komplizierte Formen der renalen Infektion auszuschließen. [3]

**Pflege**
Zusätzlich zu den Maßnahmen beim unkomplizierten Harnwegsinfekt (➤ 12.6.2) soll der Patient mit akuter Pyelonephritis Bettruhe einhalten und etwa 3 l Flüssigkeit täglich trinken. Ist dies nicht möglich, erhält der Patient Infusionen. Außerdem führen die Pflegenden eine Flüssigkeitsbilanz, um eine Einschränkung der Nierenfunktion und ein drohendes akutes Nierenversagen rechtzeitig zu erkennen.

### Chronische Pyelonephritis

Die **chronische Pyelonephritis** entsteht meist auf dem Boden nicht ausgeheilter Harnwegsinfekte, z. B. bei Harnabflussbehinderung durch Fehlbildungen der ableitenden Harnwege. Bedeutsame Risikofaktoren sind außerdem das Vorliegen eines Diabetes mellitus oder unbehandelte Infektsteine (➤ Abb. 12.23).

Häufig verläuft die chronische Pyelonephritis symptomarm und der Patient fühlt sich lediglich unwohl, ist matt, appetitlos und hat vielleicht häufiger Kopfschmerzen. Manche Patienten klagen über dumpfe Rücken- und Lendenschmerzen. Dem Arzt können eine abnorme Blässe und ein erhöhter Blutdruck auffallen. Im Urinbefund zeigen sich Leukozyturie und Bakteriurie. Die Sonografie ergibt je nach Dauer der Erkrankung Vernarbungen der Nieren.

Differentialdiagnostisch muss die **chronisch interstitielle Nephritis** abgegrenzt werden, für die Papillennekrosen typisch sind und der auch ein Schmerzmittelmissbrauch zugrunde liegen kann.

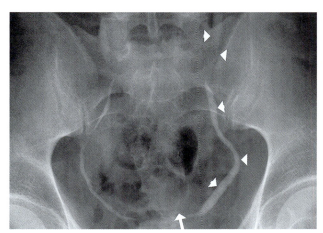

**Abb. 12.23** Der vor der Blase liegende Harnleiterstein (Pfeil) lässt sich im Ausscheidungsurogramm nur indirekt durch den Abbruch des bis zur Harnblase erweiterten linken Harnleiters darstellen. [M504]

Die Pyelonephritis kann nach Jahren zu einer chronischen Niereninsuffizienz (➤ 12.5.4) führen. Gelegentlich ist eine Nephrektomie erforderlich, wenn die Nierenfunktion ≤ 15 % liegt oder rezidivierende Infektionen auftreten.

Abszesse im Nierenbereich

> **Pyonephrose:** Eiteransammlung im gestauten Nierenbecken und Kelchsystem, meist bei Harnabflussbehinderung.
> **Abszedierende Pyelonephritis:** Eitrige Einschmelzung von Nierengewebe mit Bildung eines oder mehrerer Abszesse.
> **Paranephritischer Abszess:** Abgekapselte eitrige Gewebeeinschmelzung in unmittelbarerer Umgebung der Niere.

### Krankheitsentstehung
Die **Pyonephrose** entsteht in den meisten Fällen als Komplikation einer Pyelonephritis oder infiziertem Urin infolge einer Abflussbehinderung. Ein **paranephritischer Abszess** kann durch hämatogene Streuung entstehen oder durch Ausbreitung einer eitrigen Entzündung der Niere oder umgebender Organe.

### Symptome und Befund
Abszesse in oder neben der Niere verursachen ein schweres Krankheitsbild mit hohem Fieber, Schüttelfrost und erheblicher Verschlechterung des Allgemeinbefindens. Schmerzen im Nierenlager und eine sekundäre *Pleuritis* (➤ 10.7.1) aufgrund der räumlichen Nähe beider Organe können hinzutreten.

Bei der Pyonephrose hat der Abszess Anschluss an das Nierenbecken. Daher ist der Urin eitrig (*Pyurie,* ➤ 12.2.3). Beim paranephritischen Abszess ist der Urinbefund meist normal, da der Abszess keinen Anschluss an das Nierenbecken hat. Außerdem reizt der paranephritische Abszess den M. psoas, deshalb liegen die Betroffenen meist mit angezogenen Beinen im Bett.

### Diagnostik und Behandlung
Die Diagnose stellt der Urologe anhand von Blutuntersuchung und Sonografie der Nieren. Bei unklarem sonografischen Befund zeigt eine CT den Abszess. In beiden Fällen besteht die Behandlung in Antibiotikagabe und Drainage des Eiters. Bei einer Pyonephrose ist in seltenen Fällen eine Nephrektomie (➤ 12.5.5) erforderlich.

### Pflege
Patienten mit Abszessen in oder neben der Niere sind schwer krank und benötigen anfangs Unterstützung bei fast allen Lebensaktivitäten. Die Pflegenden kontrollieren regelmäßig die Körpertemperatur und achten auf Zeichen einer Pleuritis (➤ 10.7.1). Um eine Verschlechterung der Nierenfunktion rechtzeitig zu erkennen, führen die Pflegenden eine Flüssigkeitsbilanz. Nach perkutaner oder offener, d. h. im Rahmen einer Operation durchgeführten Abszessdrainage, wechseln die Pflegenden den Verband täglich und beobachten die Drainageeintrittstelle auf Infektionszeichen.

## 12.5.3 Urolithiasis

> **Urolithiasis** (*Nephrolithiasis, Harnsteinleiden, Nierensteinleiden, -krankheit*): Konkrementbildung in den ableitenden Harnwegen, häufig mit typischen Schmerzanfällen, den **Nierenkoliken,** verbunden. Betrifft ungefähr 5 % der mitteleuropäischen Bevölkerung, Männer doppelt so häufig wie Frauen.

### Krankheitsentstehung
Die genauen Mechanismen der **Urolithiasis** sind nicht vollständig geklärt. Bakterielle Infektionen und Harnstau können das Steinwachstum begünstigen.

Kalziumhaltige Steine (*Kalziumoxalat* oder *-phosphat*) sind mit ca. 80–90 % die häufigste Steinart, gefolgt von *Harnsäuresteinen* mit ca. 10 %.

### Symptome und Befund
Leitsymptom des Nierensteinleidens ist die **Nierenkolik,** die bei Einklemmung eines Steines auftritt. Der Patient hat stärkste, krampfartige Schmerzen, die wellenförmig wiederkehren. Typisch ist der Bewegungsdrang während der Kolik. Die Schmerzausstrahlung gibt häufig erste Hinweise auf die Lokalisation des Steins: Während der im Nierenbecken oder oberen Bereich des Harnleiters klemmende Stein höchstens in den Rücken ausstrahlt, ziehen die Schmerzen bei tief gelegenen Harnleitersteinen bis in Hoden oder Schamlippen. Dysurie und Makrohämaturie infolge der Schleimhautläsionen sind weitere Symptome. Viele Patienten leiden außerdem unter Übelkeit, Erbrechen oder einem Subileus (➤ 5.7.1).

Nicht jeder Stein muss sich durch eine Nierenkolik bemerkbar machen. So verursachen z. B. große Nierenbeckensteine, die im Extremfall das ganze Nierenbecken ausfüllen (*Nierenbe-*

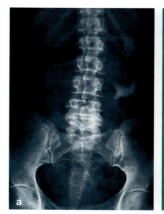 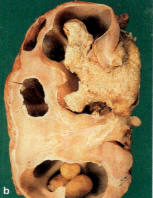

**Abb. 12.24 Nierenbeckenausgussstein a)** im Röntgenbild Niere links [M163] **b)** im Präparat. [E437]

ckenausgussstein, ➤ Abb. 12.24), oftmals nur einen leichten Dauerschmerz, den der Patient unter Umständen nicht einmal bemerkt. Trotzdem ist dieser Stein gefährlich, da er durch ständigen Reiz auf die Nierenschleimhaut zu Entzündungen und Dauerschäden bis hin zur Schrumpfniere mit chronischem Nierenversagen führen kann.

## Diagnostik

- **Anamnese.** Der Urologe erkundigt sich vor allem nach einem bekannten Steinleiden des Patienten selbst oder enger Familienangehöriger, rezidivierenden Harnwegsinfekten, Ernährungs- und Lebensgewohnheiten (Nahrungsmittel mit hohem Kalzium- oder Oxalatgehalt? Hitzearbeitsplatz?) und Medikamenten
- **Körperliche Untersuchung.** Typisch ist ein einseitiger Nierenlagerklopfschmerz sowie die Schmerzausstrahlung
- **Urinuntersuchung.** In der Regel besteht eine Mikro- oder Makrohämaturie infolge der Schleimhautläsionen. Manchmal sind im Urinsediment Kristalle zu erkennen
- **Urinkultur,** um gleichzeitig bestehende Infektionen auszuschließen
- **Blutuntersuchung,** z.B. Kreatinin, Harnstoffwert, Blutgerinnung, BSG, Blutbild, Entzündungsparameter CRP und Leukozyten
- **Sonografie.** Steine ab ca. 0,5 cm Durchmesser sowie bereits eingetretene Organveränderungen lassen sich sonografisch darstellen
- **CT-Abdomen**
- Die **i. v.-Urografie** sichert die Diagnose und zeigt die genaue Lokalisation des Steins. Sie ist jedoch erst nach Abklingen der Kolik möglich, da das Kontrastmittel die Harnbildung steigert, was bei eingeklemmtem Stein zu einer Ruptur des Nierenkelchsystems führen kann.

## Behandlung

Die medikamentöse Therapie soll den Patienten zunächst einmal von seinen quälenden Schmerzen befreien. Dies gelingt am besten mit der Gabe von Analgetika (z. B. Dolantin®) in Kombination mit krampflösenden Medikamenten (z. B. Buscopan®).

Unter dieser Therapie in Kombination mit geeigneten pflegerischen Maßnahmen gehen 80 % der Steine bei einer Größe unter 4 mm spontan ab. Bereits beim geringsten Verdacht einer Harnwegsinfektion verordnet der Urologe wegen der Gefahr einer Urosepsis Antibiotika.

Bei 20 % der Patienten ist der Stein so groß, dass er nicht spontan abgeht.

### Extrakorporale Stoßwellenlithotripsie

Bei der **extrakorporalen Stoßwellenlithotripsie** (*ESWL,* Lithotripsie = *Steinzertrümmerung*) werden in einem Lithotripter Stoßwellen erzeugt und auf den Stein gebündelt, d. h. so abgegeben, dass sie in ihrem Brennpunkt auf den Stein treffen

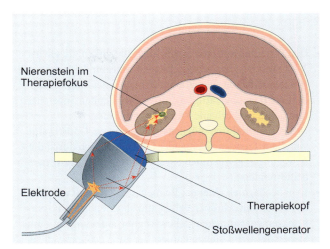

**Abb. 12.25** Prinzip der extrakorporalen Stoßwellenlithotripsie. Durch wiederholte Stoßwellen lockert sich der Mineralverbund, und der Stein zerbröckelt in sandkorngroße Teile, die mit dem Urin abgehen. [L190]

und ihn „zerplatzen" lassen (➤ Abb. 12.25). Übrig bleiben Steinfragmente, die über den Harnleiter abgehen und dabei Koliken auslösen können. Die ESWL ist indiziert bei *Nierenbeckensteinen* und bei *Steinen im oberen Harnleiter.* Ab einer Steingröße von 1 cm ist die Einlage einer DJ-Schiene (➤ 12.4.3) erforderlich, da die fragmentierten Steinreste teilweise zu groß sind und so zu einer Abflußstörung führen können.

Für eine ESWL ist meist eine *Analgosedierung* ausreichend, d. h. der Patient erhält intravenös Schmerz- und Beruhigungsmittel. Nur bei sehr unruhigen Patienten oder Kindern erfolgt die ESWL in Allgemeinanästhesie.

### Transurethrale endoskopische Steinextraktion

Im *unteren Anteil des Ureters* festgeklemmte Steine entfernt der Urologe meist in einer **Ureteroskopie.** Dazu schiebt er das Endoskop transurethral über die Blase in den Harnleiter vor und entfernt den Harnleiterstein dann mit Instrumenten entweder direkt oder nachdem er ihn zuvor zertrümmert hat, z. B. mit Zangen oder einer in das Ureteroskop integrierte Ultraschallsonde.

*Blasensteine,* die aus der Niere stammen und den Harnleiter passiert haben, gehen normalerweise problemlos über die Harnröhre ab. Bei bestehenden Blasensteinen kann eine Zystoskopie zur Steinentfernung erforderlich sein.

### Perkutane Nephrolitholapaxie

Die **perkutane Nephrolitholapaxie** (*PNL*) ist trotz ESWL und endoskopischer Steinextraktion ein standardisiertes Verfahren. Sie erfolgt bei Steinen > 20 mm, Ausgusssteinen oder Steinen der unteren/mittleren Kelchgruppe, die einer ESWL nicht zugänglich sind. Bei großen Steinen besteht eine absolute Indikation für dieses Verfahren.

## Pflege

- Den Patienten auffordern, reichlich zu trinken, möglichst 3–4 l täglich (Arztrücksprache bei Kontraindikationen, z. B. Herzinsuffizienz). Die erhöhte Urinausscheidung verhindert die Harnübersättigung mit steinbildenden Substanzen und damit eine erneute Konkrementbildung
- Der Patient soll sich möglichst viel bewegen. Günstig sind vor allem Treppensteigen oder Hüpfen, da sich durch diese Bewegungen gelegentlich ein spontaner Steinabgang herbeiführen lässt
- Urin beobachten (Menge? Beimengungen?) und während der Behandlung immer sieben, um abgehende Steine oder Konkremente zur chemischen Analyse aufzufangen. Zum Sieben des Urins stehen Papierfilter zur Verfügung, die der Patient während des Wasserlassens unter den Harnstrahl hält
- Der Urin-pH-Wert wird entweder im Labor bestimmt oder die Pflegenden messen ihn mittels Indikatorpapier auf der Station. Das spezifische Urin-Gewicht bestimmen die Pflegenden mittels Urometer, es sollte unter 1.012–1.015 liegen
- Körpertemperatur regelmäßig kontrollieren, um einen Harnwegsinfekt frühzeitig zu erkennen (*Gefahr der Urosepsis*)

**Pflege bei ESWL**

Die ESWL wird überwiegend ambulant in Analgosedierung durchgeführt. Am Vortag des Eingriffs soll der Patient keine blähenden Speisen zu sich nehmen, z. B. kohlensäurehaltige Getränke, Obstsäfte, Kohl oder Linsen. Manchen Patienten verordnet der Arzt zusätzlich entblähende Medikamente, z. B. Sab simplex®. Falls eine Regional- oder Allgemeinanästhesie erforderlich ist, z. B. bei Unruhe, bleibt der Patient zum Eingriff nüchtern. Zur ESWL müssen die aktuellen Blutgerinnungswerte sowie ein Blutbild vorliegen.

> Abgehende Steinfragmente können erneute Nierenkoliken verursachen.

## Rezidivprophylaxe

Ohne *Rezidivprophylaxe* bilden sich bei den meisten Patienten erneut Steine. Die Prophylaxe umfasst:
- Reichliches Trinken (mehr als 2 l täglich), vor allem auch zur Nacht und bei (unvermeidbaren) Hitzebelastungen oder Tätigkeiten mit vermehrtem Schwitzen
- Viel Bewegung und Vermeidung von Übergewicht
- Diät je nach Zusammensetzung des Steins:
  - Bei den häufigen *Kalziumoxalatsteinen* soll der Patient Zitrusfrüchte, schwarzen Tee, Kakao, Schokolade, Spinat und Rhabarber meiden. Nur Mineralwässer mit einem Kalziumgehalt unter 50 mg/l sind für die Patienten geeignet
  - Patienten mit harnsäurehaltigen Steinen sollen Fleisch weitgehend und Innereien vollständig meiden
- Bei Phosphatsteinen Ansäuern des Urins, bis ein pH-Wert < 6 erreicht ist, z. B. durch Methionin, etwa in Acimethin®. Bei Harnsäuresteinen und gelegentlich auch bei kalziumhaltigen Steinen Alkalisierung des Harns, z. B. durch Citrate, etwa in Uralyt-U®. Während der Behandlung regelmäßige Kontrolle des Urin-pH-Wertes durch Teststreifen
- Konsequente Behandlung von Harnwegsinfekten, da sich Steinbildung und Infektion gegenseitig begünstigen.

### 12.5.4 Nierentransplantation

*Transplantationen* ➤ 1.4.6

> **Akutes Nierenversagen** (*ANV*): Plötzlicher Funktionsausfall der Nieren bei vorher Nierengesunden. Prinzipiell reversibel.
> **Chronische Niereninsuffizienz** (*chronisches Nierenversagen*): Irreversible, langsam zunehmende Funktionseinschränkung der Nieren durch fortschreitenden Parenchymverlust bis zum völligen Funktionsverlust beider Nieren mit **terminaler Niereninsuffizienz** (*Urämie, Harnvergiftung*) und Dialysepflicht.
> **Nierentransplantation** (*NTX*): Übertragung einer Spenderniere bei terminaler Niereninsuffizienz als Alternative zur lebenslangen Dialyse. In Deutschland werden jährlich etwa 2.000 Nierentransplantationen durchgeführt, ca. 10.000 Patienten stehen auf der Warteliste zur Transplantation.

### Indikation

Eine **Nierentransplantation** kann prinzipiell bei allen Patienten (< 70 Jahre) mit terminaler Niereninsuffizienz und Dialysepflicht durchgeführt werden. Es gibt keine strikte Altersgrenze mehr.

### Kontraindikationen

Kontraindikationen gegen die Transplantation sind z. B. bösartige Tumorerkrankungen, chronische Infektionen, Alkohol- oder Drogenabhängigkeit.

### Organisatorische Vorbereitungen für eine Nierentransplantation

Bestehen bei dem Patienten keine Kontraindikationen, wird er bei *Eurotransplant* in die Warteliste aufgenommen und seine Blutgruppe sowie Gewebemerkmale (*HLA-Typisierung*) gespeichert. Eurotransplant in Leiden (Niederlande) koordiniert die Organvergabe für Deutschland, Österreich und die Beneluxländer. Von diesem Zeitpunkt an soll der Patient erreichbar sein, gleichzeitig aber „normal" leben, da die Wartezeit Jahre dauern kann. Wird eine Spenderniere gemeldet, durchsucht Eurotransplant die Warteliste nach dem Empfänger mit der größtmöglichen Gewebeübereinstimmung. Ist der passende

Empfänger gefunden, informiert Eurotransplant das zuständige Dialysezentrum (Zentrum, über das der Patient bei Eurotransplant angemeldet ist). In der Klinik überprüfen der Operateur und der Anästhesist die Operations- und Narkosefähigkeit des Patienten, evtl. wird der Kranke noch einmal dialysiert.

### Operationstechnik

Bei der Nierentransplantation belässt der Operateur ganz überwiegend die eigenen, funktionsunfähigen Nieren des Patienten und implantiert die Spenderniere als zusätzliches Organ in die Fossa iliaca des Beckens (*flache Mulde an der Innenseite der Darmbeinschaufel*, ➤ Abb. 12.26). Der Eingriff dauert etwa 2–3 Std.

Im günstigsten Fall beginnt die transplantierte Niere sofort nach Anschluss an die Blutgefäße des Empfängers, also noch im Operationssaal, mit der Urinproduktion. In den meisten Fällen aber muss das Transplantat sich zunächst „erholen" und beginnt erst nach einigen Tagen, manchmal auch erst nach Wochen, Urin zu produzieren.

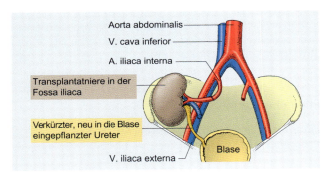

**Abb. 12.26** Lage einer transplantierten Niere extraperitoneal in der Beckenregion. Bei der Nierentransplantation handelt es sich also um eine heterotope Transplantation (➤ 1.4.6). [L190]

### Komplikationen und Nachbehandlung

Die wichtigsten postoperativen **Komplikationen** sind:
- **Abstoßungsreaktionen** (➤ 1.4.6). Während eine *akute Abstoßungsreaktion* oft durch eine Erhöhung der Medikamente (*Steroidstoßtherapie*) bekämpft werden kann, führt eine *chronische Abstoßungsreaktion* meist im Verlauf mehrerer Jahre zur abermaligen Niereninsuffizienz, die eine regelmäßige Dialyse und evtl. eine erneute Transplantation notwendig macht
- **Lokale Komplikationen,** z. B. Harnleiterverengungen, Anastomosenleck und Nierenarterienstenose.

Um eine Abstoßungsreaktion der transplantierten Niere zu verhindern, wird die Immunabwehr des Patienten prä- und postoperativ medikamentös unterdrückt, vor allem durch Glukokortikoide, Ciclosporin (z. B. Sandimmun®) und Azathioprin (z. B. Imurek®). Unerwünschte Wirkungen sind eine hohe Infektanfälligkeit, Bluthochdruck, Leberschäden und langfristig ein erhöhtes Malignomrisiko. [5]

> **VORSICHT**
> Zeichen der Tranplantatabstoßung sind: Rückläufige Urinausscheidung, Fieber, Schmerzen, Gewichtszunahme, Ödeme und Anstieg des Kreatininspiegels sowie des CRP.

### Pflege

*Perioperative Pflege in der Urologie* ➤ 12.4.5

Postoperativ werden die Patienten wegen der Infektionsgefahr in den meisten Kliniken nicht im Aufwachraum betreut, sondern auf der Intensivstation in einem separaten Zimmer.

Die Pflegenden achten darauf, dass der Patient seine Medikamente pünktlich einnimmt. Sie üben mit ihm das selbstständige Abmessen und Einnehmen der Immunsuppressiva. Manche Medikamente müssen unter speziellen Bedingungen eingenommen werden, etwa Ciclosporin (in Milch oder Saft gelöst, nicht in Plastikgefäßen, da sich das Medikament an der Wand des Gefäßes festsetzt und dann falsch dosiert zum Patienten gelangt).

### Prognose

Nach fünf Jahren sind noch etwa 70 % der transplantierten Nieren funktionstüchtig, nach 10 Jahren noch etwa 60 %. Nach einer Nierentransplantation haben die Patienten eine bessere Prognose bezüglich des Überlebens als unter der Dialyse.

## 12.5.5 Nierentumoren

### Gutartige Tumoren und Nierenzysten

**Gutartige Tumoren** der Niere machen nur ca. 20 % der Nierentumoren aus. Sie machen meist keine Beschwerden und werden deshalb häufig zufällig diagnostiziert.

Tumoren mit zentralen Zerfallshöhlen sind manchmal nur schwer von **Nierenzysten** zu unterscheiden. Mehr als 50 % der über fünfzigjährigen Menschen haben einzelne Nierenzysten, die im Gegensatz zu den *Zystennieren* (➤ 12.5.1) in der Regel ohne Bedeutung sind. Eine Behandlung ist nur erforderlich, wenn die Zyste zu Beschwerden führt, etwa zu einer Kompression des Nierenhohlsystems mit Harnaufstau.

### Nierenzellkarzinom

> **Nierenzellkarzinom** (*Nierenkarzinom, Adenokarzinom der Niere*): Bösartiger Tumor, der durch Entartung der Tubuluszellen in der Nierenrinde entsteht und ungefähr 3 % aller bösartigen Tumoren des Erwachsenen ausmacht. Altersgipfel 45.–65. Lebensjahr, Verhältnis Männer : Frauen = 2 : 1.

Die Ursache des **Nierenzellkarzinoms** ist unbekannt.

## Symptome und Befund

> Ungefähr 70 % der Nierenzellkarzinome werden zufällig bei Sonografien aus anderer Ursache diagnostiziert, bevor sie zu Symptomen geführt haben.

Das Nierenzellkarzinom bereitet dem Patienten lange keine Beschwerden. Die klassischen (Spät-)Symptome sind:
- Schmerzlose Mikro- oder Makrohämaturie
- Dumpfe Schmerzen im Nierenlager oder in der Flanke.

Verlegen Blutgerinnsel nach einer Tumorblutung den Harnleiter, kann eine Nierenkolik das erste Symptom sein.

Viele Nierentumoren machen sich durch **Fremdsymptome** bemerkbar. Dies sind z. B. Hyperkalzämie, Hypertonie, Leberfunktionsstörungen (*Stauffer-Syndrom*), Rückenschmerzen bis hin zu Spontanfrakturen und Symptomen durch bereits vorhandene Metastasen in Lunge (➤ 10.11.3) oder Gehirn (z. B. Kopfschmerzen). Ist der Primärtumor zum Zeitpunkt der Diagnosestellung auf die Niere begrenzt, liegen in < 20 % Metastasen vor.

## Diagnostik und Differentialdiagnose

Mittels Sonografie, CT (➤ Abb. 12.27) und evtl. MRT kann der Arzt die Tumorausdehnung bestimmen. Des Weiteren erfolgt die routinemäßige Laboruntersuchung inklusive der alkalischen Phosphatase. In fortgeschrittenen Stadien sind eine Tumoranämie oder eine Polyglobulie durch Erythropoetinbildung des Tumors möglich.

Bei bestimmten Fragen sind weitere Diagnostikmaßnahmen angezeigt:
- CT und MRT, seltener auch Angiografie zur Klärung der Gefäßverhältnisse (wichtig für das operative Vorgehen)
- Urogramm z. B. bei Verdacht auf Nierenbeckentumor
- Röntgen-Thorax, CT (Lunge, Abdomen) und Knochenszintigramm zur Metastasensuche in Lunge, Knochen und Gehirn (CCT fakultativ)
- Seitengetrennte Nierenszintigrafie zur Einschätzung der Funktion der anderen Niere.

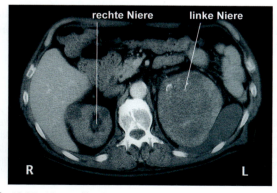

**Abb. 12.27** Nierenzellkarzinom im CT. Die linke Niere ist deutlich vergrößert. [M181]

## Behandlung

Therapie der Wahl ist die **Tumornephrektomie.** Dabei entfernt der Operateur die gesamte tumortragende Niere, einen Großteil des Harnleiters und die regionalen Lymphknoten (*Lymphadenektomie*). Einzelne Metastasen entfernt der Arzt ebenfalls operativ. Auch wenn multiple Metastasen vorliegen (und die Erkrankung damit unheilbar ist) kann eine Nephrektomie angezeigt sein, um die Tumormasse zu verkleinern und so die Beschwerden des Patienten (z. B. Schmerzen, Blutungen) zu lindern.

Eine **Nierenteilresektion** (*Entfernung von Teilen der Niere*) ist angezeigt bei sehr kleinen (< 4 mm), randständigen Karzinomen, bei beidseitigen Karzinomen und bei Patienten mit nur einer Niere (angeboren oder nach Verlust einer Niere) sowie eingeschränkter Nierenfunktion.

Strahlen-, Chemo-, Hormon- oder Immunotherapien sind ohne wesentliche Wirkung auf den Tumor. [3] Im metastasierten Zustand gibt es die Behandlungsmöglichkeit mittels Immuntherapie (Sorafenib®, Sunitinib®)

> Nach jeder Nephrektomie sind zunächst monatliche Kontrollen der verbleibenden Niere erforderlich – solange, bis die Stabilisierung der Nierenfunktion nachgewiesen ist. Danach genügen in den ersten zwei Jahren vierteljährliche Kontrollen.

### Pflege bei Nephrektomie

*Pflege vor, während und nach Operationen* ➤ Kap. 4
*Perioperative Pflege in der Urologie* ➤ 12.4.5

### Wilms-Tumor

> **Wilms-Tumor** (*Nephroblastom*): Häufigster bösartiger Nierentumor bei Kindern, Erkrankungsalter meist 1–5 Jahre. Trotz hoher Malignität verhältnismäßig gute Prognose.

Häufig verursacht der **Wilms-Tumor** dem Kind keine Beschwerden, und der Kinderarzt tastet bei der Routineuntersuchung eine (schmerzlose) Schwellung im Bauch. Ansonsten sind die Erstsymptome unspezifisch, z. B. ist das Kind matt und klagt über Bauchschmerzen. Auch eine alleinige Mikrohämaturie kann erstes Zeichen der Erkrankung sein.

Die Diagnostik umfasst Urin- und Blutuntersuchungen sowie bildgebende Verfahren, meist Sonografie, CT des Abdomens und ggf. des Thorax und Schädels sowie Röntgenaufnahmen des Thorax. Sie können die Lokalisation und Ausbreitung des Tumors zeigen.

Erster Schritt der Behandlung ist meist eine Chemotherapie zur Verkleinerung der Tumormasse. Es folgen die operative Entfernung der erkrankten Niere (*Tumornephrektomie*) und eine postoperative Chemotherapie, evtl. auch eine Strahlentherapie. Unter dieser Behandlung ist die Prognose mit einer Fünf-Jahres-Überlebensrate von ca. 80 % relativ gut.

## 12.5.6 Verletzungen der Niere

**Verletzungen der Niere** sind meist mit anderen Verletzungen kombiniert, z. B. mit einem stumpfen Bauchtrauma (➤ 7.10) oder Beckenfrakturen (➤ 7.11.6). Etwa die Hälfte aller Nierenverletzungen betreffen Kinder, deren Nieren weniger gut gepolstert und damit schlechter vor Stößen geschützt sind. Die meisten Nierenverletzungen entstehen im Rahmen von Verkehrs-, Sport- oder Arbeitsunfällen. Seltene Ursachen sind Schuss- oder Stichverletzungen.

### Symptome und Befund

Je nach Art und Ausmaß der (Begleit-)Verletzungen kann der Patient kaum Beschwerden haben oder innerhalb von Minuten in einen schweren Schock geraten (➤ Abb. 12.28).

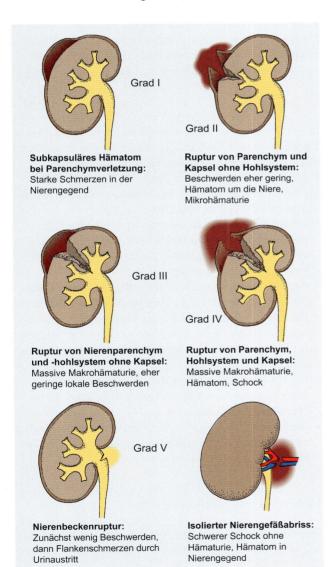

**Abb. 12.28** Überblick über die verschiedenen Nierenverletzungen und ihre Symptome. [L190]

### Diagnostik

Bei Verdacht auf eine Nierenverletzung sind Urinuntersuchung (Hämaturie?), Blutentnahme (Hb, Kreatinin), Sonografie (Hämatom?), Infusionsurogramm (z. B. unvollständige Darstellung bei Parenchymverletzungen) und eine CT angezeigt. Bei Verdacht auf Gefäßverletzung ist eine Angiografie nötig.

### Behandlung

Bei Versagen der konservativen Therapie (mit absoluter Bettruhe und Antibiose) sowie bei schweren oder offenen Nierenverletzungen wird operiert. Bei völliger Zerstörung der Niere oder sekundär infizierten Nierenverletzungen ist eine Nephrektomie (*Nierenentfernung*) notwendig.

Bei **Harnleiterverletzungen** ist bei kleinen Wandeinrissen die Harnleiterschienung (*Splint*) ausreichend. Ansonsten legt der Urologe den verletzten Harnleiter frei und rekonstruiert ihn bevorzugt mittels End-zu-End-Anastomose.

## 12.6 Erkrankungen von Harnblase und Harnröhre

### 12.6.1 Angeborene Harnröhrenstenosen

> **Harnröhrenklappen:** Angeborene Klappenbildung in der Harnröhre bei Knaben und Männern.
> **Meatusstenose:** Angeborene Verengung der Harnröhrenmündung.

Sowohl **Harnröhrenklappen** als auch **Meatusstenosen** zeigen sich durch abgeschwächten Harnstrahl, Harnstau (im Extremfall auch Hydronephrose) und wiederholte Infektionen. Unbehandelt können sich Nierenfunktionsstörungen bis hin zur Niereninsuffizienz entwickeln.

Evtl. muss der Harn notfallmäßig durch einen suprapubischen Blasenkatheter (➤ 12.4.1) abgeleitet werden. Die definitive Behandlung besteht in einer operativen Beseitigung der Fehlbildung.

### 12.6.2 Harnwegsinfektionen

*Pyelonephritis* ➤ 12.5.2

> **Harnwegsinfektion** (*Harnwegsinfekt, HWI*): Meist bakteriell – selten viral oder parasitär – bedingte Entzündung der ableitenden Harnwege mit Pollakisurie und Dysurie (➤ 12.2.1).

### Krankheitsentstehung

Meist wandern Bakterien aus dem Darm über die Harnröhre in die Harnblase ein (*aszendierende = aufsteigende Infektion*). Wegen der räumlichen Nähe von Darm- und Harnröhrenöffnung und der kurzen Harnröhre sind Frauen wesentlich häufiger von **Harnwegsinfektionen** betroffen als Männer.

Begünstigt wird eine Zystitis durch Harnabfluss-Störungen, Katheterisierung, Zystoskopie, transurethralen Blasenverweilkatheter sowie bei Frauen durch Geschlechtsverkehr, Schwangerschaft, Geburt und Menstruation. Weitere begünstigende Faktoren sind Kälte, Nässe, Stress, mangelnde Intimhygiene.

### Symptome und Befund

Klassisch besteht die Symptomkombination einer Zystitis aus
- Häufigem Harndrang etwa alle 10–20 Min. mit jeweils nur geringer Urinmenge (*Pollakisurie*)
- Beschwerden beim Wasserlassen, z. B. Schmerzen oder Brennen (*Dysurie*)
- Evtl. (krampfartigen) Schmerzen oberhalb des Schambeins (*Blasentenesmen*).

Fieber und eine stärkere Beeinträchtigung des Allgemeinbefindens weisen auf eine Mitbeteiligung parenchymatöser Organe hin. Die körperliche Untersuchung ergibt bis auf einen Druckschmerz in der Blasenregion keine auffälligen Befunde.

### Diagnostik und Differentialdiagnose

Die Verdachtsdiagnose stellt der Urologe anhand der Anamnese, der klinischen Symptome und eines Streifen-Schnelltests (➤ 12.3.3). Das Testfeld auf Leukozyten reagiert immer, die Testfelder auf Nitrit und Erythrozyten sind häufig positiv. Beweisend ist der Keimnachweis in der Urinkultur (➤ 12.3.3). Dort zeigt sich bei unkomplizierten Harnwegsinfektionen in etwa 80 % ein Wachstum von *Escherichia coli*.

Im Gegensatz dazu wachsen bei komplizierten, insbesondere nosokomialen (im Krankenhaus erworbenen) Harnwegsinfektionen häufig „Problemkeime".

### Behandlung

Bei 80 % der Patienten ist zur Behandlung des unkomplizierten Harnwegsinfektes die Gabe von Fosfomycin (Monuril®) als Einmalgabe, Nitrofurantoin 4 × 50 mg über 7 Tage oder Ciprofloxacin 2 × 250 mg über 3 Tage ausreichend. Bei Rezidiven und rezidivgefährdeten Patienten (z. B. Diabetiker, Schwangere) müssen die Antibiotika über mindestens sieben Tage gegeben werden, um alle Krankheitserreger abzutöten. Zusätzlich zur Antibiose soll der Patient mind. 3–4 l am Tag trinken (unter anderem auch Nieren- und Blasentee), um die Harnwege zu spülen. Bei starken Schmerzen sind zusätzlich Schmerzmittel und krampflösende Medikamente indiziert.

Eine Woche nach Ende der Antibiotikabehandlung wird der Urin erneut untersucht. Bei Fortbestehen oder Rezidiv ordnet der Arzt eine erneute Urinkultur an. Ein transurethraler Blasenverweilkatheter wird nach Möglichkeit entfernt. [8]

### Pflege

Den Patienten zu reichlichem Trinken animieren. Gut geeignet sind neben Wasser/Mineralwasser auch Kräutertees, die zur Anregung der Diurese beitragen und desinfizierend wirken:
- Bärentraubenblätter (desinfizierend)
- Goldrute (harntreibend, entzündungshemmend, krampflösend)
- Birkenblätter, Brennnessel, Liebstöckelwurzel, Schachtelhalmkraut (harntreibend)
- Löwenzahn (harntreibend). [7]

Die Kräuter gibt es einzeln oder als gebrauchsfertige **Nieren- und Blasentees** in der Apotheke.
- Den Patienten dazu anhalten, bei bestehendem Harndrang sofort die Toilette aufzusuchen, auch wenn er dabei auf Hilfe angewiesen ist, um ein Aufsteigen der Infektion zu verhindern
- Temperatur regelmäßig kontrollieren
- Nach Arztrücksprache lokal Wärme zur Beschwerdelinderung applizieren (z. B. Wärmflasche auf den Unterbauch)
- Sorgfältige Intimhygiene mit Einmalwaschlappen; Waschrichtung: von der Symphyse zum Anus.

### Patientenberatung

Bei rezidivierenden Harnwegsinfekten ohne begünstigende Faktoren weisen der Arzt und die Pflegenden den Patienten auf Maßnahmen zur Prophylaxe erneuter Infektionen hin:
- Möglichst viel trinken; dies „spült" die Harnwege und schwemmt Bakterien aus. Bei Harndrang sollen die Patienten sofort die Toilette aufsuchen
- Einnahme bzw. Trinken von Cranberry-Produkten, im Handel erhältlich als Beeren, Säfte oder andere Produkte. In verschiedenen Studien konnte eine prophylaktische Wirkung nachgewiesen werden
- Vermeidung hautreizender Pflegemittel und langer Bäder. Letztere weichen die Haut auf und begünstigen dadurch das Eindringen von Bakterien. Bei der Reinigung des Genitalbereichs soll er streng darauf achten, immer von der Symphyse zum Anus zu wischen, um eine Keimeinschleppung aus dem Darm zu vermeiden
- Das Waschen des Intimbereichs vor und nach dem Geschlechtsverkehr beugt Harnwegsinfekten ebenso vor wie das postkoitale Wasserlassen
- Geeignete Kleidung (z. B. ausreichend warme Unterwäsche) und der Abbau von Stressfaktoren tragen ebenfalls zur Vorbeugung erneuter Infektionen bei.

## 12.6.3 Harnblasenkarzinom

**Harnblasenkarzinom:** Häufigstes Karzinom des Harntrakts. In ca. 90 % **Urothelkarzinom** (Urothel = *Epithel, das die Harnwege zwischen Nierenbecken und äußerer Harnröhrenmündung auskleidet*). Männer sind häufiger betroffen als Frauen, Altersgipfel 60.–70. Lebensjahr.

## Krankheitsentstehung

Wahrscheinlich schädigen z. B. industrielle Karzinogene (etwa aromatische Amine oder Intermediärprodukte in Gummi-, Leder-, Textil- und Farbstoffindustrie), Nahrungs- und Genussmittelkarzinogene wie Nitrosamine und Tabak, chronische Entzündungen (z. B. bei Schistosomiasis) sowie Radiotherapien das Urothel und führen zur Entstehung von **Harnblasenkarzinomen**.

## Symptome und Befund

Bei 80 % der Patienten ist eine schmerzlose Hämaturie erstes Symptom des Blasenkarzinoms. Einige der Betroffenen klagen über Beschwerden ähnlich denen bei einer Zystitis (z. B. Brennen beim Wasserlassen, häufiges Wasserlassen, Schmerzen in der Blasenregion).

In späteren Stadien treten Flankenschmerzen durch Harnaufstau in die Nieren und eine Lymphstauung der unteren Extremitäten durch Lymphblockade und Kompression der Beckenstammgefäße hinzu. Zusätzlich kann sich eine Fistel zwischen Blase und Darm bilden (*Tumorkloake*).

## Diagnostik

- **Urinzytologie** zum Nachweis entarteter Zellen im Urin (Sensitivität 40–60 %)
- **Urethrozystoskopie** (➤ 12.3.9) mit Biopsieentnahme aus suspekten Bereichen, insbesondere einem sichtbaren Tumor, und anschließender histologischer Beurteilung des Gewebes (➤ Abb. 12.29)
- **Sonografie** und **i. v.-Urografie** (zeigt Tumor als Kontrastmittelaussparungen in der Blase und tumorbedingten Harnstau)
- **CT** zur Feststellung der Tumorausbreitung (Organüberschreitung?).

## Kurative Behandlung

### Transurethrale Elektroresektion, Lasertherapie

Bei oberflächlichen Tumoren ist die Behandlung überwiegend harnblasenerhaltend. Der Urologe kann den Tumor hier in einem endoskopischen Eingriff **trans**urethral **r**esezieren **TUR-Blase** (*TUR-B,* ➤ Abb. 12.30). Die gewonnenen Tumoranteile werden danach histologisch untersucht, ggf. ist eine Nachresektion erforderlich. Alternativ kann (ebenfalls transurethral) eine **Lasertherapie** durchgeführt werden. Beide Eingriffe erfolgen in Allgemein-, Spinal- oder Periduralanästhesie (➤ 4.3.3).

Aufgrund des hohen Risikos für weitere Tumoren ist meist eine Rezidivprophylaxe mit lokaler Chemotherapie empfehlenswert.

### Zystektomie

Bei fortgeschrittenen, bis in die Muskulatur oder tiefer reichenden Blasentumoren, evtl. auch bei Tumorrezidiven nach primär blasenerhaltender Therapie, ist eine **erweiterte Zystektomie** (*radikale Zystektomie*) erforderlich. Im Gegensatz zur einfachen **Zystektomie** (*Harnblasenentfernung*) entfernt der Urologe dabei nicht nur die Harnblase, sondern auch die regionalen Lymphknoten sowie die Prostata und Samenblasen beim Mann bzw. Uterus, Ovarien, vordere Vaginalwand und Urethra bei der Frau.

Zur Urinableitung legt der Urologe nach Entfernung der Harnblase entweder ein Urostoma an (*meist als Conduit oder Pouch*), führt eine Ureterosigmoidostomie durch oder formt eine **Neoblase:**

- Die **Ureterosigmoidostomie** (➤ Abb. 12.31) zählt zu den kontinenten Harnableitungen nach Zystektomie. Der Urologe implantiert die Harnleiter in das Sigma, sodass Stuhl und Urin zusammen über den Anus ausgeschieden werden. Nachteilig ist die Gefahr der Inkontinenz sowie der Entstehung eines Adenokarzinoms mit einer Latenz von 10–20 Jahren. Beim **Mainz-Pouch-II** (*Sigma-Rektum-Pouch*), einer Modifikation der Ureterosigmoidostomie, werden die peristaltischen Kontraktionen im Sigma durch eine besondere Operationstechnik unterbrochen. Dies verhindert einen Reflux in die Harnleiter und vermindert die Defäkationsfrequenz

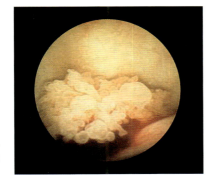

**Abb. 12.29** Endoskopisches Bild von einem Blasentumor. [F420]

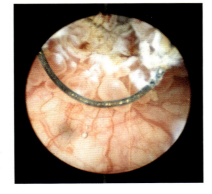

**Abb. 12.30** Endoskopisches Bild eines Blasenkarzinoms während der transurethralen Resektion. [V221]

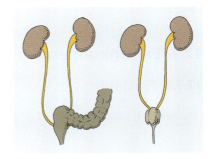

**Abb. 12.31** Weitere Möglichkeiten der Harnableitung nach einer Zystektomie außer einem Urostoma sind die Ureterosigmoidostomie (links) und die Bildung einer Ileum-Neoblase (rechts). [L190]

- Für den Patienten am angenehmsten ist die Bildung einer **Ileum-Neoblase** (*Darmersatzblase mit Urethraanschluss*, ➤ Abb. 12.31). Der Urologe bildet ein Reservoir aus einem ausgeschalteten Dünndarmsegment und implantiert dieses zwischen Harnleiter und Harnröhre, sodass eine willkürliche Miktion durch Bauchpresse möglich ist. Voraussetzung ist, dass der Blasenhals tumorfrei ist. Bei Frauen ist das Verfahren wegen der kurzen Harnröhre schwierig. [2]

### Palliative Behandlung

Palliative Maßnahmen sind vor allem bei Blutungen aus dem Tumor erforderlich. Eine akute Tumorblutung kann mit palliativer TUR-Blase, Lasertherapie oder beidseitiger Embolisation (künstlicher Verschluss) der Aa. iliacae internae gestillt werden. Eine Strahlentherapie kann die durch Knochenmetastasen verursachten Schmerzen lindern.

Eine **palliative Zystektomie** kann bei rezidivierenden, nicht stillbaren Tumorblutungen oder bei tumorbedingter Ausbildung von Urinfisteln zum Darm oder zur Vagina indiziert sein, um die Beschwerden des Patienten zu beseitigen und seine Lebensqualität zu verbessern.

### Pflege bei Zystektomie

*Perioperative Pflege in der Urologie* ➤ 12.4.5
*Pflege bei Ureterkatheter* ➤ 12.4.3
*Pflege bei Urostoma* ➤ 12.4.4

**Präoperative Pflege**

Vor dem Eingriff wird der Darm des Patienten durch eine orthograde Darmspülung (➤ 5.4.1) gründlich gereinigt. Die Rasur erfolgt nach Hausstandard.

**Postoperative Pflege**

Postoperativ werden die Patienten meist zunächst auf der Intensivstation versorgt.

Die spezielle Pflege ist von der Art der durchgeführten Harnableitung abhängig. Patienten nach Anlage einer Ileum-Neoblase sollen, sobald der Blasenkatheter entfernt ist, die Neoblase regelmäßig entleeren, um eine Überdehnung und damit Spannung auf die Anastomose zu vermeiden. Erforderlich sind regelmäßige Spülungen der Blase auf Grund der Schleimbildung durch die verwendete Darmschleimhaut.

Der Kostaufbau entspricht dem nach einer Darmresektion (➤ 5.7.6).

## 12.7 Erkrankungen der Prostata

### 12.7.1 Prostatitis

**Prostatitis:** Entzündung der Prostata.

### Krankheitsentstehung

Die **akute Prostatitis** wird meist durch gramnegative Bakterien verursacht, die in der Harnröhre aufsteigen oder (selten) durch lymphogene oder hämatogene Streuung in die Prostata gelangen. Die **chronische Prostatitis** entsteht oft auf dem Boden einer nicht ausgeheilten akuten Prostatitis.

### Symptome und Befund

- Dysurie, Pollakisurie, evtl. Hämaturie und Ausfluss aus der Harnröhre
- Spannungs- und Druckgefühl in der Dammregion
- Stuhldrang, Schmerzen beim Stuhlgang
- Bei der akuten Prostatitis zusätzlich allgemeines Krankheitsgefühl und Fieber (evtl. mit Schüttelfrost).

Bei der rektalen Untersuchung tastet der Urologe die entzündlich vergrößerte und stark druckschmerzhafte Prostata.

### Diagnostik

- Urinstatus, Urinkultur, Urinanalyse nach Prostatamassage: In der ersten Urinportion und nach Prostatamassage (wegen der Gefahr der bakteriellen Streuung nicht bei akuter Prostatitis durchführen) finden sich Leukozyten und Bakterien. Die Urinkultur dient dem Erregernachweis
- Blutkultur (➤ 2.5.2) bei Fieber über 38,5 °C
- Rektale Untersuchung: stark druckschmerzhafte Prostata? Fluktuation? Anhalt für Abszess?
- Labor: bei akuter Prostatitis regelmäßig erhöhte PSA-Werte
- **TRUS** (*transrektale Sonografie*) zum Ausschluss eines Prostataabszesses.

### Behandlung

- Antibiotikagabe für zwei bis vier Wochen, möglichst nach Antibiogramm
- Krampflösende Medikamente und Analgetika
- Bei Harnverhalt oder erheblichem Restharn Anlage eines suprapubischen Blasenkatheters
- Ggf. Prostataabszess punktieren.

Bei chronischer Prostatitis müssen die Antibiotika über Monate gegeben werden, um die Entzündung auszuheilen.

### Pflege

*Pflege bei suprapubischer Blasendrainage* ➤ 12.4.1

Ggf. ist Bettruhe oder körperliche Schonung sinnvoll. Die Pflegenden achten auf regelmäßigen und weichen Stuhlgang und führen bei Bedarf Maßnahmen der Obstipationsprophylaxe durch.

## 12.7.2 Prostatahyperplasie

**Prostatahyperplasie** (*benigne Prostatahyperplasie, BPH, Prostataadenom*): Vergrößerung der Prostata. Eine der häufigsten Erkrankungen des fortgeschrittenen Lebensalters und bei Männern die häufigste Ursache für Blasenentleerungsstörungen. Ungefähr 50 % der über 50-Jährigen sind betroffen.

### Krankheitsentstehung

Bei der **Prostatahyperplasie** vergrößern sich vor allem die harnröhrennahen (*periurethralen*) Drüsen der Prostata, sodass die Harnröhre zunehmend eingeengt wird. Als Ursache des Prozesses werden insbesondere hormonelle Veränderungen und ein „Erwachen" embryonaler Eigenschaften des prostatischen Bindegewebes diskutiert.

### Symptome und Befund

- Im Stadium I ist der Harnstrahl abgeschwächt, und es dauert länger, bis die Miktion beginnt. Der Patient muss häufig auf die Toilette gehen (auch nachts) und die Bauchpresse einsetzen, damit sich die Blase entleert
- Im Stadium II ist die Harnröhre so stark eingeengt, dass sich **Restharn** bildet, d. h. eine vollständige Entleerung der Blase ist nicht mehr möglich. Der Patient hat fast ständig Harndrang, kann aber immer nur geringe Mengen Urin lassen. Der in der Blase zurückbleibende Harn fördert die Entstehung von Harnwegsinfekten (➤ 12.6.2)
- Im Stadium III kommt es zur Überlaufblase mit Harnrückstau bis zu den Nieren und Nierenfunktionsschädigung.

Bei der rektalen Untersuchung tastet der Urologe die vergrößerte Prostata.

### Diagnostik und Differentialdiagnose

- Rektale Untersuchung (Größe, Form und Konsistenz der Prostata?)
- Urinuntersuchung: Harnwegsinfekt?
- Miktionsanamnese inklusive standardisiertem Fragebogen
- Sonografie zur Größenbestimmung der Prostata und Restharnbestimmung
- Blutuntersuchung: Funktionseinschränkung der Niere? Tumormarker zur Unterscheidung vom Prostatakarzinom (vor der Palpation abnehmen, da sonst falsch positive Befunde)
- Uroflow: deutliche Harnstrahlabschwächung
- Urografie (➤ Abb. 12.32) und Urethrozystoskopie: Ausschluss anderer Ursachen der Harnröhrenverengung (z. B. Strikturen, Tumoren)
- Transrektale Sonografie (*TRUS*) ggf. kombiniert mit Farbdoppleruntersuchung zum exakten Ausmessen der Prostatavergrößerung
- Prostatabiopsie bei Karzinomverdacht.

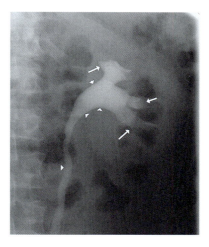

**Abb. 12.32** I. v.-Urogramm im Spätstadium einer Prostatahyperplasie. Die Harnleiter und das Nierenbeckenkelchsystem sind infolge der Abflussbehinderung deutlich erweitert. [M504]

### Behandlung

Die Behandlung ist stadienabhängig. Im Stadium I stehen pflegerische Maßnahmen und die geregelte Lebensführung des Patienten im Vordergrund. Beschwerdelindernd wirken pflanzliche Präparate, z. B. Prostagutt® oder β-Sitosterin, z. B. Harzol®.

Ab Stadium II sind entweder eine medikamentöse Therapie (5α-Reduktase Hemmer/α-1-Rezeptorblocker) oder ein operatives Vorgehen angezeigt. Dies ist endoskopisch möglich (t**r**ans**u**rethrale Elektro**r**esektion der **P**rostata, TUR Prostata oder TUR-P) oder in einer offenen Operation (*Prostataadenomenukleation, -adenomektomie*).

Im Stadium III wird zur Entlastung der Harnblase und der ableitenden Harnwege zunächst eine transurethrale oder suprapubische Blasenkatheterisierung vorgenommen. Nach Erholung der Nierenfunktion erfolgt die operative Sanierung. Bei allgemeiner Inoperabilität des Patienten ist die künstliche Harnableitung die einzig mögliche Behandlung.

**Transurethrale Prostataresektion**
Die **TUR-Prostata** (➤ Abb. 12.33) kann in Regional- oder Allgemeinanästhesie durchgeführt werden. Zum Eingriff liegt der Patient in Steinschnittlage. Der Urologe führt das Endoskop transurethral ein und „hobelt" dann mit der elektrischen Schlinge das hyperplastische Prostatagewebe Schicht für Schicht ab.

Im Anschluss an den Eingriff legt der Urologe dem Patienten transurethral einen dicklumigen Spülkatheter ein, über den die Blase in den ersten postoperativen Stunden gespült wird.

**Prostataadenomenukleation**
Eine **Prostataadenomenukleation** ist bei erheblicher Prostatavergrößerung angezeigt (wenn mehr als ca. 80 g Drüsengewebe entfernt werden müssen). Dabei entfernt der Urologe in einer offenen Operation (➤ Abb. 12.34) die vergrößerte Prostata, indem er sie aus der Kapsel schält. Dann verengt er den Blasenhals mit resorbierbaren Nähten und legt einen Blasenspülkatheter so in die Harnblase ein, dass der Ballon des Katheters in der Prostataloge liegt. Der Ballon wird dann entsprechend dem Gewicht der entnommenen Prostata geblockt (z. B. mit 100 ml Flüssigkeit bei 100 g Prostatagewicht).

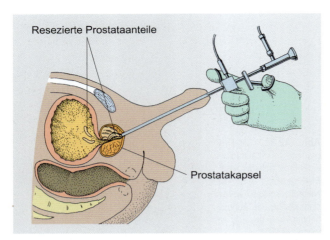

Abb. 12.33 Bei der transurethralen Resektion der Prostata (*TUR-P*) trägt der Urologe das Prostatagewebe mit Hilfe einer elektrischen Schlinge Schicht für Schicht ab. [L190]

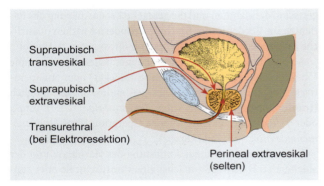

Abb. 12.34 Zugangswege bei der Prostataadenomenukleation. [L190]

### Laser-Therapie-Verfahren

Hierbei unterscheidet man mehrere Verfahren. Die Laserresektion stellt eine Alternative zur chirurgischen Therapie für Patienten mit deutlicher Prostatahyperplasie dar. Laserverfahren können eingesetzt werden, wenn die höhere Behandlungsmorbidität einer TURP oder Operation für den Patienten nicht zumutbar oder durchführbar erscheint. Ein Absetzen von Antikoagulanzien ist je nach Verfahren nicht unbedingt notwendig.

### Pflege

Im Stadium I der Erkrankung sind vor allem die Aufklärung des Patienten und die Beratung bezüglich der Lebensführung wichtig:
- Nicht zu lange sitzen und keine zu enge Unterwäsche tragen sowie eine Überdehnung der Blase vermeiden (z. B. durch Trinken großer Flüssigkeitsmengen oder Nicht-auf-die-Toilette-gehen bei Harndrang)
- Kalte oder stark alkoholische Getränke sowie Kälteexposition meiden, da diese ebenfalls das Risiko eines Harnverhalts steigern
- Lokal Wärme applizieren (erleichtert die Miktion).

### Pflege nach TUR-Prostata

*Perioperative Pflege in der Urologie* ➤ 12.4.5
- **Blasenspülung.** Unmittelbar nach dem Eingriff legt der Urologe dem Patienten einen transurethralen, dreilumigen **Blasenspülkatheter** (*Hämaturie-* oder *Spülkatheter*) in die Blase ein und schließt meist noch im Operationssaal die erste Spülung an (physiologische Kochsalzlösung oder Ringerspüllösung). In den ersten zwei bis drei postoperativen Tagen wird die Blase über diesen Katheter gespült (Menge und Einlaufgeschwindigkeit nach Arztanordnung). Die Pflegenden überwachen und bilanzieren die Spülung. Bei komplikationslosem Verlauf kann der Spülkatheter meist am 2. oder 3. postoperativen Tag entfernt werden

> **VORSICHT**
> Bei unzureichender Spülung kann sich rasch ein großes Blutkoagel bilden und den Spülkatheter verlegen. Dann droht eine **Blasentamponade,** d. h. Urin, Spüllösung und geronnenes Blut können nicht mehr abfließen, es entstehen die Symptome eines Harnverhalts (➤ 12.2.1). Um dies zu vermeiden, ist bei zunehmender Hämaturie die Spülung zu beschleunigen. Lässt die Hämaturie darunter nach, kann die Einlaufgeschwindigkeit der Spülung reduziert werden.

- Nach Entfernen des Spülkatheters soll der Patient reichlich trinken (ca. 3 l täglich), damit restliche Blutkoagel ausgespült werden
- Viele Patienten sind nach Entfernen des Blasenkatheters vorübergehend inkontinent und müssen die normale Blasenentleerung üben.

Der Arzt informiert den Patienten präoperativ darüber, dass die Beschwerden beim Wasserlassen durch die Wunde in der Harnröhre bedingt sind und für vier bis sechs Wochen anhalten können. Bevor der Patient aus der Klinik entlassen wird, führt der Urologe nochmals eine Uroflowmetrie sowie eine sonografische Restharnkontrolle durch (➤ 12.3.8). Die Ergebnisse werden mit den präoperativen Befunden verglichen.

### Pflege nach Prostataadenomenukleation

Die Blasenspülung entspricht der bei TUR-Prostata. Alternativ kann die Spülflüssigkeit auch über einen suprapubischen Katheter eingebracht und über einen transurethralen Katheter abgelassen werden.

### Prognose

Ohne Behandlung schreitet die Prostatahyperplasie fort, in vielen Fällen allerdings so langsam, dass der Patient auch in hohem Alter keine wesentlichen Beschwerden hat. Ist eine Operation möglich, so ist die Prognose gut. Die Potenz bleibt bei 90 % der Operierten erhalten, der Patient wird aber unfruchtbar, da sich das Ejakulat künftig in die Blase ergießt (*retrograde Ejakulation*).

### 12.7.3 Prostatakarzinom

**Prostatakarzinom:** Krebs der Vorsteherdrüse. Seit Jahren kontinuierlich an Häufigkeit zunehmende Erkrankung und mittlerweile dritthäufigste Krebstodesursache bei Männern. Betrifft vor allem Männer über 50 Jahre: Schätzungsweise 50 % aller über 70-Jährigen haben Prostatakrebs. In 95 % der Fälle handelt es sich um ein Adenokarzinom.

#### Symptome und Befund

Da das Prostatakarzinom zu 80 % in den hinteren Drüsenanteilen fern der Harnblase entsteht, verursacht es lange Zeit keine Beschwerden. Erst spät klagt der Patient über Symptome ähnlich denen der Prostatahyperplasie (> 12.7.2). Hat das Karzinom bereits Knochenmetastasen verursacht (anfänglich häufig in die Lendenwirbelsäule und ins Becken streuend), klagen die Patienten über Knochenschmerzen, die nicht selten sogar das erste Symptom der Erkrankung sind.

Erstmalig auftretende Kreuzschmerzen, „Ischias" und „Rheuma" bei Männern jenseits des 50. Lebensjahres können Zeichen eines Prostatakarzinoms sein.

Meist kann der Urologe das Prostatakarzinom bei der rektalen Untersuchung als unregelmäßigen, fast steinharten Knoten tasten.

Durch vermehrte Inanspruchnahme der kostenlosen Früherkennungsuntersuchung für Männer ab dem 45. Lebensjahr und verbesserte Diagnosetechniken konnte in den vergangenen Jahren die Rate der früh diagnostizierten Prostatatumoren erhöht werden.

#### Diagnostik

- **Blutuntersuchung.** Im Blut ist das **PSA** (**p**rostata**s**pezifisches **A**ntigen) erhöht. Vor der Blutentnahme darf keine rektale Untersuchung erfolgen, da es hierdurch zu falsch positiven Ergebnissen kommen kann
- **Prostatapunktion/-biopsie** (> 12.3.10) zum Nachweis entarteter Zellen
- Weitere Diagnostik (*Prostatahyperplasie* > 12.7.2).

#### Behandlung

**Lokal begrenztes Prostatakarzinom**
Ist das Karzinom auf die Prostata beschränkt (keine Tumorausbreitung über die Kapsel hinaus, keine Metastasen) und der Patient in gutem Allgemeinzustand, ist eine **radikale Prostatektomie** (*radikale Prostatovesikulektomie,* > Abb. 12.35) angezeigt. Dabei entfernt der Urologe die gesamte Prostata einschließlich der Kapsel, die Samenblasen, den durch die Prostata verlaufenden Harnröhrenabschnitt und die regionären Lymphknoten. Den Harnröhrenstumpf näht er an den Blasenhals und schient die vesikourethrale Anastomose durch einen transurethral eingelegten Blasendauerkatheter.

Die radikale Prostatektomie führt stets zu einer Zeugungsunfähigkeit des Patienten. Deutlich mehr als der Hälfte der Patienten tragen darüber hinaus eine Impotenz davon – es sei denn, der Operateur kann einen nerverhaltenden Eingriff durchführen. Diese Technik gewinnt an Bedeutung. Mit einer **Stressinkontinenz** (*unwillkürlicher Urinabgang bei abdomineller Druckerhöhung, z. B. beim Husten, Niesen oder Heben schwerer Lasten*) unterschiedlichen Grades ist unmittelbar bis Monate postoperativ bei deutlich mehr als 10 % der Patienten zu rechnen. Nach etwa einem Jahr sind noch etwa 5–10 % der Patienten inkontinent.

Alternativ kommt, je nach Stadium, auch eine Bestrahlung in Frage. Dabei ist das rezidivfreie Überleben bei Low-Risk-Tumoren mit den Ergebnissen nach einer Operation (*RRP*) vergleichbar. Bei Patienten mit einem fortgeschrittenen Prostatakarzinom ist die Bestrahlung das Mittel der Wahl.

**Fortgeschrittenes Prostatakarzinom**
In fortgeschrittenen Krankheitsstadien steht der **Entzug von Androgenen** an erster Stelle. Da ein Großteil der Prostatakarzinome unter dem Einfluss der männlichen Geschlechtshormone wächst, ist durch deren Verminderung oft eine Besserung zu erreichen. Eine sichere Methode zur Verminderung der männlichen Geschlechtshormone ist die operative Entfernung beider Hoden (*bilaterale Orchiektomie*). Alternativ können Medikamente, z. B. Antiandrogene oder LHRH-Analoga, den Testosteronspiegel auf Kastrationswerte (*Testosteronwerte, wie sie durch eine beidseitige Orchiektomie erreicht werden*) senken.

Engt das Karzinom die Harnröhre stark ein, kann eine transurethrale Resektion der Prostata (*TUR-P,* > 12.7.2) zur Beschwerdelinderung führen.

Bei Erfolglosigkeit dieser Behandlung stehen als Mittel der zweiten und dritten Wahl das Medikament Estramustin® und Zytostatika zur Verfügung. [6]

Bei einem metastasiertem Prostatakarzinom kann der Arzt außerdem die antiandrogene Therapie sowie unterschiedliche Chemotherapeutika (Docetaxel®, Cabazitaxel®) einsetzen.

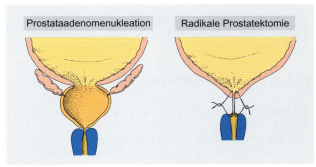

**Abb. 12.35** Unterschied zwischen Prostataadenomenukleation bei Prostatahyperplasie und *radikaler* Prostatektomie bei Prostatakarzinom. [L190]

Verträgt der Patient die Chemotherapeutika nicht, ist eine weitere hormonelle Manipulation mit Abirateron möglich. Bei Knochenmetastasen sollten zur Vermeidung von Brüchen sowie zur Schmerzreduktion Bisphosphonate oder ein monoklonaler Antikörper (Denosomab®) verabreicht werden.

### Pflege bei radikaler Prostatektomie

*Perioperative Pflege in der Urologie* ➤ 12.4.5

Zur Sicherung der Anastomose zwischen Harnröhrenstumpf und Blase bleibt der transurethrale Dauerkatheter je nach Klinik für 4–21 Tage liegen. Rutscht der Katheter versehentlich heraus, rufen die Pflegenden den Arzt (Achtung: Wegen der Gefahr einer Anastomosenverletzung keinesfalls selbstständig einen neuen Katheter einführen). Auch Darmrohre, Suppositorien und Klistiere gefährden die Anastomose. Deshalb ist in der ersten postoperativen Woche darauf zu verzichten.

Nach der Entfernung des Katheters tritt bei vielen Patienten eine (vorübergehende) Stressinkontinenz auf. Dann versorgen die Pflegenden den Patienten mit angemessenen Inkontinenzhilfsmitteln (z. B. Einlagen, deren Größe und Saugfähigkeit dem Ausmaß der Inkontinenz entsprechen) und achten auf regelmäßige Hautpflege.

### Prognose

Wurde der Tumor in einem frühen Stadium entdeckt und radikal entfernt, ist die Prognose gut; die Zehn-Jahres-Überlebensrate liegt bei ca. 70 %. Auch Patienten in fortgeschrittenen Krankheitsstadien, deren Tumor gut auf die Hormontherapie anspricht, können mehrere Jahre überleben. Bei fortgeschrittenem hormonresistentem Prostatakarzinom ist die Prognose schlecht.

## 12.8 Erkrankungen von Hoden und Nebenhoden

> Die meisten Hodenerkrankungen treten bei Kindern oder jungen Männern auf. Zu spät behandelte Hodenerkrankungen können eine bleibende Beeinträchtigung der Fruchtbarkeit zur Folge haben. Deshalb sind Krankheitssymptome, z. B. Schmerzen oder Schwellungen des Hodens, stets ernst zu nehmen und vom Urologen abklären zu lassen.

### 12.8.1 Lageanomalien des Hodens

> **Hodenretention** (*Retentio testis, Maldescensus testis, Hodenhochstand, Hodendystopie*): Ausbleiben oder Stehen bleiben des physiologischen Hodenabstiegs vom Bauchraum über den Leistenkanal in das Skrotum. Betroffen sind ca. 4 % aller neugeborenen Knaben (bei Frühgeborenen mehr), gegen Ende des ersten Lebensjahres noch ca. 1 %.

### Krankheitsentstehung und Einteilung

Als Ursachen für eine **Hodenretention** werden z. B. eine verminderte mütterliche Hormonproduktion während der Schwangerschaft und Anomalien im Bereich des Samenstrangs genannt. Das familiär gehäufte Auftreten weist auf eine genetische Disposition hin.

Je nach Lage des Hodens werden folgende Formen unterschieden (➤ Abb. 12.36):

- Beim **Bauchhoden** liegt der Hoden in der Bauchhöhle
- Am häufigsten ist der **Leistenhoden,** bei dem der Hoden auf physiologischem Wege bis in den Leistenkanal abgestiegen und dort liegen geblieben ist
- Von einem **Gleithoden** spricht man, wenn ein Leistenhoden zwar bis in den oberen Hodensack hinuntergezogen werden kann, sich jedoch nach dem Loslassen sofort wieder zurückzieht
- Dagegen bleibt ein **Pendelhoden** zeitweilig im Hodensack, wandert aber z. B. bei Kälte hoch in die Leiste
- Ein **ektoper Hoden** hat nicht den physiologischen Weg genommen und liegt dann etwa in der Peniswurzel oder im Oberschenkel.

### Symptome, Befund und Diagnostik

Bei den Vorsorgeuntersuchungen prüft der Kinderarzt palpatorisch, ob sich beide Hoden im Hodensack befinden. Ist dies nicht der Fall, versucht er, fehlende Hoden in der Leiste zu ertasten. Gelingt dies nicht, hilft eine Sonografie. In Extremfällen sind eine MRT oder eine Laparoskopie erforderlich, um den Hoden zu finden.

### Komplikationen

Ist der Hoden nicht bis zum ersten Geburtstag des Jungen in den Hodensack abgestiegen, drohen langfristig zwei Komplikationen:

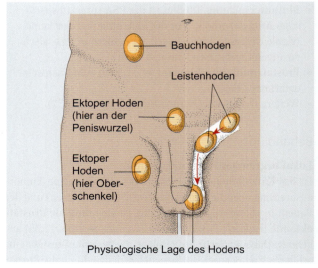

**Abb. 12.36** Übersicht über die Lageanomalien des Hodens. [L190]

- Irreversible Schädigung des Hodens mit Verminderung der Fruchtbarkeit (wahrscheinlich durch die höhere Temperatur im Bauchraum)
- Deutliche Erhöhung des Entartungsrisikos (das Risiko einer Entartung ist bei einer Lageanomalie des Hodens 40 % höher als bei physiologischer Hodenlage).

Das Entartungsrisiko bleibt erhöht, unabhängig vom Alter, in dem eine Korrektur erfolgt.

### Behandlung

Ein Pendelhoden ist in der Regel nicht behandlungsbedürftig. Bei Bauch-, Leisten- und Gleithoden wird spätestens zu Beginn des ersten Lebensjahres eine mehrwöchige Hormontherapie durchgeführt, z. B. mit LHRH-Nasenspray (z. B. Kryptocur®), die bei Erfolglosigkeit als i. m.-Therapie durchgeführt werden kann. Sie hat keine bleibenden Folgen, die unerwünschten Wirkungen (z. B. Erektionen, Wachsen von Schambehaarung) bilden sich nach der Therapie zurück.

Verlagert sich der Hoden auch nach zwei Hormonzyklen nicht oder liegt ein ektoper Hoden bzw. eine begleitende Leistenhernie (➤ 5.10.1) vor, führt der Urologe noch vor dem zweiten Geburtstag des Kindes eine **Funikulolyse** (*operative Freilegung und Mobilisierung des Hodens und des Samenstranges*) mit nachfolgender **Orchidopexie** (*Fixierung des Hodens im Hodensack*) durch.

Hauptkomplikationen des Eingriffs sind Blutungen, Infektionen (auch des Hodens) und Hodenatrophie.

### Pflege bei Orchidopexie

*Perioperative Pflege in der Urologie* ➤ 12.4.5

Immer häufiger führen Urologen den Eingriff ambulant durch, sodass die Eltern ihr Kind nach einigen Stunden nach Hause nehmen können. Postoperativ wird der Hodensack auf Oberschenkelniveau gelagert und ggf. für ein bis zwei Tage gekühlt. Klagt das Kind über Schmerzen durch den Druck der Bettdecke, hilft ein über der Wundregion angebrachter Bettbogen. Ein erstes kurzes Aufstehen (mit Suspensorium oder enger Unterhose) ist bereits am Operationstag erlaubt, doch sollte das Kind so viel wie möglich liegen und sich in den folgenden zehn Tagen körperlich schonen.

## 12.8.2 Hoden- und Nebenhodenentzündung

**Orchitis:** Entzündung des Hodens.
**Epididymitis:** Entzündung des Nebenhodens.

### Krankheitsentstehung

Die **Orchitis** ist meist Folge einer hämatogenen Erregerstreuung im Rahmen einer Allgemeininfektion, z. B. Mumps. Die **Epididymitis** entsteht oft durch fortgeleitete Infektionen von Prostata und Harnwegen, z. B. akute oder chronische Prostatitis (➤ 12.7.1) oder Zystitis (➤ 12.6.2).

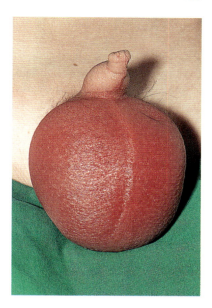

**Abb. 12.37** Das Bild des „akuten Skrotums" geht mit ausgeprägter, schmerzhafter Schwellung und livider Verfärbung einher. [M212]

### Symptome und Befund

> Viele Hodenerkrankungen, darunter auch die Orchitis und die Epididymitis, führen zu einer akuten, schmerzhaften Schwellung des Skrotums. Für diese nicht-traumatische Schwellung wurde der Begriff **akutes Skrotum** (➤ Abb. 12.37) geprägt (analog zum akuten Abdomen, ➤ 3.3.2), der lediglich das klinische Bild bezeichnet und nichts über die Ursache der Erkrankung aussagt.

Die Beschwerden des Patienten sind bei Orchitis und Epididymitis praktisch gleich:
- Zunehmende Schwellung des Hodens bzw. Nebenhodens mit Rötung der Skrotalhaut
- Starke Schmerzen im Hodenbereich und – insbesondere bei Epididymitis – Ausstrahlung in Samenstrangbereich und Leiste
- Allgemeines Krankheitsgefühl mit Fieber.

Typisch für die Epididymitis, aber nicht bei allen Patienten mit Epididymitis auslösbar, ist ein positives **Prehn-Zeichen.** Beim Anheben des Skrotums lassen die Schmerzen nach.

### Diagnostik und Differentialdiagnose

Körperliche Untersuchung und Sonografie ermöglichen fast immer die Abgrenzung zwischen Orchitis und Epididymitis. Wichtig sind außerdem:
- Urinuntersuchung (Streifen-Schnelltest und Urinkultur) zum Nachweis einer Infektion der ableitenden Harnwege
- Harnröhrenabstrich (Erreger- und Resistenzbestimmung)
- Blutkultur sowie evtl. Virusserologie im Blut zum Erregernachweis.

### Behandlung

- Sobald die Urin- und Blutkulturen abgenommen sind, beginnt der Arzt umgehend mit der Antibiotikabehandlung (etwa mit Penicillinen oder Gyrasehemmern). Bei Mumpsorchitis ist nur eine symptomatische Behandlung möglich
- Antientzündliche Medikamente, z. B. Diclofenac (Voltaren®), lindern die Beschwerden
- Bei Epididymitis beugt die Beseitigung begünstigender Erkrankungen (z. B. einer Prostatahyperplasie mit Restharnbildung) einem Rezidiv vor
- Bei chronisch rezidivierender Epididymitis oder Abszedierung ist eine **Epididymektomie** (*Entfernung der Nebenhoden*) erforderlich.

### Pflege

- Den Patienten Bettruhe einhalten lassen
- Hoden auf Oberschenkelhöhe hochlagern. Dies mindert die Schmerzen und verbessert den Lymphabfluss. Beim liegenden Patienten ist dies durch ein *Hodenbänkchen* möglich (dazu Verbandswatte zu einem kleinen Kissen formen und mit Schlauchverband umhüllen), bei (kurzzeitigem) Aufstehen *Hodensuspensorium* oder enge Unterhose verwenden
- Auch lokale Kälteanwendung, z. B. in dünne Tücher eingehüllte Kühlelemente, lindern die Beschwerden.

## 12.8.3 Hodentorsion

> **Hodentorsion:** Stieldrehung des Hodens um die eigene Achse. Hochakutes Krankheitsbild, das eine sofortige Behandlung erfordert. Betrifft v. a. Säuglinge, Jugendliche und junge Männer.

### Krankheitsentstehung

Eine **Hodentorsion** (> Abb. 12.38) ist durch eine abnorme Beweglichkeit des Hodens im Skrotum begünstigt. Hoden und Samenstrang drehen sich um ihre Längsachse. Dadurch werden die den Hoden versorgenden Arterien und Venen abgeschnürt, was bereits nach 4–6 Std. zum Untergang von Hodengewebe führt.

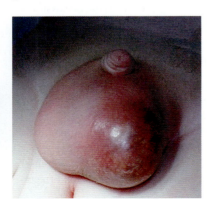

**Abb. 12.38** Hodentorsion bei einem kleinen Jungen. [R232]

### Symptome und Befund

Typisch ist das plötzliche Einsetzen der Beschwerden (meist nachts). Es kommt zu stärksten Schmerzen im betroffenen Hoden sowie einseitig im Unterbauch und in der Leistenregion, verbunden oft mit Übelkeit und Erbrechen. Im Gegensatz zur Epididymitis bestehen aber kein Fieber und keine Zeichen eines Allgemeininfektes (> Tab. 12.3).

Der schmerzende Hoden steht höher als der gesunde, das betroffene Skrotum kann bläulich verfärbt sein. Das Prehn-Zeichen ist negativ, d. h. das Anheben des Hodens führt zu einer Schmerzverstärkung.

### Diagnostik und Differentialdiagnose

Hinweisend sind die typische Anamnese und der Befund der körperlichen Untersuchung (> Tab. 12.3). In der Doppler-Sonografie lässt sich ggf. der beeinträchtigte Blutfluss in den Samenstranggefäßen nachweisen. Urin- und Blutuntersuchungen sind unauffällig.

Am häufigsten wird die Hodentorsion mit der Epididymitis verwechselt.

**Tab. 12.3** Klinische Differenzierung von Hodentorsion und Epididymitis.

| | Hodentorsion | Epididymitis |
|---|---|---|
| **Altersgipfel** | Erster Altersgipfel: Kleinkinder, zweiter Altersgipfel: jugendliche Männer | Erwachsene |
| **Beginn** | Akut | Subakut bis akut |
| **Schmerz** | Sehr stark („Vernichtungsschmerz") | Stark |
| **Prehn-Zeichen (\*)** | Negativ | Positiv |
| **Übelkeit** | Häufig | Keine |
| **Fieber** | Nein | Ja |
| **Urinbefund** | Normal | Leukozyturie, Bakteriurie |
| **Blutbefund** | Normal | Leukozytose |

(\*) Negatives Prehn-Zeichen: Anheben des Hodens führt zur Schmerzverstärkung; positives Prehn-Zeichen: Anheben des Hodens führt zur Schmerzlinderung.

### Behandlung

Die Behandlung besteht in der Frühoperation innerhalb der ersten 4–6 Std. nach Beginn der Symptome. Dabei legt der Urologe den Hoden frei, löst die Stieldrehung und fixiert den Hoden durch Annähen an der Skrotalwand (*Orchidopexie*). Je früher die Operation durchgeführt wird, desto größer sind die Chancen, den Hoden zu retten. Ist der Hoden bereits nekrotisch, muss er entfernt werden. Da oft auch der andere Hoden abnorm beweglich ist, wird er prophylaktisch fixiert.

## 12.8.4 Varikozele und Hydrozele

### Varikozele

> **Varikozele:** Krampfaderähnliche Erweiterung, Verlängerung und Schlängelung der V. testicularis (*Hodenvene*) und des Plexus pampiniformis (*Venengeflecht im Hodensack*). Meist einseitig, in 90 % linke Hodenseite. Altersgipfel 15.–25. Lebensjahr.

**Symptome, Befund und Diagnostik**

Eine **Varikozele** bereitet dem Patienten meist keine Beschwerden. Nur wenige Betroffene klagen über ziehende Schmerzen in der Hoden- und Leistengegend, insbesondere bei körperlicher Anstrengung.

Die Diagnose stellt der Arzt hauptsächlich durch die körperliche Untersuchung: Im Stehen sind die erweiterten Venen vor allem hinter und oberhalb des Hodens deutlich sichtbar (➤ Abb. 12.39). Wichtig ist die Untersuchung im Liegen. Während bei der **idiopathischen Varikozele** die Varizen im Liegen leer laufen, bleiben die Venen bei der **symptomatischen Varikozele,** die meist Folge eines (Nieren-)Tumoreinbruchs in die Hodenvene ist, erweitert.

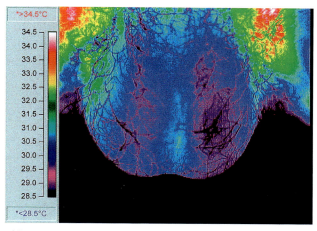

**Abb. 12.40** Plattenthermografie des Hodens. Die niedrigere Temperatur im Hoden, im Gegensatz zur übrigen Körpertemperatur, wird deutlich. [E862]

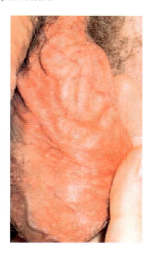

**Abb. 12.39** Varikozele mit typischer Schlängelung der Venen. [E397]

Die Varikozele beeinträchtigt über mehrere Mechanismen, darunter eine Erhöhung der Temperatur im Skrotum, die Fruchtbarkeit und ist in vielen Fällen die Ursache einer männlichen Infertilität (*Unfruchtbarkeit,* ➤ Abb. 12.40).

Im Zweifelsfall kann die Doppler-Sonografie (➤ 9.3.3) die Verdachtsdiagnose bestätigen.

**Behandlung**

Bevorzugt wird die *anterograde Sklerosierung* der V. testicularis durch Injektion eines Verödungsmittels. Für den dazu erforderlichen kleinen Schnitt im Skrotalbereich ist eine Lokalanästhesie ausreichend. Alternative ist die Unterbindung der Vene in einem offenen oder laparoskopischen Eingriff.

### Hydrozele

> **Hydrozele:** Angeborene oder erworbene Ansammlung von seröser Flüssigkeit zwischen den Hodenhüllen (*Tunica vaginalis testis*; bestehend aus einem viszeralen Blatt, das direkt mit der Oberfläche des Hodens verbunden ist, und einem parietalen Blatt).

Der Patient mit **Hydrozele** sucht den Arzt meist wegen einer langsam zunehmenden, schmerzlosen Schwellung des Hodens auf. Die Schwellung ist typischerweise glatt begrenzt und prallelastisch. Das Licht einer hinter den Hodensack gehaltenen Lampe schimmert durch, anders als bei einem Tumor oder einer Leistenhernie (*positive Diaphanoskopie*). Die Sonografie ermöglicht meist eine eindeutige Diagnose.

Die Behandlung ist vorwiegend operativ.

**Pflege**

- **Mobilisation.** In den ersten postoperativen Tagen soll sich der Patient schonen und überwiegend Bettruhe einhalten, da das Operationsgebiet sonst stark anschwillt und ein Hämatom entstehen kann. Vor dem Aufstehen soll er ein Suspensorium anlegen oder eine eng anliegende Unterhose tragen
- **Wundversorgung.** In den ersten ein bis zwei postoperativen Tagen wird der Hoden hochgelagert und das Wundgebiet gekühlt, z. B. mit Kühlelementen, um ein rasches Abschwellen zu unterstützen. Die Drainage entfernt der Arzt, wenn kaum mehr Wundsekret abfließt (meist am 1.–2. postoperativen Tag), die Hautfäden können zwischen dem 5. und 7. postoperativen Tag gezogen werden.

## 12.8.5 Maligne Hodentumoren

> **Maligner Hodentumor** (*Hodenkrebs*): Meist von den Keimzellen ausgehender, bösartiger Tumor. Insgesamt selten (ca. 1,6 % aller bösartigen Geschwülste beim Mann), jedoch häufigster bösartiger Tumor junger Männer. Altersgipfel 20.–40. Lebensjahr. [6]

## Krankheitsentstehung

**Maligne Hodentumoren** gehen in über 90 % von den Keimzellen aus. Andere Tumorarten, z. B. **Leydig-Zell-Tumoren** oder **Sertoli-Zell-Tumoren,** sind vergleichsweise selten.

Die Ursache der Entartung ist ungeklärt. Als Risikofaktoren bekannt sind eine positive familiäre Anamnese (bösartiger Hodentumor beim Vater oder bei Brüdern) sowie der Maldescensus testis (➤ 12.8.1). Das erhöhte Risiko (vier- bis achtfach) besteht auch dann, wenn der Hoden bereits im Kindesalter operativ in den Hodensack verlagert wurde.

## Symptome und Befund

Leitsymptom des Hodentumors ist die langsam entstehende, schmerzlose Schwellung eines Hodens. Der Patient bemerkt dies zufällig oder wird durch ein Schweregefühl im Hoden auf die Veränderung aufmerksam.

Bei der Untersuchung tastet der Arzt einen derben, meist nicht druckschmerzhaften Knoten.

## Diagnostik und Differentialdiagnose

- Mittels Hodensonografie ist der Tumor als solides Gebilde darstellbar
- Spezifische Tumormarker, die aber nur von bestimmten Keimzellabkömmlingen gebildet werden, sind AFP, β-HCG und PlAp (*plazentare alkalische Phosphatase*) sowie LDH als unspezifischer Marker (➤ 1.3.4).

Der Diagnostik von Metastasen dienen:
- Röntgen- und CT-Thorax: Metastasen in der Lunge oder im Mediastinum?
- CT-Becken/Abdomen (KM i. v. oder oral appliziert): Lebermetastasen? Lymphknotenmetastasen?

> Eine endgültige Diagnose ist erst nach operativer Freilegung des Hodens und Entnahme einer Biopsie möglich.

## Behandlung

Die dringlichste therapeutische Maßnahme ist die **inguinale Semikastration.** Oft ist eine Bestrahlung oder eine retroperitoneale Lymphadenektomie, evtl. auch eine aggressive Chemotherapie erforderlich.

Da ca. 5 % der Hodentumoren beidseitig auftreten, wird eine Hodenbiopsie am anderen Hoden empfohlen, um einen zweiten Tumor auszuschließen. [6]

> Der Tumor sowie die Behandlung können die Fruchtbarkeit des Patienten beeinträchtigen. Der Urologe weist den Patienten deswegen auf die Möglichkeit der **Spermakryokonservierung** in einer Samenbank hin. Die Möglichkeit, nach überstandener Krankheit (noch einmal) Vater werden zu können, ist für das Selbstwertgefühl der Patienten und meist auch die partnerschaftliche Beziehung enorm wichtig.

## Pflege

*Pflege vor, während und nach Operationen* ➤ Kap. 4
*Perioperative Pflege in der Urologie* ➤ 12.4.5

Da der Hodenkrebs mehr noch als andere Krebserkrankungen tabuisiert ist, sprechen viele Patienten nicht offen über die mit der Erkrankung verbundenen Ängste. Deshalb beachten Pflegende:

- Gesprächsbereitschaft signalisieren, ggf. Gespräche mit dem Arzt vermitteln
- Kastrationsängste des Patienten unbedingt ernst nehmen. Die Information, dass der Verlust eines Hodens äußerlich nicht sichtbar ist und dass außerdem die Möglichkeit der Implantation einer Hodenprothese aus Silikon besteht, vermindert bei vielen Patienten die Angst zumindest ein wenig
- Viele Patienten haben Schuldgefühle. Ihnen kann die Versicherung helfen, dass Hodenkrebs keine Strafe für das Ausleben ihrer Sexualität ist.

## Prognose

Die Prognose der Erkrankung ist abhängig von Tumorart und Tumorstadium. Insgesamt liegt die Fünf-Jahres-Überlebensrate bei 90 % und ist damit deutlich höher als bei den meisten anderen bösartigen Tumoren.

> Alle Männer sollten – vergleichbar der Selbstuntersuchung der Brust bei Frauen – ihre Hoden einmal monatlich selbst untersuchen (am günstigsten in warmer Umgebung, da die Skrotalhaut dann erschlafft und Veränderungen besonders gut tastbar sind).

## 12.9 Erkrankungen des Penis

### 12.9.1 Fehlbildungen des Penis

#### Hypospadie

> **Hypospadie** (*untere Harnröhrenspalte*): Angeborene Verschluss-Störung der Harnröhre mit Mündung der Harnröhre an der Penisunterseite, im Bereich des Skrotums oder am Damm. Betrifft ca. 0,5 % aller neugeborenen Knaben und ist deshalb die häufigste Fehlbildung des äußeren männlichen Genitales.

**Symptome, Befund und Diagnostik**
Bei der **Hypospadie** (➤ Abb. 12.41) ist der Penis häufig zusätzlich nach unten gekrümmt, oder es bestehen Harnentleerungsstörungen und eine Neigung zu Harnwegsinfektionen.

Die Diagnose wird klinisch gestellt. Technische Untersuchungen (z. B. Sonografie, Urografie, Zystoskopie) dienen dem Ausschluss weiterer Fehlbildungen des Urogenitaltrakts, evtl. ist eine genetische Diagnostik erforderlich.

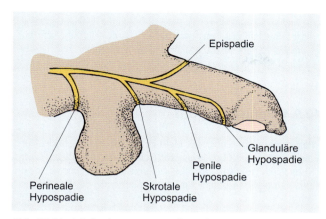

Abb. 12.41 Lokalisation von Hypospadie und Epispadie. [L157]

### Behandlung
Die Behandlung besteht in einer operativen Korrektur der Fehlbildung mit Harnröhrenneubildung und Penisaufrichtung. Hierzu können mehrere Operationen erforderlich sein. Die Behandlung sollte spätestens bis zur Einschulung abgeschlossen sein, um Hänseleien in der Schule zu vermeiden.

### Epispadie

**Epispadie** (*obere Harnröhrenspalte*): Angeborene Verschluss-Störung der Harnröhre mit Mündung der Harnröhre an der Penisoberseite. Wesentlich seltener als die Hypospadie.

Bei der **Epispadie** (➤ Abb. 12.41) befindet sich die Harnröhrenmündung am Penisrücken, und die Harnröhre liegt rinnenförmig frei. In schweren Fällen reicht die Verschluss-Störung bis zum Blasenschließmuskel. Der Übergang zur entwicklungsgeschichtlich verwandten Blasenekstrophie ist fließend.

Die Diagnose wird klinisch gestellt. Die technischen Untersuchungen entsprechen denen bei einer Hypospadie. Die Behandlung ist ebenfalls operativ.

## 12.9.2 Phimose und Paraphimose

### Phimose

**Phimose:** Angeborene oder erworbene Verengung der Vorhaut.

### Krankheitsentstehung
Meist ist die **Phimose** angeboren. Die erworbene Phimose ist vielfach Folge von Entzündungen des Penis oder von zu frühen Versuchen während der Kindheit, die Vorhaut zurückzuziehen.

Bei neugeborenen Knaben besteht physiologischerweise eine Verklebung von Vorhaut und Eichel, die sich in der Regel innerhalb der ersten zwei Lebensjahre spontan löst. Während dieser Zeit sollte nicht versucht werden, die Vorhaut zurückzuschieben, da ansonsten eine Paraphimose oder eine erworbene Phimose (durch Schleimhauteinrisse, Entzündungen und narbige Schrumpfung) entstehen kann.

### Symptome, Befund und Diagnostik
Als Folge der Vorhautverengung kann die Vorhaut nicht vollständig über die Eichel zurückgezogen und auch nicht gründlich gereinigt werden. Bei höhergradigen Verengungen sind Störungen der Harnentleerung und wiederholte Entzündungen von Eichel (*Balanitis*) und Vorhaut (*Balanoposthitis*) möglich.

### Behandlung
Die Behandlung besteht in der meist ambulant ausgeführten **Zirkumzision** (*Beschneidung,* ➤ Abb. 12.42), bei der die verengte Vorhaut entfernt wird.

**VORSICHT**
Eine Phimose beim Erwachsenen kann auf einen nicht entdeckten oder schlecht eingestellten Diabetes mellitus hinweisen. Zur Abklärung ordnet der Urologe ein Blutzuckertagesprofil an.

### Pflege
Postoperativ achten die Pflegenden insbesondere auf Nachblutungen. Bei stärkeren Schwellungen wird der Penis hochgelagert. Ein Bettbogen über dem Wundgebiet verhindert Schmerzen durch den Auflagedruck der Bettdecke. Ab dem 1. postoperativen Tag kann der Penis vorsichtig gewaschen und getrocknet werden. Danach Anlage einer Kompresse mit Wundschutzsalbe z. B. Panthenol® für einige Tage. Wurde nicht die ganze Vorhaut entfernt, wird sie regelmäßig zurückgestreift, um Vorhautverklebungen zu vermeiden. Patienten sollten postoperativ drei Wochen keinen Geschlechtsverkehr haben.

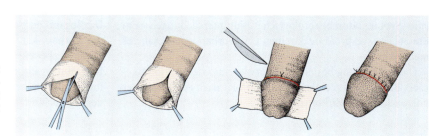

Abb. 12.42 Die Zirkumzision wird in unserem Kulturkreis als therapeutische Operation bei angeborener oder erworbener Vorhautverengung durchgeführt. In vielen anderen Kulturen erfolgt sie jedoch routinemäßig und prophylaktisch. [L157]

## Paraphimose

**Paraphimose:** Schnürringbildung hinter der Eichel durch zu enge Vorhaut.

Bei relativer Vorhautenge kommt es beim Zurückstreifen der Vorhaut zur Bildung einer **Paraphimose** (> Abb. 12.43) mit einer schmerzhaften, ödematösen Schwellung von Eichel und Vorhaut (der arterielle Zufluss ist frei, der venöse Abfluss unterbrochen). Meist gelingt die manuelle Reposition nach vorheriger Schmerzmittelgabe. Ansonsten sind eine Inzision auf der Penisoberseite und eine spätere Zirkumzision (> Abb. 12.42) erforderlich.

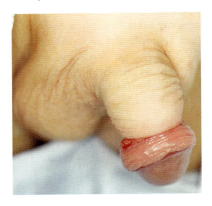

**Abb. 12.43** Paraphimose. [F432]

**VORSICHT**
Nach dem Legen eines transurethralen Blasenkatheters und nach der Intimpflege bei liegendem Blasendauerkatheter die Vorhaut wieder über die Eichel zurückstreifen – ansonsten droht eine Paraphimose.

### 12.9.3 Balanitis

**Balanitis:** Entzündung der Eichel.
**Balanoposthitis:** Entzündung der Vorhaut.

Die **Balanitis** ist oft Folge einer unzureichenden Genitalhygiene. Begünstigend wirken eine Phimose (> 12.9.2) und ein Diabetes mellitus.

Eichel und Vorhaut sind gerötet, jucken und schmerzen, ein übel riechender Ausfluss kann vorhanden sein.

Diagnostisch sind eine Abstrichentnahme und Urinkultur zur Erregeridentifizierung erforderlich. Eine Urogenitaltuberkulose schließt der Arzt durch Anlegen spezieller Kulturen aus, eine Syphilis durch serologische Blutuntersuchungen. Ein Blutzuckertagesprofil deckt einen evtl. vorhandenen Diabetes mellitus auf.

Die Behandlung besteht in einer systemischen Antibiotikagabe. Bei Vorliegen einer Phimose erfolgt nach Abklingen der Entzündung eine Zirkumzision.

Wichtig ist die Aufklärung der Patienten über die richtige Genitalhygiene: Waschen des Penis „von außen" reicht nicht aus. Vielmehr sollte die Vorhaut zurückgezogen und auch die Furche zwischen Eichel und Vorhaut gründlich gereinigt werden.

### 12.9.4 Peniskarzinom

**Peniskarzinom** (*Peniskrebs*): Meist im Bereich der Kranzfurche (*Furche zwischen Eichel und Penisschaft*) lokalisierter, bösartiger Tumor. Histologisch praktisch ausschließlich Plattenepithelkarzinome. In Europa und den USA seltene Krebsform. Altersgipfel 50.–60. Lebensjahr.

### Krankheitsentstehung

Höchstwahrscheinlich spielen das Smegma und chronische Entzündungen als Ursache für ein **Peniskarzinom** (> Abb. 12.44) eine Rolle. Bekannte Risikofaktoren sind eine unzureichende Genitalhygiene und eine Phimose (beide führen zu einer intensiven Einwirkung des Smegmas auf die Eichel) sowie wiederholte Penisentzündungen. Bei beschnittenen Männern kommt der Peniskrebs praktisch nicht vor.

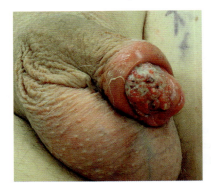

**Abb. 12.44** Peniskarzinom. [X312]

### Symptome, Befund und Diagnostik

Im Frühstadium der Erkrankung lässt sich die Vorhaut nicht mehr über die Eichel zurückschieben, und es tritt ein übel riechender, evtl. auch blutiger Ausfluss auf. Unbehandelt wird der zunächst kleine Tumor immer größer, ulzeriert und greift auf den Penisschaft über. Die Diagnose wird durch eine Biopsie gesichert.

### Behandlung

Die Behandlung ist primär operativ. Bei sehr kleinen Tumoren der Vorhaut kann eine Zirkumzision (> 12.9.2) ausreichen. Meist ist aber eine **Penisteilamputation**, bei fortgeschrittenen Karzinomen sogar eine **Penektomie** (*Entfernung des Penis*) erforderlich. Oft schließt sich eine Bestrahlung oder Entfernung der regionalen Lymphknoten an. [6]

Pflege

*Perioperative Pflege in der Urologie* ➤ 12.4.5

Eine Penisteilamputation oder gar eine Penektomie stellen für die betroffenen Männer Eingriffe dar, die nicht nur ihr Selbstwertgefühl erheblich beeinträchtigen, sondern auch gravierende Folgen für ihr Alltagsleben haben.

Prognose

Bei kleinen Tumoren ohne Lymphknotenmetastasen liegt die Fünf-Jahres-Überlebensrate bei ca. 65–90 %. Sind bereits Beckenlymphknoten infiltriert, sinkt sie rapide auf 20 %. Bei Vorliegen von Fernmetastasen ist die Prognose infaust.

## 12.9.5 Verletzungen des Penis

Patienten mit **Penisverletzungen** kommen aus Schamgefühl oft erst spät zum Arzt, vor allem dann, wenn die Verletzung nicht Folge eines Arbeits- oder Verkehrsunfalls, sondern gewaltsamen Geschlechtsverkehrs oder anderer Sexualpraktiken ist (z. B. Einführen des Gliedes in Flaschen oder Staubsaugerrohre). Die diagnostischen Maßnahmen sind abhängig von der Art der Verletzung. Evtl. sind ein Urethrogramm oder ein **Cavernosogramm** (*röntgenologische Darstellung der Schwellkörper*) erforderlich. Die meisten Penisverletzungen müssen operativ versorgt werden. Erektionsstörungen sind eine häufige Folge.

## Literatur und Kontaktadressen

LITERATURNACHWEIS
1. Deutsche Gesellschaft für Allgemeinmedizin und Familienmedizin (Hrsg.): Leitlinie Harninkontinenz. Veröffentlicht unter: http://leitlinien.degam.de/uploads/media/LL-05-Inkontinenz-002.pdf (Letzter Zugriff am 26.11.2012).
2. Selbsthilfe Harnblasenkrebs e. V.: www.selbsthilfe-harnblasenkrebs.de Letzter Zugriff am 6.11.2012.
3. Mann, Johannes: Der große TRIAS-Ratgeber für Nierenkranke. Trias Verlag, Stuttgart, 2008.
4. Keil, Matthias; Becker, Natascha: Nierensteine- und Blasenerkrankungen – Erkennen, heilen, vorbeugen. Herbig Verlag, München, 2008.
5. Hillebrand, Günther F.: Nierentransplantation nachgefragt: 50 Fragen und Antworten. Thieme Verlag, Stuttgart, 2007.
6. Deutsche Krebsgesellschaft e. V. (Hrsg.): Krebsarten A – Z. Veröffentlicht unter: www.krebsgesellschaft.de (Letzter Zugriff am 20.9.2012).
7. Heuwinkel-Otter, Annette; Nümann-Dulke, Anke; Matscheko, Norbert (Hrsg.): Menschen pflegen (Band 3). Springer Verlag, Heidelberg, Berlin, New York, 2006.
8. Deutsche Gesellschaft für Urologie e. V. (DGU) (Hrsg.): S3-Leitlinie Harnwegsinfektionen bei erwachsenen Patienten, unkomplizierte bakterielle ambulant erworbene: Epidemiologie, Diagnostik, Therapie und Management. Version 6/2010. Veröffentlicht unter: www.awmf.org/leitlinien/detail/ll/043-044.html (Letzter Zugriff am 6.11.2012).
9. Deutsche Gesellschaft für Kinderchirurgie, Deutsche Gesellschaft für Urologie (Hrsg.): Leitlinie Hodenhochstand – Maldeszensus testis. Version 1/2008, in Überarbeitung. Veröffentlicht unter: www.awmf.org/leitlinien/detail/ll/006-022.html (Letzter Zugriff am 6.11.2012).
10. Deutsches Netzwerk für Qualitätsentwicklung in der Pflege (Hrsg.): Expertenstandard Förderung der Harnkontinenz in der Pflege. Osnabrück, 2007.

KONTAKTADRESSEN
- Deutsche Gesellschaft für Urologie e. V.: www.dgu.de
- Bundesverband Niere e. V.: www.bundesverband-niere.de
- Deutsche Kontinenz Gesellschaft e. V.: www.gih.de
- KfH Kuratorium für Dialyse und Nierentransplantation e. V.: www.kfh-dialyse.de
- Selbsthilfe-Bund Blasenkrebs e. V.: www.selbsthilfe-bund-blasenkrebs.de
- Selbsthilfe Harnblasenkrebs e. V.: www.selbsthilfe-harnblasenkrebs.de
- Deutsche ILCO (Vereinigung für Stomaträger): www.ilco.de
- Selbsthilfegruppe Erektile Dysfunktion (Impotenz): www.impotenz-selbsthilfe.de
- Verband Organtransplantierter Deutschlands e. V.: www.vod-ev.de
- Arbeitskreis Transplantationspflege (Arbeitskreis von Pflegenden in Transplantationseinrichtungen): www.aktxpflege.de

# KAPITEL 13
# Pflege von Menschen mit Erkrankungen des Herzens und der herznahen Gefäße

| | | | | |
|---|---|---|---|---|
| **13.1** | **Pflege in der Herzchirurgie** ............ 473 | | **13.5** | **Operationen in der Herzchirurgie** ....... 485 |
| 13.1.1 | Betroffene Menschen .................... 474 | | 13.5.1 | Operationen am schlagenden und am stillgestellten Herzen .................. 485 |
| 13.1.2 | Prävention ............................ 474 | | 13.5.2 | Minimal-invasive Herzchirurgie ......... 488 |
| 13.1.3 | Rehabilitation ......................... 474 | | 13.5.3 | Herztransplantation ................... 488 |
| 13.1.4 | Patientenberatung ..................... 475 | | | |
| 13.1.5 | Beobachten, Beurteilen und Intervenieren ......................... 475 | | **13.6** | **Durchblutungsstörungen des Herzens** ... 489 |
| | | | 13.6.1 | Koronare Herzkrankheit ................ 489 |
| | | | 13.6.2 | Herzinfarkt ........................... 491 |
| **13.2** | **Hauptbeschwerden und Leitbefunde in der Herzchirurgie** ................... 476 | | | |
| 13.2.1 | Herzschmerzen ........................ 476 | | **13.7** | **Herzklappenfehler** .................... 493 |
| 13.2.2 | Herzklopfen, Herzrasen, Herzstolpern ... 477 | | | |
| 13.2.3 | Synkopen ............................. 477 | | **13.8** | **Angeborene Herzfehler** ................ 494 |
| | | | 13.8.1 | Übersicht ............................ 494 |
| **13.3** | **Der Weg zur Diagnose in der Herzchirurgie** ........................ 478 | | 13.8.2 | Vorhofseptumdefekt ................... 496 |
| | | | 13.8.3 | Ventrikelseptumdefekt ................. 496 |
| 13.3.1 | Anamnese und körperliche Untersuchung ......................... 478 | | **13.9** | **Kardiomyopathien** .................... 497 |
| 13.3.2 | Elektrokardiogramm ................... 478 | | | |
| 13.3.3 | Belastungs-EKG ....................... 479 | | **13.10** | **Herztumoren** ......................... 497 |
| 13.3.4 | Langzeit-EKG ......................... 480 | | 13.10.1 | Benigne Herztumoren ................. 497 |
| 13.3.5 | Konventionelle radiologische Untersuchungen ....................... 480 | | 13.10.2 | Maligne Herztumoren ................. 497 |
| 13.3.6 | Echokardiografie ...................... 480 | | **13.11** | **Erkrankungen des Perikards** ........... 498 |
| 13.3.7 | Herzkatheterdiagnostik ................ 482 | | 13.11.1 | Perikarderguss und Perikardtamponade .. 498 |
| 13.3.8 | Laboruntersuchungen .................. 483 | | 13.11.2 | Chronische konstriktive Perikarditis ..... 498 |
| 13.3.9 | Nuklearmedizinische Untersuchungen ... 483 | | 13.11.3 | Perikardzysten ........................ 498 |
| **13.4** | **Perioperative Pflege bei herzchirurgischen Operationen** .......... 483 | | **13.12** | **Thorakales Aortenaneurysma** .......... 498 |
| | | | | Literatur und Kontaktadressen ............ 500 |

**Herzchirurgie** (*Kardiochirurgie*): Eigenständiges medizinisches Fachgebiet, das Diagnostik und operative Therapie von chirurgischen Erkrankungen, Fehlbildungen und Verletzungen des Herzens, der herznahen Gefäße und des herznahen Mediastinums umfasst. Auch Eingriffe an der Lunge werden vom Herzchirurgen durchgeführt, falls sie mit dem herzchirurgischen Eingriff unmittelbar in Zusammenhang stehen.

Die Herzchirurgie ist ein relativ junges Fachgebiet der Medizin. Erst seit Mitte des 20. Jahrhunderts sind Eingriffe am Herzen (➤ 13.5) möglich.

## 13.1 Pflege in der Herzchirurgie

Herzchirurgische Operationen werden meist nur in Krankenhäusern der Maximalversorgung oder in spezialisierten Herz-Kreislauf-Zentren durchgeführt. Neben dem Wissen zu den Erkrankungen und Behandlungsstrategien benötigen Pflegende auch technisches Know-how. Sie müssen z. B. im Umgang mit EKG-Gerät, Herzschrittmachern, Pleuradrainagen und Defibrillator geübt sein.

Psychologische Probleme sind nach herzchirurgischen Eingriffen groß. Die präoperative Belastung des Herzkranken, die

Operation, die manchmal über Leben oder Tod entscheidet, sowie die aufwändige Intensivbehandlung können zu psychischen Komplikationen oder Schwierigkeiten führen. Typischerweise findet man ein Durchgangssyndrom mit Desorientiertheit und paranoiden Illusionen. Auch depressive Verstimmungen sind nicht selten. [1] Pflegende in der Herzchirurgie benötigen deshalb Kenntnisse aus der Psychologie und Kompetenzen in der zwischenmenschlichen Kommunikation.

### 13.1.1 Betroffene Menschen

Herzerkrankungen können Menschen jeden Alters treffen. Der typische „Bypass-Patient" hat eine seit Jahren bestehende Arteriosklerose und meist die dafür typischen Risikofaktoren Bluthochdruck, Diabetes mellitus, Übergewicht, Hypercholesterinämie und Rauchen. Häufig leidet er schon längere Zeit unter der koronaren Herzkrankheit, v. a. die verminderte Leistungsfähigkeit und Atemnot machen ihm zu schaffen. Es ist auch möglich, dass neben den Herzkranzgefäßen weitere Arterien befallen sind, z. B. sind begleitende pAVK, Niereninsuffizienz sowie zerebrale Minderdurchblutung möglich (> 9.4.3, > 9.4.4).

Angeborene Herzfehler werden, sofern sie hämodynamische Auswirkungen haben, meist schon im Säuglings- oder Kindesalter operiert. Diese Eingriffe erfolgen in spezialisierten kinderherzchirurgischen Zentren. Hier besteht eine wichtige pflegerische Aufgabe in der Begleitung der Eltern.

Patienten mit erworbenen Herzklappenfehlern oder -insuffizienzen sind häufig jung. Typischerweise findet man in der Anamnese eine Endokarditis als Komplikation einer ursprünglich harmlosen bakteriellen Infektion. Patienten mit einer Aortenklappenstenose sind häufig älter.

### 13.1.2 Prävention

Herz-Kreislauf-Erkrankungen sind die häufigste Todesursache in den Industriestaaten. Bewegungsmangel, zu fette und einseitige Ernährung, Übergewicht, Diabetes mellitus, Bluthochdruck und Rauchen sind die typischen Risikofaktoren für arteriosklerotische Herzerkrankungen. Zahlreiche Kampagnen, z. B. von Krankenkassen oder der Deutschen Herzstiftung, versuchen, die Bevölkerung über eine gesunde Lebensweise aufzuklären (> 9.1.2).

Die Sekundärprävention umfasst Maßnahmen, die das Fortschreiten einer koronaren Herzkrankheit und damit einen Herzinfarkt verhindern sollen. Dazu gehört der regelmäßige Arztbesuch, am besten bei einem Kardiologen, die konsequente Einnahme verordneter Medikamente und die Ausschaltung bestehender Risikofaktoren. Eine weitere entscheidende Maßnahme ist die an die Leistungsfähigkeit angepasste regelmäßige Bewegung.

Menschen, die einen Herzinfarkt erlitten haben, benötigen eine intensive Begleitung und Beratung mit dem Ziel, einen Re-Infarkt zu verhindern. Dazu ist es häufig notwendig, dass Ärzte und Pflegende sehr deutlich die Folgen ungünstiger Lebensführung aufzeigen.

Herzrhythmusstörungen entziehen sich einer primären Vorbeugung weitgehend. Für die sekundäre Prävention ist wesentlich, dass der Betroffene seine Medikamente regelmäßig einnimmt und zum Arzt geht.

Bei chirurgischen Eingriffen (z. B. Zahnextraktion, urologische Operationen) sowie hochfieberhaften Infekten besteht die Gefahr, dass Keime in die Blutbahn eingeschwemmt werden und eine Endokarditis verursachen. Wichtige präventive Maßnahmen sind die Sanierung von Entzündungsherden (z. B. vereiterter Zahn), die frühzeitige Antibiotikagabe bei gefährdeten Menschen (z. B. bei Herzklappenfehlern, Z. n. Endokarditis, hochgradiger Immunschwäche) und die körperliche Schonung bei fieberhaften Infekten. [2]

### 13.1.3 Rehabilitation

Die Dauer des Rehabilitationsprozesses hängt von der Schwere der Herzerkrankung bzw. dem Ausmaß der Herzoperation ab. Häufig müssen Herzpatienten gebremst werden, weil sie zu schnell zu viel wollen (> Abb. 13.1). Sie meinen oft, schon unmittelbar nach der Operation vollständig geheilt zu sein.

Der Rehabilitationsprozess gliedert sich in drei Phasen:
- **Mobilisation** in den ersten Tagen und Wochen nach der Erkrankung/Operation im Akutkrankenhaus
- **Rehabilitation** in den Wochen und Monaten in der Rehabilitationsklinik
- **Dauerhaftes Training** zu Hause oder in einer Herzsportgruppe.

Herzsportgruppen gibt es in allen größeren Kommunen. Voraussetzung für die Teilnahme ist die ärztliche Unbedenklichkeit. Die Patienten sollen ein- bis zweimal pro Woche für 60–90 Min. trainieren. Unter Aufsicht testen sie ihre körperlichen Möglichkeiten, können Ängste und Sorgen äußern und somit Vertrauen in den eigenen Körper und die eigene Gesundheit

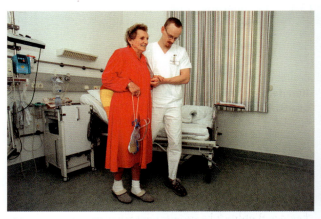

**Abb. 13.1** Während der Frührehabilitation beobachten Pflegende die Leistungsfähigkeit und das Befinden der Patienten sehr genau, um eine Überforderung zu vermeiden. [K115]

gewinnen. Ärztliche Kontrollen und Belastungs-EKG geben dem Patienten dann ggf. auch die Erlaubnis für mehr Sport. [2]

In der Akutklinik, aber auch später in der kardiologischen Rehabilitation, überwachen die Pflegenden sorgfältig die Kreislaufsituation vor, während und nach körperlicher Anstrengung. Der Arzt legt fest, wie stark Puls und Blutdruck unter Belastung ansteigen dürfen.

Am Ende der Rehabilitation steht die Eingliederung in den Beruf. Bei körperlich sehr anstrengenden Tätigkeiten wird evtl. eine Umschulung notwendig. Für bestimmte Berufe, z. B. Piloten, Berufskraftfahrer, gelten Sonderregelungen. Unter Umständen ist eine Berentung erforderlich. [3]

### 13.1.4 Patientenberatung

Der Patient soll mögliche Komplikationen kennen. Dabei achten Ärzte und Pflegende darauf, weder Panik zu verbreiten, noch die Dinge zu beschönigen. Sie nennen Symptome, bei denen der Betroffene sofort einen Arzt aufsuchen soll.

Ärztliche Kontrollen, bei denen Herzleistung und ggf. Medikamenteneinstellungen überprüft werden, sind wichtig. Leider neigen viele Patienten dazu, auf die Kontrollen zu verzichten, wenn sie sich wohl fühlen.

Muss der Patient gerinnungshemmende Medikamente (vorübergehend oder dauerhaft) einnahmen, ist es wichtig, deren Bedeutung unmissverständlich zu vermitteln. Der Patient erhält zudem Informationen über Verhaltensregeln bei erhöhter Blutungsneigung durch blutverdünnende Arzneimittel. Er muss den Antikoagulations-Ausweis immer bei sich tragen.

Mit anderen Berufsgruppen beraten Pflegende den Patienten zur Behandlung bzw. Ausschaltung der oben genannten Risikofaktoren. Nicht allen Patienten gelingt eine Veränderung der Lebensführung, z. B. das Einstellen des Rauchens oder eine gesunde Ernährung.

### 13.1.5 Beobachten, Beurteilen und Intervenieren

#### Herz-Kreislauf-Funktion

Sowohl der präoperative wie auch der postoperative Überwachungsschwerpunkt liegen auf der Beobachtung der Herz- und Kreislauf-Funktion. Die Pflegenden messen abhängig von der Patientensituation mehrmals täglich **Blutdruck** und **Puls**. Bei der Pulskontrolle achten sie (u. U. monitorgestützt) auf Pulsfrequenz und -rhythmus. Pflegende in der Herzchirurgie erkennen typische Rhythmusstörungen anhand des Monitorbildes. Für eine differenzierte Beurteilung werden regelmäßig EKG geschrieben. Pflegende auf der Intensivstation überwachen den Blutdruck kontinuierlich über eine arterielle Kanüle, die meist in der A. radialis liegt.

Der **zentrale Venendruck** (*ZVD*) erlaubt Aussagen über die Leistungsfähigkeit des rechten Herzens, die Volumensituation im Körper, den Tonus der Gefäßwände und die Druckverhältnisse im Thorax. Hat der Patient einen zentralen Venenkatheter, messen Pflegende mindestens zweimal täglich den ZVD.

Patienten mit Operationen am offenen Herzen bekamen häufig einen Pulmonalartierenkatheter. Mit ihm lassen sich u. a. der zentrale Venendruck, das **Herzzeit(-minuten-)volumen** und die **Pulmonalarteriendrücke** messen. Der Pulmonalarterienkatheter ist inzwischen durch den **PiCCO-Katheter** (engl. *Pulse Contour Cardiac Output,* dt. *Pulskontur-Herzzeitvolumen*) abgelöst. Er lässt Aussagen über Herzzeitvolumen, Vorlast, Nachlast und Kontraktilität des Herzens sowie über extravasales Lungenwasser zu und wird in die A. femoralis, A. brachialis oder A. axillaris eingelegt. Er ist gleichzeitig auch ein arterieller Zugang, über den kontinuierlich der Blutdruck gemessen werden kann, sowie Blutabnahmen durchgeführt werden können.

Der **linke Vorhofdruck** (*LAP*) wird praktisch nur bei herzchirurgischen Patienten gemessen, um die Funktion des linken Herzens zu überwachen. Hierzu wird operativ ein Katheter in den linken Vorhof eingeführt.

Die Pflegenden führen Beobachtungen und Messungen teils eigenverantwortlich, teils assistierend durch. Veränderungen geben sie umgehend an den Arzt weiter. Eine gewissenhafte, nachvollziehbare und zeitnahe Dokumentation ist selbstverständlich.

#### Atmung

Viele Herzkrankungen gehen mit Atemnot (> 10.2.1) einher, die sich unter Belastung und im Liegen steigert. Die Pflegenden beobachten die Atemsituation und passen pflegerische Maßnahmen entsprechend an. So kann es z. B. notwendig sein, die morgendliche Körperpflege auf mehrere Etappen zu verteilen. Bei Bedarf verabreichen sie dem Patienten Sauerstoff nach Arztanordnung, führen Lagerungsdrainagen oder pneumonieprophylaktische Maßnahmen durch. Die nichtinvasive Überwachung der Sauerstoffsättigung mittels **Pulsoxymetrie** gehört bei herzchirurgischen Patienten in der unmittelbar postoperativen Zeit zum Standard. Der Mess-Sensor wird an Fingerspitzen, Ohrläppchen oder Zehen angebracht. Die Pflegenden wechseln regelmäßig die Messstelle, um Druckschäden vorzubeugen.

#### Bewegung

Herzpatienten können in der Regel nicht flach liegen. Am wohlsten fühlen sie sich in der Rückenlage mit erhöhtem Oberkörper. Auch beim Betten sollte das Kopfteil nicht ganz flach gestellt werden. Bei akuter Atemnot oder dekompensierter Herzfunktion ist die Herzbettlagerung (> Abb. 13.2) am geeignetsten. Durch die zusätzliche Tieflagerung der Beine versackt das Blut fußwärts und entlastet das Herz (*Senkung der*

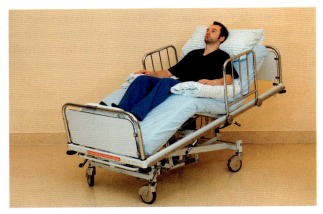

**Abb. 13.2** Patient in der Herzbettlagerung. Diese Position entlastet das Herz und erleichtert die Atmung. [K115]

*Vorlast*). Zur Dekubitus- und Pneumonieprophylaxe sind trotzdem regelmäßige Lagerungswechsel notwendig. Eine 30°-Schräglagerung wird meist auch toleriert, wenn das Kopfteil etwas erhöht bleibt oder das ganze Bett leicht fußwärts gestellt ist. Bei frisch operierten Patienten mit Sternotomie sollten Zug- und Scherkräfte auf das Sternum vermieden werden, um eine Sternuminstabilität zu verhüten. Bei allen Lagerungen sollten möglichst wenig Kissen um den Oberkörper verwendet werden. Auch die Arme sollten vom Körper weggelagert sein, damit der Patient kein Engegefühl empfindet.

Bei jeder Art von Mobilisation beobachten und überwachen die Pflegenden den Patienten sorgsam, ggf. brechen sie die Mobilisation ab.

### Ernährung und Ausscheidung

Ausreichende Flüssigkeitszufuhr ist die Voraussetzung für eine gute Hämodynamik. Ein Volumenüberschuss belastet jedoch das Herz. Häufig ordnet der Arzt die Trinkmenge individuell an oder noch besser, die angestrebte Bilanz (z. B. Patient soll ausgeglichene Bilanz haben; Patient soll 500 ml im Minus sein). Die Pflegenden achten gemeinsam mit dem Patienten auf eine sorgfältige Bilanzierung der Ein- und Ausfuhr. Ein plötzliches Sistieren der Ausscheidung kann in der frühen postoperativen Phase häufig der erste Hinweis auf die lebensgefährliche Komplikation einer Herzbeuteltamponade sein (in Verbindung mit einem Anstieg des ZVD). Sie verdient deshalb besondere Aufmerksamkeit.

Herzpatienten sollten grundsätzlich Übergewicht reduzieren. Die Pflegenden messen im Rahmen der Pflegeanamnese das Gewicht und erfragen die Essensgewohnheiten. Bei übergewichtigen Patienten ordnet der Arzt eine Reduktionskost an. Meist ist eine Diät- bzw. Ernährungsberatung notwendig,

## 13.2 Hauptbeschwerden und Leitbefunde in der Herzchirurgie

*Dyspnoe* ➤ 10.2.1
*Zyanose* ➤ 10.2.2

### 13.2.1 Herzschmerzen

**Herzschmerzen:** Im allgemeinen Sprachgebrauch alle Schmerzen in der linken Thoraxhälfte oder hinter dem Sternum (*retrosternal*).

Die wichtigsten Krankheitsbilder, die sich in **Herzschmerzen** äußern können:

- **Koronare Herzkrankheit** (*KHK* ➤ 13.6.1). Dabei treten die Schmerzen meist anfallsartig unter körperlicher oder psychischer Belastung sowie bei kaltem Wetter auf und gehen mit einem Engegefühl in der Herzgegend (*Angina pectoris*) und Atemnot einher. Typischerweise strahlen die Schmerzen in den linken Arm oder in die Kieferregion aus und bessern sich auf Gabe von Nitraten oder bei körperlicher Ruhe. Durchblutungsstörungen im Bereich der Herzhinterwand können auch Schmerzen verursachen, die in den Oberbauch projiziert sind und werden häufig als Magenschmerzen fehlgedeutet
- **Herzinfarkt** (➤ 13.6.2). Plötzlich auftretende, *heftigste* retrosternale Schmerzen, meist kombiniert mit Vernichtungsgefühl (Todesangst) und starker Unruhe, die auch durch Ruhe oder Nitrat-Gabe nicht beseitigt werden können, sind das Leitsymptom für einen Herzinfarkt
- **Entzündliche Herzerkrankungen** (v. a. *Perikarditis*, ➤ 13.11.2). Die Schmerzen sind meist atem- und lageabhängig
- **Aortendissektion.** Mit dem Einreißen der Intima und dem Auffasern der Aortenwand treten akut heftige retrosternale Schmerzen auf, die oft zwischen die Schulterblätter ausstrahlen (die Schmerzsymptomatik ist ähnlich der beim Herzinfarkt)
- **Lungenembolie** (➤ 9.4.11). Die Schmerzen sind typischerweise atemabhängig, werden jeweils inspiratorisch stärker und gehen mit Atemnot, Zyanose (➤ 10.2.2) und Schocksymptomen einher
- **Pneumothorax** (➤ 10.7.5). Neben den einseitigen, stechenden Schmerzen im Brustkorb sind die plötzlich einsetzende Atemnot sowie asymmetrische Atembewegungen und einseitig eingeschränkte oder fehlende Atemgeräusche richtungweisend für einen Pneumothorax
- **Erkrankungen des Magen-Darm-Trakts.** Retrosternale und in den Thorax ausstrahlende Schmerzen sind möglich bei Ösophagitis (*Entzündung der Speiseröhre*, ➤ 5.5.2), Gastritis (*Magenschleimhautentzündung*), Ulcus ventriculi oder duodeni (*Magen- oder Zwölffingerdarmgeschwür*, ➤ 5.6.1) sowie Gallenwegs- und Bauchspeicheldrüsenerkrankungen (➤ 6.5).

**VORSICHT**

Hinter akuten Herzschmerzen kann sich eine lebensbedrohliche Erkrankung verbergen, z. B. ein Herzinfarkt. Deshalb bis zum Beweis des Gegenteils stets von einem Notfall ausgehen.

> **VORSICHT**
> **Erstmaßnahmen bei akuten Herzschmerzen**
> - Arzt benachrichtigen
> - Patienten absolute Bettruhe einhalten lassen und jede körperliche Anstrengung untersagen
> - Patienten beruhigen und nicht allein lassen
> - Venösen Zugang legen (lassen) und Blutabnahme vorbereiten (➤ 1.3.4)
> - Beengende Kleidungsstücke entfernen, Fenster öffnen
> - Auf Arztanordnung ein bis zwei Hübe Nitroglyzerin-Spray (z. B. Nitrolingual-Spray®) verabreichen
> - Auf Arztanordnung Sauerstoff geben (➤ 10.4.1)
> - Vitalzeichen, Hautfarbe und Bewusstsein des Patienten beobachten und dokumentieren
> - Ggf. EKG schreiben (lassen).

### 13.2.2 Herzklopfen, Herzrasen, Herzstolpern

- Als **Herzklopfen** (*Palpitation*) bezeichnet man ganz allgemein das (unangenehme) Empfinden des eigenen Herzschlages
- Beim **Herzrasen** schlägt das Herz zu schnell (*Tachykardie*). Hält das Herzrasen länger an, wird dem Betroffenen schwindelig. Evtl. wird er sogar bewusstlos (➤ 13.2.3), da die kurze Zeit zwischen den Herzschlägen für eine vollständige Füllung der Kammern nicht ausreicht und sich das Schlagvolumen des Herzens und damit auch die Durchblutung des Gehirns vermindert
- Mit dem Begriff **Herzstolpern** umschreiben die Patienten meist Extrasystolen, d. h. zusätzlich zum Grundrhythmus auftretende Herzschläge.

> **VORSICHT**
> **Erstmaßnahmen bei Herzrasen und -stolpern**
> - Arzt benachrichtigen, Patienten nicht allein lassen
> - Pulsfrequenz, -rhythmus, -qualität, Blutdruck, Hautfarbe und Bewusstsein überwachen und dokumentieren
> - Patienten an einen EKG-Monitor anschließen und zur Dokumentation einen Streifen ausdrucken oder EKG ableiten
> - Körperliche Anstrengung untersagen
> - Bei gleichzeitiger Atemnot Patient aufrecht sitzend im Bett lagern (➤ Abb. 13.2), auf Arztanordnung Sauerstoff verabreichen
> - Bei drohendem Herz-Kreislauf-Stillstand (Puls extrem schwach, nicht zählbar oder > 180/Min.) Reanimation vorbereiten, ggf. unverzüglich reanimieren.

### 13.2.3 Synkopen

**Synkope** (griech. *plötzlicher Kräfteverlust*): Plötzlich auftretende, kurz dauernde Bewusstlosigkeit infolge einer vorübergehenden Minderversorgung des Gehirns mit Sauerstoff oder Glukose.

Die häufigsten und zugleich harmlosesten Formen der **Synkope**:

- Die **vasovagale Synkope** kann z. B. durch Schreck, Angst, Hysterie oder Aufregung hervorgerufen werden
- Die **orthostatische Synkope** kommt vor allem bei jungen Frauen mit niedrigem Blutdruck nach längerem Stehen oder schnellem Aufstehen vor.

Beide Formen kündigen sich häufig durch Übelkeit, Schwäche- oder Kältegefühl, Sehstörungen und Schwindel an. Ihre Prognose ist meist gut, der Kreislauf normalisiert sich fast immer innerhalb von Sekunden.

Synkopen können auch ein Symptom schwer wiegender Erkrankungen sein, z. B.:
- **Kardiale Synkopen** beim *Adams-Stokes-Anfall* (➤ 13.6.1), beim *Herzinfarkt* (➤ 13.6.2) oder beim *Karotissinus-Syndrom* (➤ 13.6.1)
- **Zerebrale** oder **zerebro-vaskuläre Synkopen** bei Epilepsie (*zerebrale Krampfanfälle*) oder TIA (**t**ransitorisch **i**schämische **A**ttacke, ➤ 9.4.9).

Auch eine **Hypoglykämie** (*Unterzuckerung*) kann eine Synkope hervorrufen. Diese kündigt sich jedoch meist durch charakteristische Symptome an, z. B. Heißhunger, Unruhe, Zittern, Blässe, Kaltschweißigkeit und psychische Auffälligkeiten.

> Unabhängig von der Häufigkeit ihres Auftretens muss *jede* Synkope diagnostisch geklärt werden.

> **VORSICHT**
> **Erstmaßnahmen bei Synkopen**
> - Patienten sofort hinlegen, Oberkörper flach und Beine hochlagern (*Schocklage*, ➤ Abb. 13.3)
> - Arzt benachrichtigen, Patienten nicht allein lassen
> - Pulsfrequenz, -rhythmus und -qualität, Blutdruck, Atmung, Hautfarbe und Bewusstsein überwachen und dokumentieren, nach Möglichkeit EKG ableiten
> - Blutzucker-Schnelltest durchführen.
>
> Konnte der Betroffene nicht rechtzeitig hingelegt werden und ist gestürzt, untersuchen Pflegende ihn auf Verletzungen: Kopfplatzwunde? Gehirnerschütterung? Frakturen?

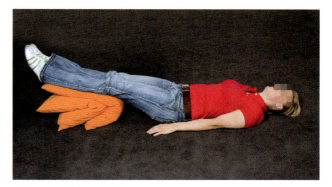

**Abb. 13.3** Pflegende bringen Patienten, die Zeichen einer Synkope zeigen, in die Schocklage. Das ist durch Unterlagerung der Unterschenkel mit gefalteten Bettdecken oder Kissen auch am Boden leicht möglich. [J747]

## 13.3 Der Weg zur Diagnose in der Herzchirurgie

### 13.3.1 Anamnese und körperliche Untersuchung

#### Anamnese

Viele Patienten werden vom Kardiologen in die Herzchirurgie überwiesen. Hier werden die aktuellen Beschwerden des Patienten, die momentane Medikation und die derzeitige Belastungsfähigkeit erfragt. Außerdem erkundigt der Herzchirurg sich nach vorausgegangenen Operationen am Herzen oder an den großen Gefäßen.

#### Auskultation des Herzens

**Physiologische Herztöne**
Beim Erwachsenen lassen sich am gesunden Herzen zwei **Herztöne** auskultieren:
- Der **erste Herzton** ist in der Anspannungsphase der Kammern hörbar (daher auch *Anspannungston*). Er entsteht durch den Schluss der Mitral- und Trikuspidalklappe sowie die ruckartigen Kontraktionen des Kammermyokards
- Der **zweite Herzton** entsteht beim Verschluss der Aorten- und der Pulmonalklappe. Er kennzeichnet das Ende der Systole.

Bei Kindern lässt sich gelegentlich ein **dritter Herzton** während der Füllungsphase der Kammern (*Diastole*) auskultieren.

**Herzgeräusche**
Sind außer den physiologischen Herztönen weitere Töne zu hören, werden diese als **Herzgeräusche** bezeichnet. Herzgeräusche können beim Gesunden vorkommen, sind jedoch oft pathologisch und weisen auf einen gestörten Blutfluss hin.

> Lässt sich ein Herzgeräusch während der Kammersystole auskultieren, handelt es sich um ein **Systolikum**, ist es während der Kammerdiastole zu hören, um ein **Diastolikum**.

Aufgrund der zeitlichen Zuordnung der Herzgeräusche und ihrer Eigenschaften, z. B. lauter oder leiser werdend, kann der Arzt oft bereits den Verdacht auf einen bestimmten Herzklappenfehler äußern.

### 13.3.2 Elektrokardiogramm

Das **Elektrokardiogramm** (*EKG*, > Abb. 13.4) zeichnet die mit der Herzerregung verbundenen Potenzialdifferenzen in Kurvenform auf (Erregungsbildung und -leitung). Damit gibt es Auskunft über Herzfrequenz und -rhythmus und die Erregung des Myokards. Ist z. B. ein Teil des Myokards infolge eines Herzinfarkts (> 13.6.2) abgestorben, wird die Erregung in diesem Bereich nicht weitergeleitet. Dies ist im EKG als Veränderung der typischen Kurvenformen sichtbar. Auch eine **Mangeldurchblutung des Herzmuskels** (*Ischämie*) führt zu typischen EKG-Veränderungen.

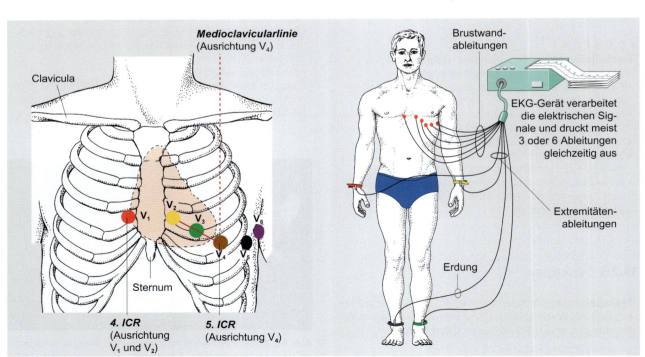

**Abb. 13.4** Platzierung der EKG-Elektroden an der Brustwand und den Extremitäten. Unterschieden werden die Brustwandableitungen $V_1$ bis $V_6$ und die Extremitätenableitungen. [L190]

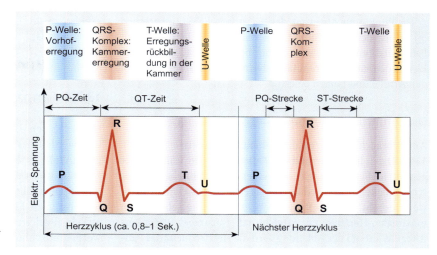

**Abb. 13.5** Zacken, Wellen, Strecken und Komplexe im EKG (Ableitung II).

Meist wird ein **Ruhe-EKG** abgeleitet, bei dem der Patient ruhig auf einer Liege oder im Bett liegt. Sonderformen des EKGs sind das **Belastungs-EKG** und das **Langzeit-EKG** (➤ 13.3.3, ➤ 13.3.4).

In der Herzchirurgie ist ein EKG indiziert zur Diagnostik, zur Operationsvorbereitung, zur perioperativen Überwachung und zur Schrittmacherkontrolle.

### Durchführung eines Standard-EKGs

- Um standardisierte und damit auswertbare Ergebnisse zu erhalten, die zur Ableitung der Herzströme definierten Punkte genau aufsuchen (➤ Abb. 13.4)
- Zur Verbesserung der Leitfähigkeit auf Saugelektroden Elektroden-Gel auftragen, selbstklebende Einmal-Elektroden enthalten das Gel unter der Folie. Ggf. Brusthaare unter den Elektroden mit einem Einmalrasierer entfernen
- Elektroden anbringen und mit dem Elektrodenkabel des Geräts verbinden
- Am EKG-Gerät die gewünschten Ableitungen einstellen und den Patienten bitten, sich während der Ableitung des EKGs nicht zu bewegen. Anschließend die Aufzeichnung starten
- Nach Beendigung: Elektroden und Gel entfernen, EKG mit Namen und Geburtsdatum des Patienten sowie Datum und Uhrzeit beschriften; EKG dem Arzt vorlegen.

Es gibt unterschiedliche Ableitungen, die gebräuchlichsten sind die **Extremitätenableitungen** (nach Einthoven und nach Goldberger) und die **Brustwandableitungen** (nach Wilson).

### Extremitätenableitungen

Für die **Extremitätenableitungen** (I, II, III, aVR, aVL, aVF) werden die Elektroden ca. 2 cm oberhalb der Fuß- oder Handgelenke angebracht (➤ Abb. 13.4).

### Brustwandableitungen

Für die mit $V_1$ bis $V_6$ bezeichneten **Brustwandableitungen** müssen die Elektroden an definierten Stellen der Brustwand befestigt werden (➤ Abb. 13.4).

### Auswertung des EKGs

Bei der Auswertung eines EKGs überprüft der Arzt, ob alle Zacken, Wellen, Komplexe und Strecken normal aussehen und ob ihre Dauer im Normbereich liegt (➤ Abb. 13.5).

## 13.3.3 Belastungs-EKG

Einige Erkrankungen, z. B. eine Verengung der Herzkranzgefäße (➤ 13.6.1) zeigen sich erst im **Belastungs-EKG** (*Ergometrie* = Messung der körperlichen Leistung und der sich dabei verändernden Parameter). Dabei wird versucht, durch eine genau definierte Belastung einen erhöhten Sauerstoffverbrauch zu provozieren und möglicherweise damit einhergehende EKG-Veränderungen nachzuweisen.

### Indikationen für ein Belastungs-EKG

- Diagnose und Verlaufskontrolle einer KHK (➤ 13.6.1)
- Beurteilung der körperlichen Leistungsfähigkeit nach einem Herzinfarkt oder einer Herzoperation
- Diagnose belastungsabhängiger Herzrhythmusstörungen.

### Vorbereitung des Patienten

Bei einigen Medikamenten ist eine Medikationspause vor dem Belastungs-EKG erforderlich, sofern es sich nicht um eine Verlaufskontrolle während der Therapie handelt.

Unmittelbar vor dem Belastungs-EKG wird ein Ruhe-EKG aufgezeichnet, um z. B. einen akuten Herzinfarkt auszuschließen. Nur bei unauffälligem Ruhe-EKG darf anschließend die Ergometrie erfolgen.

Die Punkte zur Ableitung des Belastungs-EKGs entsprechen im Prinzip denen des Ruhe-EKGs. Damit der Patient aber beim Fahrradfahren nicht durch Kabel behindert ist, werden die Elektroden für die Extremitätenableitungen am Rumpf statt an den Armen und Beinen befestigt.

Durchführung eines Belastungs-EKGs

Am gebräuchlichsten ist die **Fahrrad-Ergometrie** (➤ Abb. 13.6). Dabei liegt oder sitzt der Patient und tritt während der gesamten Belastungszeit mit einer vorgeschriebenen Geschwindigkeit in die Pedale. Der Tretwiderstand wird stufenweise erhöht, bis der Patient 80–90 % der altersabhängigen maximalen Herzfrequenz erreicht hat (Faustregel: 220 minus Alter). Während der Ableitung wird die Herzfrequenz des Patienten kontinuierlich registriert, sein Blutdruck engmaschig kontrolliert und in regelmäßigen Abständen wird ein EKG-Streifen ausgedruckt.

Die Ergometrie muss sofort abgebrochen werden bei Erschöpfung, stark zunehmender Dyspnoe, Erreichen der maximalen Herzfrequenz, Schwindel, Kopfschmerz, Zyanose, Angina pectoris, EKG-Veränderungen, die auf eine akute Schädigung des Herzens hinweisen, ausgeprägten Herzrhythmusstörungen, Blutdruckanstieg über 250 mmHg systolisch oder 130 mmHg diastolisch sowie Blutdruckabfall.

Seltener wird die **Laufband-Ergometrie** eingesetzt, bei der die Patienten auf einem Laufband gehen oder laufen.

> **VORSICHT**
> Da bei jedem Belastungs-EKG lebensbedrohliche Zwischenfälle auftreten können, stehen Notfallkoffer oder -wagen, Defibrillator und Sauerstoffgerät immer bereit. Während der Durchführung des Belastungs-EKGs muss ständig ein Arzt anwesend sein.

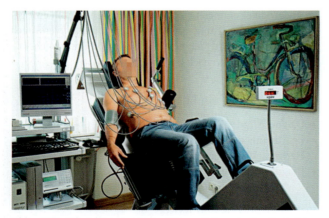

Abb. 13.6 Fahrrad-Ergometrie im Liegen. Neben der kontinuierlichen EKG-Ableitung wird in festen Intervallen der Blutdruck des Patienten gemessen, ohne die Belastung zu unterbrechen. [E857]

Nachsorge

Da auch nach Beendigung des Belastungs-EKGs Beschwerden auftreten können, kontrollieren die Pflegenden im Anschluss an die Untersuchung regelmäßig den Zustand des Patienten. Ggf. ordnet der Arzt noch einmal ein (Ruhe-) EKG an.

### 13.3.4 Langzeit-EKG

Häufig treten Herzrhythmusstörungen nur zeitweise auf und werden deshalb im Ruhe-EKG nicht erfasst. Dann ist es sinnvoll, die Herzaktionen mit einem **Langzeit-EKG** abzuleiten, meist über 24 Std. Da der Patient seinen gewohnten Tätigkeiten nachgehen soll, werden zur Ableitung tragbare Langzeit-EKG-Rekorder verwendet, die das kontinuierlich abgeleitete EKG speichern. Diese Aufzeichnungen werden anschließend meist durch einen Computer ausgewertet.

Indikationen für ein Langzeit-EKG

- Diagnose von Herzrhythmusstörungen
- Abklärung von Synkopen
- Überwachung einer antiarrhythmischen Therapie.

Vorbereitung und Durchführung des Langzeit-EKGs

An den Ableitungspunkten wird die Haut des Patienten mit Alkohol entfettet und ggf. rasiert. Anschließend werden die Klebeelektroden befestigt. Dann wird zunächst die Übertragung der Herzströme geprüft, bevor die Elektroden und Kabel mit Pflaster sicher fixiert werden (Kabel in Schleifen legen, damit ein geringer Zug nicht zur Ablösung der Elektrode führt) und die Aufzeichnung beginnt.

Der Patient soll sich während der Ableitzeit völlig normal verhalten. Er erhält einen Protokollbogen, auf dem er besondere Belastungen oder Beschwerden, z. B. Herzrasen, Herzstolpern oder Schwindel, unter Angabe der Uhrzeit vermerkt. Bei manchen Geräten kann er über Knopfdruck eine entsprechende Markierung im EKG setzen.

### 13.3.5 Konventionelle radiologische Untersuchungen

Die **Röntgenleeraufnahme des Thorax** (➤ 10.3.2) gehört neben dem EKG zu den unerlässlichen diagnostischen Maßnahmen in der Herzchirurgie und dient ebenfalls der Operations-Vorbereitung (➤ Abb. 13.7). Sie ermöglicht Aussagen über Herzgröße und -form sowie über benachbarte Strukturen wie Ösophagus, Lunge, Mediastinum und Aorta.

### 13.3.6 Echokardiografie

Die **Echokardiografie** (*Ultraschallkardiografie, UKG*) ermöglicht die Darstellung des Herzens mittels Ultraschall.

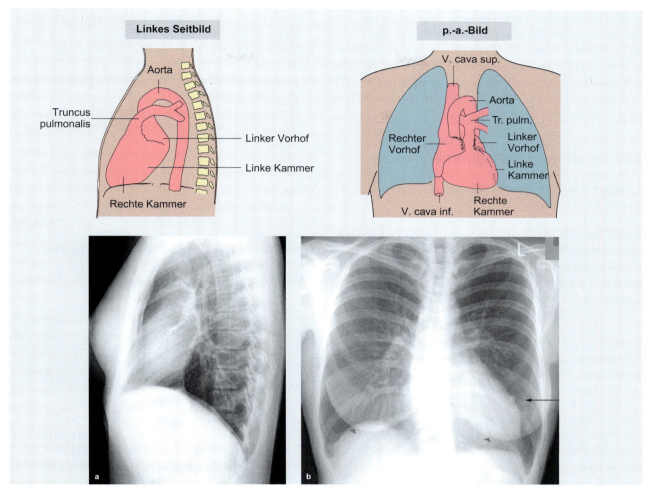

**Abb. 13.7** Röntgenbild des Thorax von der Seite und von vorn (*p. a.-Bild*). Die Form der Herzsilhouette im Röntgenbild gibt Aufschluss über die Größe der Herzabschnitte. Abweichungen von der Norm deuten auf eine Herzerkrankung hin, z. B. einen Klappenfehler. Die normale Struktur der Lunge ist als feine Zeichnung sichtbar. [L190, M500]

- **Eindimensionale Echokardiografie.** Im Bild sind Dicke und Bewegungsabläufe der Herzklappen, Herzhöhlen sowie der Herzwände zu sehen
- **Zweidimensionale Echokardiografie.** Erfasst einen größeren Ausschnitt des Herzens. Auf dem Monitor sind Aufbau und Bewegung der Herzkammern und Herzklappen deutlich zu erkennen
- Seit einigen Jahren steht auch die **dreidimensionale Echokardiografie** zur Verfügung, die das Herz als dreidimensionales Gebilde darstellt.

Bei der häufigen **transthorakalen Echokardiographie** (*TTE*) setzt der Arzt den Schallkopf von außen auf den Thorax. Bei der **transösophagealen Echokardiographie** (*TEE*, ➤ Abb. 13.8) wird der Schallkopf in die Speiseröhre eingeführt, um die Vorhöfe, die Aorten- und Mitralklappe sowie die Anfangsabschnitte der Aorta besser beurteilen zu können. Im Gegensatz zu den obigen Verfahren muss der Patient nüchtern sein und eine Einverständniserklärung unterzeichnen. Der Patient wird für diese Untersuchung häufig sediert. In den ersten 2 Std. nach der Untersuchung darf er nichts essen.

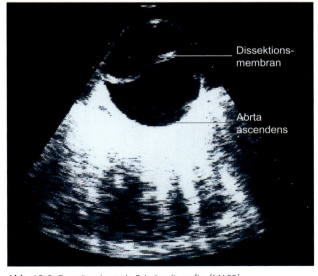

**Abb. 13.8** Transösophageale Echokardiografie. [M162]

Die **Farb-Doppler-Echokardiografie** zeigt Geschwindigkeit und Richtung des Blutstromes durch das Herz in verschiedenen Farben an. Damit ermöglicht sie Aussagen über die Schwere von angeborenen oder erworbenen Herzfehlern. So kann z. B. das Maß einer Klappenstenose oder -insuffizienz (➤ 13.8) bestimmt oder ein Defekt im Vorhof- oder Kammerseptum direkt nachgewiesen werden.

## 13.3.7 Herzkatheterdiagnostik

### Linksherzkatheteruntersuchung und Koronarangiografie

Größte Bedeutung in der Herzchirurgie hat die **Linksherzkatheteruntersuchung**, die der Kardiologe durchführt. Mit Röntgenkontrastmittel erfolgt die Darstellung der Hohlräume des linken Herzens während des Herzzyklus und die Darstellung der Herzkranzgefäße (**Koronarangiografie**).

Zur Linksherzkatheteruntersuchung punktiert der Arzt die A. femoralis in der Leiste und schiebt den Herzkatheter *retrograd*, also gegen den Blutstrom, über die Aorta bis in die linke Herzkammer vor. Über den Katheter ist es möglich, den Druck in der linken Kammer zu messen. Dies erlaubt Rückschlüsse auf die Funktion der linken Kammer und der Aortenklappe. In der (anschließenden) Koronarangiografie stellen sich die kontrastmittelgefüllten Gefäße dar (➤ Abb. 13.9), Engen oder Verschlüsse werden als Kontrastmittelaussparungen bzw. -abbrüche sichtbar. Dadurch kann der Arzt feststellen, wie stark die Herzkranzgefäße bei einer koronaren Herzkrankheit (➤ 13.6.1) verengt sind oder welches Herzkranzgefäß einen Herzinfarkt (➤ 13.6.2) verursacht hat.

Die Ergebnisse der Linksherzkatheteruntersuchung und der Koronarangiografie sind die wichtigsten Kriterien, anhand derer Herzchirurg und Kardiologe gemeinsam die Indikation zur Herzoperation stellen.

**Komplikationen**
- Kontrastmittelzwischenfälle, z. B. anaphylaktischer Schock (➤ 3.3.1), Nierenversagen
- Herzrhythmusstörungen, z. B. Kammerflimmern
- Infarkt bei Koronarangiografie, z. B. wenn der Katheter die Koronararterie verschließt
- Perikardtamponade bei Perforation des Myokards (➤ 13.11.1)
- Blutungen und Thrombosen an der Punktionsstelle mit der Gefahr arterieller Embolien
- Aneurysmen im Bereich der Punktionsstelle
- Dissektionen von Koronararterien oder Gefäßen auf dem Zugangsweg
- Schlaganfall.

**Pflege**
Vor der Untersuchung:
- Blutgruppenbestimmung, Kontrolle der Blutgerinnung und Lungenfunktionsprüfung organisieren
- Beide Leisten vom Unterbauch bis zur Mitte des Oberschenkels rasieren
- Patienten ab 8 Std. vor der Untersuchung nüchtern lassen.

> Vor einer Linksherzkatheteruntersuchung die Fußpulse an beiden Füßen aufsuchen und die Palpationsstellen mit einem wasserfesten Stift markieren. So können sie nach der Untersuchung bei der seitenvergleichenden Fußpulskontrolle zuverlässig gefunden werden. Sind keine Fußpulse tastbar, Arzt informieren, der dann mittels Doppler-Sonografie die Durchblutung der Extremitäten kontrolliert.

Nach der Untersuchung:
- Vitalzeichen in den ersten 24 Std. engmaschig kontrollieren und Patient nach Schmerzen und Befinden fragen
- Fußpulse überprüfen und Durchblutung, Motorik und Sensibilität (➤ 3.2.1) am punktierten Bein beobachten
- Druckverband zunächst halbstündlich, dann stündlich auf Zeichen einer Nachblutung kontrollieren
- Sandsack auf der Einstichstelle in der Regel für 6 Std. belassen, dann entfernen. Druckverband nach 24 Std. entfernen (nur nach Arztrücksprache, da abhängig z. B. von der Blutgerinnung). Bei alternativen Systemen (z. B. Femostop®, Angioseal®) Herstelleranweisung beachten
- Patienten in den ersten 8 Std. strenge Bettruhe einhalten lassen. Ihn bitten, möglichst mit ausgestreckten Beinen flach auf dem Rücken zu liegen
- Wegen des Kontrastmittels Patienten viel zu trinken anbieten (Ausnahme: Herzinsuffizienz). Meist darf der Patient nach 1 Std. essen (Arztanordnung)
- Laborkontollen (BB, Gerinnung, Kreatinin) nach ärztlicher Anordnung.

### Rechtsherzkatheteruntersuchung

Insbesondere bei Erkrankungen der Herzklappen, vor allem der Mitralklappe, ist vor einer Herzoperation gelegentlich eine **Rechtsherzkatheteruntersuchung** erforderlich.

Dazu punktiert der Arzt eine Vene (V. jugularis interna oder V. subclavia, selten V. femoralis) und schiebt einen **Pulmonaliskatheter** (*Rechtsherzkatheter, Pulmonalarterienkatheter,*

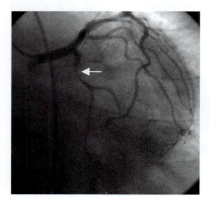

**Abb. 13.9** Koronarangiografie eines Patienten mit schwerer koronarer Herzerkrankung. Man erkennt einen fast vollständigen Verschluss des Ramus circumflexus (Pfeil). [E820]

Swan-Ganz-Katheter) über die Punktionskanüle in den rechten Vorhof. Dann befüllt er den an der Katheterspitze befindlichen Ballon mit Luft. Der Blutstrom schwemmt den luftgefüllten Ballon samt dem anhängenden Katheter durch das rechte Herz in eine Lungenarterie (daher die Bezeichnung *Einschwemmkatheter*). Auf dem Weg misst die Katheterspitze den Druck im rechten Vorhof, in der rechten Kammer und in der Lungenarterie. Bei geblocktem Ballon entspricht der in der Lungenarterie gemessene Druck dem im linken Vorhof. Nach der Messung muss der Ballon sofort wieder entblockt werden, damit die Lungenarterie nicht dauerhaft verschlossen ist. Außerdem kann über den Rechtsherzkatheter auch das Herzminutenvolumen bestimmt werden.

Die Rechtsherzkatheteruntersuchung ist technisch einfacher und weniger invasiv als die Linksherzkatheteruntersuchung. Zur Überwachung Schwerstkranker in der Intensivmedizin wurde der Rechtsherzkatheter inzwischen durch den PiCCO-Katheter (➤ 13.1.5) abgelöst.

Die (transösophageale) Echokardiografie hat wegen ihrer guten qualitativen Aussage und ihrer Nichtinvasivität die diagnostische Rechtskatheteruntersuchung fast verdrängt.

**Komplikationen**
- Herzrhythmusstörungen (häufig)
- Selten Verletzungen der Herzklappen, Lungenarterien
- Perikardtamponade bei Perforation des Myokards (selten).

## 13.3.8 Laboruntersuchungen

*Labordiagnostik* ➤ 1.3.4

Generell aussagekräftige laborchemische Untersuchungsmethoden für Herzkrankheiten gibt es nicht. Ausnahme ist der Nachweis oder Ausschluss eines Herzinfarkts (Muskelenzymdiagnostik, ➤ 13.6.2) und die Bestimmung des Ausmaßes einer Herzinsuffizienz (Herzinsuffizienzmarker: BNP, NT-proBNP).

## 13.3.9 Nuklearmedizinische Untersuchungen

*Bildgebende Diagnoseverfahren* ➤ 1.3.6

In der Herzchirurgie ist insbesondere die **Myokardszintigrafie** von Bedeutung, die es ermöglicht, die Blutversorgung des Myokards in Ruhe und unter Belastung darzustellen. Dazu injiziert der Arzt dem Patienten eine radioaktive Substanz. Hierdurch kann z. B. im Bereich einer Wandbewegungsstörung lebendes (vitales, d. h. von einer Durchblutungsverbesserung profitierendes) Myokard von infarziertem Gewebe abgegrenzt werden. Außerdem werden Bezirke erkennbar, in denen bei Belastung eine Mangelversorgung auftritt.

# 13.4 Perioperative Pflege bei herzchirurgischen Operationen

*Pflege vor, während und nach Operationen* ➤ Kap. 4

### Präoperative Pflege

#### Beobachtung
*Dyspnoe* ➤ 10.2.1

Insbesondere Patienten mit einer Linksherzinsuffizienz leiden häufig unter *Belastungsdyspnoe*, selten auch unter *Ruhedyspnoe*, bedingt durch den Blutrückstau in den Lungenkreislauf. Manchmal besteht gleichzeitig eine **Angina pectoris** (*Brustenge*, ➤ 13.6.1). Da eine Dyspnoe auf die Verschlechterung einer Herzerkrankung hinweisen kann, beobachten die Pflegenden den Patienten regelmäßig auf Atembeschwerden während körperlicher Belastung und in Ruhe. Außerdem achten sie darauf, dass der Patient sich nicht überanstrengt, und informieren bei (zunehmender) Dyspnoe den Arzt.

#### Einüben postoperativer Fertigkeiten
*Husten* ➤ 10.2.5
*Perioperative Pflege in der Thoraxchirurgie: Präoperative Pflege* ➤ 10.4.3

Nach Herzoperationen, bei denen die Herz-Lungen-Maschine eingesetzt wurde, treten gehäuft Störungen der Lungenfunktion auf, da die Lunge während der *totalen Bypasszeit* (Herz-Lungen-Maschine) weder belüftet noch durchblutet ist. Insbesondere durch die unterbrochene Lungenbelüftung können Atelektasen (➤ Abb. 10.43) entstehen, die eine Pneumonie begünstigen. Nach diesen Herzoperationen kommt daher der Pneumonieprophylaxe besondere Bedeutung zu. Damit der Patient die notwendigen Atem- und Abhusttechniken möglichst bald nach der Operation einsetzen kann, üben Pflegende und Physiotherapeuten die Techniken schon vor dem Eingriff mit ihm, z. B. das Atmen mit einem SMI-Trainer oder Abhusten bei gleichzeitigem Druck auf das Sternum mit den Handflächen.

#### Lagerung und Mobilisation
In der Akutphase einer Herzerkrankung sollten Patienten auf ihre individuelle Belastungsgrenze achten. Eine Bettruhe ist in der Regel nicht erforderlich. Bei Atemnot oder ausgeprägter Herzinsuffizienz bringen die Pflegenden den Patienten in Herzbettlage (➤ Abb. 13.2). Diese Lagerung entlastet das Herz und erleichtert das Atmen.

#### Nahrungsabbau und Darmreinigung
Am Vorabend der Operation bekommt der Patient leichte Kost, bis 2 Stunden vor der Operation darf er Wasser und ungesüßten Tee trinken. Abführmaßnahmen werden nach Hausstandard durchgeführt.

### Körperpflege und Rasur

Wenn es die Krankheitssituation zulässt, erhält der Patient am Vortag die Möglichkeit zum Duschen. Die Pflegenden unterstützen ihn bei Bedarf. Der Rasur wäre ein Clipping vorzuziehen, bei dem die Haare kurz über der Haut abgeschnitten werden.

## Postoperative Pflege

In der Regel bleibt der Patient postoperativ für eine Nacht auf der Intensivstation. Bei komplikationslosem Verlauf kann der Patient am 1. postoperativen Tag verlegt werden. Im Zuge der verminderten Invasivität der Eingriffe setzen herzchirurgische Kliniken zunehmend auf ein „fast-track"-Konzept, demzufolge ausgewählte Patienten nur wenige Stunden auf Intensivstationen überwacht werden.

Ist eine weitere Monitorüberwachung notwendig, verlegt der Arzt den Patienten zunächst in eine Überwachungseinheit (Intermediate-care-Station), ansonsten auf die herzchirurgische Allgemeinstation.

### Herz-Kreislauf-System

Der Patient ist auf der Intensivstation und ggf. auch später auf der Wachstation an einen EKG-Monitor angeschlossen. Die Überwachung der **Herzfrequenz** und des **Herzrhythmus** sind entscheidende pflegerische Maßnahmen. Da Herzrhythmusstörungen häufig sind, legt der Operateur meist intraoperativ Schrittmacherdrähte am Vorhof oder Ventrikel ein, über die ein externer Herzschrittmacher problemlos angeschlossen werden kann. Alternativ werden Herzrhythmusstörungen medikamentös behandelt. In den ersten Tagen werden, nach Hausstandard, zusätzlich EKG geschrieben.

Die Pflegenden überwachen außerdem engmaschig den **Blutdruck,** der möglichst im normotensiven Bereich liegen soll, um das Myokard nicht zu überlasten und eine normale Durchblutung der Organe zu gewährleisten. Je nach Art der Operation können ggf. Blutdruckobergrenzen vom Operateur festgelegt werden. Nach großen herzchirurgischen Eingriffen wird der Blutdruck kontinuierlich über einen arteriellen Zugang gemessen.

Alle Patienten nach größeren herzchirurgischen Operationen haben einen **zentralen Venenkatheter** (ZVK). Die Pflegenden messen mindestens dreimal täglich (auf Intensivstationen kontinuierlich) den zentralen **Venendruck.** Die Werte gestatten Aussagen über die Volumensituation und die Leistungsfähigkeit des rechten Herzens.

Bei großen Operationen am Herzen legt der Anästhesist zusätzlich einen PiCCO-Katheter. Mit ihm können kontinuierlich Herzzeitvolumen, Vorlast, Nachlast, Kontraktilität des Herzens und das extravasale Lungenwasser bestimmt werden.

Bei großen herzchirurgischen Eingriffen wird während der OP ein dünner Katheter in den linken Vorhof gelegt über den kontinuierlich der **Druck im linken Vorhof** (LAP) gemessen wird. [4]

### Atmung

Ist eine intraoperative Hypothermie nötig, werden die Patienten zum Ende des Eingriffs an der Herz-Lungen-Maschine gewärmt, sodass ihre Temperatur nicht unter 35 °C liegt. Um postoperativem Muskelzittern und einer Ateminsuffizienz vorzubeugen, wird der Patient in den ersten sechs Std. nach der Operation sediert und nachbeatmet, dann kann er bei stabilen Kreislaufverhältnissen aufwachen.

In der Phase des Aufwärmens kommt es durch die zunehmende Gefäßweitstellung oft zu einem relativen Volumenmangel mit Hypotonie, ZVD-Abfall und Nachlassen der Urinausscheidung. Dann wird eine Volumengabe erforderlich. Wird der Patient wach und ist seine Kreislaufsituation stabil, beginnen die Pflegenden mit dem Abtrainieren (Weaning) vom Beatmungsgerät. Bei komplikationslosem Verlauf kann der Patient in der Regel 6–10 Std. nach der OP extubiert werden.

Nach einfachen Operationen am Herzen kann in der Regel sofort postoperativ extubiert werden.

Meist wird die Sauerstoffsättigung in den ersten Stunden mittels Pulsoxymetrie überwacht. Zur differenzierten Beurteilung der **Atemsituation** und des **Säure-Basen-Haushalts** erfolgen bei Bedarf Blutgasanalysen (➤ 10.3.4). Häufig ist in den ersten Tagen eine Sauerstoffgabe notwendig (➤ 10.4.1).

Patienten, deren Sternum eröffnet wurde, haben häufig starke Schmerzen. Die Pflegenden achten auf ausreichende Schmerzbehandlung und beginnen unmittelbar nach der Extubation mit Maßnahmen der Atemgymnastik und -therapie (➤ 10.4.3). Unterstützt werden sie durch Physiotherapeuten. [6]

### Temperatur

Die Pflegenden überwachen die Körpertemperatur, in der Regel liegt ein Blasenkatheter mit Temperatursonde, alternativ eine rektale Temperatursonde zur kontinuierlichen Temperaturmessung. Danach messen die Pflegenden zweimal täglich die Körpertemperatur, bei Bedarf häufiger.

### Lagerung und Mobilisation

In den ersten Stunden nach der Operation lagern die Pflegenden den Patienten in Rückenlage mit leicht erhöhtem Oberkörper. Ein Patient mit komplikationslosem Verlauf kann danach auch in die 30°-Seitenlage gelagert werden.

Wurde der Patient sternotomiert, achten die Pflegenden darauf, den Patienten nur achsengerecht zu bewegen und alle Bewegungen zu vermeiden, bei denen die beiden Sternumhälften sich gegeneinander verschieben könnten, da dies eine **Sternuminstabilität** begünstigt. Die Pflegenden informieren den Patienten darüber, dass er den Brustkorb nicht asymmetrisch bewegen (z. B. indem er sich mit einer Hand am Bettbügel festhält) und eine starke Dehnung des Sternums vermeiden soll (z. B. indem er sich mit beiden Armen aufstützt).

- Zum Drehen im Bett bitten die Pflegenden den Patienten, die Arme vor der Brust zu verschränken und den eigenen Brustkorb zu umgreifen (➤ Abb. 13.10). Während der Patient diese Haltung beibehält, drehen die Pflegekräfte den Patienten en bloc. Alternativ ziehen sie ihn mit dem Stecklaken zur Seite

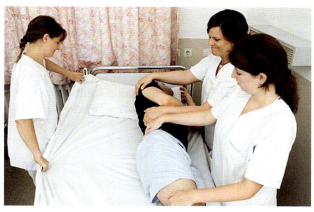

**Abb. 13.10** Nach einer Sternotomie verschränkt der Patient die Arme vor dem achsengerechten Drehen vor dem Brustkorb. [K115]

- Beim Höherrutschen im Bett unterstützen zwei Pflegende den Patienten. Sie stehen sich versetzt gegenüber und halten sich unter dem Becken des Patienten mit dem Handgelenkgriff. Mit dem jeweils freien Arm fasst eine Pflegekraft den Patienten unter den Schultern, die andere unter den Oberschenkeln. Dann bitten sie den Patienten, die oben beschriebene Haltung einzunehmen und heben ihn zum Kopfende hin. Alternativ können sie den Patienten auch mit dem Laken nach oben ziehen
- Auch zum Aufsetzen nimmt der Patient die oben beschriebene Haltung ein. Die Pflegekraft dreht ihn kinästhetisch in die Seitenlage und setzt ihn dann auf.

Sofern keine Kontraindikationen bestehen, z. B. eine instabile Herz-Kreislauf-Funktion, mobilisieren die Pflegenden den Patienten ab dem ersten postoperativen Tag. Abhängig vom Allgemeinbefinden aktivieren die Pflegenden den Patienten zunehmend. In der Regel kann der Patient 4 Tage nach dem Eingriff selbstständig umhergehen. [1]

> In den ersten postoperativen Tagen jeweils vor und nach der Mobilisation den Puls des Patienten kontrollieren. Ist die Pulsfrequenz infolge der Mobilisation um mehr als 20 Schläge/Min. gestiegen oder sind Rhythmusstörungen neu aufgetreten, Arzt informieren.

**Ernährung und Ausscheidung**
Die Patienten dürfen bereits wenige Stunden nach der Extubation schluckweise trinken. Ab dem 1. postoperativen Tag dürfen sie leichte Kost zu sich nehmen.

Die Flüssigkeitszufuhr, als Infusion und oral, erfolgt in den ersten postoperativen Tagen sehr restriktiv, da Patienten nach Operationen mit der Herz-Lungen-Maschine häufig einen großen Volumenüberschuss haben, der das Herz stark belastet. Gleichzeitig führen Stress und die Gabe von Katecholaminen zu einer verminderten Nierendurchblutung und Wasserausscheidung. Die Pflegenden überwachen mittels Urimeter die stündliche Urinausscheidung. Bei einer Ausscheidung von ≤ 100 ml/Std. erhält der Patient ein Diuretikum. Der Arzt legt jeden Tag fest, wie die Zielbilanz in 24 Std. sein soll. Meist ist in den ersten Tagen eine negative Bilanz (–500 ml) angestrebt.

**Wundversorgung und Drainagen**
Der Patient hat mindestens eine Mediastinal- und eine Pleuradrainage. Sie dürfen weder auf dem Transport noch während der frühen postoperativen Phase länger abgeklemmt oder abgeknickt werden, da die Gefahr einer Herztamponade und eines Pneumothorax droht. Mindestens am Tag der Operation und am ersten postoperativen Tag sind die Drainagen unter Dauersog von 15 cmH$_2$O zu halten. Die Pflegenden „melken" mindestens einmal in der Stunde die Drainagen, damit das Blut nicht gerinnt und die Drainagen verstopft. Ggf. muss die Drainage abgesaugt werden. Die Pflegenden überwachen engmaschig den Blutverlust über die Mediastinal- und Pleuradrainage. Ansonsten gelten die Überwachungsschwerpunkte und Pflegemaßnahmen bei Pleuradrainagen (➤ 10.4.2).

> In den ersten 5 Std. nach der Herzoperation sind Blutverluste von mehr als 100 ml/h keine Seltenheit. Pflegende beobachten die Drainagen sorgfältig. Verliert ein Patient in den ersten 12 Std. mehr als 1.200 ml Blut, besteht die Indikation zur Rethorakotomie, ebenso, wenn Verluste von 150–250 ml/h länger als 4 Std. anhalten. Plötzliche massive Blutverluste bei bisher konstant niedrigen Verlusten weisen auf eine größere Blutung hin. [6]

Die Thoraxdrainagen werden entfernt, wenn nur noch minimal Blut abfließt oder keine Leckage mehr nachweisbar ist. Das ist in der Regel am 2. oder 3. postoperativen Tag der Fall.

In den ersten postoperativen Tagen wechseln die Pflegenden die Verbände über der Sternotomie (➤ Abb. 13.13), den Drainageaustrittsstellen und ggf. den Venenentnahmestellen am Bein täglich. Dabei inspizieren sie die Wunden auf Zeichen einer Infektion oder einer Wundheilungsstörung.

Die intraoperativ eingelegten Schrittmacherdrähte entfernt der Arzt am 8.–10. postoperativen Tag, die Wundfäden oder -klammern am 10.–12. postoperativen Tag.

## 13.5 Operationen in der Herzchirurgie

### 13.5.1 Operationen am schlagenden und am stillgestellten Herzen

- Operationen am **schlagenden Herzen** ohne Herz-Lungen-Maschine. Darunter fallen Übernähungen von Herzverletzungen, Eingriffe am Herzbeutel (Panzerherz), Koronaroperationen (off pump coronary artery bypass, OPCAB), Verschluss des Ductus arteriosus Botalli und die Korrektur der Aortenisthmusstenose
- Operationen mit Herz-Lungen-Maschine am **stillgestellten Herzen.** Darunter fällt die Herzklappenchirurgie (Ausnahme: kathetergestützte Klappenimplantation), Koronaroperationen, Korrekturen angeborener Herzfehler, Eingriffe an

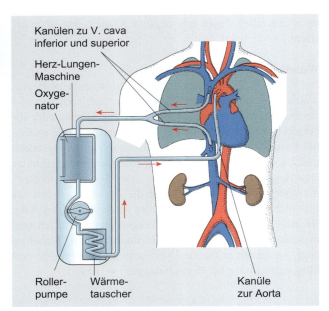

**Abb. 13.11** Funktionsprinzip der extrakorporalen Zirkulation. Die Anordnung der Funktionselemente in der Herz-Lungen-Maschine (HLM) variiert je nach Bauart. [L190]

herznahen großen Gefäßen (z. B. Aortenersatz bei Aortenaneurysma), Herztransplantation bzw. Herz-Lungentransplantation und die pulmonale Thrombendarteriektomie.
Die komplexe Technik der **Herz-Lungen-Maschine** (*HLM*) ist notwendig, um am stillgestellten Herzen operieren und gleichzeitig die Blut- und Sauerstoffversorgung aller Körperorgane aufrechterhalten zu können. [7]

### Technische Voraussetzungen für die extrakorporale Zirkulation

> **Extrakorporale Zirkulation** (*EKZ, auch extrakorporaler Kreislauf, EKK*): Blutumleitung außerhalb des Körpers zur vorübergehenden Ausschaltung eines Kreislauf- oder Gefäßabschnitts. Die Umleitung dient zur Aufrechterhaltung des Gesamtkreislaufs (Herz- und Lungenfunktion) oder der Funktionsübernahme einzelner Organe (Niere, Leber).

Die **extrakorporale Zirkulation** ist eine der Hauptvoraussetzungen der modernen Herzchirurgie. Möglich ist sie nur durch den Einsatz der HLM (➤ Abb. 13.11).

### Funktionsprinzip der extrakorporalen Zirkulation

Das Blut aus den Vv. cavae fließt über Kanülen, meist passiv, in das venöse Reservoir der Herz-Lungen-Maschine.
Eine **Pumpe** (Rollerpumpe oder Zentrifugalpumpe) befördert das Blut in die künstliche Lunge (*Oxygenator*). Diese Pumpe übernimmt damit die Funktion des Herzmuskels.
Im Oxygenator findet eine Sauerstoffanreicherung und Kohlendioxydelimination des Blutes statt. Das oxygenierte Blut wird mit Hilfe der Blutpumpen über Kanülen in die Aorta ascendens oder A. femoralis zurückbefördert. Bei Bedarf kann in den extrakorporalen Kreislauf auch ein Dialysator zum Ersatz der Nierenfunktion integriert werden.

Ein Bestandteil des modernen Oxygenators ist der **Wärmeaustauscher,** mit dessen Hilfe das Blut gekühlt oder erwärmt werden kann. Der Wärmeaustauscher wird mit Hilfe eines **Hypothermiegeräts,** je nach Bedarf, mit kaltem oder warmem Wasser durchströmt. Die Temperatur des Wassers wird im Wärmeaustauscher an das Blut übertragen.

Die Abkühlung (*Hypothermie*) des Patienten ist notwendig, um den Stoffwechsel lebenswichtiger Organe zu reduzieren und damit die Ischämietoleranz zu erhöhen. Zum Abschluss der Operation wird die Patiententemperatur mit Hilfe des erwärmten Blutes normalisiert. Um negative Auswirkungen der Hypothermie auf verschiedene Organsysteme auszuschalten bzw. gering zu halten, werden Patienten zunehmend nur wenig oder nicht gekühlt.

### Myokardprotektion

> **Myokardprotektion:** Maßnahme zum Schutz des Herzmuskelgewebes während der Operation.

Die **Myokardprotektion** umfasst drei Mechanismen:
- **Hypothermie des Herzmuskels.** Die Temperatur des Herzmuskels wird mit Hilfe eines Wärmeaustauschers und einer Oberflächenkühlung gesenkt
- **Kardioplegie.** Bezeichnet einen künstlich herbeigeführten, reversiblen Herzstillstand
- **Zeitreduktion.** Verkürzung der Ischämiezeit auf ein Minimum (zügiges Operieren).

Die meistverwendete Methode, einen reversiblen Herzstillstand künstlich herbeizuführen, ist die Perfusionskardioplegie. Dazu infundiert der Kardiotechniker oder der Anästhesist nach Klemmung der **Hauptschlagader** (*Aorta*) eine kardioplegische Lösung in die Koronararterien.

Als kardioplegische Lösung wird ein Blut-Kaliumgemisch oder eine kristalloide Lösung (z. B. Kardioplegie nach Bretschneider) verwendet, die zum reversiblen Herzstillstand führt. Damit sind auch Operationen möglich, die länger als 2 Std. dauern.

### Ablauf einer Standardherzoperation mit HLM

**Vorbereitungsphase**
- Aufrüsten der HLM (➤ Abb. 13.12) mit sterilen Einwegmaterialien und Befüllung durch den Kardiotechniker
- Parallel zu den Arbeiten des Kardiotechnikers wird der Patient vom Anästhesiepersonal in Narkose versetzt
- Der Herzchirurg eröffnet den Thorax. Der Zugangsweg zum Herzen kann über verschiedene Arten erfolgen. Der häufigste Zugang ist die mediane Sternotomie (➤ Abb. 13.13).

## 13.5 Operationen in der Herzchirurgie

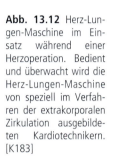

Abb. 13.12 Herz-Lungen-Maschine im Einsatz während einer Herzoperation. Bedient und überwacht wird die Herz-Lungen-Maschine von speziell im Verfahren der extrakorporalen Zirkulation ausgebildeten Kardiotechnikern. [K183]

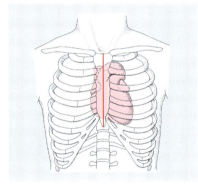

Abb. 13.13 Häufigster Zugang bei Herzoperationen ist die mediane Längssternotomie, d. h. die Längsspaltung des Sternums in der Mittellinie (anterolaterale und posterolaterale Thorakotomie, ➤ 10.5.1). [L190]

**Bypassphase**
- Antikoagulation mit Heparin (z. B. 400 IE Heparin/kg i. v.)
- Nach Eröffnung des Herzbeutels (Perikard) erfolgt der Anschluss an die HLM. Dazu wird arteriell die Aorta ascendens oder die A. femoralis kanüliert. Der venöse Zugang erfolgt über die Kanülierung des rechten Vorhofs oder die obere und untere Hohlvene (V. cava inferior und V. cava superior). In seltenen Fällen kann auch die V. femoralis als Zugang verwendet werden
- Nach dem queren Klemmen der Aorta ascendens erfolgt die Stilllegung des Herzens (Myokardprotektion). Die HLM übernimmt die komplette Funktion von Herz und Lunge
- Der Herzchirurg kann nun am stillgelegten Herzen die geplante Operation durchführen
- Die Wiederbelebung des Herzens erfolgt durch die Öffnung der Aortenklemme und der wiederhergestellten Koronarzirkulation (Reperfusionsphase). Falls das Herz nicht spontan wieder schlägt, kann mit speziellen Elektroden direkt am Herzen defibrilliert werden.

**Bypassende**
- Der Anästhesist beginnt mit der Beatmung
- Der Kardiotechniker drosselt den venösen Rückfluss, wodurch sich das Herz langsam füllt. Das gefüllte Herz über-

nimmt die Auswurffunktion parallel zur arteriellen Pumpe der HLM. Der Lungenkreislauf ist nun wieder durchblutet
- Der Fluss der arteriellen Pumpe wird kontinuierlich reduziert, bis das Herz und die Lunge ihre Funktion vollständig aufgenommen haben
- Bei stabiler Kreislaufsituation des Patienten stellt der Kardiotechniker die HLM ab
- Der Anästhesist neutralisiert das Heparin mit Protaminchlorid und der Herzchirurg übernimmt die Blutstillung, und positioniert die Drainagen
- Zum Abschluss der Operation erfolgen die Osteosynthese des Sternums mit Drahtcerclagen und eine schichtweise Vernähung der Haut.

### Komplikationen

Allgemeine Operationsrisiken ➤ 4.3.3

Hauptkomplikationen von Operationen am stillgestellten Herzen sind:
- Postperfusionssyndrom (Reaktion des Organismus auf die EKZ) mit folgender Klinik:
  - Funktionsstörung der Nieren, der Lungen, des ZNS und des Abwehrsystems
  - SIRS (systemic inflammatory response syndrome) mit Tachykardie, Fieber, Leukozytose, Tachypnoe, Vasodilatation mit konsequenter Hypotonie
  - Multiorganversagen
- Herzrhythmusstörungen
- Blutungen infolge Gerinnungsstörungen
- Nachblutungen im Operationsgebiet (➤ Tab. 4.3)
- Zerebrale Ausfälle bis hin zum zerebralen Insult (➤ 9.4.9), z. B. durch Luftembolie oder Kalkembolisation (insbesondere nach Klappenoperationen, ➤ 13.8)
- Atemstörungen bis hin zur respiratorischen Insuffizienz (➤ Tab. 4.3)
- Herz-Kreislauf-Störungen bis hin zum kardiogenen Schock/ „low cardiac output" (➤ 3.3.1)
- Sternum: aseptische Lockerung oder Wundinfektionen.

**Low-output-Syndrom**

> **Low-output-Syndrom:** Pumpversagen des Herzens mit verminderter Auswurfleistung, niedrigem arteriellen Blutdruck und hohem ZVD. Mögliche Ursachen eines Low-output-Syndroms sind eine Herzinsuffizienz, der Verschluss eines koronaren Bypasses, ein Herzinfarkt oder eine Perikardtamponade.

Die Therapie eines **Low-output-Syndroms** besteht in der medikamentösen Unterstützung, z. B. durch Gabe von Katecholaminen (Dobutamin in Dobutrex® oder Adrenalin in Suprarenin®). Zusätzlich kann der Kreislauf unterstützt werden durch eine **intraaortale Ballonpumpe** (IABP), die den diastolischen Blutdruck erhöht und dadurch die Koronardurchblutung verbessert. Bei operativ korrigierbaren Ursachen, z. B. Perikardtamponade oder Bypassverschluss, wird der Patient umgehend rethorakotomiert.

### 13.5.2 Minimal-invasive Herzchirurgie

Entsprechend der Entwicklung in anderen Fachgebieten wird auch in der Herzchirurgie nach minimal-invasiven Methoden gesucht, um die mit einer konventionellen Herzoperation verbundenen Belastungen für den Patienten und die unerwünschten Wirkungen durch den Einsatz der Herz-Lungen-Maschine zu verringern. In der Herzchirurgie ist mit dem Begriff „minimal-invasiv" insbesondere der Verzicht auf die Herz-Lungen-Maschine und eine große mediane Sternotomie gemeint.

Bei Aortenklappenoperationen wird (bei prinzipiell gleichem Vorgehen wie bei konventioneller Operation) das Sternum nur zum Teil durchtrennt (*Ministernotomie, partielle Sternotomie*).

Mitralklappenoperationen und der Verschluss von Vorhofseptumdefekten können ebenfalls minimal-invasiv durchgeführt werden. Hier erfolgt der Anschluss an die Herz-Lungen-Maschine über die Leistengefäße und es wird eine anterolaterale Thorakotomie rechts als Zugang zum Herzen durchgeführt. Sowohl die Abklemmung der Aorta als auch die Kardioplegie-Gabe erfolgen über diese Thorakotomie.

Endoskopische Techniken haben sich zur Venenentnahme und der Entnahme der A. radialis bewährt.

### 13.5.3 Herztransplantation

Kann eine progrediente, irreversible Herzerkrankung weder durch medikamentöse noch durch chirurgische Maßnahmen gebessert werden, wird bei Patienten unter ca. 65 Jahren eine **Herztransplantation** erwogen.

#### Voraussetzungen

Voraussetzung für eine Herztransplantation ist wie bei anderen Transplantationen auch, dass keine weiteren prognostisch ungünstigen Erkrankungen, etwa ein maligner Tumor, vorliegen. Da eine Herztransplantation eine große psychische Belastung darstellt und regelmäßige ärztliche Kontrollen einschließlich invasiver Untersuchungen sowie eine zuverlässige Medikamenteneinnahme zur Verhinderung von Abstoßungsreaktionen erfordert, sollten der Patient und möglichst auch seine Angehörigen psychisch stabil und verantwortungsbewusst sein.

#### Kammerunterstützungssysteme

Bei vielen Patienten, die auf eine Herztransplantation warten, ist die Pumpfunktion des Herzens schon Wochen oder Monate vor der Transplantation lebensbedrohlich eingeschränkt. Zur Überbrückung der Wartezeit (*bridging*) kommen bei diesen

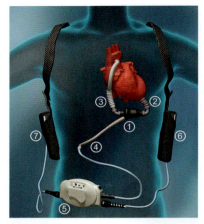

**Abb. 13.14** Aufbau und Funktionsweise eines Kammerunterstützungssystems: 1 = Pumpen-/Antriebseinheit; 2 = Zuflusskonduit, Verbindung vom Ventrikel (linke Herzkammer) zur Pumpe für den Bluttransport; 3 = Auslassschlauch, Verbindung von der Pumpe zur aufsteigenden Aorta (Hauptschlagader) für den Bluttransport; 4 = perkutanes Kabel, elektrischer Anschluss und Entlüftung der Pumpe nach außen; 5–7 = Kontroll- und Batterieeinheit [F450]

Patienten verschiedene **Kammerunterstützungssysteme** (*Kunstherz*, ➤ Abb. 13.14) zum Einsatz. Kammerunterstützungssysteme kommen auch für Patienten in Betracht, die an einer akuten Herzerkrankung, etwa einer Myokarditis (*Herzmuskelentzündung*) leiden und deren Herz (voraussichtlich) nur temporär der Unterstützung bedarf, bis es sich erholt hat.

Unterschieden wird zwischen Ein- und Zweikammer-Unterstützungssystemen, die entweder nur den linken oder beide Ventrikel unterstützen. Hauptkomplikationen sind Infektionen, Thrombosen, Embolien und Blutungen.

Ziel der Forschungen ist es, ein vollständig implantierbares Kunstherz zu entwickeln, das nicht nur die Zeit bis zur Herztransplantation überbrücken, sondern das ursprüngliche Herz evtl. ersetzen kann.

#### Operationsmethoden

Bei der **orthotopen Herztransplantation** entfernt der Chirurg das kranke Herz und implantiert das Spenderherz an der Stelle, an der zuvor das Herz des Patienten lag. Die Anastomosen erfolgen im Bereich der Vorhöfe und der großen Arterien.

#### Perioperative Pflege

*Perioperative Pflege bei herzchirurgischen Operationen* ➤ 13.5

Nach der Herztransplantation wird der Patient in aller Regel bis zum 3.–5. postoperativen Tag auf der Intensivstation in Umkehrisolation versorgt. Meist beginnt schon vor dem Eingriff die immunsuppressive Therapie zur Vermeidung einer Abstoßungsreaktion (➤ 1.4.6). Da die Immunsuppression den Patienten gegenüber allen Infektionen anfälliger macht, achten die Pflegenden auf streng aseptisches Arbeiten. Alle intravasalen Katheter, Drainagen oder Harnableitungen, die potenzielle Eintrittspforten für Erreger darstellen, werden so früh wie möglich entfernt. Besucher müssen unbedingt frei von Infektionen sein. Die Häufigkeit der Besuche wird auf ein Minimum reduziert. Für die Patienten stellen das „Eingeschlossen sein" durch die Umkehrisolation, der wenige Besuch sowie die Kleidung der Pflegenden (sowie Besucher) mit Kittel, Mundschutz und Haube, eine große psychische Belastung dar.

Da das transplantierte Herz denerviert ist (also nicht mehr von Nerven versorgt wird), empfindet der Patient z. B. auch bei massiver koronarer Durchblutungsstörung keine Herzschmerzen. In der Regel ist beim herztransplantierten Patienten eine Dyspnoe das erste Zeichen für eine Herzinsuffizienz.

### Prognose

Die Ein-Jahres-Überlebensrate nach einer Herztransplantation ist, auch dank neuerer Immunsuppressiva, z. B. Tacrolimus (Prograf®, ➤ 1.4.6), auf etwa 90 % gestiegen. Die Fünf-Jahres-Überlebensrate liegt zurzeit bei etwa 60–70 %. Haupttodesursachen sind Infektionen sowie akute oder chronische Abstoßungsreaktionen (➤ 1.4.6).

## 13.6 Durchblutungsstörungen des Herzens

### 13.6.1 Koronare Herzkrankheit

**Koronare Herzkrankheit** (*KHK*): Durch Verengung oder Verschluss von Koronararterien bedingte **Ischämie** (*Mangeldurchblutung*) und dadurch **Hypoxie** (*Sauerstoffmangel*) des Herzmuskels.

Abhängig davon, wie viele Herzkranzgefäße von der **KHK** betroffen sind, spricht man von einer *1-, 2- oder 3-Gefäß-Erkrankung*. Bei der prognostisch ungünstigen *Hauptstammstenose* ist die linke Koronararterie vor der Verzweigung in RIVA und RCX betroffen.

### Krankheitsentstehung

Ursache der KHK ist fast immer eine fortschreitende arteriosklerotische Verengung der Herzkranzgefäße, die zu Minderdurchblutung und Sauerstoffmangel des Herzmuskels führt. Risikofaktoren sind vor allem Hypercholesterinämie (insbesondere die Erhöhung des LDL-Cholesterins), Rauchen, arterielle Hypertonie und Diabetes mellitus.

### Symptome, Befund und Diagnostik

- Angina-pectoris-Anfälle
- Herzinfarkt
- Herzrhythmusstörungen
- Herzinsuffizienz (➤ Tab. 4.3).

Das Leitsymptom der KHK ist der **Angina-pectoris-Anfall.** Dabei handelt es sich um Sekunden bis Minuten anhaltende Schmerzen im Brustkorb, die mit Beklemmung und Engegefühl (Angina pectoris = *Brustenge*) einhergehen und vom Patienten als äußerst bedrohlich empfunden werden. Meist strahlen die Schmerzen in den linken Arm aus, seltener in den Oberbauch, den rechten Arm, den Hals, den Unter- oder Oberkiefer (➤ Abb. 13.15).

> Koronarstenosen, die das Lumen der Koronararterie um mehr als 50 % einengen, verursachen *belastungsabhängige* Angina-pectoris-Anfälle. Ist das Lumen der Koronararterie um mehr als 90 % eingeengt, leidet der Patient in der Regel unter Angina pectoris in Ruhe (*Ruhe-Angina*). Entscheidend für das Auftreten von Angina pectoris ist das Missverhältnis zwischen $O_2$-Angebot und -Bedarf. Deshalb treten Beschwerden eines in Ruhe beschwerdefreien Patienten häufig bei Belastung auf, wenn der Herzmuskel mehr arbeiten muss und deshalb mehr Sauerstoff verbraucht.

> **VORSICHT**
> Nehmen Anfallsdauer, Anfallshäufigkeit und Schmerzintensität rasch zu und helfen Medikamente von Mal zu Mal schlechter, liegt eine **instabile Angina pectoris** (*Crescendo-Angina, Präinfarktangina*) vor. Sie bedeutet immer höchste Herzinfarktgefahr.

Bei schwerer Angina pectoris ist zunächst ein Herzinfarktausschluss mittels EKG und Labordiagnostik erforderlich.

### Behandlung

Behandlungsziel bei KHK ist die ausreichende Sauerstoffversorgung des Herzens. Dazu stehen konservative und invasive Therapiemethoden zur Verfügung. [5]

**Konservative Behandlung**
Die medikamentöse Langzeitbehandlung geschieht in drei Stufen:
- 1. Stufe als Monotherapie mit Betablocker, ACE-Hemmer, AT1-Blocker, Thiazid-Diuretikum
- 2. Stufe zusätzlich Kalziumkanalblocker
- 3. Stufe zusätzlich Nitrate.

Zusätzlich werden zur Primär- und Sekundärprophlylaxe Thrombozytenaggregationshemmer gegeben (z. B. Aspirin®).

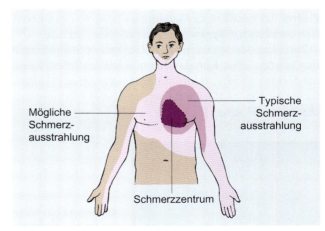

**Abb. 13.15** Charakteristische Ausbreitung des Angina-pectoris-Schmerzes. [L190]

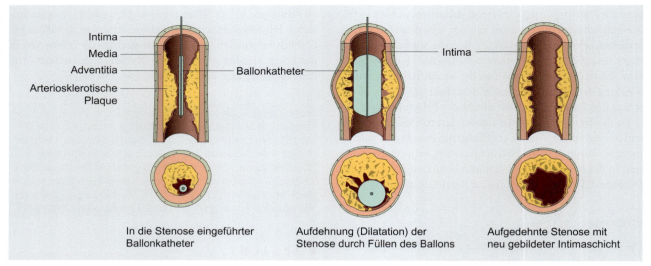

**Abb. 13.16** Durchführung der perkutanen transluminalen (koronaren) Angioplastie. Nach Aufdehnung der Stenose wächst über die Plaquereste eine neue Intimaschicht. [L115]

Neben der medikamentösen Langzeitbehandlung ist es wichtig, dass der Patient seinen Lebensstil ändert. Dazu zählen das Aufgeben des Rauchens, die Reduktion von Übergewicht, das Einhalten einer Diät zur Senkung erhöhter Cholesterinwerte, eine maßvolle sportliche Betätigung (z. B. in einer Koronarsportgruppe) und Stressabbau.

**Perkutane transluminale koronare Angioplastie**
Die **perkutane transluminale koronare Angioplastie** (*PTCA, koronare Ballondilatation*) ist die wichtigste *nichtoperative* invasive Behandlungsmethode bei KHK (➤ Abb. 13.16).

Dabei dehnt der Arzt unter Röntgendurchleuchtung die Enge der Koronararterie mit einem dünnen Ballonkatheter auf, den er von der A. femoralis in das erkrankte Gebiet schiebt.

Bei etwa 20–40 % der Patienten treten innerhalb von sechs Monaten nach der Dilatation erneute Verengungen (*Re-Stenosen*) auf, die eine nochmalige PTCA, ggf. mit Einlage eines Koronar-Stents erfordern.

Die PTCA wird in oder in der Nähe von kardiochirurgischen Zentren durchgeführt, da Zwischenfälle während des Eingriffs eine notfallmäßige Bypass-Operation erforderlich können.

Zusätzlich oder alternativ zur PTCA kann die Stenose durch Implantation eines **Koronar-Stents** eröffnet werden. **Koronar-Stents** sind feine, röhrenförmige Implantate aus Drahtgeflecht (➤ Abb. 13.17), die das verengte Gefäß von innen mechanisch stabilisieren. [1]

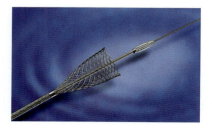

**Abb. 13.17** Teilweise entfalteter koronarer Wallstent mit Applikator. [E638]

Um erneute Stenosierungen im Bereich implantierter Koronarstents durch „Einwachsen" der Gefäßintima durch die Stentmaschen zu verlangsamen bzw. zu verhindern, werden auch mit Immunsuppressiva beschichtete Stents eingesetzt (*DES = Drug Eluting Stent*).

**Koronare Bypass-Operation**
*Operationen am schlagenden und am stillgestellten Herzen* ➤ 13.5.1
*Minimal-invasive Herzchirurgie* ➤ 13.5.2
**Indikationen** für eine **koronare Bypass-Operation** (➤ Abb. 13.18) sind Hauptstammstenosen der linken Koronararterie, 3-Gefäß-Erkrankungen, medikamentös nicht beherrschbare Angina pectoris und Stenosen, die nicht durch eine PTCA aufgedehnt werden können. Bei Mehrgefäßerkrankungen profitieren insbesondere Diabetiker von einer Koronaroperation (verglichen mit Dilatation/Stenting mehrerer Stenosen).

**Voraussetzung** für eine Bypass-Operation ist ein anschlussfähiges, d. h. ausreichend dicklumiges Gefäßsegment stromabwärts der Verengung. Ob diese Voraussetzung gegeben ist, kann der Chirurg anhand der Koronarangiografie abschätzen, die endgültige Entscheidung fällt jedoch intraoperativ.

Als **Bypassmaterial** zur Überbrückung der Stenose dienen körpereigene Venen oder Arterien: Beim häufigen **aorto-koronaren Venen-Bypass,** kurz *ACVB*, wird die oberflächliche Beinvene (V. saphena magna) zur Überbrückung der Stenose verwendet. Kann diese Vene nicht verwendet werden, z. B. wegen Varikosis (*Krampfadern,* ➤ 9.5.3), kann die Arteria radialis oder die A. epiploica als Bypass verwendet werden. Außerdem dient die hinter dem Sternum verlaufende A. thoracica interna als Bypassmaterial (*Mammaria-Bypass, Mammaria-koronarer-Bypass, MCB, IMA-Bypass*), vor allem zur Revaskularisation des RIVA. Bypassmaterial der ersten Wahl zur Versorgung des RIVA ist die linke A. mammaria int. (LIMA). Für die Versorgung anderer Koronarien werden Venensegmente

## 13.6.2 Herzinfarkt

**Herzinfarkt** (*Myokardinfarkt*): Akute und schwerste Manifestation der KHK mit umschriebener Nekrose (*Gewebeuntergang*) des Herzmuskelgewebes infolge Ischämie (*Mangeldurchblutung*).

### Krankheitsentstehung

Dem **Herzinfarkt** liegt der Verschluss einer oder mehrerer Koronararterien oder ihrer Äste zugrunde, meist infolge einer Thrombusbildung in arteriosklerotisch veränderten Gefäßabschnitten. Das distal des Verschlusses gelegene Myokard wird nicht mehr (ausreichend) mit Sauerstoff versorgt (➤ Abb. 13.19). Nach ungefähr 3–6 Std. hat sich eine irreversible Nekrose des betroffenen Muskelgewebes ausgebildet.

### Symptome, Befund und Diagnostik

Leitsymptom des Herzinfarkts sind plötzlich auftretende, starke retrosternale Schmerzen, häufig verbunden mit starkem Engegefühl, Todesangst und Unruhe. Oft strahlen die Schmerzen in Arme, Bauch, zwischen die Schulterblätter oder in den Unterkiefer aus. Bei ca. 20 % der Betroffenen verläuft der Herzinfarkt jedoch ohne oder mit nur wenigen Schmerzen (*stummer Herzinfarkt*).

Weitere Infarkt-Anzeichen sind:
- Übelkeit, Erbrechen
- Blasse, grau-fahle und kaltschweißige Haut
- Dyspnoe, die zum Hinsetzen zwingt
- Plötzlicher Kreislaufzusammenbruch bis hin zum kardiogenen Schock (*Kreislaufschock infolge Herzversagens*).

Die Diagnose stellt der Arzt anhand der klinischen Symptome, des EKGs (➤ Abb. 13.20) und der Herzmuskelenzymerhöhung. Beweisend für einen Herzinfarkt sind ein Troponin-T-Nachweis oder eine auf über 6–10 % erhöhte CK-MB bei erhöhter Gesamt-CK (CK-MB = *Myokardtyp des Enzyms Kreatinkinase*).

### Komplikationen

Insbesondere in den ersten Stunden und Tagen nach dem Infarkt können folgende lebensbedrohliche Komplikationen auftreten:
- Herzrhythmusstörungen
- Linksherzinsuffizienz
- Kardiogener Schock
- Herzwandaneurysma und Myokardruptur
- Re-Infarkt
- Infarkt-VSD (*Ventrikelseptumdefekt*; „Loch" in der Herzscheidewand).

### Behandlung

Ein Infarktpatient wird während der Akutphase der Erkrankung meist auf einer kardiologischen Intensivstation betreut und primär konservativ behandelt.

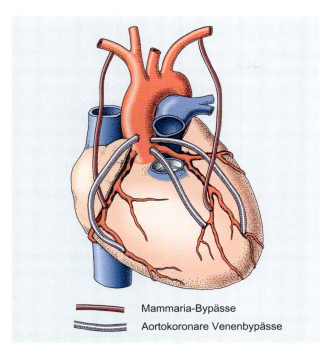

**Abb. 13.18** Koronare Bypass-Operation. Die Stenosen der rechten Koronararterie sind mit einem aorto-koronaren Venen-Bypass (ACVB) und einem Mammaria-Bypass überbrückt, an der linken Koronararterie wurden zwei ACVBs und ein Mammaria-Bypass angelegt. [L190]

oder die rechte A. mammaria int. (RIMA) oder auch die A. radialis verwendet.

**Durchführung**
Der Thorax des Patienten wird eröffnet und die A. thoracica interna freigelegt, ihre Seitenäste verschlossen und die Herz-Lungen-Maschine angeschlossen (➤ 13.5.1). Parallel dazu erfolgt die Entnahme des Bypassmaterials. Dann klemmt der Chirurg die Aorta ab, bringt das Herz mittels Kardioplegie zum Stillstand und eröffnet die Koronararterie distal der Stenose. An diese Öffnung schließt er die am Bein entnommene Vene bzw. die A. thoracica interna End-zu-Seit an. Anschließend anastomosiert er die Bypassvene mit der Aorta.

**Hauptkomplikationen** einer Bypass-Operation sind ein Herzinfarkt, Nachblutungen und Infektionen.

### Pflege

*Perioperative Pflege bei herzchirurgischen Operationen* ➤ 13.4

Die Rasur erfolgt nach Hausstandard. Für die Entnahme der Venen werden beide Beine rasiert bzw. die Haare gekürzt.

> Postoperativ können nach der Entnahme der V. saphena magna Stauungserscheinungen am Bein auftreten. Die Pflegenden weisen den Patienten darauf hin, keinen Strumpf mit zu festem Bund zu tragen und das Bein so oft wie möglich hochzulagern. Da viele Patienten mit KHK eine begleitende pAVK (➤ 9.4.4) haben, wickeln die Pflegenden die Beine nur auf Arztanordnung.

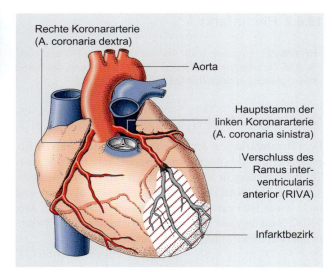

**Abb. 13.19** Herzinfarkt. Durch Verschluss einer Koronararterie stirbt das von dieser Arterie versorgte Herzmuskelgewebe ab. [L190]

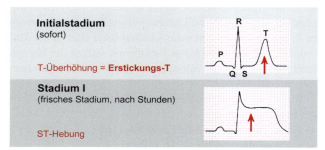

**Abb. 13.20** Typische EKG-Veränderungen bei einem frischen Herzinfarkt.

Eine frühzeitig durchgeführte Herzkatheteruntersuchung und Myokardrevaskularisation kann das Ausmaß des ablaufenden Infarkts und damit die Schwere der anschließenden Herzinsuffizienz begrenzen („Zeit ist Myokard"). Zusätzlich wird das Risiko eines erneuten (Re-)Infarkts durch PTCA oder ACB-OP gesenkt.

Eine Herzoperation kann in der Akutphase zwingend notwendig werden durch Infarktkomplikationen, z. B. Herzwandaneurysma, Myokardruptur, Infarkt-VSD oder Klappeninsuffizienz. Diese treten typischerweise ca. zwei bis sieben Tage nach dem Infarkt auf.

### Chirurgische Behandlung bei Herzwandaneurysma

Im Bereich der Nekrosen bilden sich bindegewebige Narben, die mit jeder Systole nach außen gedrückt werden können, sodass eine Aussackung der Herzwand (*Herzwandaneurysma*) entsteht. Ein Aneurysma schränkt nicht nur die Herzfunktion ein, sondern kann auch perforieren oder zum Entstehungsort von Thromben werden. Bei einem Teil der Betroffenen ist mit Herzrhythmusstörungen zu rechnen.

Eine Resektion des Aneurysmas ist indiziert, wenn das Aneurysma rupturgefährdet ist, zur Herzinsuffizienz oder zu (wiederholten) Embolien geführt hat. Bei der Operation reseziert der Herzchirurg die narbige Aussackung und vernäht dann die Schnittflächen.

### Chirurgische Behandlung bei Myokardruptur

Auch ohne Bildung eines Aneurysmas kann die Myokardnarbe reißen (*Myokardruptur*):

- Rupturiert das Myokard im Bereich der Herzscheidewand, entsteht ein **Kammerscheidewanddefekt** (*Ventrikelseptumdefekt, VSD*). Dadurch kommt es zu einer Kurzschlussverbindung (*Shunt*) zwischen den beiden Kammern. Mit jedem Herzschlag fließt Blut von der linken in die rechte Kammer. Um den Körper trotzdem ausreichend mit Blut zu versorgen, muss das Herz seine Pumpleistung steigern, es entsteht eine zunehmende Herzinsuffizienz. Der Herzchirurg verschließt den Defekt meist mit einem Kunststoffpatch
- Bei der **Herzwandruptur** tritt Blut aus der Kammer in den kaum dehnbaren Herzbeutel aus. Die zunehmende Ansammlung von Blut im Herzbeutel beeinträchtigt die Pumpfunktion des Herzens durch eine Einschränkung der diastolischen Ventrikelfüllung durch Druck von außen (*Perikardtamponade,* ➤ 13.11.1). Die Prognose einer infarktbedingten Herzwandruptur ist sehr schlecht. Nur in wenigen Fällen ist es möglich, in einer Notoperation das nekrotische Gewebe zu resezieren und den Defekt mit einem Kunststoffpatch zu verschließen. Ein letaler Ausgang dieses Eingriffs ist mit ca. 35–50 % häufig.

### Chirurgische Behandlung bei infarktbedingter Klappeninsuffizienz

Schäden an den Herzklappen entstehen, wenn die Nekrose nach einem Infarkt einen Bereich des Myokards betrifft, an dem Papillarmuskeln ansetzen. Der Papillarmuskel wird funktionslos oder kann sogar abreißen. Dadurch wird die betroffene Segelklappe (meist die Mitralklappe) insuffizient, d. h. sie kann nicht mehr dicht schließen. Als Folge davon fließt bei jeder Kammerkontraktion Blut aus der Kammer in den Vorhof zurück. Um den Organismus trotzdem ausreichend mit Blut versorgen zu können, muss das Herz seine Pumparbeit steigern, es entsteht eine Herzinsuffizienz.

Die Behandlung besteht im Ersatz der geschädigten Herzklappe (➤ 13.7).

### Pflege

*Perioperative Pflege bei Herzklappen-Ersatz* ➤ 13.7

Muss ein Infarktpatient wegen Komplikationen chirurgisch behandelt werden, erfolgt die perioperative Pflege immer auf der Intensivstation, da die Betroffenen sehr häufig unter einer rasch zunehmenden Herzinsuffizienz leiden. Die Pflege entspricht der in 13.4 dargestellten Pflege bei Herzoperationen. Zusätzlich achten die Pflegenden auf absolute körperliche Schonung des Patienten, da jede Belastung die Kreislaufsituation (zusätzlich) verschlechtern kann. Auch eine hypertone Blutdrucksituation stellt eine solche Belastung dar und muss therapiert werden.

## 13.7 Herzklappenfehler

*Angeborene Herzfehler* ➤ 13.8, ➤ Tab. 13.2

> **Herzklappenfehler:** Krankhafte Veränderung und Funktionsstörung einer Herzklappe.

### Krankheitsentstehung und Einteilung

- **Angeborene Herzklappenfehler** treten isoliert oder in Kombination mit anderen Herzfehlern auf. Meist handelt es sich um Aorten- oder Pulmonalklappenstenosen
- **Erworbene Herzklappenfehler** sind meist die Folge einer rheumatischen oder bakteriellen Endokarditis (*Entzündung der Herzinnenhaut*) oder einer Degeneration des Klappengewebes. Am häufigsten ist in den Industrieländern die Aortenklappe betroffen. Zweithäufigster Herzklappenfehler ist die Schädigung der Mitralklappe.

Es werden zwei Formen von Herzklappenfehlern unterschieden: *Klappenstenosen* und *Klappeninsuffizienzen*. Beide Formen können gemeinsam an einer Klappe auftreten (*kombinierter Klappenfehler*).

### Klappenstenosen

Wenn sich die Segel- bzw. die Taschenklappen nicht weit genug öffnen, ist die Lichtung der Klappe zu eng. Man spricht dann von einer **Klappenstenose** (*Verengung*). Bei einer Klappenstenose müssen die vorgeschalteten Herzabschnitte einen höheren Druck aufbringen, um das Blut durch die kleinere Öffnung zu pressen. Übersteigt dies die Leistungsfähigkeit des Herzens, entsteht eine Herzinsuffizienz.

### Klappeninsuffizienz

Eine **Klappeninsuffizienz** liegt vor, wenn die Herzklappe nicht mehr dicht schließt. Bei den Segelklappen ist dies z. B. der Fall, wenn die Sehnenfäden oder die Papillarmuskeln reißen oder Entzündungsprozesse Teile der Herzklappe zerstören. Die Segel können dann nicht mehr „gehalten" werden, die Klappe wird undicht (*insuffizient*) und verliert ihre Ventilfunktion. Als Folge davon presst das Herz mit jeder Kammersystole einen Teil des Blutes über die Segelklappen in die Vorhöfe zurück. Schließen die Taschenklappen nicht mehr richtig, meist infolge einer Erweiterung des Klappenansatzrings nach einem Entzündungsprozess, fließt nach jeder Kammersystole ein Teil des ausgeworfenen Blutes in die Kammern zurück. Folge dieser Klappeninsuffizienzen ist eine Herzinsuffizienz, da das hin- und herpendelnde Blut eine schließlich kaum noch zu leistende Mehrarbeit erfordert.

### Behandlung

Bei vielen Patienten ist nach einer gewissen Zeit der konservativen (*medikamentösen*) Therapie eine Operation erforderlich.

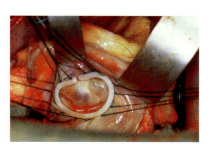

**Abb. 13.21** Valvuloplastik bei Mitralklappeninsuffizienz. Der Chirurg rafft das Gewebe um die Mitralklappe herum und stabilisiert es durch Implantation eines Rings. [M162]

### Klappenrekonstruktion

Bei der **Klappenrekonstruktion** versucht der Chirurg, die Funktionsfähigkeit der Klappe herzustellen, z. B. durch Lösen von Verwachsungen oder die Verkleinerung und Stabilisierung des Klappenansatzrings. Die operative Erweiterung einer stenosierten Klappe wird als **Kommissurotomie** bezeichnet, die operative Korrektur einer Klappeninsuffizienz als **Valvuloplastik** (➤ Abb. 13.21). Beide Eingriffe erfolgen unter Einsatz der HLM (➤ 13.5.1).

### Klappenersatz

Ist eine Klappenrekonstruktion nicht möglich, muss die funktionsunfähige Herzklappe ersetzt werden. Dies ist insbesondere bei starken Verkalkungen der Klappe oder bei *kombinierten Klappenfehlern* der Fall, d. h. solchen mit Stenose- und Insuffizienzkomponente. Nach einem ausführlichen aufklärenden Gespräch mit dem Patienten entscheidet der Herzchirurg präoperativ, ob die erkrankte Herzklappe durch eine **künstliche Herzklappe** (➤ Abb. 13.22) oder eine **biologische Prothese** (*Bioprothese*, hergestellt aus Aortenklappen von Schweinen oder Herzbeuteln von Kälbern, ➤ Abb. 13.23, ➤ Abb. 13.24) ersetzt wird (➤ Tab. 13.1).

### Pflege

*Perioperative Pflege bei herzchirurgischen Operationen* ➤ 13.4

Künstliche Herzklappen begünstigen die Thrombenbildung an den künstlichen Oberflächen der Herzklappenprothese. Um eine Thrombenbildung mit evtl. nachfolgender arterieller Embolie oder Funktionsstörung der Klappe zu verhindern, beginnt bereits wenige Tage nach der Herzklappen-Operation die Antikoagulanzienbehandlung mit einem Vitamin-K-Antagonisten (Phenprocoumon, z. B. Marcumar®, ➤ 1.4.1). Nach Implantation einer künstlichen Herzklappe muss sie lebenslang erfolgen. Wurde eine Bioprothese implantiert, ist die Antikoagulanzienbehandlung nur für ca. drei Monate erforderlich (Ausnahme: Herzrhythmusstörungen, insbesondere ein Vorhofflimmern, erfordern eine längerfristige Antikoagulanzienbehandlung). Die Pflegenden beobachten den Patienten nach einer Herzklappen-Operation sorgfältig auf Zeichen einer Blutung und informieren beim Auftreten entsprechender Symptome umgehend den Arzt. Außerdem informieren sie den Patienten über die notwendigen Vorsichtsmaßnahmen während der Phenprocoumon-Behandlung.

Tab. 13.1 Vor- und Nachteile der künstlichen und der biologischen Herzklappen.

|  | Vorteile | Nachteile | Indikationen |
|---|---|---|---|
| **Künstliche Herzklappe** | • Lange Haltbarkeit (ca. 50 Jahre) | • Lebenslange Antikoagulation<br>• Außerhalb des Körpers hörbare Klappenfunktion „Klappenklick" | • Patienten < 65–70 Jahre |
| **Biologische Herzklappe** | • Klappenfunktion ist nicht hörbar<br>• Antikoagulation bei Sinusrhythmus in der Regel nur für drei Monate erforderlich | • Kürzere Haltbarkeit (ca. 10 Jahre) | • Patienten > 70 Jahre<br>• Patientinnen mit Kinderwunsch<br>• Kontraindikationen gegen Phenprocoumon |

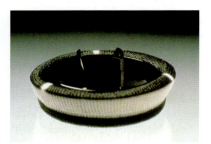

**Abb. 13.22** Künstliche Herzklappenprothese, hier eine Doppelflügelprothese (CarboMedics®). Wie alle künstlichen Herzklappen verfügt sie über einen Ventilmechanismus, der den Blutfluss nur in eine Richtung freigibt. Kommt Blut aus der Gegenrichtung, schlagen die Flügel zurück und verschließen die Öffnung. [M162]

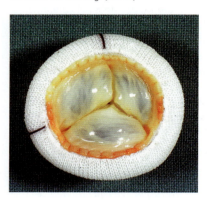

**Abb. 13.23** Bioprothese. Die Schweineklappe wurde konserviert und auf einen Rahmen aufgezogen. Der (weiße) Gewebering dient zum Einnähen der Klappe. [T125]

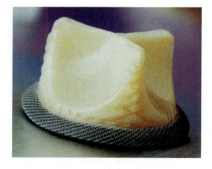

**Abb. 13.24** Bioprothese. Diese Herzklappenprothese wurde aus dem Perikard von Kälbern (mitroflow®) hergestellt. [M162]

Viele Patienten mit künstlichen Herzklappen empfinden das Klicken der Klappe anfangs als störend und beängstigend. Das „Warten auf den nächsten Schlag" lässt manche Patienten kaum zur Ruhe kommen. Hier helfen die Pflegenden, indem sie den Patienten nach Möglichkeit beruhigen, ihn über seine Ängste sprechen lassen und ggf. ein Gespräch mit dem Arzt vermitteln. Häufig ist es für den Patienten hilfreich, wenn man ihm klarmacht, dass dieses Klicken nichts Bedrohliches bedeutet, sondern ein positives Zeichen des schlagenden Herzens bzw. der funktionierenden Klappe. Die meisten Patienten gewöhnen sich daran, dieses Geräusch besonders in sehr ruhigen Situationen zu hören, und horchen dann nicht mehr ständig in sich hinein. Kann der Patient wegen des Geräusches nicht schlafen, verabreichen die Pflegenden – auf Arztanordnung – ein Schlafmittel.

## 13.8 Angeborene Herzfehler

### 13.8.1 Übersicht

**Angeborene Herzfehler** (*kongenitale Herzfehler, kongenitale Herzvitien*): Angeborene Fehlbildungen des Herzens, der Herzklappen und der herznahen großen Gefäße.

Ungefähr 1 % aller Neugeborenen haben **angeborene Herzfehler,** die durch Störungen während der komplexen embryonalen Entwicklung hervorgerufen werden. Ursächlich spielen sowohl genetische als auch exogene Faktoren (z. B. Infektionen der Mutter während der Schwangerschaft) eine Rolle. Der größte Teil der angeborenen Herzfehler ist operabel, sodass die rechtzeitige Diagnosestellung lebensrettend sein kann.

Bei bis zu 40 % der Neugeborenen ist ein symptomloses Herzgeräusch feststellbar, das durch zusätzliche Sehnenfäden zwischen den Herzwänden verursacht wird. Eine Einschränkung der Herzfunktion wird dadurch nicht verursacht und eine Behandlung ist nicht notwendig. Die Abklärung erfolgt durch Echokardiografie (➤ Tab. 13.2).

### Einteilung angeborener Herzfehler

Manche Herzfehler schränken lediglich den ansonsten normal angelegten Blutfluss ein, z. B. durch Stenose (*Verengung*) der Pulmonal- oder Aortenklappe (➤ Tab. 13.2).

Bei anderen angeborenen Herzfehlern bestehen Kurzschlussverbindungen (*shunts*), d. h. normalerweise nicht angelegte oder bei gesunden Kindern bereits kurz nach der Geburt verschlossene „Verbindungen" zwischen arteriellen und venösen Gefäßabschnitten (z. B. Ductus arteriosus Botalli oder Foramen ovale, ➤ Tab. 13.2). Dann durchmischen sich sauerstoffgesättigtes und sauerstoffarmes Blut in unterschiedlichem Ausmaß. Die Flussrichtung im Shunt wird durch das Druckgefälle bestimmt, d. h. das Blut fließt von Kreislaufabschnitten

**Tab. 13.2** Die häufigsten angeborenen Herzfehler. Neben einer oder mehreren herzchirurgischen Operationen ist die medikamentöse Behandlung der Herzinsuffizienz ein wichtiger Bestandteil der Therapie.

| Defekt | Definition und Pathophysiologie des Defekts | Symptome und Befund | Operative Behandlungsstrategie |
|---|---|---|---|
| **Angeborene Herzfehler ohne Zyanose** | | | |
| **Vorhofseptumdefekt** (ASD) | (➤ 13.8.2) | | |
| **Ventrikelseptumdefekt** (VSD) | (➤ 13.8.3) | | |
| **Persistierender Ductus arteriosus** (PDA, ➤ 13.8.1) | • Offenbleiben des sich normalerweise spontan verschließenden Ductus arteriosus Botalli (*Kurzschluss zwischen Pulmonalarterie und Aorta für den Fetalkreislauf*) → Blutfluss aus der Aorta zurück in die Pulmonalarterie (*Links-Rechts-Shunt*). Später Shuntumkehr möglich, aber selten | Je nach Shuntgröße:<br>• Entwicklungsstörungen des Kindes<br>• Gehäufte Infekte<br>• Atemnot unter Belastung | • Stets Verschluss erforderlich<br>• Bei Frühgeborenen häufig Not-Operation wegen Gefahr des Lungenödems, ansonsten geplante operative Unterbindung und Durchtrennung des Ductus im Vorschulalter<br>• Insbesondere bei Frühgeborenen evtl. medikamentöser Verschluss durch Indometacin im Neugeborenenalter möglich |
| **Pulmonalstenose** (PS, ➤ 13.8) | • Verengung der Pulmonalklappe, dadurch Druckbelastung des rechten Herzens | • Dyspnoe<br>• Zeichen der Rechtsherzinsuffizienz | • Klappenrekonstruktion (*Kommissurotomie*), selten Klappenersatz |
| **Aortenisthmusstenose** (ISTA) | • Einengung der Aorta vor oder nach dem Abgang des Ductus arteriosus Botalli (*prä- bzw. postduktale Form*) | • Postduktale Form (häufig): Bei Kindern und Jugendlichen oft asymptomatisch oder beschwerdearm. Später Hypertonie im Kopf-Arm-Bereich bei gleichzeitiger Abschwächung der Fußpulse und Zeichen der (Links-)Herzinsuffizienz<br>• Präduktale Form (selten): Hypertonie im Kopf-Arm-Bereich bereits im Neugeborenenalter, Linksherzbelastung, Zyanose der unteren Körperhälfte, die durch den meist offenen Ductus arteriosus Botalli mit venösem Blut versorgt wird | • Resektion der Stenose und End-zu-End-Anastomose, evtl. zusätzlich Einnähen eines Patches zur Erweiterung der Aorta<br>• Bei Kleinkindern evtl. Erweiterung der Stenose durch Ballondilatation |
| **Aortenstenose** (AS) | • Einengung der Aortenklappe, dadurch Druckbelastung des linken Herzens | • Im Säuglingsalter Linksherzinsuffizienz, später Atemnot bei Belastung<br>• Herzrhythmusstörungen<br>• Synkopen (➤ 13.2.3)<br>• Angina pectoris-Anfälle | • Meist Ballondilatation der Aortenklappe<br>• Klappenersatz (Ross-Operation)<br>• Bei Kleinkindern evtl. Klappenrekonstruktion (*Kommissurotomie*) |
| **Angeborene Herzfehler mit Zyanose** | | | |
| **Fallot-Tetralogie** (TOF) | Komplexer Herzfehler mit vier charakteristischen Anomalien:<br>• Pulmonalstenose<br>• Ventrikelseptumdefekt<br>• Nach rechts verlagerte und damit über dem Septumdefekt „reitende" Aorta<br>• Hypertrophie der rechten Kammer | • Zyanose<br>• Gedeihstörung<br>• Atemnot, hypoxämische Anfälle, evtl. mit Bewusstlosigkeit<br>• Typische Hockstellung der Kinder zur Verbesserung der Sauerstoffversorgung | • Nach Möglichkeit **Korrektur-Operation:** Verschluss des VSD, durch Einnähen eines Kunststoff-Patches, und Erweiterung der Pulmonalklappe (*Kommissurotomie*)<br>• Im Notfall: zuerst **Palliativ-Operation** zur Verbesserung der Lungendurchblutung: Anastomose einer Prothese zwischen Pulmonalarterie und Aorta („*Shunt*") |

**Tab. 13.2** Die häufigsten angeborenen Herzfehler. Neben einer oder mehreren herzchirurgischen Operationen ist die medikamentöse Behandlung der Herzinsuffizienz ein wichtiger Bestandteil der Therapie. *(Forts.)*

| Defekt | Definition und Pathophysiologie des Defekts | Symptome und Befund | Operative Behandlungsstrategie |
|---|---|---|---|
| **Transposition der großen Arterien** *(TGA)* | • „Switch" *(Tausch)* von Aorta und Pulmonalarterie: Aorta entspringt aus der rechten Kammer, Pulmonalarterie aus der linken<br>• Lebensfähigkeit des Kindes nur bei gleichzeitigem Shunt, z. B. durch persistierenden Ductus arteriosus | • Schwere Zyanose des Neugeborenen<br>• Atemnot<br>• Zeichen der Herzinsuffizienz | • Nach Möglichkeit **Korrektur-Operation:** Herznahe Durchtrennung und Anastomose der Aorta an den linken und der Pulmonalarterie an den rechten Ventrikel<br>• „arterial switch": Blutumleitung durch Einnähen eines Patches im Vorhofniveau (oxygeniertes Blut in den rechten Vorhof, sauerstoffarmes Blut in den linken Vorhof)<br>• Im Notfall: Herstellung oder Vergrößerung eines Vorhofseptumdefekts |

mit höherem Druck zu Abschnitten mit niedrigem Druck, also z. B. vom kräftigen linken Herzen ins schwächere rechte Herz.

Je nach ihrer Auswirkung auf die Sauerstoffkonzentration des Körperkreislaufs unterscheidet man **azyanotische** *(nichtzyanotische)* und **zyanotische Herzfehler.**

## 13.8.2 Vorhofseptumdefekt

> **Vorhofseptumdefekt** (**A**trium**septum**defekt, **ASD**): Angeborener Herzfehler mit offener Verbindung zwischen linkem und rechtem Vorhof.

### Krankheitsentstehung und Pathophysiologie

Beim **Vorhofseptumdefekt** hat sich die Scheidewand im Bereich der Vorhöfe nicht völlig verschlossen. Durch das Loch in der Vorhofwand strömt Blut vom linken in den rechten Vorhof. Dieser *Links-Rechts-Shunt* überlastet zunächst die rechte Herzkammer und langfristig den Lungenkreislauf. Es entsteht ein Hochdruck im Lungenkreislauf *(pulmonale Hypertonie)*. Das rechte Herz muss nun gegen einen erhöhten Widerstand anpumpen. Folge ist eine Rechtsherzhypertrophie *(Wandverdickung des rechten Herzens)*. Dadurch kann der Druck im rechten Herzen so stark ansteigen, dass sich die Shuntfließrichtung umkehrt: Das Blut fließt nun vom rechten in den linken Vorhof (Shuntumkehr zum Rechts-Links-Shunt, *Eisenmenger-Reaktion*), die linke Herzseite wird zunehmend belastet.

### Symptome, Befund und Diagnostik

Häufig treten erst im 2. und 3. Lebensjahrzehnt vermehrt bronchitische Infekte oder Pneumonien, Atemnot unter Belastung und allgemeine Leistungsminderung auf. Eine Zyanose kommt in Spätstadien der Erkrankung hinzu.

Die Diagnose stellt der Arzt mittels Auskultation (*Herzgeräusch*), EKG, Röntgenaufnahme des Thorax, Echokardiografie und Herzkatheteruntersuchung.

### Behandlung

Kleine Vorhofseptumdefekte verschließen sich in den ersten Lebensjahren oft von selbst. Größere Defekte mit hohem Shuntvolumen müssen möglichst frühzeitig verschlossen werden, da nach einer Shuntumkehr eine Behandlung nicht mehr möglich ist.

Kleine ASD können katheterinterventionell verschlossen werden. Bei größeren Defekten näht der Herzchirurg einen **Patch** *(Flicken)* ein, der aus Kunststoff (Dacron®, Gore-Tex®) oder dem Perikard des Patienten besteht.

### Pflege

*Perioperative Pflege bei herzchirurgischen Operationen* ➤ 13.4

In seltenen Fällen kommt es postoperativ zu einem vorübergehenden oder dauerhaften AV-Block durch die Umstechung im Bereich des Reizleitungssystems. Dann ist in Ausnahmefällen die Implantation eines (permanenten) Herzschrittmachers notwendig.

## 13.8.3 Ventrikelseptumdefekt

> **Ventrikelseptumdefekt** (*VSD, Kammerseptumdefekt, Kammerscheidewanddefekt*): Häufigster angeborener Herzfehler mit offener Verbindung zwischen linker und rechter Herzkammer. In über 80 % Lage des Defekts direkt unterhalb der Aortenklappe. Oft Kombination mit weiteren Herzfehlern, z. B. ASD oder Herzklappenfehler.

### Krankheitsentstehung und Pathophysiologie

Durch das Loch in der Kammerwand strömt Blut von der linken in die rechte Kammer. Wie beim Vorhofseptumdefekt entsteht durch die zusätzliche Druck- und Volumenbelastung des Lungenkreislaufs eine Hypertonie der Pulmonalarterien und eine daraus resultierende Rechtsherzhypertrophie.

### Symptome, Befund und Diagnostik

Bei den meisten Kindern ist ein typisches Herzgeräusch erster Hinweis auf einen Ventrikelseptumdefekt. Je nach Größe und Lage des Defekts gedeihen die Kinder schlecht, leiden wiederholt an bronchitischen Infekten und zeigen die Symptome einer Herzinsuffizienz.

Die technischen Untersuchungen entsprechen denen bei einem Vorhofseptumdefekt (➤ 13.8.2). EKG, Röntgenaufnahme des Thorax, Echokardiografie und Herzkatheteruntersuchung.

### Behandlung

Bei kleinen Ventrikelseptumdefekten kann unter kardiologischer Kontrolle der weitere Verlauf abgewartet werden. Wie bei anderen anatomischen Defekten des Herzens besteht allerdings immer die Gefahr, dass Bakterien, die z. B. im Rahmen einer Operation in die Blutbahn eindringen eine Endokarditis (*Entzündung der Herzinnenwand*) hervorrufen. Deshalb bekommen die betroffenen Kinder bei allen operativen Eingriffen prophylaktisch Antibiotika verordnet (*Endokarditisprophylaxe*).

Größere Ventrikelseptumdefekte verschließt der Herzchirurg möglichst früh operativ, meist indem er einen Kunststoff-Patch in den Defekt einnäht. Der Eingriff erfolgt unter extrakorporaler Zirkulation am stillstehenden Herzen (➤ 13.5.1).

## 13.9 Kardiomyopathien

> **Kardiomyopathie:** Herzmuskelerkrankung mit Funktionsstörung des Herzens, die keine Reaktion auf andere Herz- oder Gefäßleiden (z. B. KHK, Herzklappenfehler) darstellt. Entweder als **primäre Kardiomyopathie** mit unbekanntem Auslöser oder als **sekundäre Kardiomyopathie** infolge einer anderweitigen Erkrankung, meist eines chronischen Alkoholmissbrauchs oder einer Myokarditis.

In Mitteleuropa sind zwei Formen der primären **Kardiomyopathie** von Bedeutung:
- Die **dilatative** (*kongestive*) **Kardiomyopathie** (*DCM* oder *CCM*), ist gekennzeichnet durch Ventrikelerweiterung (*Ventrikeldilatation*) aufgrund einer unzureichenden Kontraktionskraft der Herzmuskulatur, evtl. mangelnde Schlussfähigkeit der AV-Klappen und eine eingeschränkte Pumpleistung
- Bei der **hypertrophen Kardiomyopathie** (*HCM*) kommt es zu einer Herzmuskelverdickung ohne Zunahme der Herzleistungsfähigkeit. Man unterscheidet die **hypertroph-obstruktive Kardiomyopathie** (*HOCM*), bei der eine Verdickung im Septumbereich den Blutstrom in Richtung Aorta behindert, von der **hypertroph-nicht-obstruktiven Kardiomyopathie** ohne diese Verengung.

Diagnostik und Behandlung der Kardiomyopathien liegen ganz überwiegend in der Hand des Kardiologen, wobei bisher nur eine symptomatische Therapie möglich ist. Einzig bei der hypertroph-obstruktiven Kardiomyopathie steht mit dem Abtragen des Muskelwulsts (*Myektomie*) eine wirksame herzchirurgische Therapieoption zur Verfügung. Alternativ kann katheterinterventionell versucht werden, einen Infarkt im Bereich des Muskelwulstes hervorzurufen und so die Ausflussbahn zu erweitern.

Bei der Mehrzahl der übrigen Patienten kommt es über die Jahre zu einer allmählichen Zustandsverschlechterung, und sie werden dann dem Herzchirurgen mit der Frage einer evtl. Herztransplantation vorgestellt: Schätzungsweise haben ca. 70–80 % aller Patienten, die auf der Warteliste für eine Herztransplantation stehen, eine (dilatative) Kardiomyopathie.

## 13.10 Herztumoren

### 13.10.1 Benigne Herztumoren

**Benigne** (*gutartige*) **Herztumoren** sind insgesamt selten. Mit ca. 40 % am häufigsten sind die vom Endokard ausgehenden, oft gestielten **Myxome,** die ganz überwiegend im Vorhofbereich, meist im linken Vorhof, lokalisiert sind.

Die Beschwerden des Patienten hängen von Lage und Größe des Tumors ab. Nicht selten imitieren die Vorhofmyxome das Bild einer Mitralklappenstenose (durch teilweise Verlegung der Mitralklappenöffnung) oder führen durch Abriss von Tumorgewebe zu einer arteriellen Embolie.

EKG und Röntgenleeraufnahme können pathologisch verändert sein. Am wichtigsten ist aber die Echokardiografie einschließlich TEE (*transösophageale Echokardiografie*), die durch die Computer- oder Kernspintomografie ergänzt werden.

Wegen der Gefahr von Komplikationen werden Vorhofmyxome baldmöglichst nach der Diagnose operativ komplett entfernt. Die Prognose ist dann sehr gut.

### 13.10.2 Maligne Herztumoren

Primäre maligne Herztumoren

**Primäre maligne** (*bösartige*) **Herztumoren** sind sehr selten. Fast immer handelt es sich um Sarkome.

Die Symptome sind auch hier abhängig von Lokalisation und Größe des Tumors. Im Vordergrund stehen eine Herzinsuffizienz, Herzrhythmusstörungen, Angina-pectoris-ähnliche Beschwerden, die Imitation von Klappenfehlern, Embolien und ein Perikarderguss.

Zur Diagnosesicherung werden vor allem Echokardiografie und MRT eingesetzt.

Eine komplette operative Entfernung des Tumors ist nur selten möglich. Evtl. kann aber auch eine nur teilweise Entfernung sinnvoll sein. Chemo- und Radiotherapie sind bisher erfolglos. Daher ist die Prognose primär maligner Herztumoren insgesamt schlecht.

## Sekundäre maligne Herztumoren

**Sekundäre maligne Herztumoren** (*metastatische Herztumoren, Herzmetastasen*) sind wesentlich häufiger als die primären malignen Herztumoren: Bei ca. 2–20 % aller an einem bösartigen Tumorleiden Verstorbenen kann autoptisch eine Herzbeteiligung nachgewiesen werden.

Die meisten Herzmetastasen verursachen keine Beschwerden. Häufigstes Symptom ist ein Perikarderguss. Prinzipiell können aber alle oben genannten Symptome auftreten, wobei sich das klinische Bild typischerweise rasch entwickelt.

Zum Zeitpunkt der Diagnose liegen meist Metastasen in mehreren Organen vor. Da kaum jemals eine kurative Behandlung möglich ist, ist die Prognose sehr schlecht.

## 13.11 Erkrankungen des Perikards

### 13.11.1 Perikarderguss und Perikardtamponade

**Perikarderguss:** Flüssigkeitsansammlung im Herzbeutel, etwa im Rahmen einer **Perikarditis** (*Entzündung des Herzbeutels*) oder bei bösartigen Tumorleiden.
**Perikardtamponade** (*Herzbeuteltamponade*): Flüssigkeits-, im engeren Sinne Blutansammlung im Herzbeutel mit daraus resultierender Behinderung der Kammerfüllung und Abfall des Herzzeitvolumens.

#### Krankheitsentstehung

Entzündungen (*Perikarditis*), Verletzungen des Herzens, ein Herzinfarkt mit nachfolgender Myokardruptur (➤ 13.6.2) oder eine Aneurysmaruptur führen zu einer Flüssigkeitsansammlung im Herzbeutel. Da der Herzbeutel kaum dehnbar ist, kommt es hierdurch zu einer Behinderung der diastolischen Ventrikelfüllung und in der Folge zu einer Verringerung des Herzzeitvolumens.

#### Symptome, Befund und Diagnostik

Leitsymptome der Perikardtamponade sind eine obere Einfluss-Stauung mit prall gefüllten Halsvenen und hohem ZVD, eine Tachykardie bei niedrigem Blutdruck bis hin zum Schock, ein **paradoxer Puls** (*Abfall des systolischen Blutdrucks um mehr als 10 mmHg während der Einatmung*) und Luftnot.

Bei rascher Flüssigkeitsansammlung (etwa bei Verletzungen) entwickelt sich innerhalb von Minuten bereits bei Flüssigkeitsmengen von 150–300 ml ein lebensbedrohliches Bild, bei langsamer Entwicklung können durchaus 1–2 l Flüssigkeit im Herzbeutel toleriert werden.

Eine Echokardiografie sichert die Diagnose.

#### Behandlung

Lebensrettend ist die rasche Entlastung des Herzens durch **Perikardpunktion.** Herzverletzungen müssen operativ versorgt werden, etwa durch Übernähung der Herzwunde. Bei einer postoperativen Perikardtamponade ist eine notfallmäßige Rethorakotomie erforderlich.

### 13.11.2 Chronische konstriktive Perikarditis

**Chronische konstriktive Perikarditis** (*Pericarditis constrictiva*): Chronische Entzündung des Herzbeutes, die zu einer Verdickung und Verschwartung des Perikards mit Behinderung der Kammerfüllung geführt hat. Bei zusätzlichen (ausgedehnten) Verkalkungen spricht man von einer *Pericarditis calcarea* oder einem **Panzerherz.**

Eine **chronische Perikarditis** kann z. B. infektiös (häufige Ursache: Tuberkulose) oder autoimmun bedingt sein, nach Herzoperationen oder Strahlentherapie oder aber im Rahmen eines malignen Tumorleidens auftreten. Bei nicht wenigen Patienten bleibt jedoch die Ursache unklar (*idiopathische Perikarditis*).

Im Vordergrund der Beschwerden stehen Belastungsdyspnoe, Zyanose sowie Halsvenenstauung, Aszites, Lebervergrößerung und Ödeme als Zeichen der Rechtsherzschwäche. Die anhand von EKG, Röntgenleeraufnahme des Thorax und Echokardiografie gestellte Verdachtsdiagnose wird durch MRT und Herzkatheteruntersuchung gesichert.

Therapie der Wahl ist die **Perikardektomie,** bei der möglichst große Teile des Perikards entfernt werden.

### 13.11.3 Perikardzysten

**Perikardzysten** sind angeborene Zysten, die überwiegend keine Beschwerden bereiten und nur zufällig diagnostiziert werden. Da ein sicherer Malignitätsausschluss nicht möglich ist, wird meist eine Entfernung der (mutmaßlichen) Perikardzyste angeraten.

## 13.12 Thorakales Aortenaneurysma

*Erkrankungen der Arterien: Aneurysma* ➤ 9.4.8

**Thorakales Aortenaneurysma:** Aneurysma der Aorta zwischen ihrem Ursprung und dem Durchtritt durch das Zwerchfell. Vorwiegend an der Aorta ascendens und der Aorta descendens (*aufsteigender und absteigender Teil der Aorta*) lokalisiert, selten am Aortenbogen.

**Thorakale Aortenaneurysmen** sind relativ selten, die meisten Aortenaneurysmen betreffen die Bauchaorta (*abdominelle Aortenaneurysmen,* ➤ 9.4.8).

### Krankheitsentstehung

Bei älteren Patienten ist das thorakale Aortenaneurysma meist Folge einer Arteriosklerose (➤ 9.4.3) bei gleichzeitiger arterieller Hypertonie. Bei jüngeren Patienten liegt der Erkrankung

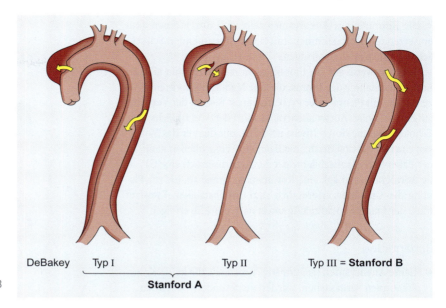

Abb. 13.25 Aortendissektionen Typ A und Typ B in schematischer Darstellung. [L106]

häufig eine angeborene Gefäßwandschwäche zugrunde, z. B. ein **Marfan-Syndrom** (*erbliche Bindegewebserkrankung*).

## Komplikationen

Das Aneurysma schwächt auf Dauer die Gefäßwand der Aorta. Dadurch besteht die Gefahr der spontanen **Aortenruptur,** durch die der Patient innerhalb kürzester Zeit sehr viel Blut verliert und rasch verblutet. Je nach Lokalisation ist auch eine Blutung in den Herzbeutel und eine daraus entstehende lebensgefährliche Herzbeuteltamponade möglich. Ab einem Durchmesser von etwa 5–6 cm der normalerweise etwa 3 cm dicken Aorta nimmt die Rupturgefahr stark zu.

### Aortendissektion

Eine **Dissektion der Aorta** (*Aortendissektion, Aneurysma dissescans*) entsteht, wenn die Intima einreißt. Dann wird das unter Druck stehende Blut zwischen die Gefäßwandschichten und in Längsrichtung entlang der Aorta getrieben. So entsteht neben dem echten, durchflossenen Gefäßlumen eine mit Blut gefüllte „falsche" Schicht. Das Blut im „falschen" Lumen kann die Abgänge der Aortenäste abquetschen und durch mangelnde Blutversorgung in den abhängigen Organen z. B. einen Herzinfarkt, einen Schlaganfall, eine Querschnittlähmung, ein Nierenversagen, Darmnekrosen oder periphere Durchblutungsstörungen hervorrufen.

Abhängig von ihrer Lokalisation werden Aortendissektionen in zwei Formen eingeteilt (➤ Abb. 13.25):

- Bei der **Typ-A-Dissektion** ist der Intimariss in der Aorta ascendens (➤ Abb. 13.26) oder im Aortenbogen lokalisiert. Hauptgefahren sind eine Ruptur in den Herzbeutel mit akuter Perikardtamponade (➤ 13.11.1) und eine akute Aortenklappeninsuffizienz. Unbehandelt sterben ca. 50 % aller Patienten mit einer Typ-A-Dissektion innerhalb der ersten 48 Std. durch Ruptur der Aortendissektion in den Herzbeutel

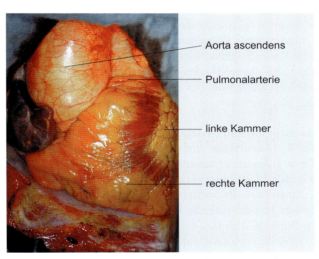

Abb. 13.26 Aorta ascendens mit aneurysmatischer Erweiterung (intraoperativer Befund). [M162]

- Bei der **Typ-B-Dissektion** ist die Intima in der Aorta descendens gerissen. Die Rupturgefahr ist geringer als bei einer Typ-A-Dissektion.

## Symptome, Befund und Diagnostik

Einfache thorakale Aortenaneurysmen verlaufen bis zum Auftreten einer Komplikation oft symptomlos. Selten komprimiert ein thorakales Aortenaneurysma die Trachea oder einen Bronchus und verursacht dadurch Husten oder Atemnot.

Beim Entstehen einer Aortendissektion, also beim Einbruch des Blutes in die Gefäßwand, verspürt der Patient stärkste Schmerzen im Brustkorb und zwischen den Schulterblättern. Da die Schmerzen einem Angina-pectoris-Anfall sehr ähnlich sind, kommen die Patienten meist mit Verdacht auf einen Herzinfarkt in die Klinik.

Die Ruptur eines Aneurysmas zeigt sich durch einen akut einsetzenden Thoraxschmerz mit rasch zunehmenden Schockzeichen und Kreislaufversagen.

Erste Hinweise auf ein thorakales Aortenaneurysma gibt die Röntgenaufnahme des Thorax, die eine Mediastinalverbreiterung zeigt, evtl. mit Pleura- oder Perikarderguss. Besteht der Verdacht auf ein thorakales Aortenaneurysma, führt der Arzt zunächst eine Echokardiografie durch (meist als TEE), mit dem er das Vorliegen einer Dissektion rasch bestätigen oder ausschließen kann. Ist der Patient kreislaufstabil, ordnet der Arzt zusätzlich eine CT, eine Aortografie und ggf. eine Koronarangiografie an, die zur Planung der Operation erforderlich sind. Bei instabilem Kreislauf muss der Eingriff notfallmäßig sofort nach der TEE erfolgen.

## Behandlung

- Kleine Aneurysmen (≤ 5 cm Durchmesser), die keine Komplikationen verursachen, werden insbesondere bei Patienten mit hohem Operationsrisiko (etwa aufgrund einer generalisierten Arteriosklerose) konservativ behandelt
- Bei größeren Aneurysmen (≥ 5 cm Durchmesser) und beim Auftreten von Komplikationen ist eine Operation indiziert. Eine Aortendissektion vom Typ A erfordert eine notfallmäßige Operation. Aortendissektionen vom Typ B behandelt der Arzt zunächst konservativ mit blutdrucksenkenden und sedierenden Medikamenten.

### Aneurysma- und Dissektionsoperation

Bei der **Aneurysma-** und **Dissektionsoperation** ersetzt der Chirurg den aneurysmatragenden Teil der Aorta durch eine Kunststoff-Gefäßprothese aus Dacron® (➤ Abb. 13.27).

Eingriffe an der Aorta ascendens oder am Aortenbogen erfordern grundsätzlich den Einsatz einer Herz-Lungen-Maschine (*HLM*, ➤ 13.5.1).

Eingriffe an der Aorta descendens sind ohne Herz-Lungen-Maschine möglich. In über der Hälfte der Fälle wird bei Aneurysmen und Dissektionen der Aorta descendens über die Leistengefäße ein Stent implantiert.

Hauptkomplikation bei Aortenbogenersatz sind Hirnschäden bedingt durch die Abklemmzeiten der Hirnarterien (u. a. A. carotis communis). Unsicherheit über ggf. entstandene Hirnschäden besteht oft in der Zeit bis zu den ersten Aufwachversuchen, weil sich dann zeigt, ob das Gehirn (z. B. durch Schlaganfall, hypoxischen Hirnschaden) in Mitleidenschaft gezogen wurde.

**Hauptkomplikationen** des Aorta-descendens-Ersatzes sind unabhängig von der Operationsmethode neurologische Ausfälle bis hin zur Querschnittslähmung, die in ca. 15 % auftreten. Ursache dafür ist eine Durchblutungsstörung des Rückenmarks während der Abklemmzeit (die das Rückenmark versorgenden Arterien gehen direkt von der Aorta ab).

Hauptkomplikation der Aneurysma- und Dissektionsoperation ist die Blutung. Insbesondere bei der Aortendissektion sind die Gefäßschichten äußerst dünn und brüchig, deshalb können die Nähte leicht ausreißen.

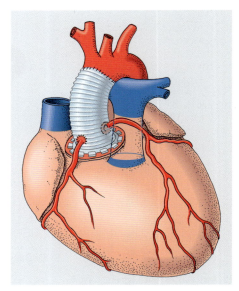

**Abb. 13.27** Ersatz der Aortenklappe und der Aorta ascendens durch eine Kunststoffprothese mit integrierter Herzklappe (*klappentragendes Conduit*). Die beiden Koronararterien wurden neu in die Kunststoffprothese implantiert. [L190]

> Nach erfolgreicher Aneurysma- oder Dissektionsoperation sind jährliche CT-Kontrollen erforderlich, um die Entwicklung eines Aneurysmas in den restlichen Aortenabschnitten rechtzeitig zu erkennen.

## Literatur und Kontaktadressen

LITERATURNACHWEIS
1. Bolanz, Hanjo; Oßwald, Petra; Ritsert, Hildegard (Hrsg.): Pflege in der Kardiologie/Kardiochirurgie. Elsevier Verlag, München, 2007.
2. Heuwinkel-Otter, Annette; Nümann-Dulke, Anke; Matscheko, Norbert (Hrsg.): Menschen pflegen (Band 3). Springer Verlag, Heidelberg, Berlin, New York, 2006.
3. Bundesarbeitsgemeinschaft für Rehabilitation (Hrsg.): Arbeitshilfe für die Rehabilitation Koronarkranker (Heft 2). Stand 2005. Veröffentlicht unter www.bar-frankfurt.de/fileadmin/dateiliste/publikationen/ arbeitshilfen/downloads/Arbeitshilfe_Koronar.pdf (Letzter Zugriff am 6.11.2012).
4. Deutsche Gesellschaft für Anästhesiologie und Intensivmedizin e.V. (DGAI) und Deutsche Gesellschaft für Thorax-, Herz- und Gefäßchirurgie (DGTHG): Leitlinie Intensivmedizinische Versorgung herzchirurgischer Patienten – Hämodynamisches Monitoring und Herz-Kreislauftherapie. Version 4/2010. Veröffentlicht unter www.awmf.org/ leitlinien/detail/ll/001-016.html (Letzter Zugriff am 6.11.2012).
5. Bundesärztekammer, Kassenärztliche Bundesvereinigung, Arbeitsgemeinschaft der wissenschaftlichen medizinischen Fachgesellschaften (Hrsg.): Nationale Versorgungsleitlinie Chronische koronare Herzkrankheit (KHK). Version 9/2008. Veröffentlicht unter www.versorgungsleitlinien.de/patienten/pdf/nvl_khk_patienten.pdf (Letzter Zugriff am 20.9.2012).
6. Larsen, Reinhard: Anästhesie und Intensivmedizin – für die Fachpflege. 7. Aufl., Springer Verlag, Berlin, Heidelberg, New York, 2007.
7. Pulsion Medical Systems SE: Informationen rund um den PiCCO-Katheter. Veröffentlicht unter: www.pulsion.com/?id=2142 (Letzter Zugriff am 6.11.2012).

## KONTAKTADRESSEN

- Deutsche Gesellschaft für Prävention und Rehabilitation von Herz-kreislauferkrankungen e. V. (*DGPR*): www.dgpr.de
- Deutsche Herzstiftung e. V.: www.herzstiftung.de
- Deutsche Gesellschaft für pädiatrische Kardiologie e. V. (*DGPK*): www.kinderkardiologie.org
- HERZKIND e. V.: www.herzkind.de
- Bundesverband Herzkranke Kinder e. V.: www.bvhk.de
- Deutsche Hochdruckliga e. V. DHL®/Deutsche Hypertonie Gesellschaft: www.hochdruckliga.de
- Herztransplantation Südwest e. V.: www.herztransplantation.de
- Deutsche Stiftung Organtransplantation: www.dso.de
- Bundesverband der Organtransplantierten e. V.: www.bdo-ev.de
- Informationsportal rund um die Organtransplantation: www.transplant-forum.de
- Deutsche Gesellschaft für Thorax-, Herz- und Gefäßchirurgie (*DGTHG*): www.dgthg.de
- Informationen zur Herz-Lungen-Maschine: www.herz-lungen-maschine.de

# KAPITEL 14 Laborwerte

- Sortierprinzip: alphabetisch (griechische Buchstaben und Ziffern ignorierend)
- Seit dem 1.4.2003 sind die Enzymmessungen von 25 °C Messtemperatur auf 37 °C Messtemperatur umgestellt, hieraus resultieren teils erhebliche Änderungen der Normwertbereiche. Im Folgenden werden die aktuellen Werte für 37 °C angegeben. Alle Normwerte beziehen sich auf Erwachsene
- Da die Probeentnahme- und Transportvorschriften teilweise von der Messmethode abhängen, bitte stets die hausinternen Richtlinien beachten. Bei Sammelurin immer 24-Stunden-Menge dokumentieren und mitteilen
- Normwerte nach: Labor Lademannbogen (www.labor-lademannbogen.de); Stand 6.4.2009.

## Adrenocorticotropes Hormon (ACTH)

**Normwert:** methoden- und tageszeitabhängig, z. B.
ca. 8 Uhr 4,7–48,8 pg/ml
20–22 Uhr < 30 ng/l (6,6 pmol/l)

**Funktion:** Hypophysenvorderlappenhormon mit Wirkung auf die Nebennierenrinde

↓: Hypothalamus- oder Hypophysenvorderlappeninsuffizienz, M. Cushing bei autonomem Nebennierenrinden-Tumor

↑: primäre Nebennierenrindeninsuffizienz (M. Addison), ACTH-produzierendes Adenom (z. B. kleinzelliges Bronchial-Ca), M. Cushing. Auch erhöht bei Schwangerschaft, Menstruation und Stress

⊠ 2 ml EDTA-/Heparin-Plasma (Plastikröhrchen) sofort nach Abnahme gekühlt ins Labor

## Alpha-Fetoprotein, α-Fetoprotein (AFP Tumormarker)

**Normwert:** < 8,3 U/ml

**Funktion:** Protein im fetalen Stoffwechsel

↑: Tumormarker für das primäre Leberzellkarzinom und Keimzelltumoren. Geringe Erhöhung bei gutartigen Lebererkrankungen (z. B. Leberzirrhose), Rauchern und Schwangeren

⊠ 2 ml Serum

## Albumin

**Normwert:**
Serum: 60,6–68,6 % des Serumeiweißes (32–52 g/l)
Liquor: < 0,7 % des Serumalbumins (< 350 mg/l)
Sammelurin: < 20 mg/l bzw. < 30 mg/die

**Funktion:** mengenmäßig bedeutendstes Bluteiweiß, erzeugt 80 % des kolloidosmotischen Drucks im Gefäßsystem, Transportprotein

↓: Eiweißmangelernährung, Leberfunktionsstörungen, Ödeme, nephrotisches Syndrom, Verbrennungen, Entzündungen

⊠ 2 ml Serum, 10 ml Sammelurin oder 1 ml Liquor

## Aldosteron

**Normwert:** 8–9 Uhr im Liegen 25–160 ng/l, im Stehen ca. das Doppelte. Zahlreiche Einflussfaktoren (z. B. Medikamente), Bewertung stets im Zusammenhang mit dem Reninwert

**Funktion:** Nebennierenrindenhormon mit Wirkung auf den Wasser- und Elektrolythaushalt

↓: Nebenniereninsuffizienz (M. Addison)

↑: Hyperaldosteronismus, z. B. bei renaler Hypertonie

⊠ 2 ml Serum/Plasma. Medikamente (z. B. ACE-Hemmer, Diuretika) auf Arztanordnung vorher absetzen

## Alkalische Phosphatase (AP)

**Normwerte:**
f: 35–104 U/l
F: 40–129 U/l
Isoenzymdifferenzierung (Leber- und Knochen-AP) in unklaren Fällen möglich

**Funktion:** Enzym für Reaktionen mit organischen Phosphaten, besonders wichtig für Knochen, Leber und Gallenwege sowie Dünndarmschleimhaut

↓ (selten): Hypophosphatasie (erblicher AP-Mangel mit Skelettstörungen), Hypothyreose

↑: Leber- und Gallenwegserkrankungen, Knochenerkrankungen (z. B. Knochenmetastasen, Osteomalazie)

⊠ 1 ml Serum/Plasma

## Antimitochondriale Antikörper (AMA)

**Normwert:** negativ < 1 : 40

**Funktion:** Autoantikörper gegen Mitochondrien

**Positiv:** Autoimmunhepatitis, primär biliäre Zirrhose, Lupus erythematodes

⊠ 5 ml Serum

## Ammoniak

**Normwerte:**
f: 11–51 µmol/l
F: 16–60 µmol/l

**Funktion:** giftiges Abbauprodukt des Aminosäurestoffwechsels, in der Leber Entgiftung zu Harnstoff

↑: Lebererkrankungen (Leberzirrhose, -dystrophie), Schock, Cor pulmonale, Ammoniakintoxiaktion

@ 2 ml EDTA-/Heparin-Plasma sofort gekühlt ins Labor

## α-Amylase

**Normwert:** < 100 U/l

**Funktion:** Stärke spaltendes Enzym, das in Mund- und Bauchspeicheldrüse vorkommt

↑↑: Pankreaserkrankungen (z. B. akute Pankreatitis, Pankreas-Ca)

↑: Speicheldrüsenerkrankungen (z. B. Mumps, Parotits)

⊠ 2 ml Serum/Plasma

## Antinukleäre Antikörper (ANA, Antinukleäre Faktoren, ANF)

**Normwert:** Negativ < 1 : 80

**Funktion:** Autoantikörper gegen Zellkernbestandteile

**Positiv:** rheumatoide Arthritis, Kollagenosen, v. a. SLE, weitere Autoimmunerkrankungen, v. a. Autoimmunhepatitis

⊠ 2 ml Serum

## α$_1$-Antitrypsin

**Normwert:** 90–200 mg/dl

**Funktion:** hemmt als Proteinaseinhibitor bestimmte Enzyme, Akute-Phase-Protein

↓: erblicher α$_1$-Antitrypsin-Mangel mit erhöhtem Risiko v. a. von Lungenemphysem und chronischen Lebererkrankungen

↑: akute Entzündungen, bestimmte Karzinome (Plattenepithel-, Adenokarzinom)

⊠ 2 ml Serum

## Antithrombin III (AT III)

**Normwert:** 80–120 %

**Funktion:** natürliche gerinnungshemmende Substanz, die Thrombin inaktiviert, Akute-Phase-Protein

↓: (erhöhtes Thromboserisiko): Familiärer AT-III-Mangel, Leberfunktionsstörungen (z. B. Leberzirrhose), Sepsis, nephrotisches Syndrom, nach großer Operation oder Trauma, Verbrauchskoagulopathie, zu Beginn der Heparintherapie, „Pille"

↑: Cumarintherapie, Entzündungen

⊠ 3 ml Zitratplasma

*Basophile Granulozyten siehe Differenzialblutbild*

## Bilirubin im Blut

**Normwerte:**
Direktes Bilirubin < 0,25 mg/dl
Indirektes Bilirubin (= Gesamt-Bilirubin – direktes Bilirubin) < 0,75 mg/dl
Gesamt-Bilirubin (= direktes Bilirubin + indirektes Bilirubin) < 0,20–1,10 mg/dl

**Funktion:**
Direktes Bilirubin (= konjugiertes Bilirubin): Durch Umwandlung *(Konjugation)* in der Leber wasserlösliches Abbauprodukt des Hämoglobin, wird mit der Galle in den Darm ausgeschieden
Indirektes Bilirubin (= unkonjugiertes Bilirubin): wasserunlösliches Abbauprodukt des Hämoglobin, liegt im Blut an Albumin gebunden vor (bevor es in der Leber konjugiert wird)
Ikterus sichtbar, wenn Gesamt-Bilirubin > 2 mg/dl (34 µmol/l)
↑: v. a. direktes Bilirubin: Hepatitis, Leberzirrhose, Cholestase, Medikamente, versch. Syndrome
↑: v. a. indirektes Bilirubin: hämolytische Anämie, Abbau ausgedehnter Blutungen, versch. Syndrome

⊠ 2 ml Serum/Plasma (dunkel lagern oder Röhrchen in Aluminiumfolie einwickeln)

## Bilirubin im Urin

**Positiv:** Erkrankungen mit erhöhtem (direktem) Serum-Bilirubin (indirektes Bilirubin ist nicht nierengängig)

⊠ 5 ml Sammelurin

## Blutgasanalyse (BGA)

Quelle: www.laborlexikon.de (Stand 2/2009)

| Normwerte: | |
|---|---|
| pH | 7,36–7,44 |
| paO$_2$ (altersabhängig) | 75–100 mmHg |
| paCO$_2$ | 35–45 mmHg |
| Bikarbonat (HCO$_3^-$) | |
| BE (Base excess, Basenüberschuss) | 22–26 mmol/l |
| | – 2 bis + 2 mmol/l |
| Sauerstoffsättigung | 94–98 % |

Diagnostische Funktion: metabolische bzw. respiratorische Azidose und Alkalose, Diagnose von Lungen-, Nieren- und Stoffwechselstörungen (z. B. bei Coma diabeticum), Kontrolle beatmeter Patienten

⊠ arterialisiertes Kapillarblut oder 1–2 ml arterielles Blut, beide blasenfrei aufgezogen in zuvor mit Heparin benetzter Spritze; raschestmögliche Analyse

## Blutkörperchensenkungsgeschwindigkeit (BSG)

**Normwerte:**
f: < 10/20 mm/h
F: < 6/12 mm/h

**Diagnostische Funktion:** Basisuntersuchung in der Entzündungsdiagnostik

↓ (< 1 mm/1. Stunde): Sichelzellanämie, Polyglobulie, Polycythaemia vera

↑: Entzündungen, Leukämien, fortgeschrittene Tumoren, Aämie, nephrotisches Syndrom, Arteiitis temporalis

✉ 2 ml Zitratblut, lila Monovette (ausreichend schwenken, um gute Durchmischung zu erreichen)

## Chlorid (Cl⁻)

**Normwert:** 97–108 mmol/l

**Funktion:** häufiges Anion im Extrazellärraum; entscheidend für die Aufrechterhaltung der Wasserbilanz zwischen den Zellen; Veränderungen meist gleichsinnig mit Natrium

↓: Erbrechen, Diuretika, Hyperaldosteronismus, Cushing-Syndrom, bestimmte Nierenerkrankungen

↑: bestimmte Nierenerkrankungen (renal-tubuläre Azidose)

✉ 1 ml Serum/Plasma

## Cholesterin

**Referenzbereich:** 160–200 mg/dl

**Funktion:** notwendig für die Synthese von Zellmembranen und Steroidhormonen. Eines der Hauptblutfette, v. a. als HDL-Cholesterin und LDL-Cholesterin vorkommend

↑: primäre Fettstoffwechselstörungen, falsche Ernährung, Hypothyreose, Diabetes mellitus, nephrotisches Syndrom, Medikamente (Kortikoide, Kontrazeptiva, Diuretika)

✉ 2 ml Serum/Plasma

## Cholinesterase (CHE)

**Normwerte:**
f: 3.900–11.250 U/l
F: 4.600–12.920 U/l

**Funktion:** Acetylcholin spaltendes Enzym. Im Plasma nur Pseudocholinesterase aus der Leber, daher Maß für die Syntheseleistung der Leber

↓: Leberfunktionsstörungen (z. B. Hepatitis, Leberzirrhose), Pestizidvergiftung (z. B. E605)

↑: Diabetes mellitus, KHK, Hyperlipoproteinämie, Fettleber, nephrotisches Sydrom

✉ 1 ml Heparin-/EDTA-Serum/-Plasma

## C-reaktives-Protein (CRP)

**Normwert:** < 5 mg/l

**Funktion:** Akute-Phase-Protein

↑: (bakterielle) Infektionen, andere entzündliche Erkrankungen (z. B. rheumatische Erkrankungen), Tumoren, Herzinfarkt

✉ 1 ml Serum/Plasma

## D-Dimere (Fibrinogenspaltprodukte, FSP)

**Normwert:** D-Dimere < 0,3 mg/l

**Funktion:** Eiweiße, die nur durch Spaltung von Fibrin(ogen) durch Plasmin im Rahmen der Fibrinolyse entstehen

↑: tiefe Beinvenenthrombose, Lungenembolie, Verbrauchskoagulopathie, Verlaufsbeobachtung unter Fibrinolyse

✉ 3 ml Zitratplasma

## Differenzialblutbild

Quelle: www.laborlexikon.de (Stand 2/2009)

| Zellart | Normwert absolut in Zellen/μl | Normwert relativ in % der Leukozyten | Diagnostische Funktion |
|---|---|---|---|
| **Leukozyten gesamt** | 4.000–10.000 l | 100 % | im Wesentlichen wie Veränderungen der neutrophilen Granulozyten |
| **Stabkernige neutrophile Granulozyten** | 150–400 | 3–5 % | ↓: Knochenmarkschäden, Autoimmunerkrankungen, einige bakterielle Infektionen (z. B. Typhus) ↑: die meisten bakteriellen Infektionen, Sepsis, nichtinfektiöse entzündliche Erkrankungen, Autoimmunerkrankungen, chronische myeloische Leukämie, Polcythaemia vera, Cushing-Syndrom, Medikamente (z. B. Glukokortikoide, „Pille"), Stress |
| **Segmentkernige neutrophile Granulozyten** | 3000–5800 | 50–70 % | |
| **Lymphozyten** | 1500–3000 | 25–45 % | ↓: Immundefekte (z. B. AIDS), Knochenmarkschäden, Tuberkulose, Autoimmunerkrankungen (z. B. SLE), Cushing-Syndrom, Glukokortikoidgabe ↑: Virusinfektionen, einige bakterielle Infektionen (Keuchhusten, Brucellose, Tuberkulose), (lymphatische) Leuk- |

| | | | |
|---|---|---|---|
| | | | ämien, Lymphome, Hyperthyreose |
| **Eosinophile Granulozyten** | 50–250 | 1–4 % | ↓: Knochenmarkschäden<br>↑: Allergien, Parasitosen, chronische myeloische Leukämie, maligne Lymphome, Autoimmunerkrankungen |
| **Basophile Granulozyten** | 15–50 | < 1 % | ↓: Knochenmarkschäden<br>↑: chronische myeloische Leukämie, Polycythaemia vera |
| **Monozyten** | 285–500 | 3–7 % | ↓: Knochenmarkschäden<br>↑: chronische Infektionen |
| 🩸 2–3 ml EDTA-Blut oder 50 µl Kapillarblut | | | |

## Eisen (Fe$^{2+}$)

| |
|---|
| **Normwerte:**<br>f: 4,1–29,6 µmol/l<br>F: 6,3–30,1 µmol/l<br>Der Eisenspiegel unterliegt starken täglichen Schwankungen. Zur Gesamtbeurteilung Bestimmung von Transferrin, -sättigung, Ferritin, Hb und MCHC |
| **Funktion:** wichtiger O$_2$-bindender Bestandteil des Hämoglobins im Erythrozyten |
| ↓: meist chronischer Blutverlust. Seltener chronische Entzündungen, Karzinome, erhöhter Bedarf (z. B. Pubertät, Schwangerschaft) oder erniedrigte Aufnahme (z. B. Fehlernährung) |
| ↑: Hämochromatose, Infektion, Bluttransfusionen, verschiedene hämatologische Erkrankungen (z. B. Hämochromatose), „Pille" |
| 🩸 2 ml Serum/Plasma (kein EDTA-Plasma) |

*Eosinophile Granulozyten siehe Differenzialblutbild*

## Erythrozyten

| |
|---|
| **Normwerte:**<br>f: 4,04–5,84 c/pl<br>F: 4,69–6,13 c/pl |
| **Funktion:** O$_2$-transportierende Blutzellen |
| ↓: akuter Blutverlust (nach 12–24 Stunden), Anämie, Hyperhydratation, Hämolyse |
| ↑: Polyglobulie, Polycythaemia vera, Dehydratation |
| 🩸 5 ml EDTA-Blut oder 50 µl (heparinisiertes) Kapillarblut |

## Erythrozytenindizes

| |
|---|
| **Normwerte:**<br>MCV (mittleres korpuskuläres Volumen) 80–97 fl<br>MCH (mittleres korpuskuläres Hb) 27–31,2 pg<br>MCHC (mittlere Hb-Konzentration des Erythrozyten) 31,8–35,4 g/dl |
| Diagnostische Funktion: Errechnete Größen zur Klassifizierung von Anämien |
| 🩸 2 ml EDTA-Blut |

## Ferritin

| |
|---|
| **Normwerte:**<br>f: 15–160 ng/ml<br>F: 30–400 ng/ml |
| **Funktion:** Eisen speicherndes Protein |
| ↓: Eisenmangel (z. B. Resorptionsstörung, Schwangerschaft) |
| ↑: Eisenüberladung (z. B. Hämochromatose, Bluttransfusionen), Eisenverteilungsstörung (z. B. chronische Infektionen, Tumoren, Leberschäden), Eisenverwertungsstörung |
| 🩸 1 ml Serum/Plasma |

## Fibrinogen

| |
|---|
| **Normwert:** 180–350 mg/dl |
| **Funktion:** Eiweißstoff, wird in der Gerinnungsreaktion durch Thrombin zu Fibrin umgewandelt |
| ↓: schwere Lebererkrankungen (verminderte Synthese), Verbrauchskoagulopathie (erhöhter Verbrauch), fibrinolytische Therapie (erhöhter Abbau) |
| ↑: postoperativ, nach Trauma, bei Entzündungen (Akute-Phase-Protein, vergleichbar mit CRP). Erblich bedingt, dann dauerhaft und eigenständiger kardiovaskulärer Risikofaktor |
| 🩸 3 ml Zitratblut |

## Folsäure

| |
|---|
| **Normwert:** 2,0–9,1 ng/ml |
| **Funktion:** Vitamin, beim Erwachsenen bedeutsam v. a. bei der Erythropoese |
| ↓: Folsäuremangelanämie, z. B. bei Malabsorption, einseitiger Ernährung, Alkoholabusus, erhöhtem Bedarf, Medikamenten (etwa Methotrexat, Antiepileptika) |
| 🩸 1 ml EDTA-Serum/-Plasma (lichtgeschützt) |

## Gesamteiweiß

| |
|---|
| **Normwerte:**<br>66–86 g/l im Serum<br>150–450 mg/l im Liquor |
| ↓: Mangelernährung, Malabsorption, Maldigestion, schwere Lebererkrankungen, Aszites, hohe Eiweißverluste z. B. bei nephrotischem Syndrom, Colitis ulcerosa, M. Crohn |

↑: Dehydratation, chronisch-entzündliche Erkrankungen (γ-Globulinerhöhung), monoklonale Gammopathie

✎ 2 ml Serum/Plasma oder 1 ml frischer Liquor

α-, β-, γ-*Globuline siehe Serumelektrophorese*

## Glukose im Blut

**Normwerte (nüchtern):**
Plasma: 60–110 mg/dl (3,3–6,1 mmol/l)
Vollblut: etwa 10 % weniger

**Funktion:** wichtigster Energieträger des Körpers

↓: Hunger, Malabsorption, große Tumoren, schwere Leberfunktionsstörungen, Alkoholabusus, Nebennierenrindeninsuffizienz, Überdosierung von Antidiabetika, Insulinom

↑: Diabetes mellitus, Pankreatitiden, Cushing-Syndrom, Akromegalie, Phäochromozytom, Arzneimittel (z. B. Diuretika, Glukokortikoide, „Pille")

✎ 1 ml Serum/Plasma oder 0,01–0,1 ml Kapillarblut (sofort messen)

## Glukose im Urin

**Normwert:** < 150 mg/l (0,84 mmol/l), Teststreifen bei Nierengesunden negativ

**Diagnostische Funktion:** Diagnose und Therapiekontrolle des Diabetes mellitus, Selbstkontrolle des Diabetikers

**mit Hyperglykämie:** Diabetes mellitus und andere Hyperglykämien, wenn die Nierenschwelle (ca. 180 mg/dl) überschritten wird

**ohne Hyperglykämie:** verschiedene Nierenerkrankungen, Schwangerschaft

✎ 1 ml Spontanurin bzw. Urin definierter Sammelperioden

## Glutamat-Dehydrogenase (GLDH)

**Normwerte:**
f: < 4,8 U/l
F: < 6,4 U/l

**Funktion:** mtochondriales Enzym, das nur bei Lebererkrankungen im Serum erhöht gefunden wird

↑: Lebererkrankungen mit Zellnekrosen, z. B. toxische Leberschäden, schwere Hepatitis

✎ 2 ml Serum/Plasma

## Glutamat-Oxalazetat-Transaminase (GOT, Aspartat-Amino-Transferase, ASAT)

**Normwerte:**
f: 10–35 U/l
F: 10–50 U/l

**Funktion:** Enzym im Aminosäure- und Kohlenhydratstoffwechsel, in vielen Organen vorhanden, v. a. Leber, Herz- und Skelettmuskulatur. In der Leber zu 30 % im Zytoplasma, zu 70 % in Mitochondrien vorliegend

↑↑: fulminante Virushepatitis

↑: jeglicher Leberzellzerfall mit Cholestase, Entzündungen von Herz- oder Skelettmuskel Herzinfarkt, Herzoperation

✎ 1 ml Serum/Plasma

## Glutamat-Pyruvat-Transaminase (GPT, auch Alanin-Amino-Transferase = ALAT)

**Normwerte:**
f: 10–35 U/l
F: 10–50 U/l

**Funktion:** Enzym im Aminosäurestoffwechsel, Vorkommen hauptsächlich im Zytoplasma der Leberzellen, außerdem in Herz- und Skelettmuskulatur

↑↑: > 1.000 U/l bei akuter Virushepatitis und akuten Leberdurchblutungsstörungen

↑: Zirrhose, Muskeldystrophie und Myopathien

✎ 1 ml Serum/Plasma

## γ-Glutamyl-Transferase (γ-GT)

**Normwerte:**
f: < 39 U/l
F: < 66 U/l

**Funktion:** wichtiges Enzym im Aminosäurestoffwechsel, vor allem im intrahepatischen Gallenwegsepithel vorkommend

↑: Leber-, Gallenwegserkrankungen, Alkoholabusus, medikamentenbedingt (Phenytoin, Phenobarbital)

✎ 2 ml Serum/Plasma

*Glykohämoglobine (glykosyliertes Hämoglobin, glykiertes Hämoglobin, HbA) siehe Hämoglobin*

## Hämatokrit (Hkt)

**Normwerte:**
f: 37,7–47,9 %
F: 43,5–53,7 %

**Funktion:** Anteil der festen Bestandteile (Erythrozyten, Leukozyten, Thrombozyten) am Gesamtblutvolumen

↓: Anämien, Hyperhydratation

↑: Dehydratation, Polyglobulie, Polycythaemia vera, $O_2$-Mangel bei chronisch respiratorischer Insuffizienz

✎ 1 ml EDTA-Blut oder 50 µl heparinisiertes Kapillarblut

## Hämoglobin (Hb)

**Normwerte:**
f: 12,2–16,2 g/dl
F: 14,1–18,1 g/dl

**Funktion:** $O_2$-bindendes und -transportierendes Protein im Erythrozyten

↓: Anämie, Hyperhydratation

↑: Polyglobulie, Polycythaemia vera, Dehydratation

✎ 2 ml EDTA-Blut oder 50 µl heparinisiertes Kapillarblut

## Hämoglobin A1c-Fraktion (glykosyliertes Hämoglobin, HbA1c)

**Referenzbereich:** 4,3–6,1 %

**Diagnostische Funktion:** Maß für die Serumglukosekonzentration der letzten 6–8 Wochen, d. h. Grad der Blutzuckereinstellung bei Diabetikern

↑: alle Hyperglykämien. Falsch hoher Wert (methodenabhängig) bei Niereninsuffizienz und Hyperlipoproteinämie

✎ 2 ml EDTA-Blut

## Harnsäure

**Normwerte:**
Serum:
f: 2,3–6,1 mg/dl
F: 3,6–8,2 mg/dl
Urin: 250–750 mg/24 Std.; bei normaler Kost, Beurteilung im Zusammenhang mit Serumwert

**Funktion:** Endprodukt des Purinstoffwechsels

↑: Gicht, Leukämien (erhöhter Zellabbau), Niereninsuffizienz, Diabetes mellitus, Fasten, Alkohol, Medikamente

✎ 2 ml Serum/Plasma oder 1 ml Punktat oder 10 ml 24h-Sammelurin

## Harnstoff (Urea)

**Normwert:** 10–50 mg/dl

**Funktion:** harnpflichtiges Endprodukt des Eiweißstoffwechsels

↑: alle Ursachen der Kreatininerhöhung (jedoch Anstieg erst bei Einschränkung der Nierenfunktion auf < 25 %), erhöhter Eiweißabbau, sehr hohe Eiweißaufnahme mit der Nahrung

✎ 2 ml Serum/Plasma

## HDL-Cholesterin

**Normwerte:**
f: 45–65 mg/dl
F: 35–55 mg/dl

**Funktion:** „guter" Cholesterin-Anteil, der von Proteinen mit hoher Dichte (high density lipoproteins) transportiert wird und günstigen Einfluss auf Arterioskleroseentwicklung hat

↓: gesteigertes Risiko für Herz-Kreislauf-Erkrankungen

✎ 2 ml Serum/Plasma (Nüchternblut!)

## Immunglobuline

**Normwerte:**
IgA: 70–400 mg/dl
IgG: 700–1.600 mg/dl
IgM: 40–230 mg/dl

**Funktion:** Eiweiße des Immunsystems, wandern in der γ-Globulinfraktion

↓: primärer Antikörpermangel, sekundärer Antikörpermangel z. B. bei malignen Tumoren, Virusinfektionen, nephrotischem Syndrom, Medikamenten (Immunsuppressiva, Zytostatika), Strahlentherapie

↑: polyklonale Gammopathie (z. B. Infektionen, Leber-, Autoimmunerkrankungen), monoklonale Gammopathie

✎ 2 ml Serum

*International normalized ratio (INR) siehe Quick*

## Kalium ($K^+$)

**Normwert:** 3,5–5,6 mmol/l

**Funktion:** häufigstes Mengenelement in den Zellen; wichtig für Ruhe- und Aktionspotenziale der Nervenzellen, Insulinaufnahme in die Zelle

↓: Bilanzstörung, z. B. durch Diuretika, Glukokortikoide, Cushing-Syndrom, Hyperaldosteronismus. Diarrhö, Erbrechen, Fisteln, Laxantien
Verteilungsstörung, z. B. durch Alkalose, Initialbehandlung des diabetischen Koma

↑: Bilanzstörung, z. B. durch Niereninsuffizienz, kaliumsparende Diuretika, Nebennierenrindeninsuffizienz
Verteilungsstörung, z. B. durch Azidose, massive Hämolyse, Zellzerfall

✎ 1 ml Serum/Plasma (hämolysefrei)

## Kalzitonin (Calcitonin, HCT)

**Normwerte:**
f: < 5,5 pg/ml
F: < 18,9 pg/ml

**Funktion:** Blut-Kalziumspiegel senkendes Hormon

↑: Schilddrüsen-(C-Zell-)Karzinom; Bei Bronchial- und Mammakarzinom leichte Erhöhung möglich

✎ 1 ml Serum/Plasma

## Kalzium ($Ca^{2+}$)

**Normwerte:**
Serum 3,5–5,6 mmol/l
Urin: 2,00–4,00 g/die

**Funktion:** wichtiges Mengenelement, z. B. für Knochenaufbau, neuromuskuläre Erregungsübertragung

↓: Niereninsuffizienz, Hypoparathyreoidismus, nephrotisches Syndrom, Leberzirrhose, akute Pankreatitis, Medikamente (Antiepileptika, Schleifendiuretika)

↑: endokrin, v. a. primärer Hyperparathyreoidismus, Immobilisation, Sarkoidose, Diabetes mellitus, Vit.-D- oder Vit.-A-Überdosierung, Tumoren, Medikamente (Thiazid-Diuretika)

🖉 Gesamt: 1 ml Serum/Plasma oder 10 ml aus 24h-Sammelurin. Ionisiertes Kalzium: 1 ml heparinisiertes Vollblut möglichst ohne Luftkontakt sofort ins Labor

## Kortisol

**Normwerte:**
Serum (tageszeitabhängig)
7–10 Uhr 6,2–19,4 µg/dl
16–20 Uhr 2,3–12,3 µg/dl
Urin: 13,8–75,3 µg/24 Std.

**Funktion:** Nebennierenrindenhormon (Hauptglukokortikoid)

↓: Nebennierenrindeninsuffizienz, Leberzirrhose, Eiweißmangel

↑: Cushing-Syndrom, Stress, Alkoholabusus, erhöhte Östrogenspiegel (Schwangerschaft, „Pille"), Anorexia nervosa

🖉 2 ml Heparin-/EDTA-Serum/Plasma oder 10 ml Sammelurin, nicht angesäuert (kühl sammeln)

## Kreatinin

**Normwerte:**
f: 0,5–1,1 mg/dl
F: 0,5–1,2 mg/dl

**Funktion:** harnpflichtiges Endprodukt des Muskelstoffwechsels

↑: Niereninsuffizienz (ab ca. 50-prozentiger Reduktion der Nierenleistung), akutes Nierenversagen

🖉 1 ml Serum/Plasma

## Kreatinin-Clearance

**Normwert:** alters- und methodenabhängig, meist
f 75–130 ml/min/1,73 m² Körperoberfläche
F 80–160 ml/min/1,73 m² Körperoberfläche
(entsprechend ca. 75 kg KG)
(kann mit einer Formel individuell berechnet werden)

**Diagnostische Funktion:** Nierenfunktionstest zur annähernden Bestimmung der glomerulären Filtrationsrate, v. a. zur Erfassung beginnender Nierenfunktionsstörungen. Bei Serum-Kreatinin > 3 mg/dl (> 260 mmol/l) wenig aussagekräftig

↓: Minderung der glomerulären Filtrationsrate z. B. bei beginnender Niereninsuffizienz

🖉 2 ml Serum/Plasma jeweils zum Beginn und zum Ende der Sammelperiode und 10 ml Sammelurin (Gewicht und Größe des Patienten mitteilen)

## Kreatinphosphokinase (Kreatinkinase, CK)

**Normwerte:**
f: <167 U/l
F: <190 U/l

**Funktion:** Enzym im Muskelstoffwechsel; mehrere Isoenzyme mit den Untereinheiten „M" und „B", diagnostisch bedeutsam jedoch nur CK-MB (v. a. im Herzmuskel)

↑: Herz; Infarkt (Anstieg nach 4–8 Std., CK-MB > 10 U/l bei 25 °C bzw. 24 U/l bei 37 °C bei erhöhter Gesamt-CK), entzündliche Herzerkrankungen, Herzoperation, -druckmassage Muskulatur; i. m.-Injektion, schwere körperliche Anstrengung, Operationen und Verletzungen, Muskelkrämpfe, Muskelentzündungen, toxische Muskelschädigungen, Hypothyreose

🖉 2 ml Serum/Plasma

## Laktat (Milchsäure)

**Normwert:** 0,5–2,2 mmol/l (4,5–20 mg/dl)

**Funktion:** Anreicherung bei Gewebshypoxien

↑: Gewebshypoxie, z. B. beim Schock, Biguanidtherapie. Laktaterhöhung ohne Azidose z. B. auch nach körperlicher Anstrengung, Grand-mal-Anfall

🖉 1 ml venöses Vollblut, Entnahme aus nicht gestauter Vene, Probe sofort ins Labor bringen

## LDH (Laktatdehydrogenase)

**Normwerte:**
< 65 Jahre: bis 262 U/l
> 65 Jahre: bis 289 U/l

**Funktion:** Enzym im Zytoplasma aller Gewebe. Indikator v. a. von Leber-, Herz-, Skelettmuskel- und Erythrozytenschäden. Zur Erhöhung der Spezifität Bestimmung der Isoenzyme LDH1 (= Hydroxibutyraddehydrogenase = HBDH) bis LDH5

↑: Herzinfarkt (LDH1 = HBDH in der Regel > 45 % der Gesamt-LDH, wegen der langen Halbwertzeit auch bei mehrere Tage zurückliegendem Infarkt erhöht), Myokarditis, Muskelerkrankungen, kardiale Leberstauung, Hepatitis, toxische Leberschäden, Lungeninfarkt, perniziöse und hämolytische Anämie, LDH-positive Tumoren

🖉 1 ml Serum/Plasma

## LDL-Cholesterin

**Normwert:** 100–150 mg/dl

**Funktion:** Cholesterin-Anteil, der von Proteinen mit niedriger Dichte (**l**ow **d**ensity **l**ipoproteins) transportiert wird. Beschleunigt Arteriosklerosebildung

**Zielwert** abhängig von Gesamtrisikoprofil des Patienten und strittig, z. B. zwischen 100 mg/dl bei bestehender KHK und 160 mg/dl für Patienten ohne weitere Risikofaktoren

🖉 2 ml frisches Serum/Plasma (nüchtern)

## Lipase

**Normwert:** 13–60 U/l

**Funktion:** Triglyzeride spaltendes Enzym des Pankreas

↑: akute Pankreatitis, Schub einer chronischen Pankreatitis, andere Oberbaucherkrankungen mit Pankreasbeteiligung, nach ERCP, Niereninsuffizienz

🖉 2 ml Serum/Plasma

*Lymphozyten siehe Differenzialblutbild*

## Magnesium ($Mg^{2+}$)

**Normwert:** 17–27 mg/l

**Funktion:** beteiligt an muskulärer Erregungsübertragung

↓: Diarrhö, Erbrechen, renale Verluste (z. B. bei Diuretikatherapie), Hyperaldosteronismus, Hyperhydratation, verminderte Zufuhr (z. B. bei Alkoholabusus), verminderte Resorption (z. B. M. Crohn, Colitis ulcerosa)

↑: Niereninsuffizienz

🖉 1 ml Serum/Plasma

## Natrium ($Na^+$)

**Normwert:** 132–150 mmol/l

**Funktion:** entscheidendes Kation für den osmotischen Druck im Extrazellulärraum

↓: Erbrechen, Durchfall, länger andauernde Magensaftabsaugung, Herzinsuffizienz, Leberzirrhose, Niereninsuffizienz, Syndrom der inadäquaten ADH-Sekretion, Nebennierenrindenunterfunktion, Arzneimittel (z. B. bestimmte Diuretika)

↑: Diarrhö, Fieber oder Schwitzen bei zu geringer Wasserzufuhr, Diabetes insipidus, primärer Hyperaldosteronismus, bestimmte Arzneimittel

🖉 2 ml Serum/Plasma

## Partielle Thromboplastinzeit (PTT)

**Normwert:** 24–38 Sek.

**Diagnostische Funktion:** Maß für das endogene Gerinnungssystem

↑: Hämophilie A und B oder anderer Gerinnungsfaktormangel, Verbrauchskoagulopathie, schwere Lebererkrankungen. Überwachung einer Heparintherapie (bei Vollheparinisierung ca. 1,5–2fache Verlängerung angestrebt)

🖉 3 ml Zitratblut (Röhrchen exakt bis zur Markierung füllen)

## Phosphat (anorganisch)

**Normwert:** 2,6–4,5 mg/dl (0,84–1,45 mmol/l)

**Funktion:** Baustein von ATP und Zellmembranen, Knochenmineral, Puffersystem im Blut

↓: Rachitis, Malabsorption, renal-tubuläre Erkr., Hyperparathyreoidismus, Aluminiumhydroxid enthaltende Antazida (binden Phosphat)

↑: Niereninsuffizienz, Hypoparathyreoidismus, Akromegalie, Knochentumoren, Metastasen

🖉 2 ml Serum/Plasma

*Phosphatase, saure siehe Saure Phosphatase*
*$pO_2$ siehe Blutgasanalyse*

## Protein im Urin

**Normwert:** < 150 (– 300) mg/24 Std., methodenabhängig

↑: renale Ursachen (z. B. Glomerulonephritis, Pyelonephritis, nephrotisches Syndrom, Erkrankungen der Harnwege) extrarenale Ursachen; Schwangerschaft, Rechtsherzinsuffizienz, Fieber, Eiweißerhöhung im Blut (z. B. bei Plasmozytom)

🖉 5 ml Sammelurin

## PSA (Prostataspezifisches Antigen)

**Normwert:** < 4 µg/l, Grauzone 4–10 µg/l

**Funktion:** Tumormarker des Prostatakarzinoms

↑: Prostataadenom (meist < 10 mg/l), Prostata-Ca

🖉 2 ml Serum/Plasma

*PTT siehe Partielle Thromboplastinzeit*

## Quick (Prothrombinzeit, Thromboplastinzeit, TPZ)

**Normwert:** 70–120 %

**Diagnostische Funktion:** Maß für das exogene System der Gerinnung

↓: Lebererkrankungen, Verbrauchskoagulopathie, AT-III-Überschuss,
Vit.-K-Mangel, Therapie mit Vit.-K-Antagonisten (z. B. Marcumar®, therapeutischer Bereich ca. 15–35 % je nach Indikation) Aufgrund fehlender Standardisierung Angabe heute als **International normalized ratio** *(INR)*; Normwert der INR = 1,0; therapeutischer Bereich je nach Indikation 2,0–3,5

🖉 3 ml Zitratblut (Röhrchen exakt bis zur Markierung füllen)

## Renin

**Normwert:** abhängig von Tageszeit, körperlicher Aktivität und Methode, z. B. liegend 3,6–20 ng/l, stehend 5,1–38,7 ng/l; Bewertung zusammen mit Aldosteron und Elektrolyten

**Funktion:** renales Hormon, das über den Renin-Angiotensin-Aldosteron-Mechanismus den Blutdruck steigert

↓: primärer Hyperaldosteronismus, Medikamente (Glukortikoide), übermäßiger Lakritzgenuss

↑: primärer Hypoaldosteronismus, Nebennierenrindeninsuffizienz, sekundärer Hyperaldosteronismus, Medikamente (Captopril, Diuretika)

🖉 1 ml Serum Plasma (sofort ins Labor)

## Retikulozyten

**Normwert:** 0,5–2,5 % der Erythrozyten

**Funktion:** junge Erythrozyten

↓: verminderte Erythropoese, z. B. bei aplastischer Anämie, Zytostatikatherapie, Erythropoetinmangel

↑: gesteigerte Erythropoese, z. B. bei hämolytischer Anämie, nach Blutung, unter Behandlung einer Eisen-, Vit.-$B_{12}$- oder Folsäuremangelanämie (Retikulozytenkrise)

✏ 2 ml EDTA-Blut

## Rheumafaktoren

**Normwerte:**
Iga-RF: < 20,0 IU/ml
IgG-RF: < 30,0 IU/ml
IgM-RF: < 10,0 IU/ml

**Funktion:** IgM-Autoantikörper gegen IgG

↑ bzw. positiv: Erkrankungen des rheumatischen Formenkreises, z. B. rheumatoide Arthritis, aber auch andere entzündliche und infektiöse Erkrankungen sowie ca. 10–25 % der Gesunden (bei Älteren mehr)

✏ 2 ml Serum

## Saure Phosphatase (SP)

**Normwert:**
< 7,3 U/l

**Funktion:** Phosphate spaltendes Enzym. Verschiedene Isoenzyme, z. B. Prostata-SP

↑: Prostatahypertrophie, -karzinom (als Tumormarker jedoch PSA besser geeignet), Knochenerkrankungen, Erkrankungen der Blutzellen, Thrombosen, Thromboembolien

✏ 2 ml Serum/Plasma

## Serumelektrophorese

| Fraktion | Normwert in % | Normwert in g/l | Diagnostische Funktion |
|---|---|---|---|
| **Albumin** | 60,6–68,6 % | 35–50 | ↓: Eiweißmangelernährung, Entzündungen, nephrotisches Syndrom, Leberzirrhose, Tumoren, monoklonale Gammopathien<br>↑: v. a. akute Entzündung, Tumoren |
| $α_1$-**Globulin** | 1,4–3,4 % | 1,3–3,9 | ↑: wie $α_1$-Globulin, zusätzlich nephrotisches Syndrom |
| $α_2$-**Globulin** | 4,2–7,6 % | 5,4–9,3 | ↑: v. a. nephrotisches Syndrom, Tumoren<br>↓: nephrotisches Syndrom |
| **β-Globulin**<br>**γ-Globulin** | 7,0–10,4 %<br>12,1–17,7 % | 5,9–11,4<br>5,8–15,2 | ↑: v. a. chronische Entzündungen, Leberzirrhose, Tumoren, monoklonale Gammopathie (starke Erhöhung mit spitzer Zacke) |

✏ 1 ml Serum

## Thrombinzeit (TZ, Plasmathrombinzeit, PTZ)

**Normwert:** 14–21 Sek.

**Diagnostische Funktion:** Maß für „gemeinsame Endstrecke" der Gerinnung

↑: Fibrinogenmangel, Fibrinolyse-, Heparintherapie (Therapieziel: 2–4fach verlängerte Thrombinzeit)

✏ 3 ml Zitratblut (Röhrchen exakt bis zur Markierung füllen)

## Thrombozyten (Blutplättchen)

**Normwert:** 150–450/nl

**Funktion:** leiten Blutgerinnung im endogenen Gerinnungssystem ein

↓: Leukämie, toxisch (Alkohol, Arzneimittel, z. B. Zytostatika), Verbrauchskoagulopathie, immunologisch (z. B. idiopathische thrombozytopenische Purpura)

↑: myeloproliferative Erkrankungen, nach Infektionen, Blutungen oder Milzentfernung

✏ 2 ml EDTA-Blut, 20 µl Kapillarblut

## Thyroxin ($T_4$), freies Thyroxin ($fT_4$)

Quelle: www.laborlexikon.de (Stand 2/2009)

**Normwerte:**
Gesamt-Thyroxin 43–111 ng/ml
Freies Thyroxin ($fT_4$) 0,73–1,95 ng/dl

**Funktion:** Schilddrüsenhormon

↓: Hypothyreose, z. B. bei Jodmangel, chronische Thyreoiditis, Z. n. Schilddrüsenresektion, Medikation mit Thyreostatika

↑: Hyperthyreose

✏ 1 ml Serum/Plasma

## Thyreoidea-stimulierendes Hormon (TSH)

**Normwert:** basal 0,27–4,20 mIU/ml

**Funktion:** vom Hypophysenvorderlappen ausgeschüttetes Hormon, das die Schilddrüse stimuliert

↓: primäre Hyperthyreose, sekundäre Hypothyreose, Schilddrüsenhormonüberdosierung

↑: primäre Hypothyreose

⚡ 1 ml Serum/Plasma

## Transferrin/-sättigung

**Normwerte:**
Transferrin 200–360 mg/dl
Transferrinsättigung 16–46 %

**Funktion:** Transportprotein für freies Eisen im Serum, diagnostisch bedeutsam ist die Transferrinsättigung (Serumeisenkonzentration geteilt durch Transferrinkonzentration), Transferrin ist ein „Anti-Akute-Phase-Protein" und sinkt daher bei Entzündungen

Transferrinsättigung ↓: Eisenmangel

Transferrinsättigung ↑: Eisenüberladung z. B. bei Hämochromatose oder nach vielen Bluttransfusionen

⚡ 1 ml Serum/Plasma

## Trijodthyronin ($T_3$), freies Trijodthyronin ($fT_3$)

**Normwerte:**
Gesamt-Trijodthyronin 0,8–2,0 ng/ml
Freies Trijodthyronin ($fT_3$) 1,8–4,6 ng/l

**Funktion:** Schilddrüsenhormon; wird im peripheren Blut durch Abspaltung eines Jodanteils aus $T_4$ gebildet; schneller und stärker wirksam als $T_4$

↓: Hypothyreose, Umwandlungshemmung von $T_4$ in $T_3$, z. B. bei Schwerkranken oder bestimmten Arzneimitteln (Low-T3-Syndrom)

↑: Hyperthyreose. In 5–10 % der Hyperthyreosen (isolierte $T_3$-Hyperthyreose)

⚡ 1 ml Serum/Plasma

## Triglyzeride (Neutralfette)

**Normwert:** < 200 mg/dl (2,3 mmol/l)

**Funktion:** eines der Hauptblutfette

↑: primäre Fettstoffwechselstörungen, falsche Ernährung, Leber- und Nierenerkrankungen, Hypothyreose, Diabetes mellitus

⚡ 2 ml Serum/Plasma

## Troponin T (kardiales TnT)

**Normwert:**
(Kardiales) Troponin T < 0,4 µg/l (herstellerabhängig) erhöhte Werte 3–8 Std. nach Infarktbeginn zu erwarten, Maximumwerte 12–96 Std. nach Infarktbeginn

**Funktion:** herzmuskelspezifisches Eiweiß

↑: Herzmuskelnekrose (z. B. bei Herzinfarkt (häufig > 2,3 µg/l), Lungenembolie

⚡ 2 ml Serum/Plasma

## Vitamin $B_{12}$ (Cobalamin)

**Normwert:** 197–866 pg/ml

**Funktion:** wichtiges Coenzym v. a. im Zellaufbau; kann aus dem Darm nur nach Bindung an Intrinsic factor aus dem Magensaft aufgenommen werden

↓: perniziöse Anämie, Mangelernährung, Z. n. Magenresektion, chronisch atrophische Gastritis, chronische (Dünn-)Darmerkrankungen

⚡ 1 ml Serum/Plasma

# Register

**A**
Abdecken, steril 114
Abdomen
– akutes 80, 224
– Flüssigkeitsspiegel 188
Abdomenleeraufnahme 156
Abdominalschmerz 346
Abduktionsfraktur 287
Abführmittel 155
Abhusten, produktives 381
Ablederungswunde 32
Abrissfraktur 248
Abscherfraktur 248
Abstoßungsreaktion 25
– Nierentransplantation 455
Abstrich 11
– Wunde 40
Abszess
– Abdomen 203
– Leber 218
– paranephritischer 452
– perityphlitischer 190
Abszessausräumung, operativ 218
Abszess 45
Abszessdrainage, perkutan 218
Achillessehnenruptur 292
ACTH 503
– Test 427
ACVB 490
Addison-Krise 427
Adduktionsfraktur 287
Adenomatosis coli 195
Adipositas 429
Adrenalektomie 425
Afferent-Loop-Syndrom 186
AFP 503
AGS 426
Akromioklavikulargelenkluxation 281
Aktivkohlekompresse 61
ALAT 507
Albumin 215, 503
Alginat 59
Alkalische Phosphatase 503
Alkalose 384
Alkohol, Wirkungen 88
Allen-Test, Lagerungsprobe 349
Allergie, Kontrastmittel 15
Allgöwer, Rückstich-Naht 119
All-in-one-Lösung 140
Alter, Operationsrisiko 22
Altersappendizitis 189
AMA 503
Amaurosis fugax 362
Ambulanz 67
– Arbeitstechniken 68
– Eingriffe, operative 77
– Kinder 87
– Patient, aggressiver 88
– Patient, alkoholisierter 88
– Patient, drogenabhängiger 88
– Patientengruppen 67

– Problemsituationen 87
– Wundversorgung 68
Aminosäurelösung 140
Ammoniak 504
– Spiegel 215
Amputation 261, 304, 357
– Amputattransport 261
– Pflege 263
– prothetische Versorgung 264
– Stumpfpflege 263
Amylase 504
Amyloidose 316
ANA 504
Anal
– Abszess 200
– Fissur 201
– Fistel 200
– Karzinom 201
Analgesie, patientenkontrollierte 135
Analgetika 135
Analkarzinom 201
Analprolaps 200
Anämie, perniziöse 183
Anamnese 8
– Traumatologie 244
Anasarka 406
Anästhesie 105
– Ausleitung 107
– Einleitung 107, 110
– Fachweiterbildung 106
– Pflege 105
– Phasen 107
– Unterhaltung 107
Anästhesiologie 105
Anastomose, biliodigestive 237
Andrologie 433
Aneurysma 360
– Aorta 498
– Aorta, thorakale 360
– A. poplitea 362
– Bauchaorta 361
– Herzwand 492
– Standford-Klassifikation 361
ANF 504
Angina
– abdominalis 360
– pectoris 489
Angiografie 15, 349, 350
– Magen-Darm-Trakt 157
– Nierengefäße 442
Angiopathie 56
Angioplastie 350
– intraoperative transluminale 356
– koronare 490
– perkutane transluminale 356
Ankle-Brachial-Index 367
Antazidum 181
Anthrax 52
Antibiogramm 41
Antibiotikaprophylaxe, perioperativ 97
Antibiotikum 44
Antiemetika 153

Antikoagulation 370
Antinukleäre Faktoren 504
Antiphlogistikum, nichtsteroidales 134
Antisepsis 41
Antitoxin 44
Anurie 436
Aortenaneurysma
– thorakales 360, 498
Aortendissektion 361, 499
Aortenisthmusstenose 495
Aortenruptur 279, 499
Aortenstenose 495
Appendektomie, Pflege 190
Appendix, Lage 190
Appendizitis
– akute 189
– Perforation 190
Arbeitssicherheit 242
Arbeitsunfall 67
Arm
– Lagerung 112
– Lagerung, intraoperativ 112
– Verletzungen 282
Arterie
– Erkrankungen 351
– Verletzungen 372
– Verschluss 355, 358
Arteriografie 15, 349
Arteriosklerose 354
– Verlauf chronischer 343
Arthritis
– eitrige 316
– rheumatoide 313
Arthrodese 304
– Stuhl 333
Arthrofix-Schiene 291
Arthrolyse 304
Arthroplastik 304, 338
Arthrose 311
Arthroskopie 246
Arthrotomie 317
ASA-Klassifikation 106
ASAT 512
Asepsis 41
Aspergillom 404
Aspiration, postoperativ 127
Assessment, wundspezifisches 57
Assistent 101
Aszites 214
Atelektasenprophylaxe 395
Atemgeräusch 380
Atemlähmung 388
Atemnot 377
Atemskala nach Bienstein 378
AT III 504
Atresie, Ösophagus 172
Aufklärung, Anästhesie 106
Aufklärungsbogen 20
Aufnahme, notfallmäßig 2
Aufnahmegespräch 91

Aufwachraum 122
– Pflege 122
– Übergabe 123
Ausdauertraining 344
Ausfälle, neurologische 244
Auskultation 9
Ausscheidungsurografie 441
Ausstreifbeutel 164, 168
Auswurf 379
Autotransfusion, maschinelle 139
AV-Fistel 371
Azetabulumfraktur 286
Azidose 384

B
Babcock-Operation 369
Bacillus anthracis 52
Bakteriostase 44
Bakteriurie 437
Bakterizidie 44
Balanitis 470
Balanoposthitis 470
Ballondilatation, koronare 490
Ballonpumpe, intraaortale 487
Bandscheibe 322
– Vorfall 321
Bandverletzung
– Hand 285
– Kniegelenk 290
Basedow, Morbus 420
Basisplatte 165
Bauch
– akuter 80
– Aortenaneurysma 360, 361
– Hoden 464
– Schmerz, akut 154
– Spiegelung 217
– Trauma 280
– Wassersucht 214
Beckenfraktur 286
Beckentyp, pAVK 355
Bedside-Test 138
Befund, unklarer präoperativer 2
Begleiterkrankungen, Operationsrisiko 21
Beinlagerungsschiene, Lagerungsprinzip 253
Beinlängendifferenz 300
Beinlängenmessung 300
Belastungs-EKG 479
Belastungsinkontinenz 436
Belastungsstabilität 258
Beobachten, pflegerisches 6
Berufskleidung 42
Beschleunigungsverletzung 271
Beschneidung 469
Beschwerden
– aktuelle 8
– postoperative 126
Besenreiservarizen 366
Bestrahlungstherapie 29
Betreuung, psychische 92
Beurteilen, pflegerisches 6
Bewegung, postoperativ 151
BGA 384, 504
Biegungsfraktur 248
Bilhämie 224

Bilirubin
– im Blut 504
– im Urin 504
Billroth-Operation 182
Bioprothese, Herzklappe 493
Biopsie 11
– Prostata 444
Bisswunde 32
Bizepssehnenruptur 282
Blähsucht 153
Blähung 153
Blase, autonome 274
Blasenkatheter, suprapubisch 444
Blasenpunktionsurin 439
Blasenspiegelung 443
Blasenstein 453
Blasentamponade 462
Blasentraining 445
BLD 300
Blumberg-Zeichen 189
Blut
– Bilirubin 504
– Glukose 507
– okkultes 155
– Untersuchung 9
Blutbild
– Normalwerte 10
– Veränderung bei Infektion 40
Blutentnahme, arteriell 384
Bluterbrechen 81
Blutgasanalyse 384, 504
Blutgerinnung 10
Blutkörperchensenkungsgeschwindigkeit 40
Blutkultur 40
Blutleere 112
Blutplättchen 511
Blutpräparat 136
Blutsenkung 10
Blutsperre 112
Blutspiegelbestimmungen, Hormone 416
Blutstillung, Arterienverletzung 373
Blutstuhl 154
Bluttransfusion 136
Blutung
– Erstmaßnahmen 244
– gastrointestinale 81
– intrakranielle 267, 268
– Intrazerebrale 267
– Traumatologie 243
– Varize 374
Blutwärmer 138
BMI 430
Bodymass-Index 430
BPH 461
Braun-Fußpunktanastomose 182
Brescia-Cimino-Shunt 371
Bricker-Blase 447
Brillenhämatom 265
Broca-Normalgewicht 430
Bronchialkarzinom 408
– Laserrekanalisation 410
– WHO-Klassifikation 408
Bronchiektasen 407
Bronchiolitis obliterans 397
Bronchoskopie 385

Bronchusriss 279
Bronchusstumpfinsuffizienz 396
Bruch 204
Brustfellentzündung 398
Brustwand
– Ableitungen 479
– Erkrankungen 397
– Tumoren 398
Brustwirbelsäule, Frakturen 272
BSG 10, 40, 504
Bullae, Lungenemphysem 406
Bündelnagelung 256
Buprenorphin 134
Bursitis subacromialis 324
BWS 272
Bypass
– arterieller 357
– koronarer 490

C
Calcaneussporn 337
Castverband 68
Cauda equina 322
Cavaschirm 364
Cavernosogramm 471
CCD-Winkel 329
CEAP-Klassifikation 367
Charcot-Trias 230
Chassaignac 283
Chemotherapie 30
– regionale 220
Child-Klassifikation 222
ChiPS 223
Chirurgie 1
– endokrine 415
– laparoskopische 23
– minimal-invasive 22, 115
Chlorid 505
Cholangiografie 215
Cholangio-Pankreatikografie, endoskopisch-retrograde 216
Cholangitis
– akute 230
– chronische 230
Choledochoskop 231
Choledochotomie 231
Choledochus-Hepaticus-Resektion 230
Choledochusrevision 231
– Pflege, perioperative 226
Cholelithiasis 227
Cholestase 214, 228
Cholesterin 505
Cholezystektomie 231
– konventionelle 229, 231
– laparoskopische 22, 229
Cholezystitis 229
– chronische 230
Cholezystocholangiografie 215
Cholezystografie 215
Cholinesterase 215
Chondrom 310
Chondrosarkom 310
CK 509
Claudicatio intermittens, pAVK 354
Clavikula 325
Clearance 440

Clonidintest 428
Clostridium
– perfringens 51
– tetani 49
$CO_2$-Narkose 388
Colitis ulcerosa 191
Colles-Fraktur 284
Commotio cerebri 266
Computertomografie 16, 351
– Lunge 382
– Magen-Darm-Trakt 157
Conduit 448
Conn-Syndrom 426
Contusio cerebri 266
Cough-Assist 394
Courvoisier-Zeichen 236
Coxa valga/vara 329
Coxitis fugax 330
CPAP 394
Cramer-Schiene 75
C-reaktives Protein 40, 505
Crescendo-Angina 489
Crohn, Morbus 190, 193
Crossektomie 368
CRP 40, 505
Crutchfield-Extension 272
CT 16, 382
Cushing-Syndrom 424

### D

Darmersatzblase 460
Darmmilzbrand 52
Darmreinigung, präoperative 159
Darmspülung, orthograde 95, 159
Darmverschluss 187
Darmvorbereitung, präoperative 95
D-Arzt 68
dashboard injury 286
Decollement 32
Dekortikation 401
Dekubitus 54
Dennis-Sonde 162
Denver-Shunt 215
Desault
– Verband 76
– Weste 76
Desinfektion 42
Dezelerationstrauma 372
DHS 257, 258
Diagnoseprozess
– chirurgischer 7
– pflegerischer 7
Diagnostik
– Biopsie 11
– Laboruntersuchung 9
– Nuklearmedizin 17
– Orthopädie 301
– Pathologie 11
– Punktion 11
– Röntgen 14
– Sonografie 12
– Szintigrafie 17
– Urologie 438
Dialyse-Shunt 371
Diaphanoskopie 467
Diarrhö 154

Diastolikum 478
Dickdarm
– Divertikulitis 194
– Divertikulose 194
– Polypen 195
Dienstkleidung 42
Differentialblutbild 10, 505
Diskontinuitätsresektion 194, 197
Diskusprolaps 321
Distraktionsapparat 304
Divertikel 175
Divertikulitis 194
Divertikulose 194
DMS-Kontrolle 72, 250
DNES 429
Dokumentation, Patientenaufklärung 20
Donati, Rückstich-Naht 119
Donjoyschiene 75
Doppelkontrasteinlauf 157
Doppelniere 449, 450
Doppler-Sonografie 12
double gloving 103
Douglas-Raum 203
Drainage
– ohne Sog 116
– Beschriftung 116
– mit Sog 117
– postoperativ 116
– Probleme 145
Drainageoperation, chronische Pankreatitis 235
Dranginkontinenz 436
Dreipunktstützkorsett 272
Drogenabhängigkeit 88
Druckerhöhung, intrakranielle 267, 269
Druckpuls 268
DSA 350
Duchenne-Zeichen 300
Ductus arteriosus, persistierender 495
Dumpingsyndrom 186
Dünndarminterponat, Ösophagusresektion 177
Dünndarmsonde 162
– Entfernung 162
– Pflege 162
Duodenalsonde 161
Duodenopankreatektomie 237
Duplexsonografie 12, 349
Dupuytren-Kontraktur 326
Durchblutungsstörung
– Arterien, hirnversorgende 362
– Eingeweidearterien 359
– pAVK 354
– Traumatologie 244
Durchfall 154
Durchgangsarzt 68
Durchgangssyndrom 130, 270
Durchleuchtung, Röntgendiagnostik 14
Dysmelie 306
Dysphagie 153, 177
Dysplasie, fibromuskuläre 360
Dyspnoe 377
– Erstma
– Lagerung 379
Dysregulation, orthostatische 153
Dysurie 435

### E

Easy-Flow-Drainage 117
Echinococcus
– granulosus 219
– multilocularis 219
Echinokokkuszyste 218
Echokardiografie 480
Efferent-Loop-Syndrom 186
Eigenanamnese 8
Eigenblutspende 139
Eingriff, Dringlichkeit 20
Eingriffsraum 67
Einklemmung, Gehirn 267, 268
Einrichtung, Luxation 247
Einschleusen 98, 101
Einsekundenkapazität 383
Eintrittspforte, Infektion 39
Einverständniserklärung 20
Einwilligung 20
– Behandlung ohne 19
Einzelknopfnaht 119
Eisen 506
Eisenmenger-Reaktion 496
Eiter 44
Eiterharn 437
EKG 478
Ektromelie 306
Elektrokardiogramm 478
Elektrolyte, Laboruntersuchung 9
Elektrolytlösungen 139
Elektroresektion, transurethrale 459
Elektrounfall 85
Elementardiät, niedermolekulare 191
Elle 325
Ellenbogenluxation 283
Embolektomie 358
Embolie 95, 369
– Lunge 363
Emesis 153
Emphysem
– Lunge 406
– Mediastinum 411
Empyem 47
– Pleura 400
Empyemhöhlenrevision, Pleura 401
En-bloc-Reposition, Hernie 206
En-bloc-Resektion 197
Enchondrom 310
Endokrinologie 415
Endoprothese 258, 304
– Hüftgelenk 330
Endoskopie 17
– Magen-Darm-Trakt 158
Endosonografie 13
Enteritis regionalis 190
Enterostoma 162
– Beobachtung 166
– doppelläufiges 163
– endständiges 163
– Ernährungsberatung 170
– Indikation 164
– Komplikationen 170
– Pflege, perioperative 165
– Platzierung präoperativ 166
– Rückverlegung 172
– Versorgungssystem 164

Entlastungsschnitte, Verbrennung 84
Entzündungszeichen 38
Enzephalopathie, hepatische 213, 222
Enzyme 215
Epididymektomie 466
Epididymitis 465
Epiduralanästhesie 108
Epiduralblutung 267
Epikondylitisspange 326
Epiphysenlösung, Hüftkopf 329
Epiphyseolysis capitis femoris 329
Epispadie 469
Epithelisierungsphase 64
Erbrechen 153
– postoperativ 127
ERCP 216
Erfrierung 86
Ergometrie 479
Ermüdungsfraktur 248
Ernährung
– enterale 142
– parenterale 140
Ernährungszustand 213
Erreger, multiresistente 43
Ersatzmagen 183
Erstgespräch 91
Erysipel 47
Erythrozyten 506
– Indizes 506
– Normalwerte 10
Erythrozytenkonzentrat 137
Esmarch, Blutleere 112
Esshilfen 299
ESWL 453
Etappenlavage 203
Eurotransplant 454
Ewing-Sarkom 310
Exophthalmus 420
Exostose 310
Expektorat 379
Exsudationsphase, Wundheilung 33
Extension 252
Extremitätenableitungen 479
Exzitationsstadium, Tollwut 53

**F**
Fachkompetenz 3
Faden, chirurgischer 118
Fädenentfernung 147
Fahrrad-Ergometrie 480
Fallot-Tetralogie 495
Fassthorax 406
Fast-Track-Chirurgie 160
Fasziektomie 326
Fasziitis, nekrotisierende 48
Faustschlussprobe 348
Fehlbildung 306
Fehlhaltung, skoliotische 300
Feinnadelkatheterjejunostomie 143
Feinnadelpunktion, Schilddrüse 418
Femoralhernie 207
Femur, Fraktur 288
Fernlappen 28
Ferritin 506

Fersenbeinfraktur 291
Fersensporn 337
Fertigkeit, postoperative 92
Fettlösung 140
Fettstuhl 213
Fettsucht 429
Fibrinkleber 120
Fibrinogen 505, 506
Fieber, postoperativ 127
Finger 326
– schnellender 327
Finger-Boden-Abstand 301, 303
Fissur, knöcherne 249
Fistel
– arteriovenöse 371
– tracheobronchiale 413
Fistelkarzinom 316
Fixateur externe 257, 259
Flake fracture 248
flapping tremor 222
Flatus 153
flush syndrome 429
Foetor hepaticus 222
Folsäure 506
Fontaine, pAVK-Stadien 355
Fraktur 247
– Azetabulum 286
– Becken 286
– Behandlung, frühfunktionelle 252
– Blutverlust 250
– BWS 272
– Ellenbogen 283
– Extension 252
– Femur 288
– Fuß 292
– Hand 284
– Heilung 259
– Heilung, verzögerte 260
– Heilungsdauer 251
– Hüftgelenk 288
– HWS 271
– kindliche 249
– Kniescheibe 289
– Kompartmentsyndrom 260
– Lagerung 258
– LWS 272
– Mechanismen 248
– Mittelgesicht 265
– Oberarm 282
– Oberschenkel 287
– Osteosynthese 251
– Radius 284
– Radiusköpfchen 283
– Rehabilitation 251
– Retention 251
– Rippen 278, 279
– Schädel 265
– Schädelbasis 266
– Schenkelhals 287
– Schlüsselbein 281
– Schulterblatt 281
– Sternum 279
– Therapie 68, 250
– Tibiakopf 290
– Unterarm 284
– Unterkiefer 265

– Unterschenkel 290
– unvollständige 249
– Wirbelsäule 273
– Zeichen 249
Fremdanamnese 8
Fremdkörper, Ösophagus 179
Fresh Frozen Plasma 137
Friedrich-Wundexzision 38
Frischplasma, gefrorenes 137
Froschposition 275
Frozen shoulder 325
Frühdumpingsyndrom 186
$fT_3$ 512
$fT_4$ 512
Fuchsbandwurm 218
Fundophrenikopexie 175
Fundoplikatio 174, 175
Funikulolyse 465
Funktionsstellung, Gelenk 70, 71
Furunkel 45
Fuß
– Pflege 345
– Pulse 352
– Syndrom, diabetisches 56

**G**
Gallenblase
– Empyem 227
– Hydrops 227, 231
– Karzinom 230
– Operation 231
Gallengangskarzinom 230
Gallenkolik 227
Gallenstein
– Leiden 227
– stummer 227
Gamaschenulkus 347
Ganglion 327
Gangrän 347
– arterielle 56
Ganzkörperplethysmografie 383
Gasbrand 51
Gastrektomie 183
gastric banding 430
Gastroduodenalsonde 161
Gastroduodenostomie 182
Gastroenterostomie 184
Gastrointestinalblutung, obere 221
Gastrojejunostomie 182
Gastropexie 175
Gastrostomie, perkutane endoskopische 143
Gefäßchirurgie 343
– Anamnese 348
– Diagnostik 348
– Pflege 343
Gefäßerkrankung
– Ausdauertraining 344
– Dekubitusrisiko 345
– Lagerung 345
– Prävention 344
Gefäßinterponat 357
Gefäßtraining 353
Gefäßverletzungen 372
Gehgips 70
Gehirnerschütterung 266

Gelbsucht 213
Gelenk
– Beweglichkeit, Untersuchung 301
– Empyem 315
– Ersatz, Infektion 316
– Funktionsstellung 70, 71
– Maus 336
– Panaritium 47
– Punktion 245
– Spiegelung 246
– Toilette 334
– Versteifung 299
Genu varum/valgum 333
GEP 429
Gerinnung, Laboruntersuchung 10
Gesamteiweiß 507
Geschwür 180
GI-Blutung 81
Gilchrist-Verband 76
Gipsraum 67
Gipssäge 74
Gipsschiene 70
Gipsverband 68
– Abnehmen 74
– Anlegen 69, 72
– Aufbau 70
– Beobachtung 72
– Besonderheiten bei Kindern 75
– Dekubitus 74
– Fensterung 71, 72
– Instrumente 73
– Komplikationen 74
– Patientenberatung 73
– Rehabilitation 74
Glasgow-Koma-Skala 267
Glasknochenkrankheit 307
Gleithernie 174, 204
Gleithoden 464
Glukokortikoidtherapie 425
Glukose
– im Blut 507
– im Urin 507
Glykohämoglobin 507, 508
Golferellenbogen 326
Gonarthrose 333
– Gleitflächenersatz 334
GOT 507
Graft-versus-host-Reaktion 25
Granulationsphase 64
Granulozyten
– basophile 504
– eosinophile 506
Grünholzfraktur 249
Gummilasche 117
GVHR 25

**H**

H$_2$-Antagonisten 181
Haarentfernung, präoperativ 93
Haarkürzung, präoperativ 93
Hackenfuß 340
Hallux valgus 337
Halo-Fixateur 272
Halsorthese 76

Halswirbelsäule
– Distorsion 271
– Verletzungen 271
– Frakturen 272
Haltungsfehler 299
Hämangiom, Leber 219
Hämarthros 245
Hämatemesis 154
Hämatokrit 10, 507
Hämatopneumothorax 403
Hämatothorax 279
Hämaturie 437
Hammerzehe 339
Hämobilie 224
Hämoccult 156
Hämodilution 356
Hämodilution, präoperative 139
Hämoglobin 10, 507
Hämoptoe 379
Hämoptyse 379
Hämorrhoidektomie 199
Hämorrhoiden 199
Händedesinfektion
– chirurgisch 101
– hygienisch 101
Händehygiene 42
– präoperativ 101
Handlungskompetenz, berufliche 3
Handschuh, steriler 102
Handwurzelfraktur 284
Hanging cast 283
Harn 439
– Bilirubin 504
– Glukose 507
– Protein 510
Harnblase
– Entfernung 459
– Erkrankungen 457
– Karzinom 458
Harnflussmessung 443
Harninkontinenz 436
Harnleiterverletzung 457
Harnröhrenklappen 457
Harnröhrenspalte 468
Harnsäure 508
Harnstoff 440, 508
Harnstrahlveränderung 436
Harnverhalt 436
– postoperativ 127
Harnwegsinfektion 457
Hartmann, Diskontinuitätsresektion 194
Hartspann 271
Hartverband 68
Hashimoto-Thyreoiditis 421
Haut
– Desinfektion 114
– Emphysem 381
– Erkrankung, Operationsrisiko 22
– Expansion 26
– Lappenplastik 27
– Milzbrand 52
– Naht 119
– Schnitt 114

– Schutzplatte 164, 165
– Striae 416
– Transplantation 26
– Verätzung 82
Hb 508
HbA 507, 508
HCC 219
HDL-Cholesterin 508
Heberdrainage 388
Helicobacter pylori 180
Heller-Myotomie 176
Hemihepatektomie 220
Heparin, Verabreichung 96
Heparinisierung 353
Hepaticojejunostomie 237
Hepatitis, Serologie 215
HEP 330
Hernie 204
– epigastrische 208
– innere 205
– Leiste 207
– Reposition, manuelle 205
Herniotomie 206
Herzbeuteltamponade 498
Herzchirurgie 473
– Diagnostik 478
– Leitbefunde 476
– minimal-invasive 488
– Pflege 473
– Pflege, perioperative 483
– Wärmeaustauscher 486
Herzerkrankung, Rehabilitation 474
Herzfehler
– angeborene 474, 494
Herzfehler, angeborene 495
Herzgeräusch 478
Herzinfarkt 491
– EKG-Veränderungen 492
– stummer 491
Herzinsuffizienz, postoperativ 128
Herzkatheter 482
Herzklappenfehler 493
– Klappenersatz 493, 494
Herzklopfen 477
Herzkontusion 279
Herzkrankheit, koronare 489
Herz-Lungen-Maschine 486, 487
Herzrasen 477
Herzschmerzen 476
– Erstmaßnahmen 477
Herzstolpern 477
Herzton 478
Herztransplantation 488
Herztumoren 497
Herzwandaneurysma 492
Herzwandruptur 492
Hiatoplastik 174
Hiatushernie 173
Hilfsmittel, Orthopädietechnik 305
Hinken 300
Hirntod 25
Histochemie 11
Histokompatibilität 24
Hkt 507
Hochfrequenz-Diathermie, Polypektomie 195

Hoden
- Keimzelltumor 467
- Retention 464
- ektoper 464
- Entzündung 465
- Erkrankungen 464
- Torsion 466
Hohlfuß 339
Hohlhandphlegmone 47
Homans-Zeichen 370
Horner-Syndrom 409, 422
Host-versus-graft-Reaktion 24
Hufeisenniere 449, 450
Huffing 381
Hüftdysplasie, angeborene 327
Hüftgelenk
- Arthrose 330
- Luxation 287
Hüfthinken 300
Hüftkopfendoprothese 287
Hüftkopfnekrose
- idiopathische 329
- juvenile 329
Hüftschnupfen 330
Hüftschraube, dynamische 257, 258
Hühnerauge 339
Hühnerbrust 397
Humanalbumin 137
Humerusfraktur 282, 283
Hundebandwurm 218
Hungerversuch 429
Husten 380
HVGR 24
HWI 457
HWS 271
Hybrid-Prothese 330
Hydrofaser-Verband 59
Hydrogel 60
Hydrokolloid 60, 63
Hydronephrose 450
Hydropolymer 61
Hydrozele 467
Hygiene, persönliche 42
Hyperaldosteronismus 426
Hyperflexions-Extensions-Trauma 271
Hyperkapnie 384
Hypernephrom 455
Hyperparathyreoidismus 422
Hyperplasie, fokal noduläre 219
Hypersplenismus 221, 239
Hypertension, portale 220
Hyperthyreose 420
Hypertonie, postoperativ 127
Hypokapnie 384
Hypoparathyreoidismus 420, 423
Hypospadie 468
Hypothermie 86
Hypothermiegerät 486
Hypoxämie 384
Hypoxie 384

**I**
IICP 267, 269
Ikterus 213
Ileitis terminalis 190
Ileoaszendostomie 191

Ileostoma 165
Ileozökalresektion 191
Ileum-Conduit 447
Ileum-Neoblase 459, 460
Ileus 187
- mechanischer 187, 188
- paralytischer 187
Immunhistologie 11
Immunsuppression 25
- Lebertransplantation 226
Impressionsfraktur 265
Infektion 38
- bakterielle 44
- Blutuntersuchung 40
- chirurgische 38, 44
- Diagnose 39
- Eintrittspforte 39
- Harnwegs- 458
- lokale 39
- nosokomiale 41
- Pflege 49
- Pilze 53
- Prophylaxe 41
- Pseudomonas 35
- Quelle 39
- systemische 39
- Übertragungsweg 39
- Verhütung 41
Infiltrationsanästhesie 108
Infraktion 249
Infusion
- Lösung 140
- Therapie, postoperativ 139
- Urografie 441
Inhalationstrauma 84
Inkarzeration 206
Inkontinenz, Harn 436
INR 10
Inspektion 9
Instrument, Desinfektion 42
Instrumentenaufbereitung 100
Instrumentierschwester 100, 104
Insuffizienz
- Bronchusstumpf 396
- chronisch venöse 366, 370
- Nebennierenrinde 427
Insulinom 429
Intensivmedizin 121
Intensivpflege 121
Intensivplatz, Ausstattung 121
Intensivstation
- Aufgaben, pflegerische 121
- Patienten 121
Interponat, Gefäßchirurgie 357
Intervention, pflegerische 6
Intrakutannaht 119
Invagination 187
Irrigation, Kolon 169
Ischämie 354
Ischämietoleranz 354
Isotopennephrografie 442
ITA 356

**J**
Jejunostomie, perkutan-endoskopische 143
Jodmangel 419

**K**
Kahnbeinfraktur 284
Kalium 508
Kalkaneusfraktur 291
Kälteschäden 86
Kaltwasserbehandlung, Verbrennung 84
Kalzitonin 508
Kalzium 509
Kalziumoxalatsteine 454
Kammerunterstützungssystem 488
Kapillarblut, arterialisiertes 384
Karbunkel 45
Kardiainsuffizienz 173
Kardiochirurgie 473
Kardiomyopathie 497
Kardiomyotomie 176
Kardioplegie 486
Kardiospasmus 176
Karotis-TEA 363
Karpaltunnel 326
- Syndrom
Karzinoid 429
Karzinom
- Anus 201
- Harnblase 458
- hepatozelluläres 219
- Kolon 196
- Leber 219
- Magen 183
- Magen 183
- Magenstumpf 187
- Niere 455
- Ösophagus 176
- Pankreas 236
- Penis 470
- Prostata 463
- Rektum 196
- Schilddrüse 422
Katheter-Periduralanästhesie 110
Katheterurin 439
Kaudasyndrom 322
Kehr-Zeichen 239
Keilresektion, Lunge 396
Keilwirbel 317
Kernspintomografie 17
- Lunge 382
KHK 489
Kielbrust 397
Kirschner-Draht-Fixation 256
Klammerapparat 120
Klammerentfernungsgerät 147
Klammernaht 120
Klammerpflaster 120
Klappeninsuffizienz 493
- Herzinfarkt 492
Klappenstenose 493
Klassifikation, ASA 106
Klaviertastenphänomen 281
Klavikulafraktur 281
Kleinert-Gipsschiene 285, 286
Klistier, präoperativ 95
Klumpfuß, angeborener 337, 338
Klysma, präoperativ 95
Kneipp-Anwendungen 366
Knickfuß 339

Kniegelenk
- Arthrose   333
- Orthese   305
- Verletzungen   289
Kniescheibe, Fraktur   289
Knöchel-Arm-Index   367
Knochen
- Bruch   247
- Densitometrie   302
- Metastasen   310
- Panaritium   46
- Resektion   304
- Transplantation   258
- Tumoren   309
- Zyste, juvenile   310
Knorpelshaving   334
Kock-Pouch   447
Kohlenhydratlösung   139, 140
Kokardenphänomen   189
Kolektomie, Stuhlveränderung   198
Kolik, Nieren   452
Kolon
- Divertikel   194
- Irrigation   169
- Karzinom   196
Kolon
- Conduit   447
- Interponat   177
- Kontrastaufnahme   15
- Kontrasteinlauf   157
- Resektion   197
Koloskopie   158
- virtuelle   16
Koma, Leberkoma   222
Kommissurotomie   493
Kompartmentsyndrom   244, 260
Kompetenz, persönliche   3
Kompression
- Strumpf(hose)   365
- Verband, phlebologischer   365
Kompressionsfraktur   248
Kompressionstherapie   370
Konsiliaruntersuchung   9
Kontraktur   417
- Prophylaxe   299
Kontrastmittel
- Allergie   15
- Krise, thyreotoxische   15
- Nierenversagen   15
- Röntgendiagnostik   14
Koronarangiografie   15, 482
Koronar-Stent   490
Körperflüssigkeit, Untersuchung   10
Körperreinigung, präoperativ   93
Korsett   305
- Skoliose   319
Kortikalisschraube   255
Kostaufbau, postoperativ   126
Koxarthrose   330
Kragenknopfpanaritium   46
Krallenzehe   339
Krampfadern   366
Kratzwunde   32
Kreatinin   509
- Clearance   440, 509
Kreatinkinase (CK)   509

Kreatinphosphokinase   509
Krepitation   412
Kreuzband
- Ersatzplastik   290
- Ruptur   290
Krise, thyreotoxische   421
Kühlung, postoperative   259
Kunstherz   488
Kunststoffverband   68
- Abnehmen   74
- Anlegen   69
- Aufbau   70
Kurzdarmsyndrom   191

**L**
Labordiagnostik   9
- Blut   9
- serologisch-immunologische   10
- Stuhluntersuchung   156
Lagerung
- Froschposition   275
- intraoperativ   111
- Orthopädie   297
- Patient im Operationstrakt   111
- postoperativ   124
- Schäden   111
- Stabilität   258
Lähmungsapparat   305
Laktatdehydrogenase   509
Laktat   509
Längssternotomie, mediane   487
Langzeit-EKG   480
Lanz-Punkt   189
Laparoskopie   217
Lappenplastik   27
- freie   28
Laryngoskopie, Schilddrüse   418
Laryngospasmus, postoperativ   128
Lasègue-Zeichen   322
Lasertherapie, transkutane   368
Laxanzium   155
LDH   509
LDL-Cholesterin   510
Le Fort, Mittelgesichtsfraktur   265
Lebendspende   26
Leber
- Abszess   218
- Biopsie/Punktion   216, 217
- Koma   222
- Resektion   220
- Segmentresektion   220
- Transplantation   225
- Transplantation, Immunsuppression   226
- Tumoren   219
- Umgehungskreislauf   221
- Verletzungen   224
- Versagen   225
- Zelladenom   219
- Zirrhose   214
- Zyste   218, 219
Leichenspende   25
Leistenhernie   207
Leistenhoden   464
Leitungsanästhesie, periphere   108
Lendenwirbelsäule   272
Leukozyturie   437

Leydig-Zell-Tumor   468
Linksappendizitis   194
Linksherzkatheter   482
Lipase   510
Liquorrhö   266
Lithotripter   453
Littré-Hernie   205
Lobektomie, Lunge   396
Lokalanästhesie   107
Low-output-Syndrom   487
Lunge
- Abszess   404
- Emphysem   406
- Erkrankung   376
- Funktionsprüfung   383
- Infektionen   404
- Kaverne   405
- Kontusion   279
- Krebs, Bronchialkarzinom   407
- Metastasen   410
- Milzbrand   52
- Ödem, Leitsymptome   380
- Resektion, Verfahren   396
- Szintigrafie   382
- Transplantation   397
- Tuberkulose   405
- Tumoren   407
- Volumina   383
Lungenembolie   363
- Erstmaßnahmen   364
- postoperativ   127
Luxation   247
- Ellenbogen   283
- Finger   284
- Hüftgelenk   287
- Patella   289
- Reposition   247
- Schulter   281
- Zeichen   247
Luxationsfraktur   249
LWS   272
Lymphadenektomie   456
Lymphadenitis   47
Lymphangitis   47
Lymphozyten   510
Lyse, lokale   350, 358

**M**
Magen
- Band   430
- Erkrankungen   180
- Fundusvarizen   221
- Karzinom   183
- Resektion   183
- Sonde   161
- Ulkus   180
- Volvulus   174
Magen-Darm-Atonie, postoperativ   128
Magen-Darm-Erkrankung
- Ausscheidung   151
- Ernährung   151
- Pflege, perioperative   158
Magen-Darm-Passage   15, 157
Magen-Darm-Trakt
- Diagnostik   155
- Hauptbeschwerden   153

Magenoperation 183
– Komplikationen 185
– Pflege 184
Magnesium 510
Magnetresonanztomografie 17
Mainz-Pouch 447
Mainz-Pouch-II 459
Maisonneuve-Fraktur 291, 292
Malassimilation 235
Maldescensus testis 464
Mallory-Weiss-Syndrom 154
Manschettenresektion, Lunge 396
Marfan-Syndrom 499
Marknagelosteosynthese 256, 257
Maßschuh, orthopädischer 306
Mayo-Fasziendoppelung 208
McBurney-Punkt 189
Meatusstenose 457
Mecronschiene 75
Medianuskompressionssyndrom 326
Mediastinitis 410
Mediastinoskopie 385
Mediastinum
– Emphysem 411
– Erkrankungen 410
– Tumoren 411
Medikament, Operationsrisiko 21
Megakolon, toxisches 192
Megaureter 450
Mehrfragmentfraktur 249
Meläna 81, 154
MEN 429
Menghini-Nadel 217
Meniskektomie 334
Menisken, Erkrankungen 334
Mesenterialinfarkt 359
Meshgraft 26
Metallentfernung 258
Metamizol 134
Metastasen
– Knochen 310
– Leber 220, 221
– Lunge 410
Meteorismus 153
Methodenkompetenz 3
MIC 115
Miktion, Veränderungen 435
Milchsäure 509
Miller-Abbott-Sonde 162
Milz
– Entfernung 239
– Erkrankungen 239
– Verletzungen 239
Milzbrand 52
Mineralstoffe 9
Mini Nutritional Assessment 151, 152
Mischinkontinenz 436
Miserere 187
Mittelfußfraktur 292
Mittelgesichtsfraktur 265
Mittelstrahlurin 438
MNA 151
Mobilisation
– Fraktur 258
– Orthopädie 297
– postoperativ 126, 131

Monokelhämatom 265
Monteggia-Fraktur 283
Morbus
– Addison 427
– Basedow 420
– Bechterew 314
– Crohn 190, 193
– Cushing 424
– Dupuytren 326, 327
– Osgood-Schlatter 336
– Paget 309
– Perthes 329
– Scheuermann 317
– Sudeck 260
MRSA 43
MRT 17, 382
MSU 438
Mullkompresse 59
Mumpsorchitis 466
Mund-Nasen-Schutz 102
Muskelfaserriss 280
Muskelriss 280
Muskelzerrung 280
Myasthenia gravis 412
Myokard
– Infarkt 491
– Protektion 486
– Ruptur 492
– Szintigraphie 483
Myxödem, prätibiales 420

N
Nabelhernie 208
Nachblutung 129
Nadel, chirurgische 117
Nadelhalter 118
Nahlappen 27
Nahrungskarenz, präoperativ 94
Nahtmaterial
– chirurgisches 118
– Entfernung 147
Narbenhernie 208
Narkose 1
– Einleitung 110
– Komplikation 107
– Risiko 106
Natrium 510
Navigation, chirurgische 23
Nebenhoden
– Entzündung 465
– Erkrankungen 464
Nebennierenrindeninsuffizienz 427
Nebenschilddrüse, Überfunktion 422
Neck-dissection 422
Nekrosektomie, Pankreas 234
Nephrektomie 456
Nephritis, chronisch interstitielle 451
Nephroblastom 456
Nephrolitholapaxie, perkutane 453
Nephrologie 433
Nephroptose 449, 450
Nephrostomie 445
Nervenwurzelsyndrom 321
Neunerregel, Verbrennung 82, 83
Neutralfette 512
Neutral-Null-Methode 302

Nicht-Opioid-Analgetika 135
Niere
– Agenesie 449
– Aplasie 449
– Ektopie 450
– Entzündung 451
– Fehlbildungen 449
– Hypoplasie 449
– Insuffizienz 454
– Karzinom 455
– Kolik 452
– Leeraufnahme 441
– Resektion 456
– Steine 452
– Szintigrafie 442
– Transplantation 26, 454
– Tumoren 455
– Verletzungen 457
– Versagen 454
– Zysten 441, 455
Nierenarterienstenose 360
Nosologie 7
Notfall 77
– Anamnese 8
– Operation 20
Nucleus pulposus 322
Nuklearmedizin 17
Nurse made elbow 283
Nykturie 435

O
Oberarmschaftfraktur 283
Oberflächenanästhesie 107
Oberschenkeltyp, pAVK 355
Obstipation 155
Olekranonfraktur 283
Oligurie 436
Omarthrose 325
On-demand-Analgesie 135
Onkologie 28
Operateur 101
Operation
– Ablauf 111
– ambulant 30
– Ambulanz 77
– Durchführung 115
– Indikation 20
– Komplikationen 126
– laparoskopisch 115
– nach Billroth 182
– offene 22
– präoperative Pflege 91
– Risiko 21
– Vorbereitung 20
Operationsabteilung 98
Operationshandschuh, Anziehen 103
Operationskleidung, Anziehen 103
Operationssaal 99
– Gespräche 104
– Röntgen 105
Operationsteam 99
Operationstrakt
– Personalschleuse 101
– Gipsen 105
– Patientenaufnahme 111

– Pflegende 99
– Verhalten, korrektes 101
Opioid-Analgetika 134
Opisthotonus 50
OPSI-Syndrom 239
Orbitopathie, endokrine 420
Orchidopexie 465
Orchitis 465
Organspende 25
– Ausweis 25
– Gesetz 25
ORSA 43
Orthese 305
– Hals 76
Orthopädie 296
– Diagnostik 301
– Leitsymptome 299
– Technik 305
Orthopnoe 377
Ortolani-Zeichen 328
Osgood-Schlatter, Morbus 336
Osmolarität 139
Os-naviculare-Fraktur 284
Ösophagektomie 177
Ösophagografie 15
Ösophagus
– Achalasie 176
– Atresie 172
– Breischluck 157
– Divertikel 175
– Erkrankungen 172
– Fremdkörper 179
– Inkarzeration 174
– Karzinom 176
– Kompressionssonde 222
– Manometrie 158
– Motilitätsstörung 176
– Perforation 176
– Resektion 177
– Stenose, angeborene 173
– Stent 178, 179
– Varizen 221
Ossifikation, periartikuläre 331
Osteochondrom 310
Osteochondrosis dissecans 336
Osteogenesis imperfecta 307
Osteomalazie 308, 309
Osteomyelitis 314
– akute 314
– chronische 316
Osteophyten 311
Osteoporose 307
Osteosarkom 310
Osteosynthese 251, 255, 257, 304
– intramedullär 256
– Metallentfernung 258
Osteotomie 304
Ott-Zeichen 303
Overhead-Extension 288, 328
Oxygenierung 386

**P**

p.a.-Aufnahme 382
Paget, Morbus 309
Painful arc 282, 324

Palmarerythem 222
Palpation 9
Palpitation 477
Panaritium 46
Pancoast-Tumor 408, 409
Pangonarthrose 333
Pankreas
– Karzinom 236
– Kopfresektion 235
– Linksresektion 236
– Pseudozyste 235
– Resektion 237
– Transplantation 238
– Tumoren 236
– Zyste 235
Pankreatektomie 232
Pankreatitis
– akute 227, 233
– chronische 234
– nekrotisierende 234
Pankreatojejunostomie 235
Panzerherz 498
Papilla duodeni major (Vateri) 216
Papillotomie 216
Paracetamol 134
Paragangliom 428
Paralyse 244
Paralysestadium, Tollwut 53
Paraneoplastisches Syndrom 409
Paraparese 273
Paraphimose 470
Parästhesie 244
Parenchymikterus 214
Parese 244
Paronychie 46
Partialdruck 384
Patella
– Luxation 289
– Fraktur 289
Patellarsehnenruptur 289
Pathogenität 38
Pathologie, Untersuchungsmethoden 11
Patient
– aggressiver 88
– drogenabhängiger 88
– unerwartet septischer 104
Patientenschleuse 99
Pauwels-Klassifikation 287
pAVK 354, 355
Pavlikbandage 328
Payr-Zeichen 370
PBC 230
PCA-Pumpe 135
PDA 108
Pectus
– carinatum 397
– excavatum 397
Peitschenschlagverletzung 271
Pendelhoden 464
Penektomie 470
Penis
– Karzinom 470
– Teilamputation 470
– Verletzungen 471
Penrose-Drainage 116, 145
Perforansligatur 368

Perfusor 141
Pericarditis calcarea 498
Periduralanästhesie 108, 109
Periduralkatheter 110
Perikardektomie 498
Perikarderguss 498
Perikarditis, chronische konstriktive 498
Perikardtamponade 498
Perikardzysten 498
Periproktitis 200
Peritonealkarzinose 204
Peritoneallavage 224
Peritonealmesotheliom 204
Peritoneum, Verklebung 202
Peritonitis 202
– gallige 227
– Pflege 203
Perkussion 9
– endobronchiale 393
Peronaeusschiene 305
Personalschleuse 99
Perthes, Morbus 329
Perthes-Test 349
PET 383
Pethidin 134
Pfählungsverletzung 32
Pflasterzügelextension 289
Pflasterzügelverband 76
Pflege
– gesundheitsfördernde 3
– intraoperative 98
– kompensatorische 4
– Kompetenz 3
– kurative 4
– palliative 4
– präventive 3
– rehabilitative 4
– Übernahme 5
– Viszeralchirurgie 151
– Ziel 3
Pfortaderhochdruck 220
Phantomschmerz 262
Phäochromozytom 428
Philadelphia-Kragen 76
Phimose 469
Phlebografie 15, 349, 350, 351
Phlebothrombose 95, 369
Phlegmone 48
pH-Metrie, Sonde 158
Phosphatase, saure 511
Phosphat 510, 511
Physiotherapie 303
PiCCO-Katheter 475
Pigtail-Katheter 446, 447
Pilonidalsinus 201
Pilzinfektion 53
Piritramid 134
Plasmaersatzlösung 140
Plasmaexpander 140
Plasmathrombinzeit 511
Plattenosteosynthese 256
Plattenthermografie 467
Plattfuß 339, 340
Platzbauch 129
Platzwunde 32

Pleuradrainage 388
– Anlage 390
– Entfernung 393
– Luftleck 392
– Verbandwechsel 391
Pleuraempyem 400
– Dekortikation 401
– Stadien 400
Pleuraerguss 399
Pleurakarzinose 402
Pleuramesotheliom 402
Pleurapunktion 385
Pleuraschwarte 399
Pleuratumoren 402
Pleurektomie 399, 400
Pleuritis 398
– carcinomatosa 409
Pleurodese 393, 399
PMMA-Kette 315
Pneumonektomie 396
Pneumonieprophylaxe 395
Pneumothorax 279, 402
Pollakisurie 435
Polydaktylie 306
Polypektomie 195
Polypen, Dickdarm 195
Polypose, familiäre 195
Polyposis intestinalis 195
Polyurethanschaum 61
Polyurie 437
Poplitealaneurysma 362
Portalhypertension 220
Porzellangallenblase 228
Positronen-Emissions-Tomografie 383
Postcholezystektomiesyndrom 231
Postperfusionssyndrom 487
Postsplenektomiesepsis 239
Postvagotomiesyndrom 186
Prämedikation, Visite 106
Prävention 3
– Erkrankungen, orthopädische 297
– Viszeralchirurgie 150
Prehn-Zeichen 465
Primärnaht 33
PRIND 362
Proktokolektomie 192
Prolaps 204
– Bandscheibe 321
– Hämorrhoiden 199
– lumbaler 321
Proliferationsphase, Wundheilung 34
Prophylaxe
– Atelektasen 395
– Pneumonie 395
– Varizen 365
Prostata
– Adenomenukleation 461, 462
– Biopsie 444
– Erkrankungen 460
– Hyperplasie 461
– Karzinom 463
– Laser-Therapie-Verfahren 462
– Resektion, transurethrale 461
– Untersuchung, rektale 438
Prostataspezifisches Antigen 510
Prostatektomie 463

Prostatitis 460
Proteinurie 437, 510
Prothese 264
– Arm 264
– Bein 264
Prothrombinzeit 510
Protonenpumpenhemmer 181
Protrusion, Bandscheibe 321
Pruritus ani 199
PSA 510
Pseudarthrose 260
Pseudofraktur 309
Pseudohernie 204
Pseudomonas 35
PTA 356
PTCA 490
PTT 10, 510
PTZ 511
Pulmonaliskatheter 482
Pulmonalstenose 495
Pulsionsdivertikel 175
Pulsoxymetrie 475
Puls, paradoxer 498
Punktat, Gelenk 245
Punktion 11
Pupillenreaktion 268
PU-Schwamm 65
Pyelografie 441
Pyelonephritis 451
Pyonephrose 452
Pyurie 437

**Q**
Quadrizepssehnenruptur 289
Quengelverband 303
Querschnittssyndrom 273
– Atemunterstützung 277
– Blasentraining 277
– Dysregulation, vasomotorische 276
– Läsionshöhe 276
– Mobilisation 275
– Spastikbehandlung 277
– Thermoregulationsstörung 277
Quervain-Krankheit 327
Quervain-Thyreoiditis 421
Quetschwunde 32
Quick-Test 510
Quick-Wert 10

**R**
Rabies 52
Radiojodtherapie 419, 422
Radiologie 14
– Therapie 23
Radionekrose, Brustwand 397
Radius 325
– Fraktur 284, 285
Radiusköpfchenfraktur 283
Rasselgeräusch 380
Rasur, präoperativ 93
Ratschow, Lagerungsprobe 348
Raynaud-Syndrom 363
Reanimationsraum 67
Rechtsherzkatheter 482
Redon-Drainage 117
– Flaschenwechsel 144

Redression 303
– Gips 337
Reflexblase 274
Reflexdystrophie 260
Reflux
– gastroösophagealer 173
– Ösophagitis 173
– vesikoureteraler 450
Refobacinschwamm 315
Regionalanästhesie 107
– rückenmarksnahe 108
Regurgitation 176
Rehabilitation 150, 251
– nach Gipsverband 74
Reinigungseinlauf, präoperativ 95
Reinigungspersonal 101
Reinigungsphase 63
Reithosenanästhesie 322
Rektoskop 158
Rektum
– Karzinom 196
– Prolaps 200
– Resektion 197
Rekurrensparese 419
Reluxation 247
Reparationsphase, Wundheilung 34
Reposition
– Fraktur 250
– Luxation 247
Resistenz 38
Resorptionsfieber 125
Respiratorische Insuffizienz, postoperativ 129
Retention 251
Retentio testis 464
Retikulozyten 511
Retinaculum flexorum 326
Retransfusion 139
Retropatellararthrose 333
Rheumafaktoren 511
Richter-Littré-Hernie 205
Riedel-Struma 421
Rippenfellentzündung 398
Rippenfraktur 278, 279
Risiko, Narkose 106
Risswunde 32
Risus sardonicus 50
Robinson-Drainage 116
Robotik 23
Röntgen 14
– Abdomenleeraufnahme 156
– Doppelkontrasteinlauf 157
– Kolonkontrasteinlauf 157
– Kontrastmittel 14
– Magen-Darm-Passage 157
– Orthopädie 301
– Ösophagusbreischluck 157
– Thorax 382, 408, 481
– Traumatologie 245
Rotationsplastik 28
Rotatorenmanschettenruptur 282
Routineuntersuchung 9
Roux-Y-Gastrojejunostomie 182
Roux-Y-Magenbypass 430
Rückenmark, Verletzungen 273
Rucksackverband 76

Rückstich-Naht 119
Ruheschmerz, pAVK 354
Ruptur
– Bizepssehne 282
– Herzwand 492
– Rotatorenmanschette 282

**S**
Säbelscheidentibia 309
Sammelurin 439
Sauerstoff 386
– Brille 387
– Flasche 387
– Maske 387, 388
– Sonde 387
– Therapie, Überwachung 387
Saugkompresse 59
Scaphoidfraktur 284
Scapula 325
Schädel
– Basisfraktur 266
– Fraktur 265
Schädel-Hirn-Trauma 266
– Erstmaßnahmen 270
– Gradeinteilung 266
– Lagerung 270
Schanz-Krawatte 76, 272
Schenkelhalsfraktur 287, 288
Schenkelhernie 207
Scheuermann, Morbus 317
Schiene 254
Schienenverband 75
Schienung, Dünndarmsonde 162
Schilddrüse
– Adenome, autonome 421
– Erkrankungen 416
– Karzinom 422
– Labordiagnostik 417
– Laryngoskopie 418
– Operation 418, 422
– Palpation 417
– Punktion 418
– Szintigrafie 417
– Überfunktion 420
– Vergrößerung 418
Schleimhautdesinfektion 42
Schleudertrauma 271
Schlingenabszess 203
Schluckauf 130
Schluckbeschwerden 153
Schlüsselbein 325
– Bruch 281
Schmerz 1, 346
– Abdomen 346
– Analogskala, visuelle 132
– Behandlung 243
– Bein 346
– Erkrankungen, urologische 437
– Pflege 1
– postoperativ 127
– Syndrom, femoropatellares 335
– Therapie, postoperativ 132
– Therapie, systemische 134
– Traumatologie 243

Schmerztherapie
– lokale medikamentöse 135
– pflegerische 136
– Stoßwellen 303, 304
Schmorl-Knötchen 317, 318
Schnittführung, Operation 114
Schnittwunde 32
Schober-Zeichen 303
Schock 78
– anaphylaktischer 79
– hypovolämischer 224
– kardiogener 78
– Pflege 79
– Raum 67
– septischer 78
– spinaler 274
– Volumenmangel 78
Schonhinken 300
Schraubenosteosynthese 255
Schubladentest 290
Schuhzurichtung 301, 306
Schulterblatt 325
Schulterblatt
– Fraktur 281
Schultereckgelenksprengung 281
Schulter
– Luxation 281
– Steife 325
Schürfwunde 32
Schusswunde 32
Schutzkleidung 42
Schwangerschaft
– Appendizitis 189
– Operationsrisiko 21
Schwartz-Bartter-Syndrom 510
Schweigepflicht 92
Schwellung
– Bein 346
– Traumatologie 243
Schwindsucht 405
Second-look-Operationen 234
Segmentresektion 396
Sehnenscheidenpanaritium 47
Sehnenverletzung, Hand 285
Seitenast, Entfernung 369
Seitenbandruptur 290
Selbstbestimmung 19
Semikastration 468
Senkfuß 340
Sequenzszintigrafie 18
Sequester
– Bandscheibe 321
– Osteomyelitis 315
Serothorax 399
Sertoli-Zell-Tumor 468
Serumelektrophorese 511
SHF 287
Shouldice-Operation 208
SHT 266
Shunt
– peritoneovenöser 215
– portosystemischer 223
– Training 372
– Umkehr 496
Sichelfuß 339, 340
Singultus, postoperativ 130

Sipple-Syndrom 429
Skapulafraktur 281
Skelettszintigrafie 383
Skidaumen 285
Sklerenikterus 213, 214
Sklerosierung
– endoskopische 223
– Varizen 368
Skoliose 318
Skrotalhernie 207
Skrotum, akutes 465
S-L-Faustregel 366
Smegma 470
Smith-Fraktur 284
Sodbrennen 173
Sonde
– Kost 142
– nasogastrale 143
– nasojejunale 143
– Spülen 143
Sonografie 12, 14
– Abdomen 156
– Doppler 349
– Duplex 349
– interventionelle 13
– intraoperativ 14
– Orthopädie 302
– Schilddrüse 418
– Thorax 383
– transrektale 460
– Traumatologie 245
– Urologie 441
Sozialanamnese 8
Sozialkompetenz 3
SP 511
Spalthauttransplantat 26
Spannungspneumothorax 403
– Erstmaßnahmen 404
Spasmolysetest 383
Spätdumpingsyndrom 186
speed-banding 223
Speiche 325
Spermakryokonservierung 435, 468
Sphinktermanometrie 443
Sphinktermyotomie 201
Spickdrahtosteosynthese 256, 257
Spider naevi 222
Spinalanästhesie 108, 109
Spiralfraktur 248
Spirometrie 383
Spitzfuß 339, 340
Splenektomie 238, 239
– Pflege, perioperative 238
Splenomegalie 221, 239
Splint 446
Spondylitis 317
– ankylosans 314
Spondylodiszitis 317
Spondylolisthesis 321
Spondylolyse 321
Spondyloptose 321
Spongiosaschraube 256
Spontanpneumothorax 402
Spontanurin 438
Spreizfuß 339

Spreizhose 328
Springer 100
Sprunggelenk
– Schiene 75
– Verletzungen 291
Spül-Saug-Behandlung
– Osteomyelitis 315, 316
– Pleuraempyem 401
Sputum 379
– Diagnostik 380
Stack-Schiene 75, 285
Staphylococcus aureus
– methicillin-resistente 43
– oxacillin-resistente 43
Staphylokokken 44
Stauffer-Syndrom 456
Steal-Phänomen 353
Stenose, Harnwege 450
Stent 350
– Gefäß 356
– koronarer 490
– Ösophagus 178
– Trachea 413
Steppergang 340
Sterilisation 42
Sternum
– Fraktur 279
– Instabilität 484
Stichwunde 32
Stimmfremitus 382
Stoma 162
– Arten 163
– Beobachtung 166
– Beutel 164
– Ernährungsberatung 170
– Kappe 165
– Komplikationen 170
– Markierung 166
– Pflege 167
– Rückverlegung 172
– Therapie 166
– Versorgung 164, 167, 168
– Versorgungssystem 164
Stoßwellenlithotripsie, extrakorporale 453
Stoßwellentherapie 303, 304
Strahlentherapie 29
Strangulationsileus 187
Streifen-Schnelltest, Urin 439
Streptokokken 44
Stressulkus 180
Stridor 380
Stroke
– complete 362
– progressive 362
Strommarke 85
Stromunfall 85
– Behandlung 86
Struma 418
– euthyreote 419
– Radiojodtherapie 419
– Resektion 418
Stryker-Bett 275
Stuhl
– Kultur 156
– Untersuchung 10, 155
– Verstopfung 155

Stumpfkarzinom 186
Stumpfödem 263
Stumpfschmerz 262
Stützmieder 305
Subduralblutung 267
Subluxation 247
Subtraktionsangiografie, digitale 350
Sudeck-Dystrophie 260
Suppositorium, präoperativ 95
Supraspinatussehnensyndrom 324
Syndrom
– abführende Schlinge 186
– adrenogenitales 426
– apallisches 271
– Horner 422
– low-output 487
– Marfan 499
– OPSI 239
– Sipple 429
– Stauffer 456
– Wermer 429
– zuführende Schlinge 186
Synkope, Erstmaßnahmen 477
Synovektomie 304, 317
Synoviorthese 304
System, endokrines 415
Systolikum 478
Szintigrafie 17
– Lunge 382
– Myokard 483
– Niere 442
– Schilddrüse 417
– Skelett 383

T
$T_3$ 512
$T_4$ 511
Tabatière 284
Tapeverband 77
Target-Zeichen 189
Tbc 405
T-Drainage 227, 231
TEA 356
Teerstuhl 154
Teilfädenentfernung 147
Tendinitis calcarea 324
Tendovaginitis de Quervain 327
Tennisellenbogen 326
TEP 330
Tetanus 49
– Pflege 50
Tetraparese 273
Thombendarteriektomie 356
Thorakoplastik 401
Thorakoskopie 385
Thorakotomie 395
– diagnostisch 386
– Pleuradrainage 390
Thorax
– Deformitäten 382
– Drainage 388
– Fenster 401
– instabiler 278
– Magen 174
– Trauma 278

Thoraxchirurgie 376
– Diagnostik 382
– Pflege 376, 393
Thoraxwandtumoren 398
Thrombektomie 370
Thrombembolie 95
Thrombembolieprophylaxe 298
– Maßnahmen, medikamentöse 96
– Maßnahmen, physikalische 96
– perioperativ 95
Thrombolyse, systemische 364
Thromboplastinzeit
– partielle (PTT) 510
Thrombose 95, 369
– Antikoagulation 370
– Prophylaxe 96
– Virchow-Trias 369
Thrombozyten 10, 511
Thrombozytenkonzentrat 137
Thymom 412
Thyreoidea-stimulierendes Hormon 512
Thyreoidektomie 418, 422
Thyreoiditis 418, 421
Thyreostatika 421
Thyroxin 511
TIA 362
Tibiakopffraktur 290
Tibialis-anterior-Syndrom 260, 291
Tiffeneauwert 383
Tilidin-Naloxon 134
TIPS 223
Tollwut 52
– Immunprophylaxe 53
– Pflege 53
– Prophylaxe 53
Torsionsfraktur 248
Tossy-Klassifikation 281
Totenlade 315
TPZ 510
Trachea
– Erkrankungen 412
– Stent 413
Trachealperforation 413
Trachealstenose 412
Tracheomalazie 412
Traktionsdivertikel 175
Tramadol 134
Transferrin 512
Transfusion 136
– Dokumentation 137
– Ende 138
– Risiko 137
– Überwachung, pflegerische 138
– Zwischenfall 138
Transplantation 24
– allogene 24
– autogene 24
– Eurotransplant 454
– Haut 26
– Herz 488
– Herz-Lunge 397
– Immunsuppression 25
– Knochen 258
– Komplikationen 24

– Konflikte, ethische   25
– Lebendspende   26
– Leber   225
– Lunge   396
– Nieren   454, 455
– Pankreas   238
– syngene   24
– Typen   24
– xenogene   24
Transport
– in den Operationstrakt   98
– postoperativ   124
Traumatologie   241
– Leitsymptome   243
– Schienen   254
Trendelenburg-Test   349
Trendelenburg-Zeichen   300
Trichterbrust   397
Triglyzeride   512
Trijodthyronin   512
Trinkhilfen   299
Trisegmentektomie   220
Trismus   50
Trümmerfraktur   249
TSH   417, 512
Tuberkulin-Test   405
Tuberkulose   405
– Isolierung   406
Tumor
– benigner   28
– Brustwand   398
– Diagnostik   11
– Einteilung   28
– Herz   497
– Kloake   459
– Knochen   309
– Leber   219
– Lunge   407
– maligner   28
– Marker   11, 12, 417
– Mediastinum   411
– neuroendokrine   429
– Pleura   402
– Strahlensensibilität   29
– Thymus   412
TUR-Blase   459
TUR-Prostata   461, 462
Tussis   380
TZ   511

**U**
Übelkeit   153
– postoperativ   127
Überbein   327
Überdruck-Inhalationsgerät   394
Übergewicht, Operationsrisiko   22
Überleitung, pflegerische   6
Übertragungsweg, Infektion   39
Überwachung, postoperativ   124
Übungsstabilität   258
Ulcus cruris   347
– arteriosum   55
– Entstehung   55
– venosum   55
Ulcus duodeni   180
Ulcus ventriculi   180

Ulkus   180
– Eradikationstherapie   181
– Komplikationen   181
Ultraschall   12
– Kardiographie   480
Umgehungskreislauf
– Leber   221
– Pfortaderhochdruck   222
Unfall   242
– Chirurgie   241
– Prävention   242
– privater   67
Unterarmfraktur   284
Unterkieferfraktur   265
Unterkühlung   86
Unterschenkel, Fraktur   290
Unterschenkeltyp, pAVK   355
Untersuchung
– konsiliare   9
– körperliche   8
– Labor   9
– Orthopädie   301
Upside-down-Magen   174
Ureterkatheter   446
Uretero-Pyelografie   442
Ureterosigmoidostomie   459
Ureteroskopie   453
Ureterostomia cutanea   447
Urethradruckprofil   443
Uretrogramm   442
Urgeinkontinenz   436
Urin
– Ausscheidung   435
– Beimengungen   437
– Gewicht, spezifisches   439
– Konzentration   439
– Kultur   439, 440
– Osmolalität   440
– Sediment   439
– Teststreifen   439
– Untersuchung   10
Urodynamik   443
Uroflowmetrie   443
Urografie   15, 441, 442
Urolithiasis   452
Urologie   433
– Diagnostik   438
– Früherkennung   434
– Funktionsstörungen, sexuelle   435
– Pflege, perioperative   448
Urosepsis   451
Urostoma   447, 448
Urothelkarzinom   458

**V**
Vagotomie   182
Vakuumversiegelung   61, 65
Valsalva-Manöver   392
Valvuloplastik   493
Varikosis   55, 365, 366
– Verfahren, endoluminales   368
Varikozele   467
Varizen   366
– Blutung   374
– Prophylaxe   365

– Sklerosierung   368
– Stripping   369
VAT   385
Venen
– Ausstreichung   96
– Erkrankungen   364
– Gymnastik   366
– Kompression   96
– Verletzungen   373
Venendruck, zentraler   475
Venenthrombose   369
Ventilpneumothorax   403
Ventrikelseptumdefekt   492, 496
Verätzung   82
Verbände
– Material   146
– Orthopädie   303
– postoperativ   125
– spezielle   76
Verbandswagen   146
Verbandswechsel
– Hygiene   43
– Operationswunde   145
– septisch   146
Verbrennung   82
– Erstmaßnahmen   84
– Flächenausdehnung   82
– Krankheit   82
– Neunerregel   82
– Pflege   85
– Schweregrade   83
– Tiefenausdehnung   83
– Wundbehandlung   85
Verbrühung   82
Verbundosteosynthese   258
Verfahren, endoluminales   368
Verkürzungshinken   300
Verlängerungsosteotomie   304
Verpflanzung   24
Verrenkung   247
Verschluss, Arterie   358
Verschlussikterus   214
Verschlusskrankheit, periphere arterielle   354
Verschmelzungsniere   450
Verschraubung   255
Vertebroplastie   273
Verwirrtheit, postoperativ   130
Vesikuläratmen   382
Vibrationsbehandlung, endobronchiale   393
Videomediastinoskopie   385
Virchow-Drüse   183
Virchow-Trias   369
Visite, anästhesiologische   106
Viszeralchirurgie   150, 211
– Ausscheidung, postoperativ   159
– Lagerung, postoperativ   159
– Mobilisation, postoperativ   159
– Pflege   151
– Prävention   150
Vitamin $B_{12}$   503
Vliesstoff-Kompresse   59
Volkmann-Kontraktur   260
Vollhauttransplantat   26

Vollheparinisierung 364
Volumenmangel, postoperativ 130
Vomitus 153
Vorerkrankung 8
Vorhofseptumdefekt 496
V-Phlegmone 47
VRP1-Flutter 393
Vulnus 31

## W

Wanderniere 450
Wassersackniere 450
Wasserschloss 390
Weber-Klassifikation 292
Weber-Tisch 288, 289
Weichteilverletzung, offene 31
Wermer-Syndrom 429
Whiplash-Injury 271
Whipple-Operation 236, 237
Widmer-Klassifikation 367
Wilms-Tumor 456
Wirbelgleiten 321
Wirbelkörperfraktur 273
Wirbelsäule, Verletzungen 271
Witwenbuckel 308
Wundauflage 58, 65
– antibakterielle und geruchsbindende 61
– hydroaktive 59
– kollagene 60
– konventionelle 59
– silberhaltige 62

Wundbehandlung
– phasengerechte 347
– moderne 57
Wunddrainage 116
– Pflege 144
Wunde 31
– Abstrich 40
– aktinische 33
– aseptische 38
– bedingt aseptische 38
– chemische 32
– chronische 54
– Dehiszenz 40
– Dekubitus 54
– Dokumentation 58
– Entstehung 31
– Entzündungszeichen 38
– Epithelisierungsphase 64
– Exzision nach Friedrich 37
– Fußsyndrom, diabetisches 56
– Granulationsphase 64
– Infektion 39
– Keimgehalt 38
– kontaminierte 38
– mechanische 31
– Nachsorge 37
– phasengerechte Behandlung 58
– Reinigungsphase 63
– septische 38
– strahlenbedingte 33
– thermische 32
– Ulcus cruris arteriosum 55
– Ulcus cruris venosum 55

– Vakuumversiegelung 62
– Verband 120
– Verbrennung 85
– Verschluss 117
– Versorgung, chirurgische 36
Wundfolie, semipemeable 61
Wundgaze 59
Wundheilung 33
Wundrose 47
Wundstarrkrampf 49

## Z

Zenker-Pulsionsdivertikel 175
Zentralsterilisation 99
Zerklage 257
Zervikalmigräne 271
Zervikalstütze 271, 272
Zirkulation, extrakorporale 486
Zirkumzision 469
Z-Plastik 28
Zuggurtosteosynthese 257, 289
Zwerchfellruptur 279
Zwölffingerdarmgeschwür 180
Zyanose 377, 379
Zystektomie 459
Zystenleber 218
Zystenniere 450
Zystitis 458
Zystogramm 442
Zystomanometrie 443
Zystoskopie 443
Zytodiagnostik 11

# Notfälle in der Chirurgie, Orthopädie, Urologie

**Chirurgische Notfälle** ▶ 3.3

**A**bdomen, akutes ▶ 3.3.2
Addison-Krise ▶ 11.5.2
Amputationen, traumatische ▶ 7.6
Aneurysmaruptur ▶ 9.4.8
Aortenruptur, abdominelle ▶ 9.4.8
Appendizitis ▶ 5.7.2
Arterienverletzungen ▶ 9.7.1
Atemlähmung durch Sauerstoffgabe ▶ 10.4.1
**D**yspnoe (Atemnot), akute ▶ 10.2.1
**E**xtremitätenarterienverschluss, akuter ▶ 9.4.5
**G**astrointestinalblutung, akute ▶ 3.3.3
**H**ämoptoe (Bluthusten) ▶ 10.2.3
Herzrasen und -stolpern ▶ 13.2.2
Herzschmerzen, akute ▶ 13.2.1
**K**älteschäden ▶ 3.3.7
Kaudasyndrom ▶ 8.12.4
**L**ungenembolie ▶ 9.4.11
Lungenödem ▶ 10.2.1
**M**ediastinitis, akute ▶ 10.12.1
**S**chädel-Hirn-Trauma ▶ 7.7.2
Schock ▶ 3.3.1
Spannungspneumothorax ▶ 10.7.5
Stromunfall ▶ 3.3.6
Synkopen ▶ 13.2.3
**T**horaxtrauma ▶ 7.9
Thyreotoxische Krise ▶ 11.3.6
**V**erätzungen ▶ 3.3.4
Verbrennungen ▶ 3.3.5
**W**irbelsäulenverletzungen ▶ 7.8.1